위생사
실기시험문제

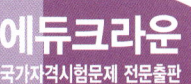
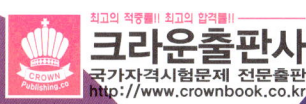

들어가는 말

　21세기 우리의 의식주 문화도 이제는 선진국 수준에 와 있다. 우리의 주거생활이 보다 더 위생적이고 과학적으로 성장하였으나 아직 보이지 않는 일부분은 그렇지 못한 면도 많이 있다.
　특히 위생적인 면은 아직도 낙후된 부분이 많이 있다. 가까운 이웃 일본과 미국을 비교해 보더라도 관청건물, 체육시설, 리조트시설, 주택, 식품업소 등 여러 면에서 규모와 외형은 가까운 일본 등 선진국 등과 대등하지만 위생적인 면은 상당히 뒤떨어져 있음을 쉽게 알 수 있다.
　그동안 정부 관계 부처에서 위생사 시험을 실시한 이래 많은 젊은이들이 위생사 자격을 취득하고 국가기관, 산업체, 식품생산업체 및 교육기관에 종사하고 있다. 현재 위생업에 종사하는 위생사는 내실 있는 근무를 해야 하고, 앞으로 위생사를 지원하는 사람들은 국민보건 향상과 가까운 장래에 위생의 선진국이 될 국가의 위상을 위해서도 보다 더 높은 사명감과 위생업무 능력을 높여야 한다.
　위생사의 역할은 아주 중요하고 영역도 광범위하다. 국가기관, 지방자치단체, 각종 산업체, 의료기관, 호텔, 식품취급업소, 교육기관 등 사회의 거의 모든 부분이 그들의 중요한 활동무대이다.
　그간 여러 고명하신 분들이 위생사에 관한 책과 이에 따른 문제집을 출판한 바 있으나 시간이 지남에 따라 관계 법령이 개정·폐지·신설되어 사용할 수 없게 되었다. 이로 인해 새로운 교재가 필요하게 되어 최근 개정된 새 법령과 출제기준에 따라 새로운 위생사 시험문제집을 집필하여 발행하게 되었다.

이 교재의 특징은 다음과 같다.
첫째, 각 과목마다 쉽고 간략하게 핵심 정리를 하였다.
둘째, 각 과목별로 최소한의 노력으로 최대의 효과를 얻을 수 있도록 같은 유형, 비슷한 문제들을 모아서 해설과 함께 출제예상문제를 수록하였다.
셋째, 실전모의고사(수험생들의 자료 중심으로 만든 것임)를 수록하여 출제 유형을 알게 하였다.
넷째, 실전모의고사의 문제는 컬러로 수록하였다.
다섯째, 위생사 시험방향을 부각시키고 문제를 적중시켜 누구나 단시일 내에 위생사 시험에 합격할 수 있도록 노력하였다.

　이 관계 분야에 종사하는 선배님과 동료 제현님의 많은 충고와 지도 편달을 바라며 끝으로 이 위생사 시험 교재의 발행에 많은 협조를 아끼지 않은 크라운출판사 회장님 이하 임직원 여러분에게 깊은 감사와 인사의 말씀을 드린다.

저자 씀

위생사 시험안내

위/생/사/실/기

1. 직종안내

(1) 개요
「위생업무」란 지역사회단위의 모든 사람의 일상생활과 관련하여 사람에게 영향을 미치거나 미칠 가능성이 있는 일체의 위해요인을 관리하여 중독 또는 감염으로부터 사전예방을 위한 6개호의 위생업무를 법률로 정하고 동 업무수행에 필요한 전문지식과 기능을 가진 사람으로서 보건복지부장관의 면허를 받은 사람을 "위생사"라 한다.

(2) 수행직무
위생사는 「공중위생관리법령」에 따라 다음과 같은 업무를 수행한다.
- 공중위생영업소, 공중이용시설 및 위생용품의 위생관리
- 음료수의 처리 및 위생관리
- 쓰레기, 분뇨, 하수, 그 밖의 폐기물의 처리
- 식품·식품첨가물과 이에 관련된 기구·용기 및 포장의 제조와 가공에 관한 위생관리
- 유해 곤충·설치류 및 매개체 관리
- 그 밖에 보건위생에 영향을 미치는 것으로서 소독업무, 보건관리업무

  (출처 : 「공중위생관리법」 제8조의2(위생사의 업무범위) 및 동법 시행령 제6조의3(위생사의 업무))

(3) 진로 및 전망
① 음료수처리(먹는 물 검사 및 위생관리) 기관 및 업체 요원
② 분뇨·하수·의료폐기물 검사 및 처리기관, 업체 요원
③ 공중위생접객업소, 공중이용시설 및 위생용품제조업체의 위생관리담당자
④ 식품, 식품첨가물 및 이에 관련된 기구용기포장 및 제조업체의 위생관리자
⑤ 지역사회단위 유해곤충, 쥐의 구제 담당요원
⑥ 집단주거시설, 대형유통시설·해·공항·버스터미널 등 집단이용시설의 방역업무 등

2. 시험안내

구 분		일정	비고
응시원서 접수	기간	• 인터넷 접수 : 2025년 8월 26(화)~9월 2일(화) 예정 다만, 외국대학 졸업자로 응시 자격 확인 서류를 제출하여야 하는 자는 접수 기간 내에 반드시 국시원 별관(2층 고객지원센터)에 방문하여 서류 확인 후 접수 가능 함	[응시수수료] 88,000원 [접수시간] • 인터넷 접수 : 해당 직종 원서 접수 시작일 09:00부터 접수 마감일 18:00까지
	장소	• 인터넷 접수 : 국시원 홈페이지 [원서접수]메뉴	
응시표 출력기간		시험장 공고일 이후부터 출력 가능	2025년 10월 22일(수) 이후 예정
시험시행	일시	2025년 11월 15일(토) 예정	[응시자 준비물] 응시표, 신분증, 필기도구 지참(컴퓨터용 흑색 수성사인펜은 지참) ※ 식수(생수)는 제공하지 않습니다.
	장소	[국시원 홈페이지] - [시험안내] - [위생사] - [시험장소(필기/실기)]	
최종합격자 발표	일시	2025년 12월 3일(수) 예정	• 휴대전화번호가 기입된 경우에 한하여 SMS 통보
	장소	• 국시원 홈페이지 [합격자조회] 메뉴	

3. 응시원서 접수안내

(1) 인터넷 접수
① 인터넷 접수 대상자
㉠ 과거에 응시한 적이 있거나 국내대학 기졸업자의 경우 별도의 절차 없이 인터넷 접수 가능
※ 단, 외국대학 졸업자 중 응시자격 확인이 필요한 경우에는 접수 기간 내에 국시원에 방문하여 접수하여야 함

② 인터넷 접수 준비사항
㉠ 회원가입 등
㉠ 입력 사항 : 이름, 생년월일, 아이디, 비밀번호, 연락처(휴대폰/이메일/전체)
※ 연락처(휴대폰, 이메일)는 비밀번호 재발급 시 인증용으로 사용
㉡ 시험 선택, 실명인증 및 안내사항 확인
㉠ 실명인증 관련 문의처 : 코리아크레딧뷰로(주)(02-708-1000)
㉢ 응시원서 작성 : 국시원 홈페이지 [응시원서 접수]에서 직접 입력
㉠ 입력 사항(공통) : 사진, 주소, 전화(자택/휴대전화), 이메일, 졸업학교(학과), 졸업(예정)일자, 응시지역
※ 주소 : 실제 거주지를 입력하여도 관계없음
※ 사진 파일 등록 : 등록된 사진은 면허(자격)증에 사용
㉡ 실명 인증
- 성명과 주민등록번호를 입력하여 실명 인증을 시행, 외국국적자는 '외국인등록증'이나 '국내거소신고증'상의 등록번호 사용
- 금융 거래 실적이 없을 경우 실명 인증이 불가능함(NICE신용평가정보(1600-1522)에 문의)
㉢ 사진
- 모자를 쓰지 않은 정면 사진
- 276×354 픽셀 이상 크기
- jpg, bmp, png 포맷
- 해상도 200dpi 이상(600dpi 이상 권장)

위생사 시험안내

③ 응시수수료 결제
  ㉮ 결제 방법 : [응시원서 작성 완료] → [결제하기] → [응시수수료 결제] → [시험선택] → [온라인계좌이체 / 가상계좌이체 / 신용카드] 중 선택
  ㉯ 마감 안내 : 인터넷 응시원서 등록 후, 접수 마감일 18:00시까지 결제하지 않았을 경우 미접수로 처리

④ 접수결과 확인
  ㉮ 방법 : 국시원 홈페이지 [응시원서 접수] – [응시원서 접수결과] 메뉴
  ㉯ 영수증 발급 : http://ecredit.uplus.co.kr [거래내역 조회]에서 열람·출력

⑤ 응시원서 기재사항 수정
  ㉮ 방법 : 국시원 홈페이지 [마이페이지] – [응시원서 수정] 메뉴
  ㉯ 기간 : 시험 시작일 하루 전까지만 가능
  ㉰ 수정 가능 범위
    ㉠ 응시원서 접수기간 : 아이디, 성명, 주민등록번호를 제외한 나머지 항목
    ㉡ 응시원서 접수기간~시험장소 공고 7일 전 : 응시지역 (단, 직접실기시험은 해당되지 않음)
      마감~시행 하루 전 : 비밀번호, 주소, 전화번호, 전자 우편, 학과명 등
    ㉢ 단, 성명이나 주민등록번호는 개인정보(열람, 정정, 삭제, 처리정지) 요구서와 주민등록초본 또는 기본증명서, 신분증 사본을 제출하여야만 수정이 가능
      (국시원 홈페이지 [시험정보] – [서식모음]에서「개인정보(열람, 정정, 삭제, 처리정지) 요구서」참고)

⑥ 응시표 출력
  ㉮ 방법 : 국시원 홈페이지 [마이페이지] – [응시표 출력]
  ㉯ 기간 : 시험장 공고일부터 시험 시행일 아침까지 가능
  ㉰ 기타 : 흑백으로 출력하여도 관계없음

(2) 방문 접수
  ① 방문 접수 대상자 : 외국대학 졸업자 중 국가시험에 처음 응시하는 경우는 응시자격 확인을 위해 방문접수만 가능
    ※ 단, 기 응시경력자 및 인터넷 응시원서 접수를 위한 응시자격 사전심의를 신청하여 응시자격이 확인된 자는 인터넷 접수 가능
  ② 방문 접수 시 준비 서류
    ㉮ 국내대학 졸업(예정)자 제출 서류
      ㉠ 응시원서 1매(국시원 홈페이지 [시험정보] – [서식모음]에서「보건의료인국가시험 응시원서 및 개인정보 수집·이용·제3자 제공 동의서(응시자)」참고)
      ㉡ 모자를 쓰지 않은 정면 사진 2매(3.5×4.5cm 크기의 인화지로 출력한 컬러사진)
      ㉢ 개인정보 수집·이용·제3자 제공 동의서 1매(국시원 홈페이지 [시험안내 홈] – [시험선택] – [서식모음]에서「보건의료인국가시험 응시원서 및 개인정보 수집·이용·제3자 제공 동의서(응시자)」참고)
      ㉣ 최종학교 졸업증명서 1매
      ㉤ 위생업무 종사증명서 1매(국시원 홈페이지 [시험안내 홈] – [시험선택] – [서식모음]에서「위생사 업무종사 증명서」참고)
      ㉥ 응시수수료(현금 또는 카드결제)

※ 대리접수 시 제출서류와 함께 응시원서에 응시자 도장 날인 또는 서명이 되어 있어야 함
⑭ 외국대학 졸업자 제출서류(보건복지부장관이 인정하는 외국대학 졸업자 및 면허소지자에 한함)
  ㉠ 응시원서 1매(국시원 홈페이지 [시험정보] - [서식모음]에서 「보건의료인국가시험 응시원서 및 개인정보 수집·이용·제3자 제공 동의서(응시자)」 참고)
  ㉡ 동일 사진 2매(3.5×4.5cm 크기의 인화지로 출력한 컬러사진)
  ㉢ 개인정보 수집·이용·제3자 제공 동의서 1매(국시원 홈페이지 [시험정보] - [서식모음]에서 「보건의료인국가시험 응시원서 및 개인정보 수집·이용·제3자 제공 동의서(응시자)」 참고)
  ㉣ 면허증사본 1매(해당자에 한함)
  ㉤ 졸업증명서 1매
  ㉥ 성적증명서 1매
  ㉦ 출입국사실증명서 1매
  ㉧ 응시수수료(현금 또는 카드결제)
  ※ 면허증사본, 졸업증명서, 성적증명서는 현지의 한국 주재공관장(대사관 또는 영사관)의 영사 확인 또는 아포스티유(Apostille) 확인 후 우리말로 번역 및 공증하여 제출. 단, 영문서류는 번역 및 공증을 생략할 수 있음
  ※ 단, 제출한 면허증, 졸업증명서, 성적증명서, 출입국사실증명서 등의 서류는 서류보존기간(5년)동안 다시 제출하지 않고 응시할 수 있음
⑮ 응시수수료 결제
  ㉠ 결제 방법 : 현금, 신용카드, 체크카드 가능
  ㉡ 마감 안내 : 방문접수 기간 18:00시까지(마지막 날도 동일)

(3) 공통 유의사항
① 등록기준지 작성
  ㉮ 내국인의 등록기준지 작성
    ㉠ 가까운 주민자치센터에서 '기본증명서'를 발급하거나, 전자가족관계등록시스템(http://efamily.scourt.go.kr)에서 공인인증서로 본인 확인을 거쳐 '가족관계등록부'를 조회하면 등록기준지 확인 가능
    ㉡ 입력 방법 : 기본증명서 상에 기재된 등록기준지를 정확하게 입력
    ㉢ 작성 사유 : 보건의료관계 법령에 의거 응시자격 및 면허자격 확인을 위한 결격사유조회를 위해 활용
    ※ 응시원서 작성 시 기재한 등록기준지가 기본증명서 상에 기재된 실제 등록기준지와 다를 경우, 결격사유조회가 불가능하여 응시 및 면허발급이 제한·지연될 수 있음
  ㉯ 외국국적자의 등록기준지 작성
    ㉠ 외국국적자는 등록기준지 기재 란에 '외국'이라고 기재(주소 검색창에 '외국'이라고 입력 후 검색하여 000-000 외국을 선택)
    ㉡ 합격 후 면허교부신청을 위해서는 면허교부신청 서류 발송 전에 국시원(1544-4244)으로 반드시 문의

위생사 시험안내

② 원서 사진 등록
  ㉮ 모자를 쓰지 않고, 정면을 바라보며, 상반신만을 6개월 이내에 촬영한 컬러사진
  ㉯ 응시자의 식별이 불가능할 경우, 응시가 불가능할 수 있음
  ㉰ 셀프 촬영, 휴대전화기로 촬영한 사진은 불인정
  ㉱ 기타 : 응시원서 작성 시 제출한 사진은 면허(자격)증에도 동일하게 사용
  ※ 면허 사진 변경 : 면허교부 신청 시 변경사진, 개인정보(열람, 정정, 삭제, 처리정지) 요구서, 신분증 사본을 제출하면 변경 가능

4. 응시자격 및 방법

(1) 응시자격

① 다음 각 호의 자격이 있는 자가 응시할 수 있다.
  ㉮ 전문대학이나 이와 같은 수준 이상에 해당된다고 교육부장관이 인정하는 학교(보건복지부장관이 인정하는 외국의 학교를 포함한다. 이하 같다)에서 보건 또는 위생에 관한 교육과정을 이수한 사람
  ㉯ 「학점인정 등에 관한 법률」 제8조에 따라 전문대학을 졸업한 사람과 같은 수준 이상의 학력이 있는 것으로 인정되어 같은 법 제9조에 따라 보건 또는 위생에 관한 학위를 취득한 사람
  ㉰ 보건복지부장관이 인정하는 외국의 위생사 면허 또는 자격을 가진 사람

참고사항

공중위생관리법 제6조의2제1항1호 중 "전문대학이나 이와 같은 수준 이상에 해당된다고 교육부장관이 인정하는 학교에서 보건 또는 위생에 관한 교육 과정을 이수한 자"라 함은 전공필수 또는 전공 선택과목으로 다음 각 호의 1과목 이상을 이수한 자를 말함.
  - 식품 보건 또는 위생과 관련된 분야식품학, 조리학, 영양학, 식품미생물학, 식품위생학, 식품분석학, 식품발효학, 식품가공학, 식품재료학, 식품보건 또는 저장학, 식품공학 또는 식품화학, 첨가물학
  - 환경 보건 또는 위생과 관련된 분야공중보건학, 위생곤충학, 환경위생학, 미생물학, 기생충학, 환경생태학, 전염병관리학, 상하수도공학, 대기오염학, 수질오염학, 수질학, 수질시험학, 오물·폐기물 또는 폐수처리학, 산업위생학, 환경공학
  - 기타분야 : 위생화학, 위생공학

보건복지부령이 정하는 위생업무라 함은 다음의 업무를 말한다.
  - 국가 공공단체 또는 국공립의 위생시험기관에서 직무상 행하는 식품위생·환경위생 및 위생시험에 관한 업무
  - 식품위생법 제28조의 규정에 의한 식품위생관리인의 업무 〈2000.1.12 삭제〉
  - 감염병의 예방 및 관리에 관한 법률 제52조에 따른 소독대행자의 소독업무를 보조하는 업무
  - 근로자의 보건관리에 관한 업무

② 다음 각 호에 해당하는 자는 응시할 수 없다.
  ㉮ 정신건강증진 및 정신질환자 복지서비스 지원에 관한 법률(약칭 : 정신건강복지법) 제3조제1호에 따른 정신질환자. 다만, 전문의가 위생사로서 적합하다고 인정하는 사람은 그러하지 아니하다.
  ㉯ 마약・대마 또는 향정신성의약품 중독자
  ㉰ 「공중위생관리법」, 「감염병의 예방 및 관리에 관한 법률」, 「검역법」, 「식품위생법」, 「의료법」, 「약사법」, 「마약류 관리에 관한 법률」 또는 「보건범죄 단속에 관한 특별조치법」을 위반하여 금고 이상의 실형을 선고받고 그 집행이 끝나지 아니하거나 그 집행을 받지 아니하기로 확정되지 아니한 사람

(2) 응시방법
국가시험에 응시하고자 하는 자는 위 "(1)"항에서 규정한 응시자격이 있어야 하며, 응시원서 접수기간 내에 응시원서 등 서류를 제출하면 응시가 가능함

5. 시험방법

(1) 시험과목수, 문제수 및 배점기준

시험종별		시험과목수	문제수	배 점	총 점	문제형식
위생사	필기	5	180	1점/1문제	180점	객관식 5지선다형
	실기	1	40	1점/1문제	40점	객관식 5지선다형

(2) 시험시간표

구분	시험과목(문제수)	교시별 문제수	시험형식	입장시간	시험시간
1교시	1. 위생관계법령(25) 2. 환경위생학(50) 3. 위생곤충학(30)	105	객관식	~08:30	09:00~10:30(90분)
2교시	1. 공중보건학(35) 2. 식품위생학(40)	75	객관식	~10:50	11:00~12:05(65분)
3교시	1. 실기시험(40)	40	객관식	~12:25	12:35~13:15(40분)

※ 위생관계법령 : 「공중위생관리법」, 「식품위생법」, 「감염병의 예방 및 관리에 관한 법률」, 「먹는물관리법」, 「폐기물관리법」 및 「하수도법」과 그 하위 법령

위/생/사/실/기

위생사 차례

제1장 환경위생학

❶ 환경측정

1. 공기	20
2. 온열조건	21
3. 온열지수	25
4. 기압	26
5. 일광	26
6. 조도	27
7. 환기	28
8. 주택의 자연조명	28

❷ 대기오염

1. 대기오염물질의 분류	29
2. 광화학반응	29
3. 오염물질의 확산	30
4. 온실효과	36
5. 열섬효과	36

❸ 대기오염 방지기술

1. 먼지입자의 특성	37
2. 집진장치	38

❹ 수질오염

1. 호수 · 저수지의 수질관리	41
2. 하 · 폐수 처리방법	42
3. 분뇨처리	47

5 폐기물

1. 폐기물의 정의   48
2. 폐기물처리 시설의 분류   48
3. 폐기물처리 계통도   48
4. 매립   49

6 소음 및 진동

1. 소음   49
2. 진동   50

7 대기오염 공정 시험방법

1. 일반 시험방법   50
2. 가스크로마토그래피법   52
3. 흡광광도법   53
4. 원자흡광광도법   55
5. 비분산 적외선 분석법   56
6. 항목별 시험방법   56
7. 환경기준 시험방법   64
8. 환경대기중의 시험방법   69

8 악취법

1. 관능 시험방법   70
2. 기기 분석법   72

9 수질오염 공정 시험방법

1. 유량측정   72
2. 시료채취시 고려할 사항   73
3. 시험방법   75
♣ 출제 및 예상문제   79

제2장　먹는 물 관리

❶ 먹는물 및 먹는샘물등

1. 용어 정의	130
2. 먹는물의 수질기준	131
3. 먹는물 관련영업의 시설기준	132
4. 먹는샘물등의 검사방법	134

❷ 상수처리

1. 수원(水原)의 종류	134
2. 상수원의 분류	135
3. 상수의 6단계 정수과정	136
4. 마을상수도(간이상수)시설	138
5. 수인성 감염병	139

❸ 먹는물 수질검사 방법

1. 시료의 채취법	140
2. 시험방법	140
3. 세균학적 검사	142
♣ 출제 및 예상문제	145

제3장　식품위생학

❶ 식품의 위생적인 취급 및 보관

1. 식품의 위생적인 취급	174
2. 식품의 위생적인 보관방법	175

❷ 식품의 감별방법

1. 곡류	177
2. 계란	177

3. 우유 178
4. 어류 178
5. 오징어 179
6. 육류 179
7. 지방류 179
8. 가공품 179
9. 표시(表示) 180

③ 세균의 외부형태 및 특징

1. 세균의 분류 181
2. 세균의 외부형태 181
3. 세균의 형태와 배열 181
4. 세균의 외부형태 및 특징 183

④ 식중독

1. 식중독 분류 184

⑤ 식품과 감염병

1. 경구감염병 189
2. 인축공통감염병(인수공통감염병) 190
3. 기생충 감염경로와 외부형태 190

⑥ 진균류

1. 곰팡이 200
2. 효모 203

⑦ 세균증식 측정법

1. 균수 측정법 204
2. 균량 측정법 204
3. 세균의 증식곡선 204
4. 미생물 배양 205
5. 초기 부패판정 206

⑧ 세균학적 검사

1. 총균수(직접검경법, Breed) 207
2. 생균수(평판배양법) 207
3. 대장균군 207

9 식품첨가물

1. 식품첨가물 정의	209
2. 식품첨가물 종류	209

10 기구의 소독

1. 정의	210
2. 소독방법	210
3. 우유의 살균법	213

11 식품관련 시설에 관한 위생

1. 정의	214
2. 식품시설의 분류	214
3. 일반적인 시설에 관한 위생	214
4. 업종별 시설기준	218
5. 각종 실험기구	222
♣ 출제 및 예상문제	224

제4장 위생곤충학

1 곤충의 외부형태

1. 외피	272
2. 두부	274
3. 흉부	277
4. 복부	278

2 곤충의 내부형태 및 생리

1. 소화기계 및 배설계	279
2. 순환계	280
3. 호흡계	281
4. 신경계	281
5. 생식계	282

③ 곤충의 발육

1. 불완전변태 283
2. 완전변태 284

④ 위생곤충

1. 바퀴 284
2. 이 288
3. 모기 291
4. 등에모기 305
5. 깔따구 306
6. 등에 307
7. 모래파리 309
8. 먹파리 310
9. 파리 311
10. 빈대 319
11. 흡혈노린재 320
12. 벼룩 322
13. 독나방 326
14. 벌, 개미 및 딱정벌레 328
15. 진드기목 330

⑤ 쥐류

1. 국내위생 쥐류의 분류 340
2. 쥐 매개 질병 342
3. 쥐의 구제 342

⑥ 위생곤충의 채집, 보존 및 표본 제작

1. 채집방법 345

⑦ 살충제 시험

1. 감수성과 저항성 시험 347
2. 생물검정 시험 349

⑧ 매개곤충의 방제방법

1. 물리적 방법 349

9 방역작업실무

1. 살충제의 적용방법 350
2. 제제 357
♣ 출제 및 예상문제 358

제5장 예상문제

1 계산문제  434

제6장 실전모의고사

1. 제1회 실전모의고사 442
2. 제2회 실전모의고사 453
3. 제3회 실전모의고사 465
4. 제4회 실전모의고사 476
5. 제5회 실전모의고사 489
6. 제6회 실전모의고사 503
7. 제7회 실전모의고사 517
8. 제8회 실전모의고사 530
9. 제9회 실전모의고사 543
10. 제10회 실전모의고사 558
11. 제11회 실전모의고사 574
12. 제12회 실전모의고사 590
13. 제13회 실전모의고사 605
14. 제14회 실전모의고사 618
15. 제15회 실전모의고사 631
16. 제16회 실전모의고사 642
17. 제17회 실전모의고사 652
18. 제18회 실전모의고사 662
19. 제19회 실전모의고사 672
♣ 최종 실전모의고사 682

일반시험방법의 단위 및 기호

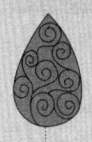

(1) 길이

미터(m), 센티미터(cm), 밀리미터(mm), 마이크로미터(μm) = 미크로(μ),
나노미터(nm) = 밀리크론(mμ), 옹스트롬(Å)

$1m = 10^2 cm = 10^3 mm = 10^6 \mu m = 10^9 nm = 1010 Å$

$1mm = 10^3 \mu m$

$1\mu m = 10^3 nm$

$1nm = 10 Å$

$1ft = 0.3048m$

(2) 무게

킬로그램(kg), 그램(g), 밀리그램(mg), 마이크로그램(μg), 나노그램(ng)

$1kg = 10^3 g = 10^6 mg = 10^9 \mu g = 10^{12} ng$

$1mg = 10^3 \mu g$

$1\mu g = 10^3 ng$

(3) 넓이

제곱미터(m^2), 제곱센티미터(cm^2), 제곱밀리미터(mm^2)

$1m^2 = 10^4 cm^2 = 10^6 mm^2$

(4) 부피

세제곱미터(m^3), 세제곱센티미터(cm^3), 세제곱밀리미터(mm^3)

$1m^3 = 10^6 cm^3 = 10^9 mm^3$

(5) 용량

킬로미터(kl), 리터(l), 밀리미터(ml), 마이크로리터(μl)

$1kl = 10^3 l = 10^6 ml = 10^9 \mu l$

$m^3 = kl$

$1m^3 = 10^3 l$

$1l = 10^3 ml$

$cm^3 = ml = cc$

(6) 압 력

기압(atm), 수은주밀리미터(mmHg), 수주밀리미터(mmH$_2$O)

$1atm = 760mmHg = 10,332mmH_2O$

$mmH_2O = mmAq = kg/m^2$

(7) 밀도단위

$1g/cm^3 = 1,000kg/m^3$

$1lb/ft^3 = 16.02kg/m^3$

$1lb/in^3 = 27,700kg/m^3$

(8) 점도단위

$1cp(centipois) = 0.001kg/m \cdot sec = 10^{-3} kg/m \cdot sec$

(9) 중량단위

$1lb = 0.4536kg$

lb ; libra(라틴어) = pound

(10) 온도의 표시

섭씨온도 : ℃(Celsius), $0℃ = 273°K$, $℃ = \frac{5}{9}(°F - 32)$

절대온도 : °K(Kelvin), $0°K = -273℃$

표준온도 : 0℃

찬 곳 : 0~15℃

상온 : 15~25℃

실온 : 1~35℃

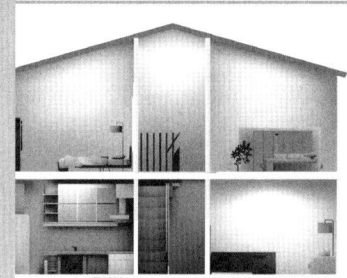

제1장 환경위생학

1. 환경측정 >
2. 대기오염 >
3. 대기오염 방지기술 >
4. 수질오염 >
5. 폐기물 >
6. 소음 및 진동 >
7. 대기오염 공정 시험방법 >
8. 악취법 >
9. 수질오염 및 공정 시험방법 >
출제 및 예상문제 >

제1장 환경위생학

1. 환경 측정

1 공기

(1) 공기의 성분과 농도(표준상태)

① 질소(N_2 78.09v/v%), 산소(O_2 20.95v/v%), 아르곤(Ar 0.93v/v%), 탄산가스(CO_2 0.032v/v%), 기타

② 표준상태에서 공기의 평균분자량은 약 28.84g이고, 공기의 밀도는 1.293g/l이다.

(2) 대기의 수직구조

대기의 수직구조와 온도의 변화는 다음과 같다.

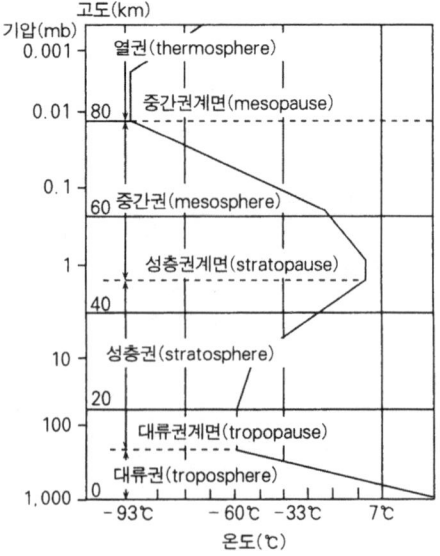

▲ 대기의 수직구조

※ 500km 이상 : 1,200℃
① **대류권**에서는 고도로 올라갈수록 **온도가 떨어진다**.
② **성층권**의 오존층은 고도로 올라갈수록 **온도가 올라간다**.
③ 성층권은 지상 11~50km[**25km(25~35km)**에서 O_3은 최대밀도가 되는데 이 층을 **오존층**이라 함] 기층을 말한다.

2 온열조건

기온, 기류, 습도(기습), 복사열을 온열조건이라 한다.

(1) 기온
기온은 온열조건 중에서 가장 중요한 인자이다.
실외의 **기온**이란 지상 1.5m **백엽상**에서의 **건구온도**를 말한다.
① 기온의 측정
  ㉮ 복사열을 피하기 위해서는 백엽상을 이용하고, 수은온도계를 사용한다.
  ㉯ 이상 저온시에는 알코올온도계를 사용하고, 측정장소의 접근이 어려울 때에는 전기온도계를 사용한다.
  ㉰ 기온의 측정시간 : **수은온도계는 2분, 알코올온도계는 3분**을 측정한다.
② 대류권의 기온 : 대류권에서는 지상 100m마다 1℃ 정도 낮아진다(**건조단열감률**은 −1℃/100m이다).
③ 실내의 온도 : 실내의 **적정온도는 18±2℃**, 침실온도는 15±1℃, 병실온도는 21±2℃이다.
④ 일교차
  ㉮ 하루 중 **최저온도**(일출 30분 전)와 **최고온도**(오후 2시경)의 차이를 말한다.
  ㉯ 내륙이 해안보다 온도차가 크고, 계곡분지가 산림보다 일교차가 크다.

(2) 온도계의 종류 및 특징
① 백엽상
  ㉮ **지상 1.5m**에서 측정한다.
  ㉯ 기상관측인 경우 : 백엽상의 가운데에 온도계를 고정시킨다.
  ㉰ **백엽상**은 일정한 장소의 기온을 측정하는데 좋다.
  ㉱ 다른 장소로 옮겨 기온·기습을 측정할 수 없으므로 이러한 경우에는 **아스만 통풍온습도계**를 사용한다.
② 아스만 통풍온습도계
  ㉮ 기온과 기습을 동시에 측정할 수 있다.

㉯ 건·습구의 두 가지 온도계가 부속되어 있다.

㉰ 건구 : 보통의 온도계이다.

㉱ 습구 : 온도계의 둥근 부분을 젖은 헝겊으로 싼 온도계이다.

㉲ 측정방법

　㉠ 관측하기 조금 전에 통풍을 시작하여 온도계의 눈금이 정상이 되도록 한다.

　㉡ 통풍이 시작된지 5분 정도 지날 때의 눈금이 가장 정확하다.

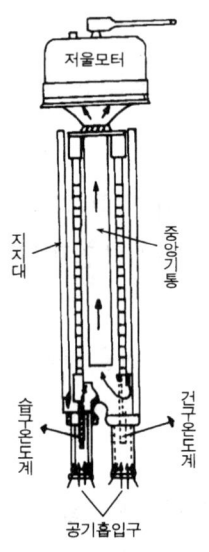

🔼 아스만 통풍온습도계

③ 자기온도계 : 바이메탈(bimetal)을 이용한다.

(3) 습도(기습) 측정기 및 특징

일정한 온도의 공기 중에 포함될 수 있는 수분량을 습도라 한다.

① 건습계

㉮ 종류

　㉠ 건구온도계

　㉡ 습구온도계

㉯ 똑같은 온도계 두 개(T, T')를 놓고 그 중 한 개의 구(救)를 흰 헝겊으로 싸고 여기에서 실을 늘어뜨려 물 컵에 연결시켜 측정한다.

㉰ 실의 길이는 약 10cm로 하는데, 그 중 4cm는 물 컵 속에 잠기게 하고 나머지 6cm는 컵 밖으로 나오도록 한다.

㉱ 측정 시 주의할 사항

　㉠ 입김이 나오지 않도록 멀리 떨어져 수평으로 본다.

ⓛ 눈금이 오르기 쉬운 건구온도계를 먼저 읽는다.
㊺ 건구온도계(T) : 건구온도계에서 측정한 온도가 건구온도이다.
㊻ 습구온도계(T') : 습구온도계에서 측정한 온도가 습구온도이다.
② 아스만 통풍온습도계
㊰ 습도 측정의 경우에는 습구의 거즈에 물을 떨어뜨려 적신다.
㊱ 물의 적심과 동시에 잘 흔들어 물을 뺀 다음 금속 덮개를 씌우고 팬이 4~5분 회전한 후 습구 눈금의 저하가 멈췄을 때 건구와 습구를 읽는다.
③ 자기습도계
㊰ **자기습도계는 모발을 이용**한 모발습도계를 가장 널리 사용한다.
㊱ 모발습도계는 매우 틀리기 쉬우므로 아우구스습도계 또는 아스만 통풍온도계로 검토를 할 필요가 있다.

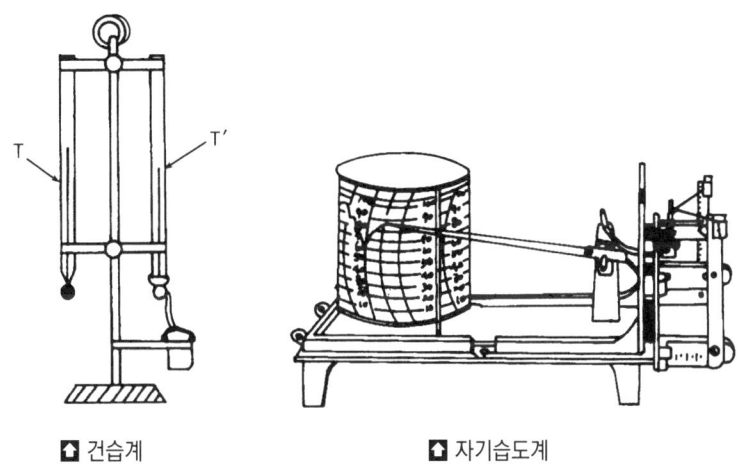

🔺 건습계　　🔺 자기습도계

(4) 기류 측정기 및 특징

기류는 바람 또는 기동이라 하며, 바람은 기압의 차와 기온의 차이에 의해서 형성된다.
무풍 0.1m/sec, 불감기류 0.5m/sec, 쾌적기류 1m/sec로 분류한다.

① 회전형
㊰ 기상관측용 풍속계
㊱ 바람에 의해 회전하는 회전수 혹은 속도에서 풍속을 구한다.
㊲ 종류
　ⓘ 로빈슨(Robinson)형
　ⓛ 에로벤(Aerovene)형

② **풍차풍속계**
㊰ 풍차의 회전수에 의해 측정하는 것으로서 작은 풍속(1~15m/sec)에 이용된다.
㊱ **실외기류 측정**에 쓰인다.

③ 카타온도계

㉮ 풍속이 작고 풍향이 일정하지 않은 **실내기류 측정**에 쓰인다.

㉯ 카타온도계의 눈금 : **최상눈금 100°F, 최하눈금 95°F**

㉰ 알코올이 100°F선에서 95°F선까지 강하한 시간(초)을 멈춤시계로 잰다. 이러한 것을 4~5회 정도 되풀이한 다음 평균을 낸다(약 65초간 측정).

㉱ 종류

  ㉠ 건구카타온도계 : 풍속 측정에 사용된다.
  ㉡ 습구카타온도계

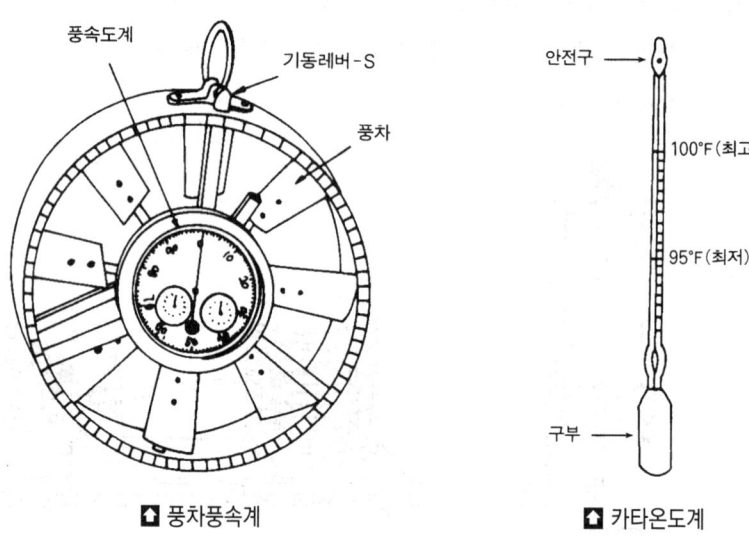

▣ 풍차풍속계   ▣ 카타온도계

(5) 복사열

난로 등 발열체가 주위에 있을 때 온도계에 나타나는 실제온도보다 더 큰 온감을 느낄 수 있는 것을 복사열이라 하는데, 복사열은 발열체로부터 제곱에 비례해서 온도가 감소한다.

① 측정 : **흑구온도계**로 측정한다.

② 흑구온도계의 특징

  ㉮ 구부(球部)는 검게 칠한 동판으로 되어 있다.
  ㉯ 목적하는 위치에서 15~20분간 방치한 후 눈금을 읽는다.

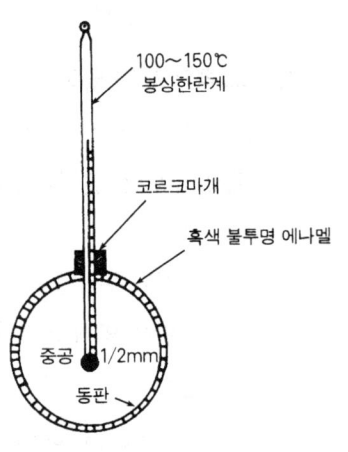

▣ 흑구온도계

3 온열지수

(1) 쾌감대

인간이 쾌감과 불쾌감을 느끼는 것은 기온·기습·기류의 상호작용에 의해서 형성되는 미기후(microclimate)에 의해서 결정되지만, 신체적 조건·의복의 착용상태·활동 등 여러 가지 여건에 따라 다르게 느낀다.

① 성인이 안정 시 적당한 착의상태에서 쾌감을 느낄 수 있는 온도와 습도는 다음과 같다.
  ㉮ 온도 18±2℃
  ㉯ 습도 40~70%

② 여름철 쾌감온도는 64~79°F, 겨울철 쾌감온도는 60~74°F이다.

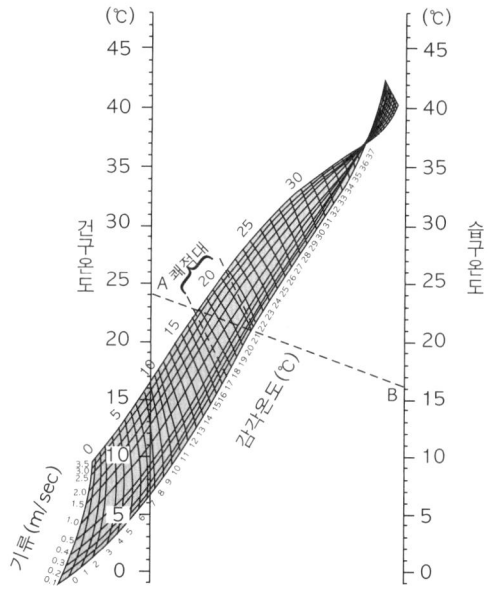

🔼 감각온도 도표(상의를 입었을 경우, 가벼운 노동 시)

(2) 감각온도(체감온도 = 실효온도)

① 온도, 습도(100%습도 = 포화습도), 기류(무풍)의 3가지 인자에 의해 이루어지는 체감을 감각온도라 한다.

② 감각온도는 피복, 계절, 성별, 연령별, 기타 조건에 따라 변화한다.

(3) 불쾌지수(DI ; Discomfort Index)

① 불쾌지수 = (건구온도+습구온도)℃ × 0.72+40.6
  = (건구온도+습구온도)°F × 0.4+15

② 불쾌지수와 불쾌감

㉮ 불쾌지수 70 : 10%의 사람이 불쾌감을 느낀다.

㉯ 불쾌지수 75 : 50%의 사람이 불쾌감을 느낀다.

㉰ 불쾌지수 80 : 100%의 사람이 **불쾌감**을 느낀다.

㉱ 불쾌지수 85 : **견딜 수 없는** 상태이다.

(4) 온열평가지수(WBGT ; Wet Bulb-Globe Temperature Index)

① WBGT는 2차 대전 당시 열대지방에서 작전하는 미군병사들에 대한 고온장애를 방지하기 위해 고안한 것이다.

② WBGT의 정의는 다음과 같다.

㉮ WBGT = 0.7NWB + 0.2GT + 0.1DB ············ 태양이 있는 실외

㉯ WBGT = 0.7NWB + 0.3GT ····················· 실내 또는 태양열이 없는 실외

NWB : 자연 습구온도

GT : 흑구온도(복사온도)

DB : 건구온도

4 기 압

(1) 측정목적

기온, 탄산가스, 증기, 연무, 먼지 등을 측정할 때 가검 공기의 용적을 표준상태로 환산하는데 필요한 계수로서 기압을 측정한다.

(2) 측정기구

① 수은기압계

② 아네로이드 기압계

5 일광(sun light)

(1) 자외선

① 범위 : 파장 2,000 ~ 4,000 Å (200 ~ 400nm)

② 오존층에서는 200 ~ 290nm의 파장이 흡수되기 때문에 대류권에 미치는 파장은 290nm 이상의 파장이다.

③ **살균력이 강한 선** : 2,400 ~ 2,900 Å (240 ~ 290nm)

④ **도노라선**(건강선 ; 비타민선) : 2,800 ~ 3,100 Å (280 ~ 310nm)

(2) 가시광선

① 가시광선이란 **명암을 구분**할 수 있는 파장을 말한다.

② 범위 : 파장 4,000 ~ 7,000Å (400 ~ 700nm)

(3) 적외선

① 범위 : 파장 7,800 ~ 30,000Å (780 ~ 3,000nm)

② 적외선은 열선이므로 **온실효과를 유발**한다.

③ 일사병, 백내장, 홍반 등을 일으킨다.

※ 1nm = 10Å

6 조도

조도란 단위면적에 투사하는 광속의 밀도를 말한다.

(1) 조도 측정단위 : Lux

(2) 조도의 측정

① 광전지조도계 : 아황산동이나 **셀렌(Se : selen)**이 광전지에 의해 **빛(광에너지)을 전류로 바꾸어 조도를 측정**한다.

    ㉮ 특징 : **광전지가 특징**이다.

    ㉯ 단점

        ㉠ 낮은 조도(0.1Lux 이하)는 측정할 수 없다.

        ㉡ 감도가 일정하지 않다.

② 광전관조도계 : 금속전극에 빛을 조사하면 전자가 튀어나오는 현상을 이용한 것이다.

    ㉮ 시간의 지체없이 조도로 전류가 비례하여 빛에 민감하다.

    ㉯ 피로현상이 없다.

③ 룩스계 : 간이조도계의 대표적이다.

④ 맥베스조도계 : 정밀조도계로 쓰인다.

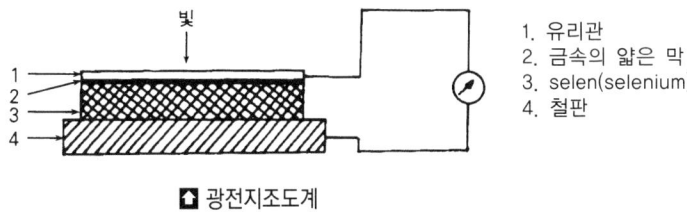

◘ 광전지조도계

7 환기

환기란 오염된 실내공기를 바꾸어 인체에 유해작용을 방지하는 수단이다.

(1) 자연환기
자연환기는 실내외 공기의 밀도 차로 인해 이루어진다.

(2) 중성대
① 들어오는 공기와 나가는 압력이 "0"인 면이 중성대이다.
② 중성대가 **천장 가까이 형성**될수록 환기량이 커진다.

8 주택의 자연조명

(1) 창의 방향
창의 방향은 **남향이 좋다**.

(2) 창의 높이
채광과 환기를 위해 창문의 위치는 **세로로 된 높은 창**(실내가 밝다)이 **좋다**.

(3) 창의 면적
바닥면적의 1/5 ~ 1/7 이상 되는 것이 좋다.

(4) 개각(가시각)과 입사각(양각)
개각은 4 ~ 5°, 입사각은 27 ~ 28° 정도가 좋다.

(5) 거실의 안쪽길이
바닥에서 창틀 윗부분의 1.5배 이하인 것이 좋다.

(6) 일조시간
약 6시간이 좋으나 최소한 4시간 이상은 햇빛이 비추어야 한다.

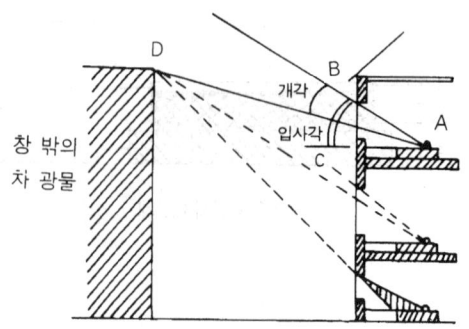

🔼 차광물이 존재할 때 각층의 개각·입사각

실내에 들어오는 광량은 창의 면적뿐만 아니라 창밖의 차광물과 관계가 있다.

① 개각 : 실내의 한점 A와 선 AB 및 창밖의 차광물의 상단 D를 연결한 각 BAD를 개각이라 한다. 개각은 **4~5°**가 좋으며, 개각이 클수록 실내가 밝다.

② 입사각 : AC와 A점을 통과하는 수평선 AC가 이루는 각 BAC를 입사각이라 한다. **입사각은 28° 이상** 되게 하는 것이 좋으며, 입사각이 클수록 실내가 밝다.

2. 대기오염

1 대기오염물질의 분류

(1) 1차 오염물질

1차 오염물질이란 각종 발생원으로부터 **직접 대기로 방출되는 물질**을 말한다.

① 아침과 저녁과 밤에는 대기중의 농도가 증가하나 낮에는 감소한다. 왜냐하면 1차 오염물질이 자외선과 반응하여 2차 오염물질을 형성하기 때문이다.

② 1차 오염물질의 하루의 변화 : 오전 9시경 증가, 12시경 감소, 오후 6시경 증가(즉 9시↑, 12시↓, 오후 6시↑)

③ CO, CO_2, H_2, HC, H_2S, HCl, NH_3, Pb, Zn, Hg, SiO_2, 중금속산화물 등

(2) 2차 오염물질

2차 오염물질이란 발생원에서 배출된 **1차 오염물질간** 또는 **1차 오염물질과 다른 물질이 반응**하여 생성된 물질을 말하는 것으로서, 외부의 광합성도, 반응물질의 농도, 지형, 습도 등에 영향을 받는다.

① 태양광선(자외선)이 있는 낮에 대기중의 농도는 증가한다(12시경 증가, 오후 2시경이 가장 높고, 오후 4시 이후 감소).

② O_3, PAN, NOCl, H_2O_2, PBN 등

(3) 1·2차 오염물질

① 1·2차 오염물질은 발생원에서 직접 또는 대기중에서 생성된 물질을 말한다.

② SO_2, SO_3, H_2SO_4, NO, NO_2, 알데히드, 유기산, 케톤 등

2 광화학반응

성층권의 오존층이 대부분의 자외선을 차단한 후 대류권으로 들어오는 태양빛의 파장(Wavelength)은 280(290)nm 이상의 장파장이다. 따라서 광화학 대기오염에 영향을 미치는 물질은 280 ~ 700nm의 범위에 있는 빛을 흡수할 수 있는 물질이다.

(1) 광화학반응을 간단히 설명하면 다음과 같다.

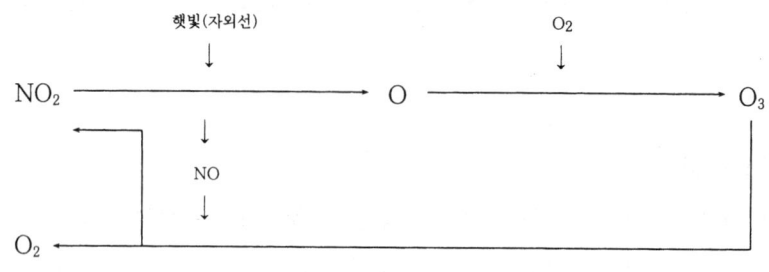

(2) 대기의 NO_2의 광분해 사이클은 다음과 같다.

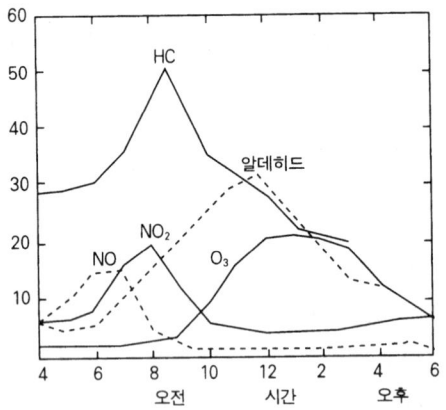

◘ 대기의 NO_2의 광분해 사이클

(3) 광화학 스모그시의 NO, NO_2 등의 농도변화는 다음과 같다.

◘ 광화학 스모그 시의 NO, NO_2 등의 농도변화

3 오염물질의 확산

대기오염물질의 이동을 좌우하는 요인은 인간의 활동, 지리적 조건, 기상조건 등을 들 수 있는데 이 중에서 확산에 가장 큰 영향을 미치는 것은 바람이다.

(1) 바람(Wind)

① 바람 : 공기의 움직임에서 수평방향의 움직임을 바람이라고 한다.

② 대류 : 공기의 수직방향의 움직임을 대류라고 한다.

③ 바람 표시

 ㉮ 풍향 : 바람이 불어오는 방향을 풍향이라 한다.

 ㉯ 풍속 : 바람의 속도를 풍속이라 한다.

④ 풍배도(Wind Rose ; 바람 장미) : 바람의 발생빈도와 풍속을 **16방향인 막대기형**으로 표시한 기상도형을 풍배도라 한다.

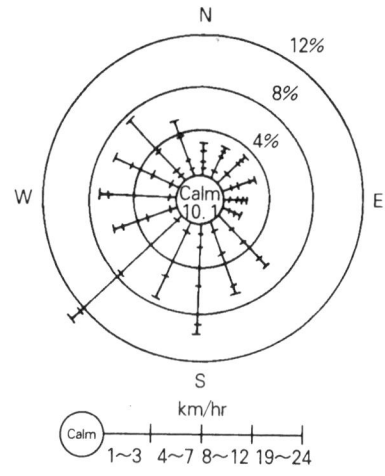

🔹 풍배도 예

⑤ 주풍

 ㉮ 해당 기간 중 **가장 빈번하게 발생**한 풍향을 주풍이라 한다.

 ㉯ 바람의 이름은 바람이 발생한 곳의 이름을 딴다(예 : 동풍이란 동쪽에서 서쪽을 향해 부는 바람을 말한다).

⑥ 바람을 불게 하는 원동력

 ㉮ 기압경도력

 ㉯ 전향력(Deviation Force, 코리올리의 힘)

 ㉰ 마찰력

 ㉱ 중력

(2) 바람의 종류

① 지균풍(Geographic Wind)

② 경도풍(Gradient Wind)

③ 지상풍(Surface Wind)

④ 국지환류 : 바람의 이름을 붙일 때는 바람이 발생한 곳 즉, 바람이 불기 시작한 곳의 이름을 따서 바람의 이름을 짓는다.
㉮ 해륙풍 : 해륙풍이 발생하는 원인은 바다와 육지의 **비열차로 인해 발생**한다.
  ㉠ 해풍 : **낮에 바다에서 육지로 부는 바람** 즉, 태양이 빛이면 비열차에 의해 바다보다 육지가 빨리 더워져서 가벼운 공기가 위로 올라가면 그 빈 공간으로 바다의 찬 공기가 이동하면서 발생하는 바람이 해풍이다.
  ㉡ 육풍 : **해가 지면** 육지가 바다보다 빨리 식어 **육지의 공기가 바다로 이동**하면서 발생하는 바람 즉, 육지에서 바다로 부는 바람을 육풍이라 한다.

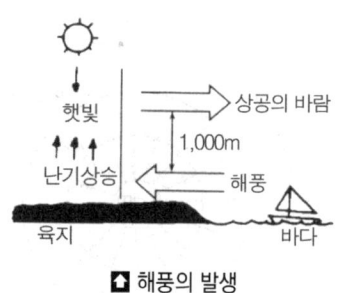

🔼 해풍의 발생

㉯ 산곡풍
  ㉠ 곡풍 : 낮에 햇빛에 의해 경사면이 산 아래보다 더 빨리 가열되면 상승기류가 발생하므로 **산 아래에서 산 위로 바람**이 불게 되는데 이 바람을 곡풍이라 한다.
  ㉡ 산풍 : 밤이 되면 경사면이 빨리 냉각되어 **산 위에서 산 아래로 부는 바람**을 산풍이라 한다.

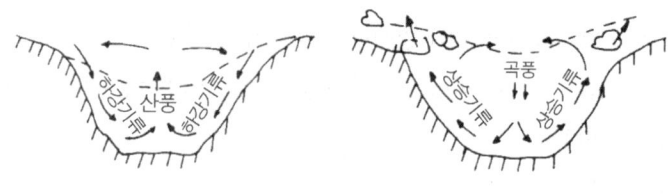

🔼 산곡풍

㉰ 전원풍 : **열섬효과 때문에 도시의 중심부가 고온이 되어 상승기류가 발생하고 도시주위의 시골(전원)에서 도시로 부는 바람을 전원풍**이라 한다.
㉱ 푄풍(높새바람) : 습윤한 바람이라도 일단 산을 넘으면 온도가 상승하고, 고온 건조해지는 현상 즉, 바람이 불기 시작하는 곳과 불어오는 곳의 기온이 상당히 다르다.
  예 그림과 같이 20℃의 공기(A점)가 산에서 상승하면 응결고도(B점)까지는 건조단열 (1℃/100m)로 기온이 하강하고, B점부터 C점까지는 습윤단열(0.5℃/100m)로 기온이 하강하여 정상에서는 5℃가 된다.
  이 공기가 산을 내려올 때는 건조단열변화하면서 기온이 상승하여 D점(지상)에서는 25℃가 된다.

산을 넘어온 공기는 단열변화과정을 거쳐서 고온 건조한 바람이 불게 되는데 이를 푄현상이라 한다.

우리나라에서는 태백산맥을 중심으로 푄현상이 발생한다.

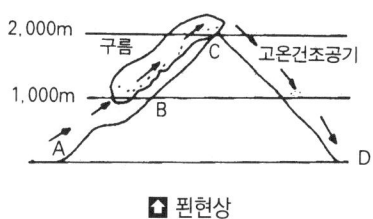

🔼 푄현상

㈐ 배수풍(Drainage Wind)

(3) 기온역전(Temperature Inversion)

대류권에서는 평균 기온감률이 0.65℃/100m(-0.65℃/100m)로서 하층에서 상공으로 올라갈수록 기온이 감소하는 것이 보통이다. 그러나 어떤 기층에서는 **환경감률이 상공으로 올라가면서 일정하거나 또는 상승하기도 한다.** 이러한 현상을 기온역전이라 하고, 이러한 층을 기온역전층이라 한다.

① 역전일 때는 다음과 같은 결과가 발생한다.

㈎ **수직운동이 억제**된다.

㈏ 대류현상이 생기지 않는다.

㈐ 하층에서 생긴 대류현상이라도 이 층에서 저지 당한다.

㈑ 대기오염물질이 **대기층으로 쉽게 확산되지 못**한다.

㈒ **지표 부근의 오염농도가 커지게** 된다.

② 역전의 종류

㈎ **복사역전**(접지역전 : Ground Inversion) : **복사 냉각이 심하게 일어나는 때는 지표에 접한 공기가 상공의 공기에 비해 더 차가워져서 발생**하는 역전을 복사역전이라 하고, 지면에 접하여 발생하기 때문에 **접지역전**이라고도 한다.

㈏ **침강역전**(Subsidence Inversion) : **고기압 중심부분에서 기층이 서서히 침강하면서 기온이 단열변화로 승온되면서 발생**하는 현상을 침강역전(Subsidence Inversion)이라 한다.

㉠ **고기압** 중심 부근에서 발생한다.

㉡ 기층이 서서히 침강되면서 **단열변화로 승온**되어서 발생한다.

㉢ **장기적**으로 지속된다.

㉣ 대기오염물질이 수직으로 확산되는 것을 방해한다.

(4) 대기안정도와 플륨(Plume)의 모양

플륨이란 굴뚝에서 배출되는 연기의 행렬을 말한다.

① 환상형(파상형 = Looping)

㉮ 대기의 상태 : 절대불안정

㉯ 맑은 날 오후나 풍속이 매우 강하여 상·하층간에 혼합이 크게 일어날 때 발생한다.

㉰ 풍하측 지면에 심한 오염의 영향을 미친다(**지표농도 최대**).

② 원추형(Conning)

㉮ 대기의 상태 : **중립 조건**

㉯ 플륨의 단면도가 전형적인 가우시안 분포(Gaussian Distriution)를 이룬다.

③ 부채형(Fanning)

㉮ 대기의 상태 : 안정

㉯ **역전층 내**에서 잘 **발생**한다.

㉰ 오염농도 추정이 곤란하다.

④ 상승형(지붕형 = 처마형 = Lofting) : 역전이 연기의 아래에만 존재해서 하향방향으로 혼합이 안 되는 경우에 일어난다.

⑤ 훈증형(끌림형 = Fumigation)

㉮ 대기의 상태 : 하층이 불안정

㉯ 오염물질이 지면에까지 영향을 미치면서 지표 부근을 심하게 오염시킨다.

⑥ 함정형(구속형 = Trapping) : 침강역전과 복사역전이 있는 경우 양 역전층 사이에서 오염물이 배출될 때 발생한다.

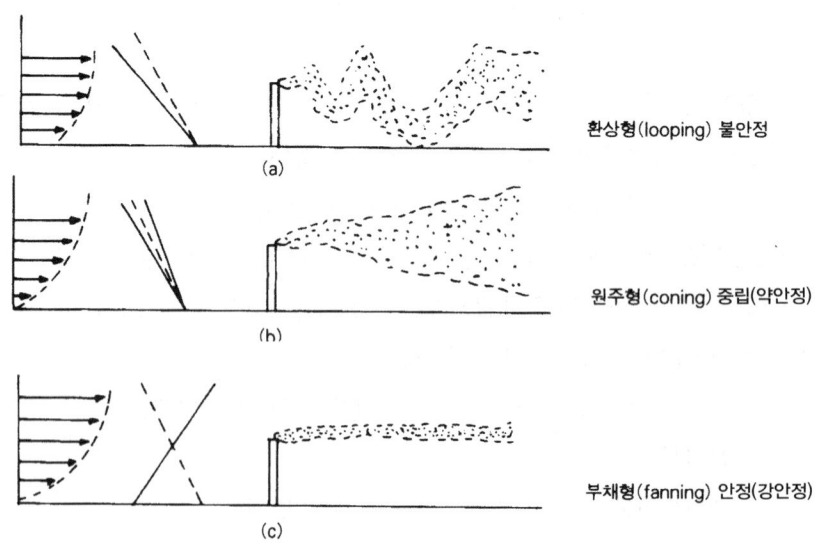

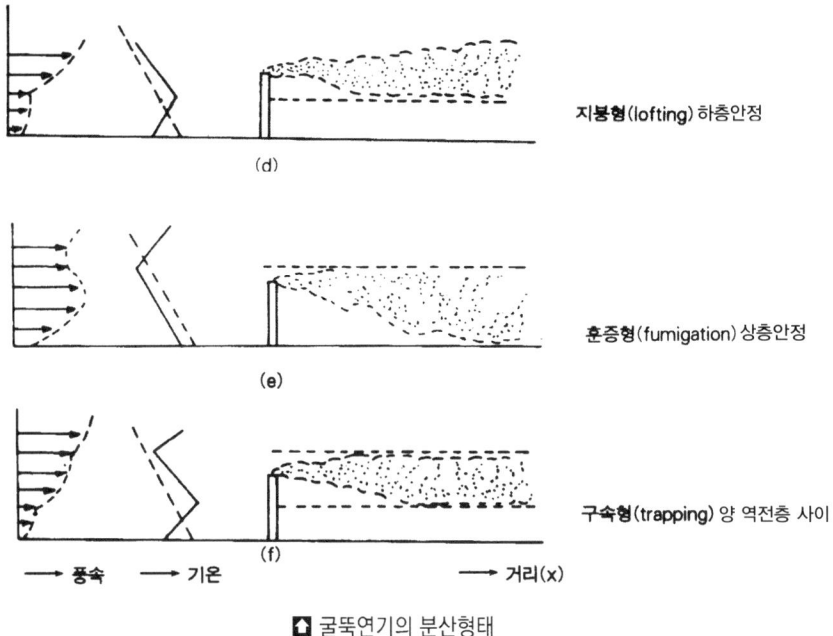

■ 굴뚝연기의 분산형태

(5) 장애물에 대한 플룸의 영향

① 다운드래프트(Down Draught) 현상

㉮ 원인 : 오염물질을 배출하는 굴뚝의 풍상측에 **굴뚝의 높이에 비교할 만한 건물**이 있으면 건물 때문에 난류가 발생한다. 이 난류로 인해 플룸이 풍상측 건물 후면으로 흐르게 되는 것을 다운드래프트 현상이라 한다.

㉯ 방지 대책 : **굴뚝의 높이**를 주위 건물의 약 2.5배 이상 되게 한다.

② 다운워시(Down Wash) 현상

㉮ 원인 : 굴뚝의 수직 배출속도에 비해 **굴뚝높이에서의 평균풍속이 크면** 플룸이 굴뚝 아래로 흩날리는 현상을 다운워시 현상이라 한다.

즉, $V_s < V$

V_s : 연기 배출속도, V : 굴뚝높이에서 평균풍속

㉯ 방지 대책 : $V_s/V > 2$

(수직 **배출속도**를 굴뚝높이에서 부는 **풍속의 2배 이상** 되게 한다)

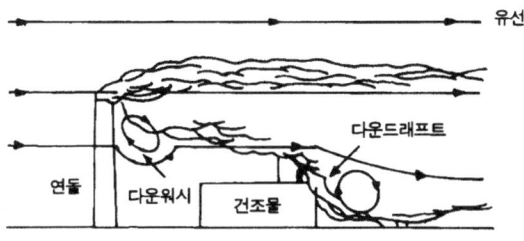

■ 다운드래프트 현상·다운워시 현상

③ 굴뚝의 유효높이

㉮ $H_e = H_s + \Delta H$

H_e : 굴뚝의 유효높이

H_s : 실제 굴뚝높이

ΔH : 연기의 상승고(연기의 중심선을 기준으로 한다)

㉯ 연기의 상승고는 부력에 의해 발생한다.

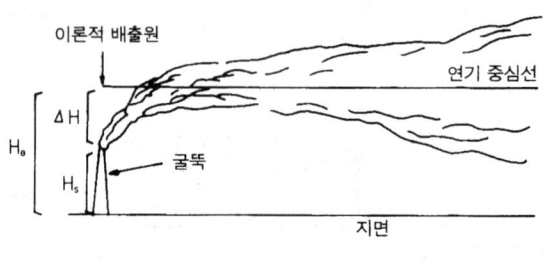

◘ 굴뚝의 유효고

4 온실효과(Green House Effect)

기후를 나타내는 주요 척도는 온도이다. 햇빛은 바다와 지표를 데우고 따뜻해진 지표면은 복사열을 대기권 밖으로 방출한다.

이 과정에서 약간의 열(적외선 12~18μm 영역)이 대기중에 있는 잔류기체(특히 CO_2, 수증기 등)에 **흡수**되는데 이로 인해 지구의 온도가 생물이 살기에 적합하게 유지된다. 이러한 현상 즉, 대기중에 있는 잔류기체가 **적외선을 흡수**하여 **지구의 온도가 높아지는** 현상을 온실효과라 한다.

(1) 주요 흡수대

CO_2는 13~17μm, CH_4와 N_2O는 7~8μm, 프레온가스 11·12는 11~12μm, 오존은 9~10μm이다.

(2) 온실효과의 기여도

CO_2는 66%, CH_4(메탄)은 15%, N_2O, CFC, O_3 등

(3) 온실가스 유발물질 : 이산화탄소, 메탄, 아산화질소, 수소불화탄소, 과불화탄소, 육불화황

5 열섬효과(Heat Island Effect)

열섬효과(Heat Island Effect)란 **도시의 불규칙한 지표와 공장, 화력발전소 및 주택등에서의 연료소모가 크기 때문에 열 방출량이 높아 주위의 시골(전원도시)보다 기온이 2~5℃ 더 높은** 것을 말한다.

(1) 열섬효과(Heat Island Effect)의 인자는 다음과 같다.
    ① 도시는 시골보다 **열 보전능력**이 크다(아스팔트, 콘크리트벽 등이 많다).
    ② CO_2가 많다.
    ③ 인공열이 많다.
    ④ 물 증발에 의한 열 소비가 **적다**.
    ⑤ 바람이 적다.

(2) 열섬효과(Heat Island Effect)가 주로 발생하는 때는 다음과 같다.
    ① **고기압**의 영향으로 하늘이 맑고 바람이 약할 때 주로 발생한다.
    ② **밤에 주로 발생**한다.
    ③ 여름부터 초가을에 잘 발생한다.

3. 대기오염 방지기술

1 먼지입자의 특성

먼지입자의 크기는 집진장치의 성능 및 설계의 중요한 변수로 작용한다.

(1) 입자의 크기 표시

입자의 크기는 직경으로 표시한다.

(2) 입자의 크기

입자의 크기는 0.001마이크로 ~ 수백 마이크로의 크기로 다양하게 분포되어 있다.

(3) 입경이 작은 것
    ① 집진이 어렵다.
    ② 설비비용이 많이 든다.

(4) 집진기 선정시 고려사항
    ① 집진장치 : 중력 · 관성력 · 원심력 · 전기 · 여과 · 음파 집진장치 등
    ② 집진장치에 응용되는 원리
        ㉮ 중력 집진장치 : 중력
        ㉯ 관성력 집진장치 : 관성력
        ㉰ 원심력 집진장치 : 원심력

㉣ 여과 · 세정 집진장치 : 관성충돌, 직접차단, 확산
㉤ 전기 집진장치 : 정전인력

2 집진장치

(1) 중력 집진장치

① 원리 : 함진가스 중에 함유되어 있는 입자를 중력에 의한 **자연침강**에 의하여 **분리 · 포집**하는 방법이다.

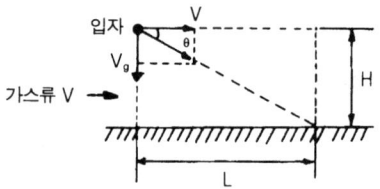

▲ 수평 배기가스 중에서의 입자의 이상적인 중력침강

② 구조 : 중력침강실, 다단침강실

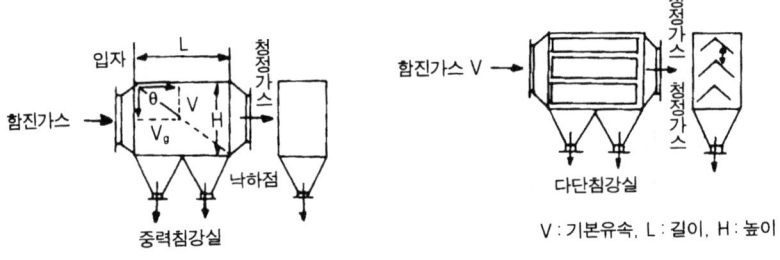

▲ 중력 집진장치

(2) 관성력 집진장치

① 원리 : 함진가스를 방패판에 충돌시켜 기류의 급격한 방향전환을 일으켜 입자의 **관성력에 의하여 분리 · 포집**하는 방법이다.

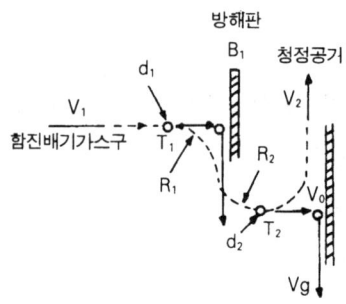

▲ 충돌과 기류전환에 의한 입자의 분리

(3) 원심력 집진장치

① 원리 : 처리가스를 사이클론(Cyclone)의 입구로 유입시켜 **선회운동을 시켜** 입자에 원심력을 주고, 이 원심력에 의하여 **입자를 분리 · 포집하는 방법**이다.

② 선회류(Vortex) : 유입된 처리가스는 몸체에서 원운동을 하며 하부로 내려가다가 원추부에서는 그 진행방향이 변하여 출구를 향해 상승한다. 이러한 운동을 선회류라 한다.

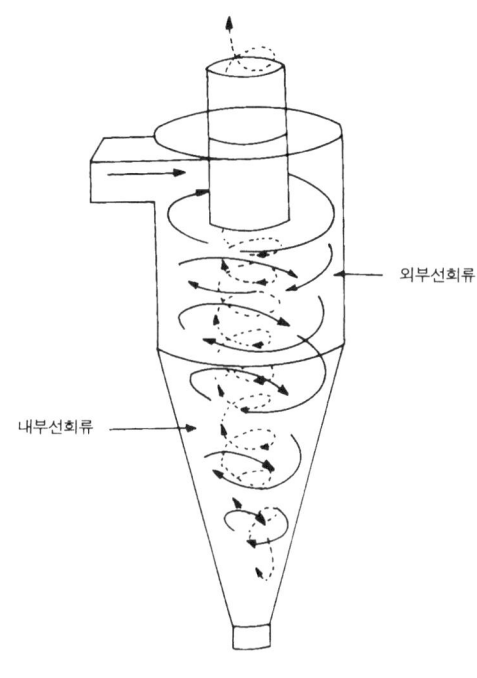

▲ 사이클론 선회류

(4) 여과 집진장치

① 원리 : 함진가스를 여포에 통과시켜 **입자를 분리 · 포집하는** 방법이다.

② 여과 집진기에 작용하는 분리력

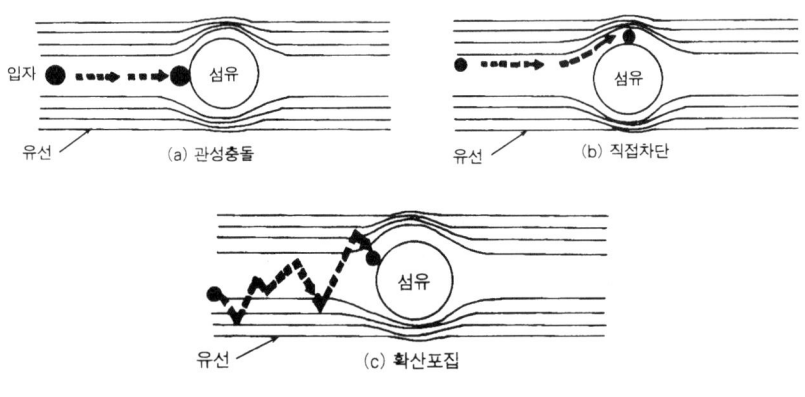

▲ 여과재에 따른 분리 포집기능

㉮ 관성충돌 : 1㎛(마이크로미터) 이상의 먼지를 0.3m/sec의 속도로 처리할 때 먼지는 유

선을 벗어나 섬유에 충돌 부착된다.

㉯ **직접차단** : 유선을 따라 이동하는 입자는 **섬유에 정면 충돌하여 포집**된다.

㉰ **확산** : 포집 입자경이 0.1μm(마이크로미터) 이하일 때 **입자의 확산이동에 의하여 포집**된다.

(5) 전기 집진장치

① 원리 : 방전극에서 **코로나 방전을 일으켜** 처리가스의 입자 즉, **중성입자를 음이온화** 시켜 입자를 플러스(+)인 **집진극(집진판)** 위에 부착시켜 제거하는 방법이다.

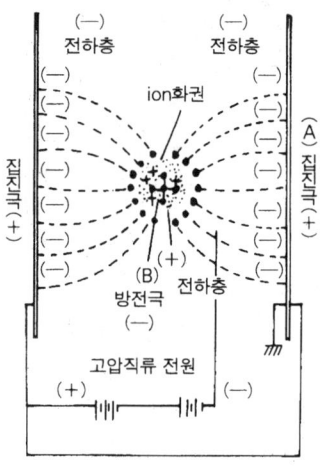

▲ 평판형 집진극에 의한 불평등 전계

② 입자의 집진율 : 입자의 집진율이 가장 좋을 때의 비저항치는 $10^4 \sim 10^{10} \Omega/cm$ 범위이다.

(6) 세정 집진장치

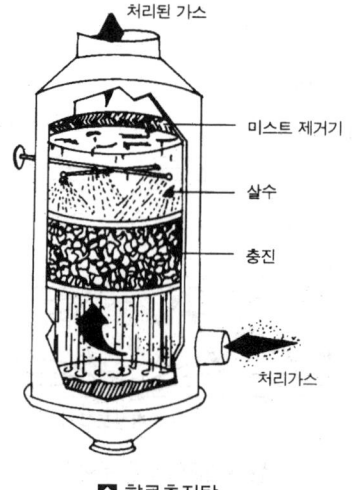

▲ 향류충진탑

① 원리 : 함진가스를 **세정액에 분사**시킬 때 생성되는 액적 · 액막 · 기포 등에 의해 **먼지가 포집되는 것**으로서 세정 집진기의 포집 기전은 관성충돌, 직접흡수 및 확산의 방법 중 하나 또는 복합적으로 이루어진다.

② 세정 집진장치 분류

 ㉮ 유수식

  ㉠ 집진실 내에 일정한 양의 액체를 넣고 처리가스를 유입하여 다량의 액적·액포를 형성시켜 함진가스를 세정시키는 것이다.

  ㉡ S형 Impeller, Rata형, 나선 Guide Vane형, 분수형이 있다.

 ㉯ 가압수식 : 물을 가압하여 함진가스를 처리하는 방법이다.

  ㉠ 벤투리 스크러버(Venturi Scrubber) : 가압수식 중 집진율이 높아 가장 많이 이용한다.

  ㉡ 제트 스크러버(Jet Scrubber)

  ㉢ 사이클론 스크러버

  ㉣ 충전탑

  ㉤ 스프레이탑(분무탑)

 ㉰ 회전식

  ㉠ 송풍기의 팬 회전을 이용하여 액적 · 액막 · 액포를 형성시켜 함진가스를 세정하는 방법이다.

  ㉡ 타이젠 워셔(Theisen Washer), 임펄스 스크러버(Impulse Scrubber)가 있다.

4. 수질오염

 호수 · 저수지의 수질관리

(1) 성층현상

① 호수에서는 수심에 따른 **온도의 변화로 물의 밀도차가 발생**하여 표수층, 변천대, 정체층 등으로 층이 발생하는데 이러한 현상을 **성층현상**이라 한다.

② **겨울이나 여름에 주로 발생**한다.

(2) 전도현상

① 호수에서는 봄 · 가을에 물의 온도변화로 밀도차가 발생하여 **수직운동이 가속화**되는데 이러한 현상을 **전도현상**이라 한다.

② 봄·가을에 주로 발생한다.

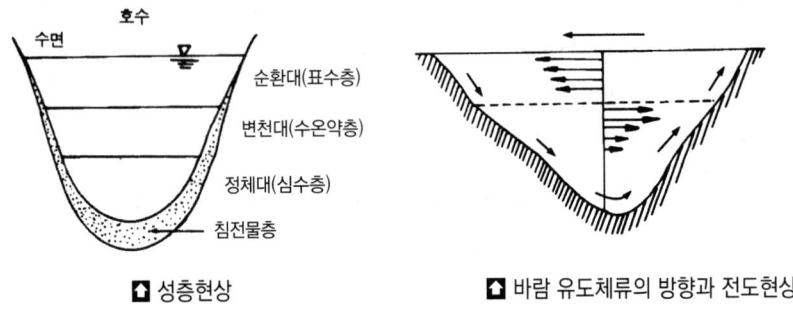

▣ 성층현상 　　　　　　　　　　　▣ 바람 유도체류의 방향과 전도현상

2 하·폐수 처리방법

하수란 일반적으로 가정이나 도시상가에서 배출하는 것을 말하며, 폐수란 공장 등에서 배출하는 것을 말한다. 하·폐수 처리방법은 **물리적·화학적·생물학적 처리**로 분류한다.

(1) 물리적 처리
① **스크린** : 스크린에서는 크고 가벼운 부유물질 즉, **비닐, 종이, 나뭇잎** 등을 제거하기 위해 설치된 장치이다.
② **침사지**
  ㉮ 침사지에서는 기계나 펌프의 손상을 방지하기 위해 **비중이 큰 물질 즉, 자갈, 모래, 금속 부품** 등을 제거하는 장치이다.
  ㉯ 침사지에 정류판을 설치하는 이유는 난류를 방지하고 침전효율을 증대하기 위한 것이다.
③ **침전지** : 중력을 이용하여 **큰 부유물질을 침전**시키는 것으로서 스토크의(stock's) 법칙이 적용된다.

(2) 화학적 처리
화학적 처리란 화학적 침전에 의한 미세한 현탁물질 및 COD 제거, 생물학적 처리를 위한 pH 조절, CN^-의 산화처리, Cr^{+6}의 환원처리, N 및 P의 제거, 소독, 경도 제거 등의 처리를 말한다.
① **응집** : 화학약품을 첨가하여 전기적 중화에 의해 **반발력(Zeta 전위)을 감소**시키고, 입자를 충돌시켜 **입자끼리 뭉치게 하여 침전**시키는 방법이다.
② **Jar Test(응집교반시험)** : Jar Tester의 목적은 수처리를 하기 전에 **응집제 투여량을 결정**하기 위한 조작으로 그 순서를 요약하면 다음과 같다.

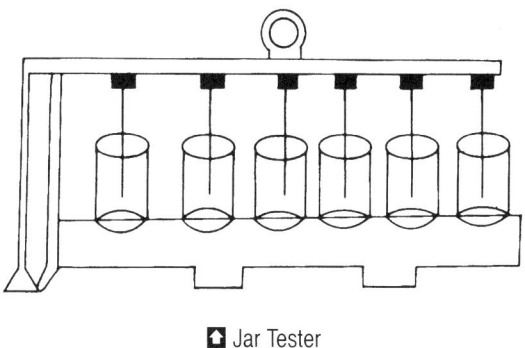

🔼 Jar Tester

㉮ **6개의 비커**(500m*l* 또는 1,000m*l*)에 물을 채운다.

㉯ 응집제를 짧은 시간 내에 주입한다.

㉰ 교반기로 **급속교반**을 한다.

㉱ 10~30분간 **완속교반**을 한다.

㉲ 플록(floc)이 생기는 시간을 기록한다.

(3) 생물학적 처리

생물학적 처리란 하수 또는 폐수 내 존재하는 오염물질 중 생물에 의해 분해가능한 용해성 유기물을 **미생물을 이용하여 제거하는 방법**이다. 생물학적 처리는 **도시하수의 2차 처리**, 유기물을 많이 함유한 폐수 처리, 슬러지 처리 등에 **이용된다**.

① 미생물 분류

    ㉮ 증식 온도에 따른 세균의 분류

        ㉠ **저온균** : 최적온도는 **10℃ 내외**이고, 발육가능 온도는 0~20℃이다.

        ㉡ **중온균** : 최적온도는 **25~37℃**이고, 발육가능 온도는 20~40℃이다.

        ㉢ **고온균** : 최적온도는 **60~70℃**이고, 발육가능 온도는 40~75℃이다.

    ㉯ 산소존재 여부에 따른 분류

        ㉠ **호기성 균** : 산소가 존재하는 상태에서만 **증식가능한 균을 호기성 균**이라 한다.

        ㉡ **혐기성 균** : 산소가 없을 때 증식하는 균을 혐기성 균이라 한다.

        ㉢ **임의성 균** : 산소의 여부에 관계없이 증식가능한 균을 임의성 균이라 한다.

② 미생물 생장곡선

    ㉮ **유도기 → 대수기(대수성장기) → 정지기(감소성장단계) → 사멸기(내호흡단계)**

    ㉯ 하·폐수처리에는 **내호흡단계(내생성장단계)의 미생물을 이용**한다.

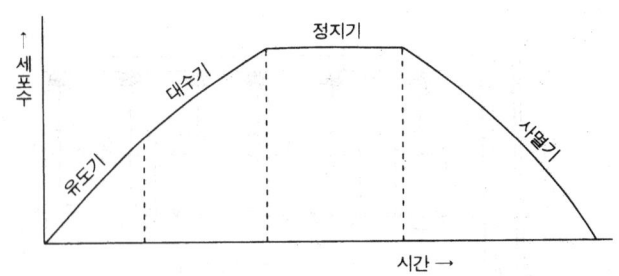

■ 미생물 생장곡선(growth curve)

③ 미생물의 종류

㉮ 세균(Bacteria) : 세균은 수처리의 핵심적인 역할을 하는 균으로서 호기성 박테리아 및 혐기성 박테리아 등이 있다.

㉯ 펀지(Fungi) : 사상균으로서 활성 슬러지 처리에서 **슬러지벌킹(sludge burking)**을 일으킨다.

㉰ 로티퍼(Rotifer) : 로티퍼(Rotifer)가 물에 나타나면 **물의 상태가 양호**함을 뜻한다. 즉, 자정작용이 끝난 상태이다.

④ 오염된 상류로부터 **자정작용이 끝날 때까지** 나타나는 미생물의 순서는 다음과 같다.

세균(Bacteria) → 원생동물(Protozoa) → 고등동물(로티퍼)

(4) 생물학적 처리방법

생물학적 처리에는 호기성 처리와 혐기성 처리로 나눈다.

① **호기성 처리** : 호기성 처리에는 **활성오니법, 살수여상법, 산화지법, 회전원판법** 등이 있다.

㉮ 활성슬러지법(활성오니법) : 활성슬러지법이란 1차 처리된 하·폐수를 2차 처리를 위하여 주로 채택하는 것으로서 계통도는 다음과 같다.

스크린 → 침사지 → 1차 침전지 → 포기조 → 2차 침전지 → 소독 → 방류

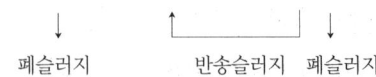

㉠ **1차 처리**(물리적 처리 = 예비처리) **: 스크린~1차 침전지**

㉡ **2차 처리**(본처리) **: 포기조~2차 침전지**

㉢ 활성슬러지변법(공법)

ⓐ 가정하수의 2차 처리를 위한 것으로서 재래식 활성 슬러지법이라고도 한다.

ⓑ 종류 : 표준활성슬러지공법, 계단식폭기법, 장기폭기법, 접촉안정법, 산화구법, kraus법 등

㉯ 살수여상법 : 살수여상법이란 여재를 채운 여상에 하·폐수를 살수하여 호기성 미생물에 의해 유기물을 제거하는 방법이다.

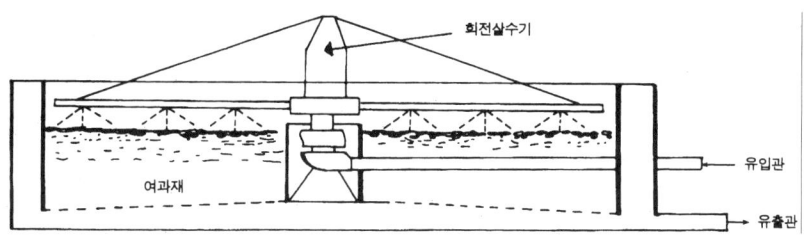

▲ 살수여상구조

　　㉠ 종류

　　　ⓐ 표준살수여상
- BOD 부하 = 0.1~0.4kgBOD/m³ · day
- 수리학적 부하 = 1~4m³/m² · day

　　　ⓑ 고율살수여상
- BOD 부하 = 0.5~1.5kgBOD/m³ · day
- 수리학적 부하 = 10~30m³/m² · day

② 혐기성 처리법 : 혐기성 처리는 **유기물질의 농도가 높아** 산소공급이 어려워 호기성 처리가 곤란할 때 이용되는 방법으로 **메탄가스를 연료로 이용**할 수 있는 장점이 있다.

㉮ 혐기성 처리의 종류

　㉠ 혐기성 소화 : 가장 많이 이용되는 방법으로 단단 소화조와 2단 소화조가 있다.

　㉡ 임호프탱크(Imhoff tank) : 임호프탱크는 두 개의 층으로 되어 있는데 상층에서는 침전이 되고, 하부에서는 슬러지의 소화가 이루어진다.

　　ⓐ 스컴이 발생하면 교반을 한다.

　　ⓑ 침전 및 소화가 한 탱크 안에서 일어난다.

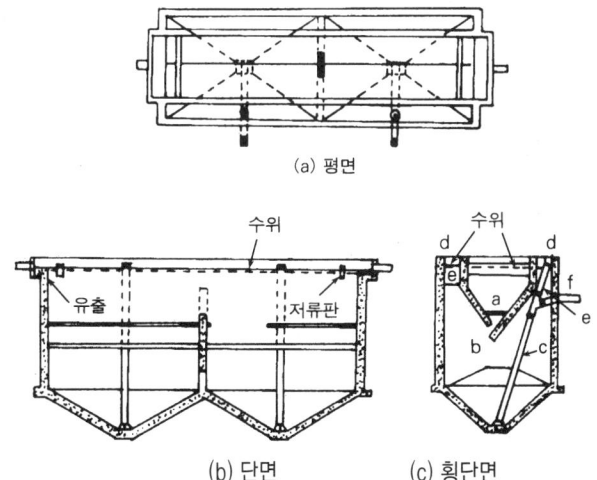

a : 침전실, b : 오니소화실, c : 오니제거관, d : 가스실, e : 스컴실, f : 교반장치

▲ 임호프탱크

ⓒ 부패조 : 과거에 공공하수도가 없는 주택이나 학교 등에서 이용되고 있었으나 현재는 거의 이용을 하지 않는다.

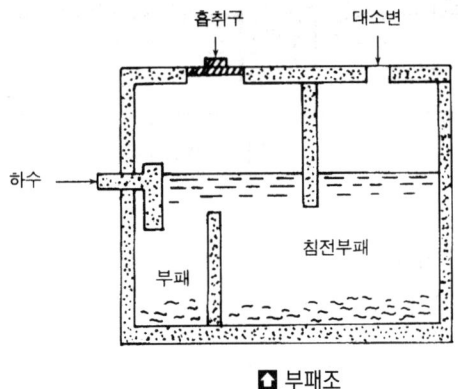

▲ 부패조

(5) 슬러지(오니) 처리의 일반적인 계통도

슬러지 처리란 하수, 폐수 또는 정수장에서 나오는 슬러지를 처리하는 장치이다.

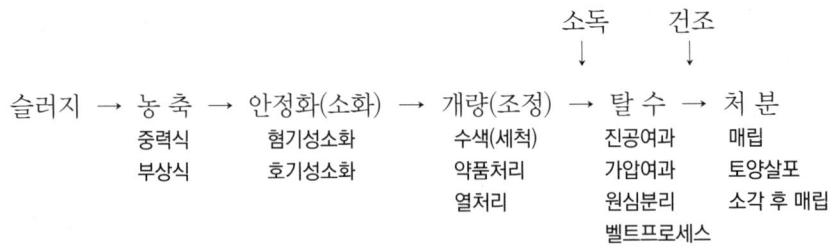

 활성슬러지 처리법의 계통도나 오니처리의 계통도의 순서는 바뀌지 않는다. 단, 액성에 따라 계통도(system)를 생략할 수 있다.

(6) 하수도의 시설 및 특징

하수 처리방식에는 합류식과 분리식이 있다.

① **합류식** : 합류식이란 **우수와 하수를 합쳐서 처리**하는 방식이다.

㉮ 평상시 하수만 유입 시 유속이 작아져 관 내에 고형물이 퇴적되기 쉽다.

㉯ 장점

ⓐ **건설비가 적게** 든다.

ⓑ 관이 크므로 **보수ㆍ점검ㆍ청소를 하기가 용이**하다.

ⓒ 하수관이 우수에 의해 자연적으로 청소가 된다.

㉰ 단점

ⓐ 강우 시 하수량이 많아져 수처리가 어렵다.

ⓑ 강우 시 큰 유량에 대비하여 단면적을 크게 하므로 가뭄이 계속되는 **여름철에는 침전물이 생겨 부패하기 쉽다.**

② 분리식 : 우수와 하수를 분리하는 것으로서 장·단점은 **합류식의 반대**가 된다.

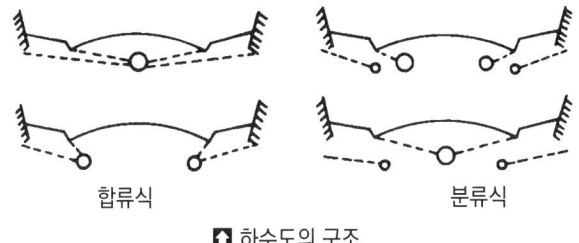

　　　　합류식　　　　　　　　분류식

🔼 하수도의 구조

3 분뇨처리

(1) 용어 정의

① 정화조
　㉮ 정화조라 함은 수세식 화장실에서 나오는 오수를 침전·분해(호기성, 혐기성, 토양 침투성, 기타) 등의 방법으로 정화시키는 시설을 말한다.
　㉯ **수세식 변소**에서 **부패**가 일어나는 곳은 **정화조**이다.

② 오수 : 오수라 함은 액체성 또는 고체성의 더러운 물질로 사람의 생활이나 사업활동에 사용할 수 없는 물로서 수세식 화장실·목욕탕·주방 등에서 배출되는 것을 말한다.

(2) 분뇨 정화조의 구조

정화조의 일반적인 구조는 다음과 같다.

부패조 → 예비여과조 → 산화조 → 소독조

① 부패조 : 부유물은 스컴이 되고, 고형물은 침전되어 슬러지가 된다.
② 예비 여과조 : 돌을 쌓아 올린 것으로 밑으로부터 흘러 들어온 오수는 돌 틈을 통과하는 동안 여과되어 산화조로 들어간다.
③ 산화조 : 거칠은 돌로 쌓여 있는 호기성 균의 증식으로 산화작용이 이루어지도록 한 장치이다.
④ 소독조 : **염소, 표백분** 등으로 소독하여 방류한다.

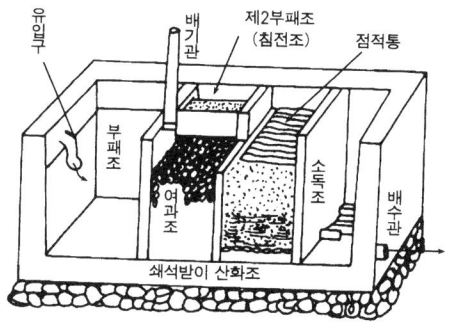

🔼 분뇨정화조

(3) 분뇨처리 방법

분뇨처리는 1차 처리(혐기성소화, 고온습식화, 호기성소화 등)와 2차 처리(활성오니법, 살수여상법, 회전원판법 등)로 분류하는데 1·2차 처리방법은 하·폐수의 1·2차 처리의 원리와 동일하다.

① **습식산화법**(wet air oxydation process) : 습식산화법은 Zimpro방식이라고도 하는데 고온(170~250℃ 또는 200~250℃), 고압(70~80기압)하에서 충분한 산소를 공급하여 소각하는 방법이다.

5. 폐기물

1 폐기물의 정의

폐기물이라 함은 쓰레기·연소재·오니·폐유·폐산·폐알칼리·동물의 사체 등으로서 사람의 생활이나 사업활동에 필요하지 아니한 물질을 말한다.

2 폐기물처리 시설의 분류

폐기물처리 시설은 중간처리와 최종처리로 분류한다.

(1) 중간처리
소각·중화·파쇄·고형화 등에 의한 처리를 중간처리라 한다.

(2) 최종처리
매립에 의한 처리를 최종처리라 한다.

3 폐기물처리 계통도

발생원 → 쓰레기통 → 손수레 → 적환장 → 차량 → 최종처리(매립)

　　　　　　　　수거비용(60% 이상)　　　　　운반

4 매립

(1) 위생적인 매립방식

위생적인 매립에는 **도랑식, 경사식, 지역식**이 있다.

① 경사식 매립 : 경사식 매립시 표면은 30° 경사가 좋다.

② 도랑식

㉮ 도랑을 2.5~7m 정도 파고 폐기물을 묻은 후 다시 흙을 덮는 방식이다.

㉯ 복토할 흙을 다른 장소로부터 가지고 오지 않아도 된다.

③ 지역식(저지대 매립법) : 지역식은 다른 장소로부터 복토할 흙을 가지고 와야 한다.

(2) 폐기물 매립시 복토의 두께

① **일일복토** : 하루의 작업이 끝난 후 복토하는 것으로서 **15cm**로 한다.

② **중간복토** : 1주일(7일) 이상 작업을 중단한 후 복토하는 것으로서 **30cm**로 한다.

③ **최종복토** : 매립이 끝난 후 복토하는 것으로서 **식생대층의 최종복토는 60cm**로 한다.

 복토란 흙을 덮는 것을 말한다.

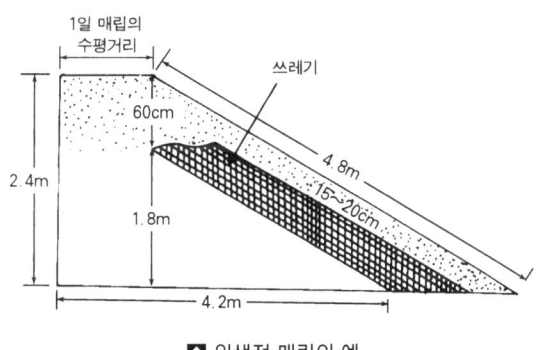

▲ 위생적 매립의 예

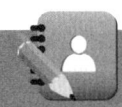 **6. 소음 및 진동**

 소 음

소음이란 원치 않는 음을 말한다.

(1) 단위

소음의 측정단위는 dB(Decibel)이다.

(2) 소음 측정법

① **청감보정회로** : 청감보정회로는 A, B, C의 **특성곡선**으로 되어 있다.

② 청감보정회로의 사용방법

㉮ A곡선은 소리의 세기보다 **감각에 대한 특성**을 나타낸 것이다.

㉯ C곡선은 녹음을 하는 경우에 사용한다.

㉰ B곡선은 별로 사용하지 않는다.

③ **배경소음(암소음)** : 측정하고자 하는 **음이 없을 때 그 지점에서 나는 소음**을 배경소음이라 한다.

④ 소음 측정시 고려사항

㉮ 손으로 소음계를 잡고 측정할 때에는 측정자의 몸으로부터 되도록 멀리 한다.

㉯ 소음계와 **측정자와의 거리의 간격은 0.5m**로 한다.

㉰ 소음 측정시 소음계의 위치 : 소음계의 마이크로폰은 **지면에서 1.2~1.5m 높이**에서 측정한다.

㉱ 공장이나 사업장 주변의 소음 측정은 **공장부지 경계선에서 측정**한다.

㉲ 공장소음을 측정하기 위해서는 **부지 경계선 상에서 소음이 제일 높은 지점을 측정**한다.

2 진 동

진동에는 국소적인 진동과 전신적인 진동이 있는데 일반적으로 국소적인 진동에 의한 피해가 크다. **국소적인 진동 장애**에는 **레이노드병**이 있다.

7. 대기오염 공정 시험방법

1 일반 시험방법

(1) 단위 및 기호

① 길이 : 미터(m), 센티미터(cm), 밀리미터(mm), 마이크로미터(μm) = 미크로(μ), 나노미터(nm) = 밀리크론(mμ), 옹스트롬(Å)

$1m = 10^2 cm = 10^3 mm = 10^6 \mu m = 10^9 nm = 10^{10}$ Å

$1mm = 10^3 \mu m$

$1\mu m = 10^3 nm$

$1nm = 10$ Å

$1ft = 0.3048m$

② 무게 : 킬로그램(kg), 그램(g), 밀리그램(mg), 마이크로그램(μg), 나노그램(ng)

　　$1kg = 10^3g = 10^6mg = 10^9μg = 10^{12}ng$

　　$1mg = 10^3μg$

　　$1μg = 10^3ng$

③ 넓이 : 제곱미터(m^2), 제곱센티미터(cm^2), 제곱밀리미터(mm^2)

　　$1m^2 = 10^4cm^2 = 10^6mm^2$

④ 부피 : 세제곱미터(m^3), 세제곱센티미터(cm^3), 세제곱밀리미터(mm^3)

　　$1m^3 = 10^6cm^3 = 10^9mm^3$

⑤ 용량 : 킬로리터(kl), 리터(l), 밀리리터(ml), 마이크로리터(μl)

　　$1kl = 10^3l = 10^6ml = 10^9μl$

　　$m^3 = kl$

　　$1m^3 = 10^3l$

　　$1l = 10^3ml$

　　$cm^3 = ml = cc$

⑥ 압력 : 기압(atm), 수은주밀리미터(mmHg), 수주밀리미터(mmH_2O)

　　$1atm = 760mmHg = 10,332mmH_2O$

　　$mmH_2O = mmAq = kg/m^3$

⑦ 밀도단위

　　$1g/cm^3 = 1,000kg/m^3$

　　$1lb/ft^3 = 1.602kg/m^3$

　　$1lb/in^3 = 27,700kg/m^3$

⑧ 점도단위

　　$1cp(centipois) = 0.001kg/m·sec = 10^{-3}kg/m·sec$

⑨ 중량단위

　　$1b = 0.4536kg$

　　1b ; libra(라틴어) = pound

⑩ 온도의 표시

　　섭씨온도 : ℃(Celsius), $0℃ = 273°K$, $℃ = \frac{5}{9}℃(°F - 32)$

　　절대온도 : °K(Kelvin), $0°K = -273℃$

　　표준온도 : 0℃

　　찬 곳 : 0~15℃

　　상온 : 15~25℃

⑪ $ppm = part(s)\ per\ Million = 10^{-6}$

1ppm = 10⁻⁴%
1% = 10⁴ppm

(2) 화학분석 일반사항

① 기구 : 시험에 사용하는 기구는 국가 또는 국가에서 지정하는 기관에서 검정을 필한 것을 사용한다.
   ㉮ **기구 종류** : 메스플라스크, 피펫, 뷰렛, 메스실린더, 비커 등
   ㉯ **뷰렛 사용** : 정밀한 시험을 요할 때 사용한다.

② 시험의 기재 및 용어
   ㉮ 정확히 단다 : 0.1mg까지 단다.
   ㉯ **정확히 취한다** : 홀피펫, 메스플라스크 등으로 조작한다.
   ㉰ 항량이 될 때까지 건조 또는 강열한다. : 1시간 더 건조 또는 강열할 때 무게차가 매 g당 0.3mg 이하일 때를 말한다.
   ㉱ 즉시 : 30초 이내에 표시된 조작을 말한다.
   ㉲ 감압 또는 진공 : 15mmHg 이하를 뜻한다.
   ㉳ **이상, 이하** : 기준점 숫자를 포함한다.
   ㉴ **미만, 초과** : 기준점 숫자를 포함하지 않는다.
   ㉵ 바탕시험을 하여 보정한다. : 시료를 사용하지 않고 같은 방법으로 조작한 측정치를 뺀 것 즉, 어떤 시험을 할 때 증류수 측정한 값을 시료에서 뺀 것을 말한다.
   ㉶ 정량적으로 씻는다 : 시험을 할 때 어떤 조작에서 다음 조작으로 넘어갈 때 플라스크 등의 용기에 부착된 정량 성분을 사용한 용매로 씻어 그 세액(洗液)을 합하고 먼저 사용한 같은 용매를 채워 일정 용량으로 하는 것을 말한다.
   ㉷ 용액의 액성 표시 : 따로 규정이 없는 한 유리전극법에 의한 pH미터로 측정한 것을 뜻한다.
   ㉸ 방울 수 : 20℃, 20방울을 떨어뜨릴 때 부피가 1ml가 되는 것을 말한다.
   ㉹ 약 : ±10% 이상의 차가 없는 것

2 가스크로마토그래피법(G.C ; Gas Chromatography)

(1) 원리

이 법은 적당한 방법으로 전처리한 시료를 운반가스에 의하여 크로마토관 내에 전개시켜 분리되는 각 성분의 크로마토그램을 이용하여 목적 성분을 분석하는 방법으로 유기화합물에 대한 정성(定性) 및 정량(定量) 분석에 이용한다.

(2) 장치의 기본구성

운반가스 → 압력조절부 → 시료 도입부 → 분리관 검출기

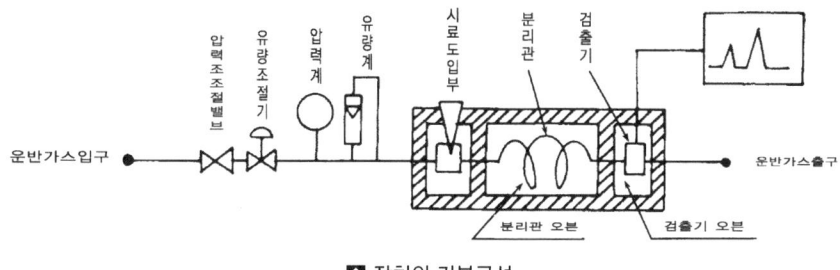

🔼 장치의 기본구성

3 흡광광도법(Absorptiometric Analysis)

(1) 원리

광원으로부터 나오는 빛을 단색화 장치(Monochromter) 또는 필터에 의하여 좁은 파장범위의 빛만을 선택하여 적당히 발색시킨 시료 용액층을 통과시킨 다음 광전측광으로 흡광도를 측정하여 목적성분의 농도를 정량하는 방법이다.

① 램버트 비어(Lambert Beer) 법칙

㉮ $I_t = I_o \cdot 10^{-\varepsilon Cl}$

I_o : 입사광의 광도

I_t : 투과광의 광도

C : 농도

l : 빛의 투과거리(셀의 넓이 또는 두께)

ε : 흡광계수

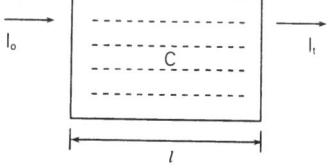

🔼 흡광광도 분석방법 원리도

㉯ $A = \log(1/t) = \log(I_o/I_t) = \varepsilon Cl$

A : 흡광도

㉰ t(투과도) $= I_t/I_o$

② 장치 : 광원부 → 파장선택부 → 시료부 → 측광부

③ 구성장치의 기능

㉮ 광원부 : 광원에는 텅스텐램프, 중수소방전관 등을 사용하며 점등을 위하여 전원부나 렌즈와 같은 광학계를 부속시킨다.

㉠ 텅스텐램프 : 가시부, 근적외부의 광원으로 쓰인다.

㉡ 중수소방전관 : 자외부 광원에 쓰인다.

㉯ 파장 선택부 : 단색화 장치, 필터를 사용한다.

㉠ 단색화 장치(Monochrometer) : 프리즘, 회절격자 또는 이 두 가지를 조합시킨 것

을 사용한다.

ⓛ 필터(Filter) : 색유리 필터, 젤리 필터 등을 사용한다.

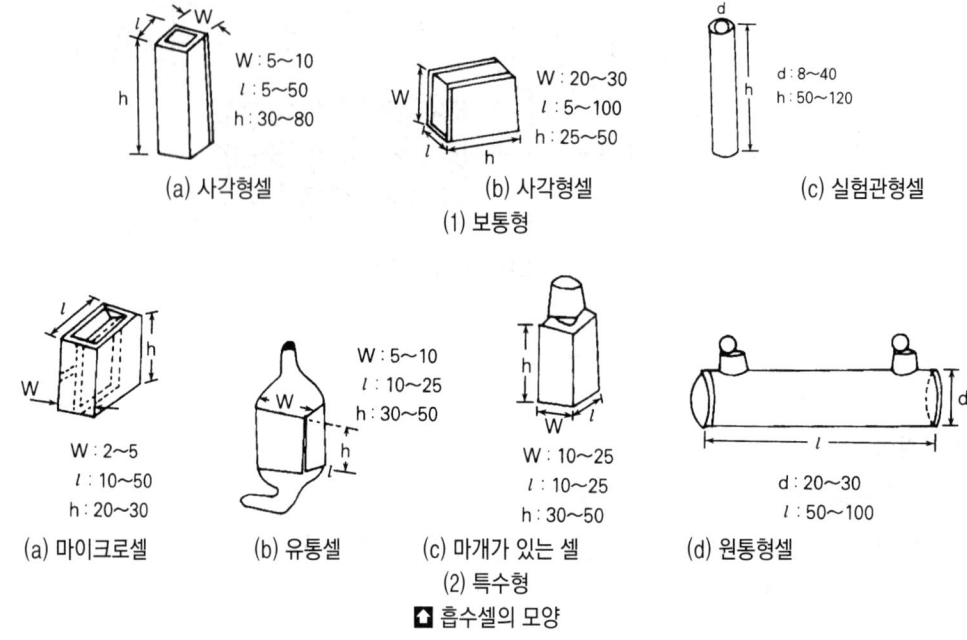

(1) 보통형

(2) 특수형

■ 흡수셀의 모양

ⓒ 시료셀

㉠ 흡수셀(시료셀) : 시료액을 넣는 셀

㉡ 대조셀 : 대조액을 넣는 셀

㉣ 흡수셀의 재질 : **유리, 석영, 플라스틱** 등을 사용한다.

④ 측정

㉮ 장치의 설치

㉠ 전원의 전압 및 주파수의 변동이 적을 것

㉡ 직사일광을 받지 않을 것

㉢ 습도가 높지 않고 온도변화가 적을 것

㉣ 진동이 없을 것

㉯ 흡수셀의 준비

㉠ 시료액의 흡수 파장

ⓐ 약 370nm 이상 : 석영, 경질유리 흡수셀을 사용한다.

ⓑ 약 370nm 이하 : 석영 흡수셀을 사용한다.

㉡ 따로 흡수셀의 길이를 지정하지 않았을 때는 **10mm 셀**을 사용한다.

㉢ 시료셀에는 시료용액을, 대조셀에는 따로 규정이 없는 한 증류수를 넣는다.

㉣ 용액은 흡수셀에 적당히(**약 8부까지**) 넣는다.

ⓜ 셀의 외면이 젖어 있을 때는 깨끗이 닦는다.
ⓗ 휘발성 용매는 흡수셀에 마개를 한다.
ⓢ 흡수셀에 방향이 있을 때는 항상 방향을 일정하게 한다.
ⓞ 흡수셀은 미리 **깨끗하게 씻은 것**을 사용한다.
ⓩ 흡수셀 세척 : 탄산나트륨 용액(2w/v%)에 소량의 음이온 계면활성제(보기 : 액상합성세제)를 가한 용액에 흡수셀을 담가 놓고 필요하면 40~50℃로 약 10분간 가열한다.

4 원자흡광광도법(Atomic Absorption Spetrophoto-metry)

(1) 원리
시료를 **중성원자**로 증기화하여 생긴 **기저상태의 원자**가 이 원자 증기층을 투과하는 특유 파장의 빛을 흡수하는 현상을 이용하여 시료 중의 원소농도를 정량하는 방법이다.

(2) 장치
광원부 → 시료원자화부 → 단색화부 → 측정부

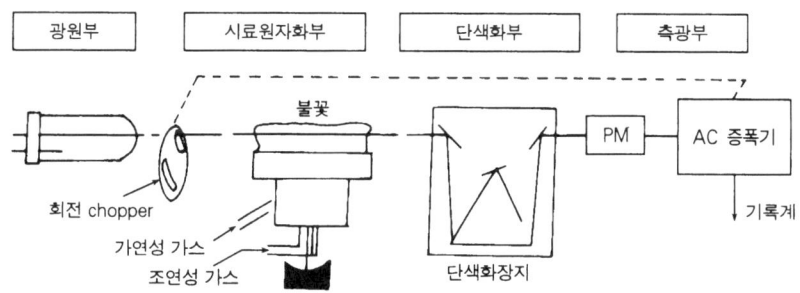

◘ 원자흡광 분석장치의 구성

(3) 구성장치의 기능
① 광원부 : 중공음극램프(Hollow Cathode Lamp)

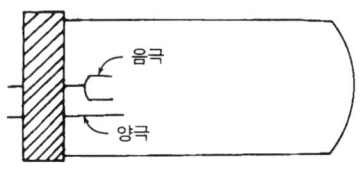

◘ 중공음극램프의 구조

5 비분산 적외선 분석법

(1) 원리
선택성 검출기를 이용하여 적외선의 흡수량 변화를 측정하여 시료 중에 들어 있는 특정 성분의 농도를 구하는 방법이다.

(2) 용어
① 비분산(Non Dispersive) : 빛을 프리즘이나 회전 격자와 같은 분산소자에 의하여 분산하지 않는 것
② 시료셀(Sample Cell) : 시료가스를 넣는 용기
③ 기준셀 : 기준가스를 넣는 용기
④ 제로가스(Zero Gas) : 분석계의 최저 눈금값을 교정하기 위하여 사용하는 가스
⑤ 스팬가스(Span Gas) : 분석계의 최고 눈금값을 교정하기 위하여 사용하는 가스

(3) 장치구성
분석계 구성 : 광원, 회전섹터, 광학필터, 시료셀, 비교셀, 검출기, 증폭기, 지시계

6 항목별 시험방법

(1) 먼지
① 적용 범위 : 물질의 파쇄, 선별, 퇴적, 이적 또는 연소, 합성 분해, 기계적 처리시 연도(연통, 연돌, 덕트)에서 배출되는 먼지를 측정하는 방법에 대하여 규정한다.
② 측정 위치
  ㉮ 수직 연도 내 배출가스의 하부 **난류가 시작되는 곳**으로부터 연도 **내경의 8배 이상 위를 향한 곳**을 측정공 위치로 선정한다.
  ㉯ 상부 난류 지점으로부터 아래로 향하여 연도 내경의 **2배 이상 내려온 곳**을 측정공 위치로 선정한다.
  ㉰ 측정공의 설치가 곤란할 때 : 하부직경의 2배 이상, 상부직경의 0.5배 이상 내려온 곳을 측정공 위치로 선정한다.
③ 굴뚝직경 계산
  ㉮ 굴뚝단면이 원형인 경우(상하 동일 단면적) : 연도 상·하 직경은 수직굴뚝의 배출가스가 흐트러짐이 시작되는 위치의 내경을 기준으로 한다.
  ㉯ 굴뚝단면이 사각형인 경우(정사각형, 직사각형)

$$환산직경 = \frac{2(A \times B)}{(A+B)} = \frac{2(가로 \times 세로)}{(가로+세로)}$$

④ 측정점의 선정 : 측정점의 총수는 20점 이상을 넘지 않도록 한다.

굴뚝단면이 원형일 경우 측정점수

굴뚝직경(m)	반경 구분수	측정점수(개)
1 미만	1	4
1~2 미만	2	8
2~4 미만	3	12
4~4.5 미만	4	16
4.5 이상	5	20

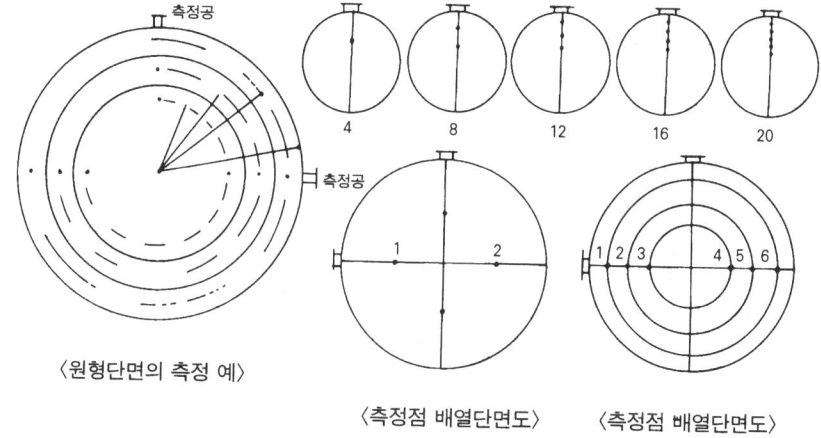

⟨원형단면의 측정 예⟩　⟨측정점 배열단면도⟩　⟨측정점 배열단면도⟩
　　　　　　　　　　　(직경 1m 미만일 경우)　(직경 2~4m 미만일 경우)

⑤ 배출가스의 유속 및 유량 측정

　㉮ 동압측정 기구 : 피토관, 경사마노미터 등

　　㉠ 피토관은 기체의 통과속도를 측정한다.

　　㉡ 측정점의 유속은 다음 식에 의해 구한다.

$$V = C[(2gh)/r]^{0.5}$$

　　　V : 유속(m/sec)

　　　C : 피토관 계수

　　　h : 피토관에 의한 동압 측정치

　　　　(mmH$_2$O 또는 kg/m^3)

　　　g : 중력 가속도(9.8m/sec^2)

　　　r : 굴뚝 내의 습한 배출가스밀도(kg/m^3)

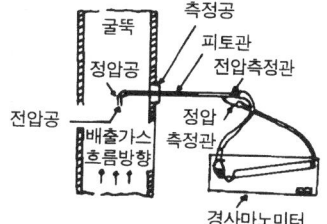

🔼 피토관에 의한 배출가스 유속측정

　㉯ 배출가스의 정압측정 방법 : 정압측정 기구 - 피토관, 정압관, V자형 마노미터, 미압계 등을 이용한다.

⑥ 먼지 시료채취 장치의 구성 : 먼지포집부 → 흡수병(SO$_2$ 흡수병) → 진공펌프 → 미스트 제거 → 가스미터

⑦ 먼지측정
  ㉮ 측정 준비
    ㉠ 가스의 겉보기 유속 : 0.5m/sec 이하가 되도록 한다.
    ㉡ 원통형여지 또는 원형여지는 110±5℃에서 건조하고 데시케이터에서 실온으로 냉각하여 0.1mg까지 정확히 단다.
  ㉯ 시료채취
    ㉠ 흡입노즐을 측정점까지 끼워 넣고 흡인을 시작할 때 배출가스가 흐르는 방향으로 돌려 편차를 10° 이하로 한다.
    ㉡ 배출가스의 흡인 : 가스의 유속과 측정점의 배출가스 유속이 일치하도록 등속흡인 한다.

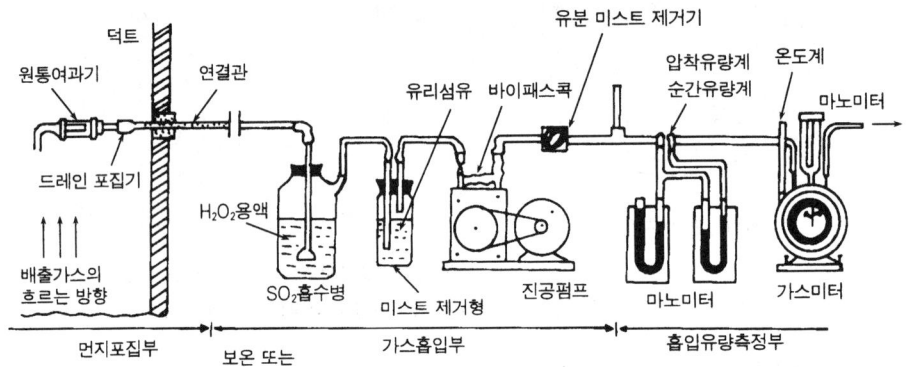

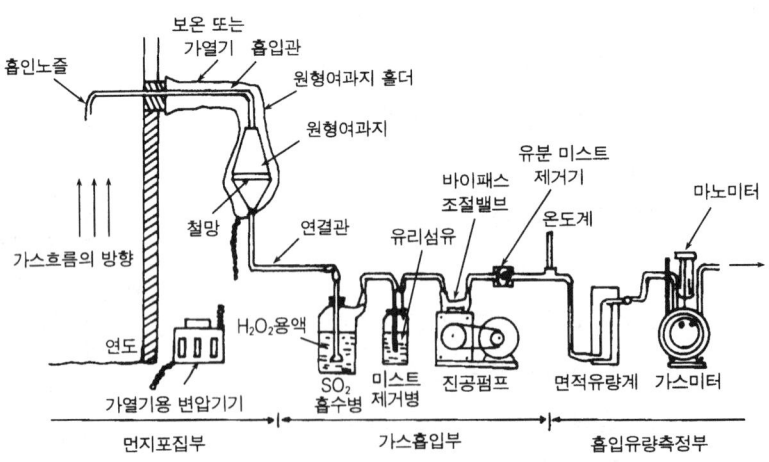

▲ 먼지 시료채취장치 (1), (2)형

(2) 비산먼지
  ① 적용범위 : 발생원에서 일정한 **굴뚝을 거치지 않고 외부로 비산**되는 **시멘트공장, 전기아크로를 사용하는 철강공장, 연탄공장, 석탄야적장, 도정공장, 골재공장** 등에서 일정한 **굴뚝을 거치지 않고 외부로 비산**되거나 파쇄, 선별, 기타 기계적 처리에 의해 비산되는 먼지의 측정에

적용한다.

② 분석방법의 종류

㉮ **하이볼륨에어샘플러법**(High Volum Air Sampler법) : 비산 또는 부유하는 먼지를 하이볼륨에어샘플러를 사용하여 여과지 위에 포집하여 중량농도를 구하는 방법이다.

㉯ 불투명도법 : 일정한 배출구를 거치지 않고 외부로 배출되는 입자상물질에 대한 불투명도 값을 측정하는 방법이다.

③ **하이볼륨에어샘플러법**

㉮ 시료 채취방법 : 환경기준 시험방법편 참고 바람

㉯ 장소 및 위치선정 : 풍향을 고려하여 비산농도가 높을 것으로 예상되는 지점 **3개소 이상을 선정**한다.

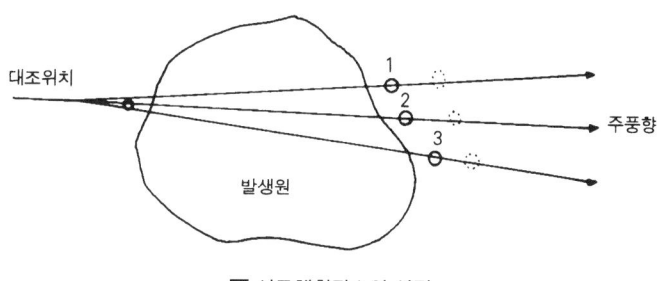

◆ 시료채취장소의 선정

㉰ 채취시간 : 1회 1시간 이상 연속 채취한다.

㉱ 다음과 같은 경우에는 **시료채취를 하지 않는다.**

  ㉠ 대상 발생원의 **조업이 중단**되었을 때
  ㉡ **비나 눈이 올 때**
  ㉢ 바람이 거의 없을 때(**풍속이 0.5m/sec 미만일 때**)
  ㉣ 바람이 너무 강하게 불 때(**풍속이 10m/sec 이상일 때**)

(3) 암모니아

① 적용범위 : 굴뚝에서 배출되는 배출가스 중의 암모니아를 분석하는 방법에 대하여 규정한다.

② 시료채취장치 : 시료채취장치는 다음 조건을 구비한 것으로 그 구성은 다음과 같다.

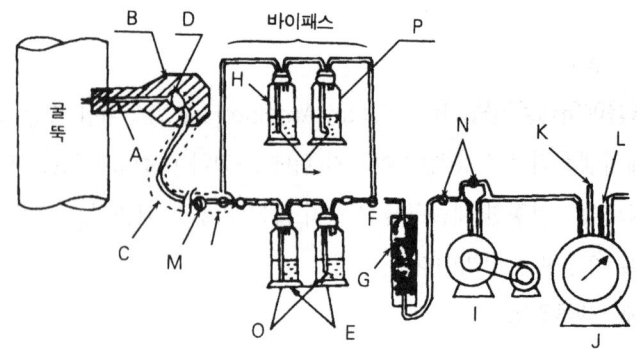

■ 시료채취장치 구성의 보기

A : 시료채취관
B : 보온재
C : 히터
D : 여과재
E : 흡수병(용량 약 250ml)
F : 3방콕
G : 건조제(입상실리카겔 또는 염화칼슘)
H : 바이패스용 세척병
I : 흡인펌프
J : 습식 가스미터(1회전 1~5l)
K : 온도계
L : 압력계
M : 구면 갈아맞춤
N : 콕
O : 여과관 또는 여과구
P : 트랩

㉮ 시료채취관은 부식이 되지 않는 경질유리관, 스테인리스강관, 석영관, 불소수지관 등을 사용한다.

㉯ 여과재의 종류 : 유리섬유여과지, 유리여과지 등

㉰ 건조재의 종류 : 입상실리카겔, 염화칼슘

㉱ 바이패스 흡수병을 사용하는 이유 : 흡수병에 시료를 도입하기 전에 바이패스를 써서 배관 속을 시료로 충분히 치환해 주어야 한다. 이 바이패스용 세척병에는 황산(10%)을 적당량 넣어 둔다.

③ 시료의 흡수 및 분석용 시료용액의 조제

㉮ 흡수액 붕산용액(0.5%)

㉯ 시료의 흡인 속도 : 1~2l/min

㉰ 분석용 시료용액 : 250ml

④ 분석방법의 종류

㉮ 인도페놀법 : 측정원리(시험방법)는 다음과 같다.

분석용 시료용액에 페놀-니트로프루시드나트륨용액과 차아염소산나트륨용액을 가하고 암모늄이온과 반응하여 생성하는 인도페놀류의 흡광도(640nm)를 측정하여 암모니아를 정량한다.

㉯ 중화적정법

(4) 염화수소(HCl)

① 적용범위 : 굴뚝에서 배출되는 배출가스 중의 염화수소를 분석하는 방법에 적용한다.

② 시료채취방법

㉮ 시료채취 위치

㉠ 가스의 유속이 변화하지 않는 곳

㉡ 먼지 등이 쌓이지 않은 곳

㉢ 수분이 적은 곳

㉯ 시료채취장치

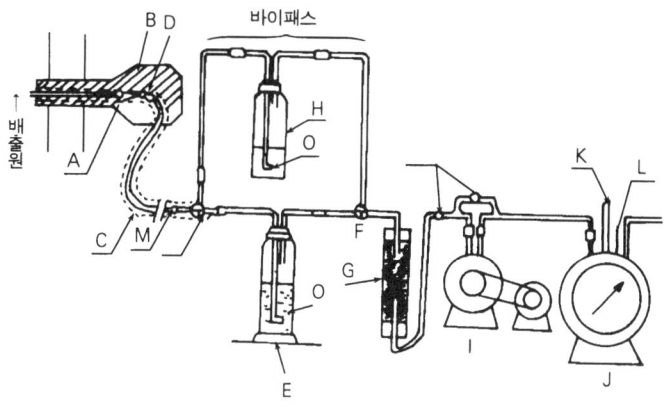

A : 시료채취관 I : 진공펌프
B : 보온재 J : 습식 가스미터(1회전 1~5l)
C : 히터 K : 온도계
D : 여과재 L : 압력계
E : 흡수병(용량 약 250ml) M : 구면 갈아맞춤
F : 3방콕 N : 콕
G : 건조제 O : 여과관 또는 여과구
H : 바이패스용 세척병

🔼 시료채취장치 구성의 보기

㉠ 채취관 재질은 부식이 되지 않는 유리관, 석영관, 불소수지관 등을 사용한다.

㉡ 여과재의 종류 : 무수알칼리 유리여과지, 유리필터, 유리여과지 등을 사용한다.

③ 분석방법의 종류

㉮ 티오시안 제이수은법

㉠ 측정원리 : 분석용 시료용액에 티오시안산 제2수은용액과 황산제이철암모늄용액을 가하여 염소이온과 반응해서 생성한 티오시안산제이철의 흡광도(460nm)를 측정하여 염화수소를 정량한다.

㉡ 시약

ⓐ 티오시안제이수은용액

ⓑ 황산제이철암모늄용액

ⓒ 티오시안산칼륨용액

ⓓ 과염소산(1+2)

ⓔ 염소이온 표준액

㉯ 질산은법

(5) 황산화물

① 적용범위 : 굴뚝에서 배출되는 배출가스 중의 황산화물(SO_2+SO_3)을 분석하는 방법에 대해 규정한다.

② 시료채취관 : 부식이 되지 않는 것을 사용한다(유리관, 석영관, 스테인리스강관).

③ 흡수액 : 3% 과산화수소(H_2O_2)

④ 분석방법의 종류 : 침전적정법(아르세나조 Ⅲ법), 중화적정법

⑤ 자동측정기에 의한 측정방법

㉮ 용액전도율법

㉯ 적외선흡수법

㉰ 자외선흡수법

㉱ 불꽃광도법

㉲ 정전위전해법

(6) 일산화탄소

① 적용범위 : 굴뚝에서 배출되는 일산화탄소를 분석하는 방법에 대하여 규정한다.

② 분석방법 : 비분산적외선분석법, 정전위전해법, 가스크로마토그래피법

(7) 질소산화물

① 적용범위 : 연료의 연소, 금속표면의 처리공정, 무기 및 유기 화학반응 공정에서 발생되는 질소산화물($NO+N_2$)이 굴뚝으로 배출될 때의 분석하는 방법에 대해 규정한다.

② 분석방법의 종류 : 아연환원나프틸에틸렌디아민법, 페놀디술폰산법

③ 자동측정기에 의한 연속측정법

㉮ 화학발광법

㉯ 적외선흡수법

㉰ 자외선흡수법

(8) 카드뮴화합물

① 적용범위 : 연료의 연소, 금속의 제련 가공 또는 이화학적 처리 등에 따라서 굴뚝, 연도, 덕트 등(이하 굴뚝이라 한다)에서 배출되는 가스 중의 카드뮴 분석방법에 대하여 규정한다.

② 시료채취장치 중 여재의 종류

　㉮ 유리섬유제 여과지

　㉯ 석영섬유제 여과지

　㉰ 셀룰로오스섬유제 여과지

③ 굴뚝 배출가스 온도와 여과지의 관계

굴뚝 배출가스 온도	여과지
120℃ 이하	셀룰로오스섬유제 여과지
500℃ 이하	유리섬유제 여과지
1,000℃ 이하	석영섬유제 여과지

④ 채취한 시료의 성상에 따른 전처리

성　　상	처 리 방 법
타르, 기타 소량의 유기물을 함유한 것	질산-염산법, 질산-과산화수소
유기물을 함유하지 않은 것	질산법
다량의 유기물, 유리탄소를 함유하는 것	저온회화법

⑤ 분석방법의 종류 : 원자흡광광도법, 흡광광도법

(9) 매연

① 적용범위 : 굴뚝 등에서 배출되는 **매연을 링겔만 매연농도표**(Ringelmann Smoke Chart)**에 의해 비교 측정하는 시험방법**에 대하여 규정한다.

② 링겔만 매연농도(Ringelmann Smoke Chart)

　㉮ 크기 : 가로 14cm, 세로 20cm의 백상지에 각각 0, 1.0, 2.3, 3.7, 5.5mm 전폭의 격자형 흑선을 그려 백상지의 흑선부분이 전체의 0%, 20%, 40%, 60%, 80%, 100%를 차지하도록 하여 이 흑선과 연도에서 배출하는 **매연의 검은 정도**를 비교하여 **0~5도까지 6종**으로 분류한다.

　㉯ 매연의 농도 구분 : 0~5도

　㉰ 백상지의 흑선부분은 0~100%인데 **1도 증가할 때마다 20%씩 흑선이 증가**한다. 즉, 1도 증가할 때마다 매연이 20%씩 태양을 차단한다는 뜻이다.

③ 측정방법

　㉮ 농도표는 측정자의 **15~16m** 앞에 놓는다.

　㉯ 측정자와 연돌과의 거리는 200m 이내(가능하면 연돌구에서 **30~40m**)로 한다.

　㉰ 연돌 배출구에서 **30~45cm** 떨어진 곳의 매연농도를 측정한다.

　㉱ 매연의 관측은 연기의 흐름에 수직(직각)이고 태양광선을 측면으로 받는 위치에서 측정한다.

　㉲ **법적기준 : 2도 이하**

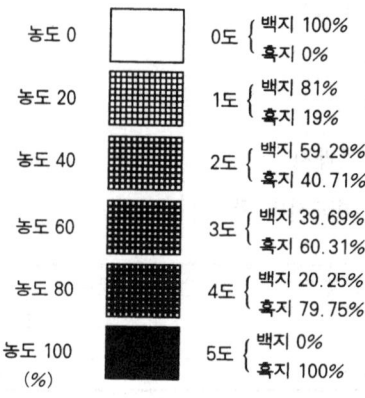

▲ 링겔만 매연농도표

7 환경기준 시험방법

적용범위는 환경보전법에서 규정하는 환경기준 설정 항목 및 기타 대기중의 오염물질에 관한 시험 및 분석에 대하여 규정한다.

(1) 시료채취를 위한 일반적인 사항

① 채취지점수(채취점수)의 결정 : 환경기준 시험을 위한 시료채취장소 결정시에는 대상 지역의 발생원분포, 기상조건 및 지리적, 사회적조건 등을 고려한다.

㉮ 인구비례에 의한 방법
㉯ TM 좌표에 의한 방법
㉰ 중심점에 의한 동심원을 이용하는 방법
㉱ 대상지역의 오염정도에 따라 공식을 이용하는 방법
㉲ 과거의 경험이나 전례에 의한 방법

② 시료채취 위치선정

㉮ 주위에 건물이나 수목 등의 장애물이 없고 그 지역의 오염도를 대표할 수 있다고 생각되는 곳을 선정한다.
㉯ 수목 등의 장애물이 있을 때에는 채취위치로부터 장애물까지의 거리가 그 장애물 높이의 2배 이상 또는 채취점과 장애물 상단을 연결하는 직선이 수평과 이루는 각도가 30° 이하 되는 곳에 선정한다.
㉰ 주위에 건물 등이 밀집되어 있는 경우에는 건물 바깥벽으로부터 적어도 1.5m 이상 떨어진 곳에 채취점을 선정한다.
㉱ 시료채취의 높이는 그 부근의 평균 오염도를 나타낼 수 있는 곳을 선정한다(가스상 물질은 1.5m~10m, 입자상물질은 3.0~10m).

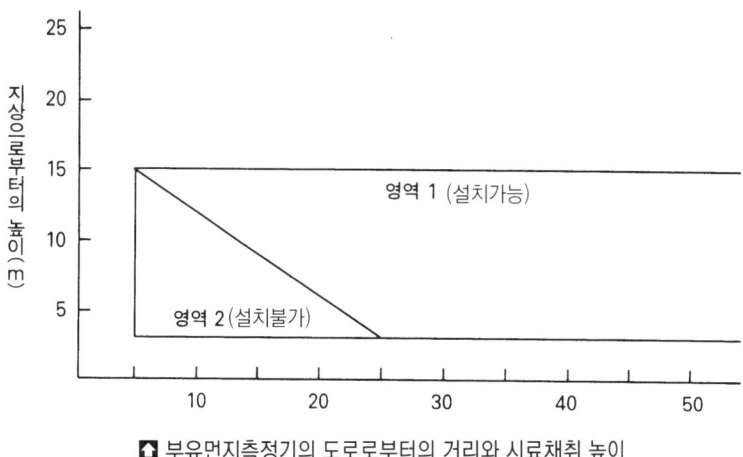

▲ 부유먼지측정기의 도로로부터의 거리와 시료채취 높이

③ 시료채취에 대한 일반적인 주의사항

㉮ 시료채취를 할 때는 되도록 측정하려는 가스 또는 입자상의 손실이 없도록 한다.

㉯ 특히 눈, 비로부터 보호할 수 있는 채취구를 선택한다.

㉰ 채취관은 장시간 사용으로 분진이 퇴적되거나 퇴적분진이 가스와 반응하여 흡착하는 것을 방지하기 위하여 항상 깨끗이 한다.

㉱ 측정하려는 성분과 이외의 성분에 대한 물리적, 화학적 성질을 조사하여 방해물질이 적은 것을 선택한다.

㉲ 채취시간은 오염물질의 영향을 고려하여 결정한다(예 : 악취물질은 짧은 시간 내에 하고, 입자상물질과 발암물질은 장시간 채취한다).

㉳ 환경기준이 선정되어 있는 물질의 채취시간은 법에 정해져 있는 시간을 기준으로 한다.

㉴ 유량은 각 항에서 규정하는 범위 내에서 되도록 많이 채취한다.

㉵ 입자상물질을 채취시 고려하여야 할 사항은 다음과 같다.

　㉠ 채취관 벽에 분진이 부착 또는 퇴적하는 것을 피한다.

　㉡ 채취관을 수평으로 연결할 경우에는 되도록 관의 길이를 짧게 하고 곡률 변경은 크게 한다.

　㉢ 가스의 흡착, 유기성분의 증발, 기화 또는 변화하지 않도록 주의한다.

(2) 가스상 물질의 시료채취

① 직접 채취법

㉮ 채취장치 : 채취관 → 분석장치 → 흡입펌프

㉯ 채취관 : 4불화수소(Teflon)관, 경질유리관, 스테인리스강관

㉰ 분석장치 : 가스분석에 따라 규정되어 있는 것을 사용한다.

㉱ 흡입펌프 : 로터리펌프, 다이어프램펌프

② 용기포집법

㉮ 채취장치 : 채취관 → 용기 또는 채취관 → 유량조절기 → 흡입펌프 → 용기

㉯ 용기 : 진공병 또는 공기 주머니(Bag)를 사용한다.

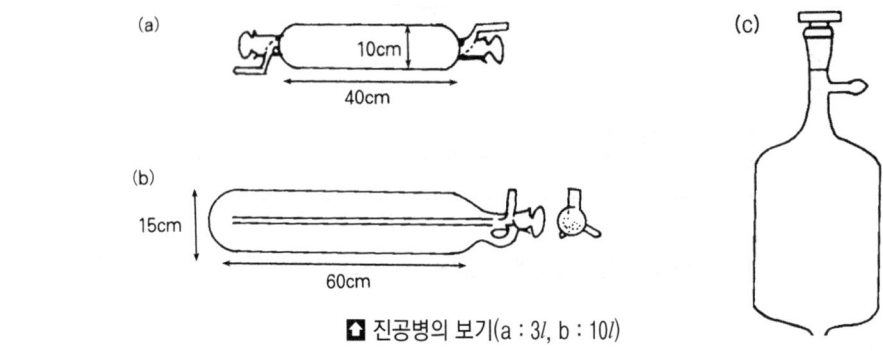

🔼 진공병의 보기(a : 3*l*, b : 10*l*)

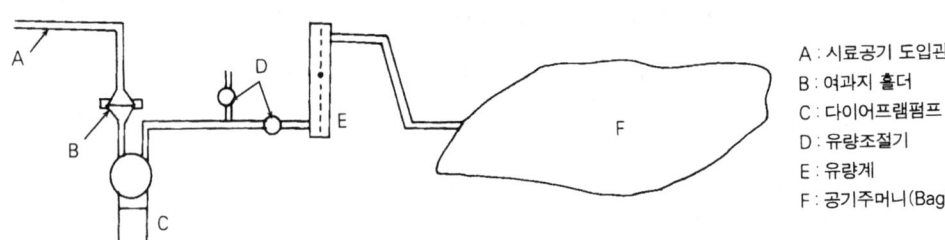

A : 시료공기 도입관
B : 여과지 홀더
C : 다이어프램펌프
D : 유량조절기
E : 유량계
F : 공기주머니(Bag)

🔼 공기주머니에 의한 시료채취

③ 용매포집법

㉮ 채취장치 : 채취관 → 여과재 → 포집부 → 흡입펌프 → 유량계(가스미터)

㉯ 여과재 : 석영섬유제, 4불화에틸렌멤브레인필터(Teflon Membrane Filter), 나일론제 중에서 적당한 것을 선택하여 사용한다.

㉰ 포집부

㉠ 흡수병(흡수관)과 세척병(공병)으로 구성된다.

㉡ 흡수병은 다음 그림 중에서 측정 대상가스의 흡수액에 대한 용해도 및 포집 후의 안정성 등을 고려하여 결정한다.

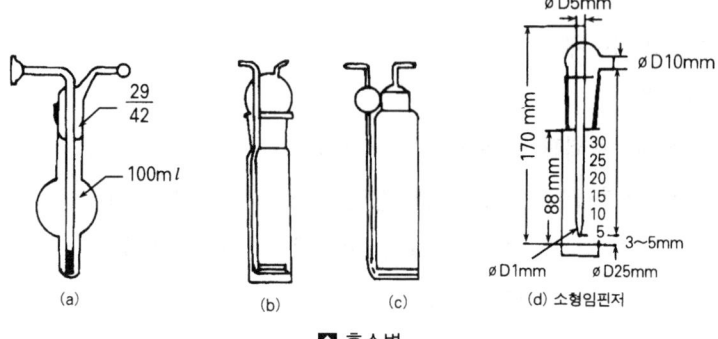

🔼 흡수병

④ 고체흡착법

㉮ 활성탄, 실리카켈과 같은 고체분말 표면에 가스가 흡착되는 것을 이용하는 방법이다.

㉯ 활성탄의 색깔은 검은색이다.

⑤ 저온응축법

㉮ 공기로부터 HC(탄화수소)를 분리·포집한다.

㉯ 냉각제 : 액체산소(-183℃) 드라이아이스(Dried Ice) 등을 사용한다.

㉰ 채취장치 : 탄산가스 및 수분제거관 → 냉각농축관 → 흡인펌프 → 유량계

⑥ 포집여지에 의한 방법

㉮ 주로 쓰이는 가스 : 불소화합물, 암모니아, 트리메틸아민 등

㉯ 채취장치 : 여과지 홀더 → 흡인펌프 → 유량계

(3) 입자상물질의 시료채취

대기중에 부유하고 있는 분진, 퓸(Fume), 미스트(Mist)와 같은 입자상물질의 시료채취는 다음과 같은 방법을 이용한다.

① **하이볼륨에어샘플러**(High Volume Air Sampler)법

㉮ 원리 및 적용범위

㉠ 대기중에 부유하고 있는 입자상물질을 하이볼륨에어샘플러법을 이용하여 여과지에 포집하는 방법이다.

㉡ 입자상물질의 전체의 질량 농도를 측정하거나, 금속성분의 분석에 이용한다.

㉢ **포집 입경의 크기 : 0.1~100 µm**

㉯ 장치의 구성 : 공기흡인부, 여과지홀더, 유량측정부, 보호상자

㉠ 공기흡인부 : 흡인유량이 약 **2m³/min**이고 **24시간 이상 연속 측정**할 수 있는 것이어야 한다.

㉡ 유량측정부 : 지시유량계는 상대유량단위로서 1.0~2.0m³/min의 범위를 0.05m³/min까지 측정할 수 있도록 눈금이 새겨진 것을 사용한다.

㉢ **보호상자**

ⓐ 하이볼륨에어샘플러의 입자상물질 포집면을 위로 향하게 하여 **수평으로 고정**시킨다.

ⓑ 비·바람 등에 의한 여과지의 파손을 방지할 수 있는 내식성 재질로 된 것을 이용한다.

㉣ 포집용 여지

ⓐ **0.3 µm되는 입자를 99% 이상 포집**할 수 있는 것을 사용한다.

ⓑ 압력손실과 흡수성이 적고 가스상물질의 흡착이 적은 것이어야 한다.

ⓒ 여과지의 재질은 유리섬유, 석영섬유, 폴리스틸렌, 니트로셀룰로오스, 불소수지 등을 사용한다.

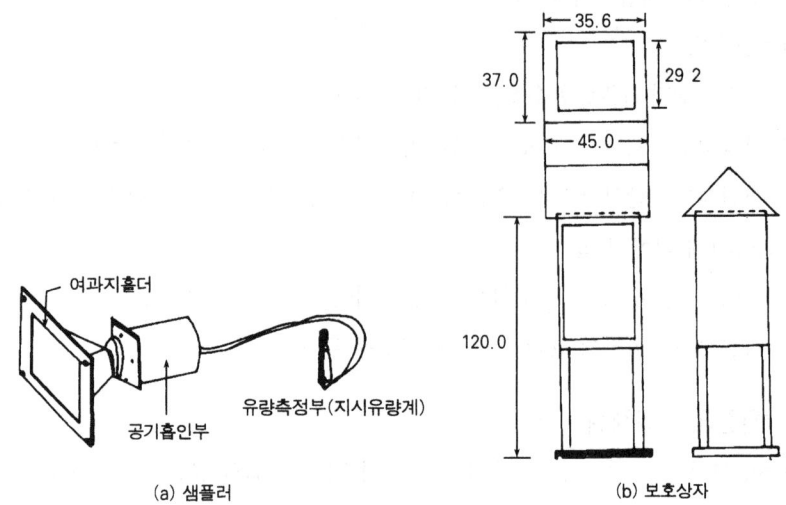

▲ 하이볼륨에어샘플러

㉰ 시료채취 조작

㉠ 샘플러를 보호상자 내에 수평으로 고정시킨다.

㉡ 이면의 배기판에 설치되어 있는 유량계 연결꼭지에 고무관을 사용하여 유량계를 연결한다.

㉢ 포집을 시작하고부터 5분 후에 유량계의 눈금을 읽어 유량을 기록하고 유량계는 떼어놓는다. 이 때의 유량이 1.2~1.7m³/min 정도 되도록 한다.

㉣ 흡인공기량 = $(Q_s + Q_e)$ T/2

Q_s : 포집개시 직후의 유량(m³/min)

Q_e : 포집종류 직전의 유량(m³/min)

T : 포집시간(min)

㉱ 주의사항 : 포집시의 유량이나 포집 후의 중량농도에 이상한 값이 인정될 경우에는 다음 사항을 점검한다.

㉠ 유량계에 이상이 없는가 확인한다.

㉡ 샘플러에서 공기가 새지 않는가 확인한다.

㉢ 전원 전압에 변동이 없는가를 확인한다.

② **로볼륨에어샘플러**(Low Volume Air Sampler)법

㉮ 원리 및 적용범위 : 직경이 **10 μm 이하의 입자상물질을 포집**하여 질량농도를 구하거나 금속 등의 성분분포에 이용된다.

㉯ 장치의 구성 : 흡인펌프, 분립장치, 여과지홀더, 유량측정부

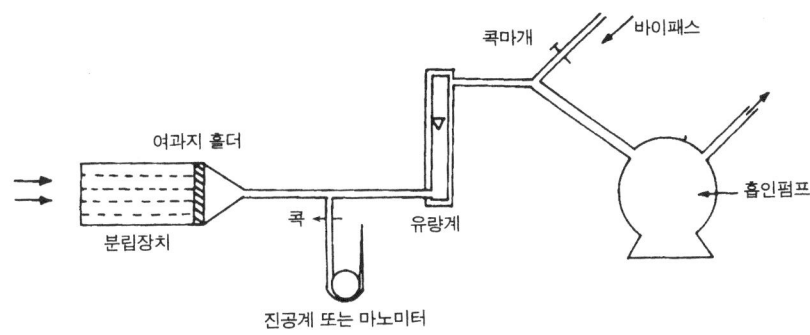

■ 로볼륨에어샘플러의 구성

　　㉠ 흡인펌프 : 연속해서 **30일 이상 사용**할 수 있는 것으로서 다음과 같은 조건을 갖춘 펌프를 사용한다.
　　　ⓐ 진공도가 높을 것
　　　ⓑ 유량이 큰 것
　　　ⓒ **맥동이 없고 고르게 작동될 것**
　　　ⓓ 운반이 용이할 것
　　㉡ 유량측정부 : 유량계에 새겨진 눈금은 20℃, 1기압에서 10~30l/min 범위를 0.5l/min까지 측정할 수 있도록 되어 있는 것을 사용한다.
　　㉢ 분립장치 : 10㎛ 이상 되는 입자를 제거하는 장치로서 사이클론식(Cyclone방식, 원심분리방식도 포함), 다단형방식(중력이용)이 있다.
　㉣ 포집용 여과지
　　㉠ 0.3m의 입자상물질에 대하여 99% 이상의 초기 포집률을 갖는 것
　　㉡ 압력손실이 낮을 것
　㉤ 시료채취 시간 : 1주일, 2주일 또는 2개월간 연속 채취한다.
　㉥ 흡인유량 : 20l/min씩 흡인되도록 한다.

8 환경대기중의 시험방법

(1) 환경대기중의 아황산가스 측정방법
① 적용범위 : 환경대기중의 아황산가스 농도를 측정하기 위한 시험방법이다.
② 측정방법의 종류
　㉮ 수동 및 반자동 측정법
　　㉠ 파라로자린법(Pararosaniline Method) : 수동측정법으로 주시험법
　　㉡ 산정량 수동법(Acidimetric Method)
　　㉢ 산정량 반자동법(Acidimetric Method)

㉯ 자동연속측정법
- ㉠ 용액전도율법(Conductivity Method)
- ㉡ 불꽃광도법(Flame Photometric Detector Method)
- ㉢ 자외선형광법(Pulse U. V. Fluorescence Method) : 자동측정법으로 주시험법

(2) 환경대기중의 비산먼지 측정법

① 적용범위 : 환경대기중의 비산먼지를 측정하기 위한 시험방법이다.
- ㉮ 수동 주시험법 : 하이볼륨에어샘플러법
- ㉯ 자동 주시험법 : 베타선법

② 측정방법의 종류
- ㉮ **하이볼륨에어샘플러법**(High Volume Air Sampler Method) : 입자상물질의 시료채취편 참고
- ㉯ **로볼륨에어샘플러법**(Low Volume Air Sampler Method) : 입자상물질의 시료 채취편 참고
- ㉰ 광산란법(Light Scatter Method)
- ㉱ 광투과법(Light Trasmission Method)
- ㉲ **베타선법**(β-Ray Method)

8. 악취법

1 관능 시험방법

(1) 직접 관능법

① 측정원리 : 악취가 발생하는 부지경계선이나 피해지점에서 취기강도가 가장 높은 지점을 선정하여 건강한 사람의 후각을 이용하여 악취의 취기강도를 측정하는 방법이다.

② 시험방법
- ㉮ 악취 판정자 : 조사대상 지역에 거주하지 않는 **후각이 정상적인 사람 5인 이상을 선정**한다.
- ㉯ 악취조사 담당자는 풍향, 풍속, 지형을 고려하여 악취의 분포정도를 사전에 충분히 조사 후 악취강도가 가장 높은 악취발생 현장의 부지경계선이나 피해지점을 측정장소로 지정한다.

③ 악취 판정표 : 악취도는 **6단계(0도, 1도, 2도, 3도, 4도, 5도)**로 구분한다.

악취 판정도

악취도	악취강도 구분	설 명
0	무취(Mone)	상대적인 무취로 평상시 후각으로 아무 것도 감지하지 못하는 상태
1	감지 취기(Threshold)	무슨 냄새인지는 알 수 없으나 무언가를 느낄 수 있는 정도의 상태
2	보통 취기(Moderate)	무슨 냄새인지 구분할 수 있는 정도의 상태
3	강한 취기(Strong)	쉽게 감지할 수 있는 정도의 강한 냄새를 말한다(예 : 병원에서 크레졸 냄새를 맡는 정도).
4	극심한 취기 (Very Strong)	아주 강한 상태(예 : 재래식 화장실에서의 냄새정도)
5	참기 어려운 취기 (Over Strong)	견디기 어려운 강렬한 냄새로서 호흡이 정지될 것 같이 느껴지는 정도의 상태

④ 판정방법
  ㉮ 판정자가 감지한 악취도 중 판정자의 다수가 감지한 악취도로 한다. 단, 악취 판정자 수가 동일할 경우에는 높은 것을 선택한다.
  ㉯ **2도 이하 적합**, 3도 이상 부적합

(2) 공기희석 관능법

① 일반사항
  ㉮ 시료채취자가 현장에 도착 즉시 조사해야 할 사항은 다음과 같다.
    ㉠ 공장의 입지여건과 배치상태 및 조업상태
    ㉡ 현장전체의 악취 분포상태
    ㉢ 기상상태(날씨, 기온, 풍향, 풍속 등)
  ㉯ 다음의 경우에는 시료를 채취하지 않는다.
    ㉠ 대상업소의 **조업상태가 정상이 아닌 경우**
    ㉡ 비 또는 **눈이 오거나**, 기온이 **영하 50℃ 이하인 경우**
    ㉢ 풍속이 **5m/sec 이상**인 경우
  ㉰ 시료채취 시간 : 48시간 이내에 시험한다.

② 시험방법
  ㉮ 부지경계선에서의 측정방법 : 시료채취 대상업소 부지경계선에서 채취한 시료(이하 "시료"라 한다)를 시험실로 운반한 후 무취 공기로 희석배수를 단계적으로 증가시키면서 희석하여 냄새를 느낄 수 없을 때까지 희석하여 해당 희석배수(냄새 감지한계 희석배수)를 구하는 방법이다.
  ㉯ 발생원(배출구)에서의 측정방법 : 시료채취 대상업소의 발생원(배출구)에서 채취한 시료를 부지경계선에서의 측정방법과 같은 방법으로 하여 냄새를 느낄 수 없을 때까지 희석한 경우의 해당 희석배수를 구하는 방법이다.

2 기기 분석법

(1) 암모니아 시험방법

(2) 메틸메르캅탄, 황화수소, 황화메틸 및 이황화메틸 시험방법

9. 수질오염 공정 시험방법

1 유량측정

(1) 관내의 유량측정방법

① 벤투리미터(Venturi Meter) : 긴 관의 일부로서 단면이 작은 목부분과 점점 축소, 점점 확대되는 단면을 가진 관으로 수두의 차에 의해 직접적으로 유량을 계산할 수 있다.

② 유량측정용 노즐(Nozzle) : 정수압이 유속으로 변화하는 원리를 이용한 것이며, 노즐은 약간의 고형 부유물질이 포함된 폐하수에도 이용할 수 있다.

③ 오리피스(Orifice)

㉮ 설치에 비용이 적게 들고 비교적 유량측정이 정확하다.

㉯ 장점 : 단면이 축소되는 목(throat) 부분을 조절함으로써 유량이 조절된다.

㉰ 단점 : 단면에서 커다란 수두손실이 일어난다.

④ 피토(Pitot)관

㉮ 부유물이 많은 하 · 폐수에서는 측정이 곤란하다.

㉯ **부유물이 적은 대형관에서는 효율적으로 유량을 측정할 수 있다.**

⑤ 자기식 유량측정기(Magnetic Flow Meter)

㉮ 측정원리 : 패러데이(Faraday)의 법칙을 이용하여 자장의 직각에서 전도체를 이동시킬 때 유발되는 전압은 전도체의 속도에 비례한다는 원리를 이용한 것이다.

㉯ **고형물이 많은 하 · 폐수에 이용**할 수 있다.

㉰ 수두손실이 적다.

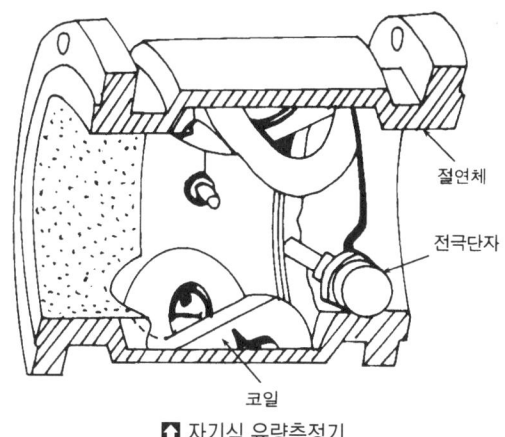
▲ 자기식 유량측정기

(2) 용기에 의한 측정방법
무색경질 유리병이나 폴리에틸렌병을 사용한다.

② 시료채취시 고려할 사항

(1) 시료용기
① 무색경질 유리병을 사용하는 항목 : 유기인, PCB, n-헥산추출물질 등
② 유리병 또는 폴리에틸렌병을 사용하는 항목 : 대장균군
③ 시료 중에 다른 물질의 혼합이나 성분의 손실을 방지하기 위하여 밀봉할 수 있는 마개를 사용하되 코르크마개를 사용해서는 안 된다. 고무나 코르크마개를 사용시는 파라핀지, 유지 또는 셀로판지를 씌워 사용한다.
④ 용기의 표시 : 시료의 명칭, 양, 장소, 시간, 일, 시료번호, 채취책임자의 이름, 채취방법, 기타

(2) 시료채취방법
① 일반적인 사항
㉮ 채취용기는 시료를 채우기 전에 시료로 **3회 이상 씻은 다음 사용**한다.
㉯ 시료채취량은 시험항목 및 시험 횟수에 따라 차이가 있으나 보통 **3~5*l* 정도 채취**한다.
㉰ 시료를 시료채취 용기에 채울 때는 어떠한 경우라도 **시료의 교란이 일어나서는 안** 된다.
㉱ **수소이온농도를 측정하기 위한 시료는** 운반중 **공기와의 접촉이 없도록 가득 채워야 한다.**
㉲ **현장물의 성질을 대표할 수 있도록 채취**한다(시료성상·유량·유속 등의 경시변화 등을 고려한다).
㉳ 수질 또는 유량의 변화가 심하다고 판단될 경우에는 오염상태를 잘 알 수 있도록 시료

의 채취 횟수를 늘리고 채취시의 유량에 비례하여 시료를 섞은 다음 단일시료로 한다.
- ㉑ 유류 또는 부유물질 등이 함유된 시료는 침전물 등이 부상하여 혼입되어서는 안 된다.
- ㉒ 우수나 조업목적 이외의 물이 포함되지 않는 지점을 택한다.
- ㉓ 채취된 시료는 즉시 실험하여야 하며 그렇지 못하는 경우에는 시료의 보존방법에 따라 규정된 시간 내에 실험하여야 한다.

② 하천수
  ㉮ 하천수의 오염 및 용수의 목적에 따라 채수지점을 선정하고 하천본류와 하천지류가 합류하는 경우에는 **합류 이전**의 각 지점과 **합류 이후 충분히 혼합된 지점**에서 각각 채취한다.

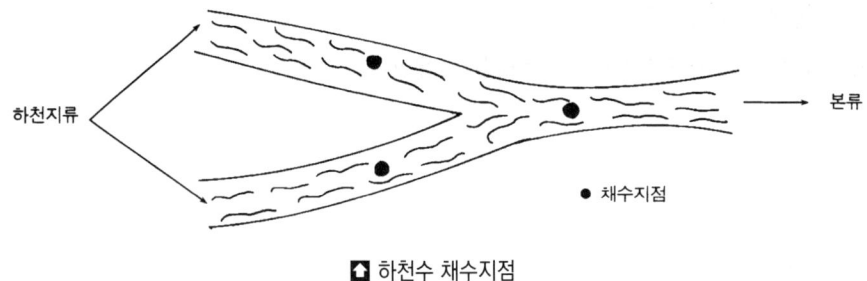

▲ 하천수 채수지점

  ㉯ 채수위치
   ㉠ 하천의 단면에서 가장 깊은 수면의 지점을 정한다.
   ㉡ 맑은 날이 계속되어 수질 하천이 비교적 안정할 때 측정한다.
   ㉢ 각각 등분한 지점의 수면으로부터 수심이 **2m 미만**일 때는 수심의 **1/3 위치**에서 채취한다.
   ㉣ 수심이 **2m 이상**일 때는 수심의 **1/3 및 2/3**에서 각각 채취한다.

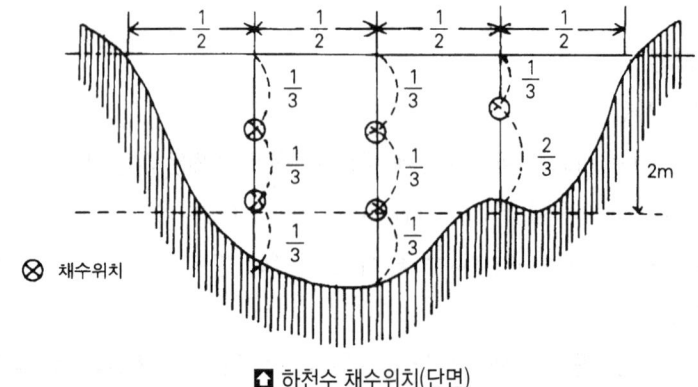

▲ 하천수 채수위치(단면)

(3) 시료 보관

① 온도, 수소이온농도, 용존산소(전극법) : 즉시 측정

② 부유물질 : 4℃, 7일간 보관

③ 대장균군 : 4℃, 6시간 보관

3 시험방법

(1) 용존산소량(DO ; Dissolved Oxygen)

물 속에 녹아 있는 산소를 DO라 한다.

① **온도가 높을**수록 DO의 포화농도는 감소한다.

② **20℃**에서 DO의 포화농도는 **9.17ppm**이다.

③ 임계점 : **용존산소의 농도가 가장 부족한 지점**을 임계점이라 한다.

④ 변곡점 : 산소의 **복귀율이 가장 큰 지점**을 변곡점이라 한다.

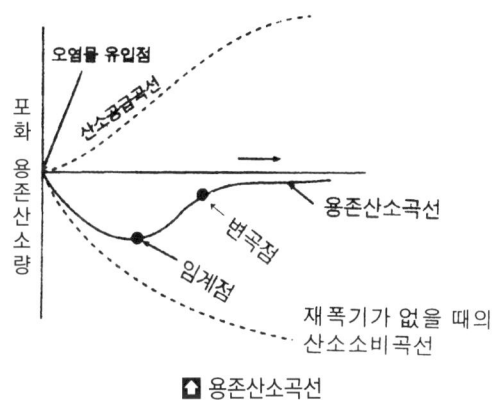

◆ 용존산소곡선

⑤ 용존산소 측정법

㉮ 시료채취 방법

　㉠ 시료를 채취할 때에는 **공기와 접촉하거나 흔들어서는 안** 된다.

　㉡ DO 측정시 물 속에 **기포가 생기지 않도록** 물을 넉넉히 담는다.

㉯ 측정방법 : 윙클러-아지드법(winkler method)

　㉠ 시료채취 즉시 시험을 하여야 한다.

　㉡ DO 측정에 관계하는 약품은 $Na_2S_2O_3$, $MnSO_4$, $NaOH-KI-NaN_3$ 등이 있다.

　㉢ DO 시험시 **티오황산나트륨액으로 적정**한 다음 전분용액을 넣고 **무색이 될 때까지** 적정한다.

　㉣ NO_2^-은 DO를 발산시키는 부작용을 일으키므로 NaN_3(아지드화나트륨) 액을 넣어 NO_2^-을 제거한다.

ⓜ 측정순서는 다음과 같다.

시료 300ml → MnSO₄과 아지드용액 → 황산(H₂SO₄) → 검수 200ml → 티오황산나트륨(Na₂S₂O₃) → 전분액 → **티오황산나트륨**(Na₂S₂O₃)으로 **청색**에서 **무색이 될 때까지 적정** → 계산

(2) 생물화학적 산소요구량(BOD ; Biochemical Oxygen Demand)

시료를 **20℃에서 5일간 배양**할 때 **호기성 미생물**에 의해 유기물을 분해시키는데 소모되는 산소량을 BOD_5라 한다.

① **1단계 BOD(탄소분해 BOD)** : **탄소화합물이 산화**될 때 소비되는 산소량을 1단계 BOD라 한다. 보통 20일 정도 시간이 걸린다.

② **2단계 BOD(질소분해 BOD)**
  ㉮ **질소화합물이 산화**될 때 소비되는 산소량을 2단계 BOD라 한다.
  ㉯ 보통 100일 이상 시간이 소요된다.

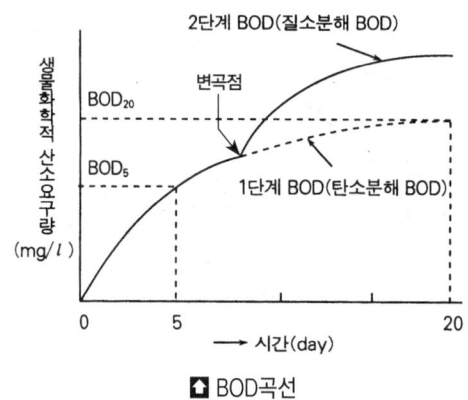

■ BOD곡선

③ 시료의 전처리
  ㉮ **잔류염소**를 함유한 시료 : NaSO₃(**아황산나트륨**)용액을 적정하여 **제거한다.**
  ㉯ **산성 또는 알칼리성 시료** : 4% **수산화나트륨용액 또는 염산**으로 시료를 **중화**한다.
  ㉰ 용존산소가 **과포화된 시료** : 수온이 20℃ 이하이거나 20℃일 때는 **수온을 23~25℃로** 하여 **15분간 통기**하고 방냉하여 수온은 20℃로 한다.

(3) 화학적 산소요구량(COD ; Chemical Oxygen Demand) [핵심문제 계산편 참고]

COD란 수중에 있는 유기물을 **산화제**(KMnO₄, K₂Cr₂O₇)를 이용하여 측정하는 것으로 유기물이 산화되는데 요하는 산소량을 ppm으로 나타낸 것이다.

① 측정방법 : 측정방법에는 산성 100℃에서 과망간산칼륨에 의한 화학적산소요구량과 알칼리성 100℃에서 과망간산칼륨에 의한 화학적산소요구량이 있다.
  ㉮ **산성 100℃에서 과망간산칼륨에 의한 화학적산소요구량**

㉠ 이 방법은 **염소이온(Cl⁻)이 2,000mg/l 이하인** 반응시료(100mg)에 **적용**하는 것으로서 과망간산칼륨용액을 사용하여 엷은 홍색이 될 때까지 적정한다.

　　　㉡ 측정순서 : **300ml 둥근 플라스크에 시료 적당량을 취함 → 황산**(H_2SO_4) **→ 과망간산칼륨**($KMnO_4$) **→ 수산화나트륨**(NaC_2O_4) **→ 과망간산칼륨**($KMnO_4$)**으로 엷은 홍색이 될 때까지 적정**한다.

　　　㉢ 적정 : 어떤 성분을 정량하고자 할 때 목적성분과 반응하는 어떤 표준용액을 시료용액을 떨어뜨려 종말점까지의 소비된 부피를 측정하는 시험조작을 적정이라 한다.

　㉴ **알칼리성 100℃에서 과망간산칼륨**에 의한 화학적산소요구량

　　　㉠ 이 방법은 **염소이온(Cl⁻)이 2,000mg/l 이상인 시료에 적용**하는 것으로서 티오황산나트륨용액($Na_2S_2O_3$)으로 **무색이 될 때까지 적정**한다.

　　　㉡ 측정순서 : **300ml 둥근 플라스크에 시료 적정량을 취함 → 수산화나트륨**(NaOH)**과 과망간산칼륨**($KMnO_4$) **→ 요드화칼륨**(KI) **→ 전분용액 → 티오황산나트륨용액**($Na_2S_2O_3$) **으로 무색이 될 때까지 적정**한다.

(4) 수소이온농도(pH)

pH란 **수소이온의 농도를 그 역수의 상용대수**로 나타낸 값이다.

① **유리전극 보관** : pH는 보통 유리전극과 비교전극으로 된 pH미터(meter)를 사용하여 측정하는데 **pH meter를 사용하지 않을 때에는 유리전극을 증류수에 담가 보관**한다.

② pH meter : pH미터는 물의 액성을 측정하기 위한 기구이다.

③ 지시약 : 용액의 액성을 알아내기 위해서 수소이온농도 즉, pH를 결정하는 방법에 사용하는 약품은 지시약이다.

④ pH미터(meter)의 유지관리 : 유지, 그리스 등이 전극에 부착되면 중성세제로 얼룩을 지울 수 있는 부드러운 종이로 문질러 흐르는 물에 씻는다.

(5) 부유물질(SS ; Suspendid Solid)

① 부유물질이란 0.1μm 이상의 크기를 말한다.

② 독립침전이 가능한 부유물질의 크기는 5~1,000μm이다.

0.001	0.1	5	1,000μm
콜로이드 상태	부유상태		
분산 상태	침강 가능	자연 침전 가능	

③ 측정원리

㉮ 하·폐수처리의 침전성 부유물질은 **메스실린더나 임호프콘으로 측정**한다.

㉯ 유리섬유여지(GF/C)를 여과기에 부착하여 일정량의 시료를 여과시킨 다음 항량으로 건조하여 무게를 달아 여과 전·후의 유리섬유 여지의 무게차를 산출하여 부유물질의 양을 구하는 방법이다.

④ 시험방법 : 유리섬유여지(GF/C)를 **105~110℃의 건조기 안에서 2시간 건조**시켜 황산테시케이터에 넣고 **방냉하고 항량**으로 하여 무게를 단다.

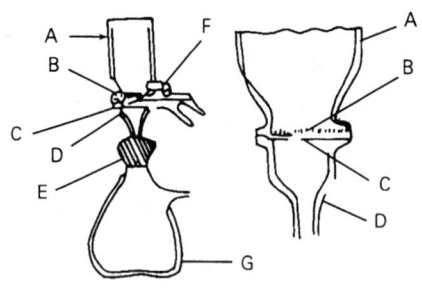

A : 상부 여과관
B : 여과재
C : 여과재 지지대
D : 하부 여과관
E : 고무바킹
F : 금속제 클램프
G : 흡인병

◘ 여과기

(6) 증발잔류물

증발잔류물의 양(mg/l)을 측정시 증발건조한 증발접시를 110±5℃, 2시간 건조 후에 무게를 평량한다.

(7) 폴리클로리네이티드비페닐(PCB)

PCB는 가그크로마토그래피법으로 측정하는데 농축장치는 **구테르나다니쉬 농축기를 이용**한다.

출제 및 예상문제

1. 다음 그림은 대기의 수직구조를 나타낸 것이다. 대류권은 어느 층을 말하는가?
   ① A
   ② B
   ③ C
   ④ D
   ⑤ A~D

   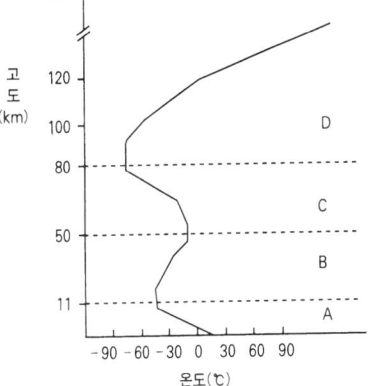

   [해설] A : 대류권(0~11km)
   B : 성층권(11~50km, 오존층은 25~32km)
   C : 중간권(50~80km)
   D : 열권(80~500km)

2. 1번 그림 중에서 성층권은 어느 층을 말하는가?
   ① A   ② B   ③ C
   ④ D   ⑤ C~D

3. 1번 그림 중에서 대류권의 온도변화를 맞게 설명한 것은 어느 것인가?
   ① 고도로 올라갈수록 온도는 떨어진다.   ② 고도로 올라갈수록 온도는 올라간다.
   ③ 등온변화한다.   ④ 등온변화하다 올라간다.
   ⑤ 올라가다 등온변화한다.

4. 1번 그림 중에서 오존층의 온도변화를 바르게 설명한 것은 어느 것인가?
   ① 고도로 올라갈수록 온도는 떨어진다.   ② 고도로 올라갈수록 온도는 올라간다.
   ③ 등온변화한다.   ④ 올라가다 떨어진다.
   ⑤ 올라가다 등온변화한다.

5. 백엽상자의 온도계는 지상으로부터 몇 m 위치에서 측정하는가?
   ① 1.0m
   ② 2.0m
   ③ 1.5m
   ④ 3.0m
   ⑤ 4.0m

   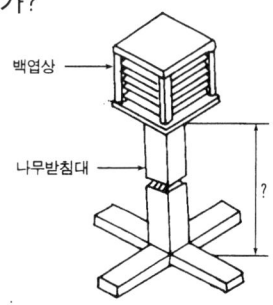

정답   1. ①   2. ②   3. ①   4. ②   5. ③

6   다음 그림은 무엇을 측정하는 기구인가?

① H_2O
② CO_2
③ NH_4
④ SO_2
⑤ CO

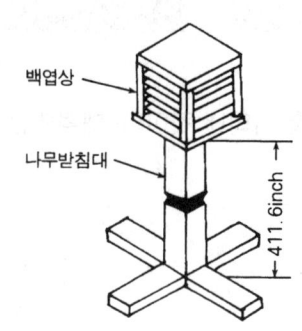
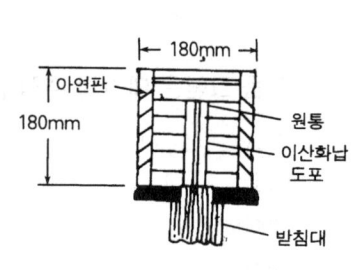

7   다음 그림과 같은 기구를 무엇이라 하는가?

① 아스만 통풍온습도계
② 자기습도계
③ 풍차풍속계
④ August 건습도계
⑤ 흑구온도계

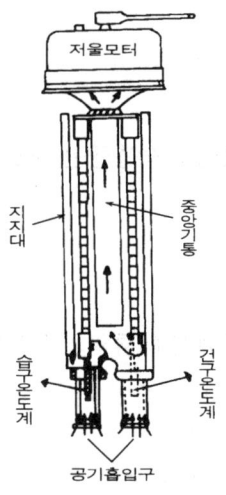

8   다음 그림의 기구명칭은 무엇인가?

① 자기온도계
② 아스만 통풍습도계
③ 자기습도계
④ 아우구스트 건습계
⑤ 흑구온도계

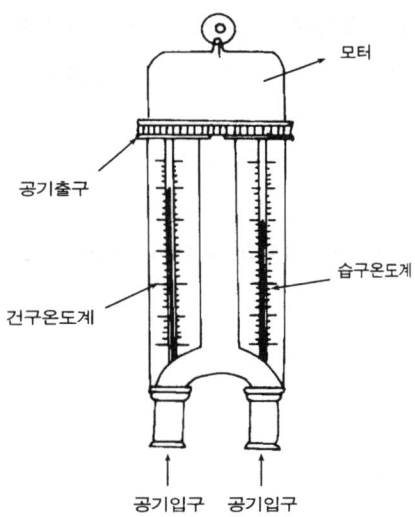

정답   6. ④ 7. ① 8. ②

9 다음 기구의 명칭은 무엇인가?
   ① 자기온도계
   ② 아스만 통풍습도계
   ③ 건습계
   ④ 아우구스트 건습계
   ⑤ 모발습도계

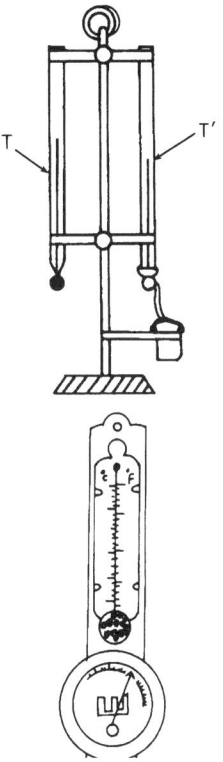

10 다음 그림은 무엇인가?
   ① 자기온도계
   ② 모발습도계
   ③ 최고 최저 온도계
   ④ 아네로이드 기압계
   ⑤ 흑구온도계

11 10번 그림은 무엇을 측정하는 기구인가?
   ① 기류   ② 기습   ③ 온도
   ④ 일교차   ⑤ 일광

    기습 = 습도

12 다음 기구의 명칭은?
   ① 흑구온도계
   ② 아우구스트(august) 건습온도계
   ③ 카타(kata) 온도계
   ④ 아스만(assmann) 통풍습도계
   ⑤ 모발습도계

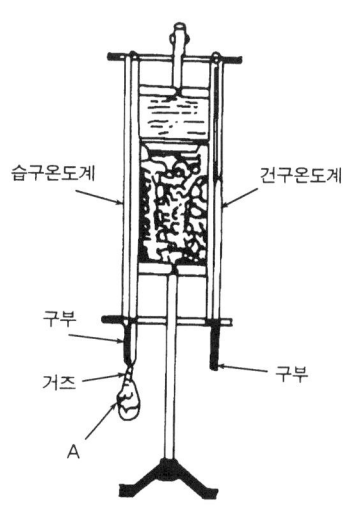

13 다음 그림 중 A용기에 넣는 물질은 무엇인가?
   ① 과산화수소   ② 알코올
   ③ 수은   ④ 황산
   ⑤ 증류수

정답 9. ③ 10. ② 11. ② 12. ② 13. ⑤

14 다음 그림과 같은 기구를 무엇이라 하는가?
① 수은온도계
② 자기습도계
③ 아스만 통풍온도계
④ 자기온도계
⑤ 알콜온도계

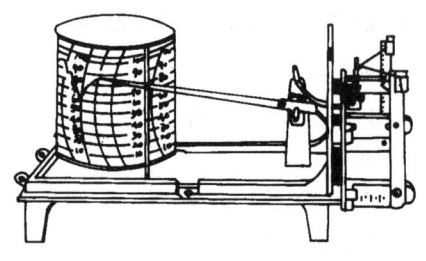

15 다음 그림은 무슨 풍속계인가?
① Robin son's 풍속계
② Rat Wire 풍속계
③ Dry Kata 풍속계
④ Pitot Tube 풍속계
⑤ 흑구풍속계

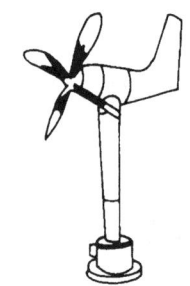

16 다음 기구를 무엇이라 하는가?
① 자기일사계
② 라빈손 풍속계
③ 적산기체계량기
④ 풍차풍속계
⑤ 건습계

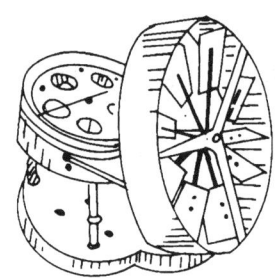

17 다음 기구는 무엇인가?
① 흑구온도계
② 기압계
③ 풍차풍속계
④ 자기일사계
⑤ 모발습도계

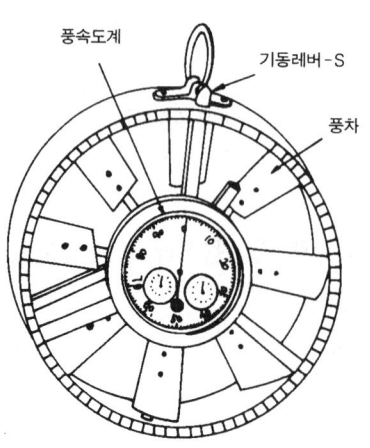

정답   14. ② 15. ① 16. ④ 17. ③

18. 다음 그림의 기구명칭은 무엇인가?

① 흑구온도계
② 습도계
③ 카타온도계
④ 풍속계
⑤ 수은측정계

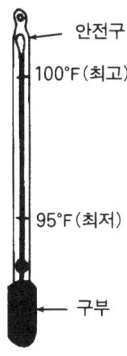

19. 다음 기구의 명칭은 무엇이며, 무엇을 측정하는가?

① 카타온도계 – 온도
② 자기습도계 – 습도
③ 카타온도계 – 냉각력, 실내기류
④ 흑구온도계 – 복사열
⑤ 모발습도계 – 습도

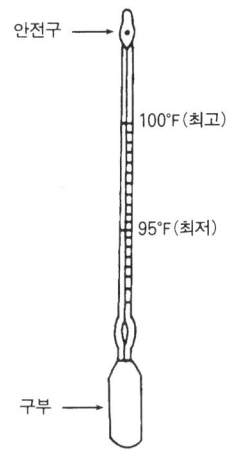

20. 다음 그림은 카타온도계이다. 이 온도계로 측정할 수 있는 것은 다음 중 어느 것인가?

① 일광
② 일교차
③ 실내기류
④ 습도
⑤ 복사열

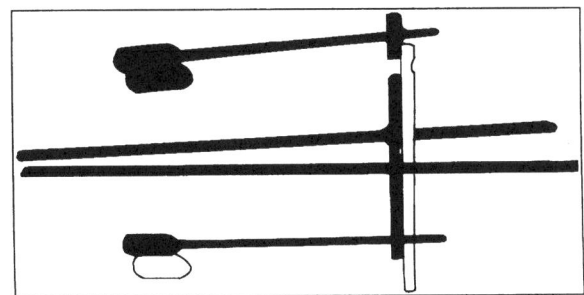

 kata 온도계 : 실내기류 측정, 냉각력 측정(단위 : cal/cm² · sec)

21 다음 그림의 기구명칭은 무엇인가?
① 적외선 측정기
② 카타온도계
③ 모발온도계
④ 흑구온도계
⑤ 건습계

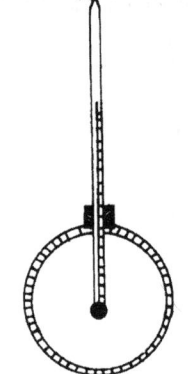

22 21번의 기구는 무엇을 측정하는 기구인가?
① 온도
② 기습
③ 바람
④ 복사열
⑤ 조도

23 다음 기구의 명칭은 무엇인가?
① 습구·흑구온도계(W.B.G.T)
② 습도계
③ 최고 최저 온도계
④ 자기습도계
⑤ 질량계

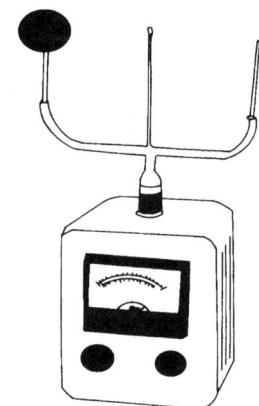

24 다음 그림의 명칭은 무엇인가?
① 생체한난계
② 통풍계
③ 습도, 복사 측정기
④ 카타온도계
⑤ 질량계

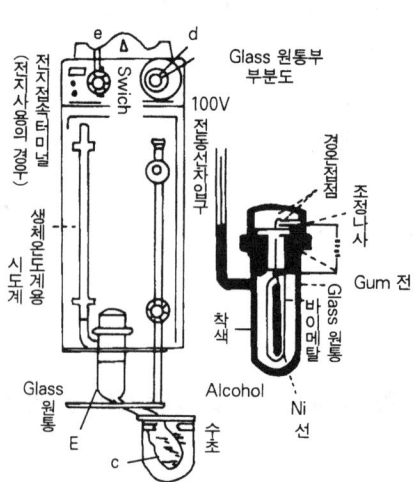

해설 생체한난계 : 복사, 대류, 증발, 온도차에 의한 방출열량을 측정한다.

정답 21. ④ 22. ④ 23. ① 24. ①

25 알코올온도계로 온도를 측정할 때에는 적어도 몇 분 이상 노출 후 눈금을 보아야 하는가?

① 1분
② 2분
③ 3분
④ 4분
⑤ 5분

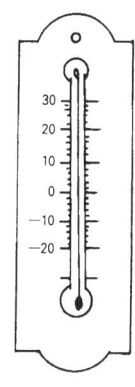

 수은온도계 : 2분, 알코올온도계 : 3분

26 다음 기구의 명칭은 무엇인가?

① 풍속계
② 조도계
③ 수온계
④ 소음계
⑤ 습도계

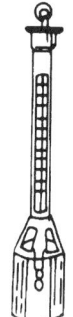

27 다음 그림에서 나사는 어떤 역할을 하는가?

① 수은용기의 고정
② 수압계의 균형유지
③ 수은표면의 조정
④ 수은교체 때 사용
⑤ 수은 주입시 사용

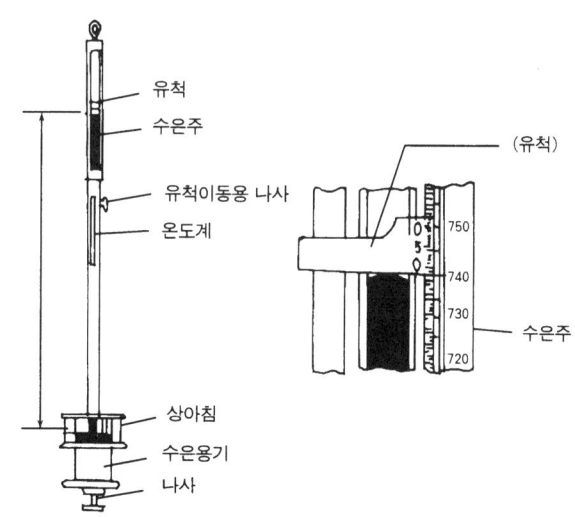

 왼쪽의 그림은 "Fortin 수은기압계"이고 오른쪽의 그림은 "기압계의 시도 읽는 법"이다.

정답 25. ③ 26. ③ 27. ③

28 다음 그림은 무슨 도표인가?

① 상의를 입었을 경우 감각온도
② 상의를 벗었을 때의 감각온도
③ 안정시 감각온도도표
④ 기후의 온열지수도표
⑤ 기류의 온열지표

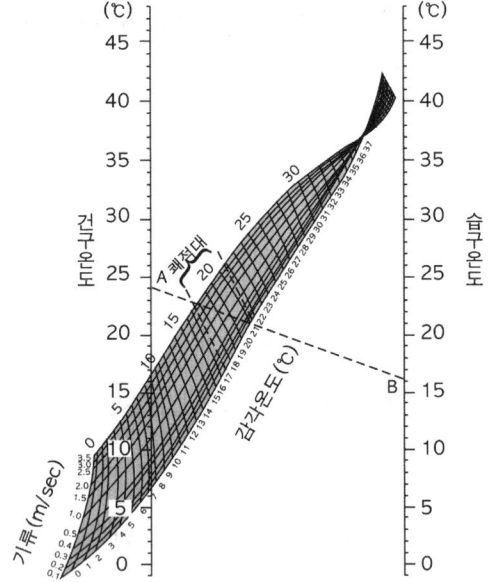

29 28번 감각온도도표에서 건구온도가 25℃, 습구온도가 15℃, 기류가 0.1m/sec일 때의 감각온도는 몇 ℃가 되는가?

① 15℃   ② 21℃   ③ 25℃
④ 30℃   ⑤ 40℃

30 다음 감각온도도표 중에서 기류를 나타내는 곳은 어디인가?

① ㉠
② ㉡
③ ㉢
④ ㉣
⑤ ㉠, ㉡

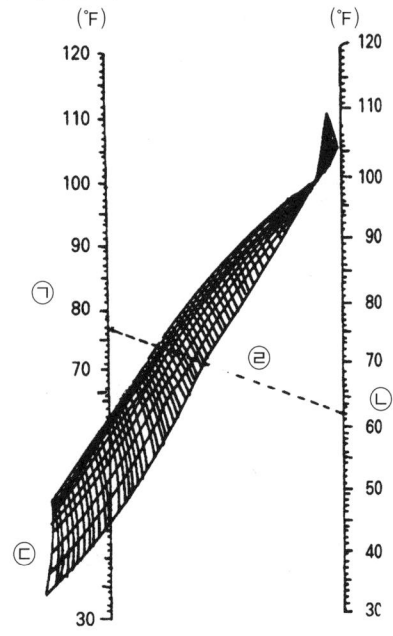

정답 28. ① 29. ② 30. ③

31 다음 그림은 빛의 파장영역을 나타낸 것이다. 자외선에 해당하는 영역은 어느 곳인가?

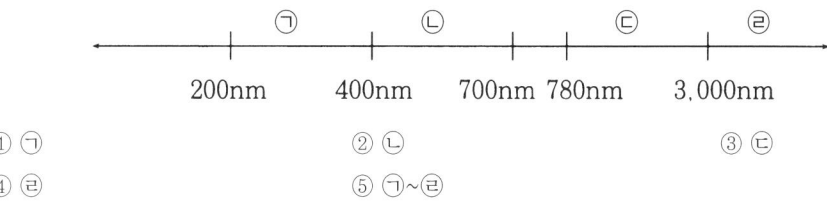

① ㉠
② ㉡
③ ㉢
④ ㉣
⑤ ㉠~㉣

해설 ① 자외선 파장범위 : 2,000~4,000Å (200~400nm)
② 살균력이 강한 선 : 2,400~2,800Å (240~290nm)
③ 도노라선(건강선 = 생명선) : 2,800~3,100Å (280~310nm)
※ 1nm = 10Å

32 아래 그림은 빛의 파장영역을 나타낸 것이다. 가시광선에 해당되는 영역은 어디인가?

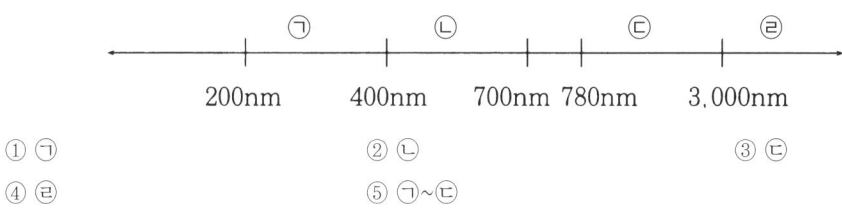

① ㉠
② ㉡
③ ㉢
④ ㉣
⑤ ㉠~㉢

해설 가시광선은 명암을 구분할 수 있는 파장으로 파장범위는 4,000~7,000Å (400~700nm)이다.

33 다음 그림은 빛의 파장영역을 나타낸 것이다. 적외선에 해당되는 영역은 어느 곳인가?

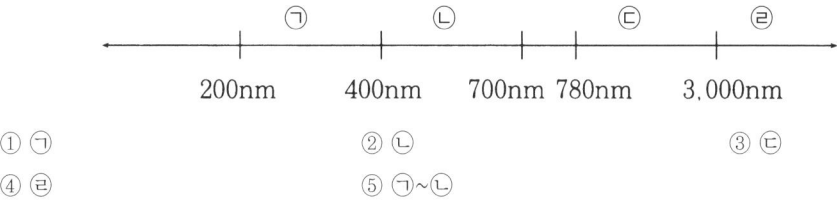

① ㉠
② ㉡
③ ㉢
④ ㉣
⑤ ㉠~㉡

해설 적외선은 온실효과를 유발하는 열선이며, 파장범위는 7,800~30,000Å (780~3,000nm)이다.

34 다음 기구의 명칭은 무엇인가?

① 온도계
② 진동계
③ 수온계
④ 소음계
⑤ 조도계

해설 특징 : 광전지가 있다.

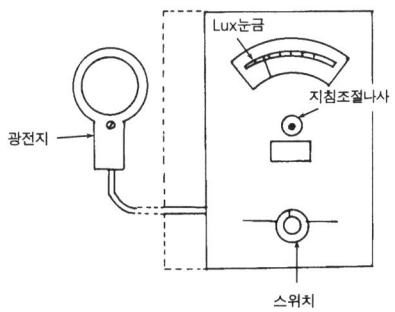

정답 31. ① 32. ② 33. ③ 34. ⑤

35 34번 그림과 같은 측정장치를 무엇이라 칭하는가?
① 조도 측정장치 ② 복사열기 ③ 진동 측정장치
④ 소음 측정장치 ⑤ 온도 측정기

36 34번 그림의 측정단위는 어떻게 표시하는가?
① dB ② Lux ③ Phone
④ Watt ⑤ Hz

37 다음 그림은 광전지 조도계를 나타낸 것이다. 그림 중 빛을 전류로 바꾸는 것은 어느 부분인가?

① 철판
② 유리판
③ 셀렌
④ 금속막
⑤ 답 없음

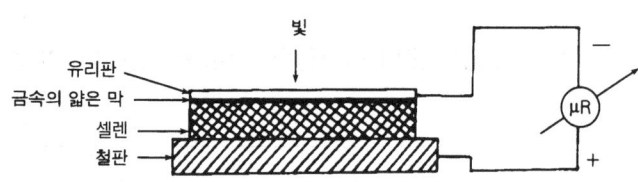

해설) 광전지 조도계는 아황산동이나 셀렌(Se : selen)이 광전지에 의해 빛(광에너지)을 전류로 바꾸어 조도를 측정한다.

38 다음 그림은 광전지 조도계의 일부를 나타낸 것이다. 그림 중 빛을 전류로 바꾸는 것은 어느 부분인가?

① ㉠
② ㉡
③ ㉢
④ ㉣
⑤ ㉠, ㉡

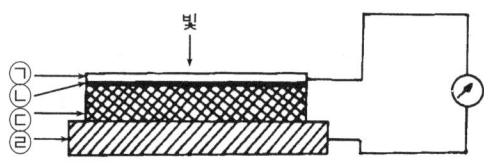

해설) ㉠ : 유리판   ㉡ : 금속의 얇은 막   ㉢ : Se(셀렌)   ㉣ : 철판

39 다음 그림은 환기의 상태를 나타낸 것이다. 환기가 가장 잘 되는 것은 어느 것인가?

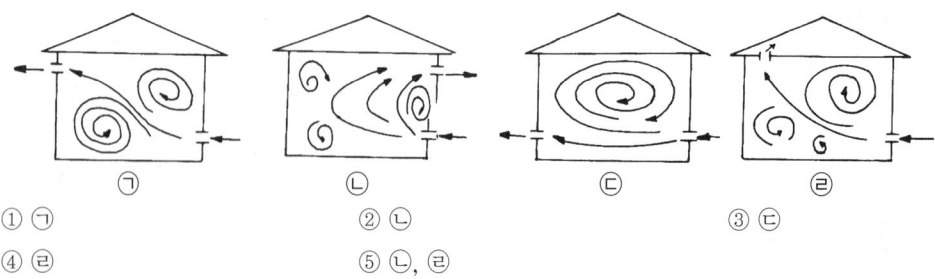

① ㉠
② ㉡
③ ㉢
④ ㉣
⑤ ㉡, ㉣

정답 35. ① 36. ② 37. ③ 38. ③ 39. ①

해설 환기의 효율이 좋은 순서 : ㉠ > ㉡ > ㉢ > ㉣

40 그림은 개각과 입사각의 그림이다. 실내의 적절한 조명을 위해 개각은 몇 도로 하는가?
① 4~5°
② 10~15°
③ 15~20°
④ 27~28°
⑤ 50° 이상

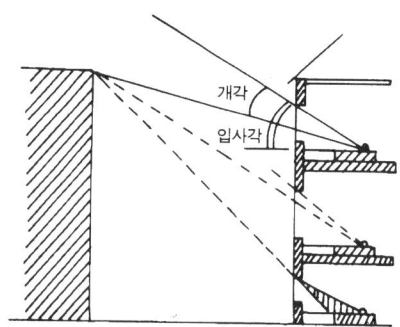

41 40번 그림에서 실내의 적절한 조명을 위해 입사각은 몇 도로 하는가?
① 4~5° ② 10~15° ③ 15~20°
④ 27~28° ⑤ 50° 이상

42 다음 표는 광화학 반응을 나타낸 것이다. ( ) 안에 들어 갈 내용은 무엇인가?

$$\begin{array}{l} NO_x \\ HC(\text{올레핀계탄화수소}) \\ \text{유기물} \end{array} \xrightarrow{(\quad)} O_3, PAN, H_2O_2, NOCl, HCHO, PBN\ 등$$

① 가시광선 ② 적외선 ③ 자외선
④ 공기 ⑤ 수분

43 다음 표는 광화학 반응에 의해 2차 오염물질 생성과정을 간단하게 나타낸 것이다. ( ) 안에 들어갈 오염물질은?

$$\begin{array}{l} NO_x\quad \text{자외선} \\ HC \\ \text{유기물} \end{array} \longrightarrow (\quad), PAN, H_2O_2, NOCl, HCHO, PBN\ 등$$

① O_3 ② HCl ③ H_2O
④ CO_2 ⑤ CO

정답 40. ① 41. ④ 42. ③ 43. ①

44 다음 그림은 광화학 반응에 의해 생성된 2차 오염물질의 농도변화를 곡선으로 나타낸 것이다. 오존(O_3)의 곡선은 어느 것인가?

① ㉠
② ㉡
③ ㉢
④ ㉣
⑤ ㉠, ㉡

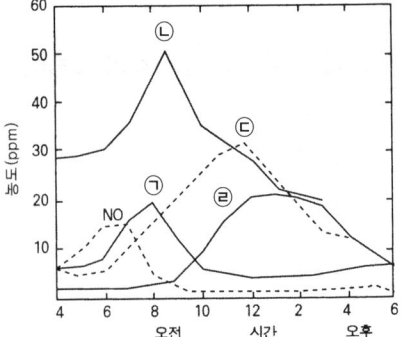

㉠ : NO_2 ㉡ : HC
㉢ : 알데히드   ㉣ : 오존

45 44번 그림에서 질소산화물(NO_2)의 곡선은 어느 것인가?

① ㉠   ② ㉡   ③ ㉢
④ ㉣   ⑤ ㉢, ㉣

46 다음 그림은 NO_2의 광분해 사이클(Cycle)을 나타낸 것이다. (   ) 안에 들어갈 내용은 무엇인가?

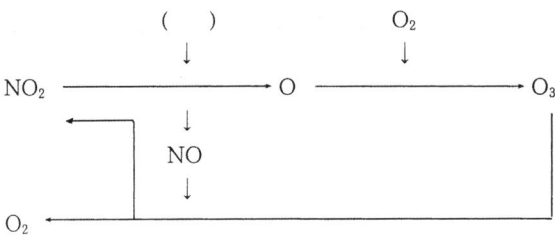

① 가시광선   ② 적외선   ③ 햇빛(자외선)
④ 공기   ⑤ 오존

47 다음 그림은 입자상 물질이 인체에 미치는 것을 나타낸 것이다. 인체에 가장 크게 영향을 미치는 입자상 물질의 크기는 몇 μm인가?

① 0.1~0.5μm
② 0.5~0.6μm
③ 0.5~5μm
④ 5~15μm
⑤ 10μm 이상

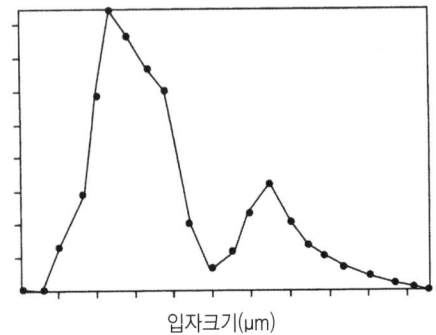

정답 44. ④ 45. ① 46. ③ 47. ③

48 다음 그림은 공연비와 배출가스농도를 나타낸 것이다. ( ) 안에 들어갈 물질은 무엇인가?

① O_3
② CO
③ H_2O
④ CO_2
⑤ NO

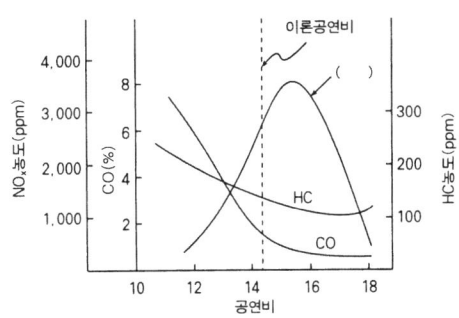

49 다음 그림은 바람의 발생빈도와 풍속을 16방향으로 나타낸 것이다. 이 그림은 무엇인가?

① 풍속도
② 풍배도
③ 풍향도
④ 바람의 풍속
⑤ 일광

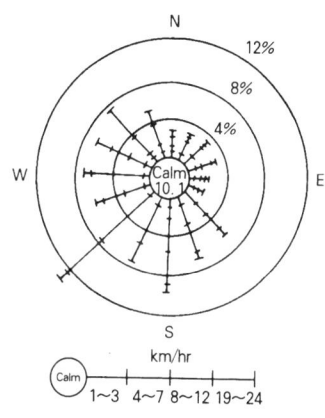

50 그림과 같은 바람을 무슨 바람이라 하는가?

① 곡풍   ② 풍배도
③ 해풍   ④ 지균풍
⑤ 산풍

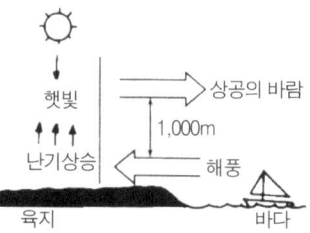

51 다음 그림은 무엇을 나타낸 것인가?

① 곡풍   ② 풍배도
③ 해풍   ④ 지균풍
⑤ 육풍

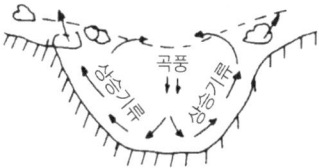

정답 48. ⑤ 49. ② 50. ③ 51. ①

52 다음 그림은 무엇을 나타낸 것인가?

① 산풍
② 풍배도
③ 해풍
④ 지균풍
⑤ 전원풍

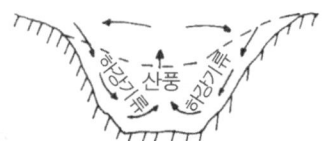

53 다음 그림은 우리나라 태백산맥을 중심으로 발생하는 푄현상을 나타낸 것이다. 바르게 설명한 것을 찾아라.

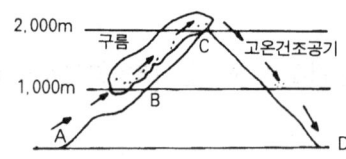

① 푄풍이란 습윤한 바람이라도 일단 산을 넘으면 온도가 상승하고 고온 건조해지는 현상이다.
② 푄풍이란 습윤한 바람이 산을 넘으면서 온도가 저하하고 건조해지는 현상이다.
③ 푄풍이란 건조한 바람이 산을 넘으면서 온도가 상승하고 습해지는 현상이다.
④ 푄풍이란 건조한 바람이 산을 넘으면 온도가 저하하고 건조해지는 현상이다.
⑤ 푄풍이란 습한 현상을 말한다.

해설 푄풍(높새바람)이란 습윤한 바람이라도 일단 산을 넘으면 **온도가 상승**하고 **고온 건조**해지는 현상을 말한다.

54 다음 그림은 고도에 따른 기온의 상태변화를 나타낸 것이다. 대기오염물질의 확산이 가장 작은 곳은 어느 부분인가?

① ㉠   ② ㉡
③ ㉢   ④ ㉣
⑤ ㉠~㉡

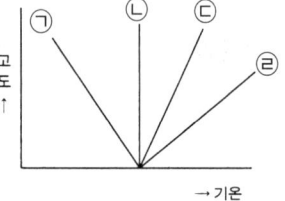

해설 ㉣번 : 대기가 **안전한 상태**로 오염물질이 확산되지 않아
오염사고가 일어나는 기상상태를 말한다. 즉 대기의 **역전상태**이다.

55 위 그림에서 역전현상이 발생하는 부분은 어느 곳인가?

① ㉠   ② ㉡   ③ ㉢
④ ㉣   ⑤ ㉠~㉢

정답 52. ① 53. ① 54. ④ 55. ④

56 다음 그림은 고도에 따른 기온의 상태변화를 나타낸 것이다. 건조단열상태인 곳은 어느 부분인가?

① ㉠   ② ㉡
③ ㉢   ④ ㉣
⑤ ㉤

해설 ㉠번 : 대기가 불안정한 상태로 대기오염물질의 확산이 잘 된다.
㉡번 : 건조단열변화(-1℃/100m)
㉢번 : 표준감률(-0.65℃/100m)
㉣번 : 등온변화(고도로 올라가도 온도가 변화하지 않는 상태)
㉤번 : 역전(+1℃/100m)

57 다음 그림에서 대기오염물질의 확산이 가장 잘 되는 부분을 찾아라.

① ㉠
② ㉡
③ ㉢
④ ㉣
⑤ ㉢~㉣

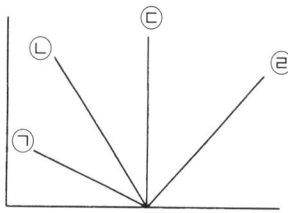

해설 ㉠번 : 대기가 불안정한 상태로 오염물질의 확산이 잘 되는 때를 말한다.
㉣번 : 역전현상이 일어난다.

58 다음 그림은 고도에 따른 대기의 온도변화를 나타낸 것이다. 역전층에 해당하는 부분은 어디인가?

① ㉠~㉡
② ㉡~㉢
③ ㉢~㉣
④ ㉡~㉣
⑤ ㉠~㉣

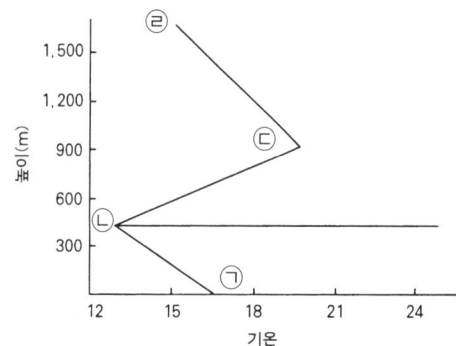

59 다음 그림은 고도에 따른 대기의 온도변화를 나타낸 것이다. 복사역전(접지역전)층은 어느 곳인가?

① ㉠   ② ㉡
③ ㉢   ④ ㉣
⑤ ㉢, ㉣

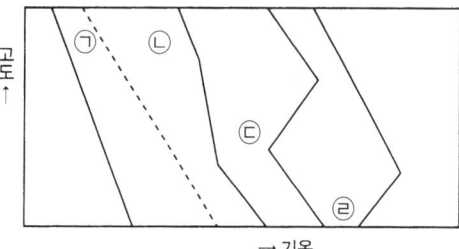

정답 56. ② 57. ① 58. ② 59. ④

60 59번 그림에서 침강성 역전을 나타낸 것은 어느 부분인가?

① ㉠ ② ㉡ ③ ㉢
④ ㉣ ⑤ ㉢, ㉣

61 다음 그림은 굴뚝 연기의 분산상태를 나타낸 것이다. 이 플룸의 상태는 무슨 형인가?

① 함정형
② 환상형
③ 원추형
④ 지붕형
⑤ 구속형

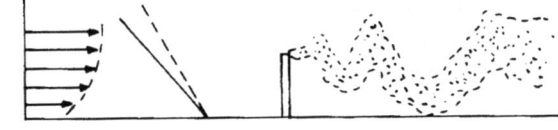

해설 환상형(파상형=Looping) : 대기의 상태가 절대불안정, 풍하측 지면에 심한 오염의 영향을 미친다(지표농도 최대).

62 다음 그림은 굴뚝 연기의 분산상태를 나타낸 것이다. 역전현상이 발생할 때의 플룸의 상태는 어느 것인가?

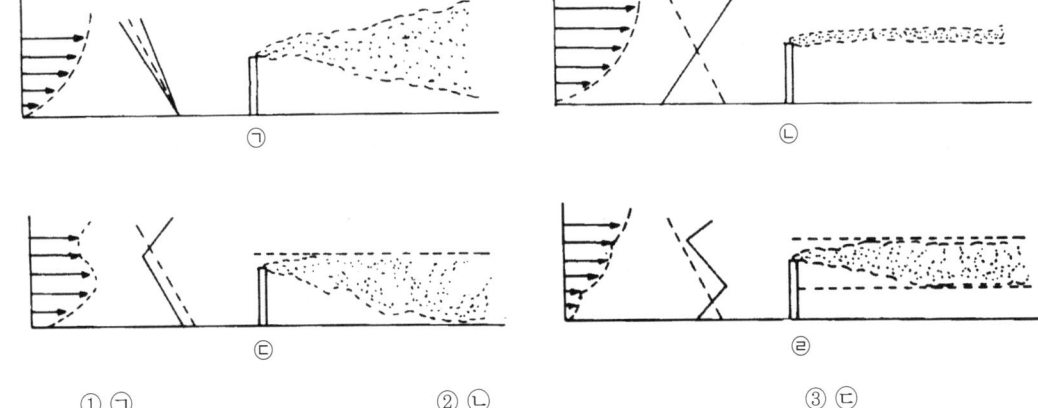

① ㉠ ② ㉡ ③ ㉢
④ ㉣ ⑤ ㉢, ㉣

해설 ㉠ 원추형(Conning) : 대기의 상태가 중립조건, 플룸의 단면도가 전형적인 가우시안분포(Gaussian Distriution)를 이룬다.
㉡ **부채형**(Fanning) : **역전층 내에서 잘 발생**한다.
㉢ 훈증형(끌림형=Fumigation) : 하층이 불안정하여 오염물질이 지면에까지 영향을 미치면서 지표부근을 심하게 오염시킨다.
㉣ 구속형(Trapping) : 침강역전과 복사역전이 있는 경우 양 역전층 사이에 오염물질이 배출될 때 발생한다.

정답 60. ③ 61. ② 62. ②

63 다음 그림은 다운워시·다운드래프트 현상을 나타낸 것이다. 다운드래프트(Down Draught) 현상을 일으키는 원인을 바르게 설명한 것은 어느 것인가?

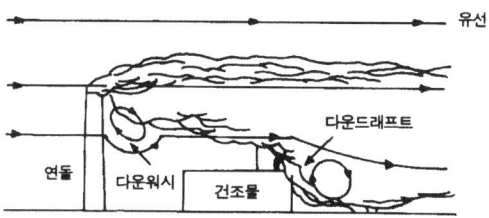

① 오염물질을 배출하는 굴뚝의 풍상측에 굴뚝의 높이에 비교할 만한 건물이 있을 때 다운드래프트 현상이 발생한다.
② 오염물질을 배출하는 굴뚝의 풍상측에 굴뚝의 높이보다 작은 건물이 있을 때 다운드래프트 현상이 발생한다.
③ 굴뚝 높이에서의 평균풍속이 클 때 다운드래프트 현상이 발생한다.
④ 굴뚝 높이에서의 평균풍속이 작을 때 다운드래프트 현상이 발생한다.
⑤ 굴뚝 높이에서 온도가 높을 때 발생한다.

해설 다운드래프트(Down Draught) 현상 : 오염물질을 배출하는 굴뚝의 풍상측에 **굴뚝의 높이**에 비교할 만한 건물이 있으면 **건물 때문에 난류가 발생**한다. 이 난류로 인해 플룸이 풍상측 건물 후면으로 흐르게 되는 것을 다운드래프트 현상이라 한다.

64 다운드래프트(Down Draught) 현상을 방지하기 위한 대책은 어느 것인가?
① 굴뚝의 높이를 주위 건물의 약 2.5배 이상 되게 한다.
② 굴뚝의 높이를 주위 건물의 약 2.0배 이상 되게 한다.
③ 수직 배출속도를 굴뚝높이에서 부는 풍속의 2배 이상 되게 한다.
④ 수직 배출속도를 굴뚝높이에서 부는 풍속의 2.5배 이상 되게 한다.
⑤ 수직 배출속도를 굴뚝높이에서 부는 풍속의 3배 이상 되게 한다.

65 다운워시(Down Wash)현상을 일으키는 원인을 바르게 설명한 것은 어느 것인가?
① 굴뚝의 풍상측에 굴뚝의 높이에 비교할 만한 건물이 있을 때 다운워시현상이 발생한다.
② 굴뚝의 풍상측에 굴뚝의 높이보다 작은 건물이 있을 때 다운워시현상이 발생한다.
③ 굴뚝의 수직 배출속도에 비해 굴뚝 높이에서의 평균풍속이 클 때 다운워시현상이 발생한다.
④ 굴뚝의 수직 배출속도에 비해 굴뚝 높이에서의 평균풍속이 작을 때 다운워시현상이 발생한다.
⑤ 굴뚝 높이에서 온도가 높을 때 발생한다.

해설 다운워시(Down Wash)현상 : 굴뚝의 수직 배출속도에 비해 굴뚝 높이에서의 **평균풍속이 크면 플룸이 굴뚝 아래로 흩날리는 현상**을 다운워시현상이라 한다.

정답 63. ① 64. ① 65. ③

66 다운워시(Down Wash) 현상을 방지하기 위한 대책은 어느 것인가?

① 굴뚝의 높이를 주위 건물의 약 2.5배 이상 되게 한다.
② 굴뚝의 높이를 주위 건물의 약 2.0배 이상 되게 한다.
③ 수직 배출속도를 굴뚝높이에서 부는 풍속의 2배 이상 되게 한다.
④ 수직 배출속도를 굴뚝높이에서 부는 풍속의 2.5배 이상 되게 한다.
⑤ 수직 배출속도를 굴뚝높이에서 부는 풍속의 4배 이상 되게 한다.

67 다음 그림은 굴뚝의 유효높이를 나타낸 것이다. 연기의 상승고는 연기의 어느 선을 기준으로 하는가?

① ㉠
② ㉡
③ ㉢
④ ㉠, ㉡
⑤ ㉠~㉢

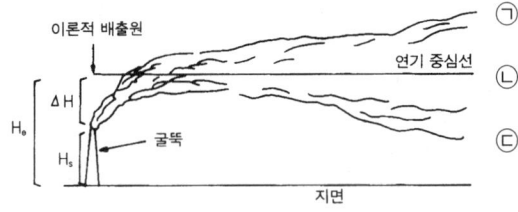

 $H_e = H_s + \Delta H$

H_e : 굴뚝의 유효높이 H_s : 실제 굴뚝높이
ΔH : 연기의 상승고(연기의 중심선을 기준으로 한다)

68 다음 그림은 열섬효과에 관한 것이다. 열섬효과가 발생하게 되는 원인은 어느 것인가?

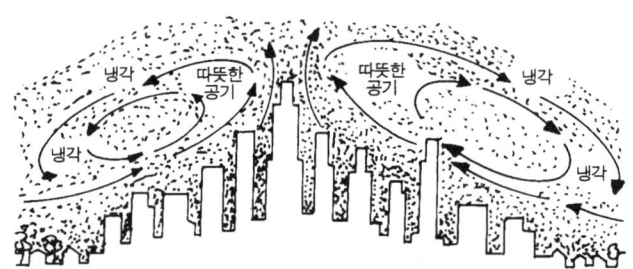

① 도시는 시골(전원도시)보다 인공열 발생이 많다.
② 도시는 시골(전원도시)보다 인공열 발생이 적다.
③ 도시는 시골(전원도시)보다 CO_2 배출이 적다.
④ 도시는 시골보다 수분증발로 인한 열방출이 많다.
⑤ 도시는 수분배출이 많다.

 열섬효과가 발생하게 되는 원인
① 도시는 시골(전원도시)보다 **인공열 발생**이 많다.
② 도시는 시골(전원도시)보다 CO_2 **배출**이 많다.
③ 도시는 시골(전원도시)보다 **수분증발**로 인한 **열방출**이 적다.
④ 도시는 시골(전원도시)보다 **바람**에 의한 **열방출**이 적다.

정답 66. ③ 67. ② 68. ①

69 다음 그림은 배기가스 중의 먼지를 제거하기 위한 집진원리를 나타낸 것이다. 이 원리를 이용한 집진장치의 명칭은?

① 전기집진장치
② 제트스크러버
③ 백필터
④ 사이클론
⑤ 중력집진장치

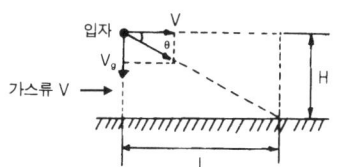

70 그림과 같은 원리를 이용하는 집진장치는 어떤 집진장치를 말하는가?

① 제트스크러버
② 관성력 집진장치
③ 백필터
④ 사이클론
⑤ 전기집진장치

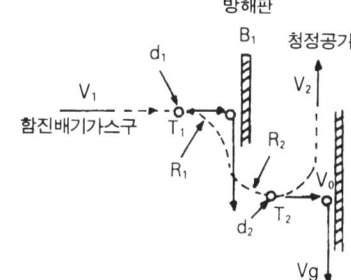

71 다음 그림은 배기가스 중의 먼지를 제거하기 위한 집진장치이다. 이 장치의 명칭은 무엇인가?

① 중력집진장치
② 타이젠위시
③ 사이클론
④ 백필터
⑤ 전기집진장치

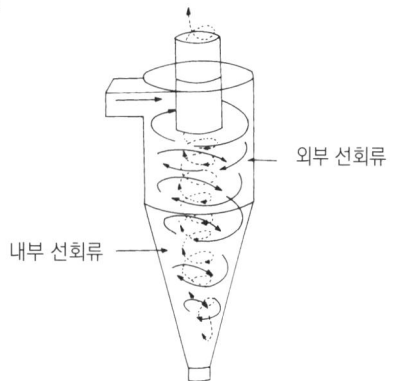

72 다음 그림은 여과집진기의 먼지 포집기전을 나타낸 것이다. 바르게 설명한 것은 어느 것인가?

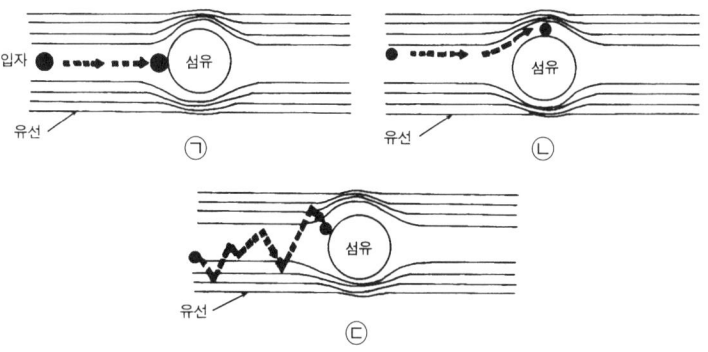

정답 69. ⑤ 70. ② 71. ③ 72. ①

① ㉠ 관성력충돌 ㉡ 직접차단 ㉢ 브라운운동
② ㉠ 충돌 ㉡ 차단 ㉢ 중력
③ ㉠ 직접차단 ㉡ 관성력충돌 ㉢ 브라운운동
④ ㉠ 충돌 ㉡ 브라운운동 ㉢ 차단
⑤ ㉠ 관성력 ㉡ 중력 ㉢ 차단

73 다음 그림은 배기가스 중의 먼지를 제거하기 위한 집진 원리를 나타낸 것이다. 이 원리를 이용한 집진장치의 명칭은?

① 제트스크러버
② 전기집진장치
③ 백필터
④ 사이클론
⑤ 세정집진장치

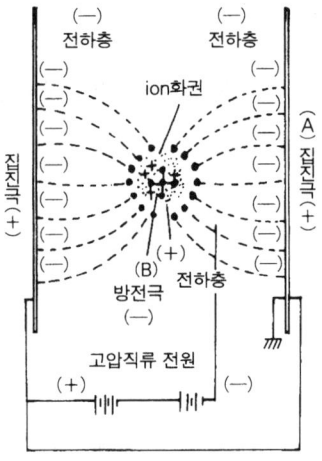

74 그림은 대기중의 먼지를 제거하기 위한 집진장치이다. 이 장치의 명칭은 무엇인가?

① 충전탑
② 타이젠워시
③ 사이클론
④ 백필터
⑤ 중력집진장치

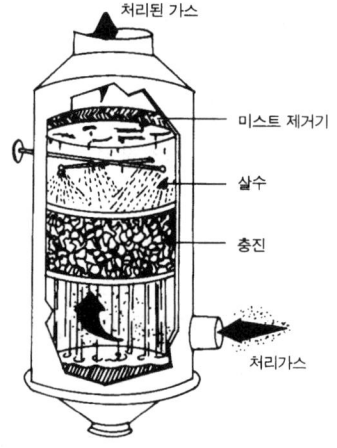

75 다음 그림은 호수의 어떠한 현상을 나타낸 것인가?

① 성층현상
② 전도현상
③ 자정작용
④ 부영양화
⑤ 대류현상

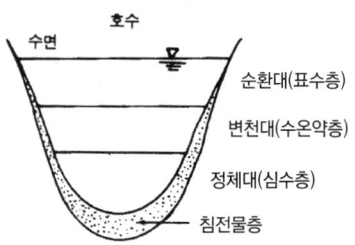

정답 73. ② 74. ① 75. ①

76 75번 그림은 어느 계절에 주로 발생하는가?

① 여름, 가을 ② 여름, 겨울 ③ 봄, 가을
④ 봄, 여름 ⑤ 봄

77 다음 그림은 호수의 어떠한 현상을 나타낸 것인가?

① 성층현상
② 전도현상
③ 자정작용
④ 부영양화
⑤ 대류현상

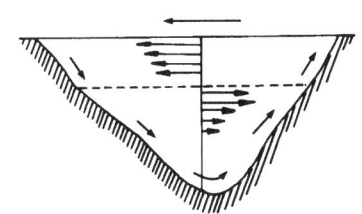

78 77번 그림은 어느 계절에 주로 발생하는가?

① 여름, 가을 ② 여름, 겨울 ③ 봄, 가을
④ 봄, 여름 ⑤ 가을, 여름

79 다음 내용은 질산화과정을 나타낸 것이다. ( ) 안에 들어갈 내용은 어떤 물질인가?

유기성 질소 → NH_3-N → NO_2-N → ( )

① N_2 ② NO_3-N ③ NO_4-N
④ NO ⑤ NO_2

 유기성 질소→NH_3-N→NO_2-N→NO_3-N

80 질산화과정 중에서 자정작용이 끝났을 때 나타나는 물질은 어느 것인가?

유기성 질소 → NH_3-N → NO_2-N → NO_3-N

① 유기성 질소 ② NH_3-N ③ NH_2-N
④ NO_3-N ⑤ 단백질

81 다음의 내용은 어떤 과정을 나타낸 것인가?

NO_3-N → NO_2-N → N_2↑

① 탈질소화과정 ② 질산화과정 ③ 호기성 분해
④ 임의성 분해 ⑤ 편성호기성 분해

정답 76. ② 77. ② 78. ③ 79. ② 80. ④ 81. ①

82 다음 내용은 생물학적 처리 공정도이다. 1차 처리는 어느 부분을 말하는가?

> 스크린 → 침사지 → 1차 침전지 → 포기조 → 2차 침전지 → 소독 → 방류
> ㉠　　　㉡　　　㉢　　　　㉣　　　　㉤　　　㉥　　㉦

① ㉠ ~ ㉦　　　② ㉠ ~ ㉡　　　③ ㉠ ~ ㉢
④ ㉢ ~ ㉣　　　⑤ ㉤ ~ ㉦

해설 ① 1차 처리(물리적 처리 = 예비처리) : ㉠ ~ ㉢
② 2차 처리(본처리) : ㉣ ~ ㉤

83 다음은 생물학적 처리 공정도이다. 2차 처리는 어느 부분을 말하는가?

> 스크린 → 침사지 → 1차 침전지 → 포기조 → 2차 침전지 → 소독 → 방류
> ㉠　　　㉡　　　㉢　　　　㉣　　　　㉤　　　㉥　　㉦

① ㉠ ~ ㉦　　　② ㉠ ~ ㉡　　　③ ㉠ ~ ㉢
④ ㉣ ~ ㉤　　　⑤ ㉢ ~ ㉦

해설 2차 처리(본처리) : ㉣ ~ ㉤

84 다음 그림은 로티퍼(rotifer)와 크루스타센스(crustaceans)이다. 이 미생물이 나타나면 수질은 어떤 상태라 할 수 있는가?

① 더러운 상태이다.
② 보통이다.
③ 유기물이 분해중이다.
④ 양호하다.
⑤ 중간이다.

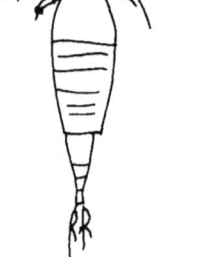
Rotifer　　Crustaceans

해설
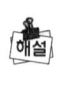
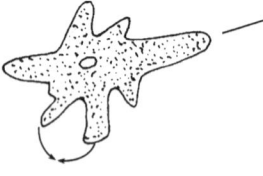
(a) sarcodina
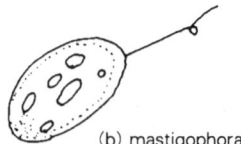
(b) mastigophora
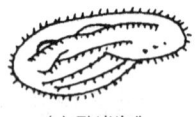
(c) 짚신벌레
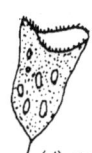
(d) stalked ciliates
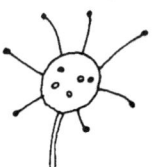
(e) suctoria

정답 82. ③ 83. ④ 84. ④

85 다음 그림은 어떤 처리를 나타낸 계통도인가?

> 스크린 → 침사지 → 1차 침전지 → 포기조 → 2차 침전지 → 소독 → 방류

① 산화지
② 부패조
③ 임호프탱크
④ 살수여상
⑤ 활성오니법

86 다음 그림은 어떤 처리를 나타낸 단면도인가?

① 활성오니조
② 부패조
③ 임호프탱크
④ 살수여상
⑤ 메탄발효

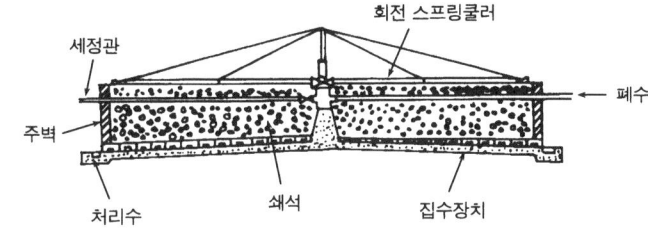

87 다음 그림은 무엇을 측정하는 장치인가?

① Jar Tester
② Incubator
③ 탁도계
④ 비색기
⑤ 조도계

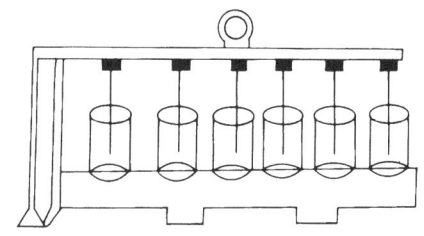

 Jar Tester : 목적은 응집제 투여량을 결정하기 위한 것이다.

88 다음 그림은 무엇을 나타낸 것인가?

① 활성오니조
② 임호프조
③ 부패조
④ 산화지
⑤ 살수여상

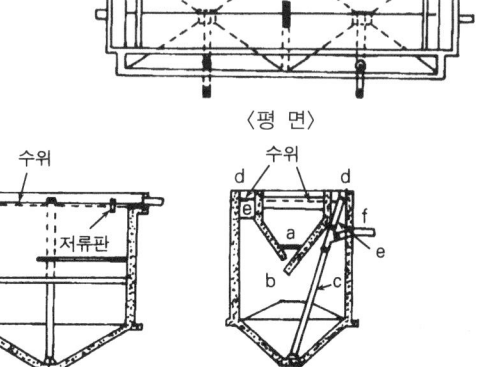

a : 침전실, b : 오니소화실, c : 오니제거관, d : 가스실, e : 스컴실, f : 교반장치

정답 85. ⑤ 86. ④ 87. ① 88. ②

89 다음 그림은 임호프탱크의 구조이다. 각 부분의 명칭이 맞게 된 것은 어느 것인가?

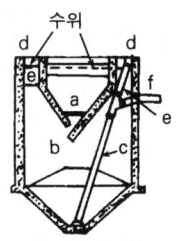

① a : 침전실, b : 오니소화실, c : 오니제거관, d : 가스실, e : 스컴실, f : 교반장치
② a : 침전실, b : 오니소화실, c : 오니제거관, d : 스컴실, e : 가스실, f : 교반장치
③ a : 침전실, b : 오니소화실, c : 스컴실, d : 오니제거관, e : 가스실, f : 교반장치
④ a : 오니소화실, b : 스컴실, c : 오니제거관, d : 가스실, e : 침전실, f : 교반장치
⑤ a : 오니소화실, b : 스컴실, c : 오니제거관, d : 가스실, e : 교반장치, f : 침전실

90 다음 그림은 임호프탱크이다. 침전오니 소화실은 어느 것인가?

① ㉠
② ㉡
③ ㉢
④ ㉣
⑤ ㉠, ㉡

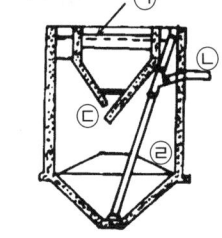

91 다음 그림은 무엇을 나타낸 것인가?

① 활성오니조
② 임호프조
③ 부패조
④ 산화지
⑤ 회전원판

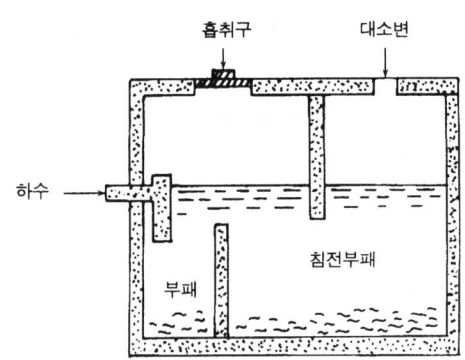

92 다음 그림은 무엇을 나타낸 것인가?

① 활성슬러지조
② 임호프조
③ 부패조
④ 산화지
⑤ 분뇨정화조

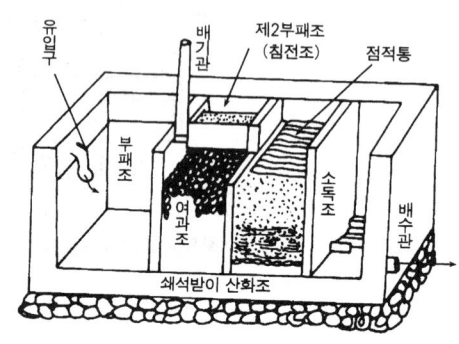

정답 89. ① 90. ③ 91. ③ 92. ⑤

93 다음 정화조의 일반적인 구조이다. 처리순서가 맞게 된 것을 찾아라.

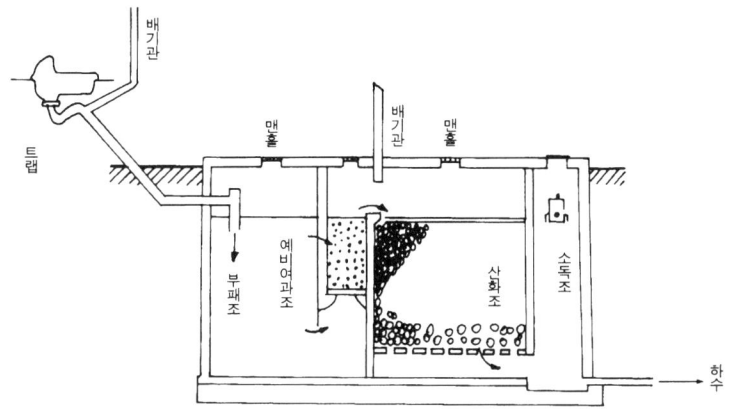

① 부패조 → 예비여과조 → 산화조 → 소독조   ② 부패조 → 예비여과조 → 소독조 → 산화조
③ 예비여과조 → 산화조 → 소독조 → 부패조   ④ 예비여과조 → 산화조 → 부패조 → 소독조
⑤ 예비여과조 → 산화조 → 정화조 → 소독조

94 수세식 변소는 어디로 보내지는가?
① 스크린   ② 침사지   ③ 침전지
④ 정화조   ⑤ 소독조

95 수세식 변소에서 부패는 어디에서 일어나는가?
① 침전지   ② 스크린   ③ 변기
④ 정화조   ⑤ 소독조

96 다음 그림은 하수도 구조 중 어떤 식에 속하는가?
① 합류식
② 분류식
③ 혼합식
④ 자연유하식
⑤ 개폐식

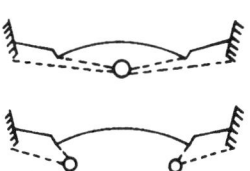

97 다음 그림은 하수도 구조 중 어떤 방식을 나타낸 것인가?
① 합류식   ② 분류식
③ 혼합식   ④ 자연유하식
⑤ 중력식

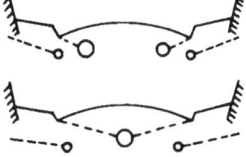

98 다음 그림은 무엇을 나타낸 것인가?

① 폐기물의 소각
② 폐기물의 위생적 매립
③ 폐기물의 투기
④ 폐기물의 퇴비화
⑤ 폐기물의 발효

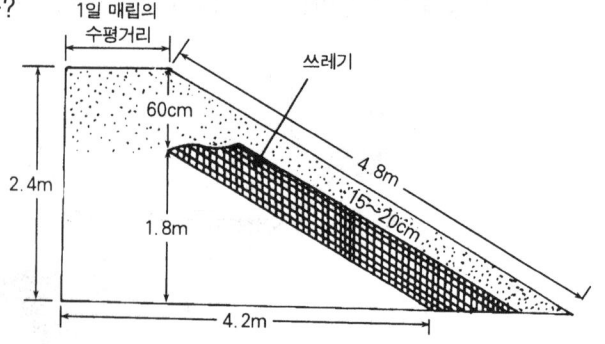

99 98번 그림에서 폐기물 매립 시 식생대층의 최종복토 두께는 몇 cm 이상 되게 하는가?

① 15cm   ② 30cm   ③ 40cm
④ 60cm   ⑤ 100cm

 폐기물 매립 시 복토의 두께는 다음과 같다.
① **일일복토** : 하루의 작업이 끝난 후 복토하는 것으로서 15cm로 한다.
② **중간복토** : 1주일(7일) 정도 작업을 중단한 후 복토하는 것으로서 30cm로 한다.
③ **최종복토** : 매립이 끝난 후 복토하는 것을 말하며 복토의 두께는 가스배제층·배수층은 30cm, 차단층은 45cm, 식생대층은 60cm이다.

100 의료폐기물을 위생적으로 처리하기 위한 방법은 어느 것인가?

① 소각 후 소독   ② 경사식   ③ 도랑식
④ 지역식   ⑤ 퇴비화

101 다음 그림의 기구 명칭은 무엇인가?

① 휴대용 조도계
② 일광계
③ 소음계
④ 진동계
⑤ 광속계

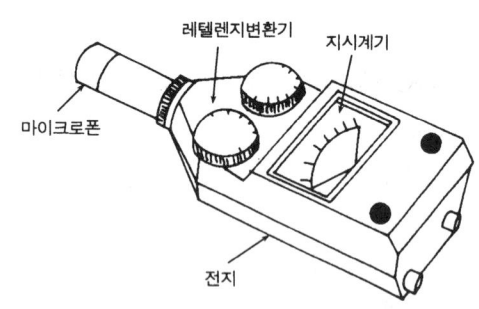

102 101번 그림의 측정단위는 어떻게 표시하는가?

① Lux   ② dB   ③ phone
④ Hz   ⑤ BOD

정답   98. ②   99. ④   100. ①   101. ③   102. ②

103 101번 그림은 무엇을 측정하기 위한 기구인가?
① 온도 ② 일광 ③ 진동
④ 먼지 ⑤ 소음

104 다음 그림의 명칭은 무엇인가?
① 온도 조정판
② 빛 조정판
③ 지시소음계 조정판
④ 먼지 조정판
⑤ 일광조절판

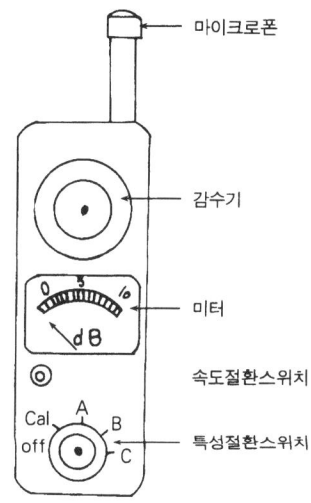

105 그림은 청감보정회로의 A, B, C 특성곡선인데 음의 세기보다 감각에 대한 특성을 나타낸 것은 어느 곡선인가?
① B곡선, C곡선
② B곡선
③ C곡선
④ A곡선
⑤ A~C곡선

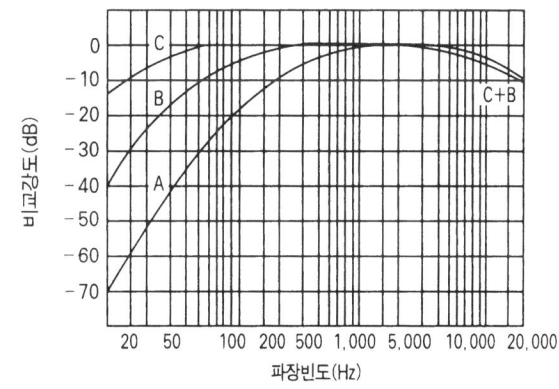

해설 청감보정회로의 사용방법
① A곡선은 소리의 세기보다 감각에 대한 특성을 나타낸 것이다.
② C곡선은 녹음을 하는 경우에 사용한다.
③ B곡선은 별로 사용하지 않는다.

106 청감보정회로의 A, B, C 특성곡선 중에서 소리의 세기보다 감각에 대한 특성을 나타낸 것은 어느 것인가?
① A곡선 ② B곡선 ③ C곡선
④ B 및 C곡선 ⑤ A~C곡선

정답 103. ⑤ 104. ③ 105. ④ 106. ①

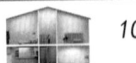

107 다음 그림은 소음을 측정하기 위한 준비이다. 소음 측정시 소음계의 위치는 지면에서 몇 m 위에 설치하여야 하는가?

① 0.5m
② 1.2m
③ 2.0m
④ 3.0m
⑤ 5.0m

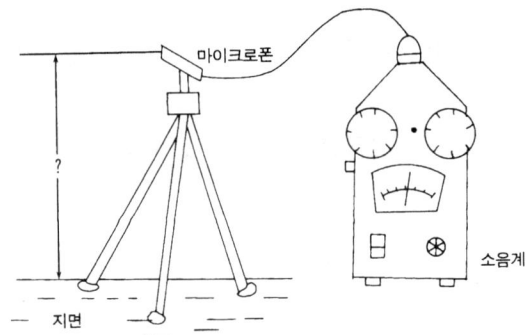

 소음측정시 소음계의 위치 : 소음계의 마이크로폰은 **지면에서 1.2~1.5m 높이**에서 측정한다.

108 다음 그림에서 소음계와 측정자의 거리간격은 얼마로 하여야 하는가?

① 0.5m
② 1m
③ 1.5m
④ 0.4m
⑤ 5m

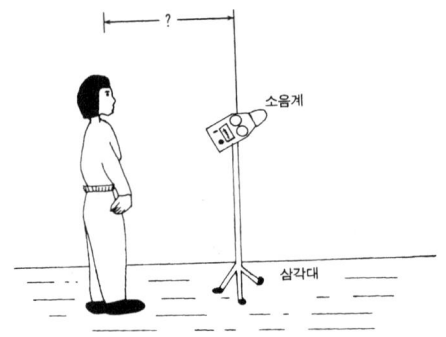

 소음계와 측정자의 거리간격은 **0.5m**로 한다.

109 다음 내용은 소음의 측정조건에 관한 일반사항이다. 틀린 내용을 찾아라.

① 공장이나 사업장 주변의 소음측정은 공장부지 경계선에서 측정한다.
② 소음계의 마이크로폰은 지면으로부터 1.2~1.5m 높이에 설치한다.
③ 손으로 소음계를 잡고 측정할 때에는 측정자의 몸으로부터 되도록 멀리 떨어져야 한다.
④ 방풍망은 바람이 없을 때 사용한다.
⑤ 소음계는 측정자의 몸으로부터 50cm 이상 떨어져야 한다.

 방풍망은 바람을 막는 역할을 하므로 **바람이 있을 때 사용**한다.

 소음의 환경기준의 측정조건
① 소음계의 **마이크로폰은 주소음원 방향**으로 하여야 한다.
② 소음계는 측정자의 **몸으로부터 50cm 이상** 떨어져야 한다.
③ 소음계의 마이크로폰은 **측정위치에 받침장치를 설치**하여 측정하여야 한다.
④ 바람이 5m/sec 초과일 때에는 측정하지 않는다.
⑤ 풍속이 2m/sec 이상일 때에는 반드시 **마이크로폰에 방풍망을 부착**하여야 하며 풍속이 **5m/sec 초과**할 때에는 **측정하여서는 아니** 된다.
⑥ 진동이 많은 장소 또는 전자장(대형 전기기계, 고압선 근처 등)의 영향을 받는 곳에서는 적절한 **방진책**(방진, 차폐 등)을 **강구하여 측정**하여야 한다.

정답 107. ② 108. ① 109. ④

110 공장소음은 부지경계선 어느 위치에서 측정하여야 하는가?

① 소음이 낮은 지점　　② 구분이 없다.
③ 모서리에서 측정　　④ 소음이 제일 높은 지점
⑤ 중간지점

111 배경소음(암소음)이 60dB(A)이고 측정한 소음이 67dB(A)일 때 대상소음은 몇 dB인가?

배경소음의 영향에 대한 보정도

측정소음과 배경소음 차	3	4	5	6	7
보정치	-3	-2	-2	-1	-1

① 60dB　　② 66dB　　③ 70dB
④ 75dB　　⑤ 80dB

배경소음 : 측정하고자 하는 음이 없을 때 그 지점에서 나는 소음을 배경소음이라 한다.
① 67 - 60 = 7
② 표에서 측정소음과 배경소음(암소음 ; 주변 발생소음)의 차 7은 보정치가 -1이다.
∴ 67 - 1 = 66dB

112 다음 그림과 같은 구성도를 가진 기기는 환경오염물질을 측정하는데 쓰인다. 이 기기의 명칭은 무엇인가?

① 가스크로마토그래피법
② 흡광광도법
③ 원자흡광광도법
④ 적외선분석법
⑤ 자외선법

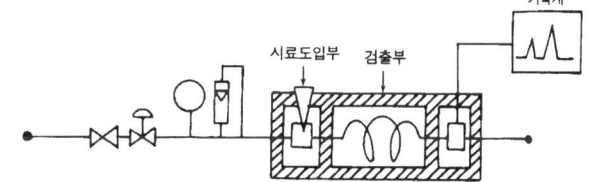

113 다음과 같은 계통도를 가진 기기의 명칭은 어느 것인가?

광원부 → 파장선택부 → 시료부 → 측광부

① 가스크로마토그래피법　　② 흡광광도법　　③ 원자흡광광도법
④ 광도측정법　　⑤ 비분산적외선법

① 흡광광도법 : 광원부 → 파장선택부 → 시료부 → 측광부
② 원자흡광광도법 : 광원부 → 시료원자화부 → 파장선택부 → 측정부

정답　110. ④　111. ②　112. ①　113. ②

114 다음 그림은 무슨 계통도인가?

① 가스크로마토그래피법
② 흡광광도법
③ 자외선법
④ 적외선측정법
⑤ 원자흡광광도법(원자흡수분광광도법)

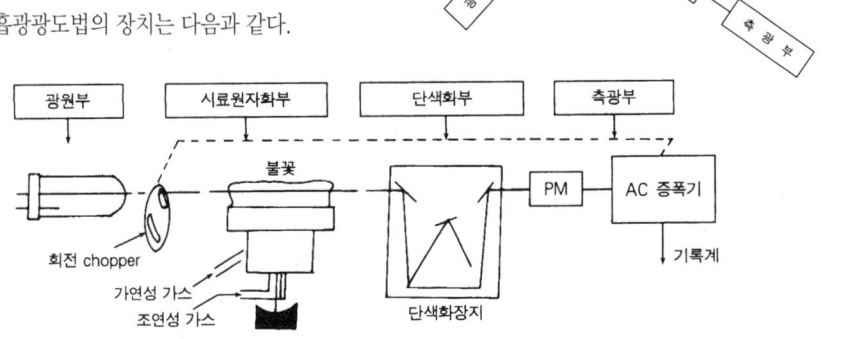

 원자흡광광도법의 장치는 다음과 같다.

115 다음 기구의 명칭은 무엇인가?

① 중공음극램프   ② 흡광도램프
③ Lux 측정용램프   ④ 표준램프
⑤ 조도계

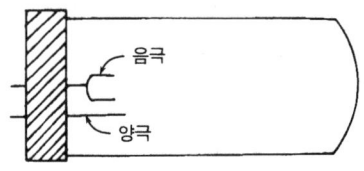

116 다음 그림의 명칭은 무엇인가?

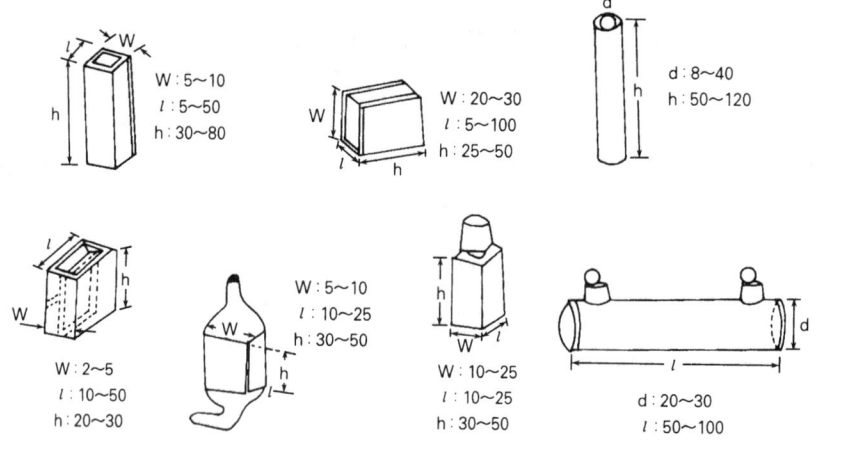

① 비커   ② 튜브   ③ 흡광도용 셀(흡수 셀)
④ 듀보스트 시험관   ⑤ 고무관

정답 114. ⑤ 115. ① 116. ③

117 다음 그림은 먼지시료 채취장치이다. 각 부분의 명칭이 순서대로 연결된 것은?

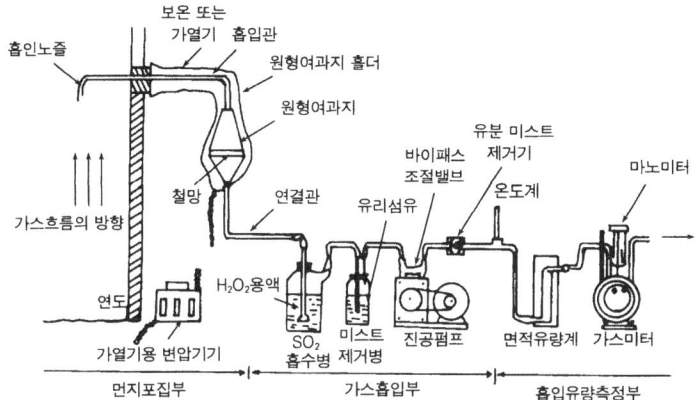

① 흡수병 → 흡인펌프 → 습식가스미터
② 흡인펌프 → 흡수병 → 습식가스미터
③ 습식가스미터 → 흡수병 → 흡인펌프
④ 습식가스미터 → 흡인펌프 → 흡수병
⑤ 습식가스미터 → 흡인펌프 → 미스트제거

해설 먼지포집부 → 흡수병(SO_2 흡수병) → 진공펌프 → 미스트제거 → 가스미터

118 다음 그림은 먼지시료 채취장치이다. 이 장치에서 진공펌프는 어느 것인가?

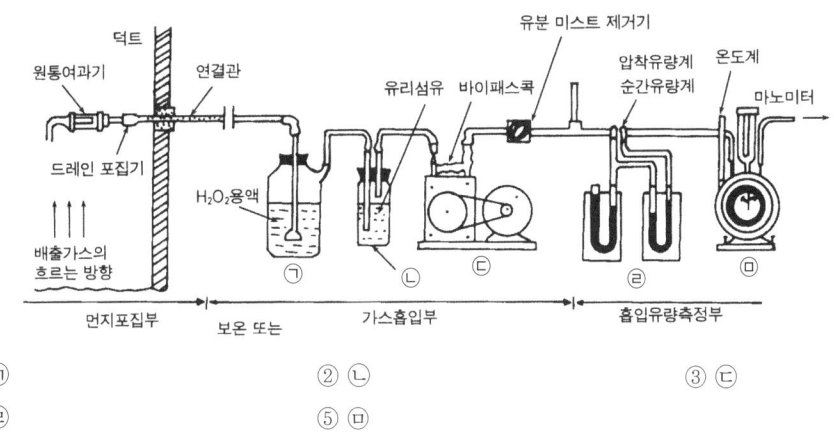

① ㉠
② ㉡
③ ㉢
④ ㉣
⑤ ㉤

119 시료채취가 적을 때에는 그림과 같이 포집병을 쓴다. 다음 그림에서 여과재는 어느 것인가?

① ㉠
② ㉡
③ ㉢
④ ㉣
⑤ ㉢, ㉣

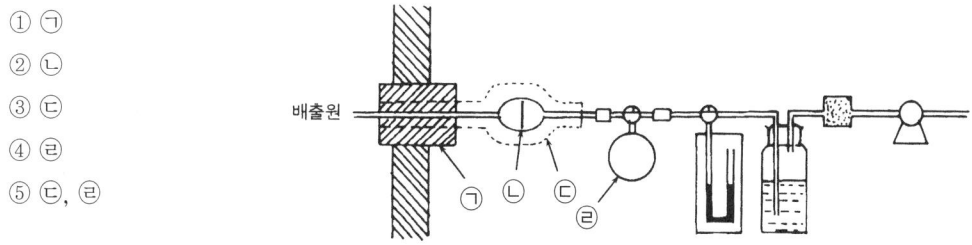

해설 ㉠ 보온재 ㉡ 여과재 ㉢ 히터 ㉣ 진공병

정답 117. ① 118. ③ 119. ②

120 포집병을 쓸 때 흡수병 내 도관의 설치가 옳게 된 것은 어느 것인가?

① ㉠
② ㉡
③ ㉢
④ ㉣
⑤ ㉠, ㉡

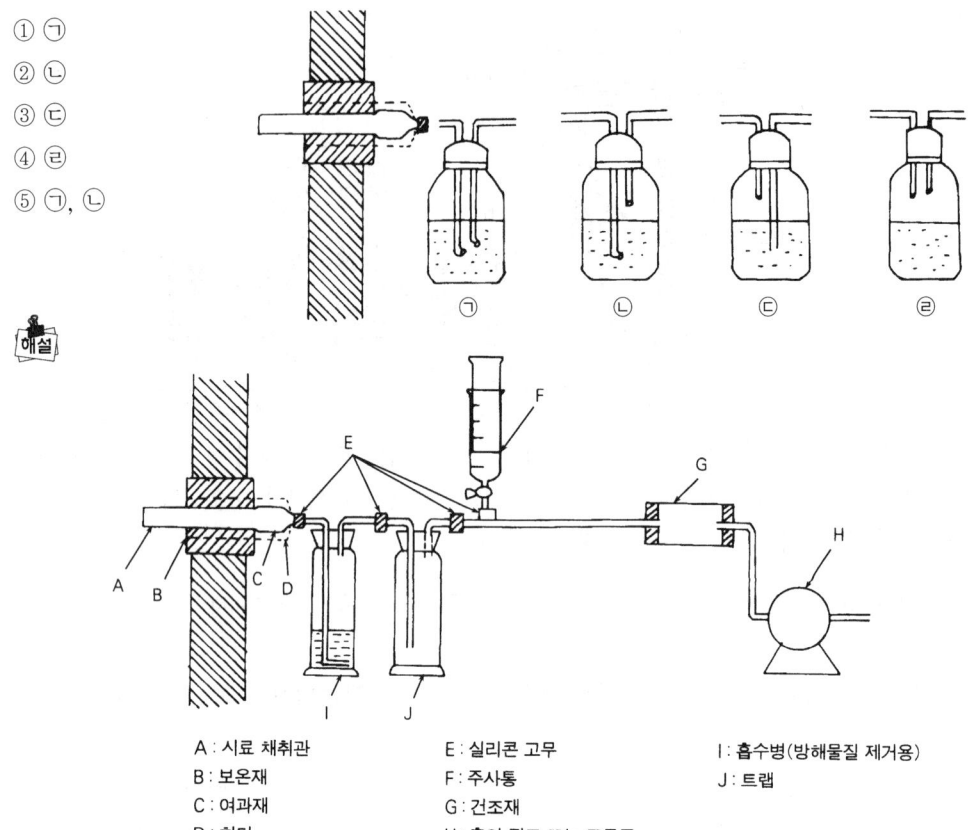

A : 시료 채취관
B : 보온재
C : 여과재
D : 히터
E : 실리콘 고무
F : 주사통
G : 건조재
H : 흡인 펌프 또는 고무구
I : 흡수병(방해물질 제거용)
J : 트랩

121 다음 기구의 명칭은 무엇인가?

① 가스흡수병
② 냄새 측정장치
③ 자기실 유량측정
④ 부유물질 측정기
⑤ 탁도 측정기

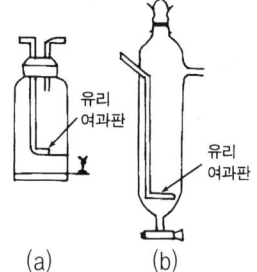

122 다음 그림은 배출가스의 유속을 측정하는데 쓰인다. 이 기기의 명칭은 무엇인가?

① 흡인관
② 벤투리미터관
③ 오리피스미터
④ 피토관
⑤ 가스관

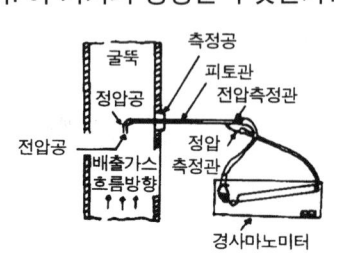

해설 피토관 : 기체의 통과속도를 측정한다.

정답 120. ② 121. ① 122. ④

123 122번 그림의 기기는 무엇을 측정하는데 쓰이는가?
   ① 기체의 유속측정에 쓰임   ② 액체 유속측정에 쓰임
   ③ 유량측정에 쓰임   ④ 비중측정에 쓰임
   ⑤ 온도측정에 쓰임

124 배출가스의 유속을 측정하기 위해 다음과 같이 피토관을 설치하였다. 정압과 전압은 어떻게 연결하여야 하는가?

   ① 정압㉠과 ㉢, 전압㉡와 ㉣
   ② 정압㉠과 ㉡, 전압㉢과 ㉣
   ③ 정압㉠과 ㉣, 전압㉡와 ㉢
   ④ 정압㉠과 ㉣, 전압㉡와 ㉢
   ⑤ 정압㉠과 ㉣, 전압㉠과 ㉣

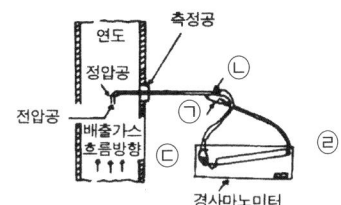

125 다음 그림은 용기포집법에 의해 가스상 물질의 시료채취시 사용된다. 이 용기의 명칭은 무엇인가?
   ① 공기주머니
   ② 포집병
   ③ 진공병
   ④ 여과지
   ⑤ DO병

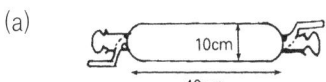
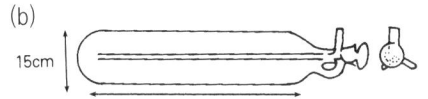
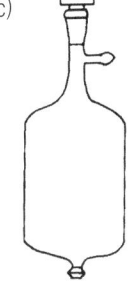

126 다음 그림은 가스상 물질의 시료채취시 사용된다. 이 용기의 명칭은 무엇인가?
   ① 공기주머니
   ② 포집병
   ③ 진공병
   ④ 여과지
   ⑤ 가스병

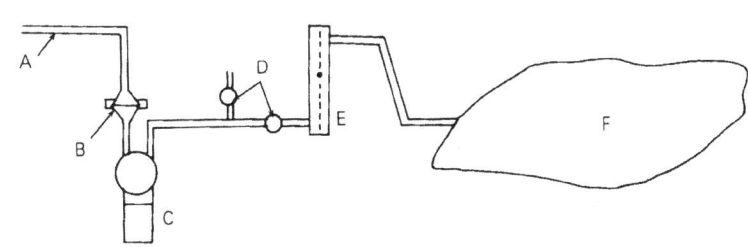

해설 A : 실공기 도입관, B : 여과지 홀더, C : 다이어프램펌프, D : 유량조절기, E : 유량계, F : 공기주머니

정답 123. ① 124. ④ 125. ③ 126. ①

127 다음 그림은 용매포집법에 의해 사용된다. 이 용기의 명칭은 무엇인가?

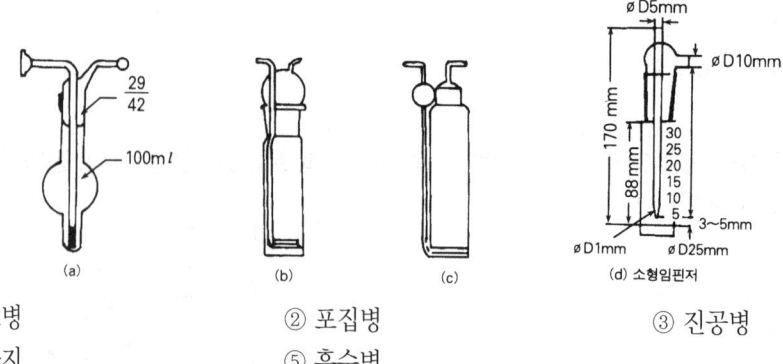

① 가스병
② 포집병
③ 진공병
④ 여과지
⑤ 흡수병

128 다음 그림은 비산먼지 시료채취장소의 선정에 관한 것이다. 대조위치는 다음 중 어디인가?

① ㉠
② ㉡
③ ㉢
④ ㉣
⑤ ㉡, ㉣

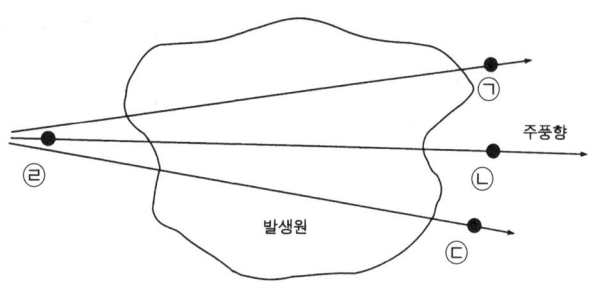

 시료측정을 해서는 안 되는 경우는 다음과 같다.
　① 비, 눈이 올 때
　② 조업이 중단되었을 때
　③ 바람이 없을 때(0.5m/sec 이하)
　④ 바람이 강할 때(10m/sec 이상)

129 다음 그림에서 비산먼지 시료채취장소의 선정시, 풍향을 고려하여 비산농도가 높을 것으로 예상되는 지점 몇 개 이상을 선정하여 측정하는가?

① 1개 이상
② 2개 이상
③ 3개 이상
④ 5개 이상
⑤ 6개 이상

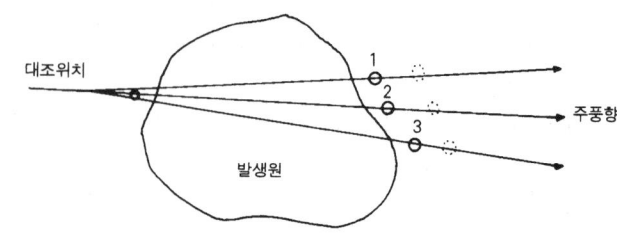

 시료채취 : 3개 지점 이상을 선정하여 측정한다.

정답　127. ⑤　128. ④　129. ③

130 다음 그림은 부유먼지 측정기 설치에 관한 것이다. 설치 가능한 영역은 어느 곳인가?

① 영역 1
② 영역 2
③ 영역 1, 영역 2
④ 도로변
⑤ 답이 없음

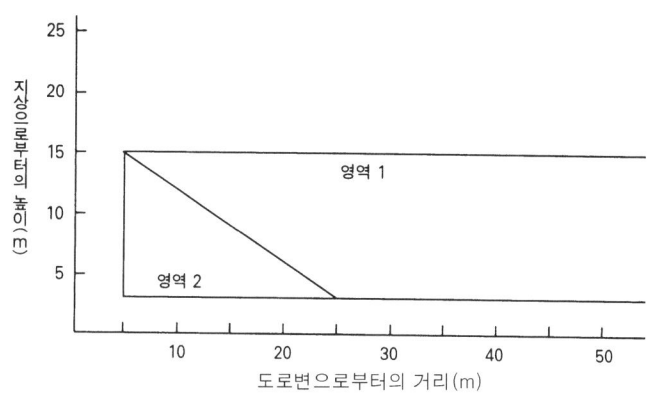

 영역 1 : 설치가능, 영역 2 : 설치불가

131 다음 그림은 연돌의 최소 채취점의 수를 결정하는 그림이다. 측정공 위치가 하부직경의 9배인 경우 총 측정점 수는 몇 개인가?

① 6개
② 9개
③ 12개
④ 20개
⑤ 30개

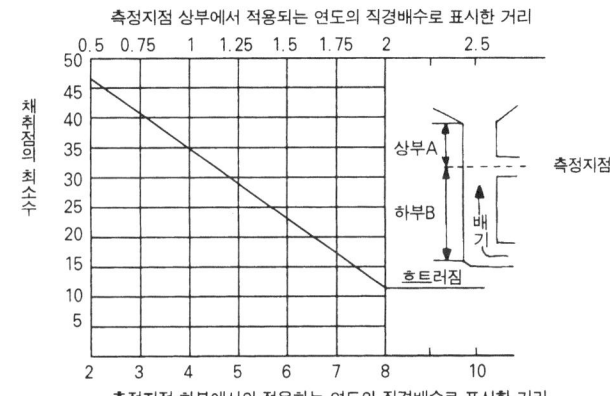

 측정공 위치
① 수직연도 내 배출가스의 하부난류가 시작되는 곳으로부터 연도 내경의 **8배 이상 위를 향한 곳**을 측정공 위치로 선정한다.
② 상부난류 지점으로부터 아래로 향하여 연도 내경의 **2배 이상 내려온 곳**을 측정공 위치로 선정한다.

132 대기중의 오염물질 중 가스상물질이 <u>아닌</u> 것은 어느 것인가?

① 강하먼지　　② 옥시던트　　③ 질소산화물
④ 황산화물　　⑤ 오존

 강하먼지 : 입자상물질이다.

정답　130. ①　131. ①　132. ①

133 다음 그림은 강하먼지를 측정하는 기구이다. 이 기구의 명칭은 무엇인가?

① 데포지 게이지
② 로볼륨에어샘플러
③ 앤덜슨에어샘플러
④ 하이볼륨에어샘플러
⑤ 포집병

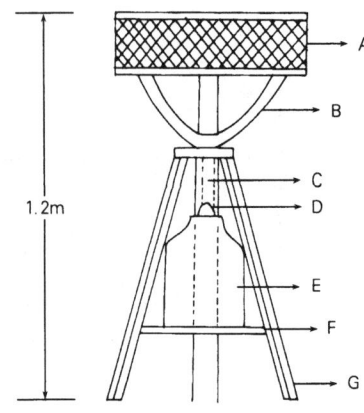

A : 철망(조류 접근 방지용)
B : 포집깔대기
C : 고무관
D : 역립깔대기
E : 포집병
F : 나무받침(두께 약 $\frac{1}{2}$ inch)
G : 받침대

해설 포집병에는 증류수 100~200ml를 넣는다.

134 다음 기구의 명칭과 측정할 수 있는 물질을 바르게 연결한 것은 어느 것인가?

① Membrance Filter : 세균측정
② Deposit gauge : 강하먼지측정
③ Oker Blon : 세균측정
④ Impinger : 먼지측정
⑤ Impinger : 가스측정

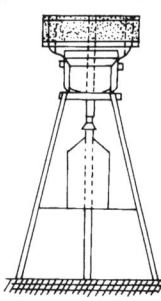

135 다음 그림과 같은 장치의 명칭은 무엇인가?

① 사이클론 장치
② 로볼륨에어샘플러
③ 데포지 게이지법
④ 하이볼륨에어샘플러
⑤ 포집기

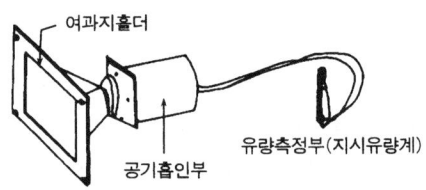

136 하이볼륨에어샘플러 장치는 무엇을 측정하기 위한 기기인가?

① 먼지　　② 입자상물질　　③ 강하먼지
④ 아황산가스　　⑤ 오존

137 하이볼륨에어샘플러에서 채취할 수 있는 입자상물질의 크기는 몇 μm인가?

① 0.1~100μm　　② 5~10μm　　③ 0.5~5μm
④ 1~10μm　　⑤ 500μm 이상

정답 133. ① 134. ② 135. ④ 136. ② 137. ①

138 다음 그림은 하이볼륨에어샘플러의 보호상자이다. 포집면을 위로 향하게 하여 어떻게 고정하여야 하는가?

① 수직으로 고정시킨다.
② 직각으로 고정시킨다.
③ 세로로 고정시킨다.
④ 수평으로 고정시킨다.
⑤ 방향에 관계 없다.

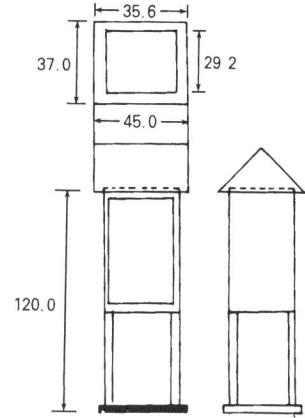

 보호상자 : 하이볼륨에어샘플러의 입자상물질 포집면을 위로 향하게 하여 **수평으로 고정**시킨다.

139 다음 그림과 같은 장치의 명칭은 무엇인가?

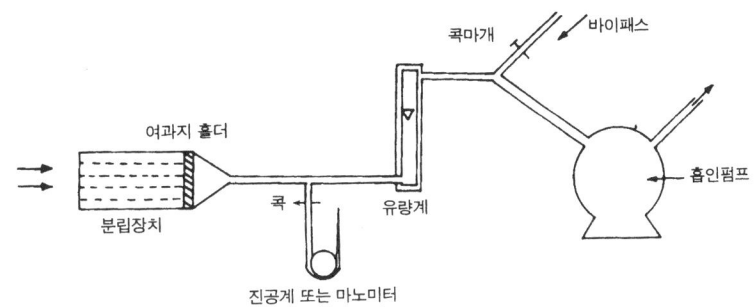

① 사이클론 장치
② 로볼륨에어샘플러
③ 데포지 게이지법
④ 하이볼륨에어샘플러
⑤ 관성력 장치

 로볼륨에어샘플러(Low Volume Air Sampler)법
원리 및 적용범위 : 직경이 10 μm 이하의 **입자상물질을 포집**하여 질량농도를 구하거나 금속 등의 성분분포에 이용된다.

140 다음 그림의 명칭은 무엇인가?

① 오염물질 측정표
② 링겔만차트
③ 데포지게이지법
④ 가스상물질 측정표
⑤ 악취 측정표

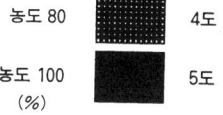

링겔만차트 : 매연농도 측정

정답 138. ④ 139. ② 140. ②

141 링겔만차트에 관한 설명 중 잘못된 것은 어느 것인가?

① 링겔만차트는 0도~5도까지 6종으로 분류한다.
② 가로, 세로 14cm, 20cm의 백지에 흑선부분이 전체의 0%, 20%, 40%, 60%, 80%, 100%를 차지하도록 그려 넣은 것이다.
③ 링겔만차트에서 0도는 백색이고, 5도는 흑색이다.
④ 링겔만차트는 0도~5도까지 5종으로 분류한다.
⑤ 법적기준은 2도 이하이다.

142 링겔만차트로 매연농도를 측정할 때 연돌 배출구에서 몇 m(cm) 떨어진 곳의 매연을 관찰하여야 하는가?

① 굴뚝의 토출구로부터 30~45cm 떨어진 지점   ② 굴뚝 토출구로부터 1~2m 떨어진 지점
③ 연기흐름의 중심축 부근   ④ 매연흐름의 평균농도가 될만한 지점
⑤ 연기흐름의 높은 지점

143 다음 그림은 링겔만차트이다. 매연농도 1도는 어느 것인가?

① ㉠
② ㉡
③ ㉢
④ ㉣
⑤ ㉤

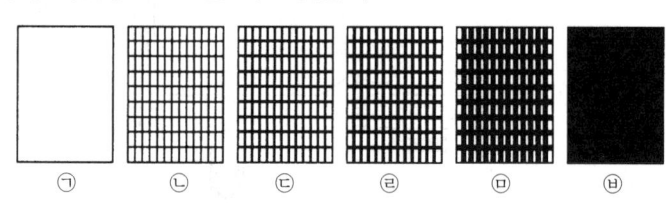

144 143번의 링겔만차트 농도표에서 매연농도 5도는 어느 것인가?

① ㉠
② ㉡
③ ㉢
④ ㉥
⑤ ㉤

145 링겔만차트 0도는 매연농도 몇 %에 해당되는가?

① 0%
② 20%
③ 40%
④ 60%
⑤ 80%

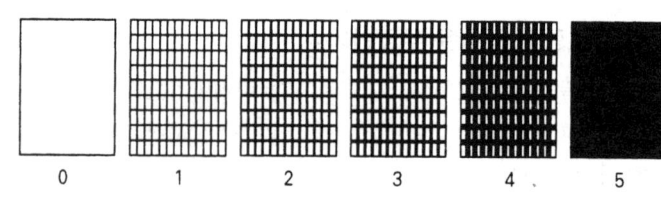

 링겔만 매연농도(Ringlmann Smoke Chart)
① 매연의 농도구분 : 6종으로 분류(0~5도)
② 백상지의 흑선부분이 전체의 0%, 20%, 40%, 60%, 80%, 100%를 차지하도록 하였다.
③ 1도 증가할 때마다 20%씩 흑선이 증가한다.
④ 법적기준 : 2도 이하

정답   141. ④ 142. ① 143. ② 144. ④ 145. ①

146 링겔만차트 1도는 매연농도 몇 %에 해당되는가?
　① 0%　　② 20%　　③ 40%
　④ 60%　　⑤ 100%

147 링겔만차트에서 매연농도 100%는 몇 도에 해당하는가?
　① 0도　　② 1도　　③ 2도
　④ 5도　　⑤ 6도

148 링겔만스모그차트에 의해 매연을 측정할 때 농도표와 측정자와는 몇 m 거리에 있어야 하는가?
　① 15~16m
　② 4m
　③ 20m
　④ 25m
　⑤ 30m

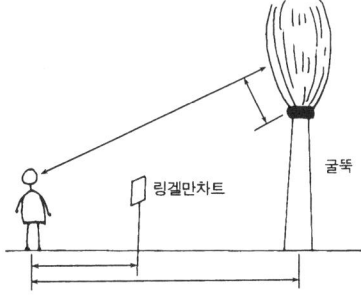

149 148번 그림에서 측정자와 연돌과의 거리는 몇 m 간격을 두어야 하는가?
　① 50m　　② 100m　　③ 150m
　④ 30~40m 정도(200m 이내)　　⑤ 10m

150 다음 그림의 명칭은 무엇인가?
　① pH 분석기
　② 헴펠가스(Hempel gas)분석기
　③ 하이볼륨에어샘플러
　④ 기체압력 시험기
　⑤ 온도측정기

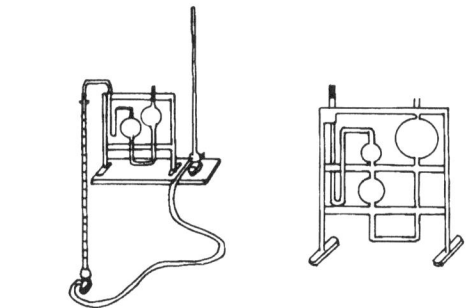

151 다음 기기의 명칭은 무엇인가?
　① 중공음극램프
　② 흡수분광계
　③ 가스미터
　④ pH 미터
　⑤ 액체측정기

ⓐ 파장조절 손잡이
ⓑ 파장눈금
ⓒ 0점 조절손잡이
ⓓ 파일럿 램프
ⓔ 투과% 눈금판
ⓕ 셀 어댑터
ⓖ 광량조절 손잡이

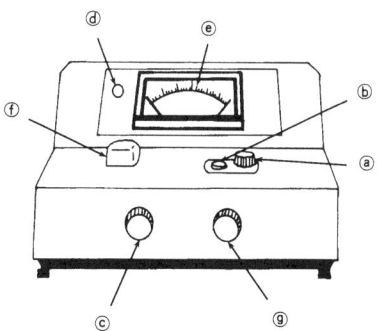

정답 146. ②　147. ④　148. ①　149. ④　150. ②　151. ②

152 다음 그림의 명칭은 무엇인가?

① 송입식 가스채취기
② 검지관식
③ 진공식 가스채취기
④ 흡인식
⑤ 채수기

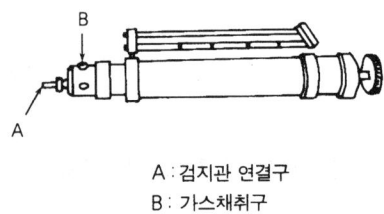

A : 검지관 연결구
B : 가스채취구

153 다음 그림은 무엇인가?

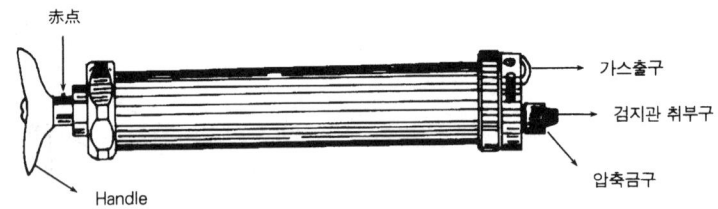

① 송입식 가스채취기   ② 검지관식   ③ 진공식 가스채취기
④ 흡인식   ⑤ 흡수관

154 다음의 기구로 측정할 수 없는 것은 어느 것인가?

① 황산미스트
② 탄산가스
③ 황화수소
④ CO
⑤ CO_2

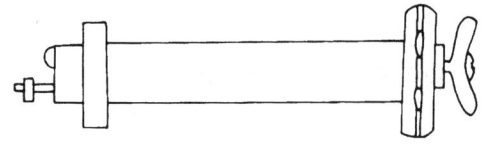

155 다음 그림은 공기 중의 일산화탄소(CO)를 측정하기 위한 일산화탄소 검지관 A형이다. 화살표를 한 위치에 들어갈 물질은 다음 중 어느 것인가?

① 활성탄
② 실리카겔층
③ 검지제층
④ 솜마개
⑤ 물

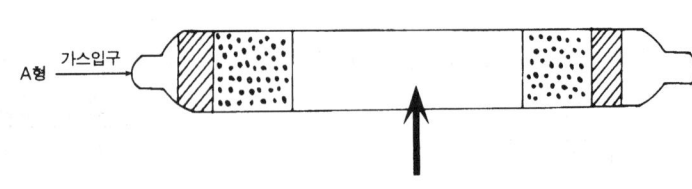

정답 152. ① 153. ③ 154. ① 155. ③

156 그림과 같은 검지관법에 의한 일산화탄소의 농도는 몇 ppm인가?

① 500ppm
② 700ppm
③ 800ppm
④ 900ppm
⑤ 1,000ppm

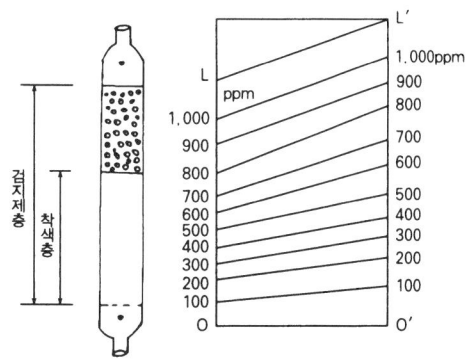

 800 - 100 = 700ppm

157 흡착제 중 활성탄의 색깔은 무슨 색인가?

① 무색　　② 회색　　③ 붉은색
④ 흰색　　⑤ 검은색

158 다음 그림은 무엇인가?

① gas 흡수관
② 충격식 먼지(진애) 측정기
③ Pitot Tube
④ Impinger 세균 흡수관
⑤ 가스 측정기

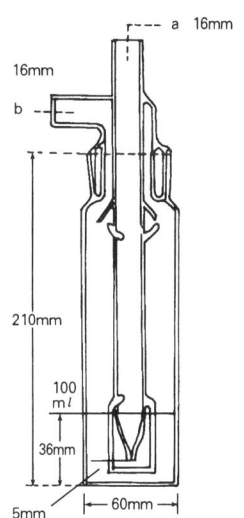

159 다음 그림은 무엇을 하기 위한 것인가?

① 액체시료의 수집
② 고체시료의 수집
③ 기체시료의 수집
④ 유체시료의 수집
⑤ 답이 없음

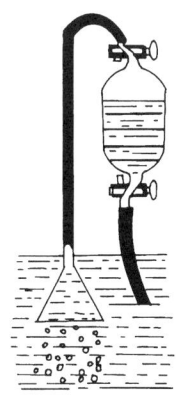

정답　156. ②　157. ⑤　158. ②　159. ③

160 다음 그림의 명칭은 무엇인가?

① 진공병
② BOD병
③ DO병
④ COD병
⑤ CO병

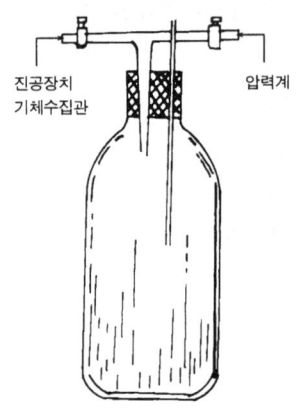

161 다음 그림의 장치는 무엇을 하는 장치인가?

① DO 장치
② BOD 장치
③ COD 장치
④ Orsat 장치
⑤ 오존 장치

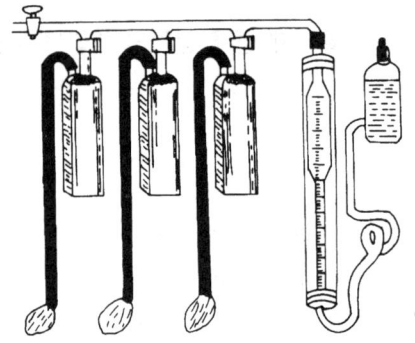

 오르자트(Orsat) 분석법
① 오르자트 분석법은 시료를 흡수액에 통과시켜 **산소를 흡수시키고 시료 중의 산소농도를 구하는 방법**이다.
② 분석순서 : $CO_2 \rightarrow O_2 \rightarrow CO$
③ 시약 : CO_2 흡수액은 30% KOH(수산화칼륨)용액, O_2 흡수액은 60% 수산화칼륨용액 + 12% 피로갈롤 용액의 혼합액
④ 오르자트 분석기에서 측정할 수 있는 가스 : CO_2, O_2, CO, N_2
⑤ N_2는 계산에 의해 **구할 수 있다.** $N_2 = 100 - (CO_2 + O_2 + CO)$

162 다음 기기의 명칭은 무엇인가?

① 액체시료의 수집기
② Lunge 질소계
③ 기체시료 채취기
④ 고체 수집기
⑤ 오존 수집기

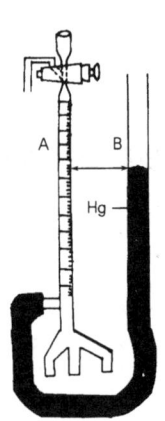

 Lunge 질소계 = Nitrometer = Azotometer

정답 160. ① 161. ④ 162. ②

163 다음 측정기의 명칭은 무엇인가?

① 벤투리미터
② 자기식 유량측정기
③ Orifice Meter
④ 피토관
⑤ 염소 측정기

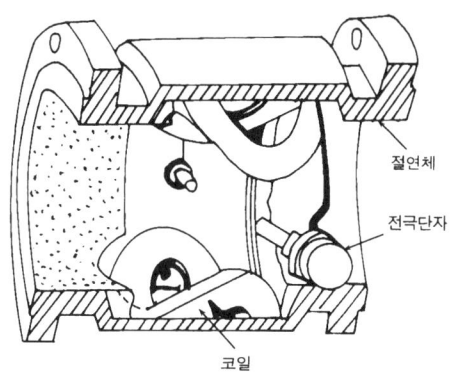

164 다음 기구의 명칭은 무엇인가?

① 잔류염소 측정기
② 자기식 유량기
③ 피토관
④ 벤투리미터
⑤ pH 측정기

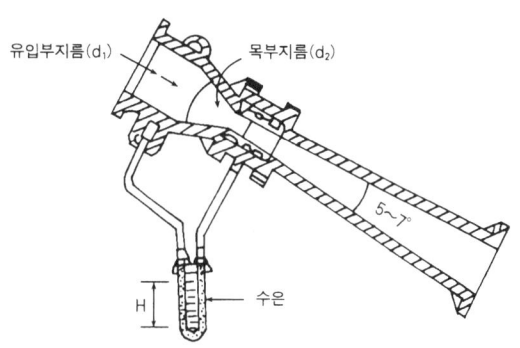

 벤투리미터(Venturi meter) : 물의 흐르는 양을 측정한다.

165 다음 표는 원수의 희석단계를 나타낸 것이다. 최종 희석된 ⓒ시험관의 원수는 몇 배로 희석되었는가?

| 원수 3,000m*l* → 원수 1m*l* + 희석수 = 1,000m*l* → ㉠ 시험관수 1m*l* + 희석수 = 1,000m*l* |
| ㉠ 시험관 　　　　　　　　　　　　ⓒ 시험관 |

① 100배　　　　　　　② 1,000배　　　　　　　③ 10,000배
④ 1,000,000배　　　　⑤ 10,000,000배

 ① ㉠시험관의 희석수는 1,000배 희석
　　② ⓒ시험관의 ㉠시험관수는 1m*l*는 1,000배 희석한 것이고, ⓒ시험관의 희석배수도 1,000배 희석한 것임.
　　∴ 1,000×1,000 = 1,000,000

166 수질시료의 채취시 무색경질 유리병을 사용하여야만 되는 항목으로 연결된 것은?

① 유기인, PCB, n-헥산 추출물질　　　② PCB, 대장균
③ n-헥산 추출물질, 대장균　　　　　　④ 유기인, 대장균
⑤ 분원성 대장균

 ① 무색경질 유리병을 사용하는 항목 : 유기인, PCB, n-헥산 추출물질 등
　　② 유리병 또는 폴리에틸렌병을 사용하는 항목 : 대장균군

정답　163. ②　164. ④　165. ④　166. ①

167 다음 그림은 하천수의 오염 및 용수의 목적에 따라 채수지점 선정에 관한 것이다. 하천본류와 하천지류가 합류하는 경우 채수지점 선정이 옳게 된 것은 어느 것인가?

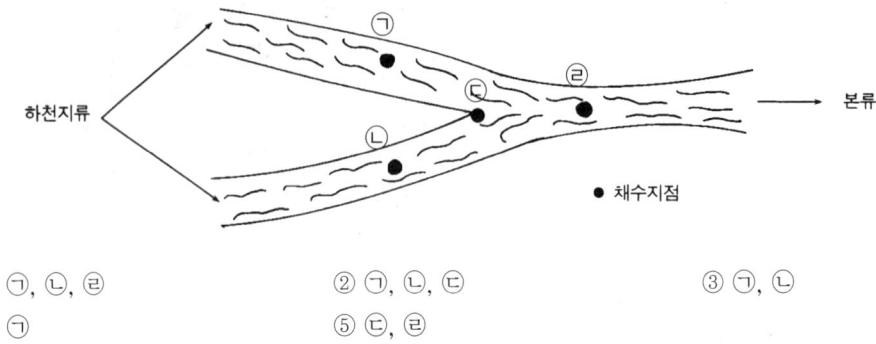

① ㉠, ㉡, ㉣　　　　② ㉠, ㉡, ㉢　　　　③ ㉠, ㉡
④ ㉠　　　　　　　⑤ ㉢, ㉣

해설 하천본류와 하천지류가 합류하는 경우에는 합류 이전의 각 지점과 합류 이후 충분히 혼합된 지점에서 각각 채취한다.

168 수심이 3m인 하천에서 시료를 채취하려고 한다. 어느 지점에서 채수해야 하는가?

① 수면 지점
② 1/4 지점
③ 1/3 지점과 2/3 지점
④ 2/3 지점
⑤ 3/3 지점

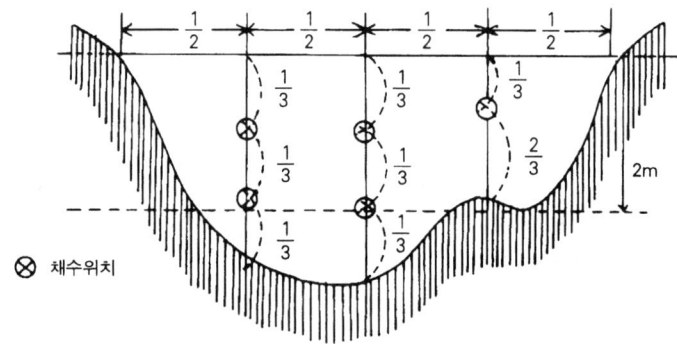

해설 채수위치 : 각각 등분한 지점의 수면으로부터 수심이 2m 이상일 때는 수심의 1/3 및 2/3에서 각각 채취한다.

169 수심이 1m인 하천에서 시료를 채취하려고 한다. 어느 지점에서 채수해야 하는가?

① 수면　　　　② 1/3 지점　　　　③ 1/3 지점과 2/3 지점
④ 1/2 지점　　⑤ 1/4 지점

해설 채수위치 : 각각 등분한 지점의 수면으로부터 수심이 2m 미만일 때는 수심의 1/3 위치에서 채취한다.

170 하천수원을 채취할 때 사용되는 보통형 흡인노즐의 각도는 어떻게 되는가?

① 30° 이하　　　　② 40° 이상　　　　③ 50° 이상
④ 70° 이상　　　　⑤ 80° 이상

정답 167. ① 168. ③ 169. ② 170. ①

171 다음 그림에서 용존산소(DO) 곡선은 어느 것인가?

① ㉠
② ㉡
③ ㉢
④ ㉠, ㉢
⑤ ㉡, ㉢

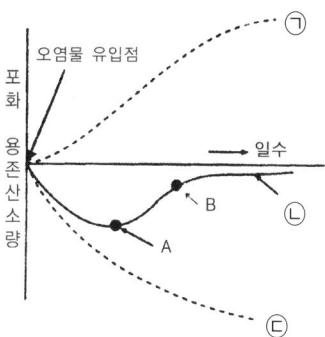

해설 ㉡번 : 용존산소곡선
㉢번 : 재폭기가 없을 때의 산소소비곡선

172 171번 그림에서 임계점은 어디인가?

① A   ② B   ③ A, B
④ ㉡   ⑤ ㉢

해설 A : 임계점, B : 변곡점

173 DO곡선 중에서 임계점이란 무엇인가?

① 산소의 양이 가장 적은 지점
② 산소의 양이 가장 많은 지점
③ 산소가 재폭기되는 지점
④ 이산화탄소의 양이 가장 많은 지점
⑤ 유기물이 증가하는 지점

해설 ① 임계점 : 용존산소의 농도가 가장 부족한 지점을 임계점이라 한다.
② 변곡점 : 산소의 복귀율이 가장 큰 지점을 변곡점이라 한다.

174 다음 그림으로 시료를 채취하는 것은 어떤 실험을 하기 위한 것인가?

① DO
② BOD 시험병
③ SS
④ COD
⑤ 오존

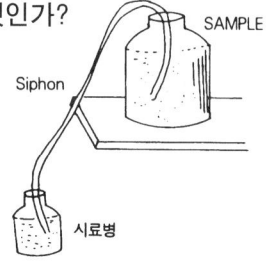

175 다음 DO병 중 적당하지 못한 것은 어느 것인가?

① ㉠
② ㉡
③ ㉢
④ ㉣
⑤ ㉠~㉢

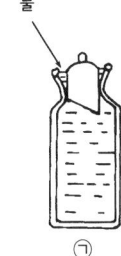 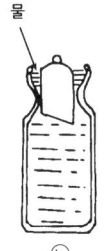 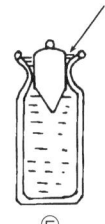 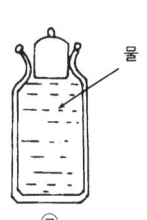

해설 DO : 물속에 기포가 생기지 않도록 물을 넉넉히 담는다.

정답 171. ② 172. ① 173. ① 174. ① 175. ④

176 다음 그림 중 사용법이 올바른 것은 어느 것인가?

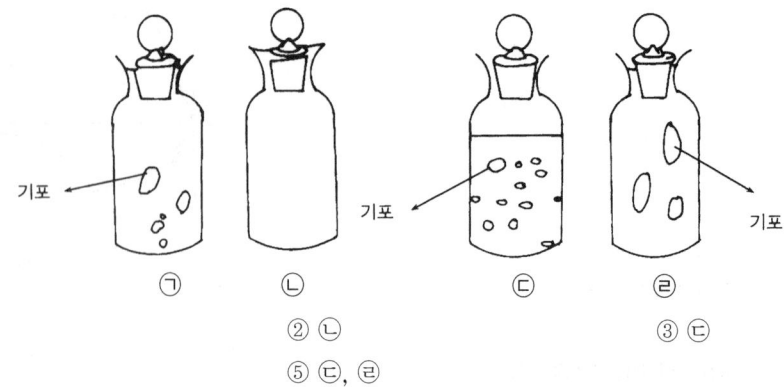

① ㉠   ② ㉡   ③ ㉢
④ ㉣   ⑤ ㉢, ㉣

> **해설** DO 시험을 위한 시료채취시 주의할 사항
> ① 시료를 채취할 때에는 공기와 접촉하거나 흔들어서는 안 된다.
> ② DO 측정시 물 속에 기포가 생기지 않도록 물을 넉넉히 담는다.

177 다음 내용은 어떤 실험을 하는 과정인가?

> 시료 300ml → $MnSO_4$과 아지드용액 → 황산(H_2SO_4) → 검수 200ml → 티오황산나트륨($Na_2S_2O_3$) → 전분액 → 티오황산나트륨($Na_2S_2O_3$)으로 청색에서 무색이 될 때까지 적정

① SO_2 ② SS   ③ DO
④ COD   ⑤ 오존

178 다음은 DO 실험과정을 나열한 것이다. (   ) 안에 들어갈 용액은 어느 것인가?

> 시료 300ml → $MnSO_4$과 아지드용액 → 황산(H_2SO_4) → 검수 200ml → 티오황산나트륨($Na_2S_2O_3$) → 전분액 → (   )으로 청색에서 무색이 될 때까지 적정

① 황산망간   ② 황산   ③ 티오황산나트륨
④ 전분   ⑤ 망간

179 윙클러-아지드법(winker method, 용존산소-적정법)으로 DO 실험을 할 때 티오황산나트륨용액으로 적정했을 때 종말점의 색은 무슨 색이 되는가?

① 자색   ② 흑색   ③ 적색
④ 홍색   ⑤ 무색

180 DO 측정과 관계없는 시약은 어느 것인가?

① $Na_2S_2O_3$ ② $MnSO_4$ ③ $NaOH-KI-NaN_3$
④ 오르도톨루딘용액   ⑤ 황산

> **해설** 오르도톨루딘용액은 잔류염소 측정시 사용한다.

정답 176. ② 177. ③ 178. ③ 179. ⑤ 180. ④

181 다음 시약들은 무엇을 시험하기 위한 준비인가?

> $MnSO_4$, 황산(H_2SO_4), 티오황산나트륨($Na_2S_2O_3$)

① SO_2 ② DO   ③ COD
④ SS   ⑤ 유기물

182 DO를 측정할 때 요오드화칼륨-아지드화나트륨 용액을 가하는 방법 중 옳은 것은 어느 것인가?

① ㉠
② ㉡
③ ㉢
④ ㉣
⑤ ㉢, ㉣

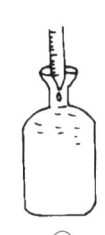 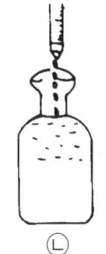 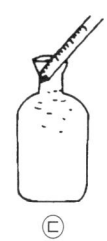 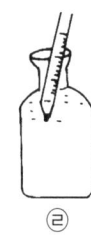
㉠   ㉡   ㉢   ㉣

해설 요오드화칼륨-아지드화나트륨 용액을 가할 때는 ㉠번처럼 하고, 황산을 가할 때는 ㉢번처럼 한다.

183 다음 그림은 무엇을 측정하는 기구인가?

① BOD, COD
② BOD, DO
③ BOD, SS
④ DO, SS
⑤ 유기물

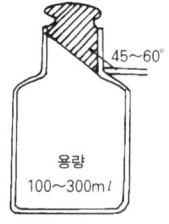 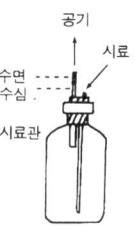

184 BOD 시험시 몇 ℃에서 몇 일간 부란하여 BOD 값을 구하는가?

① 20℃, 5일간
② 20℃, 7일간
③ 35℃, 5일간
④ 35℃, 10일간
⑤ 40℃, 20일간

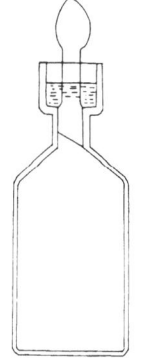 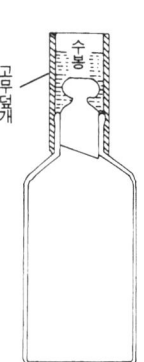

해설 BOD : 시료를 20℃에서 5일간 배양할 때 호기성 미생물에 의해 유기물을 분해할 때 소모되는 산소량을 BOD라 한다.

185 다음 그림은 BOD 곡선이다. 1단계 BOD 곡선은 어느 것인가?

① ㉠
② ㉡
③ ㉠, ㉡
④ ㉡선 밖
⑤ 답이 없음

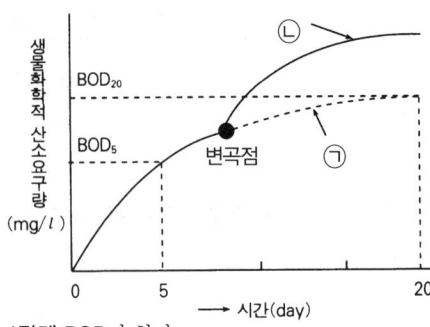

해설 1단계 BOD(탄소분해 BOD)
① **탄소화합물**이 산화될 때 소비되는 산소량을 1단계 BOD라 한다.
② 보통 20일 정도 시간이 걸린다.

186 185번 BOD 곡선에서 탄소성분이 분해되는 곡선은 어느 것인가?

① ㉠
② ㉡
③ ㉠, ㉡
④ ㉡선 밖
⑤ 답이 없음

187 185번 BOD 곡선에서 2단계 BOD 곡선은 어느 것인가?

① ㉠
② ㉡
③ ㉠, ㉡
④ ㉠선 밖
⑤ 답이 없음

해설 2단계 BOD(질소분해 BOD)
① **질소화합물**이 산화될 때 소비되는 산소량을 2단계 BOD라 한다.
② 보통 100일 이상 시간이 소요된다.

188 185번 BOD 곡선에서 질소성분이 분해되는 곡선은 어느 것인가?

① ㉠
② ㉡
③ ㉠, ㉡
④ ㉠선 밖
⑤ 답이 없음

189 다음 그림은 무엇을 측정하는 기구인가?

① DO
② 질소
③ NO_3
④ SS
⑤ COD

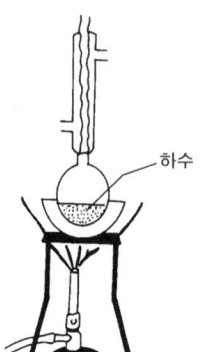

정답   185. ① 186. ① 187. ② 188. ② 189. ⑤

190 COD 측정방법 중 산성 COD법의 종말점 색은 무슨 색인가?

① 적색　　　　　　　② 푸른색　　　　　　③ 엷은 홍색
④ 무색　　　　　　　⑤ 녹색

 산성 100℃에서 과망간산칼륨에 의한 화학적산소요구량[핵심문제 계산편 참고]
　① 이 방법은 염소이온(Cl^-)이 2,000mg/l 이하인 반응시료(100mg)에 적용하는 것으로서 과망간산칼륨용액을 사용하여 엷은 홍색이 될 때까지 적정한다.
　② 측정순서 : 300ml 둥근 플라스크에 시료 적당량을 취함 → 황산(H_2SO_4) → 과망간산칼륨($KMnO_4$) → 수산나트륨(NaC_2O_4) → **과망간산칼륨($KMnO_4$)으로 엷은 홍색**이 될 때까지 **적정**한다.

191 COD 측정방법 중 알칼리 COD법의 종말점 색은 무슨 색인가?

① 적색　　　　　　　② 홍색　　　　　　　③ 엷은 홍색
④ 무색　　　　　　　⑤ 연두색

 알칼리성 100℃에서 과망간산칼륨에 의한 화학적산소요구량
　① 이 방법은 염소이온(Cl^-)이 2,000mg/l 이상인 시료에 적용하는 것으로서 티오황산나트륨용액($Na_2S_2O_3$)으로 무색이 될 때까지 적정한다.
　② 측정순서 : 300ml 둥근 플라스크에 시료 적당량을 취함 → 수산화나트륨(NaOH)과 과망간산칼륨($KMnO_4$) → 요오드화칼륨(KI) → 전분용액 → **티오황산나트륨용액($Na_2S_2O_3$)으로 무색**이 될 때까지 적정한다.
　※ 중크론산칼륨에 의한 화학적산소요구량 : 0.025N 황산제일철암모늄액을 사용하여 액의 색이 청록색에서 적갈색으로 변할 때까지 적정한다.

192 다음 그림의 명칭은 무엇인가?

① pH meter
② Incubator
③ Drying oven
④ Desiccator
⑤ 조도 측정기

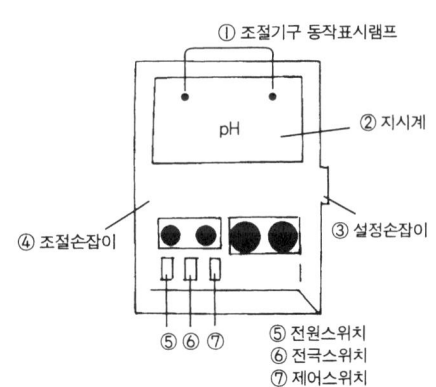

193 pH meter는 무엇을 측정하는 기구인가?

① 물의 밀도　　　　　② 물의 액성　　　　　③ 용존 산소량
④ SS　　　　　　　　⑤ 유기물

194 pH meter를 사용하지 않을 때 유리전극의 보관은 어떻게 하여야 하는가?

① KCl 용액에 담가 둔다.　　　　② 실온에 보관한다.
③ 증류수에 담가 둔다.　　　　　④ 고무캡을 씌워 둔다.
⑤ 그냥 둔다.

정답　190. ③　191. ④　192. ①　193. ②　194. ③

195 용액의 액성을 알아내기 위해서 수소이온농도(pH)를 결정하는 방법에 사용하는 약품은 무엇인가?

① 지시약 ② pH약 ③ 알칼리액
④ 수소액 ⑤ 수용액

196 유리전극으로 pH를 측정할 때 pH 값이 7에 가까운 표준액은 어느 것인가?

① 질산염 ② 인산염 ③ 붕산염
④ 수산염 ⑤ 암모니아

> **해설** pH표준액의 pH값 : 인산염은 pH 6.9 정도, 붕산염은 pH 9.2 정도, 수산염은 pH 1.7 정도

197 다음 기구는 무엇을 실험하기 위한 장치인가?

① BOD
② COD
③ DO
④ SS
⑤ CO

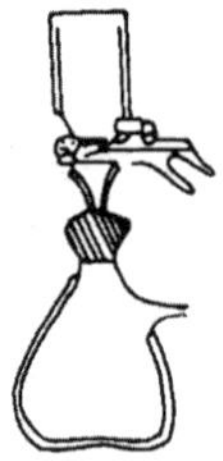

198 부유물질을 실험하기 위한 장치에서 부유물질의 양을 구하려면 어떤 것을 항량으로 달아야 하는가?

① ㉠
② ㉡
③ ㉢
④ ㉣
⑤ ㉠, ㉣

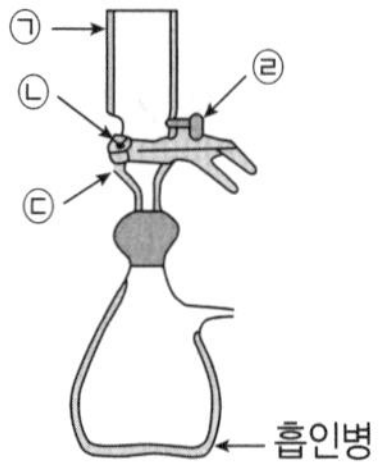

> **해설** ㉠ 상부여과관 ㉡ 여과재 ㉢ 하부여과관 ㉣ 금속제 클램프
> ① 유리섬유여지(GF/C)를 105~110℃의 건조기 안에서 2시간 건조시켜 황산데시케이터에 넣고 방냉하고 항량으로 하여 무게를 단다.
> ② 항량이 될 때까지 건조 또는 강열한다. : 1시간 더 건조 또는 강열할 때 무게의 차가 매 g당 0.3mg 이하일 때를 말한다.

199 다음 그림은 하·폐수의 침전성 부유물질(SS)을 측정할 때 사용되는 기구이다. 이 기구의 명칭은 무엇인가?

① 메스실린더 ② 콘니크 실린더
③ 임호프탱크 ④ 유리병
⑤ 임호프콘

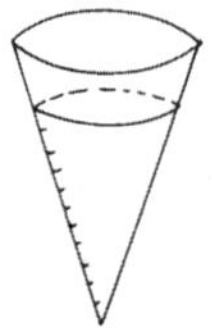

정답 195. ① 196. ② 197. ④ 198. ② 199. ⑤

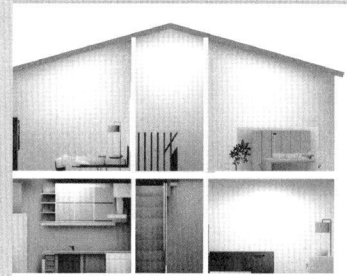

제2장 먹는물관리

1. 먹는물 및 먹는샘물 등 >
2. 상수처리 >
3. 먹는물 수질검사 방법 >
출제 및 예상문제 >

제2장 먹는물 관리

1. 먹는물 및 먹는샘물등

1 용어 정의

(1) 먹는물

먹는물이란 먹는 데에 일반적으로 사용하는 자연상태의 물, 자연상태의 물을 먹기에 적합하도록 처리한 수돗물, 먹는샘물, 먹는해양심층수 등을 말한다.

(2) 샘물

샘물이란 암반대수층 안의 지하수 또는 용천수 등 수질의 안전성을 계속 유지할 수 있는 자연상태의 깨끗한 물을 먹는 용도로 사용할 원수를 말한다.

(3) 먹는샘물

샘물을 먹는 데 적합하도록 물리적처리 등의 방법으로 제조한 물을 말한다.

(4) 수처리제

수처리제란 자연상태의 물을 정수 또는 소독하거나 먹는물 공급시설의 산화방지를 위하여 첨가하는 제제를 말한다.

(5) 정수기

정수기란 물리적·화학적 또는 생물학적 과정을 거쳐 먹는물의 수질기준에 적합하게 하는 기구를 말한다.

(6) 먹는물 관련영업

먹는물 관련영업이란 먹는샘물의 제조업·수입판매업, 수처리제제조업 및 정수기의 제조·수입판매업을 말한다.

2 먹는물의 수질기준

(1) 미생물에 관한 기준

　① 일반세균은 1ml 중 100CFU(Colony Forming Unit)를 넘지 아니 할 것

　② 총대장균군 · 대장균 · 분원성대장균군은 100ml에서 검출되지 아니 할 것

(2) 건강상 유해영양 무기물질에 관한 기준

　① 납은 0.01mg/l를 넘지 아니 할 것

　② 불소는 1.5mg/l(샘물 · 먹는샘물 및 염지하수 · 먹는염지하수의 경우에는 2.0mg/l)를 넘지 아니 할 것

　③ 비소는 0.01mg/l를 넘지 아니 할 것

　④ 세레늄은 0.01mg/l를 넘지 아니 할 것

　⑤ 수은은 0.001mg/l를 넘지 아니 할 것

　⑥ 시안은 0.01mg/l를 넘지 아니 할 것

　⑦ 크롬은 0.05mg/l를 넘지 아니 할 것

　⑧ 암모니아성질소는 0.5mg/l를 넘지 아니 할 것

　⑨ 질산성질소는 10mg/l를 넘지 아니 할 것

　⑩ 카드뮴은 0.005mg/l를 넘지 아니 할 것

(3) 건강상 유해영향 유기물질에 관한 기준

　① 페놀은 0.005mg/l를 넘지 아니 할 것

　② 다이아지논은 0.02mg/l를 넘지 아니 할 것

　③ 파라치온은 0.06mg/l를 넘지 아니 할 것

　④ 페니트로티온은 0.04mg/l를 넘지 아니 할 것

　⑤ 카바릴은 0.07mg/l를 넘지 아니 할 것

　⑥ 1.1.1-트리클로로에탄은 0.1mg/l를 넘지 아니 할 것

　⑦ 테트라클로로에틸렌은 0.01mg/l를 넘지 아니 할 것

　⑧ 트리클로로에틸렌은 0.03mg/l를 넘지 아니 할 것

　⑨ 디클로로메탄은 0.02mg/l를 넘지 아니 할 것

　⑩ 벤젠은 0.01mg/l를 넘지 아니 할 것

　⑪ 톨루엔은 0.7mg/l를 넘지 아니 할 것

　⑫ 에틸벤젠은 0.3mg/l를 넘지 아니 할 것

　⑬ 크실렌은 0.5mg/l를 넘지 아니 할 것

　⑭ 1.1-디클로로에틸렌은 0.03mg/l를 넘지 아니 할 것

⑮ 사염화탄소는 0.002mg/l를 넘지 아니 할 것

(4) 소독제 및 소독부산물에 관한 기준

① 잔류염소는 4.0mg/l를 넘지 아니 할 것

② 총트리할로메탄은 0.1mg/l를 넘지 아니 할 것

(5) 심미적 영향물질에 관한 기준

① 경도는 1,000mg/l를(수돗물의 경우 300mg/l)를 넘지 아니 할 것

② 과망간산칼륨 소비량은 10mg/l를 넘지 아니 할 것

③ 냄새와 맛은 소독으로 인한 냄새와 맛 이외의 냄새와 맛이 있어서는 아니 될 것

④ 동은 1mg/l를 넘지 아니 할 것

⑤ 색도는 5도를 넘지 아니 할 것

⑥ 세제(음이온계면활성제)는 0.5mg/l를 넘지 아니할 것(다만, 샘물·먹는샘물·먹는해양심층수의 경우에는 검출되지 아니 할 것)

⑦ 수소이온농도는 pH 5.8 내지 8.5이어야 할 것

⑧ 아연은 3mg/l를 넘지 아니할 것

⑨ 염소이온은 250mg/l를 넘지 아니할 것

⑩ 증발잔류물은 수돗물의 경우에는 500mg/l를 넘지 아니 할 것

⑪ 철은 0.3mg/l를 넘지 아니 할 것

⑫ 망간은 0.3mg/l를 넘지 아니 할 것

⑬ 탁도는 1NTU(Nephelometric Turbidity Unit)를 넘지 아니 할 것

⑭ 황산이온은 200mg/l를 넘지 아니 할 것

⑮ 알루미늄은 0.2mg/l를 넘지 아니 할 것

(6) 방사능에 관한 기준(염지하수의 경우에만 적용한다)

① 스트론튬(Sr-90)은 3.0mBq/l를 넘지 아니 할 것

② 세슘(Cs-137)은 4.0mBq/l를 넘지 아니 할 것

③ 삼중수소는 6.0Bq/l를 넘지 아니 할 것

3 먹는물 관련영업의 시설기준

(1) 먹는샘물·먹는염지하수 제조업의 시설기준

① 취수정의 설치

㉮ 취수공의 설치 및 관리

㉯ 채수 및 계량시설

㉣ 취수정 보호시설
- ㉠ 취수정의 보호를 위해서는 양수정(Pump-house)에 자물쇠가 달린 보호시설을 설치하여야 한다.
- ㉡ 취수정 안으로 오염물질이 유입되지 아니 하도록 외부 케이싱의 상반수는 양수장의 바닥면보다 최소 30cm 이상 높게 설치하여야 한다.

㉤ 취수정 자재 : KS제품의 304~316 스테인리스 재질이거나 그 이상의 재질이어야 한다.

㉥ 감시정의 설치와 관리 중 연속자동계측기 설치 및 관리 : 감시정에는 원수의 수위·전기전도도·온도·수소이온농도(pH) 등을 자동으로 연속 측정·기록할 수 있는 연속자동계측기를 설치하여야 한다.

② 기본기계·기구 및 설비의 설치
- ㉮ 표준제조공정 : 표준제조공정(다만, 표준공정 이상의 위생적인 공정이 있는 경우에는 그에 따를 수 있다)은 다음과 같다.

  취수→원수저장→정수→자외선살균→처리수저장→충전(청정실 설치)→검사→포장

- ㉯ 기본기계·기구 및 설비의 관리
  - ㉠ 원수저장 탱크 : 원수저장 탱크는 밀폐되도록 뚜껑을 설치하고 자외선 공기살균기 등 소독시설을 설치하여야 한다.

③ 검사실 : 검사실은 제조시설과 격리하여 설치하며, 검사에 필요한 급수시설 및 환기시설을 갖추어야 한다.

(2) 수처리제 제조업 시설기준

① 작업장 : 작업장에 설치하여야 할 기본 기구 및 설비는 다음과 같으며, 제조공정상 부식 방지 등을 위하여 내산성 및 내열성 자재를 사용하여야 한다.
- ㉮ 응집제, 살균·소독제, 부식억제제, 수산화칼슘, 활성탄, 황산동, 수산화나트륨, 제올라이트, 황산, 이산화탄소 등을 갖추어야 한다.

(3) 먹는샘물·먹는염지하수 수입판매업 시설기준

① 영업 활동을 위한 사무실이 있어야 한다.
② 반품·교환품 등의 보관시설을 두어야 한다.

(4) 정수기 제조업 시설기준

① 검사실 : 검사실을 갖추어야 한다.
② 장비 : 유리잔류염소·색도·탁도·클로로포름을 검사할 수 있는 장비·기구 및 시약류를 갖춰야 한다.

4 먹는샘물등의 검사방법

(1) 검사의 종류와 대상

① 서류검사 : 제출된 첨부서류의 내용을 검토한다.

② 관능검사 : 성상·색깔·맛·냄새 등에 의하여 판단한다.

③ 정밀검사 : 물리적·화학적·세균학적 방법에 의하여 판단한다.

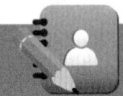

2. 상수처리

1 수원(水原)의 종류

(1) 천수

천수(天水, rain water) 또는 우수는 지표나 해양 등에서 증발한 수증기가 응집하여 떨어지는 것으로서 눈, 비, 우박 등을 말한다.

(2) 지표수

① 호소수, 저수지수, 하천수, 강물 등을 지표수라 한다.

② **상수도의 원수로 이용**된다.

③ 특징

㉮ 부식성, **유기물이 많다.**

㉯ 미생물과 **세균의 번식이 많다.**

㉰ 공기의 성분이 용해되어 있다(**용존산소가 多**).

㉱ **경도가 낮다.**

㉲ 원수는 우수에 의존한다.

㉳ 집수지역에 영양을 많이 받는다.

(3) 지하수

① 특징

㉮ 유속이 적고 국지적인 환경조건에 영향을 크게 받는다.

㉯ 태양광선이 접하지 못하므로 광화학반응이 일어나지 않는다. 따라서 세균에 의한 유기물의 분해가 주된 생물학적 작용이다.

㉰ 연중 **수온이 거의 일정**하다.

㉣ 경도가 높다.
㉤ 지하수는 **농촌 간이 상수도(마을상수도)**에서 가장 많이 **사용**하는 수원이다.
② 종류
㉮ 천층수
  ㉠ 빗물이나 지표수가 지층을 침투하여 스며듦으로써 흙과 모래 또는 암석층 사이에 존재하고 있는 물을 천층수라 한다.
  ㉡ 하수가 침투하여 세균을 함유하는 경우가 있어 위생상 주의를 해야 한다.
㉯ 심층수
  ㉠ 균이 거의 없다.
  ㉡ 위생상 안전하다.
㉰ 복류수 : 호수 바닥 또는 측부의 모래층에 포함된 지하수를 복류수라 한다.
㉱ 용천수 : 지하에서 솟아 나오는 물을 용천수라 한다.

2 상수원의 분류 : 등급별 수질기준

① **매우 좋음(Ia)** : 용존산소가 풍부하고 오염물질이 없는 청정상태의 생태계로 **여과·살균 등 간단한 정수처리 후 생활용수**로 사용할 수 있음
② **좋음(Ib)** : 용존산소가 많은 편이고 오염물질이 거의 없는 청정상태에 근접한 생태계로 **여과·침전·살균 등** 일반적인 정수처리 후 **생활용수로 사용**할 수 있음
③ **약간 좋음(II)** : 약간의 오염물질은 있으나 용존산소가 많은 상태의 다소 좋은 생태계로 여과·침전·살균 등 일반적인 정수처리 후 **생활용수** 또는 수영용수로 사용할 수 있음
④ **보통(III)** : 보통의 오염물질로 인하여 용존산소가 소모되는 일반 생태계로 **여과, 침전, 활성탄 투입, 살균 등 고도의 정수처리 후 생활용수로 이용**하거나 일반적 정수처리 후 공업용수로 사용할 수 있음
⑤ 약간 나쁨(IV), 나쁨(V), 매우 나쁨(VI) : 생활용수로 사용할 수 없으며, 공업용수로 사용할 수 있음

 하천수는 1~6급으로 분류하는데 1~3급은 생활용수(상수원수)로 사용하며, 4~6급은 공업용수로 사용한다.

3 상수의 6단계 정수과정

상수처리에는 폭기, 응집, 침전, 여과, 소독, 특수정수법 등이 있다.

(1) 상수의 수원으로 갖추어야 할 조건

① 수량이 풍부할 것

② 수질이 좋을 것

③ 위치가 급수에 되도록 가까울 것

④ 자연유하식의 취수 및 배수가 가능할 것(즉, 가능한 소비지보다 높은 곳에 있을 것)

(2) 상수의 정수처리 계통도

취수→스크린→염소전처리→침사지→응집제 투입(약품투입)→교반→침전지→사(모래)여과→염소 후 처리→정수지→송수(송수펌프)→배수→급수

상수의 정수처리 계통도는 원수의 액성에 따라 정수처리 계통도(system)를 생략할 수는 있으나 순서는 바뀌지 않는다.

　예 수원→취수→도수→정수→송수→배수→급수
- **취수** : 수원에서 필요한 양만큼 모으는 것을 취수라 한다.
- **도수** : 수원에서 정수장까지 도수로를 통해 공급하는 것을 도수라 한다.
- **정수** : 수질을 요구하는 정도로 **깨끗하게 하는 것**을 정수라 한다.
- **송수** : 정수한 물을 배수지까지 보내는 것을 송수라 한다.
- **배수** : 급수될 물이 모여있는 것을 배수라 한다.

① 여과(Fliteration) : **완속여과는 1829년 영국**에서 처음으로 시작했으며, **급속여과는 1872년 미국**에서 처음으로 사용하기 시작했다.

　㉮ 완속여과 : 완속여과란 물이 **모래판 내를 천천히 흘러**감에 따라서 불순물은 모래알 사이의 작은 틈 사이에 침전되어 제거되게 하는 원리를 이용한다.

　　㉠ 생물막(여과막)

　　　ⓐ 완속여과시 부유물이 모래층 상부에 축척되어 콜로이드상의 막이 되는데 이 막은 주로 생물이기 때문에 생물막이라 한다.

　　　ⓑ 완속여과시 부유물이 모래층 상부에 남게 되는 콜로이드상의 막은 세균, 조류, 부유물 등의 여과작용을 하기 때문에 여과막이라고도 한다.

　㉯ 급속여과 : 급속여과는 완속여과의 유속에 비해 **빠른 속도로 여과**되기 때문에 약품침전을 하여야 한다.

완속여과와 급속여과의 차이점

	완 속 여 과	급 속 여 과
여 과 속 도	3~5m/day	120~150m/day
예 비 처 리	보통침전법 (중력침전)	약품침전
제 거 율	98~99%	95~98%
모래층 청소	사면대치 (표면층 삭제)	역류세척(back wash)
경 상 비	적다.	많다.
건 설 비	많다.	적다.
부유물질 제거	모래층 표면	
장 점	세균제거율이 높다.	탁도, 색도가 높은 물에 좋다. 수면동결이 쉬운 곳에 좋다.

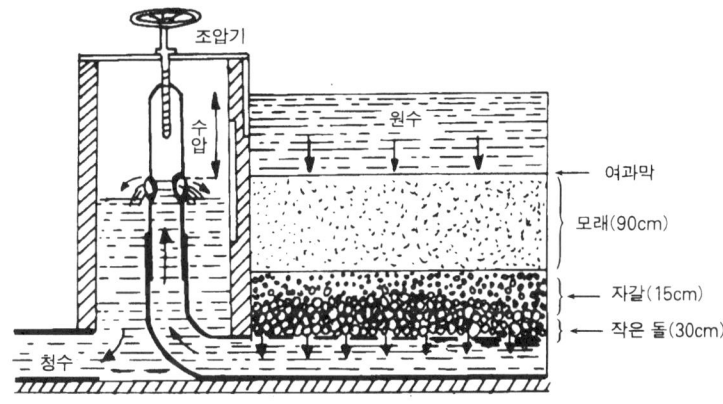

▲ 완속여과지 단면도

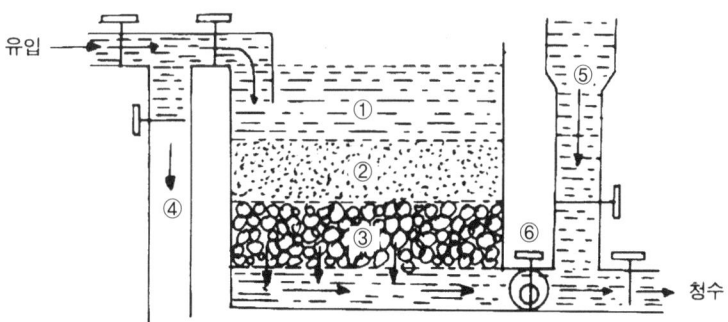

① 원수 ② 모래층 ③ 작은돌층 ④ 하수 ⑤ 역류세척 ⑥ 모터

▲ 급속여과지 단면도

② 염소소독

$Cl_2 + H_2O \rightarrow HOCl + H^+ + Cl^-$ (낮은 pH(pH 5~6))

$HOCl \rightarrow OCl^- + H^+$ (높은 pH 즉, 알칼리 상태(pH 9~10))

$Cl_2 : pH < 5$

㉮ 살균력이 강한 순서 : HOCl > OCl⁻ > 클로라민(HOCl은 OCl⁻보다 살균력이 80배 정도 더 강하다)

㉯ 결합잔류염소 : 염소가 암모니아나 유기성질소와 반응하여 존재하는 것으로서 대표적인 형태가 클로라민(Chloramine)이다.

㉰ 염소주입량 = 염소요구량 + 잔류염소량

㉱ 상수도 염소소독시 유리잔류염소량 기준 : **0.1ppm**(수도꼭지기준) 이상, **4.0ppm**(정수장기준)을 넘지 아니 할 것, 병원성미생물에 의하여 오염되었거나 오염될 우려가 있는 경우에는 **0.4ppm 이상**(수도꼭지기준)

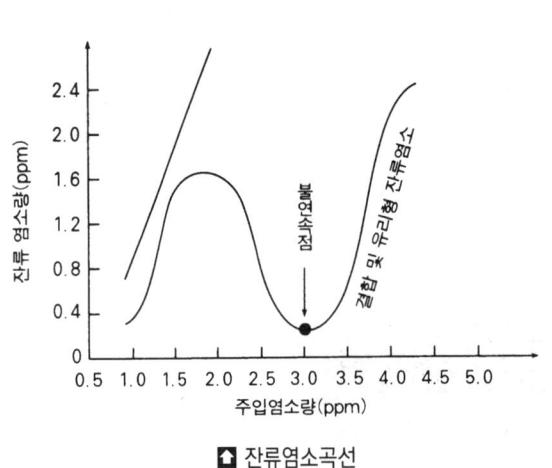

⬆ 잔류염소곡선

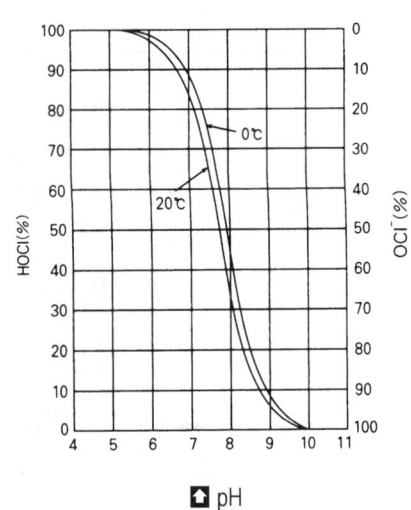

⬆ pH

4 마을상수도(간이상수)시설

상수시설이 없는 농촌지역에서 비위생적인 식수를 안전하고 편리하게 공급하기 위해 부락 단위로 설치한 급수시설을 간이상수(마을상수도)시설이라 한다.

(1) 처리방법

이용 가능한 수원이 있을 때 적절한 소독을 하여 파이프를 통해 각 가정으로 급수하는 방법으로 자연 유하식과 펌프를 이용하는 식이 있다.

① 자연 유하식 : 펌프를 이용하지 않는 방법이다.
  ㉮ 높은 위치에 있는 물을 각 가정으로 공급하는 방법이다.
  ㉯ 동력이 필요없다.
② 양수식 : 펌프를 이용하는 방법이다.
  ㉮ 낮은 위치에 있는 우물을 펌프로 퍼 올려 각 가정으로 공급하는 방법이다.
③ 압축 송수식 : 펌프를 이용하는 방법이다.

㉠ 동일 지역식에 있는 물을 펌프를 이용하여 각 가정으로 보내는 방법이다.
㉡ 평지로 옮기는 방법이다.

(2) 공기통의 위치

간이상수도 배수지 중 공기통의 위치는 제일 위에 있어야 좋다.

(3) 우물

① 우물 방수벽은 최소한 3m 이상 떨어져 있어야 한다(우물틈은 지하 3m까지 물이 스며들지 않게 콘크리트를 한다).

② 우물은 오염원보다 지반이 높고 20m 이상 떨어져 있어야 한다.

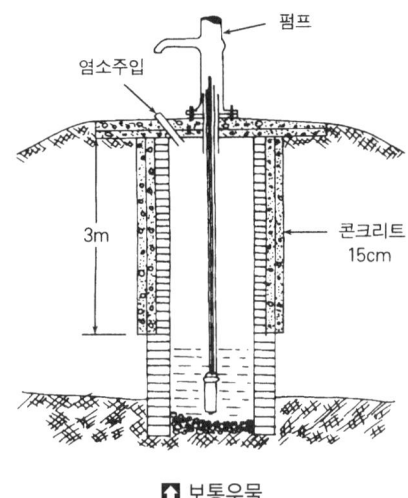

🔼 보통우물

5 수인성 감염병

물로 전파되는 질병을 수인성 감염병이라 한다.

(1) 질병의 종류

장티푸스, 파라티푸스, 이질, 콜레라 등이 있다.

(2) 특징

① **치명률과 발병률이 낮**다.
② 폭발적으로 발생한다.
③ 유행지역이 한정되어 있다.
④ **2차 발병률은 드물다.**
⑤ 소독하면 유행을 막을 수 있다.
⑥ 계층과 무관하게 발생한다.

3. 먹는물 수질검사 방법

1 시료의 채취법

(1) 시료채취시 고려할 사항

① 시료는 목적하는 성분을 취할 수 있는 장소에서 채취한다.

② 시료는 시험을 실시하고자 하는 자가 직접 채취한다.

③ **채취병**은 채취하고자 하는 시료로 **2~3회 씻은 다음 채취**한다.

④ 펌프로부터 채취하는 경우 : 관내의 물이 새로운 물로 바뀌게 한 다음 채취한다.

⑤ 급수 전에 채취할 경우 : 급수관의 용량에 해당량 이상의 물을 방류한다.

⑥ 시료채취 후 시험하기까지의 보관

㉮ 오염된 물 : 12시간

㉯ 오염 가능성이 있는 물 : 48시간

㉰ 깨끗한 물 : 72시간

2 시험방법

(1) 온도

온도는 채수현장에서 직사광선을 피하여 즉시 측정한다.

① 기구 : Pettenkofer 수온계, 봉상수은온도계, Ekman 전도식 수온계 등

(2) 탁도

탁도의 단위는 "도"에서 "NTU(Nephelometric Turbidity Unit)"로 개정되었음

1NTU란 **황산히드라진과 헥사메틸테트라아민**을 포함한 탁도 표준원액 2.5ml를 증류수 1l에 용해시켰을 때의 탁도를 1NTU라 한다.

(3) 색도

① 색도란 백금 1mg을 함유한 염화백금산칼륨 표준액을 증류수 1l의 증류수 중에 용해할 때 나타나는 색상을 1도라 한다.

② 기구 : 비색관

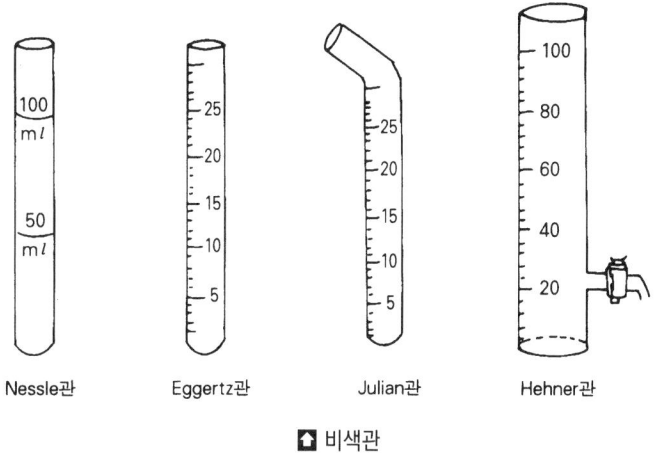

▲ 비색관

(4) 잔류염소

① 잔류염소의 정색반응 : 물에 **오르도톨루딘 용액**을 가하여 검수가 황색으로 되었을 때 그 **잔류염소량을 측정**한다.

② 먹는물의 잔류염소농도 기준 : 0.1ppm 이상(수도꼭지 기준), 4.0ppm을 넘지 아니 한 것 (정수장 기준)

(5) $KMnO_4$ 소비량

① 수중에서 산화되기 쉬운 물질에 의해 소비되는 과망간산칼륨($KMnO_4$) 양을 과망간산칼륨($KMnO_4$) 소비량이라 한다.

② 측정 : 증류수에 황산을 넣고 여기에 **$KMnO_4$액을 미홍색이 없어지지 않고 남아 있을 때까지 적정**한다.

(6) 경도

① 경도란 수중에 들어 있는 2가의 금속원소(Ca^{2+}, Mg^{2+} 등) 농도를 $CaCO_3$로 환산해서 나타낸다.

② 경도측정에 필요한 시약 : EBT, EDTA, NH_4Cl, $MgCl_2$, KCN용액 등

(7) 암모니아성질소

① 정성시험

㉮ 검수에 네슬러시액을 가했을 때 암모니아성질소가 함유되어 있을 때에는 **황~적갈색**이 나타난다.

㉯ 기구 : 비색관 등

㉰ 시약 : 요오드화칼륨, 염화제2수은, 수산화칼륨, Nessler(네슬러) 시약 등

② 정량시험 : 증류 플라스크에 검수를 취하여 증류를 한 후 네슬러시액을 가해 암모니아성질

소의 농도를 구하는 방법이다.

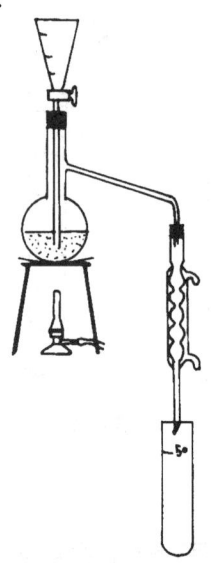

🔺 암모니아성질소 증류장치

3 세균학적 검사

세균학적 검사를 하기 위한 기구는 사용전에 멸균하여야 한다.

(1) 기구소독
① 유리 : 건열멸균기에 넣고 170℃로 1시간 멸균한다.
② 채수병 : 고압증기멸균(121℃, 2기압에서 30분간)하거나 건열멸균한다.
③ 고압에서 멸균할 수 없는 것 : 100℃의 증기솥에서 1일 1회 15~30분씩 3일간 간헐 멸균한다.

(2) 기구
① 채수병 : Heyroth 채수기를 많이 사용한다.
② 피펫 : 피펫은 멸균한다.
③ 희석병 : 사용량의 2배 이상의 용량을 가진 시험관이다.
④ 발효관 : Durham발효관, Smith발효관을 사용한다.

(3) 배지
젖당부이용배지, 보통한천배지, 엔도배지, 에오신메틸렌블루한천배지(EMB : Eosin Methylene Blue) 등

(4) 일반세균
① 검수 1ml에 함유되어 있는 균 중에서 보통한천배지에 집락을 형성할 수 있는 생균의 총수

를 일반세균이라 한다.
② **일반세균**의 집락수를 계산할 때 사용되는 배지는 **보통한천배지**이다.
③ 평판배양 : 35±0.5℃, 48±3시간 배양한다.
④ 일반세균수 측정시 배지와 검수를 넣은 **petri dish**를 부란기 속에 넣어 35±0.5℃, 48±3시간이 지난 후 형성된 집락수를 계산한다.
⑤ **집락수가 30~300개**의 범위 내에 있는 평판을 골라 계산한다.
⑥ 세균을 측정할 때 사용하는 기구 : Colony counter(세균 집락기)

(5) 대장균

대장균군이란 Gram 음성의 무아포성 **단간균**으로서 젖당(유당)을 분해하여 산과 가스(gas)를 생성하는 호기성 또는 통성혐기성 균을 말한다.

① 시료보관 : 대장균 시험용 시료는 4℃(냉암소)에서 6시간 이내에 시험한다.
② 전처리 : 대장균군 시험에서 검체 중에 잔류염소가 함유되어 있으면 10% 티오황산나트륨을 가하여 전처리한다.
③ 시험방법 : 대장균군 시험에는 정성시험과 정량시험이 있다.
  ㉮ 정성시험 : LB(Lactose broth)발효관 배지를 이용할 때의 3단계 시험순서는 다음과 같다.

  추정시험 → 확정시험 → 완전시험

  ㉠ 추정시험
    ⓐ **추정시험**할 때 사용되는 발효관 속의 배지는 **Lactose broth(젖당배지)**이다.
    ⓑ 유당부이온을 담은 발효관을 35~37℃, 24±2시간 배양하여 가스발생이 있으면 추정시험은 양성이고, 가스발생이 없으면 음성이다.
  ㉡ 확정시험
    ⓐ 추정시험에서 가스발생을 본 발효관으로부터 BGLB발효관에 이식하여 35~37℃, 48±3시간 배양했을 때 gas가 생성된 것과 EMB배지 또는 Endo배지에 획선도말하여 전형적인 대장균군의 집락을 증명할 경우 확정시험은 양성이다.
    ⓑ 대장균군 확정시험에서 **EMB배지**에서는 **금속광택의 청동색깔**의 집락(colony)이 나타나면 확정시험이 양성이다.
  ㉢ 완전시험
    ⓐ LB발효관 배지에서 가스가 발생하고, 사면배양에서 그람음성, 무아포성 간균인 것이 증명될 경우 대장균군은 양성으로 판정된다.
    ⓑ 배지 : Endo평판배지, EMB한천배지를 사용한다.
  ㉯ 정량시험 : 일정량의 시료 중에 1개 이상의 대장균의 유무를 측정하는 방법이다. 사용하

는 배지에는 액체배지와 고형배지가 있다. 액체배지는 LB발효관 배지 또는 BGLB발효관 배지를 사용한다. 고형배지에는 desoxycholate agar가 사용된다.

㉠ 액체배지

ⓐ 시료 및 희석시료(0.1mℓ 이하의 경우에 희석수 1mℓ씩을 사용한다) 100mℓ, 10mℓ, 1mℓ, 0.1mℓ, 0.01mℓ … 를 각각 5개씩 각각 LB발효관 배지에 접종한다.

ⓑ 접종된 5개의 배지는 정성시험에 의해서 여러 가지 이식관열에 대한 양성관 수를 확정하고 최확수 표에 의해서 대장균군 최확수(MPN : Most Probable Number)를 산출한다.

ⓒ **MPN : 검수 100mℓ 중의 대장균 수**를 말한다(예 : 최적확수 표의 MPN 숫자가 24로 표시되었다면 검체의 MPN는 2,400이다).

㉡ 고체배지

출제 및 예상문제

1. 다음 그림은 무엇을 나타낸 것인가?

    ① 인의 순환
    ② 물의 순환
    ③ 하천의 순환
    ④ 대기의 순환
    ⑤ 질소 순환

    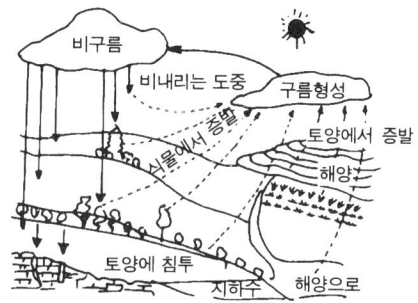

2. 다음 내용 중 먹는물 정의로 맞는 것은 어느 것인가?

    ① 먹는물이란 먹는데에 일반적으로 사용하는 자연상태의 물, 자연상태의 물을 먹기에 적합하도록 처리한 수돗물, 먹는샘물, 먹는염지하수, 먹는해양심층수 등을 말한다.
    ② 먹는물을 제조한 것을 말한다.
    ③ 생물학적 과정을 거친 물을 말한다.
    ④ 자연상태의 물을 말한다.
    ⑤ 정수된 물을 말한다.

3. 다음 내용 중 먹는샘물의 정의로 맞는 것을 찾아라.

    ① 자연상태의 물을 말한다.
    ② 먹는샘물이란 암반대수층 안의 지하수 또는 용천수 등 수질의 안정성을 계속 유지할 수 있는 자연상태의 깨끗한 물을 먹는데 적합하도록 물리적처리 등의 방법으로 제조한 물을 말한다.
    ③ 생물학적 과정을 거친 물을 말한다.
    ④ 먹는물을 제조한 것을 말한다.
    ⑤ 정수기에서 나온 물을 말한다.

4. 다음 내용 중 수처리제의 정의로 맞는 것은 어느 것인가?

    ① 생물학적 처리에 첨부하는 약품을 말한다.
    ② 먹는물을 제조할 때 사용하는 약품을 말한다.
    ③ 자연상태의 물을 정수 또는 소독하거나 먹는물 공급시설의 산화방지를 위하여 첨가하는 제제를 말한다.
    ④ 수질기준에 적합한 약품을 말한다.
    ⑤ 정수기에 적합한 약품을 말한다.

정답   1. ② 2. ① 3. ② 4. ③

5 다음 내용 중 정수기의 정의로 맞는 것을 찾아라.
① 수질기준에 적합하게 하는 기구를 말한다.
② 먹는물을 만드는 기구를 말한다.
③ 먹는물을 제조업하는 기구를 말한다.
④ 물리적·화학적 또는 생물학적 과정을 거쳐 먹는물의 수질기준에 적합하게 하는 기구를 말한다.
⑤ 물을 깨끗하게 하는 기구를 말한다.

6 다음 내용 중 먹는물 관련영업의 정의로 맞는 것은 어느 것인가?
① 먹는샘물·먹는염지하수의 제조업·수입판매업·유통전문판매업, 수처리제제조업 및 정수기의 제조·수입판매업을 말한다.
② 먹는샘물을 판매하는 것을 말한다.
③ 먹는샘물을 제조해서 판매하는 것을 말한다.
④ 먹는샘물을 수입해서 판매하는 것을 말한다.
⑤ 먹는샘물을 판매하는 것을 말한다.

7 다음은 정수처리 계통도이다. ( ) 안에 들어갈 내용은 어느 것인가?

| 침사 → ( ) → 침전 → 급속여과 → 염소소독 → 송수 → 급수 |

① 스크린   ② 응집제 투여 및 교반   ③ 정수
④ 저장   ⑤ 배수

8 다음 그림은 어떤 여과 시설인가?
① 급속여과 시설
② 완속여과 시설
③ 하수처리 시설
④ 분뇨처리 시설
⑤ 폐수처리 시설

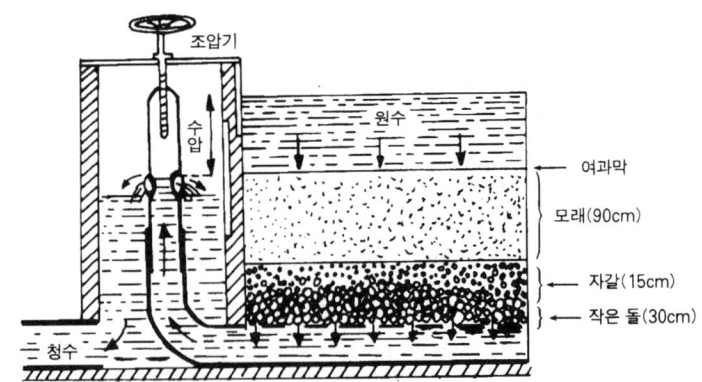

정답 5.④ 6.① 7.② 8.②

9 다음 그림은 완속여과지의 단면도이다. 이 처리에서 부유물질은 어느 층에서 제거되는가?

① 표면층
② 중간층
③ 최저층
④ 층과 상관없음
⑤ 침전지

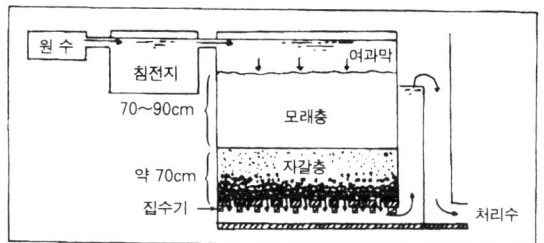

10 다음 그림은 어떤 여과 시설인가?

① 급속여과 시설
② 완속여과 시설
③ 하수처리 시설
④ 분뇨처리 시설
⑤ 폐수처리 시설

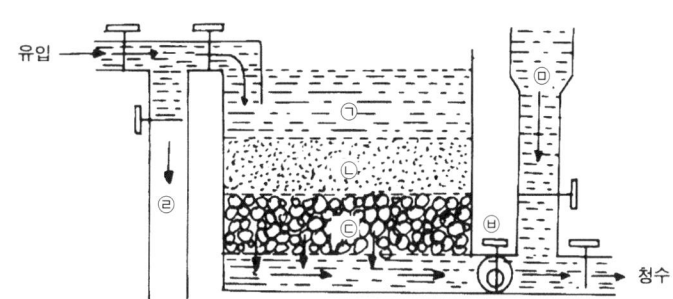

 ㉠ 원수 ㉡ 모래층 ㉢ 작은돌층 ㉣ 하수 ㉤ 역류세척 ㉥ 모터

11 10번 그림은 급속여과 시설 단면도이다. 이 시설의 여과층 청소는 어떻게 하는가?

① 표면층 삭제　　　　② 모래층 삭제　　　　③ 역류세척
④ 저층의 슬러지 제거　⑤ 사면대치

12 다음 중 소독을 목적으로 염소를 주입하는 곳은 어느 곳인가?

(㉠) → 스크린 → (㉡) → 침사지 → (㉢) → 여과 → (㉣) → 송수 → 배수 → 급수

① ㉠　　　　　　　　② ㉡　　　　　　　　③ ㉢
④ ㉣　　　　　　　　⑤ ㉠, ㉡

 취수→스크린→염소전처리→침사지→침전지→여과→염소후처리(염소소독)→송수→배수→급수

정답 9. ① 10. ① 11. ③ 12. ④

13 간이상수도(마을상수도) 계통도에서 염소를 주입할 수 있는 곳은 어디인가?

수원 → 배수관 → 배수지 → 가정
         ㉠   ㉡   ㉢   ㉣

① ㉠   ② ㉡   ③ ㉢
④ ㉣   ⑤ ㉢, ㉣

14 다음 그림은 전해식 염소주입기이다. 살균을 목적으로 할 때 먹는물 기준 잔류염소량은 몇 ppm 이상 되게 하여야 하는가?

① 0.05ppm
② 0.5ppm
③ 0.1ppm
④ 0.01ppm
⑤ 0.001ppm

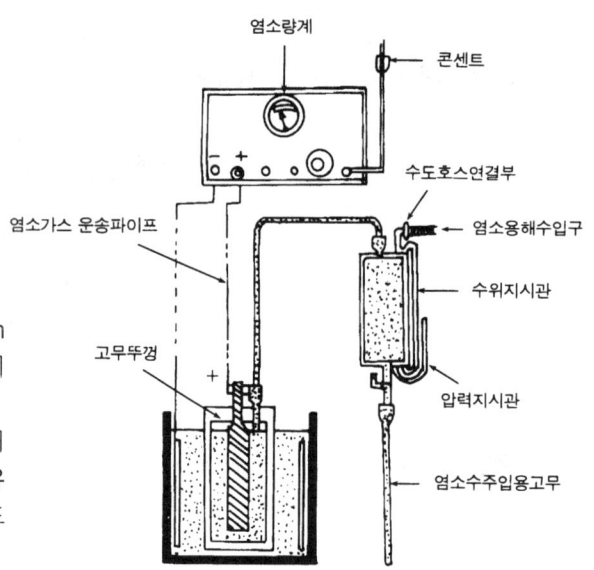

 ① 먹는물의 유리잔류염소량은 0.1ppm 이상(수도꼭지기준), 4.0ppm을 넘지 아니할 것(정수장기준)
② 병원성미생물에 의하여 오염되었거나 오염될 우려가 있는 경우에는 유리잔류염소기준 : 0.4ppm 이상(수도꼭지기준)

15 먹는물 소독 시 잔류염소량은 몇 ppm이 넘지 않도록 하여야 하는가?

① 0.05~0.1ppm   ② 4.0ppm   ③ 0.2~0.4ppm
④ 0.02~0.04ppm   ⑤ 0.04ppm 이상

16 다음 그림은 잔류염소 그래프이다. 가장 깨끗한 물을 나타내는 선은 어느 것인가?

① ㉠
② ㉡
③ ㉢
④ ㉣
⑤ ㉢ ~ ㉣

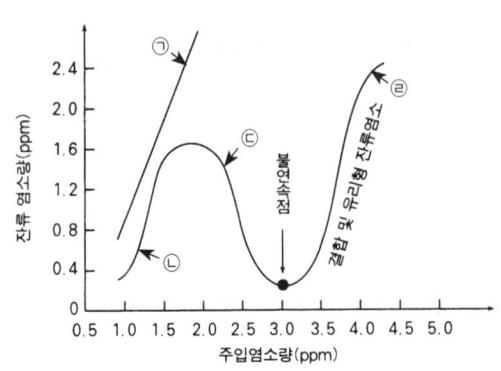

정답 13. ③ 14. ③ 15. ② 16. ①

17 다음 염소주입곡선에서 불연속점이란 어느 지점을 말하는가?

① ㉠
② ㉡
③ ㉢
④ ㉣
⑤ ㉠~㉢

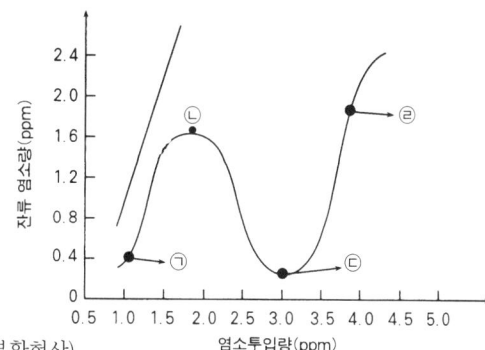

 ① ㉠ ~ ㉡ : 결합잔류염소가 형성되는 지점
② ㉡ ~ ㉢ : 결합잔류염소가 파괴되는 지점(부활현상)
③ ㉢ : 불연속점(파괴점 = Break point)
④ ㉢ ~ ㉣ : 유리잔류염소가 형성되는 지점

18 17번에서 염소주입곡선에서 소독을 목적으로 할 때는 어느 곳을 기준으로 하여야 하는가?
① ㉠ 이상
② ㉡ 이상
③ ㉢ 이상
④ ㉣ 이상
⑤ ㉠~㉢

 염소주입곡선에서 살균을 목적으로 할 때는 불연속점 이상 염소를 주입한다.

19 그림은 간이상수도의 배수지 구조이다. ㉠~㉣의 각 명칭이 바르게 연결된 것은 어느 것인가?
① 통기구 → 채수변 → 익류관 → 맨홀
② 통기구 → 채수변 → 맨홀 → 익류관
③ 채수변 → 익류관 → 맨홀 → 통기구
④ 채수변 → 맨홀 → 익류관 → 통기구
⑤ 채수변 → 맨홀 → 익류관 → 배출구

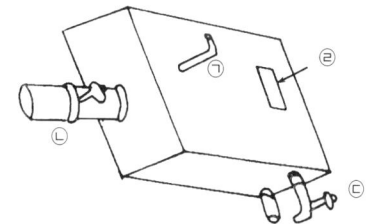

20 마을상수도(간이상수도) 배수지 중 공기통의 위치는 어디에 있어야 좋은가?
① 제일 위쪽
② 제일 아래쪽
③ 중간
④ 2/3 지점
⑤ 위치에 상관없다.

21 농촌 간이상수도(마을상수도)에서 가장 많이 사용하는 수원은 어느 것인가?
① 지표수
② 우수
③ 지하수
④ 해수
⑤ 하천수

22 다음과 같은 구조의 우물을 무엇이라 하는가?

① 용천수
② 심정호
③ 지표수
④ 천정
⑤ 복류수

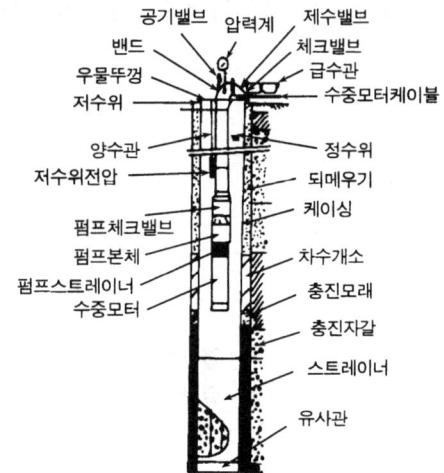

23 다음은 샘물의 구조이다. 가장 깨끗한 샘물은 어느 것인가?

① 심층수
② 우물
③ 지표수
④ 천층수
⑤ 하천수

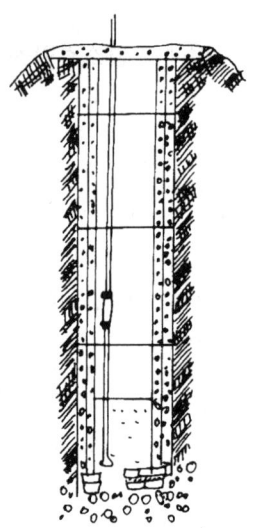

24 다음 그림은 우물의 그림이다. 어떤 우물의 형태인가?

① 보통우물
② 수돗물
③ 복류수
④ 용천수
⑤ 하천수

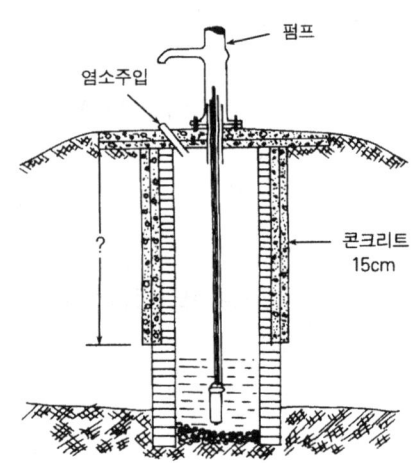

정답 22. ② 23. ① 24. ①

25 24번 우물의 구조에서 우물 방수벽은 최소한 몇 m 이상 되게 하여야 하는가?
   ① 1m   ② 2m   ③ 3m
   ④ 4m   ⑤ 5m

26 우물과 오염원은 몇 m 이상 떨어져 있어야 하는가?
   ① 5m   ② 10m   ③ 15m
   ④ 17m   ⑤ 20m

27 우물가에서 빨래를 하고 화장실이 보이며 우물 안으로 더러운 물이 무수히 침입되고 있다. 다음 그림에서 우물은 무엇이 잘못되었는가?
   ① 뚜껑
   ② 차수 막
   ③ 위치선정
   ④ 방수 벽
   ⑤ 배수구

   | 화장실 | 우물 | 빨래대 |

28 우물로 전파할 수 있는 질병을 무슨 질병이라 하는가?
   ① 호흡기계감염병   ② 수인성감염병   ③ 접촉성감염병
   ④ 경구감염병   ⑤ 경피감염병

29 수질분석을 위한 시료채취 방법으로서 옳은 것은 어느 것인가?

   | 수 돗 물 | | 우 물 물 |

   ① 수돗물은 2분 방류 후 채수, 우물물은 우물물의 최저층 깊이에서 채수
   ② 수돗물은 1분 방류 후 채수, 우물물은 우물물의 중간 깊이에서 채수
   ③ 수돗물은 3분 방류 후 채수, 우물물은 우물물의 중간 깊이에서 채수
   ④ 수돗물은 수도에서 처음 나오는 물을 채수, 우물물은 우물물의 중간 깊이에서 채수
   ⑤ 수돗물은 수도에서 처음 나오는 물을 채수, 우물물은 우물물의 가장 깊은 곳에서 채수

30 다음 그림의 명칭은 무엇인가?
   ① COD 측정기   ② SS 측정기
   ③ 하이드로 채수기   ④ DO 측정기
   ⑤ 유기물 측정기

정답 25. ③ 26. ⑤ 27. ③ 28. ② 29. ③ 30. ③

31 다음 그림과 같은 용기의 명칭은 무엇인가?

① DO 측정기
② 폐수 측정기
③ 간이 채수병
④ SS 측정기
⑤ Heyroth 채수기

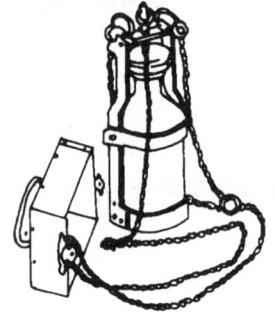

32 다음 기구의 명칭은 무엇인가?

① 수온계
② 폐수 채수기
③ 간이 채수병
④ Heyroth 채수기
⑤ 하수 채수기

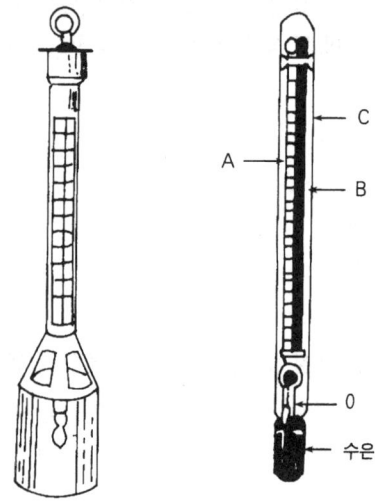

33 먹는물의 대장균 기준은?

① 100m*l*에서 검출되지 아니 할 것
② 50m*l*에서 검출되지 아니 할 것
③ 20m*l*에서 검출되지 아니 할 것
④ 10m*l*에서 검출되지 아니 할 것
⑤ 1m*l*에서 검출되지 아니 할 것

해설 대장균 : 100m*l*에서 검출되지 아니 할 것

34 탁도는 NTU 단위를 사용한다. 탁도 측정에 사용되는 표준용액 조제약품은?

① 카오린
② 염화백금산 칼륨
③ 나트륨
④ 황산히드라진과 헥사메틸테트라아민
⑤ 염산

해설 ① 1NTU란 황산히드라진과 헥사메틸테트라아민을 포함한 탁도 표준원액 2.5m*l*를 증류수 1*l*에 용해시켰을 때의 탁도를 1NTU라 한다.
② 염화백금산칼륨 : 색도 측정 시 사용한다.

정답 31. ⑤ 32. ① 33. ① 34. ④

35 먹는물의 탁도 기준은?

① 1NTU를 넘지 아니할 것
② 2NTU를 넘지 아니할 것
③ 3NTU를 넘지 아니할 것
④ 4NTU를 넘지 아니할 것
⑤ 5NTU를 넘지 아니할 것

 먹는물의 탁도 : 1NTU(Nephelometric Turbidity Unit)를 넘지 아니할 것(수돗물은 0.5NTU를 넘지 아니할 것)

36 먹는물 수질기준 중 건강상 유해 무기물질인 불소의 기준은?

① 1.0mg/l를 넘지 아니할 것
② 1.5mg/l를 넘지 아니할 것
③ 2.0mg/l 이상
④ 2.5mg/l 이상
⑤ 5ppm 이상

 먹는물의 불소 : 1.5mg/l를 넘지 아니 할 것(샘물 및 먹는샘물은 2.0mg/l를 넘지 아니할 것)

37 10배 희석한 시료의 흡광도가 0.30이라면, 이 원수의 탁도는 몇 도인가?

① 1도
② 10도
③ 15도
④ 30도
⑤ 50도

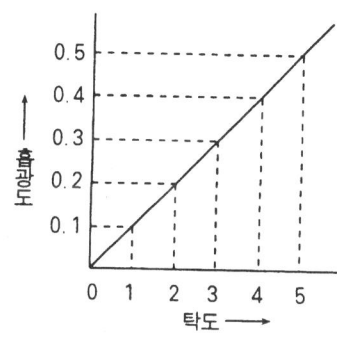

38 다음 그림의 명칭은 무엇인가?

① 비교탁도계
② 투시도계
③ 비색계
④ 염소측정기
⑤ 유기물측정기

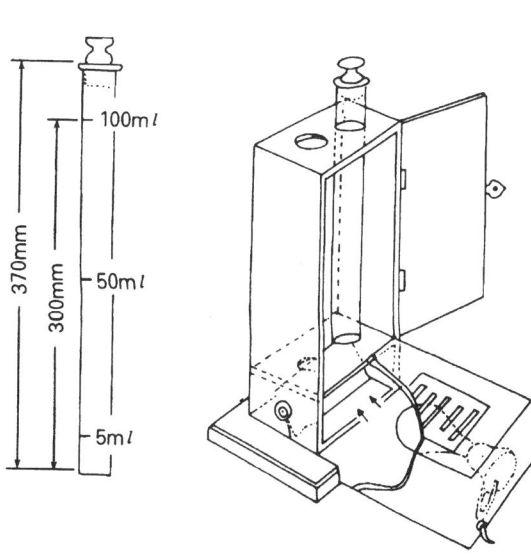

정답 35. ① 36. ② 37. ④ 38. ①

39 증발잔류물 측정시 증발건조한 증발접시를 몇 ℃에서 몇 시간 건조한 후 무게를 평량하여야 하는가?

① 105 ~ 110℃, 2시간 ② 110 ~ 120℃, 2시간 ③ 120℃, 1시간
④ 130℃, 2시간 ⑤ 150℃, 1시간

 증발잔류물의 양(mg/*l*)을 측정시 증발건조한 증발접시를 110±5℃, 2시간 건조 후에 무게를 평량한다.

40 다음 보기는 무엇을 추정하기 위한 시험방법인가?

검수 → o-톨루딘용액 → 비색정량

① 잔류염소 ② 아질산성질 ③ 증발잔류물
④ 질산성질소 ⑤ 단백질

41 잔류염소를 측정할 때 비색액으로 사용되는 것은 어느 것인가?

① 오르도-톨루딘용액 ② 아비산소다 ③ 중크롬산칼륨
④ 과망간산칼륨 ⑤ 오존

42 다음 시약들은 무엇을 시험하기 위한 것인가?

| 0.01N KMNO₄ | 0.01N Na₂C₂O₄ | dil(1+2) H₂sO₄ | 비등석 |

① DO
② KMnO₄ 소비량
③ COD
④ SS
⑤ BOD

43 KMnO₄ (과망간산칼륨)의 종말점 색은 무슨 색인가?

① 황색 ② 녹색 ③ 엷은 홍색
④ 무색 ⑤ 흑색

 KMnO₄ (과망간산칼륨) 측정 : 증류수에 황산을 넣고 여기에 KMnO₄액을 미홍색이 없어지지 않고 남아있을 때까지 적정한다.

정답 39. ① 40. ① 41. ① 42. ② 43. ③

44 다음 그림 중 KMnO₄ 용액이 들어 있는 병은 어느 것인가?

① ㉠
② ㉡
③ ㉢
④ ㉣
⑤ ㉢, ㉣

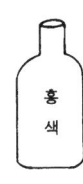 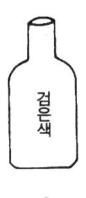 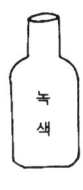 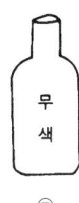

㉠ 홍색 ㉡ 검은색 ㉢ 녹색 ㉣ 무색

45 경도측정에 필요한 시약으로 연결된 것은 어느 것인가?

㉠	㉡	㉢	㉣	㉤
EBT	MgCl₂	EDTA	NH₄Cl	o-toluidine-HCl

① ㉠, ㉡, ㉢, ㉣
② ㉠, ㉡
③ ㉠, ㉡, ㉢, ㉣, ㉤
④ ㉣, ㉤
⑤ ㉢, ㉤

 ① 경도측정에 필요한 시약 : EBT, EDTA, NH₄Cl, MgCl₂, KCN용액 등이 있다.
② 오르도톨루딘 염산액 : **염소측정에 사용**되는 시약이다.

46 다음 상수의 이화학적 검사항목에 맞는 것은?

① COD시험
② BOD검사
③ 부유물질시험
④ DO시험
⑤ 경도시험

47 다음 그림은 무슨 실험을 하기 위한 장치인가?

① 불소 증류장치
② 염소 증류장치
③ 페놀 증류장치
④ 질소 증류장치
⑤ 오존 증류장치

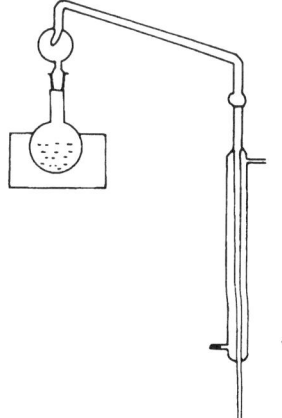

정답 44. ① 45. ① 46. ⑤ 47. ③

48 다음 그림은 무슨 실험을 하기 위한 장치인가?

① 불소 증류장치
② 시안 증류장치
③ 이산화탄소 증류장치
④ 질소 증류장치
⑤ 탄소 증류장치

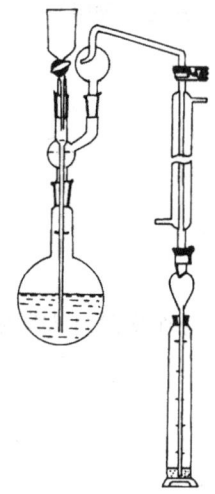

49 다음 그림은 무슨 장치인가?

① 불소 증류장치
② 수증기 증류장치
③ 페놀 증류장치
④ 질소 증류장치
⑤ 시안 증류장치

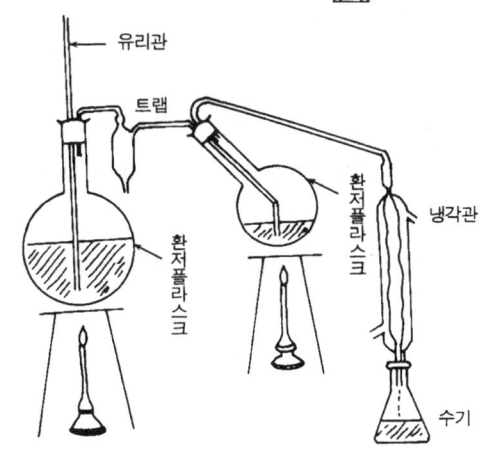

50 다음 그림은 어떤 실험을 하기 위한 장치인가?

① 불소 증류장치
② 암모니아성질소 증류장치
③ 페놀 증류장치
④ 질소 증류장치
⑤ 염소 증류장치

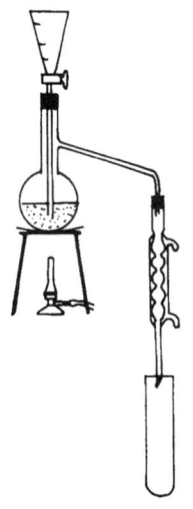

정답 48. ② 49. ② 50. ②

51 다음 장치는 무엇을 하기 위한 것인가?

① 불소 증류장치
② 질소 증류장치
③ 페놀 증류장치
④ 수은 분해장치
⑤ 암모니아 분해장치

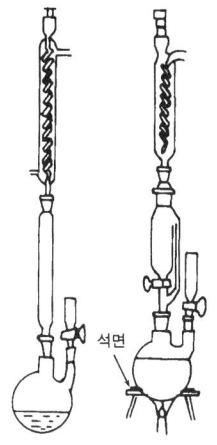

52 다음 그림은 구테르나 다니쉬 농축기이다. 이 농축기로 무엇을 측정할 수 있는가?

① COD
② PCB
③ BOD
④ 부유물질
⑤ 유기물

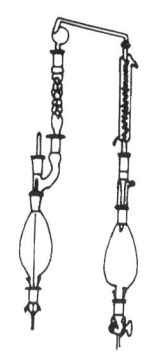

53 다음 중 PCB의 설명이 맞게 된 것은 어느 것인가?

① 지용성, 난연성, 절연성
② 수용성, 난연성, 절연성
③ 가연성, 지용성, 난연성
④ 가연성, 지용성
⑤ 수용성

 PCB : 지용성, 난연성, 절연성

54 다음 그림은 무엇을 실험하기 위한 장치인가?

① 비화수소 발생장치
② 염소 증류장치
③ 이산화탄소 증류장치
④ 질소 증류장치
⑤ 오존 증류장치

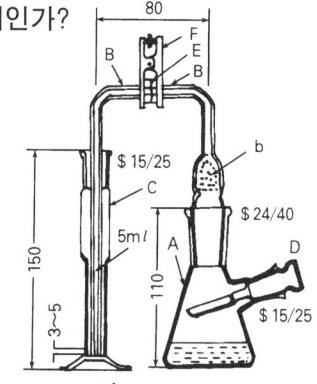

정답 51. ④ 52. ② 53. ① 54. ①

55 다음 그림은 무엇을 측정하기 위한 것인가?

① 크롬 측정 흡광도
② 카드뮴 측정 원자흡광도
③ 수은 측정 환원순환법
④ 가스크로마토 그래피법
⑤ SS 측정기

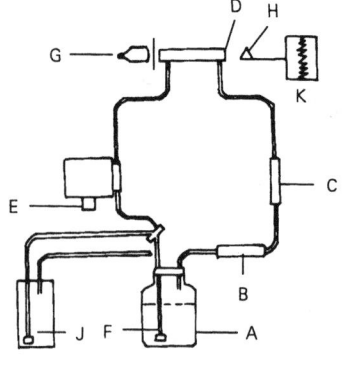

A : 측정병
B : 건조관
C : 로타미터
D : 셀
E : 공기펌프
F : 유리폭기관
G : 수은중공음극램프
H : 측광부
J : 가스세척병
K : 기록부

56 다음 그림의 명칭은 무엇인가?

① BOD 장치
② Drying oven
③ 킬달장치
④ Soxhlet's 지방 추출기
⑤ DO 장치

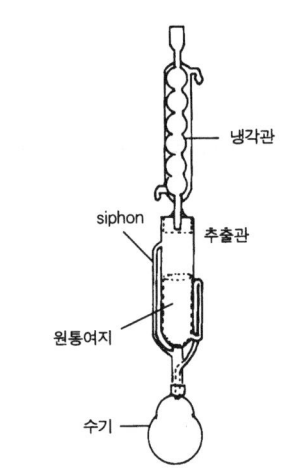

57 다음 기기의 명칭은 무엇인가?

① 불소 증류장치
② 질소 증류장치
③ 시안 증류장치
④ 비화수소 발생장치
⑤ 염소 발생장치

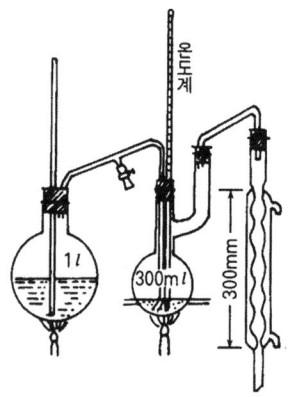

58 먹는물의 불소농도 기준은 몇 mg/l를 넘지 말아야 하는가?

① 0.5mg/l ② 1.0mg/l ③ 1.5mg/l
④ 2.5mg/l ⑤ 3mg/l

 먹는물의 불소 기준 : 1.5mg/l, 먹는샘물의 불소 기준 : 2.0mg/l

정답 55. ③ 56. ④ 57. ① 58. ③

59 먹는샘물의 불소농도 기준은 몇 mg/l를 넘지 말아야 하는가?
① 0.5mg/l   ② 1.0mg/l   ③ 1.5mg/l
④ 2.0mg/l   ⑤ 5mg/l

60 다음 기구의 명칭은 무엇인가?

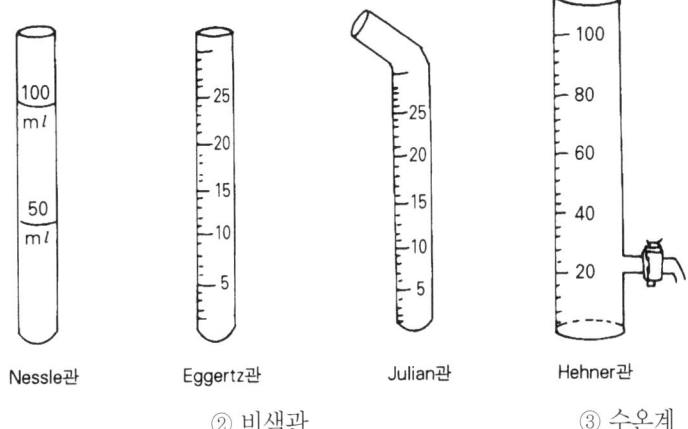

① DO 측정기   ② 비색관   ③ 수온계
④ Heyroth 채수기   ⑤ pH관

61 검수에 암모니아성질소가 함유되어 있을 경우 네슬러시약을 떨어뜨렸을 때 어떤 색으로 변화하는가?
① 검은색   ② 무색   ② 백색
④ 자색   ⑤ 황색

 암모니아성질소의 정성시험법 : 검수에 네슬러시약을 가했을 때 **암모니아성질소**가 함유되어 있으면 **황~적갈색**이 나타난다.

62 암모니아 측정시 네슬러시약을 첨가했을 때 가장 오염이 심한 경우 나타나는 색은 무슨 색인가?

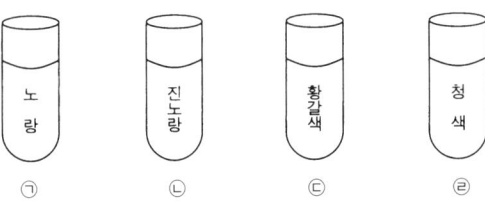

① ㉠   ② ㉡   ③ ㉢
④ ㉣   ⑤ ㉠, ㉡

정답 59. ④ 60. ② 61. ⑤ 62. ③

63 다음 그림은 인도페놀법에 의한 암모니아성질소 정량 방법이다. ( ) 안에 들어갈 시약은 무엇인가?

① NH_3
② H_2SO_4
③ $NaCl$
④ $NaClO$
⑤ 황산

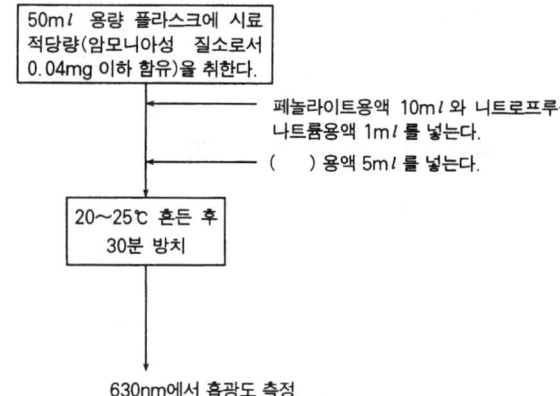

해설) NaClO(차아염소산나트륨)

64 다음 그림은 무엇을 측정하는 기구인가?

① CO_2
② H_2O
③ SO_2
④ NH_4
⑤ DO

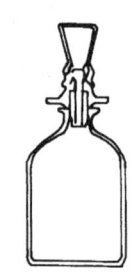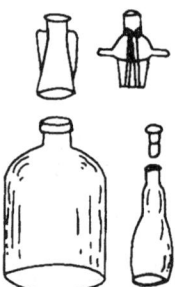

65 64번 그림은 무엇인가?

① 흡수제에 의한 DO 측정병
② 흡수제에 의한 BOD 측정병
③ $Ba(OH)_2$에 의한 CO_2 측정병
④ KOH에 의한 CO_2 흡수병
⑤ CO 측정병

해설) $Ba(OH)_2$: 수산(수산화바륨)으로 중화적정함으로써 CO_2의 양을 알 수 있다. 지시약은 페놀프탈린이다.

66 다음 중 일반세균의 집락수를 계산할 때는 어느 배지를 사용하는가?

① 보통한천배지　　② 젖당배지　　③ BGLB배지
④ EMB한천배지　　⑤ 유당배지

해설) 검수 1㎖에 함유되어 있는 균 중에서 **보통한천배지**에 집락을 형성할 수 있는 생균의 총수를 **일반세균**이라 한다.

정답   63. ④   64. ①   65. ③   66. ①

67 일반세균의 집락을 계산할 때 몇 개의 집락수를 계산하는가?
① 50~100　　　② 30~300　　　③ 100~500
④ 500~600　　　⑤ 700

> 집락수가 30~300개의 범위 내에 있는 평판을 골라 계산한다.

68 그림과 같은 세균검사 기구를 무엇이라 하는가?
① 집락계산기
② 전등기
③ 적외선 살균등
④ 확대현미경
⑤ 돋보기

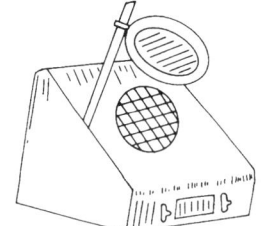

> 세균을 측정할 때 사용하는 기구 : Colony counter(세균 집락기)를 사용한다.

69 희석하지 않은 검수 1ml에 의한 집락수가 30개 이하인 경우에는 어떻게 기재하는가?
① 그대로 기재한다.　　② 29로 한다.　　③ 31로 한다.
④ 3으로 한다.　　⑤ 100으로 한다.

> 희석하지 않은 검수 1ml에 의한 집락수가 30개 이하인 경우에는 그대로 기재한다.

70 일반세균 수는 검수 몇 ml 중에 함유되어 있는 생균의 총수를 말하는가?
① 50ml　　　② 150ml　　　③ 10ml
④ 1ml　　　⑤ 0.1ml

> 일반세균(표준한천배지에서 성장하여 집락을 형성할 수 있는 중온성균을 말한다)은 1ml 중 100CFU(Colony Forming Unit)를 넘지 아니할 것

71 일반세균 수 결과 1,649로 나타났다. 균수 계산이 옳게 된 것은 어느 것인가?
① 1,747　　　② 1,750　　　③ 1,600
④ 1,800　　　⑤ 2,000

> 균수 계산의 결과를 나타내는데는 1ml 중의 집락수가 상위로부터 3개 이상의 유효숫자를 함유되지 않게 계산한다. 예를 들어보면 다음과 같다 (단, 99 이하는 그대로 기재한다).
> 142 : 140　　145 : 150
> 2,849 : 2,800　　2,850 : 2,900

72 일반세균 수 결과 142로 나타났다. 균수 계산이 옳게 된 것은 어느 것인가?
① 140   ② 1,750   ③ 1,600
④ 1,800   ⑤ 2,000

73 일반세균 수 측정시 배지와 검수를 넣은 petri dish를 몇 ℃의 부란기 속에 넣어 몇 시간 지난 후 형성된 집락 수를 계산하는가?
① 35±0.5℃, 20±3시간   ② 45±0.5℃, 24±3시간   ③ 35±0.5℃, 48±3시간
④ 45℃, 40시간   ⑤ 50℃, 50시간

> 해설 일반세균 수 측정시 배지와 검수를 넣은 petri dish를 부란기 속에 넣어 35±0.5℃, 48±3시간이 지난 후 형성된 집락수를 계산한다.

74 그림은 평판한천배지의 접종법이다. 접종순서가 옳은 것은?
① ㉠ → ㉡ → ㉢ → ㉣
② ㉡ → ㉢ → ㉠ → ㉣
③ ㉢ → ㉠ → ㉣ → ㉡
④ ㉡ → ㉠ → ㉢ → ㉣
⑤ ㉣ → ㉡ → ㉢ → ㉠

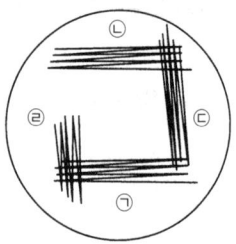

75 대장균군 시험을 바로 하지 못할 경우 시료는 몇 ℃로 보관하여야 하는가?
① 0℃   ② 4℃   ③ 15℃
④ 10℃   ⑤ 20℃

> 해설 냉암소(4℃)에서 6시간 내 측정한다.

76 대장균군 시험을 바로 하지 못할 경우 시료의 보존기간은?
① 오염된 시료 6시간 이내   ② 오염된 시료 12시간 이내
③ 의심된 시료 24시간 이내   ④ 의심된 시료 30시간 이내
⑤ 오염된 시료 40시간 이내

77 대장균 수 시험을 할 때 시료 중에 잔류염소가 함유되어 있으면 어떤 전처리를 하여야 하는가?
① 10% 티오황산나트륨을 가한다.   ② 15% 황산나트륨 용액을 가한다.
③ 물을 가한다.   ④ 10% 염화수은을 가한다.
⑤ 염산을 가한다.

정답 72. ① 73. ③ 74. ② 75. ② 76. ① 77. ①

78 E. coli(대장균)의 정량시험 순서가 옳게 된 것은 어느 것인가?

① 추정시험→확정시험→결과시험　　② 확정시험→추정시험→완전시험
③ 추정시험→확정시험→완전시험　　④ 확정시험→완전시험→추정시험
⑤ 완전시험→추정시험→확정시험

 대장균군 정량시험 순서 : 추정시험 → 확정시험 → 완전시험

79 다음 그림은 대장균군 실험에 관한 것이다. 빈칸에 알맞은 내용은 무엇인가?

추정시험 → ( ) → 완전시험

① 결과시험　　② 멸균시험　　③ 확인시험
④ 확정시험　　⑤ 중간시험

80 대장균군 추정시험에는 어떤 배지가 필요한가?

① EMB 배지　　② Lactose broth　　③ Nutrient broth
④ Nutrient agar　　⑤ MB 배지

 Lactose broth(젖당배지)

81 대장균군 추정시험에는 어떤 배지를 사용하는가?

① 한천배지　　② 젖당배지　　③ 평판배지
④ Nutrient agar　　⑤ 보통배지

 젖당배지(LB 배지 : Lactose broth 배지)

82 추정시험을 할 때 유당부이온을 담은 발효관을 ( )℃, ( )시간 배양하는가?

① 35~37℃, 24±4시간　　② 35~37℃, 24±2시간　　③ 25℃, 48시간
④ 35℃, 48시간　　⑤ 40℃, 4시간

 유당부이온을 담은 발효관을 35~37℃, 24±2시간 배양하여 가스발생이 있으면 추정시험은 양성이고, 가스발생이 없으면 음성이다.

정답　78. ③　79. ④　80. ②　81. ②　82. ②

83 다음 중 대장균군 추정시험이 양성이 되는 경우는 어느 것인가?
① 자색 집락 ② 홍색 집락 ③ 가스(gas) 발생
④ 청색 집락 ⑤ 무색 집락

84 다음 그림은 대장균군 추정시험이 끝난 상태의 발효관 모양이다. 양성으로 나타난 것은 어느 것인가?
① ㉠ 양성
② ㉡ 양성
③ ㉠, ㉡ 모두 음성
④ ㉠, ㉡ 모두 양성
⑤ ㉠ 중성

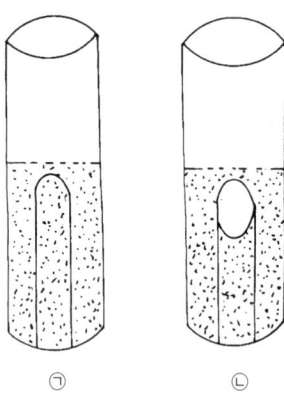

㉠   ㉡

85 대장균군 시험을 할 때 추정시험에서 가스발생이 된 발효관으로부터 백금이를 취하여 EMB배지 혹은 Endo배지에 획선도말하여 몇 ℃에서 몇 시간 동안 배양해야 하는가?
① 35~37℃, 24±4시간 ② 35~37℃, 24±4시간 ③ 25℃, 48시간
④ 35~37℃, 48±3시간 ⑤ 50℃, 5시간

해설 확정시험
① 추정시험에서 가스발생을 본 발효관으로부터 BGLB발효관에 이식하여 35~37℃, 48±3시간 배양했을 때 gas가 생성된 것과 EMB배지 또는 Endo배지에 획선도말하여 전형적인 대장균군의 집락을 증명할 경우 확정시험은 양성이다.
② 대장균군 확장시험에서 EMB배지에서는 **금속광택의 청동색깔의 집락**(colony)이 나타나면 확정시험이 양성이다.

86 대장균군 확정시험에서 Endo배지에는 어떤 색의 집락이 나타나면 양성이라 할 수 있는가?
① 검은색 집락 ② 주황색의 집락 ③ 홍색의 집락
④ 금속광택의 청동색 ⑤ 무색

87 대장균군 정성시험에서 Gram 염색 결과 대장균군이 있음이 확정되었다. 이 때 Endo배지는 무슨 색을 나타내는가?
① 담홍색 ② 갈색 ③ 청색
④ 녹색 ⑤ 무색

정답 83. ③ 84. ② 85. ④ 86. ③ 87. ①

88 대장균군 확정시험에서 EMB 한천배지에 어떤 색의 집락(colony)이 나타나면 양성이라 할 수 있는가?
① 백색의 집락
② 무색 집락
③ 홍색 집락
④ 흑색의 집락
⑤ 금속광택의 청동색

89 대장균군 완전시험에서 Lactose broth에 가스가 발생한 것을 보통한천배지에 이식하고, 35~37℃에서 48±3시간 배양하여, 그 집락을 Gram 염색했을 때 어떤 색이 나오면 양성인가?
① 적색   ② 홍색   ③ 검은색
④ 청색   ⑤ 무색

90 대장균군의 MPN은 검수 몇 m*l* 중의 대장균 수를 말하는가?
① 10m*l*   ② 50m*l*   ③ 100m*l*
④ 150m*l*   ⑤ 200m*l*

해설 MPN(Most Probable Number) : 검수 100m*l* 중의 대장균 수를 말한다.

91 다음 표는 대장균검사 양성관 수이다. MPN이 17이면 이 검수의 MPN 값은 얼마가 되는가?

검수	0.1m*l*	0.01m*l*	0.001m*l*
양성관수	5/5	3/5	2/5

(MPN 17)

① 1.7   ② 17   ③ 170
④ 1,700 ⑤ 2,000

해설 시험결과에 의한 대장균군 수는 최적확수표에 의하여 결정한다. 표 중의 검액량을 0.1, 0.01, 0.001m*l*로 한 경우에는 100배로 한다.   ∴ MPN = 17 × 100 = 1,700

92 다음 표에서 최적확수표의 MPN이 24이면 검수의 MPN은 얼마인가?

0.1m*l*	0.01m*l*	0.001m*l*
5	3	1

(MPN 24)

① 2.4   ② 24   ③ 240
④ 2,400 ⑤ 2,500

정답 88. ⑤ 89. ② 90. ③ 91. ④ 92. ④

MPN = 24 × 100 = 2,400

93 그림과 같은 유당부이온 발효관에서 양성관 수의 표시가 맞게 된 것은 어느 것인가?

① 4/5 2/5 0/5(4-2-0)
② 3/5 1/5 0/5(3-1-0)
③ 3/5 1/5 5/5(3-1-5)
④ 3/5 4/5 5/5(3-4-5)
⑤ 3/5 4/5 5/5(5-5-5)

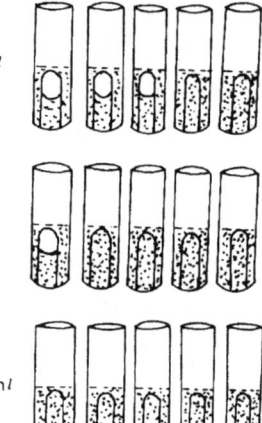

94 다음 표는 고압증기멸균법을 이용할 때의 압력과 온도와의 관계를 나타낸 것이다. ( ) 안에 적당한 Lb와 시간은?

온도	압력	Lb	시 간	온도	압력	Lb	시 간
100	1.0			120	2.0		
102		1		121		( )	( )
110	1.4	6		126		20	15분
115	1.7	10	30분	134	3.0		

① 15Lb, 10분
② 20Lb, 15분
③ 15Lb, 20분
④ 20Lb, 30분
⑤ 30Lb, 30분

95 다음 그림은 세균을 측정할 때 사용하는 기구이다. 이 기구의 명칭은 무엇인가?

① Spectrophotometer
② Colony counter
③ Drying oven
④ Incubator
⑤ 가스렌지

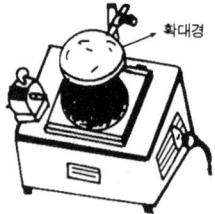

96 다음 그림은 무엇을 하는 기구인가?

① 세균 포집
② 세균 적정
③ 세균 계산
④ 세균 배양
⑤ 스탠드

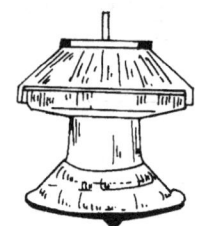

정답 93. ② 94. ③ 95. ② 96. ①

97 다음 기구의 명칭은 무엇인가?

① 균배양기
② Dry oven
③ 데시케이터
④ Water bath
⑤ 유리그릇

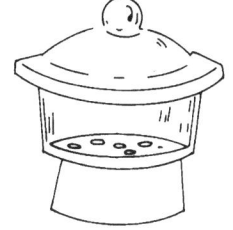

98 다음 실험기구의 명칭은 무엇인가?

① 균배양기
② Dry oven
③ Autoclaver
④ Water bath
⑤ 냉장고

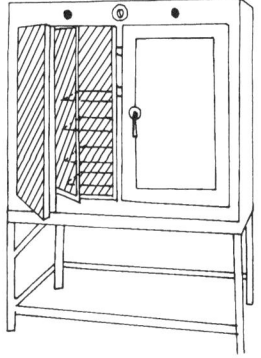

99 그림은 드라이오븐(dry oven)이다. 드라이오븐의 온도와 시간이 맞게 된 것은 다음 중 어느 것인가?

① 100~120℃, 30분
② 121℃, 15~20분
③ 160~170℃, 1시간~2시간
④ 110℃, 15~20분
⑤ 120℃, 1시간

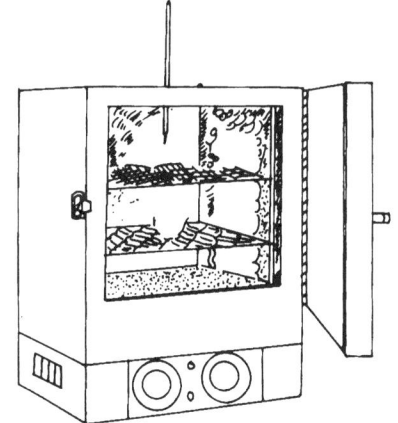

 드라이오븐(dry oven)의 온도와 시간 : 160~180℃, 1~2시간 건조한다.

정답 97. ③ 98. ② 99. ③

100 그림은 무엇인가?

① BOD 병
② Endo 배지
③ 듀람(Durham)관
④ 추정 시험
⑤ 고무관

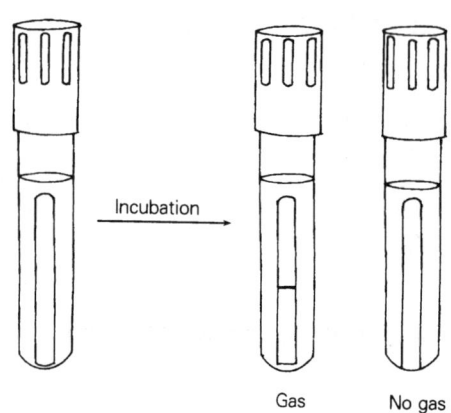

해설 듀람관 : 대장균 정성시험에 쓰임.

101 다음 그림은 무엇을 할 때 사용하는 기구인가?

① 용매추출
② 침전
③ 혼합
④ 적정
⑤ 여과

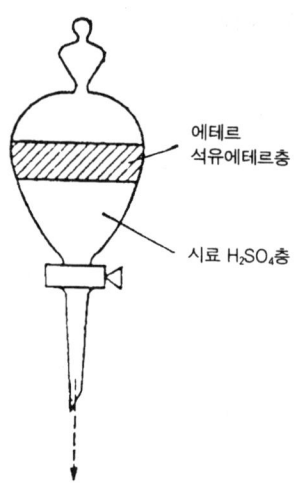

102 다음 그림의 명칭은 무엇인가?

① 플라스크
② 메스실린더
③ 메스플라스크
④ 임호프콘
⑤ 비이커

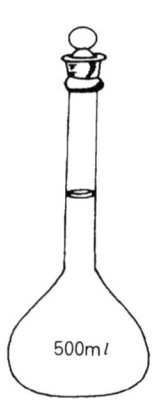

해설 ① 메스플라스크 : 용액을 만들 때나 용액의 농도를 묽힐 때에 사용한다.
② 메스플라스크 : 긴목을 가진 플라스크에 일정용량의 선을 그어 넣은 용기로 표준액의 제조 또는 어떤 액체를 일정한 농도로 희석 시 사용한다.
③ 정확히 취한다 : 홀피펫, 메스플라스크 등을 사용한다.

정답 100. ③ 101. ① 102. ③

103 다음 기구의 명칭은 무엇인가?
① 배양기
② BOD 병
③ 메스실린더
④ 비이커
⑤ pH병

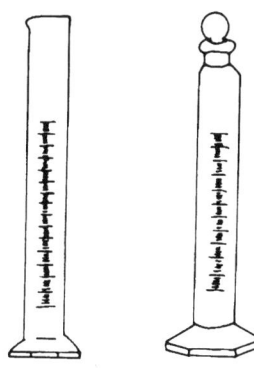

104 다음 기구의 명칭은 무엇인가?
① 비이커
② 뷰렛
③ 메스실린더
④ 자동피펫
⑤ 주사기

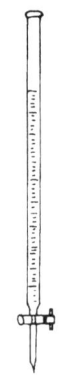

 뷰렛 : 표준용액을 넣고 적정할 때 또는 액체를 정확하게 취할 때 사용한다.

105 다음 기구 중 표준용액을 조제할 때 없어도 되는 것은 어느 것인가?
① ㉠
② ㉡
③ ㉢
④ ㉣
⑤ ㉢, ㉣

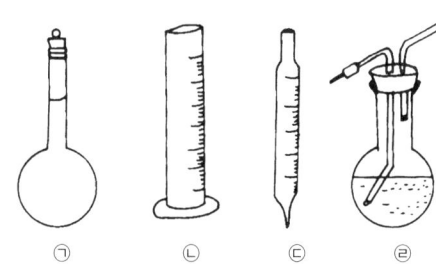

 ㉠번 : 메스플라스크
㉡번 : 메스실린더
㉢번 : 피펫(피펫은 정확한 부피의 액체를 빨리 다른 용기로 옮기는 데에 쓰이는 정량피펫(volumetric or transfer pipet)과 용액의 부피를 정확하게 취할 수 있도록 만든 눈금이 들어 있는 메스피펫(measuring or graduated pipet)이 있다)
㉣번 : 씻기병

정답 103. ③ 104. ② 105. ②

106 다음 중 적정 분석에 필요 없는 기구는 어느 것인가?

① ㉠
② ㉡
③ ㉢
④ ㉣
⑤ ㉠, ㉢, ㉣

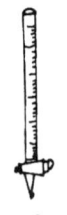 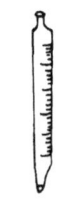 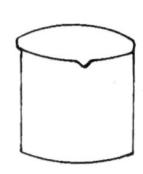 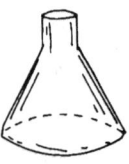

㉠   ㉡   ㉢   ㉣

107 다음 그림은 무엇을 하는 기구인가?

① 증류
② 침전
③ 적정
④ 혼합
⑤ 여과

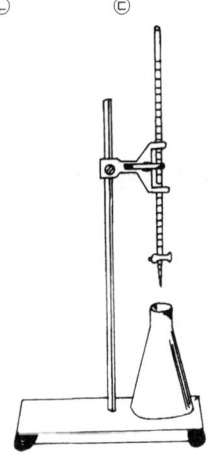

108 그림과 같은 조작을 무엇이라 하는가?

① 여과
② 적정
③ 추출
④ SS 측정
⑤ DO 측정

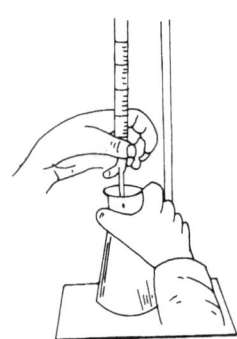

 적정 : 어떤 성분을 정량하고자 할 때 목적성분과 반응하는 어떤 표준용액을 시료용액에 떨어뜨려 종말점까지 소비된 부피를 측정하는 시험조작을 적정이라 한다.

109 다음 그림의 명칭은 무엇인가?

① 증발접시　　② 용기
③ 여과기　　　④ 도가니
⑤ 유리그릇

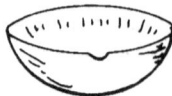

정답   106. ③   107. ③   108. ②   109. ①

110 다음 기구의 명칭은 무엇인가?

① 도가니
② 용기
③ 증발접시
④ 여과접시
⑤ 임호프콘

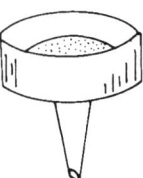

111 다음은 실내에서 환기량을 측정할 때의 식을 나타낸 것이다. K_2의 값은?

$$Q = \frac{H}{K_2 - K_1} \ (m^3/hr)$$

① 소요 환기량
② 실내공기 용적
③ CO_2의 실외농도
④ O_2 농도
⑤ 실내의 CO_2 허용농도

 소요 환기량 구하는 식은 다음과 같다.

$Q = \dfrac{H}{K_2 - K_1}$

Q : 소요환기량(m^3/hr)
H : 실내의 CO_2량(1시간기준 1인당 CO_2 호출량×사람수)(m^3/hr)
K_2 : 실내의 CO_2 서한량(허용량)(0.1%)
K_1 : CO_2의 실외 정상농도(0.03%)
CO_2 호출량 : 개인차에 따라 다르나 보통 20~22(0.02~0.022m^3/hr)
　　　　　　(수면시 CO_2 호출량 : 12(0.012m^3/hr) 전후)

112 염소이온 검사시 엷은 주홍색까지 사용되는 적정 시약은?

① 질산은($AgNO_3$)
② 과망간산칼륨
③ 황산
④ 염산(HCl)

 ① 염소이온 검사시약 : K_2CrO_4(크롬산칼륨) 50g을 증류수 약 200ml에 녹이고 적색 침전이 생길 때까지 **질산은($AgNO_3$)** 시약을 넣어 여과 후 여과액에 증류수를 넣어 전량 1,000ml로 만든다.

② 염소이온의 측정원리 : 지시약으로 가해진 K_2CrO_4(크롬산칼륨)의 존재 하에서 **질산은($AgNO_3$)으로 적정하여 미주홍색**이 나타나면 이 점을 적정의 종말점으로 한다.

정답　110. ④　111. ⑤　112. ①

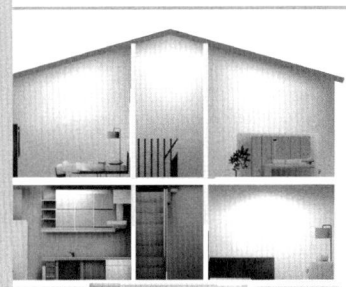

제3장 식품위생학

1. 식품의 위생적인 취급 및 보관 >
2. 식품의 감별방법 >
3. 세균의 외부형태 및 특징 >
4. 식중독 >
5. 식품과 감염병 >
6. 진균류 >
7. 세균증식 측정법 >
8. 세균학적 검사 >
9. 식품첨가물 >
10. 기구의 소독 >
11. 식품관련 시설에 관한 위생 >
출제 및 예상문제 >

제3장 식품위생학

식품위생 범위 …
1 시설에 관한 위생
2 불량식품 감별 방법
3 식품의 위생적인 취급 및 보관
4 기구의 소독 및 살균
5 식중독 세균의 외부형태
6 경구감염병균의 외부형태
7 경구감염 기생충의 외부형태 및 감염경로
8 식품취급자의 개인위생

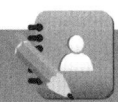

1. 식품의 위생적인 취급 및 보관

식품의 오염은 토양·공기 등으로부터의 1차적 오염과 식품을 취급할 때 오염되는 2차적 오염으로 분류할 수 있다.

 식품의 위생적인 취급

(1) 식품 취급시 일반적인 사항

① 식품 등을 취급하는 원료보관실·제조가공실·포장실 등의 내부는 **항상 청결하게 취급**한다.
② 식품 등의 원료 및 제품 중 부패·변질이 되기 쉬운 것은 **냉동·냉장시설에 보관·관리**하여야 한다.
③ 식품 등의 보관·운반·진열시에는 보존 및 보관기준에 적합하도록 하고, 이 경우 냉동·냉장시설 및 운반시설은 항상 정상적으로 작동시켜야 한다.

④ 식품 등의 제조·가공 또는 포장에 직접 종사하는 자는 위생모를 착용하여야 한다.

⑤ 식품 등의 제조·가공·조리에 사용되는 기계·기구 및 음식기는 사용 후에 세척·살균하는 등 항상 청결하게 유지·관리하여야 한다.

⑥ 식품접객업소의 경우 냉면육수·칼·도마·행주 등은 식품 등의 기준 및 규격이 정하고 있는 식품접객조리판매 등에 대한 미생물 권장규격에 적합하도록 관리하여야 한다.

⑦ 식품저장고에는 해충구제 및 방지를 하고, 동물사육을 금한다.

⑧ 야채를 씻을 때는 **흐르는 물에 5회 이상** 씻는다.

⑨ 식품은 이물질이 들어가지 않도록 잘 밀봉한다.

⑩ **유지식품**을 보존할 때는 **일광을 차단**하고, 저온으로 보존한다(예 : **라면은 산패를 방지**하기 위해 **빛을 차단**한다).

(2) 식품 취급자의 개인위생

① 조리 전 손을 깨끗이 씻고 손소독을 한다(손소독에는 **역성비누가 좋다**).

② 손톱을 짧게 자른다.

③ **화농성질환자, 소화기계감염병환자 등은 조리를 금한다.**

④ **위생복, 위생모, 마스크 등을 착용한다.**

⑤ 손에 반지 끼는 것을 금한다(이물질로 인해 식품을 오염시킬 수 있다).

※ 감염병 = 전염병, 감염원 = 전염원

2 식품의 위생적인 보관방법

(1) 물리적 처리

① 냉동·냉장법(저온저장법) : 식품보관냉장고의 준수 사항은 다음과 같다.

㉮ 냉장고는 벽에서 **10cm 정도 떨어진 위치에 설치**한다.

㉯ **냉장고에 식품**은 전체 용량의 **80% 정도만 저장**하는 것이 좋다.

㉰ 냉장고 문은 자주 열지 않는 것이 좋다.

㉱ 냉장고는 깨끗하게 청소를 하여야 세균의 오염을 막을 수 있다.

㉲ 냉장고 내부에 온도계를 비치하여야 한다.

㉳ 온도계는 냉장고의 중간에 설치한다.

㉴ 냉장고의 식품 저장 방법은 다음과 같이 한다.

㉠ **냉동실**(영하 18℃ 이하) : 육류의 냉동보관, **건조한 김 등을 보관**한다.

ⓛ 냉장실

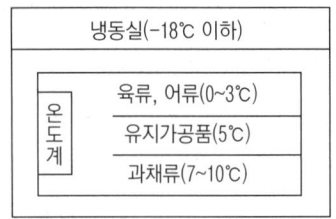

ⓐ 1단 온도 0~3℃ : 육류, 어류 등

ⓑ 중간 온도 5℃ 이하 : 유지가공품 등

ⓒ 하단온도 7~10℃(10℃ 이하) : 과일, 야채류 등

② 가열살균법 : 미생물의 사멸과 효소의 파괴를 위하여 100℃ 정도로 가열한다.

③ 건조ㆍ탈수법 : 건조식품은 수분함량이 15(14)% 이하가 되도록 보관한다.

④ 자외선 조사법 : 자외선을 이용하여 살균한다.

(2) 화학적 처리

① 방부제 첨가법

㉮ 데이히드로초산(DHA ; dehydroacetic acid) − 〈삭제〉

㉯ 안식향산나트륨(sodium benzoate)

㉰ 프로피온산나트륨(sodium proionate)

㉱ 프로피온산칼슘(calcium proionate)

※ DHA : 현재 식품공전법에는 삭제되었으나 위생사시험에는 출제되고 있음

② 산화방지제 첨가법

㉮ 디부틸 히드록시 톨루엔(BHT ; dibutyl hydroxy toluene)

㉯ 부틸 히드록시 아니졸(BHA ; butyl hydroxy anisole)

㉰ 몰식자산 프로필(propyl gallate)

㉱ DL-α-토코페롤(DL-α-tocopherol)

③ 식염ㆍ설탕 첨가법 : 10% 이상의 식염이나 50% 이상의 설탕으로 저장하면 미생물의 발육을 억제할 수 있다.

(3) 미생물처리법

미생물을 이용한 처리방법 : 간장, 된장, 고추장, 김치, 요구르트, 치즈 등

2. 식품의 감별방법

1 곡 류

(1) 쌀
① 좋은 쌀 : 자외선을 조사했을 때 청백색을 띠는 것이 좋다.
② 변질된 쌀 : 황색 또는 등황색을 띠는 것은 황변의 우려가 있다.

(2) 밀가루
① 좋은 밀가루 : 하얗고 입자가 고른 것이 좋다.
② 변질된 것 : 맥각이 많으며 흑색인 것은 변질된 것이다.

2 계 란

(1) 신선한 것
① 표면이 거칠고 광택이 없는 것
② 흔들었을 때 소리가 나지 않는 것
③ 11%의 식염수에 가라앉는 것
④ 전구의 빛을 투시했을 때 노른자와 흰자가 명확히 구분되는 것
⑤ 난황계수가 0.3~0.4 이상인 것
⑥ 난황이 둥그런 것
⑦ 뭉뚝한 쪽의 길이가 5mm 이하인 것
⑧ 기실의 크기가 작은 것

(2) 신선하지 않은 것
① 표면이 매끈하고 광택이 나는 것
② 흔들었을 때 소리가 있는 것
③ 11%의 식염수에 뜨는 것
④ 전구의 빛을 투시했을 때 혼혈점이 보이는 것
⑤ 난황계수가 약 0.3 이하이면 오래된 것

(3) 난황계수
① 난황계수 = $\dfrac{\text{난황의 높이}}{\text{난황의 지름}}$

② 난백지수 = $\dfrac{\text{농후 난백의 높이}}{\text{난백의 최장경 + 난백의 최단경}}$

3 우 유

침전물이 생기지 않은 것이 신선한 우유이고, 침전물이 생겨있는 것은 신선하지 않은 우유이다.

(1) 우유의 신선도 판정
① 자비법
 ㉮ 가열 후 물을 가하여 엷은 응고물의 유무를 본다.
 ㉯ 정상인 우유에는 응고물이 생기지 않는다.
② 알코올법 : **우유 응고여부** 판정 시 **에탄올**을 사용한다.
③ 메칠렌블루 환원시험
 ㉮ 한번에 많은 시료를 시험할 수 있으므로 유가공 공장에서 많이 쓰이고 있다.
 ㉯ 세균수가 많을수록 산소의 소비가 많아 빨리 퇴색을 하게 된다.
④ 레사주린법

4 어 류

(1) 신선한 어류
① 눈의 **빛깔은 청정**하다. 즉, 눈의 상태는 광택이 나고 투명해야 한다.
② **아가미의 색은 선홍색인 것이 좋다.**
③ 입의 상태는 다물어져 있어야 한다.
④ **육질은 탄력**이 있다.
⑤ **비늘 상태는 광택**이 난다.
⑥ pH 5.5 전후의 것이 좋다.
⑦ 신선한 것은 **비중이 커 침전한다.**

(2) 신선도가 떨어지는 어류
① 아가미 뚜껑이 회백색이고, **아가미가 열려 있다.**
② 안구가 혼탁되어 있고, 색깔이 회색, 황색이 난다.
③ **눈의 상태가 불투명하다.**
④ 항문이 열려 있다.
⑤ 비늘상태는 광택이 없다.
⑥ 어류의 종류에 따라 다르지만 신선도가 저하됨에 따라 **악취가 난다.**

⑦ 신선도가 떨어지는 것은 싱싱한 것보다 비중이 가벼워 침전하지 않고 뜬다.
⑧ 육질은 탄력성이 없다.

5 오징어

(1) 신선한 것
갈색에 점이 있는 것은 신선한 것이다.

(2) 변질된 것
표백되고 붉은 홍색인 것은 변질된 것이다.

6 육 류

(1) 쇠고기
① 적갈색을 띠는 것이 좋다.
② 암갈색을 띠는 것은 좋지 않다.
③ 암모니아 냄새가 나는 것은 변질된 것이다.

(2) 닭고기
황백색을 띠는 것이 신선한 것이고, 갈색을 띠는 것은 변질된 것이다.

(3) 육질화의 변화 과정
중성(pH 7.3) → 사후강직되면 산성(pH 5.5~5.6) → **부패**되면 알칼리성(pH 11)

7 지방류

(1) 쇠고기 지방
흰색을 띠는 것이 좋으며, 혼탁한 것은 변질된 것이다.

(2) 돼지고기 지방
다갈색을 띠는 것이 좋으며, 변질된 것은 적갈색을 띤다.

8 가공품

(1) 깡통 통조림
깡통이 팽창되지 않고, 우그러지지 않은 것을 고르는 것이 좋다.

(2) 버터
버터를 잘랐을 때 물방울이 생기면 좋지 않은 것이다.

(3) 소시지
변질된 소시지는 케이싱(비닐)과 물체 사이에 기포가 존재하고, 반점과 얼룩이 있다.

(4) 식용류
색이 투명한 것이 좋으며, 색이 불투명한 것은 변질의 우려가 있다.

(5) 청량음료
청량음료는 침전물이 없는 것이 좋다.

9 표시(表示)

표시라 함은 식품, 식품첨가물, 기구, 용기·포장, 건강기능식품, 축산물(이하 "식품 등"이라 한다) 및 이를 넣거나 싸는 것(안에 첨부되는 종이 등을 포함한다)에 적는 문자·숫자 또는 도형(圖形)을 말한다.

(1) 문자표시
① 한글로 보기 쉬운 곳에 표시한다.
② 한글과 외국어를 혼합해서 사용할 때에는 외국어를 한글보다 작게 표시한다.

(2) 제품에 기록할 내용
① 제품의 명칭　　　② 제조업소의 명칭과 주소
③ 제조 년·월·일　　④ 유효기간
⑤ 영업허가　　　　⑥ 제품의 재료·중량·용량 및 개수
⑦ 보관시의 주의사항　⑧ 반품 및 교환 장소
⑨ 사용기준 및 보존기간 등

(3) 통조림 표시법 예

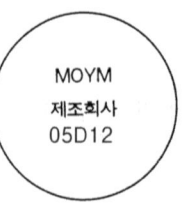

MO : 원료, Y : 조리방법, M : 크기, 05 : 제조년도(2005년), D : 제조월(December ; 12월), 12 : 제조날짜(12일)

※ 제조회사 = 제조원

3. 세균의 외부형태 및 특징

1 세균의 분류

(1) 증식 온도에 따른 분류
① **저온균** : 최적온도는 10℃ 내외이고, 발육 가능한 온도는 0~20℃이다.
② **중온균** : 최적온도는 25~37℃이고, 발육 가능한 온도는 20~40℃이다.
③ **고온균** : 최적온도는 60~70℃이고, 발육 가능한 온도는 40~75℃이다.

(2) 산소 존재여부에 따른 분류
① **호기성균** : 산소가 존재하는 상태에서만 증식 가능한 균을 호기성균이라 한다.
② **혐기성균** : 산소가 없을 때 증식하는 균을 혐기성균이라 한다.
③ **통성혐기성균** : 산소의 여부에 관계없이 증식 가능한 균을 통성혐기성균이라 한다.

2 세균의 외부형태

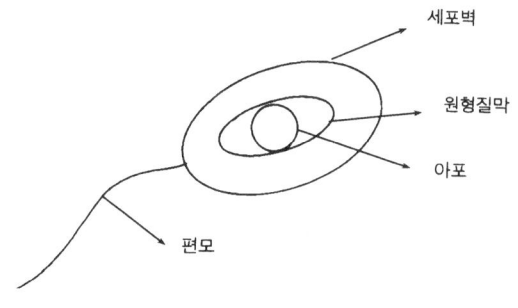

▲ 세균의 외부형태

3 세균의 형태와 배열

세균의 기본 외형은 구균, 간균, 나선균으로 분류할 수 있다.

(1) 세균의 외형
① **구균** : 구균은 구형균이라고 하기도 하며, 형태는 구형, 반구형, 삼각형 등의 모양을 하고 있다.
  ㉮ 연쇄상구균(Streptoccus) : 여러 개의 균이 일렬로 늘어선 연쇄상태이다.
  ㉯ 쌍구균(Diplococcus) : 균은 2개씩 떨어진 상태이다.
  ㉰ 사연구균(Tetragena) : 4개의 균이 정방형으로 배열되어 있다.
  ㉱ 팔연구균(Sarcina) : 4연 구균 2개가 상하로 붙어 있다.
  ㉲ 포도상구균(Staphylococcus) : 포도모양의 불규칙한 배열을 하고 있다.

② 간균 : 간균은 막대상 또는 봉상의 형태로 되어 있다.

③ 나선균 : 나선상의 균으로 만곡이 많은 것은 S자형 만곡이 적은 것은 바나나형이 있다.

④ 스피로헤타 : 나선균에 비하여 만곡수가 많다.

⑤ 리케치아 : 작은 막대기형 균이다.

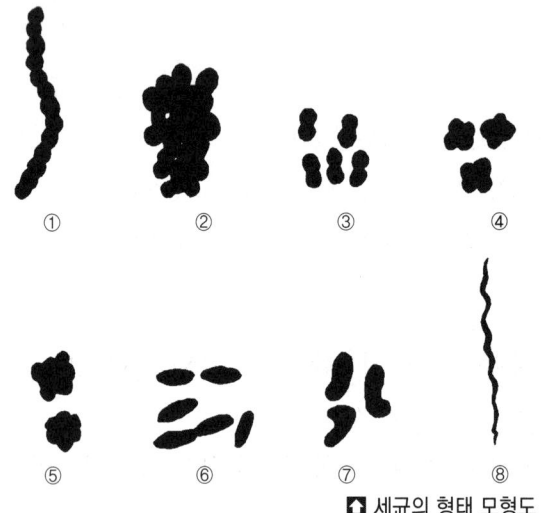

① 연쇄상구균
② 포도상구균
③ 쌍구균
④ 사연구균
⑤ 팔연구균
⑥ 간균
⑦ Comma(콤머형 간균)
⑧ 나선균

🔼 세균의 형태 모형도

(2) 아포(Spore)

① 세균은 불리한 환경조건에서는 아포를 형성하고, 이 아포는 균체가 죽어도 살아 남으며, 외부 생활환경이 좋아지면 다시 발아하여 영양형 균체를 형성한다.

② 아포는 100℃로 가열하여도 죽지 않으며 건조, 동결, 소독제, 방사선 조사 등 물리·화학적 자극에 대해서도 저항이 강하다.

(3) 편모(Flagella)

① 편모의 구조

㉮ **편모**는 세균의 **운동기관**이다.

㉯ 편모의 구성 성분은 단백질로 되어 있다.

② 편모의 형태에 따른 세균의 분류

㉮ 무모균 : 편모가 없는 균은 무모균이라 한다(예 : 구균, 쉬겔라균 등).

㉯ **단모균** : 편모가 1개 나 있는 균을 단모균이라 한다.

㉰ **양모균** : 균체 양 끝에 각각 1개씩의 편모를 가지고 있는 균을 양모균이라 한다.

㉱ **속모균** : 균체 한 끝에 다수의 편모가 있는 균을 속모균이라 한다.

   예 녹농균(초록색 농을 만드는 균이다)

㉲ **주모균** : 균체의 주위에 많은 편모가 분포되어 있는 균을 주모균이라 한다.

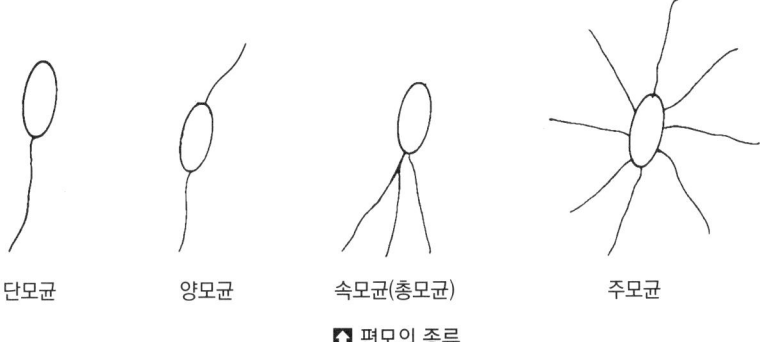

▲ 편모의 종류

4 세균의 외부형태 및 특징

(1) **살모넬라균** : Gram음성, 무포자 간균, **주모균**

(2) **장염비브리오균** : Gram음성, 간균, **단모균**, 무포자

(3) **비브리오콜레라**(Vibrio cholera) : Gram음성, 단모균, 콤마형 간균

(4) **대장균, 병원성대장균** : 그람음성, **주모균**, 무포자 간균, 무아포성

(5) **웰치균** : C. welchii균은 **간균**, 아포형성, Gram양성

(6) **아리조나균** : 주모균, 간균

(7) **포도상구균**(salmonella) : Gram양성, 구균, **무(無)아포성**, 무편모

(8) **보툴리누스균** : Gram양성, 간균, 주모균, **아포형성**

(9) 세균성이질균 : 간균, Gram음성, **무편모, 아포없음**

(10) 이질아메바균 : 간균

(11) 장티푸스균 : Gram음성, 간균, **주모균**, 편모가 있어 활발한 운동을 한다.

(12) **디프테리아균** : **곤봉상태**(곤봉모양)의 간균

(13) 폐렴균 : 협막형성

(14) 파상풍균 : Gram음성, 간균, 아포형성

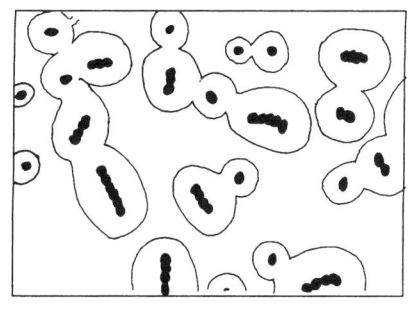
▲ 폐렴균(협막형성)

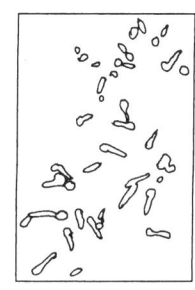
▲ 파상풍균

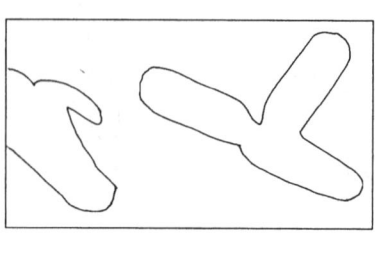
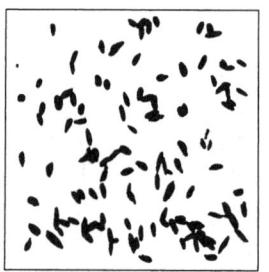

Welchii균   C. welchii균

⬆ Welchii균

4. 식중독

식중독이란 유독·유해물질이 음식물에 흡인되어 경구적으로 섭취시 일어나는 질병을 말한다.

1 식중독 분류

- 세균성 식중독
  - **감염형** : **살모넬라, 장염비브리오, 프로테우스** 식중독 등
  - **독소형** : **포도상구균, 보툴리누스** 식중독 등
- 화학성 식중독 : 유해첨가물, 유해금속, 농약 중독 등
- 자연독 식중독 : 식물성, 동물성, 곰팡이(Mycotoxin) 중독 등

(1) 세균성 식중독

① 살모넬라(Salmonella) 식중독

㉮ 외부형태 : Gram음성, 무포자 간균, 주모균

㉯ 증세 : 식중독 환자는 38~40℃의 **심한 고열이 나는 것이 특징**이다. 치사율은 낮다.

㉰ 원인균의 특징 : 생육최적온도는 **37℃이고, pH 7~8**이다.

㉱ 원인식품 및 감염경로 : 감염된 동물, 어육제품, 샐러드, 유제품 등을 섭취시 발생한다.

㉲ 살모넬라 식중독을 예방하기 위해서는 **60℃에서 20분간 가열한 후 섭취**한다.

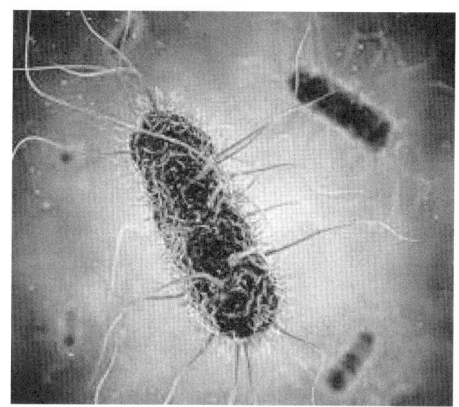

🔼 살모넬라(Salmonella)균

② 장염 Vibrio 식중독

 ㉮ 외부형태 : Gram음성, 간균, 단모균, 무포자

 ㉯ 원인균 : **Vibrio parahaemolyticus**

 ㉰ 원인균의 특징 : 3~4%의 **식염농도**에서 잘 자라(**호염균**)는 중온균이다.

 ㉱ 원인식품 및 감염경로 : **어패류, 생선** 등

 ㉲ 콜레라균(Vibrio cholera)과 유사한 형태이다.

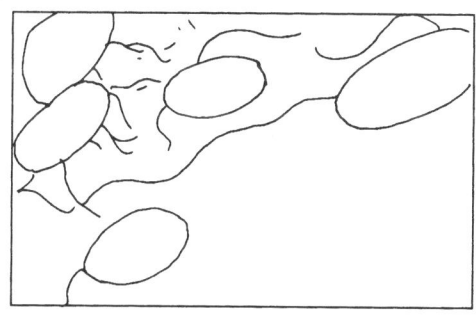

🔼 장염 Vibrio

③ 병원성 대장균

 ㉮ 외부형태 : Gram음성, 주모균, 간균, 무아포성

 ㉯ 외부형태는 일반 대장균과 차이가 없다(항원으로 구별).

 ㉰ 원인균 : Escherichia coli

 ㉱ 증세 : 영·유아에게 감염성(전염성) 설사, 성인에게는 급성장염을 유발한다.

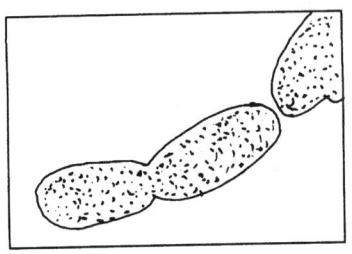

  ☝ 병원성 대장균　　　　　☝ 대장균

④ 포도상구균 식중독

　㉮ 외부형태 : Gram양성, 구균, **무(無)아포성**, 무편모

　㉯ 원인균 : Staphylococcus aureus

　㉰ 원인균의 특징 : **장독소인 enterotoxin**을 생성한다.

　㉱ 예방대책 : **화농성 환자는 식품취급을 금**한다.

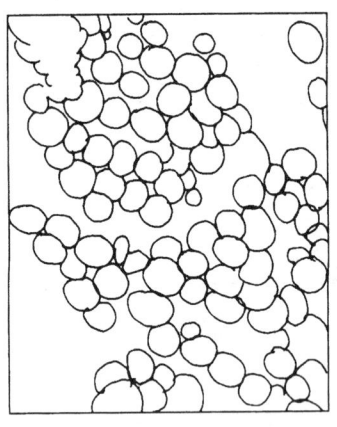

☝ 포도상구균

⑤ 보툴리누스 식중독

　㉮ 외부형태 : Gram양성, 간균, 주모균, **아포형성, 혐기성**

　㉯ 원인균 : Clostridium botulinum

　㉰ 원인균의 특징 : **신경독소인 neurotoxin을 생성**하는 혐기성균이다.

　㉱ 원인식품 및 감염경로 : **밀봉상태의 통조림 식품**에서 잘 자란다.

　㉲ 증세 : **신경마비 증세, 치명률이 높고 발열이 없다.**

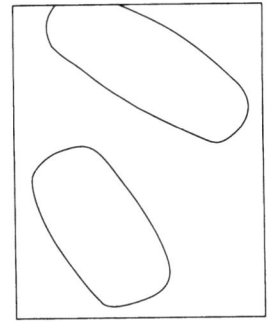

🔲 보툴리누스균

⑥ 세균성식중독 예방법 : WHO 제정 식중독 예방수칙 10가지는 다음과 같다.

㉮ 위생 처리된 식품재료를 고른다.

㉯ 70℃ 이상의 열을 가해 잘 익힌다.

㉰ 조리된 식품은 가능하면 바로 먹는다.

㉱ 조리 후 4시간이 지난 음식은 10℃ 이하에서 보관한다.

㉲ 냉장 보관했던 음식을 먹을 때에는 다시 익힌다.

㉳ 익힌 음식과 날 음식이 접촉하지 않도록 주의한다.

㉴ 손을 깨끗이 씻고, 조리시 손에 상처가 음식에 닿지 않도록 조심한다.

㉵ 조리대 표면을 구석구석 깨끗이 씻는다.

㉶ 바퀴벌레·파리·쥐 등을 제거한다.

㉷ 조리할 때 공인받지 못한 지하수를 사용하지 않는다.

(2) 화학성 식중독

① 화학성 식중독의 발생요인을 살펴보면 다음과 같다.

㉮ 제조, 가공, 보관시에 유해물질이 식품에 혼입되었을 때 발생한다.

㉯ 용기, 포장재료에서 유해물질이 식품에 혼입되었을 때 발생한다.

㉰ 유해첨가물이 식품에 혼입되었을 때 발생한다.

㉱ 식품첨가물을 일시에 다량으로 사용하였을 때 발생한다.

㉲ 고의 또는 오인에 의해 발생한다.

② 유해첨가물의 혼입에 의한 식중독

㉮ **유해감미료** : Dulcin, Cyclamate, P-nitro-toluidine

㉯ **유해착색료** : Auramine, Rhodamin, Silk scarlet 등

㉰ **유해보존료** : 붕사, Formaldehyde, β-naphtol, 승홍 등

㉱ **유해표백제** : Rongalite, 삼염화질소 등

③ 과실주 중의 methanol

㉮ methanol은 alcohol 발효시 pectin으로부터 생성된다.

㉯ **메틸알코올**(methyl alcohol)의 중독증상은 두통, 현기증, 설사, **실명 등**의 증세가 나타난다.

㉰ 기타주류의 메탄올 함량기준은 0.5mg/ml이고, 과실주는 1.0mg/ml이다.

④ 유해금속에 의한 식중독

㉮ **수은** : 유기수은에 오염된 식품을 섭취시 증상은 **미나마타병**의 원인물질로 시력감퇴, 말초신경마비, 보행곤란 등 신경장애 증상을 일으킨다.

㉯ **카드뮴** : **이타이이타이병**을 유발한다.

㉰ **납** : 통조림의 땜납, 법랑제품 등의 유약성분으로 쓰이는 물질로서 **빈혈을 유발시킨다.**

㉱ **주석** : 주스, **통조림** 등에서 물 속의 **질산이온**에 의해 용출되어 **중독을 유발시키는** 물질이다.

⑤ 농약에 의한 식중독 : 곡류, 야채, 과일에 잔류하는 농약으로 인해 식중독이 발생한다.

㉮ **유기인제** : **맹독성 물질**로 살균제나 살충제의 성분으로 쓰인다.

㉯ **유기염소제** : 인체의 **지방조직에 축적**이 잘 되는 물질로서 살충제나 제초제의 성분으로 쓰인다.

(3) 자연독 식중독

① **식물성 식중독**

㉮ **독버섯** : 독성분은 muscarin, muscaridine, choline, neurine, phaline, amanita-toxin, agaricic, pilztoxin 등이다.

㉯ **감자** : 독성분은 **솔라닌**(solanine), **셉신**(sepsin) 등이다.

㉰ **독미나리** : 독성분은 **씨큐독신**(cicutoxin) 등이다.

㉱ **면실유** : 독성분은 gossypol 등이다.

㉲ **청매** : 독성분은 amygdaline 등이다.

㉳ **독보리** : 독성분은 temuline 등이다.

㉴ **피마자** : 독성분은 ricin, ricinin, allergen 등이다.

㉵ **오두, 바꽃** : 독성분은 aconitine 등이다.

㉶ **가시독말풀, 미치광이풀** : 독성분은 scopolamine, atropine, hyoscyamine 등이다.

㉷ **붓순나무** : 독성분은 shikimin, hananomin, anisatin 등이 있다.

② **곰팡이 중독** : 곰팡이의 대사물질인 mycotoxin은 만성장애를 일으킨다.

mycotoxin 생산 곰팡이는 Aspergillus, Penicllium, Fusarium 속 등이 있다.

㉮ **아프라톡신(aflatoxin)** : 아프라톡신은 **간장·된장 담글 때 발생** 가능한 독성분으로서 **간암**을 유발시킨다.

④ 황변미 : **황변미** 독에는 citrinin, islanditoxin, citreoviridin, luteoskyrin, ciclohlorotin 등이 있다.
   ㉠ citrinin : **신장독**을 유발하는 독소이다.
   ㉡ islanditoxin : **간장독**으로서 간암, 간경변증을 유발하는 독소이다.
   ㉢ citreoviridin : **신경독소**이다.
⑤ 맥각독 : ergotamin, ergotoxin은 보리, 밀 등을 기질로 번식하는 곰팡이가 분비하는 독성분이다.
③ 동물성 식중독
  ④ 복어 중독
   ㉠ tetrodotoxin : 복어의 생식기(고환, 난소), 창자, 간, 피부 등에 들어 있는 독소이다. 이 중에서 독성분이 **제일 강한 곳은 난소**이다.
   ㉡ 치사율이 높다.
   ㉢ 증세 : 운동마비, 언어장애, 지각이상, 호흡마비 등
  ④ 모시조개, 바지락조개, 굴 : 독소는 베네루핀(venerupin)이다.
  ⑤ 대합조개, 섭조개, 홍합 : saxitoxin의 독소를 분비한다.

5. 식품과 감염병

식품을 통해 인체에 감염될 수 있는 질병은 경구감염병, 인축공통감염병, 기생충질환 등이 있다.

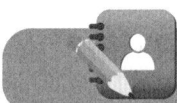 **경구감염병**

(1) 정의
병원체가 음식물, 손, 기구, 위생동물 등을 거쳐 경구적(입)으로 체내에 침입하여 일으키는 질병을 경구감염병이라 한다.

(2) 경구감염병의 분류
① 세균 : 장티푸스, 파라티푸스, 콜레라, 세균성 이질, 파상열 등
② 바이러스 : 폴리오(소아마비), A형간염(유행성간염), 감염성(전염성) 설사 등
③ 리케차 : Q열 등
④ 원충류 : 아메바성이질 등

(3) 경구감염병의 예방대책

① 환자·보균자의 조기발견 및 격리 치료한다.
② 환자·보균자의 조리를 금한다.
③ 음료수의 위생적 관리와 소독을 한다.
④ 환경위생을 철저히 한다.
⑤ 병균을 매개하는 파리, 바퀴벌레, 쥐 등을 구제한다.

2 인축공통감염병(인수공통감염병)

(1) 정의

인간과 척추동물 사이에 전파되는 질병을 인축공통감염병이라 한다.

(2) 분류

① 결핵(Tuberculosis) : 결핵균에 오염된 우유로 감염된다.
② 탄저(Anthrax) : 털에 묻어있는 아포의 흡입으로 감염된다.
③ 파상열(Brucellosis) : 소, 염소, 양, 돼지의 동물에게 유산을 일으키며, **사람에게는 고열**을 유발하는 질병이다.
④ 야토병(Tularemia) : 산토끼의 박피로 감염된다.
⑤ 돈단독(Swine erysipeloid) : 종창, 관절염, 패혈증 등을 유발한다.
⑥ 리스테리아(Listeria)증 : 패혈증, 내척수막염, 임산부는 자궁내막염 등을 일으킨다.

(3) 인축공통감염병의 예방대책

① 이환동물의 조기발견 및 격리치료
② 우유의 살균처리
③ 동물의 예방접종
④ 이환된 동물 식용금지
⑤ 수입되는 유제품, 고기, 가축의 검역을 철저히 한다.
※ 감염병＝전염병, 감염원＝전염원

3 기생충 감염경로와 외부형태

(1) 야채를 통한 기생충 질환

① 회충
㉮ 경구 침입, 위에서 부화한 유충은 **심장, 폐포, 기관지**를 통과하여 **소장**에 정착한다.

㉯ 장내 군거생활을 한다.
㉰ 인체에 감염 후 **75일**이면 성충이 되어 산란한다.
㉱ 충란은 여름철 자연조건에서 **2주일** 정도 후면 인체에 감염력이 있는 충란이 된다.
㉲ 충란은 70℃로 가열하면 사멸한다.
㉳ **일광**에서 사멸한다.
㉴ 충란 제거를 위해서는 흐르는 물에 **5회 이상** 씻는다.
㉵ 암컷은 **끝**이 길죽하고, 수컷은 후단이 **복측으로** 말려있다.

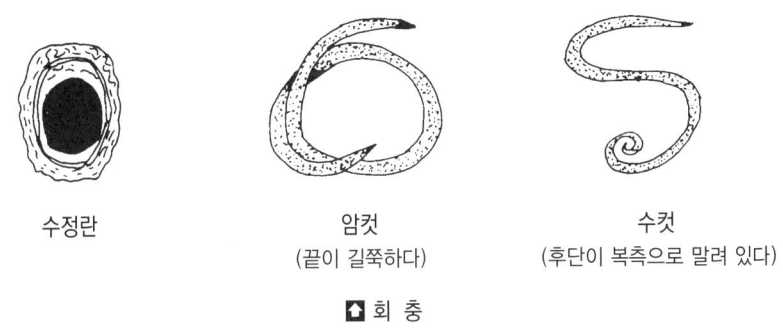

수정란   암컷   수컷
         (끝이 길쭉하다)   (후단이 복측으로 말려 있다)

🔺 회 충

② 요충
　㉮ 경구침입을 하며, **자가감염**에 대표적인 질환이다.
　㉯ **집단생활**하는 곳에 많이 발생한다.
　㉰ 항문 주위에서 산란, 소양감을 느낀다.
　㉱ Scatch tape(스카치 테이프) 검출법을 이용하여 검사한다.

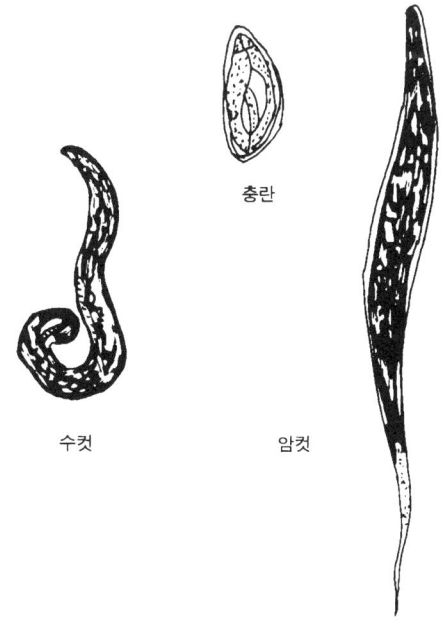

충란
수컷   암컷

🔺 요 충

③ 구충(십이지장충, 아메리카구충)
　㉮ **피부감염(경피감염)**되므로 인분을 사용한 **채소밭**에서는 **피부를 보호**해야 한다.
　㉯ 소장에 기생한다.

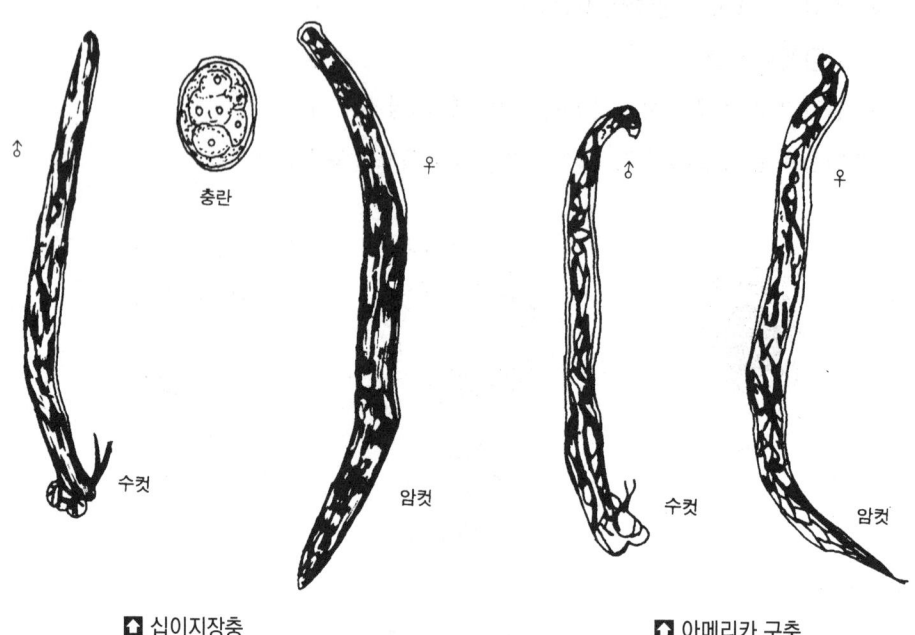

🔺 십이지장충　　　🔺 아메리카 구충

④ 편충
　㉮ **말채찍 모양**을 한 기생충이다.
　㉯ 맹장 또는 대장에 기생한다.

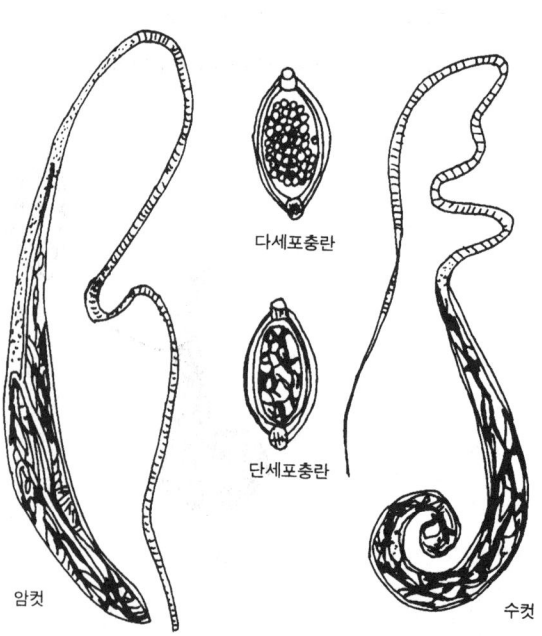

🔺 편 충

⑤ 동양모양 선충 : 양, 산양, 소 등 초식동물에 기생하며, 성충은 털모양의 유백색 기생충으로 소장 상부에서 기생한다.

(2) 어패류로부터 감염되는 기생충

① 간디스토마(간흡충)
㉮ 중간숙주 : 제1중간숙주 → 왜우렁, 제2중간숙주 → 민물고기(붕어 · 잉어 · 모래무지)

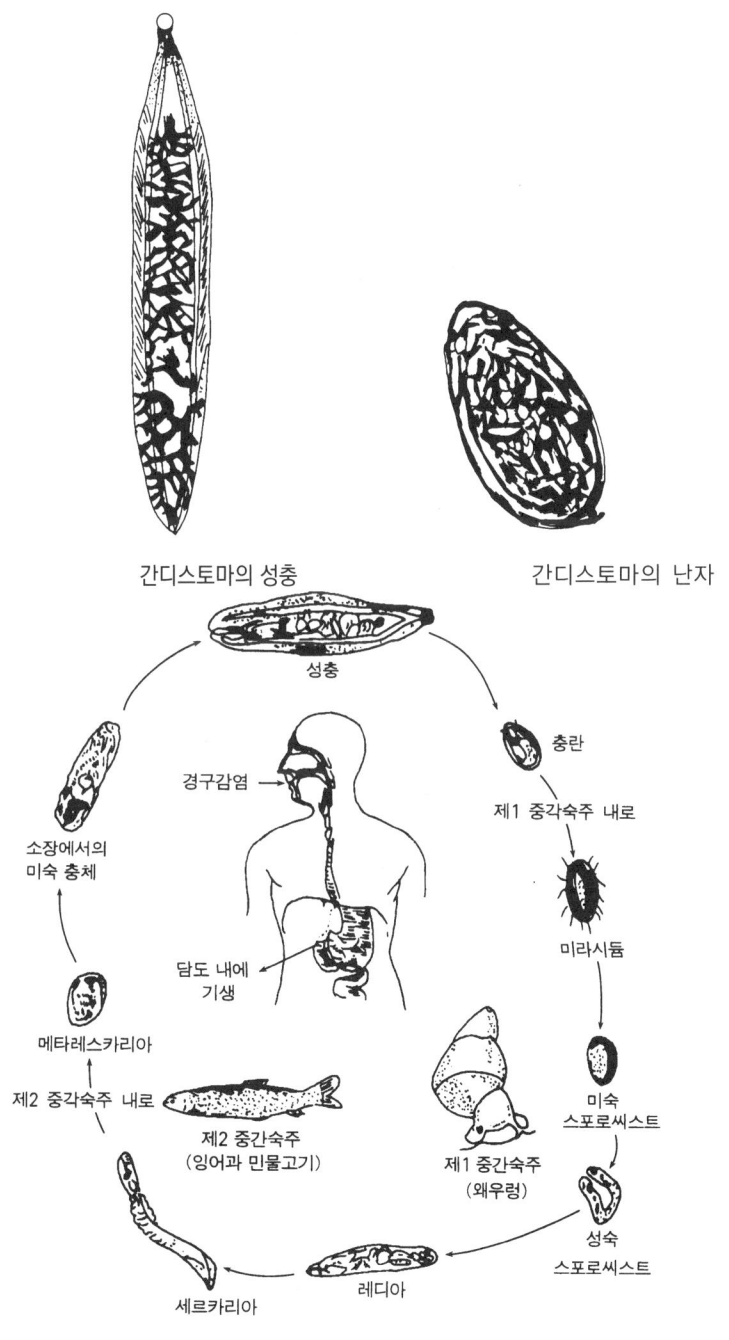

간디스토마의 성충   간디스토마의 난자

🔼 간디스토마의 감염경로

② 폐디스토마(폐흡충)
  ㉮ 중간숙주 : 제1중간숙주 → **다슬기**, 제2중간숙주 → **가재·게·참게**

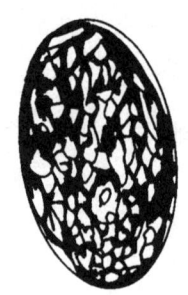

🔼 폐디스토마의 난자

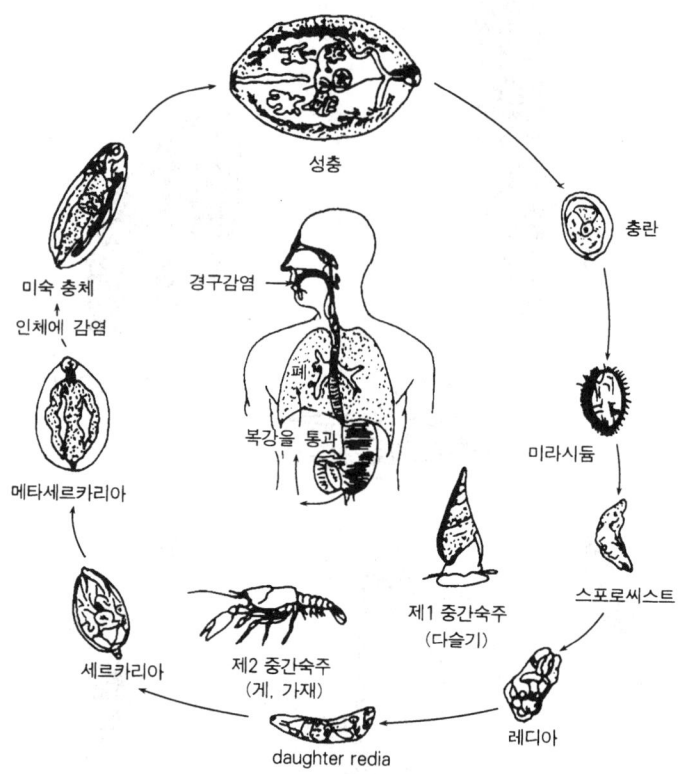

🔼 폐디스토마의 감염경로

③ 광절열두조충
  ㉮ 중간숙주 : 제1중간숙주 → **물벼룩**, 제2중간숙주 → **민물고기(연어·숭어·송어)**
  ㉯ 형태의 특징 : **두부의 경부가 특징**적이다.

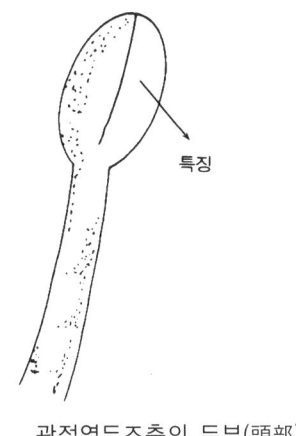

| 광절열두조충의 두부(頭部) | 광절열두조충의 체절 |

🔺 광절열두조충

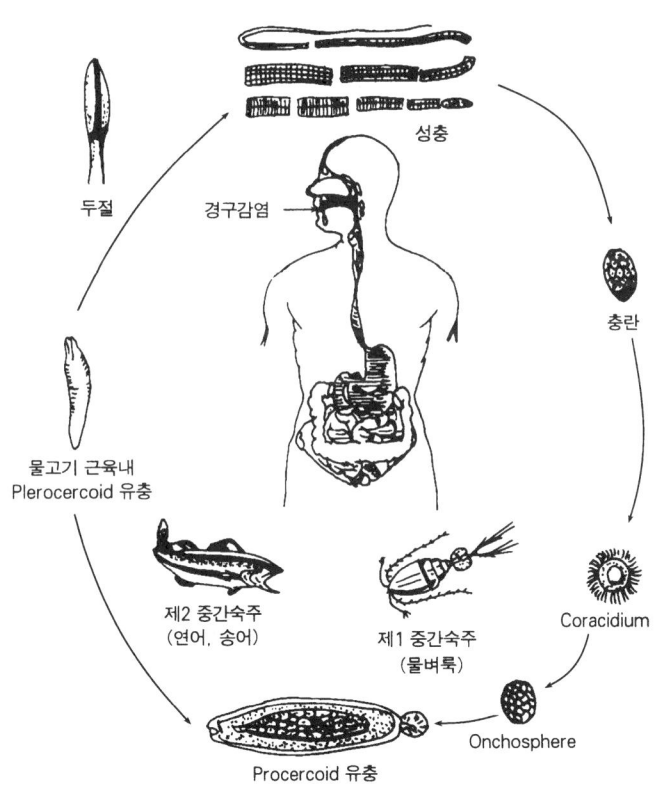

🔺 광절열두조충 감염경로

④ **아니사키스**(anisakis, 고래회충)

㉮ 중간숙주 : 제1중간숙주 → 갑각류(크릴새우), 제2중간숙주 → 바다생선(고등어·갈치·오징어 등) → 종숙주(바다 포유동물 : 고래, 물개 등)

㉯ 방지대책 : 해산어류의 생식을 금한다. 냉동처리한다.

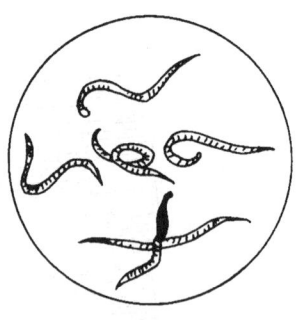

↑ 아니사키스

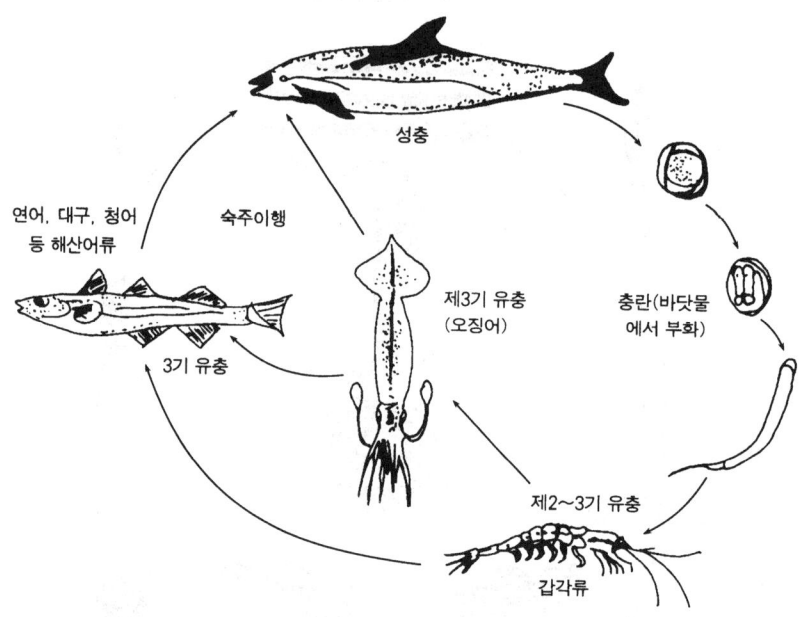

↑ 아니사키스의 감염경로

⑤ 요코가와흡충

㉮ 중간숙주 : 제1중간숙주 → **다슬기**, 제2중간숙주 → **담수어(붕어·은어 등)**

㉯ 방지대책 : 중간숙주의 생식을 금한다.

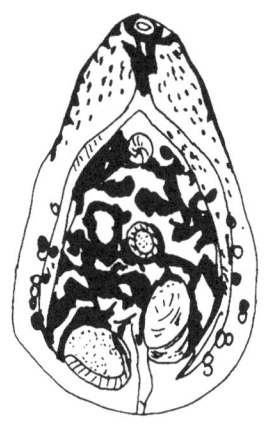

▲ 요코가와흡충

⑥ 유구악구충

㉮ 중간숙주 : 제1중간숙주 → 물벼룩, 제2중간숙주 → 미꾸라지·가물치·뱀장어, 최종 숙주 → 개·고양이 등

㉯ 방지대책 : 개, 고양이의 생식을 금한다.

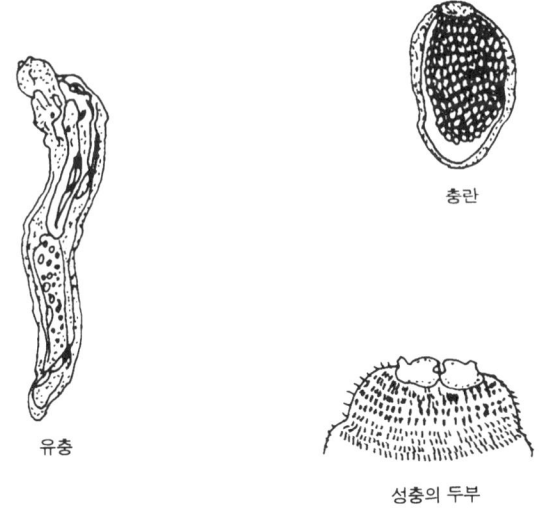

▲ 유구악구충

(3) 수육을 통한 기생충 질환

① 유구조충(갈고리촌충)

㉮ **중간숙주 : 돼지**

㉯ 효과적인 낭충 제거방법

㉠ 돼지고기를 충분히 익혀 먹는다.

㉡ 돼지고기를 냉동저장한다.

㉰ 형태의 특징 : **두부의 형태가 갈고리 모양**을 하고 있다.

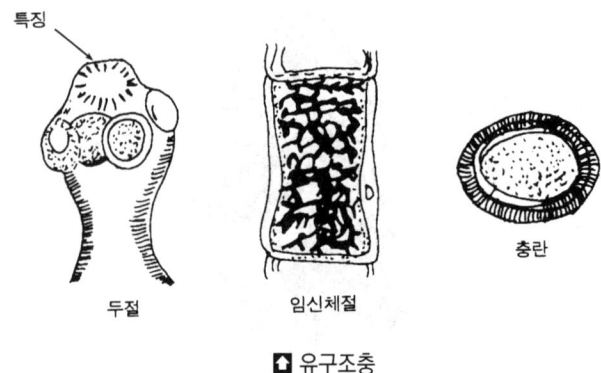

◘ 유구조충

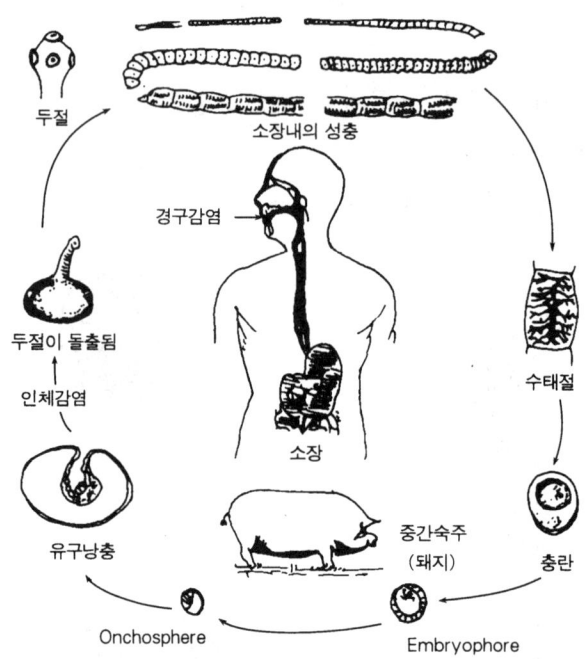

◘ 유구조충의 감염경로

② 무구조충(민촌충)
  ㉠ 중간숙주 : 소
    ㉡ 형태의 특징 : 두부의 형태가 유구조충과 다르다.

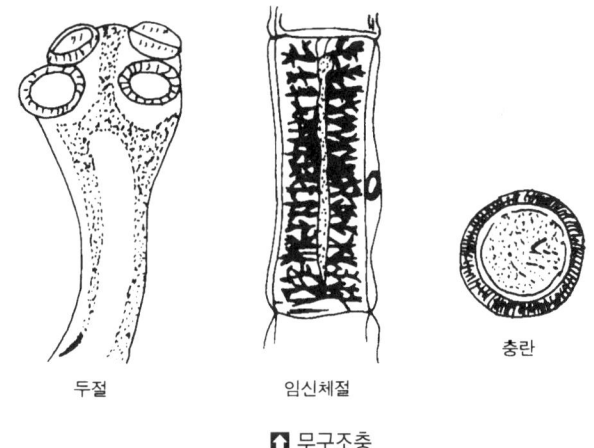

　　　　두절　　　　　임신체절　　　　　　충란

　　　　　　🔼 무구조충

③ 선모충

　㉮ 중간숙주 : 돼지

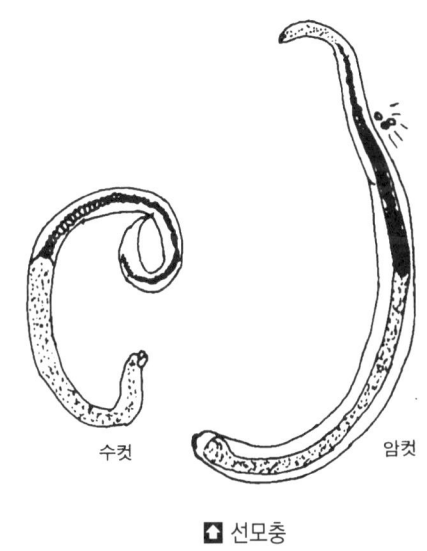

　수컷　　　　암컷

🔼 선모충

(4) 기타

① **람불람편모충** : 십이지장, 담낭에 기생한다.

② **이질아메바**

　㉮ 분변탈출, 경구침입한다.

　㉯ 대장에서 증식하지만 **간, 뇌, 폐, 신장** 등에도 **농양**을 형성한다.

③ **톡소플라스마**(Toxoplasma gondii) : 감염원은 고양이, 쥐, **돼지**, 토끼, 참새, 병아리 등이다.

(5) 기생충 예방대책

① 분변의 오염을 막는다.

② 정기적으로 구충검사를 실시한다.
③ 기생충에 감염된 수육을 철저히 검사한다.
④ 수육이나 어패류 등은 충분히 가열·조리하여 섭취한다.
⑤ 야채류는 흐르는 물에서 5회 이상 충분히 씻어 먹는다.
⑥ 청정 채소를 섭취한다.
⑦ 도마, 칼, 조리기구는 깨끗이 씻어 열탕소독하여 사용한다.
⑧ 식사를 할 때는 손을 깨끗이 씻는다.

6. 진균류

진균류에는 곰팡이, 효모 등이 있다.

1 곰팡이

(1) 곰팡이의 특징

① 번식 : 균사로 번식한다.
② 용어
 ㉮ 균총(colony) : 자실체와 균사체를 균총이라 한다.
 ㉯ 자실체 : 포자가 있는 부분을 말한다.
 ㉰ 균사체 : 균사가 모여 덩어리지는 것을 말한다.

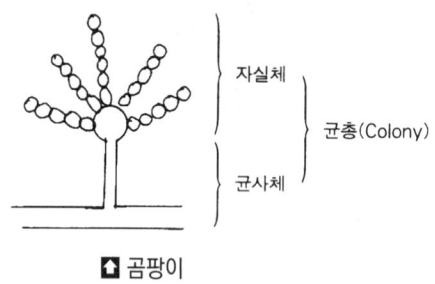

◘ 곰팡이

(2) 곰팡이의 분류

① 조상균

 조상균의 특징은 **격막(septum = 격벽) 무(無)**

 ※ 격막은 원칙적으로 구멍이 있으므로 원형질의 교통이 가능함.

 ㉮ Mucor속

  ㉠ 번식 : 흙, 마분

ⓛ 격막 : 무(無)

ⓒ 균사 : 털곰팡이

ⓔ 가지치는 것에 따라 분류 : monomucor, racemomucor, cymomucor

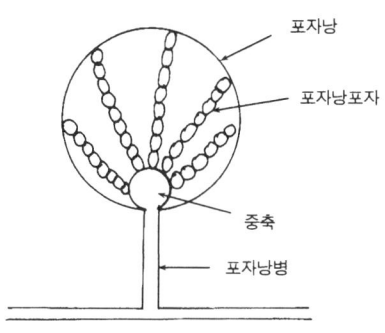

▲ Mucor속

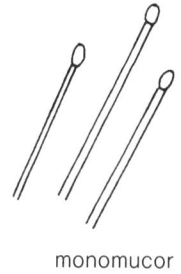
monomucor

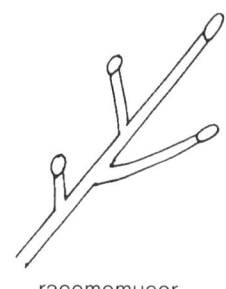
racemomucor

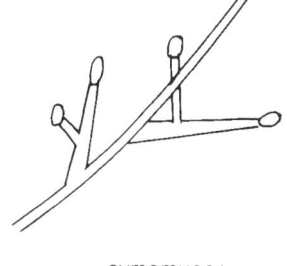
cymomucor

▲ Mucor속의 가지치는 것에 따라 분류

㉯ Rhizopus속

㉠ 번식 : 빵, 곡류, 과일

ⓛ 격막 : 무(無)

ⓒ 균사 : 거미줄 곰팡이

ⓔ 뮤코르(mucor)와 다른 점 : 가근 형성

ⓜ 알코올 발효공업에 이용한다.

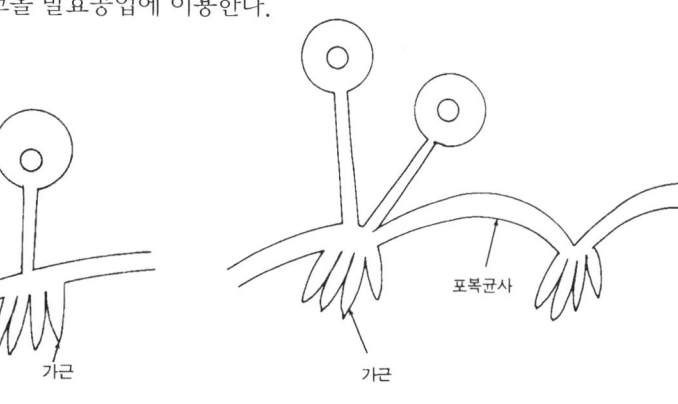

▲ Rhizopus속

② 자낭균

자낭균의 특징은 **격막 유(有)**

㉮ Aspergillus속

  ㉠ 분생포자로 형성

  ㉡ 간장, 된장, 양조공업에서 널리 이용한다.

  ㉢ 색에 따른 분류 : 황국, 백국, 흑국

  ㉣ 특징 : 아밀아스(Amylase), 프로테아스(Protease)를 다량 분비한다.

    ⓐ 아밀아스(Amylase) : 당화력을 갖고 있다.

    ⓑ 프로테아스(Protease) : 단백질 분해력이 있다.

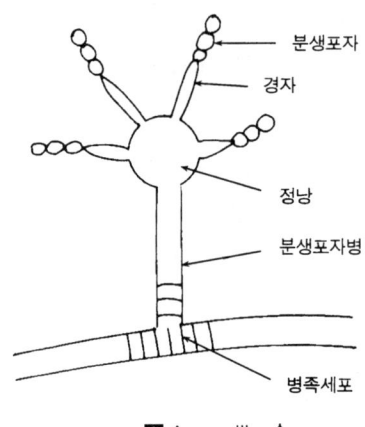

◆ Aspergillus속

㉯ Penicillium속

  ㉠ 콜로니 : 푸른색(푸른색 곰팡이)

  ㉡ 페니실린, 항생물질 제조에 쓰인다.

  ㉢ 유지제조, 치즈숙성에 쓰인다.

  ㉣ 이익과 나쁜 영향을 동시에 주는 균이다.

  ㉤ 적온 20~25℃

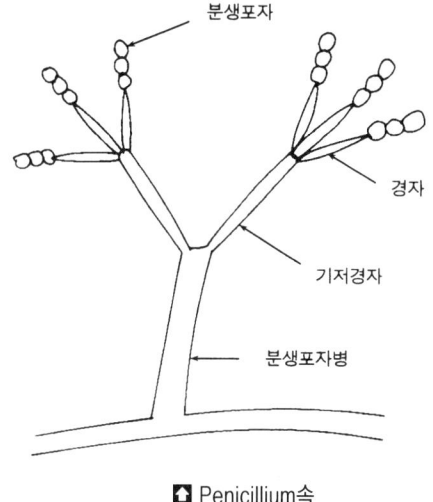

🔹 Penicillium속

③ 담자균류
④ 불완전균류

2 효모(Yeast)

(1) 체적온도
효모의 체적온도는 25~30℃이다.

(2) 효모의 기본형태
계란형, 타원형, 구형, 소시지형, 방추형, 위균사형

7. 세균증식 측정법

세균증식을 측정하는데는 균수를 측정하는 방법과 균량을 측정하는 방법이 있다.

1 균수 측정법

(1) 총균수 측정법

세균을 현미경으로 센다.

(2) 생균수 측정법

살아 있는 균을 측정하는 것으로 획선도말법, 혼합희석 배양법, 멤브레인 필터법 등이 있으며, 이 방법은 균종에 따라서는 정확한 수를 구할 수가 없다.

2 균량 측정법

건조중량, 질소량, 단백질량, DNA·RNA량 등을 원심 분리하여 침전시킨 균의 체적 등을 측정하는 방법이 있지만 가장 간편한 방법은 광전광도계를 사용하여 탁도를 측정하는 방법이다.

3 세균의 증식곡선

유도기→대수기(대수성장기)→정지기(감소성장단계)→사멸기(내호흡단계)

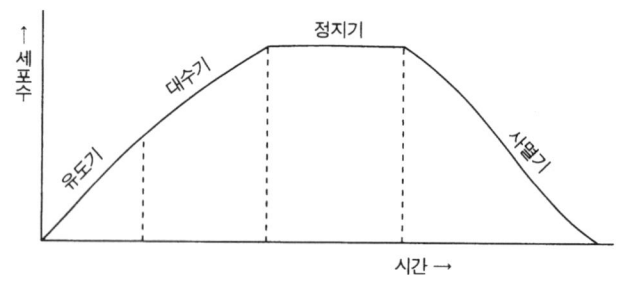

◆ 미생물 생장곡선(growth curve)

대수기 : 대사산물의 분비가 최대임.

4 미생물 배양

(1) 배지

① 배지의 구성성분 : 병원균을 분리하거나 연구를 하기 위하여 실험실에서 목적균을 증식할 때는 그 세균이 증식할 수 있는 배지를 가지고 적당한 환경에서 배양하여야 한다. 배지의 주요성분을 살펴보면 다음과 같다.

　㉮ 탄소원 : 당류, 유기산 등
　㉯ 질소원 : 암모늄염, 아미노산 등
　㉰ 기타 : 인산염, 황산염, 무기염류 등

② 배지의 종류

　㉮ 형상에 의한 분류
　　㉠ 액체배지(broth = bullion) : 액체배지는 각 성분을 증류수에 녹인 것이다.
　　㉡ 고형배지 : 고형배지는 한천, 혈청 등을 사용하여 고형화한 배지이다.
　　　ⓐ 평판배지 : 평판배지는 **샤레(petri dish)에** 2~3mm의 두께로 굳힌 것이다.
　　　ⓑ 사면배지 : 사면배지는 미생물의 생육을 보호하기 위하여 시험관에서 **사면**을 만든 것이다.
　　　ⓒ 고층배지 : 고층배지는 시험관을 **수직**으로 유지한 상태에서 배지를 굳힌 것이다.

　㉯ 조성에 의한 분류 : 천연배지와 합성배지로 분류할 수 있다.

　㉰ 목적에 의한 분류
　　㉠ 증균배지 : 균의 증식을 목적으로 사용하는 배지를 증균배지라 한다.
　　㉡ 선택감별 분리배지 : 여러 종류의 균이 혼합되어 있는 재료에서 어떤 특정 균을 분리하기 위해 사용하는 배지이다.
　　㉢ 감별배지(확인배지)
　　　ⓐ 균의 생리, 생화학적 성상 등을 조사하는데 사용한다.
　　　ⓑ 종류 : TSI agar, Simmons citrate agar, KCN broth, Lysin decar- boxylase broth 등

(2) 배양법

특정한 균을 순수상태로 얻기 위해서는 초기 배양에서 각각의 균으로 떨어진 집락을 만들어야 하고, 배지는 세균의 최적온도를 유지하여야 한다.

① 분리배양법

　㉮ 평판배지에 도말하는 방법
　　㉠ 보통한천배지, 혈액한천배지 등에 피검물을 충분히 넓게 바르고 집락이 확실하게 떨어질 때까지 배양한다.

ⓛ 도말은 백금루프를 사용한다.

㉰ 혼합 희석배양법 : 물, 혈액 등 액상의 피검물에서 균수가 많지 않은 경우 사용한다.

② 순수배양법 : 분리배양 이전이나 또는 이후에 순수배양하여 얻어진 균을 더욱 증식하여 하나의 균에서 증식된 집락을 이용하기 위한 배양방법이다.

㉮ **획선배양법** : 사면배지에 배양하기 위한 방법으로서 화염멸균 후 식은 백금루프에 균을 따서 사면 아래쪽 응고수에 접촉시키고 한선을 긋고 지그재그로 그어 도말하고 배양한다(즉, **획선배양은 백금이로 지그재그로 긋는다**).

㉯ 천자배양법 : 백금선 끝에 균을 따서 배지 중앙에서 수직으로 천자한다.

㉰ 액체배양법 : 관벽을 이용하여 소량의 균을 배지 중에 넣는다.

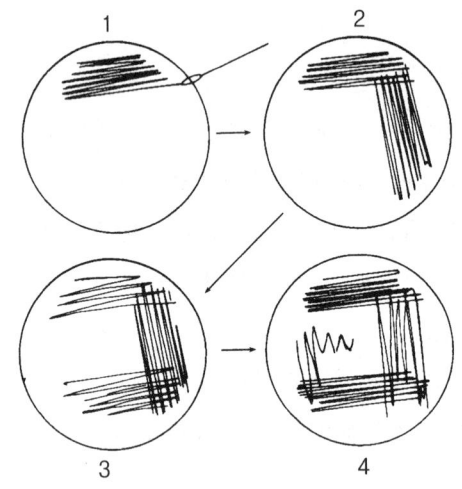

🔺 평판배지에서의 집락분리과정

5 초기 부패판정

부패에는 기온, 습도, pH, 열 등의 인자가 관여한다.

(1) 관능검사

부패판정의 제일 기본이 되는 검사로서, 판정하는 항목에는 **냄새, 맛, 외관, 색깔, 조직의 변화상태** 등이 있다.

(2) 물리학적 판정

물리학적 검사로는 **경도, 점성, 탄성** 등이 있다.

(3) 화학적 판정

화학적 판정에 이용되는 것은 암모니아, Trimethlamine(트리메틸아민), 유기산, 질소가스 등이 있다.

(4) 미생물학적 판정

식품은 1g당 세균수가 10^8 이상일 때(10^8/g)는 관능적으로 냄새가 나게 되어 먹지 못하게 된다.

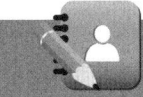

8. 세균학적 검사

우유 및 유제품의 세균학적 검사에는 세균수의 측정 및 대장균군의 유무검사가 실시된다.

1 총균수(직접검경법, Breed)

총균수 측정법은 우유를 슬라이드 글라스 위의 일정면적에 도말·건조·염색한 후 염색된 세균수를 직접 **현미경으로 측정**하여, 현미경 시야의 면적과의 관계에 의해서 우유 중에 존재하는 세균수를 측정하는 방법이다. 이 방법은 일반적으로 생우유에 대해 이용된다.

2 생균수(평판배양법)

우유를 필요에 따라 적당한 농도로 희석하고 그 일정량을 petri dish(직경 9~10cm)를 사용하여 표준한천배지에서 35℃로 48±3시간 배양하여 발생한 **집락수를 계산**하고 여기에 희석률을 곱하여 우유 중에 존재하는 세균수로 한다.

(1) 배양
희석액은 표준한천평판배지에 **30~300개의 집락**을 얻을 수 있는 것을 택한다.

(2) Petri dish
Petri dish는 세균 배양용의 뚜껑이 있는 얇은 **유리 또는 플라스틱으로 만든 투명한 접시**로서 미생물 실험에 이용되는 기구이다.

3 대장균군

대장균군이란 Gram음성의 무아포성 단간균으로서 젖당(유당)을 분해하여 산과 가스(gas)를 생성하는 호기성 또는 통성혐기성 균을 말한다.

(1) 시험방법

우유 및 유제품의 대장균군시험에는 정성시험과 정량시험이 있는데 시험방법은 다음과 같다.

① 정성시험

㉮ 일정량의 시료 중에 1개 이상의 대장균의 유무를 측정하는 방법이다.

㉯ LB(Lactose broth)발효관 배지를 이용할 때의 3단계 시험순서는 다음과 같다.

추정시험 → 확정시험 → 완전시험

㉰ BGLB(Brillant lactose bile broth)배지나 고형배지를 사용하는 경우에는 3단계의 시험순서를 구분하지 않고 완전시험까지 연속해서 실시한다.

㉱ LB(Lactose broth)발효관 배지를 이용한 시험

　㉠ 추정시험

　　ⓐ LB(Lactose broth)발효관 배지에 접종하여 35~37℃, 24±2시간 배양했을 때 가스(gas)가 생성되면 대장균의 존재가 추정된다.

　　ⓑ 고형배지에 접종한 것은 배지의 종류에 따라 특유색상의 집락을 형성한다.

　㉡ 확정시험

　　ⓐ 추정시험에서 가스발생을 본 발효관으로부터 BGLB발효관에 이식하여 35~37℃, 48±3시간 배양했을 때 gas가 생성된 것을 1백금이를 취해서 EMB한천배지, Endo평판배지에 도말해서 분리배양한 후 전형적인 대장균군의 집락을 증명할 경우에 확정시험은 양성이다.

　　ⓑ EMB배지에서 금속광택의 청동색깔의 집락(colony)이 나타나면 확정시험은 양성이다.

　㉢ 완전시험

　　ⓐ LB발효관 배지에서 가스가 발생하고, 사면배양에서 그람음성, 무아포성 간균인 것이 증명될 경우 대장균군은 양성으로 판정된다.

　　ⓑ 배지 : Endo평판배지, EMB한천배지를 사용한다.

② 정량시험 : 사용하는 배지에는 액체배지와 고형배지가 있다. 액체배지는 LB발효관 배지 또는 BGLB발효관 배지를 사용한다. 고형배지에는 desoxycholate agar가 사용된다.

㉮ 액체배지

　㉠ 시료 및 희석액(0.1ml 이하의 경우에 희석수 1ml씩을 사용한다) 100ml, 10ml, 1ml, 0.1ml, 0.01ml…를 각각 5개씩 각 LB발효관 배지에 접종한다.

　㉡ 접종된 5개의 배지는 정성시험에 의해서 여러 가지 이식관열에 대한 양성관 수를 확정하고 최확수표에 의해서 대장균군 최확수(MPN ; Most Probable Number)를 산출한다.

㉯ 고체배지

9. 식품첨가물

1 식품첨가물 정의

식품첨가물이라 함은 식품을 제조·가공 또는 보존함에 있어 식품에 첨가·혼합·침윤 기타의 방법으로 사용되는 물질을 말한다.

2 식품첨가물 종류

(1) 보존료

식품의 부패나 변질을 방지하기 위해 사용하는 물질을 보존료라 한다.
① **디이히드로초산(DHA ; dehydroacetic acid)** : 치즈, 버터, 마가린에 사용한다.
② **안식향산나트륨(sodium benzoate)** : 채소류 음료에 사용한다.
③ **프로피온산나트륨(sodium proionate), 프로피온산칼슘** : 빵, 생과자에 사용한다.
※ DHA : 현재 식품공전법에는 삭제되었으나 위생사시험에는 출제되고 있음

(2) 산화방지제

공기중의 산소에 의해 일어나는 식품의 변색, 퇴색 등을 방지하기 위해 사용하는 물질을 산화방지제라 한다.
① **디부틸 히드록시 톨루엔(BHT ; dibutyl hydroxy toluene)**
② **부틸 히드록시 아니졸(BHA ; butyl hydroxy anisole)**
③ **몰식자산 프로필(propyl gallate)**
④ **DL-α-토코페롤(DL-α-tocopherol)**

(3) 발색제

식품 중에 존재하는 유색물질과 결합하여 그 색을 안정화하거나 선명하게 하거나 발색되게 하는 물질을 발색제라 한다.
① 아질산나트륨(sodium nitrate)
② 질산나트륨(sodium nitrate)
③ 황산제일철

(4) 착색료

인공적으로 착색을 시켜 식품의 매력을 높여 소비자의 기호를 끌기 위해 사용하는 물질을 착색료라 한다.

① 녹색 제3호

② 적색 제2·3·40호

③ 황색 제4호

④ 황색 제5호

⑤ 청색 제1·2호

⑥ Caramel : 간장 등을 양조할 때 가장 흔히 쓰이는 착색료이다.

(5) 감미료

① 현재 허용되는 감미료 : 삭카린나트륨, 글리실리친산 2나트륨, D-소르비톨, 아스파탐(aspartam)

② 허가받은 양 이하로 사카린나트륨을 사용할 수 있는 식품 : 절임류(김치류 제외), 어육가공품, 청량음료(유산균음료 제외), 특수영양식품(이유식 제외)

10. 기구의 소독

1 정 의

(1) 소독(disinfection)

소독(disinfection)이란 병원성 미생물의 생활력을 파괴 또는 멸균시켜 감염 및 증식력을 없애는 조작이다.

(2) 멸균(sterilization)

멸균(sterilization)이란 강한 살균력을 작용시켜, 모든 미생물의 영양은 물론 포자까지도 멸살·파괴시키는 조작이다.

(3) 살균

살균은 모든 미생물에 공통으로 쓰인다.

2 소독방법

소독법은 물리적 소독법과 화학적 소독법으로 나누어 생각할 수 있으며 소독작용에 영향을 주는 것은 세균과의 접촉, 수분, 시간, 온도, 농도 등이 있다.

(1) 물리적 소독법

① 무(無)가열 멸균법

㉮ **일광소독** : 1~2시간, 의류 및 침구소독에 쓰인다.

㉯ **자외선 살균법**

ㄱ 물, 공기의 소독에 좋고, **무균실**, 수술실 및 제약실 등의 구조물 소독에 적합하다.

ㄴ 살균력이 강한 파장은 **2,400~2,800 Å** (2,500~2,900 Å)이다.

ㄷ 장점

ⓐ 사용방법이 **간단하다**.

ⓑ 균에 **내성을 주지 않는다**.

ㄹ 단점

ⓐ **침투력이 약**하여 표면 살균만 가능하다.

ⓑ 그늘에서는 살균작용이 안 된다.

ㅁ 물체에 살균을 하기 위한 자외선 살균 등의 거리는 **물체로부터 가까울수록 좋다(50cm 이하가 되도록 한다)**.

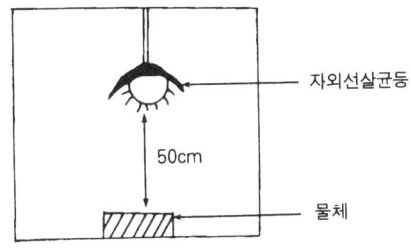

▣ 자외선 살균등의 거리

㉰ 방사선 멸균법

ㄱ 방사선 동위원소에서 나오는 방사선을 이용하는 일종의 저온살균법이다.

ㄴ **살균력이 강한 순서** : γ선 > β선 > α선

② 열처리법

㉮ 건열멸균법

ㄱ 화염멸균법

ⓐ 화염멸균이란 물품을 직접 불꽃 속에 접촉시켜 표면에 부착된 미생물을 멸균시키는 방법이다.

ⓑ 알코올램프, 가스버너 등을 이용하여 백금이, 유리 등의 소독에 이용한다.

ㄴ 건열멸균법

160~170℃의 건열멸균기로 1~2시간 처리하여 미생물을 완전 사멸시킨다.

㉯ 습열멸균

ㄱ **자비멸균법(자비소독법)**

ⓐ 가장 간단하여 널리 사용한다.
    ⓑ **식기 및 도마**, 주사기, 의류, 도자기 등을 **100℃의 끓는 물에서 10~15분간** 처리하는 방법이다.
    ⓒ 100℃를 넘지 않기 때문에 완전멸균을 기대하기는 어렵다.
    ⓓ 1~2%의 중조를 물에 첨가하면 살균작용이 강해지고 금속의 부식도 방지할 수 있다.
    ⓔ **아포형성균, 간염바이러스균은 사멸시키지 못한다.**
   ⓒ 고압증기멸균법
    ⓐ **고압증기멸균법**은 Autoclave에서 **121℃, 15Lb, 20분간** 실시한다.
    ⓑ 아포형성균의 멸균에 사용된다.
    ⓒ 사용 : **초자기구, 의류, 고무제품**, 자기류, 가스 및 약액 등
   ⓓ 간헐멸균법 : 1일 1회씩 100℃의 증기로 30분씩 3일간 실시한다.
  ㉰ 저온소독법 : 62~65℃, 30분간 처리하는 방법이다.
  ㉱ 초고온순간멸균 : 130~135℃, 2~3초간 처리하는 방법이다.

(2) 화학적 소독법

화학적 소독법이란 가열할 수 없는 기구에 소독력을 갖고 있는 약제를 써서 세균을 죽이는 방법이다.

 ① **소독약의 살균력 측정** : 소독약의 살균력을 비교하기 위해서는 **석탄산계수(phenol-coefficient)가 이용**된다.

$$석탄산계수 = \frac{소독약의\ 희석배수}{석탄수의\ 희석배수}$$

 ② **석탄산계수의 특징**
  ㉮ **소독제의 살균력 지표**로서 다른 소독약의 소독력을 평가하는데 사용한다.
  ㉯ **20℃에서 살균력**을 나타낸다.
  ㉰ 시험균은 **장티푸스균과 포도상구균**을 이용한다.
  ㉱ 시험균은 5분 내 죽지 않고 10분 내 죽이는 희석배수를 말한다.
  ㉲ **석탄산계수가 높을수록 살균력이 좋다.**
 ③ 소독약의 종류
  ㉮ **3~5% 석탄산**(phenol)수 : 실내벽, 실험대, 기차, 선박 등에 이용한다.
  ㉯ **2.5~3.5% 과산화수소** : **상처소독**, 구내염, 인두염, 입안세척 등에 쓰인다.
  ㉰ **70~75% 알코올**(alcohol) : **건강한 피부**에 사용한다(단, 창상피부에 사용하면 안 된다).
  ㉱ **3% 크레졸**(cresol) : 배설물 소독에 사용한다.
  ㉲ **역성비누(양성비누)** : **손 소독**을 하기 위해 **가장 많이 사용**하는 것으로서 중성비누와 혼합

해서 사용하면 효과가 없다.
- ㉕ 0.1% 승홍(mercury dichloride) : 손 소독에 이용한다.
- ㉖ 생석회(CaO) : 변소 등의 소독에 이용한다.

3 우유의 살균법

우유의 살균은 유해한 균만 살균(완전살균은 아님)하고 영양성분이 파괴되지 않도록 한다.

(1) 우유의 주요 살균법
① 저온살균법 : 62~65℃, 30분간 살균하고 곧 10℃ 이하로 급냉하는 방법이다.
② 고온단시간살균법(H.T.S.T) : 71~75℃, 15초간 살균 후 급냉시키는 방법이다.
③ 초고온순간살균(U.H.S.T) : 130~135℃, 2~3초 정도 가열한 후 급냉하는 방법이다.

(2) North 도표
North 도표란 저온살균일 때의 온도와 시간과의 관계를 나타낸 것이다.
① **North 도표**에 나타나 있는 크림선형성 저지선(沮止線)과 **결핵균이 사멸**하는 선과의 사이에 있는 중간대(neutral zone)의 범위에서의 온도와 시간과의 관련성을 선택하는 것이 이상적인 살균온도이다.

(3) 유통기간 중 우유의 보관온도
10℃ 이하로 냉장보관한다.

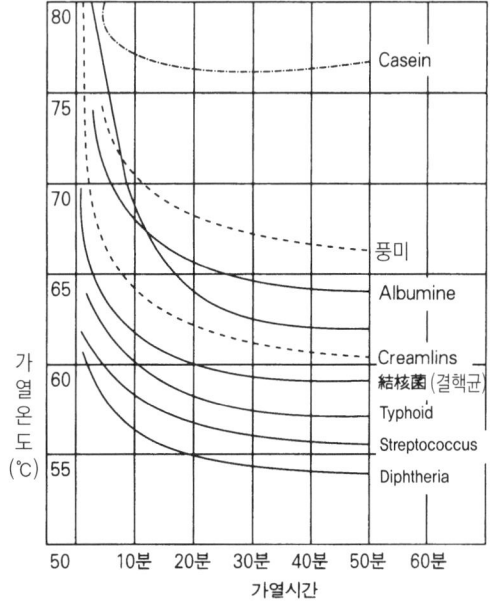

🔼 North 도표

11. 식품관련 시설에 관한 위생

1 정의

식품이 생산·처리·제조·가공·조리·판매 등의 시설에 대하여 위생상 요구되는 조건들을 식품시설의 위생이라 한다.

2 식품시설의 분류

식품시설은 다음과 같이 분류한다.

(1) 식품생산 및 집산시설(集散施設)

도축장(屠畜場), 착유장(搾乳場), 어시장, 야채시장 등

(2) 식품처리·가공·저장시설

유처리장, 각종 식품제조공장, 식품의 냉동·냉장시설 등

(3) 식품의 조리·판매·급식시설

음식점, 집단급식시설, 식품판매업 등

(4) 기타 시설

식품첨가물 제조업·기구·용기·포장제조업 등

3 일반적인 시설에 관한 위생

(1) 건물의 위치

① 오염의 우려가 없는 곳 즉, 주위환경이 깨끗한 곳

② 음료수, 식품공업용수로서 적당한 양질의 물을 공급할 수 있는 곳

③ 폐수나 폐기물의 처리에 지장이 없는 곳

④ 교통이 편리한 곳

⑤ 전력사정이 좋은 곳 등

(2) 바닥

① **바닥의 경사구배(기울기)**는 업종에 따라 차이가 있으나 1m에 대해 보통 **1.5~2cm 이상** 되게 한다.

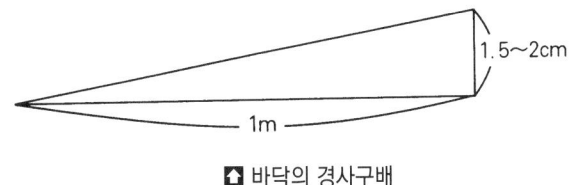

🔼 바닥의 경사구배

② 식품공정의 시설위생에 준하여 **벽과 바닥의 교차는 둥근구조로 직경은 5cm**가 되게 한다.

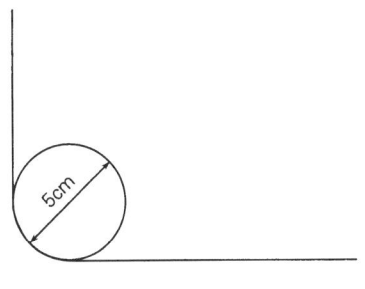

🔼 벽과 바닥의 교차지점 직경

③ 바닥의 자재는 내수성 자재로 만든다.
④ 청소는 물 청소를 하는 것이 좋다.
⑤ 배수구는 냄새 방지를 위하여 방취시설을 한다.
⑥ 배수구에는 쥐가 들어오는 것을 방지하기 위하여 방서 설비를 한다.

(3) 벽

① **바닥에서 1.5m까지의 벽은 내수성 자재**로 하는 것이 좋다.
② 부엌·화장실 벽은 바닥으로부터 1.5m 정도의 높이까지 내수성 자재로 쌓는 것이 좋다.
③ 벽과 창과의 접속부는 경사도가 50°정도 되게 한다.
④ 벽 전체 창살의 접속부분은 둥글거나 경사를 갖도록 처리한다.
⑤ 주방의 벽은 매끈하고, 방수성 자재, 밝은색으로 한다.
⑥ 공장벽면에 기계를 설치할 때의 고려사항
  ㉮ 침전물을 쉽게 제거할 수 있는 구조일 것
  ㉯ 식품 찌꺼기가 잔류하지 않는 구조일 것
  ㉰ 단순한 구조로 복잡한 구조는 피할 것 즉, 단순한 구조가 좋다.

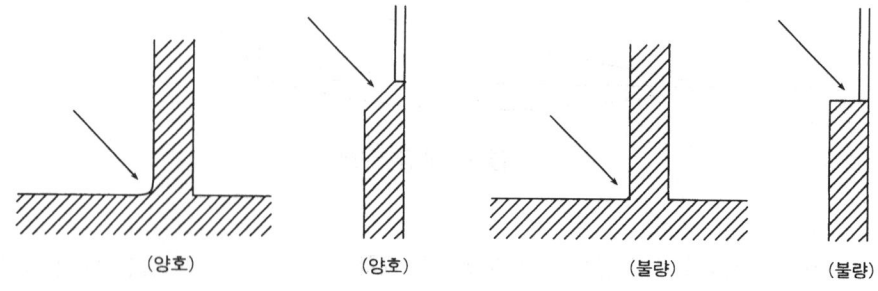

■ 바닥과 벽 및 창과의 접속부

(4) 건물 내부의 구분

깨끗한 작업과 불결한 작업이 교차되지 않도록 한다.

예 원료창고 → 세척시설 → 가공 → 포장

(5) 천장

① 천장은 내수성 자재로 한다.

② 천장은 오염이 되지 않는 형태로 하는 것이 좋다.

③ **천장**에 응축된 물이 직접 떨어지지 않도록 처리(**완만한 경사**)를 한다.

④ 방우, 방서, 방충, 공중 낙하균의 방지를 할 수 있도록 한다.

⑤ 음식의 증발농축과정에서 응축으로 인한 물방울이 생겨 낙하되지 않도록 한다.

(6) 창문

① 채광과 환기를 위해 창문의 위치는 **세로로 된 높은 창(실내가 밝다)**이 좋다.

② 바닥면적의 1/5~1/7 이상 되는 것이 좋다.

③ **개각(가시각)은 4~5°, 입사각(앙각)은 27~28°**정도가 좋다.

④ 창과 창틀 사이는 50°정도가 좋다.

⑤ 방충망을 설치하여야 하고, 방충망 눈금의 크기는 **30mesh** 크기가 **좋다**.

⑥ 창문은 천장으로부터 1m 이내에 설치하여야 환기와 채광이 잘된다.

(7) 출입문

① 출입문 앞에는 신발소독 약품(1~2% 크레졸 비누액)을 비치한다.

② 쥐의 출입방지를 위하여 바닥과 문 밑바닥과의 공간 사이는 0.5cm가 되게 한다.

③ **문 밑바닥으로부터 위쪽으로 30cm까지는** 철판을 끼워서 **쥐의 출입을 방지**한다.

④ 문 밑 부분은 내구성 자재를 이용한다.

⑤ 위생해충 번식의 방지와 오염물질의 방지를 위해서는 **도어식 출입문이 좋다.**

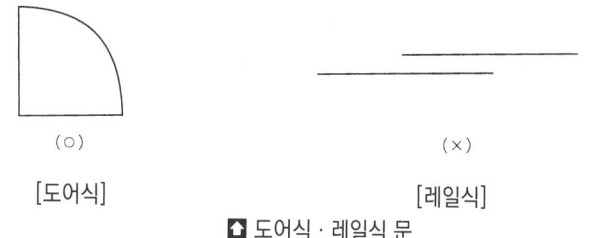

▲ 도어식 · 레일식 문

(8) 싱크대

수도꼭지는 물이 넘쳐흐르는 높이(만수면)에서 **7cm 이상** 떨어져야 한다.

(9) 실내조명

① 자연 채광이 가장 좋으나 자연조명이 불가능한 곳은 인공조명을 한다.

② 인공조명을 할 때에는 가능한 **여러 개로 간접조명하는 것이 좋다.**

　예 100w의 조명이 필요한 곳 : 100w의 조명시설 1개보다 50w의 조명시설 2개가 조명의 효과를 더 높일 수 있다.

(10) 급수

① 식품공장에서 사용되는 물은 수돗물 또는 먹는물 기준에 적합한 것을 사용하여야 한다.

② 수도꼭지에는 반드시 음용 가능과 음용 불가능의 표시를 하여야 한다.

③ 수돗물이나 먹는물의 수질기준에 적합한 지하수 등을 공급할 수 있는 시설을 갖추어야 한다.

④ **지하수** 등을 사용하는 경우 **취수원**은 화장실 · 폐기물처리시설 · 동물사육장 그 밖에 지하수가 **오염될 우려**가 있는 장소로부터 **영향을 받지 않는 곳**에 위치하여야 한다.

(11) 배수

① 작업장의 바닥과 배수구는 방충 · 방서의 설비를 한다.

② 상수도와 하수도는 교차되지 않도록 설치한다.

(12) 쓰레기통

① 쓰레기 발생원으로부터 가까운 곳에 쓰레기통을 설치한다.

② 쓰레기통의 바깥은 내수성 자재로 한다.

③ 쓰레기통 뚜껑은 꼭 맞게 한다.

④ **바닥과 쓰레기통과는 40cm 떨어지게 한다.**

(13) 조리장

① 세정과 소독은 **세정 → 헹굼 → 살균소독** 순서로 한다.

② 주방에는 **가열대, 씽크대, 조리대**가 설치되어 있어야 한다.

③ 조리장에서 꼭 필요한 것 : 세척시설, 냉장고, 찬장 등이다.

④ 세척할 때 온수의 온도는 40~60℃가 좋다.
⑤ **칼과 도마**는 몇 개 비치하고 **열탕소독**을 한다.
⑥ 행주는 삶아서 사용한다.

(14) 용기

① **깨진 그릇**은 오물이 끼어서 미생물의 번식이 가능하므로 **사용을 금**한다.
② **이가 빠진 그릇**을 사용하면 오염물이 끼어서 미생물의 번식을 시킬 수 있으므로 **사용을 금**한다.
③ 위생적인 **식기의 모양**은 용기를 잘 씻을 수 있도록 **둥근 것이 좋**다.

(15) 환기시설

① 작업장 안에서 발생하는 악취·유해가스·매연·증기 등을 환기시키기에 충분한 환기시설을 갖추어야 한다.
② 환기는 자연환기 또는 후드나 팬을 사용하여 환기를 시킨다.

(16) 세면대

① 세면대는 온수·냉수 병용이 좋다.
② 세면대에는 손톱 사이를 청소하기 위해 솔을 준비한다.
③ 수건을 준비한다.
④ **액상비누를 준비**한다.

(17) 화장실

① 작업장에 영향을 미치지 아니하는 곳에 정화조를 갖춘 수세식 화장실을 설치하여야 한다.
② 화장실은 콘크리트 등으로 내수처리를 하여야 하고, **바닥과 내벽(바닥으로부터 1.5m까지)**에는 타일을 붙이거나 **방수페인트를 색칠**하여야 한다.

4 업종별 시설기준

(1) 식품제조·가공의 시설기준

① 건물의 위치 : 건물의 위치는 축산폐수·화학물질 그 밖에 오염물질발생의 시설로부터 식품에 나쁜 영향을 주지 아니하는 거리를 두어야 한다.
② 작업장
  ㉮ 작업장은 독립된 건물이거나 식품제조·가공 외의 용도로 사용되는 시설과 분리되어야 한다.
  ㉯ 작업장은 원료처리실·제조가공실·포장실 및 기타 식품의 제조·가공에 필요한 작업

실을 말하며, 각각의 시설은 분리 또는 구획(칸막이 · 커튼 등)되어야 한다.

　　㈐ 바닥 : **바닥은 콘크리트 등**으로 **내수처리**를 해야 하며, 배수가 잘되도록 해야 한다.

　　㈑ 내벽 : **내벽**은 바닥으로부터 **1.5m까지** 밝은색의 **내수성으로 설비**하거나 세균방지용 페인트로 도색하여야 한다.

　　㈒ 작업장 안에서 발생하는 악취 · 유해가스 · 매연 · 증기 등을 환기시키기에 충분한 환기시설을 갖추어야 한다.

　　㈓ 작업장에는 쥐 · 바퀴 등 해충이 들어오지 못하도록 하여야 한다.

③ 식품취급시설

　　㉮ 식품을 제조 · 가공하는데 필요한 기계 · 기구류 등은 식품 등의 기준 및 규격에 적합한 것이라야 한다.

　　㉯ 식품취급시설 중 식품과 직접 접촉하는 부분은 위생적인 **내수성 재질(스테인리스 · 알루미늄 · 에프알피(FRP) · 테프론** 등)로서 씻기 쉬운 것이거나 위생적인 목재로서 씻는 것이 가능한 것이어야 하며 열탕 · 증기 · 살균제 등으로 소독 · 살균이 가능한 것이어야 한다.

　　㉰ 냉동 · 냉장시설 및 가열처리시설에는 온도계 또는 온도를 측정할 수 있는 계기를 설치하여야 하며, 적정온도가 유지되도록 관리하여야 한다.

④ 급수시설

　　㉮ 수돗물이나 먹는물의 수질기준에 적합한 지하수 등을 공급할 수 있는 시설을 갖추어야 한다.

　　㉯ **지하수** 등을 사용하는 경우 취수원은 화장실 · 폐기물처리시설 · 동물사육장 그밖에 지하수가 **오염될 우려가 있는 장소**로부터 **영향을 받지 않는 곳**에 위치하여야 한다.

⑤ 화장실

　　㉮ 작업장에 영향을 미치지 않는 곳에 정화조를 갖춘 수세식 화장실을 설치해야 한다. 다만, 인근에 사용하기 편리한 화장실이 있는 경우에는 화장실을 따로 설치하지 아니할 수 있다.

　　㉯ 화장실은 콘크리트 등으로 내수처리를 하여야 하고, 바닥과 내벽(**바닥으로부터 1.5m까지**)에는 타일을 붙이거나 **방수페인트를 색칠**하여야 한다.

(2) 즉석판매제조 · 가공업의 시설기준

① 건물의 위치 : 독립된 건물이거나 즉석판매 제조 · 가공 외의 용도로 사용되는 시설과 분리 또는 구획되어야 한다.

② 작업장 : 식품을 제조 · 가공할 수 있는 기계 · 기구류 등이 설치된 제조 · 가공시설을 두어야 한다.

(3) 식육판매업 시설기준
① 판매장에는 전기냉장시설·진열상자 및 저울을 설치하여야 한다.
② 전기냉장시설 및 진열상자는 식육을 10℃ 이하로 냉각하여 보존할 수 있는 것이어야 하며, 그 내부에는 온도계를 비치하여야 한다.

(4) 식육부산물 전문판매업
① 보관시설은 **전기냉장(10℃ 이하)** 또는 **전기냉동(영하 18℃ 이하)**이 가능하여야 하며, **내부에 온도계를 비치**하여야 한다.
② 진열상자는 내부에 온도계를 비치하고 10℃ 이하를 유지하여야 한다.

(5) 우유류판매업
① 판매장에는 **우유류를 10℃ 이하로 냉장하여 보존**할 수 있는 우유류 전용의 전기냉장 시설을 갖추어야 한다.
② 내부에는 온도계를 비치하여야 한다.

(6) 식품자동판매기영업
① **더운 물을 필요로 하는 제품**의 경우에는 제품의 음용온도는 **68℃ 이상**이 되도록 하여야 한다.
② 자판기 내부에는 살균 등(더운 물을 필요로 하는 경우는 제외)·정수기 및 온도계가 부착되어야 한다.

(7) 식품접객업의 시설기준
① 영업장 : 영업장은 연기·유해가스 등의 환기가 잘되도록 하여야 한다.
② 조리장
　㉮ 조리장은 손님이 그 내부를 볼 수 있는 구조로 되어 있어야 한다.
　㉯ 조리장 바닥에 **배수구가 있는 경우에는 덮개**를 설치하여야 한다.
　㉰ 조리장 안에는 취급하는 음식을 위생적으로 조리하기 위해 필요한 **조리시설·세척시설·폐기물용기 및 손씻는 시설**을 각각 설치해야 하고, **폐기물용기**는 오물·악취 등이 누출되지 아니하도록 **뚜껑이 있고 내수성 재질**로 된 것이어야 한다.
　㉱ 조리장에는 주방용 식기류를 소독하기 위한 자외선 또는 전기살균소독기를 설치하거나 열탕세척소독시설을 갖추어야 한다.
③ 급수시설 : 먹는물 기준에 적합한 물을 사용하여야 하며 지하수를 사용하는 경우 취수원은 화장실·폐기물처리시설·동물사육장 기타 지하수가 **오염될 우려가 있는 장소로부터 영향을 받지 않는 곳**에 위치하여야 한다.

④ 화장실

㉮ 화장실은 조리장에 영향을 미치지 아니하는 장소에 설치하여야 한다.

㉯ 정화조를 갖춘 수세식 화장실을 설치하여야 한다.

㉰ 화장실에는 손을 씻는 시설을 갖추어야 한다.

(8) 휴게음식점영업·일반음식점영업 및 제과점

① 일반음식점에 객실(투명한 칸막이 또는 투명한 차단벽을 설치하여 내부가 전체적으로 보이는 경우는 제외한다)을 설치하는 경우 객실에는 잠금장치를 설치할 수 없다.

② 휴게음식점 또는 제과점에는 객실(투명한 칸막이 또는 투명한 차단벽을 설치하여 내부가 전체적으로 보이는 경우는 제외한다)을 둘 수 없으며, 객석을 설치하는 경우 객석에는 **높이 1.5m 미만의 칸막이**를 설치할 수 있다. 이 경우 **2면 이상을 완전히 차단하지 아니하여야 하고**, 다른 객석에서 내부가 서로 보이도록 하여야 한다.

(9) 단란주점영업

① 객실을 설치하는 경우 주된 객장의 중앙에서 객실 내부가 전체적으로 보일 수 있도록 설비하여야 하며, 통로형태 또는 복도형태로 설비하여서는 아니된다.

② 객장 안에는 **1.5m 미만의 칸막이**를 설치할 수 있다. 이 경우 **2면 이상을 완전히 차단하지 아니**하여야 하고, 다른 객석에서 내부가 서로 보이도록 하여야 한다.

(10) 학교 환경위생

① 학습에 지장을 주는 영업은 금한다(예 : 유흥주점, 숙박업, 쓰레기장 등).

② **절대 보호(정화) 구역** : 학교출입문으로부터 직선거리로 **50m까지**

③ **상대 보호(정화) 구역** : 학교경계선으로부터 직선거리로 **200m까지**

※ "정화구역"이 법개정에 따라 "보호구역"으로 변경되었음

5 각종 실험기구

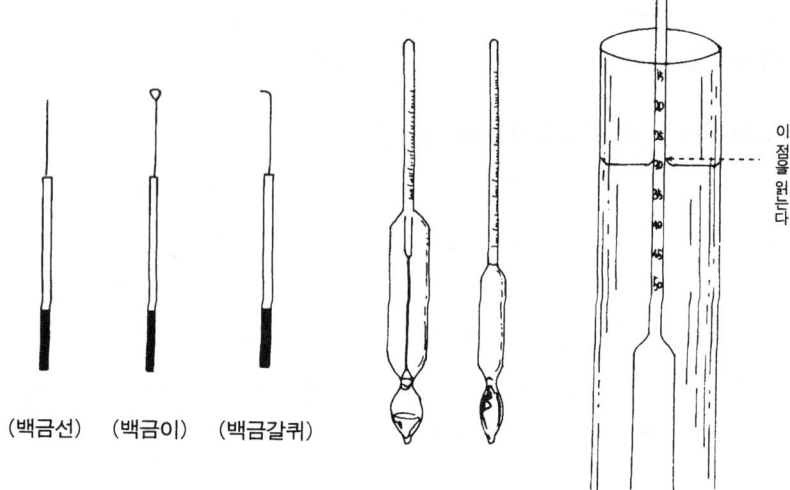

△ 우유용 비중계(Lactometer)를 읽는 방법

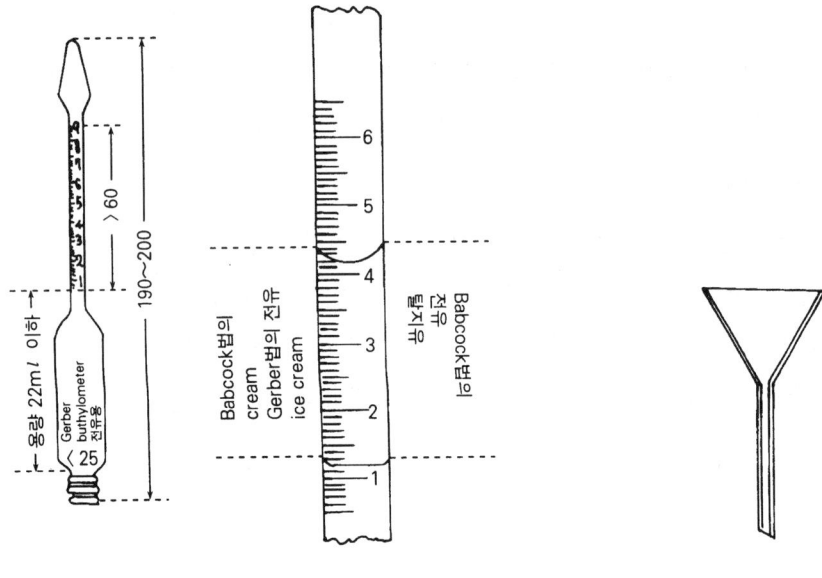

△ 겔벨유지계와 지방층 읽는 법

△ 깔대기

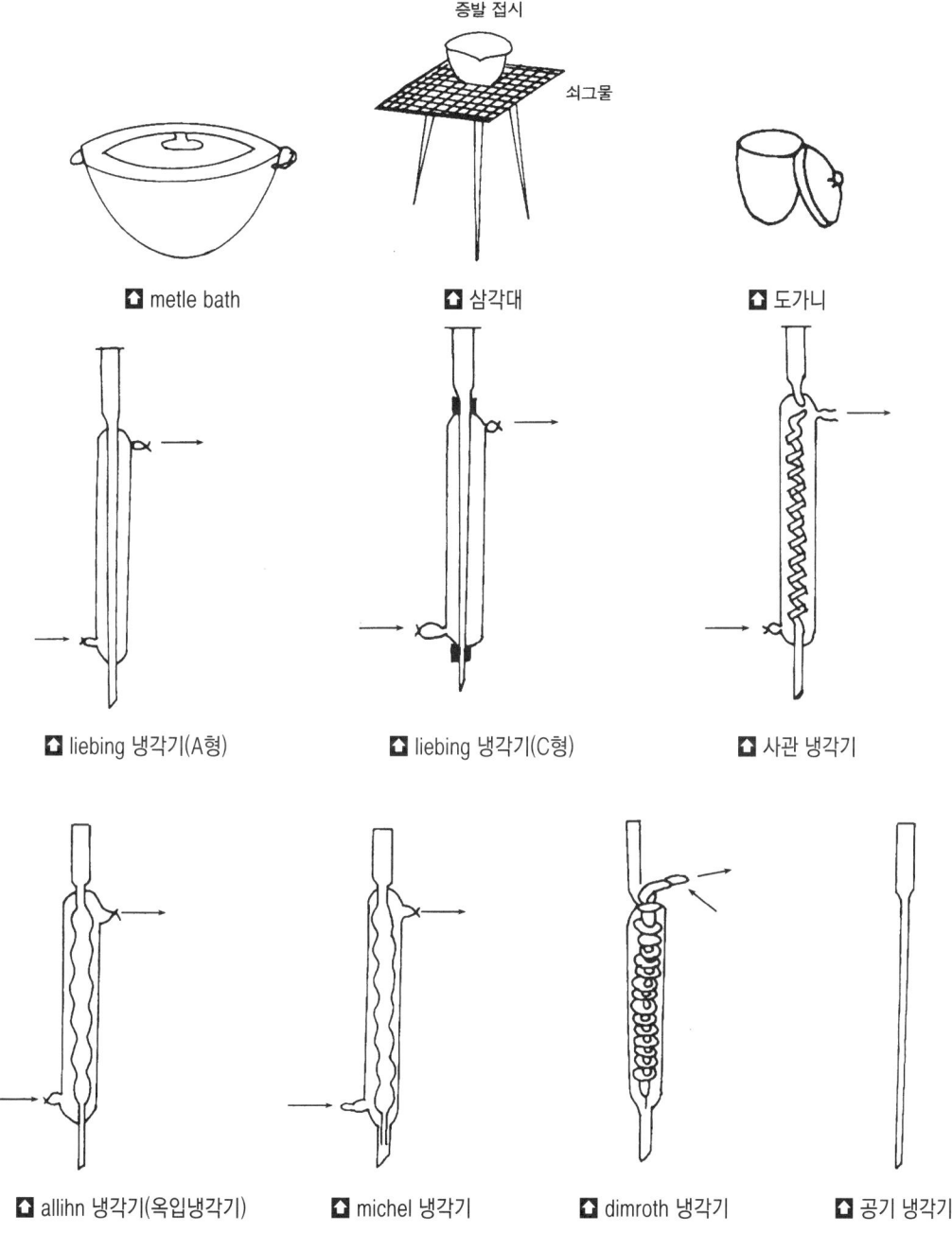

출제 및 예상문제

1 식품보관 냉장고는 벽에서 몇 cm 정도 떨어진 곳에 위치하도록 하는 것이 좋은가?

① 10cm
② 20cm
③ 30cm
④ 40cm
⑤ 50cm

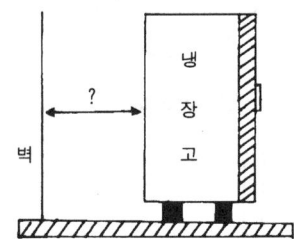

해설 냉장고는 벽으로부터 10cm 정도 떨어진 곳에 위치하도록 한다.

2 식품의 위생적인 면을 고려할 때 다음 냉장고의 결점은 무엇인가?

① 내부온도 측정용 외측온도계가 없다.
② 습도계가 없다.
③ 기류 측정기가 없다.
④ 복사온도계가 없다.
⑤ 조도계가 없다.

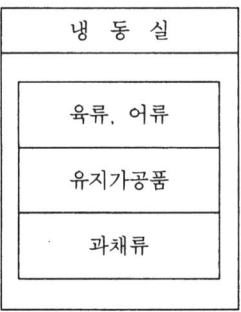

3 다음은 식품보관 냉장고에 대한 설명이다. 내용 중 옳은 것은?

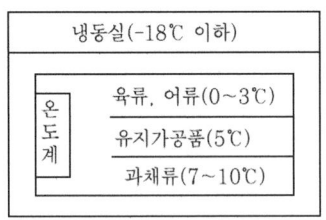

① 냉장고의 문은 자주 열어 환기를 시킨다.
② 냉장고의 문은 가끔 열어 환기를 시킨다.
③ 냉장고에 식품은 전체 용량의 100%를 저장하는 것이 좋다.
④ 냉장고에 식품은 전체 용량의 80% 정도만 저장하는 것이 좋다.
⑤ 냉장고에 식품은 전체 용량에는 관계없다.

해설 냉장고의 문은 자주 열지 않는 것이 좋으며, 전체 용량의 80%만 저장하는 것이 좋다.

정답 1. ① 2. ① 3. ④

4   냉장고 사용시 중앙에는 무엇이 있어야 하는가?
   ① 온도계   ② 습도계   ③ 기류측정기
   ④ 건조계   ⑤ 조도계

5   다음 내용은 식품보관 온도를 나타낸 것이다. (   ) 안에 알맞은 식품은 어느 것인가?

보관온도	식 품
7~10℃	과일류
4~5℃	우유
1~3℃	( )
0~3℃	어패류
-18℃	냉동식품

   ① 김   ② 곡류   ③ 채소
   ④ 육류   ⑤ 밀가루

6   다음 식품을 보관하는데 가장 적당한 방법은 어느 것인가?

   ① 저온보관
   ② 상온보관
   ③ 실온보관
   ④ 고온보관
   ⑤ 냉동보관

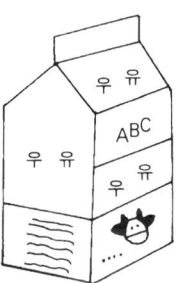

7   다음 그림은 수산물 시장의 한 장면이다. 식품위생상 갖추어야 할 조건 중 가장 중요한 것 두 가지를 고른다면 어느 것인가?

   ① 냉동, 뚜껑
   ② 상온, 뚜껑
   ③ 실온, 뚜껑
   ④ 찬 곳, 뚜껑
   ⑤ 따뜻한 곳, 뚜껑

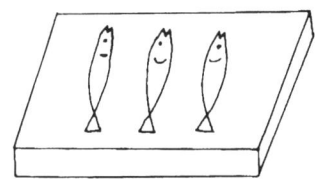

8   다음 보기의 내용에 해당하지 않는 것은?

개 인 위 생

   ① 마스크   ② 손 청결   ③ 예방주사
   ④ 냉동 · 냉장   ⑤ 위생복

정답 4. ① 5. ④ 6. ① 7. ① 8. ④

9 다음 그림을 취급 시 식품취급자의 개인위생에 속하는 것은 어느 것인가?

① 마스크 착용, 예방접종, 손 소독
② 예방접종, 손 소독, 냉동 및 냉장
③ 냉동 및 냉장, 예방접종
④ 손 소독, 냉동 및 냉장
⑤ 손 소독, 냉동, 예방접종

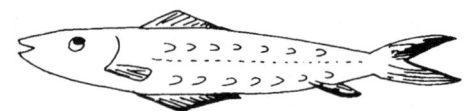

10 다음 그림은 11% 식염수(NaCl)에 계란을 담근 것이다. 가장 신선한 것은 어느 것인가?

① ㉠
② ㉡
③ ㉢
④ ㉣
⑤ ㉠, ㉡

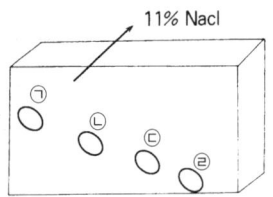

11 계란 기실의 크기에 따른 구별 중 신선한 계란은?

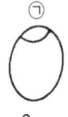 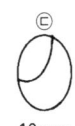 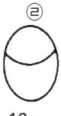

① 기실의 크기가 작은 것
② 기실이 한 쪽으로 치우쳐 있는 것
③ 기실이 한 쪽으로 크게 치우쳐 있는 것
④ 기실이 크게 생성되어 있는 것
⑤ 기실이 중간에 있는 것

12 다음 그림은 계란의 난황계수에 관한 것이다. 난황계수 구하는 식이 바르게 된 것은?

① 난황계수 = $\dfrac{난황높이}{난황지름}$

② 난황계수 = $\dfrac{난황지름}{난황높이}$

③ 난황계수 = $\dfrac{난백의\ 최장경 + 난백의\ 최단경}{난황높이}$

④ 난황계수 = $\dfrac{난백의\ 최장경 + 난백의\ 최단경}{난황높이}$

⑤ 난황계수 = $\dfrac{난황높이}{난백의\ 최단경}$

해설 ①번 : 난황계수, ③번 : 난백계수

정답 9. ① 10. ④ 11. ① 12. ①

13 다음 내용 중에서 신선한 어류의 조건에 해당하지 않는 것은?

① 눈의 빛깔은 청정하다.
② 아가미의 색은 선홍색이다.
③ 항문은 열려 있다.
④ 육질은 탄력이 있다.
⑤ 항문은 닫혀 있다.

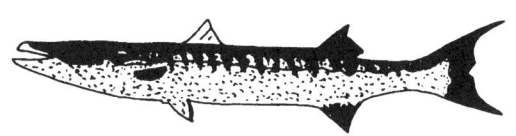

14 어패류가 육류보다 부패하기 쉬운데 그 이유로 틀린 것은 어느 것인가?

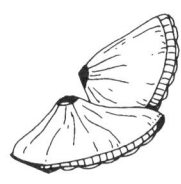
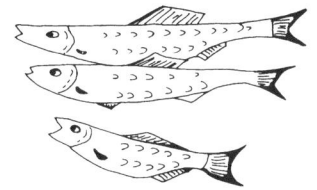

① 수분함량이 많다.
② 육질이 알칼리성에 가깝다.
③ 세균이나 효소가 많이 들어 있다.
④ 근육의 구조가 복잡하고 조직이 강하다.
⑤ 근육의 구조가 단순하다.

 ① 근육의 구조가 **단순**하고 조직이 **연**하다.
② 육질화의 변화 과정 : 중성(pH 7)→사후강직되면 산성(pH 5.5~5.6)→**부패**되면 알칼리성(pH 11)

15 다음 그림은 통조림 표시기준에 관한 내용이다. 통조림 제조표시가 바르게 된 것은?

① 75년 2월 20일
② 85년 12월 2일
③ 95년 1월 2일
④ 05년 12월 2일
⑤ 02년 12월 5일

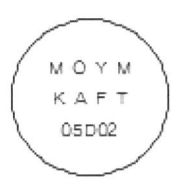

 MO : 원료, Y : **조리방법**, M : 크기, KAFT : 제조회사(제조원), 05 : 제조년도(2005년), D : 제조의 달 (December ; 12월), 02 : 제조날짜

16 다음 그림과 같이 찌그러진 통조림에서 문제가 될 수 있는 것은?

① 내용물의 고형화
② 솔라닌 중독
③ 포르말린(Formalin) 중독
④ 액성의 변화
⑤ 유해성 금속의 용출, 내용물의 변질

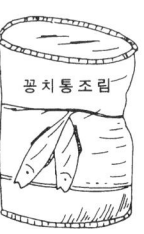

정답 13. ③ 14. ④ 15. ④ 16. ⑤

17 통조림 외형검사 방법이다. 적합한 통조림은 어느 것인가?

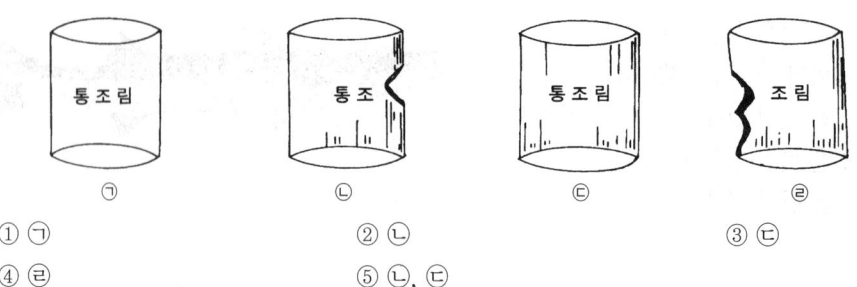

① ㉠   ② ㉡   ③ ㉢
④ ㉣   ⑤ ㉡, ㉢

18 다음 그림은 무엇을 하는 장면인가?

① 통조림의 타검 검사
② 통조림의 진공도 검사
③ 깡통에 약품주입
④ 깡통에 방부제 첨가
⑤ 내용물 주입

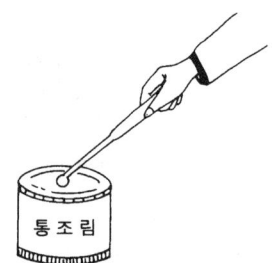

19 다음 그림은 통조림의 무엇을 하는 장면인가?

① 통조림의 색깔 검사
② 통조림의 진공도 검사
③ 통조림의 타검 검사
④ 깡통에 방부제 첨가
⑤ 내용물 확인

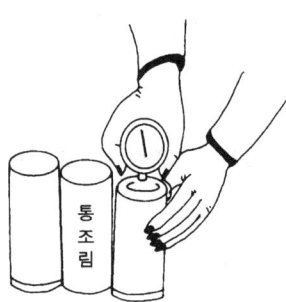

20 다음은 인스턴트 식품의 포장 규격에 관한 것이다. 바르게 표시한 것은 어느 것인가?

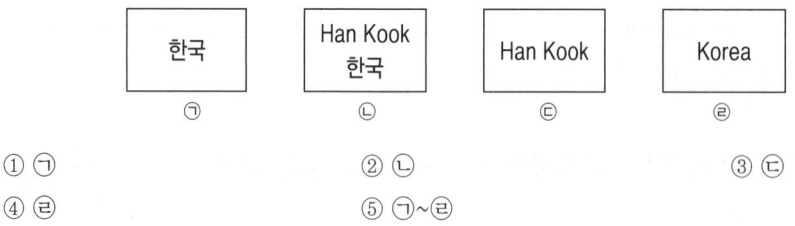

① ㉠   ② ㉡   ③ ㉢
④ ㉣   ⑤ ㉠~㉣

> 해설 ① 한글로 보기 쉬운 곳에 **표시**한다.
> ② 한글과 외국어를 혼합해서 사용할 때에는 **외국어**를 한글보다 **작게** 표시한다.

정답   17. ①   18. ①   19. ②   20. ①

21 다음은 불량식품 감별방법에 관한 내용이다. 불량벌꿀의 물엿 첨가확인 실험방법으로 알맞은 것은 어느 것인가?

① 알코올시험
② 요오드시험(I_2 Test)
③ 비중측정
④ 점도시험
⑤ 밀도시험

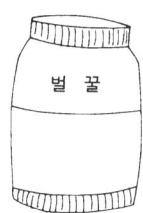

22 다음 그림의 균을 가장 잘 설명한 것은 어느 것인가?

① 그람양성, 구균
② 그람음성, 간균
③ 그람양성, 간균
④ 그람음성, 구균
⑤ 그람음성, 나선균

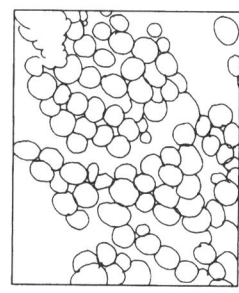

 포도상구균 : 그람양성, 구균

23 다음 그림의 균은 어떤 형태인가?

① 나선균
② 구균
③ 간균
④ 사상균
⑤ 쌍구균

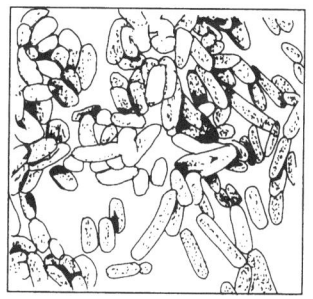

24 다음 내용은 편모를 기준으로 분류한 것이다. 그림의 균은 어디에 속하는가?

① 단모균　　② 양모균
③ 속(총)모균　　④ 주모균
⑤ 무모균

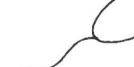

 편모를 기준으로 분류

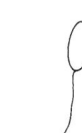 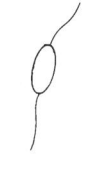 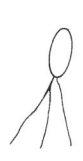 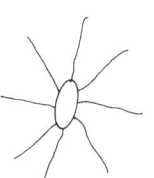

　단모균　　　양모균　　　속(총)모균　　　주모균

25 다음 그림은 편모를 기준으로 분류했을 때 어떤 균에 속하는 균인가?

① 단모균　　② 양모균
③ 속모균　　④ 주모균
⑤ 총모균

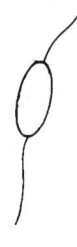

26 다음 그림은 편모를 기준으로 분류했을 때 어떤 균에 속하는가?

① 단모균
② 양모균
③ 속(총)모균
④ 주모균
⑤ 삼모균

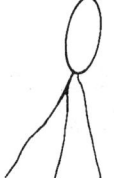

27 다음 그림은 편모를 기준으로 분류한 것이다. 어떤 균에 속하는가?

① 단모균
② 양모균
③ 속모균
④ 주모균
⑤ 총모균

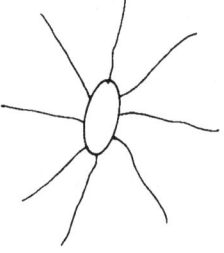

28 다음 그림은 주모균이다. 이 균에 속하지 않는 것은 어느 것인가?

① 살모넬라균
② 포도상구균
③ 아리조나균
④ 보툴리누스균
⑤ 장티푸스균균

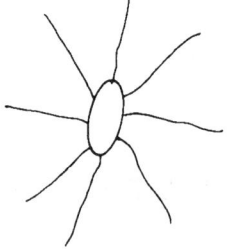

29 다음 중 살모넬라(Salmonella)균의 형태에 해당하는 것은 어느 것인가?

① ㉠
② ㉡
③ ㉢
④ ㉣
⑤ 답이 없음

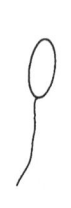 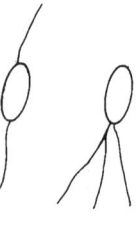 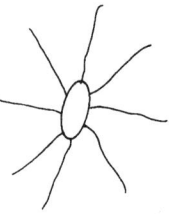

㉠　　㉡　　㉢　　㉣

해설 살모넬라균 : 주모균

정답　25. ②　26. ③　27. ④　28. ②　29. ④

30 다음 그림은 살모넬라(Salmonella) TSI 배지이다. 사면부의 색은 무슨 색깔인가?

① 백색
② 흑색
③ 적색
④ 청색
⑤ 무색

31 다음 그림은 식염농도와 세균의 증식과의 관계를 나타낸 것이다. 장염비브리오균이 잘 자랄 수 있는 식염농도는?

① ㉠
② ㉡
③ ㉢
④ ㉣
⑤ ㉡, ㉣

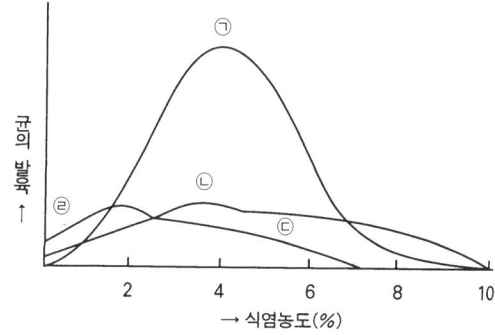

 장염비브리오균 : 3~4%의 식염농도에서 자라며, 그람음성, 단모균이다.

32 그림은 C. welchii균의 그림이다. C. welchii균에 해당하는 내용은 어느 것인가?

① 간균
② 구균
③ 원충균
④ 바이러스균
⑤ 나선균

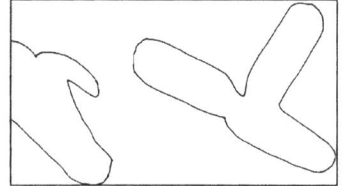 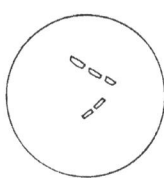

 C. welchii균 : 간균, 아포형성

33 다음 그림의 균과 같은 특성을 가지고 있는 것은 어느 것인가?

① 세균성이질
② 셀레우스(Cereus)
③ 콜레라
④ 소아마비
⑤ 장티푸스

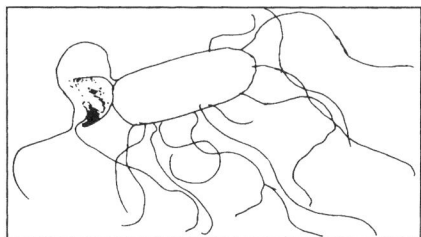

34 다음 그림 중 포도상구균의 형태는?

① ㉠
② ㉡
③ ㉢
④ ㉣
⑤ ㉢, ㉣

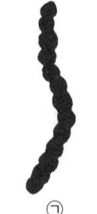  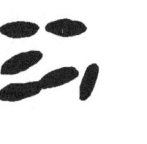 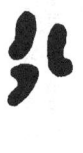

㉠　　　　　㉡　　　　　㉢　　　　　㉣

 ㉠번 : 연쇄상구균, ㉡번 : 포도상구균, ㉢번 : 간균, ㉣번 : 콤마(comma)형 간균

35 다음 그림의 균은 어떤 균을 나타낸 것인가?

① 대장균　　　　② 파상풍균
③ 살모넬라균　　④ 포도상구균
⑤ 장티푸스균

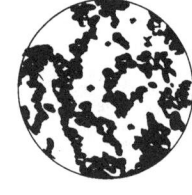

 ① 포도상구균은 그람 염색성이다.
② **그람양성** : 염색한 "세균"을 알코올 같은 탈색제로 탈색하여도 **색**(크리스탈 바이올렛)이 머물러 있다. 즉 **염색이 되는 것**이 그람양성이다.
③ 그람음성 : 알코올에 의해 **완전 탈색되는 것**

36 다음 균에 오염되면 화농성 염증 증상이 나타난다. 이 균은 어떤 균인가?

① 비브리오균
② 살모넬라균
③ 파상풍균
④ 포도상구균
⑤ 장티푸스균

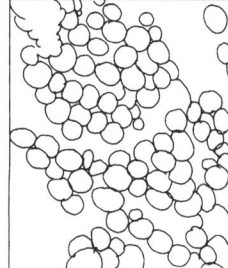

 포도상구균을 현미경으로 본 것임.

37 손에 상처를 입어 염증이 생긴 식품취급자가 조리를 할 때 나타날 수 있는 식중독 현상은?

① 비브리오 식중독
② 살모넬라 식중독
③ 보툴리누스 식중독
④ 대장균 식중독
⑤ 포도상구균 식중독

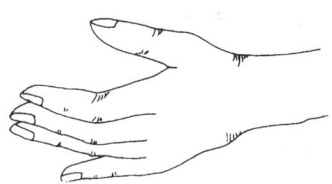

정답　34. ②　35. ④　36. ④　37. ⑤

38 그림의 균은 아포를 형성하는 균이다. 이 균은 무슨 균인가?

① 보툴리누스균
② 장염비브리오균
③ 대장균
④ 살모넬라균
⑤ 포도상균

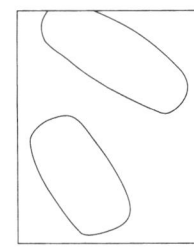

해설) 보툴리누스균 : 간균, 그람양성, 아포형성, 주모균, 혐기성

39 다음 그림은 어떤 균인가?

① 아메바균
② 콜레라균
③ 백일해균
④ 대장균
⑤ 디프테리아균

해설) 대장균 : 단간균

40 다음 그림은 액체배지에 배양한 후 현미경으로 관찰했을 때의 모양을 나타낸 것이다. 이 균은 어떤 균인가?

① 살모넬라균
② 포도상구균
③ 비브리오 콜레라균
④ 마이코박테리움균
⑤ 대장균

해설) 비브리오 콜레라(Vibrio cholerae) : 단모균, 콤마형 간균

41 다음 중 콜레라균은 어느 것인가?

① ㉠
② ㉡
③ ㉢
④ ㉣
⑤ ㉠, ㉡

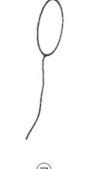 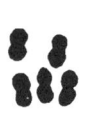  
㉠   ㉡   ㉢   ㉣

해설) ㉠ : 단모균, ㉡ : 쌍구균, ㉢ : 사연구균, ㉣ : 팔연구균

정답 38. ① 39. ④ 40. ③ 41. ①

42 다음 그림은 어떤 균을 나타낸 것인가?

① 파상풍균
② 대장균
③ 살모넬라균
④ 콜레라균
⑤ 포도상균

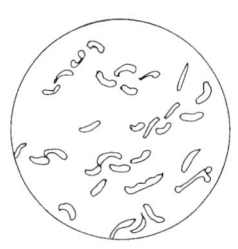

43 다음 표의 빈칸에 적당한 균은?

균 종	아 포	운동성	형 태
콜레라	없다.	있다.	?

① 구균　　　　　② 간균　　　　　③ 나선균
④ 콤마형 간균　　⑤ 막대균

44 다음 빈칸에 들어갈 적당한 말을 찾아라.

균 종	아 포	운동성	형 태
장티푸스	없다.	있다.	?

① 구균　　　　　② 간균　　　　　③ 나선균
④ 콤마형 간균　　⑤ 쌍구균

45 다음 세균의 형태는 곤봉상태이다. 그림에 해당하는 균은 어느 것인가?

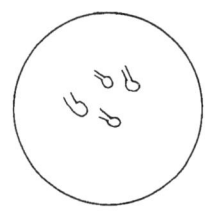

① 디프테리아균　　② 이질균　　　　③ 포도상구균
④ 비브리오균　　　⑤ 대장균

해설
① 디프테리아균 : 곤봉형 간균
② 디프테리아균은 곤봉상, 수지상, 과립상의 여러 형이 있다.

정답　42. ④　43. ④　44. ②　45. ①

46 다음 그림은 어떤 균을 나타낸 것인가?

① 이질균
② 콜레라균
③ 백일해균
④ 대장균
⑤ 파상풍균

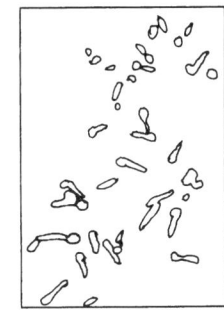

[해설] 파상풍균은 양쪽 끝이 뭉툭하다.

47 다음 그림은 어떤 균을 나타낸 것인가?

① 백일해균
② 파상풍균
③ 대장균
④ 이질균
⑤ 아메바균

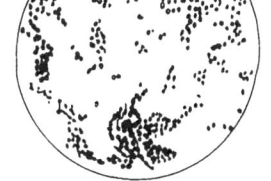

[해설] 백일해 : 그람음성균이다.

48 다음 그림은 어떤 균을 나타낸 것인가?

① 이질균
② 콜레라균
③ 백일해균
④ 파상풍균
⑤ 디프테리아균

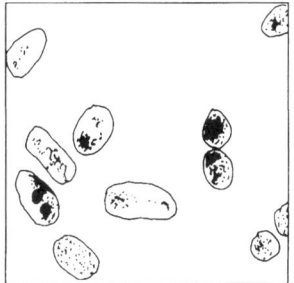

[해설] 이질균 : 간균, 편모가 없으며, 포자(아포)가 없다.

49 다음 그림의 균으로 전파할 수 있는 경구감염병은 어느 것인가?

① 세균성이질
② 장티푸스
③ 콜레라
④ 소아마비
⑤ 포도상구균 식중독

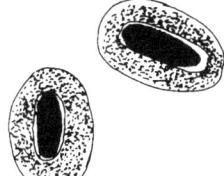
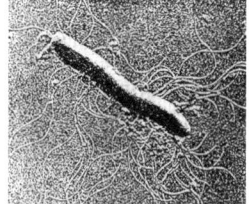

정답 46. ⑤ 47. ① 48. ① 49. ②

50. 다음 도표는 인축공통감염병에 걸린 환자의 체온변화를 나타낸 것이다. 어느 감염병으로 추정되는가?

① 탄저
② 브르셀라(파상열)
③ 야토병
④ 파상풍
⑤ 콜레라

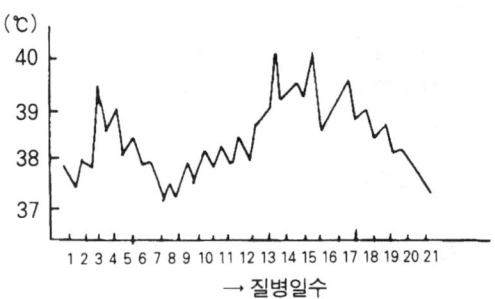

51. 그림은 협막이다. 다음 내용에서 협막을 형성하는 균은 어느 것인가?

① 폐렴균
② 결핵균
③ 대장균
④ 콜레라균
⑤ 파상풍균

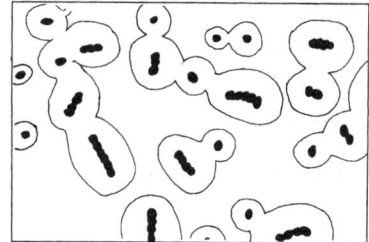

 ① 협막(점질층) : 협막을 구성하는 것은 대부분 "다당체"이다.
② 세균들은 자연환경에서 증식할 때 협막이라고 하는 다당체로 된 세포의 재생중합체를 합성한다.

52. 보기의 물질들은 인체에 피해를 주는 독소를 가지고 있다. 이들을 종합해서 무슨 식중독이라 하는가?

붕산, 둘신, Cylamate

① 식물성 식중독　　② 동물성 식중독　　③ 곰팡이 독 식중독
④ 화학성 식중독　　⑤ 자연성 식중독

53. 보기의 물질은 인체에 어떠한 영향을 주는가?

벤조피린

① 호흡기질환　　② 위장병　　③ 발암성 물질
④ 빈혈　　⑤ 항암물질

정답 50. ② 51. ① 52. ④ 53. ③

54 염화비닐수지에서 용출되는 물질 중 위생상 문제가 되는 것은 어느 것인가?

염화비닐수지

① 벤조피렌 ② PCB ③ 중금속
④ 위생상 해가 없다. ⑤ 수은

 ① 염화비닐수지는 위생적이다.
② 염화비닐은 간암, 뇌암 등을 유발한다.

55 농약에 오염된 채소를 가정에서 제거할 수 있는 방법으로 알맞은 것은?

① 불가능하다.
② 세제를 이용
③ 가열한다.
④ 흐르는 물로 씻는다.
⑤ 역성비누로 씻는다.

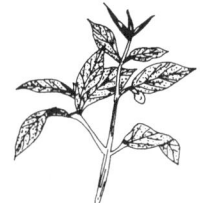

농약에 오염된 채소

56 둘신은 (　)물질이므로 사용을 금하고 있다. 괄호에 들어갈 말을 찾아라.

① 발암성 ② 빈혈을 유발 ③ 위장병
④ 호흡기 질환 ⑤ 항암성

57 다음 식품에 사용되는 응고제는 어느 것인가?

① 염화나트륨
② 황산
③ 염화칼슘
④ 질산칼슘
⑤ 질산

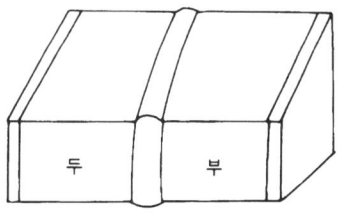

58 다음 그림의 식품에 사용되는 보존료로 알맞은 것은 어느 것인가?

① 데이히드로초산(DHA ; dehydroacetic acid)
② salicylic acid
③ sorbic acid
④ benzoic
⑤ 둘신

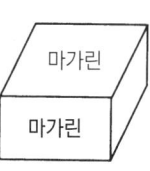

 DHA : 식품공전법에는 삭제되었으나 위생사 시험에는 출제되고 있음

정답 54. ④ 55. ① 56. ① 57. ③ 58. ①

59 알사탕에 사용할 수 없는 Tar 색소는 어느 것인가?

① 자색 제1호
② 적색 제2호
③ 적색 제3호
④ 황색 제4호
⑤ 황색 제5호

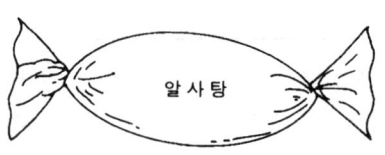

해설 식용 tar 색소 : 녹색 제3호, 적색 제2 · 3 · 40호, 황색 제4 · 5호, 청색 제1 · 2호

60 59번 그림에 사용할 수 있는 Tar 색소가 <u>아닌</u> 것은?

① 청색 2호　　② 적색 2호　　③ 황색 4호
④ 녹색 4호　　⑤ 황색 5호

61 알사탕에 사용할 수 없는 감미료는 어느 것인가?

① Rongalite　　② Na-Saccharin　　③ 설탕
④ D-Sorbitol　　⑤ 벌꿀

해설 ① Rongalite : 유해성 표백제
② Na-Saccharin : 알사탕의 감미료로 사용할 수 없다.

62 다음 중 단무지에 사용할 수 있는 색소는 어느 것인가?

① 색소를 사용할 수 없음
② 황색 제3호
③ 적색 제1호
④ 적색 제2호
⑤ 황색 제4호

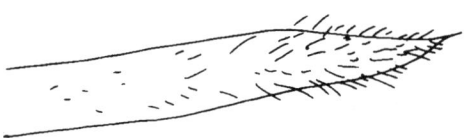

63 식품점에서 단무지를 고를 때 가장 좋은 것은 어느 것인가?

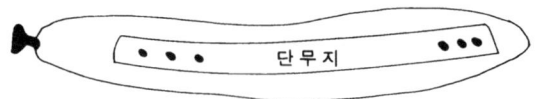

① 색소 제3호를 첨가한 것　　② 색소 황색 제4호를 첨가한 것
③ 적색 제2호를 첨가한 것　　④ 천연 그대로가 가장 좋다.
⑤ 황색 제5호를 첨가한 것

정답　59. ①　60. ④　61. ②　62. ①　63. ④

64 다음 식품들은 인체에 피해를 주는 독소를 가지고 있다. 이 식품들은 어떤 중독을 유발하는가?

| 버섯, 감자, 미나리 |

① 식물성 식중독 ② 독물 식중독 ③ 곰팡이 독 식중독
④ 화학성 식중독 ⑤ 세균성 식중독

65 다음 그림은 어떤 독소를 갖고 있는가?

① Muscarin
② Solanine
③ Venerupin
④ Tetrodotoxin
⑤ Sepsin

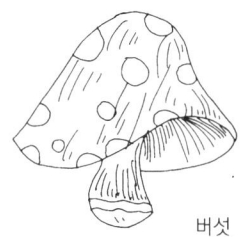
버섯

 무스카린 : 버섯, 솔라닌·셉신 : 감자독, 베네루핀 : 모시조개·바지락조개·굴, 테트로도톡신 : 복어독

66 다음 중 감자의 독소는 어느 것인가?

① 고시폴 ② 사시톡신 ③ 테트로도톡신
④ 무스카린 ⑤ 솔라닌

67 다음 그림의 식품이 갖고 있는 독소는 어느 것인가?

① Venerupin
② Solanine
③ Muscarin
④ Tetrodotoxin
⑤ Cicutoxin

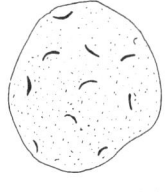
감자

68 다음 그림은 독미나리이다. <u>관계없는</u> 것은 어느 것인가?

① 구토
② 경련
③ 현기증
④ 환각증상
⑤ 어지러움증

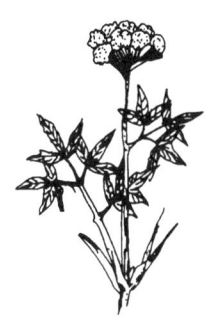
독미나리

정답 64. ① 65. ① 66. ⑤ 67. ② 68. ④

69 68번 그림이 갖고 있는 독소는 어느 것인가?

① Venerupin   ② Solanine   ③ Muscarin
④ Cicutoxin(씨큐톡신)   ⑤ Sepsin

70 다음 그림이 갖고 있는 독소는 어느 것인가?

① Temuline
② Solanine
③ Muscarin
④ Cicutoxin
⑤ 베네루핀

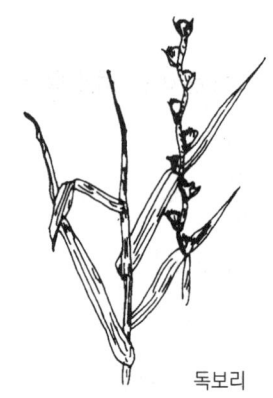

독보리

71 다음 그림이 갖고 있는 독소는 어느 것인가?

① temuline
② scopolamine
③ muscarin
④ cicutoxin
⑤ sepsin

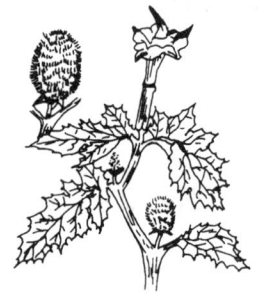

가시독알풀

72 다음 그림이 갖고 있는 독소는 어느 것인가?

① temuline
② solanine
③ aconitine
④ cicutoxin
⑤ saxitoxin

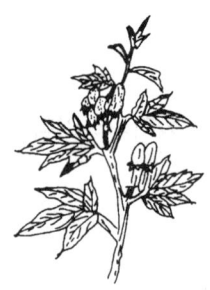

바꽃

정답 69. ④ 70. ① 71. ② 72. ③

73 다음 그림이 갖고 있는 독소는 어느 것인가?

① temuline
② Solanine
③ aconitine
④ shikimin
⑤ sepsin

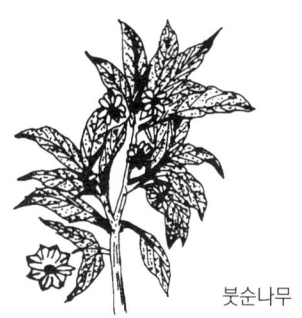
붓순나무

74 다음 중 간장, 된장의 곰팡이의 독소는?

① 솔라닌　　② 사시톡신　　③ 아플라톡신
④ 무스카린　　⑤ 베네루핀

75 다음 "보기"는 인체에 피해를 주는 독소를 가지고 있다. 이들을 종합해서 무엇이라 하는가?

복어, 섭조개, 바지락

① 식물성 식중독　　② 동물성 식중독　　③ 곰팡이 독
④ 화학성 식중독　　⑤ 세균성 식중독

76 다음 그림은 어떤 독소를 갖고 있는가?

① 베네루핀　　② 사시톡신
③ Tetrodotoxin　　④ Solanine
⑤ 뮤스카린

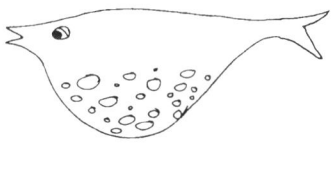
복어

77 다음 그림이 갖고 있는 독소의 성분은 어느 것인가?

① Tetrodotoxin
② Solanine
③ Muscarin
④ Gossypol
⑤ Saxitoxin

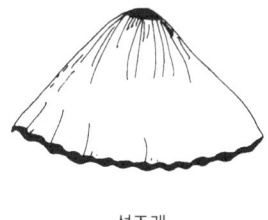
섭조개

 ① 대합조개, 섭조개, 홍합 : 사시톡신(Saxitoxin)
② 모시조개, 바지락조개, 굴 : 베네루핀(Vererupin)

정답 73. ④ 74. ③ 75. ② 76. ③ 77. ⑤

78 다음 그림은 어느 기생충의 생활사를 나타낸 것인가?

① 회충
② 간흡충
③ 요충
④ 편충
⑤ 구충

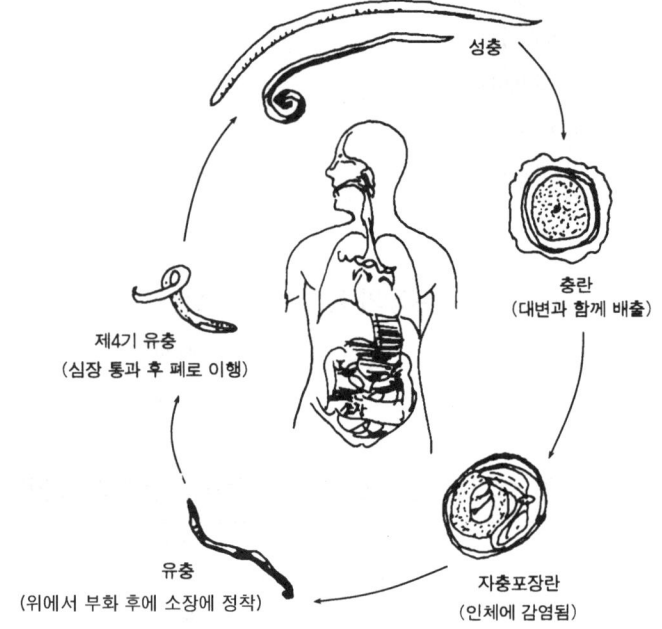

79 다음 그림의 기생충은 스카치 테이프법을 이용하여 검사한다. 이 기생충은 어떤 기생충을 말하는가?

① 회충
② 요충
③ 십이지장충
④ 선모충
⑤ 편충

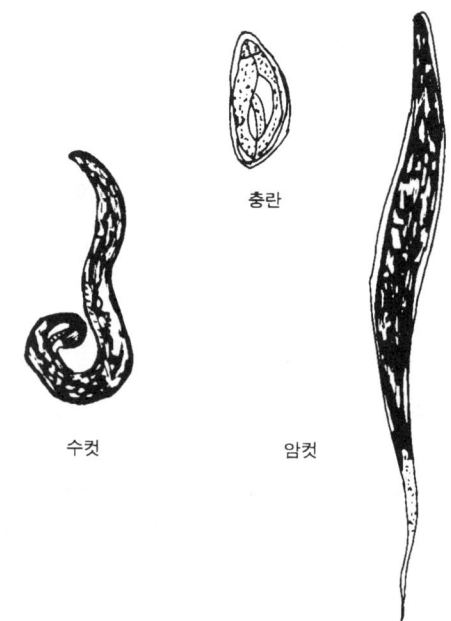

정답 78. ① 79. ②

80 다음 그림은 어느 기생충의 cycle(생활사)를 나타낸 것인가?
    ① 편충
    ② 요충
    ③ 간흡충
    ④ 회충
    ⑤ 구충

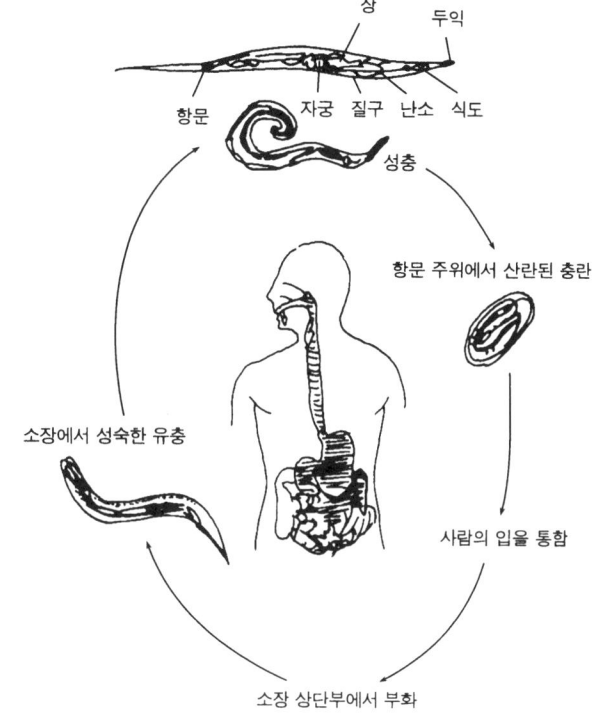

81 채소밭을 맨발로 걸어 갈 때 감염되기 쉬운 기생충은 어느 것인가?
    ① 선모충
    ② 요충
    ③ 편충
    ④ 구충
    ⑤ 회충

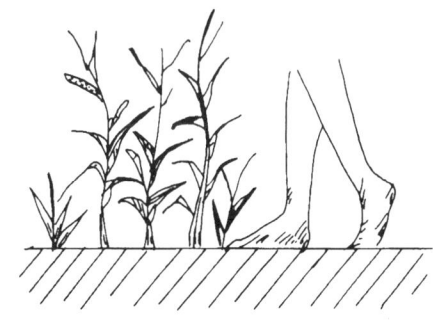

 구충 : 피부감염(경피감염)

82 다음 기생충의 생활사를 볼 때 경피감염에 의해 감염되는 기생충은 어느 것인가?
    ① 편충   ② 회충   ③ 요충
    ④ 간디스토마   ⑤ 십이지장충

정답 80. ② 81. ④ 82. ⑤

83 다음 그림은 말채찍 모양의 기생충을 나타낸 것이다. 이 기생충은 어떤 기생충을 말하는가?

① 편충
② 회충
③ 십이지장충
④ 선모충
⑤ 폐흡충

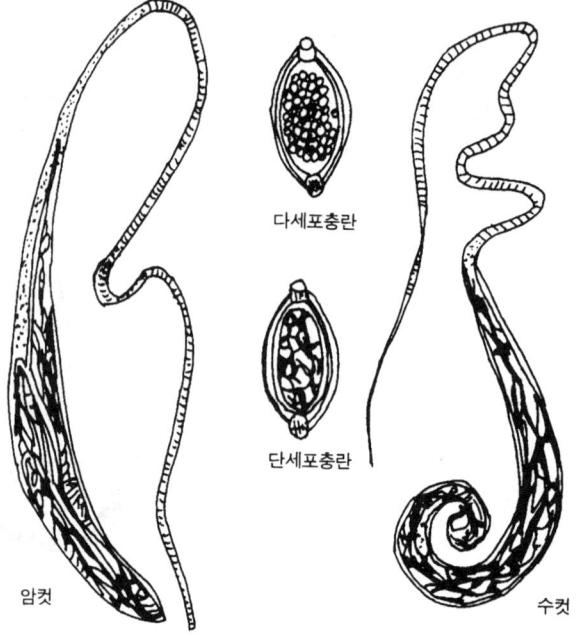

84 다음 그림은 어느 기생충의 생활사를 나타낸 것이다. 적당한 것은 어느 것인가?

① 간흡충
② 회충
③ 편충
④ 요충
⑤ 선모충

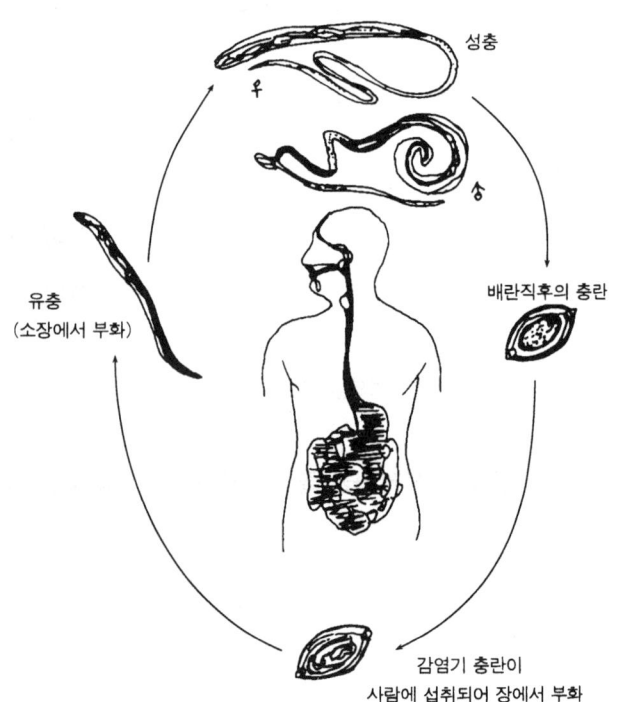

정답 83. ① 84. ③

85 다음 기생충의 제2중간 숙주는 어느 것인가?

① 잉어
② 게
③ 다슬기
④ 물벼룩
⑤ 참게

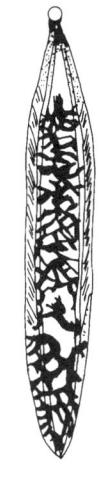

 기생충의 중간숙주
① 간디스토마 : 제1중간숙주 → 왜우렁, 제2중간숙주 → 민물고기(붕어·잉어·모래무지)
② 폐디스토마 : 제1중간숙주 → 다슬기, 제2중간숙주 → 가재·게
③ 광절열두조충 : 제1중간숙주 → 물벼룩, 제2중간숙주 → 민물고기(농어·연어·숭어)
④ 아니사키스(anisakis, 고래회충) : 제1중간숙주 → 갑각류(크릴새우), 제2중간숙주 → 바다생선(고등어·오징어·갈치)주 → 종숙주(바다 포유동물 : 돌고래, 물개 등)
⑤ 무구조충 : 중간숙주 → 소
⑥ 유구조충 : 중간숙주 → 돼지

86 다음 그림은 무슨 기생충의 cycle(생활사)을 나타낸 것인가?

① 간흡충(간디스토마)
② 구충
③ 요충
④ 편충
⑤ 회충

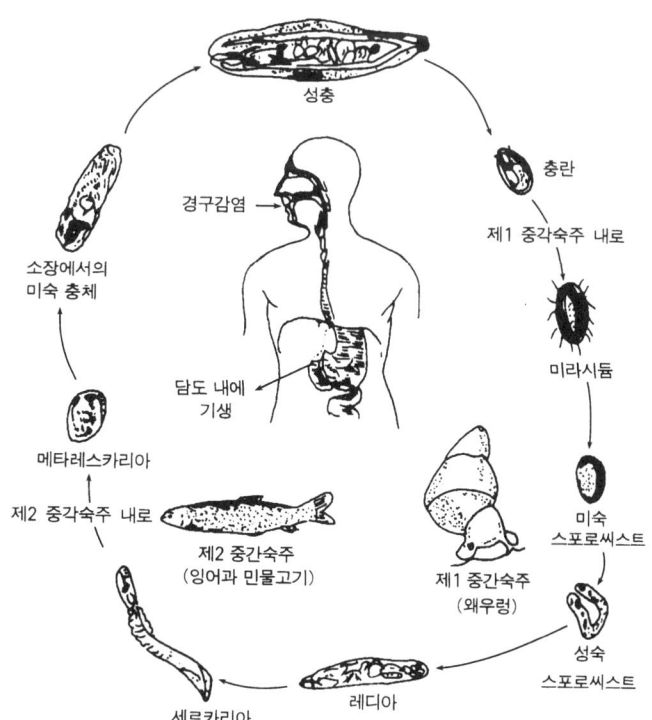

정답 85. ① 86. ①

87 다음 그림을 먹었을 때 걸리기 쉬운 기생충은 어느 것인가?

① 페디스토마(폐흡충)
② 간디스토마(간흡충)
③ 유구조충
④ 무구조충
⑤ 선모충

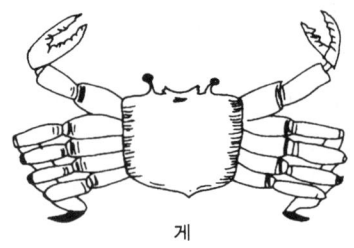
게

88 다음 그림은 어느 기생충의 생활사를 나타낸 것인가?

① 간디스토마(간흡충)
② 페디스토마(폐흡충)
③ 무구조충
④ 광절열두조충
⑤ 유구조충

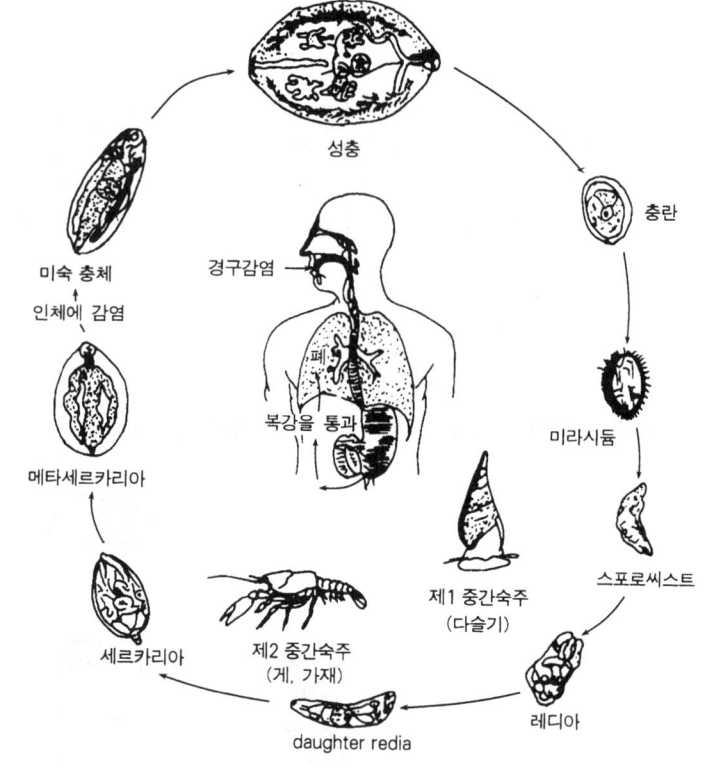

 페디스토마 : 제1중간숙주 → 다슬기, 제2중간숙주 → 가재·게

89 다음 그림은 어떤 기생충의 형태인가?

① 장트리코모나스
② 요충
③ 광절열두조충
④ 이질아메바
⑤ 간흡충

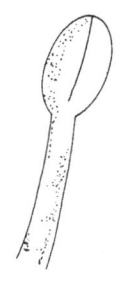

정답 87. ① 88. ② 89. ③

90. 담수어와 물벼룩을 중간숙주로 생활을 하는 기생충은 어느 것인가?

① 회충
② 편충
③ 유구조충
④ 광절열두조충
⑤ 선모충

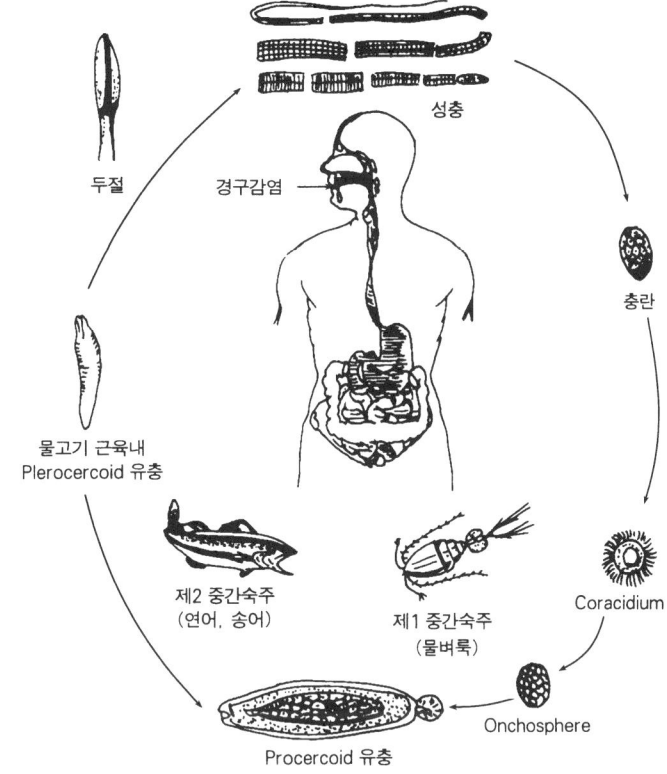

 광절열두조충 : 제1중간숙주 → 물벼룩, 제2중간숙주 → 민물고기(농어 · 연어 · 숭어)

91. 다음 그림의 기생충은 사람의 담관 · 담낭에서도 기생한다. 이 기생충은 어떤 기생충을 말하는가?

① 질트리코모나스
② 요충
③ 구충
④ 이질아메바
⑤ 광절열두조충

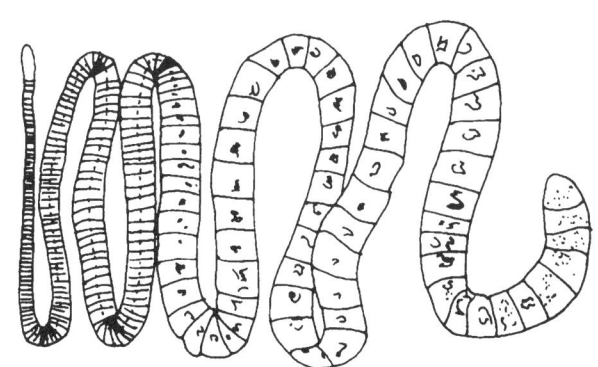

정답 90. ④ 91. ⑤

92 다음 그림은 어떤 기생충의 형태인가?

① 장트리코모나스
② 요충
③ 유구조충(갈고리촌충)
④ 무구조충(민촌충)
⑤ 편충

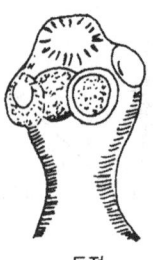
두절

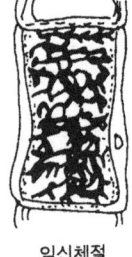
임신체절

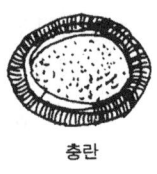
충란

93 다음 그림은 돼지를 중간숙주로 하는 기생충의 생활사를 나타낸 것이다. 이런 생활사를 하고 있는 기생충은 어느 것인가?

① 간흡충
② 회충
③ 유구조충
④ 구충
⑤ 민촌충

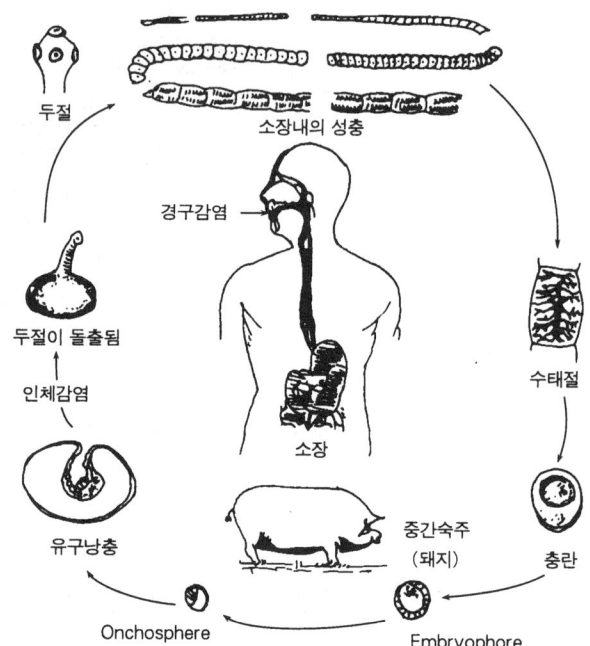

 ① 돼지고기 : 유구조충, 선모충
② 소고기 : 무구조충

94 정육점의 돼지고기에서 낭미충이 생기지 않게 하기 위한 저장방법 중 가장 좋은 방법은 어느 것인가?

① 화학약품을 첨가한다.
② 실온저장
③ 찬곳에 저장
④ 냉동저장
⑤ 상온저장

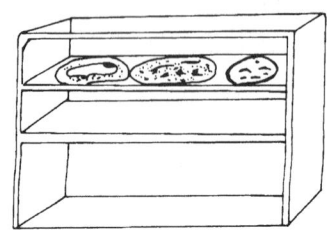

정답   92. ③ 93. ③ 94. ④

95 다음 그림은 어떤 기생충의 형태인가?
① 장트리코모나스
② 요충
③ 유구조충(갈고리촌충)
④ 무구조충(민촌충)
⑤ 회충

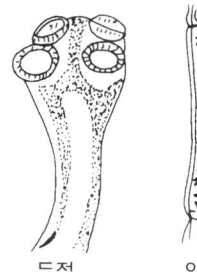 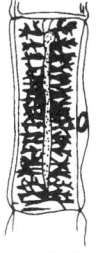 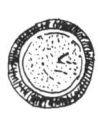
두절   임신체절   충란

 무구조충의 중간숙주 : 소고기

96 다음 그림은 어떤 기생충의 형태인가?
① 선모충
② 요충
③ 유구조충
④ 무구조충
⑤ 구충

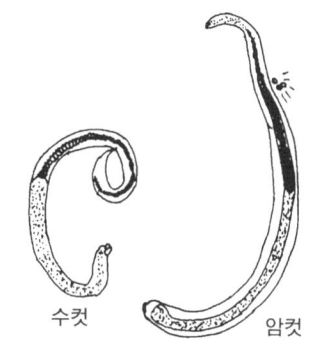
수컷   암컷

97 다음 그림은 돼지를 중간숙주로 하는 어느 기생충의 생활사를 나타낸 것이다. 알맞은 것은 어느 것인가?
① 간흡충
② 회충
③ 유구조충
④ 구충
⑤ 선모충

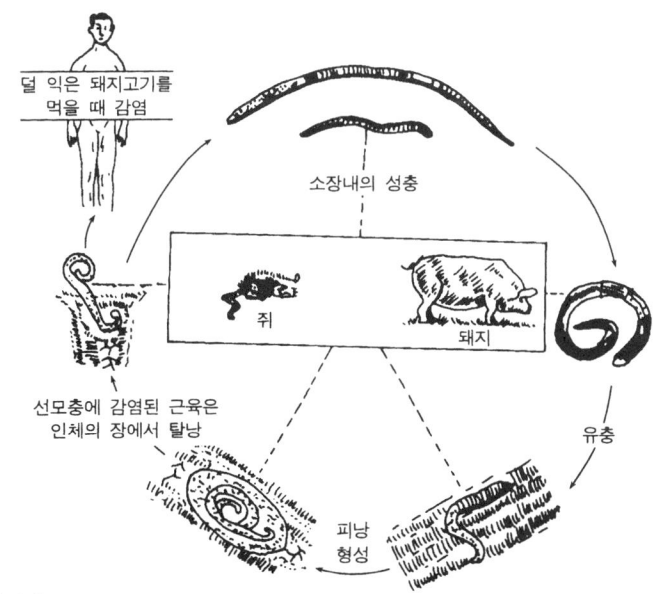

 선모충의 중간숙주 : 돼지고기

98 다음 그림은 어느 기생충의 감염경로를 나타낸 것인가?

① 간흡충
② 회충
③ 아니사키스(고래회충)
④ 폐디스토마
⑤ 구충

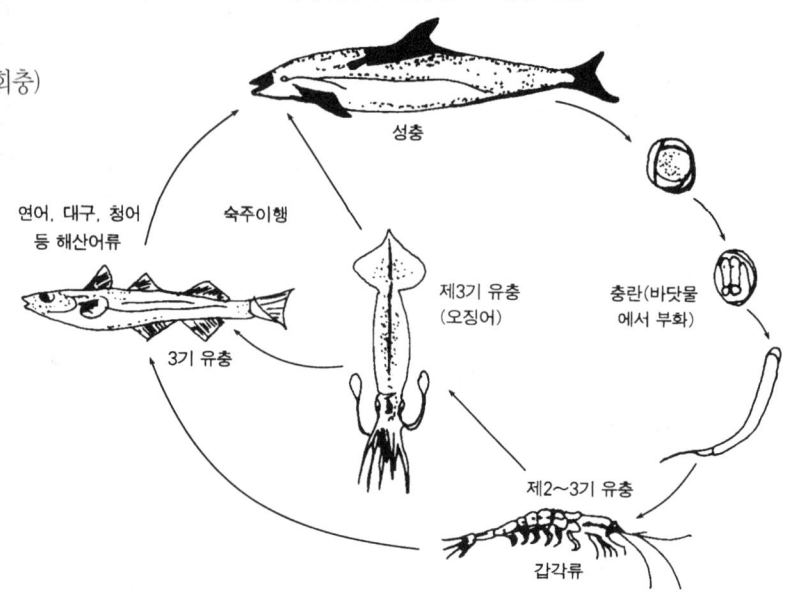

해설 아니사키스(고래 회충) : 제1중간숙주 → 갑각류(크릴새우), 제2중간숙주 → 바다생선(고등어 · 갈치 · 오징어) → 종숙주(바다 포유동물 : 고래, 물개 등)

99 다음 그림과 같은 기생충은 십이지장에 기생하며 담관 · 담낭에서 발견되기도 한다. 이 기생은 어느 기생충을 말하는가?

① 세균성이질
② 요충
③ 대장균
④ 람불람편모충
⑤ 회충

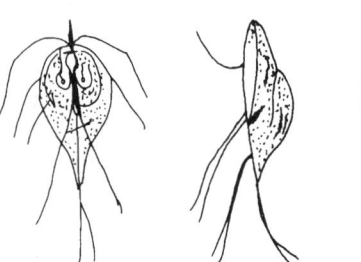

100 다음 그림은 진균류 중 어디에 속하는가?

① 무성생식 형태
② 곰팡이의 형태
③ 유성생식 형태
④ 효모의 형태
⑤ 세균의 형태

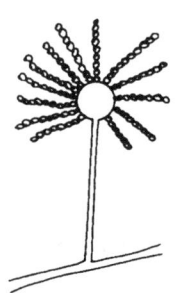

정답 98. ③ 99. ④ 100. ②

101 다음 그림은 무엇인가?

① 무성생식
② 후막포자의 형성
③ 유성생식
④ 효모
⑤ 곰팡이

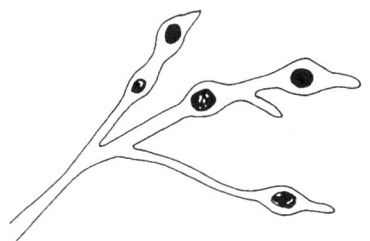

102 다음 그림은 곰팡이의 분류 중 어디에 속하는가?

① Absidia속의 형태
② 후막포자의 형성
③ Rhizopus속의 유성생식
④ Mucor속의 형태
⑤ 포자의 형태

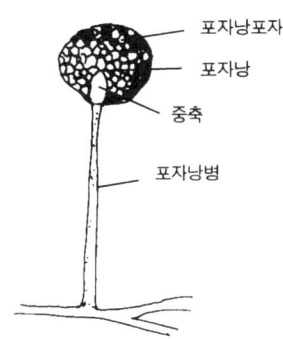

103 다음 그림은 Mucor속 중 가지치는 것에 따라 분류한 것이다. 그림과 명칭이 일치하는 것은 어느 것인가?

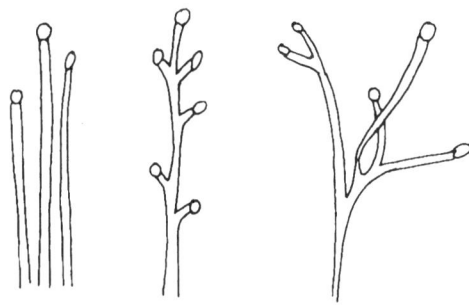

① Racemomucor, Cymomucor, Monomucor
② Cymomucor, Monomucor, Racemomucor
③ Monomucor, Racemomucor, Cymomucor
④ Monomucor, Cymomucor, Racemomucor
⑤ Monomucor, Cymomucor, Cymomucor

정답 101. ② 102. ④ 103. ③

104 다음 그림은 곰팡이의 분류 중 어디에 속하는가?

① Absidia속의 형태
② 후막포자의 형성
③ Rhizopus속의 형태
④ Mucor속의 형태
⑤ Vibrio속의 형태

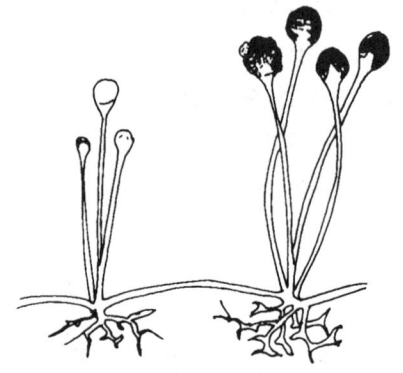

105 다음 그림은 생식과정 분류 중 어디에 속하는가?

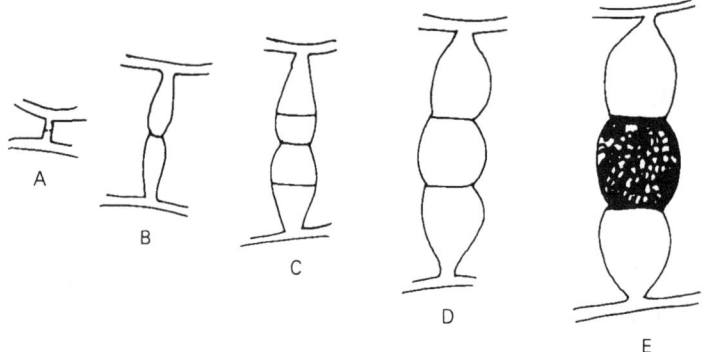

① 무성생식
② 후막포자의 형성
③ Rhizopus속의 유성생식
④ 효모
⑤ 세균속 생식

106 다음 그림은 곰팡이의 분류 중 어디에 속하는가?

① Absidia속의 형태
② Aspergillus속의 형태
③ Rhizopus속의 유성생식
④ Rhizopus속의 형태
⑤ 세균속의 형태

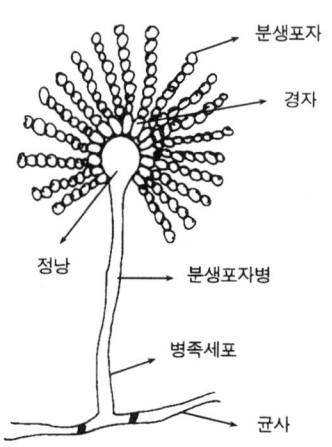

정답 104. ③ 105. ③ 106. ②

107 다음 그림은 곰팡이의 분류 중 어떤 형태에 속하는가?

① Penicillium속의 형태
② Aspergillus속의 형태
③ Absidia속의 형태
④ Rhizopus속의 형태
⑤ 곰팡이속의 형태

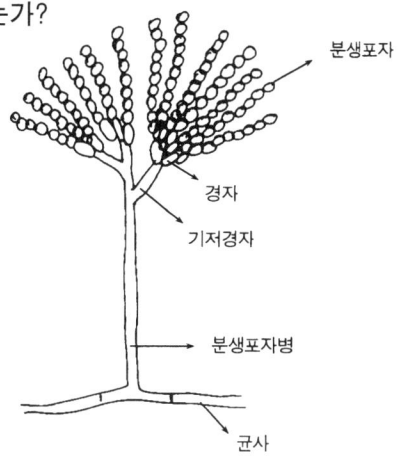

108 다음 그림은 진균류 분류 중 어디에 속하는가?

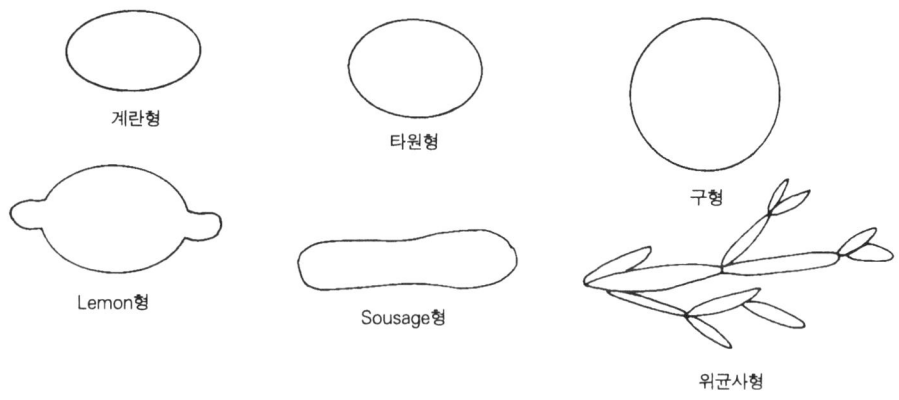

① 불완전균류의 형태
④ Rhizopus속의 형태
② 효모의 기본형태
⑤ 세균의 형태
③ Absidia속의 형태

109 다음 그림에서 세균증식의 위험성이 가장 큰 영역은?

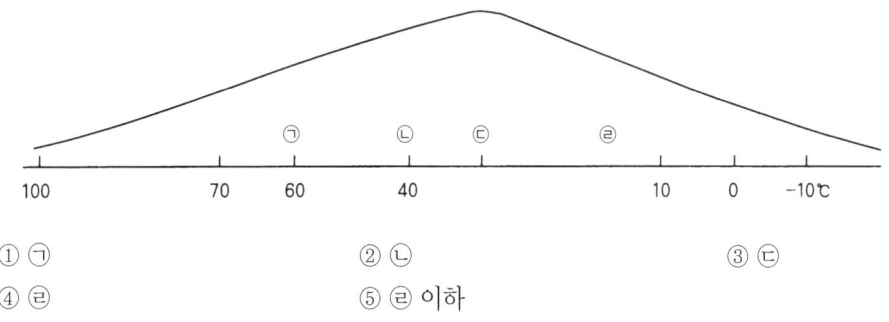

① ㉠
④ ㉣
② ㉡
⑤ ㉣ 이하
③ ㉢

해설) 세균은 일반적으로 **중온(25~35℃)** 에서 잘 자란다.

정답 107. ① 108. ② 109. ③

110 다음 그림은 미생물 증식곡선이다. 순서가 맞게 된 것은 어느 것인가?

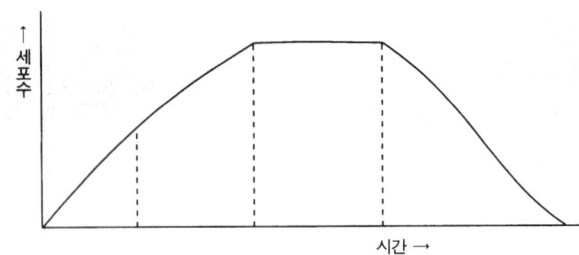

① 유도기 → 대수기 → 정지기 → 사멸기
② 유도기 → 정지기 → 대수기 → 사멸기
③ 사멸기 → 유도기 → 대수기 → 정지기
④ 사멸기 → 대수기 → 정지기 → 사멸기
⑤ 대수기 → 정지기 → 사멸기 → 유도기

111 다음 그림에서 부패를 유발하는 세균의 초기증식기는 어느 곳인가?

① ㉠
② ㉡
③ ㉢
④ ㉣
⑤ ㉣ ~ ㉢

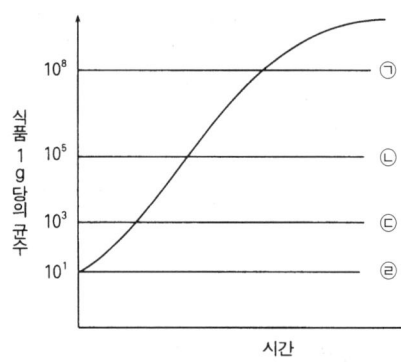

해설 식품의 초기 부패 : $10^8/g(10^7/g)$ 이상

112 다음 내용은 집락을 백금이로 딸 때의 사항을 말한 것이다. 가장 적당한 방법은 어느 것인가?

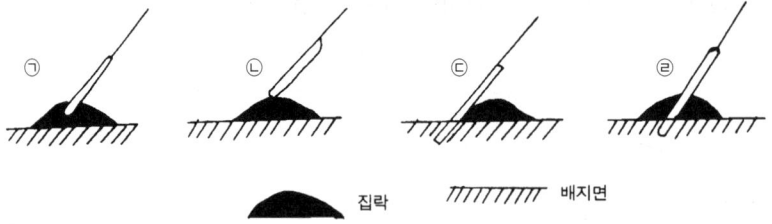

① ㉠ 집락속에서 배지표면이 파지지 않게 한다.
② ㉡ 집락 위 부분을 약간 딴다.
③ ㉢ 배지속에서부터 딴다.
④ ㉣ 집락에서 배지속까지 깊이 넣어서 딴다.
⑤ ㉠ ~ ㉣

정답 110. ① 111. ① 112. ①

113 다음 그림은 평판 한천배지의 접종법을 나타낸 것이다. 접종순서가 바르게 된 것은?

① ㉠ → ㉡ → ㉢ → ㉣
② ㉠ → ㉡ → ㉣ → ㉢
③ ㉡ → ㉢ → ㉠ → ㉣
④ ㉣ → ㉢ → ㉡ → ㉠
⑤ ㉢ → ㉡ → ㉠ → ㉣

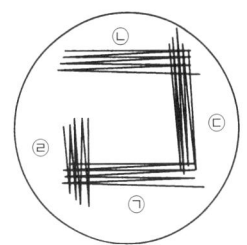

 접종법 순서는 다음과 같다.

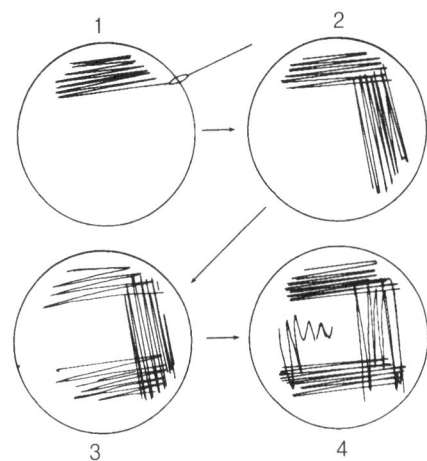

114 다음 그림은 미생물 실험에 이용되는 기구이다. 이 기구의 이름은 무엇인가?

① Petri dish
② Messcylinder
③ Flask
④ Incubator
⑤ 여과기

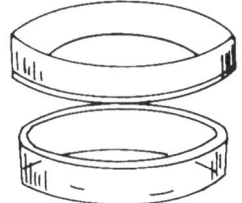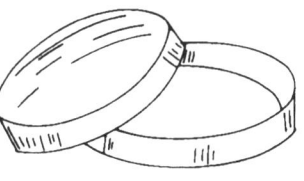

 Petri dish : 세균 배양용의 뚜껑이 있는 얇은 유리 또는 플라스틱으로 만든 투명한 접시이다.

115 다음 그림은 미생물 실험에 이용되는 기구이다. 이 기구의 명칭은?

① 증발기
② Drying Oven
③ Flask
④ Incubator
⑤ Petri dish

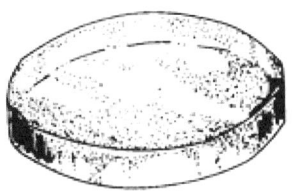

정답 113. ③ 114. ① 115. ⑤

116 식품 중의 총균수를 세는 방법은 다음 중 어느 것인가?

① 현미경을 사용하여 미생물의 세포수를 직접 계수한다.
② Petri dish를 사용하여 집락수를 계산한다.
③ 현미경을 사용하여 집락수를 센다.
④ Petri dish를 사용하여 세균수를 센다.
⑤ 관능법으로 센다.

 ① 총균수 : 현미경을 이용하여 검체 중에 존재하는 미생물의 **세포수를 직접 계수**한다.
② 생균수 : Petri dish를 사용하여 **집락수를 계산**한다.

117 식품 중의 생균수를 세는 방법은 다음 중 어느 것인가?

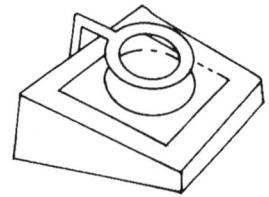

① 현미경을 사용하여 미생물의 세포수를 직접 계수한다.
② Petri dish를 사용하여 집락수를 계산한다.
③ 현미경을 사용하여 집락수를 센다.
④ Petri dish를 사용하여 세균수를 센다.
⑤ 직접 센다.

118 일반 세균수 측정시 배지와 검수를 넣은 Petri dish는 몇 ℃의 부란기 속에 넣어 몇 시간이 지난 후 형성된 집락수를 계산하는가?

① 35±0.5℃, 20±3시간　　② 45±0.5℃, 24±3시간　　③ 35±0.5℃, 48±3시간
④ 45℃, 40시간　　　　　⑤ 50℃, 50시간

119 다음 내용은 대장균군의 정성시험 순서이다. 대장균군의 추정시험을 실시하고자 할 때 사용되는 배지로 알맞은 것은 어느 것인가?

추정시험 → 확정시험 → 완전시험

① 젖당배지　　　　② 평판배지　　　　③ 고체배지
④ 한천배지　　　　⑤ 보통배지

정답　116. ①　117. ②　118. ③　119. ①

120 다음 그림은 대장균 확정시험 방법이다. 대장균군 확장시험을 할 때 EMB배지에서는 어떤 색깔의 집락(colony)이 나타나면 확정시험이 양성이라 하는가?

① 붉은색은 집락
② 흰색은 집락
③ 흑색의 집락
④ 금속광택의 청동색
⑤ 금속광택의 무색

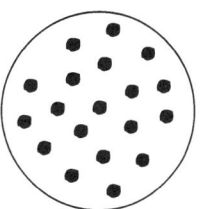

121 다음 시험 중에서 A는 무엇을 알아보기 위한 것인가?

① 가스생성
② 액체생성
③ 고체생성
④ 오염물질생성
⑤ 고형물생성

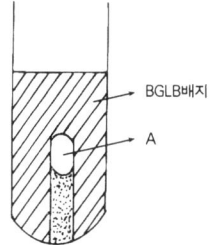

 A : CO_2가스

122 자외선 살균등의 거리는 몇 cm로 하는 것이 좋은가?

① 200cm
② 150cm
③ 100cm
④ 50cm
⑤ 300cm

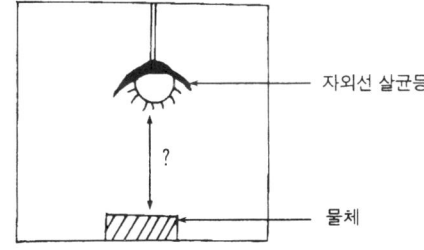

 자외선 소독은 물체 가까이 할수록 좋다.

123 다음 그림 중 자외선 조명위치로 가장 좋은 것은 어느 것인가?

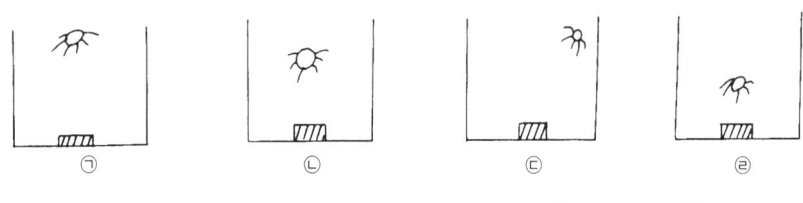

① ㉠
② ㉡
③ ㉢
④ ㉣
⑤ ㉠, ㉡

 자외선 소독은 물체 가까이 할수록 좋다.

정답 120. ④ 121. ① 122. ④ 123. ④

124 다음 그림은 알코올램프를 나타낸 것이다. 가장 좋은 각도는 몇 도인가?

① 180°
② 90°
③ 60°
④ 59°
⑤ 15~45°

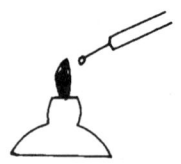

 알코올램프의 각도는 일반적으로 15~45°로 한다.

125 다음 그림은 백금이를 나타낸 것이다. 이 백금이의 멸균방법으로 옳은 것은 어느 것인가?

① 건열멸균
② 고압멸균
③ 화염멸균
④ 자비소독
⑤ 일광소독

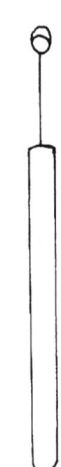

126 다음 표는 고압증기멸균법을 이용할 때의 압력과 온도와의 관계를 나타낸 것이다. (　)에 적당한 것은?

온 도	압 력	Lb	시 간
100	1.0		
102		1	
110	1.4	6	
115	1.7	10	30분
120	2.0		
121		( )	( )
126		20	15분
134	3.0		

① 15Lb, 10분　　　② 20Lb, 15분　　　③ 15Lb, 20분
④ 20Lb, 30분　　　⑤ 30Lb, 30분

정답　124. ⑤　125. ③　126. ③

127 다음 그림의 세균을 멸균할 때 사용하는 방법 중 가장 적당한 것은 어느 것인가?

① 간헐멸균법
② 고압증기멸균법
③ 건열멸균법
④ 일광멸균법
⑤ 자비소독

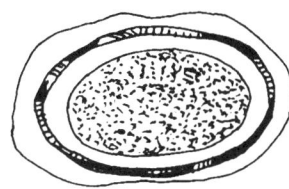

128 다음 중 고압증기멸균기를 사용하는 것은 어느 것인가?

① 주사기
② 초자기구
③ 백금이
④ 도마
⑤ 백금선

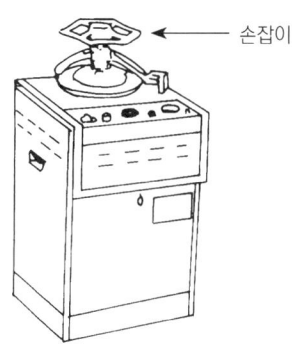

 ① 고압증기멸균법
  ㉮ 고압증기멸균법은 Autoclave에서 121℃, 15Lb, 20분간 실시한다.
  ㉯ 아포형성균의 멸균에 사용된다.
  ㉰ 사용 : 초자기구, 의류, 고무제품, 자기류, 가스 및 약액 등에 사용된다.
 ② 화염멸균법 : 알코올램프, 가스버너 등을 이용하여 백금이, 유리 등의 소독에 이용한다.
 ③ 자비멸균법(자비소독법) : 식기 및 도마, 주사기, 의류, 도자기 등에 이용한다.

129 다음 기구는 건열멸균기이다. 사용온도와 시간이 바르게 된 것은 어느 것인가?

① 160~170℃, 1~2시간
② 120℃, 20~30분
③ 121℃, 15~20분
④ 150℃, 15~20분
⑤ 100℃, 15분

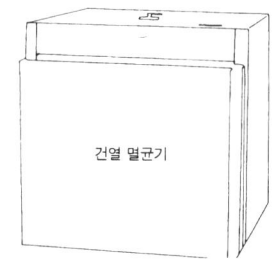

 건열멸균법
 ① 열전도율이 좋은 유리제품, 금속성, 도자기 등 : 160~170℃, 30~60분
 ② 내부 열전달이 잘 되지 않는 것의 온도와 시간
   ㉮ 135~145℃, 3~5시간
   ㉯ 160~170℃, 2~4시간
   ㉰ 180~200℃, 0.5~1시간
 ③ 보통 160~170℃, 1~2시간 처리한다.

130 다음 기구를 이용한 멸균방법으로 알맞은 것은 어느 것인가?

① 자외선 조사법
② 자비소독법
③ 증기멸균법
④ 고압증기멸균법
⑤ 건열멸균법

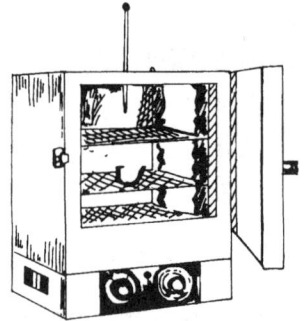

131 다음 그림 중 건열멸균기(Dry sterilizer)를 사용할 때 지켜야 할 사항으로 가장 알맞은 것은 어느 것인가?

① 플라스틱 식기는 물을 담지 않는다.
② 플라스틱 식기는 물을 담는다.
③ 초자기구는 그냥 넣는다.
④ 금속기구는 천으로 싼다.
⑤ 금속기구는 비닐로 싼다.

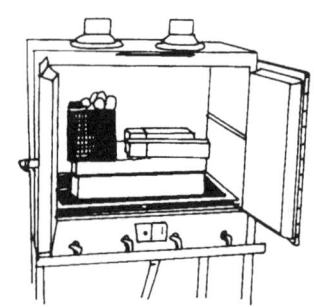

 건열멸균기 사용시 주의할 사항 : ②번 외, **초자기구는 종이로 싼다.**

132 다음 소독제 중 조리를 하기 전 손을 씻는데 가장 좋은 소독제는 어느 것인가?

① 역성비누
② 과산화수소
③ 알코올
④ 크레졸
⑤ 오존

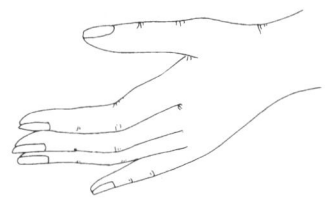

역성비누(양성비누) : 손·채소류·식기 등을 소독할 때 많이 이용하는데, **중성비누**와 혼합해서 사용하면 **효과가 없다.**

133 다음 그림은 건조기이다. 건조기는 몇 ℃로 건조하여야 하는가?

① 90±5℃　　　② 160±5℃
③ 110±5℃　　　④ 130±5℃
⑤ 150℃ 이상

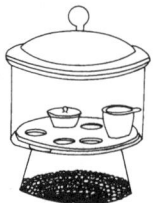

정답 130. ⑤ 131. ② 132. ① 133. ③

134 방사선 중 살균력이 가장 강한 선은 어느 것인가?

① α선
② β선
③ γ선
④ 적외선
⑤ 자외선

방사선 멸균법

해설 살균력이 강한 순서 : γ선 > β선 > α선

135 다음 그림은 North 곡선이다. 이 곡선과 관계 있는 것은 어느 것인가?

① 장티푸스균
② 결핵균
③ 음식
④ 유산균
⑤ 우유

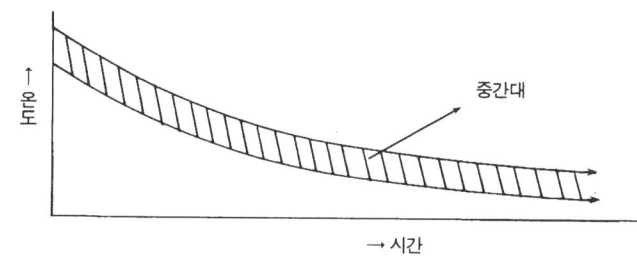

해설 North 곡선 : 우유의 저온살균시 온도와 시간과의 관계를 나타낸 것이며, 결핵균 사멸과 관계를 나타낸 것이다.

136 다음 North 곡선 중 빗금 친 부분을 무엇이라 하는가?

① 중간대
② 최고대
③ 최저대
④ 우유형성대
⑤ 쾌적대

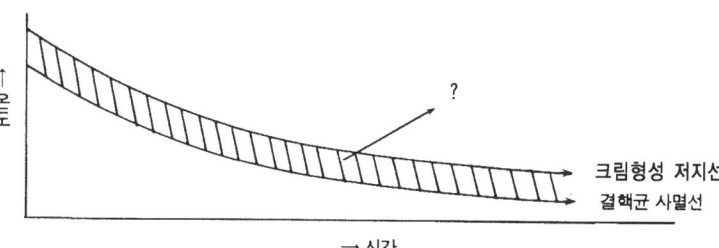

정답 134. ③ 135. ② 136. ①

137 우유의 살균온도의 영역으로 맞는 것은?

① 쾌적대
② 단백질형성대
③ 최저대
④ 최고대
⑤ 중간대

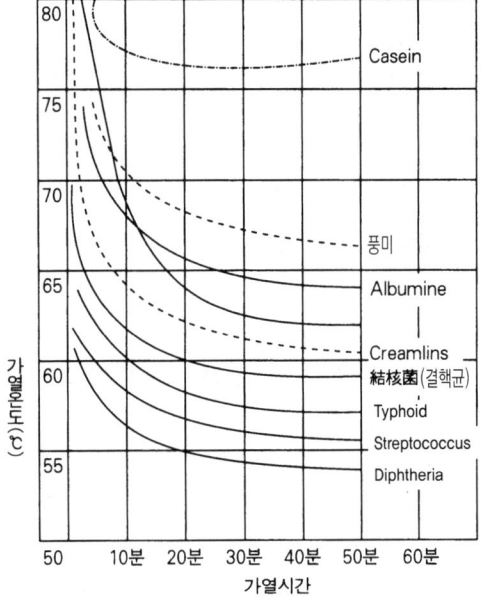

138 식품위생 시설의 바닥은 배수를 위해 경사를 두어야 한다. 표준 구배(경사)는 어떻게 하여야 하는가?

① 1m에 대하여 1~2cm
② 1m에 대하여 2~3cm
③ 1m에 대하여 3~4cm
④ 1m에 대하여 4~5cm
⑤ 1m에 대하여 20cm

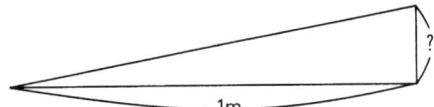

139 조리장 바닥의 기울기는 1m당 몇 cm 정도 높게 하는 것이 좋은가?

① 0.5cm 이하
② 0.5~1cm
③ 1~1.5cm
④ 1.5~2cm
⑤ 50cm 이상

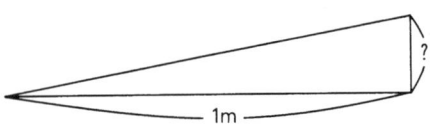

정답 137. ⑤ 138. ① 139. ④

140 다음 그림은 벽면과 바닥을 나타낸 것이다. 식품공정의 시설위생에 준하여 볼 때 가장 이상적으로 생각되는 직경은 몇 cm인가?

① 5cm
② 10cm
③ 15cm
④ 20cm
⑤ 30cm

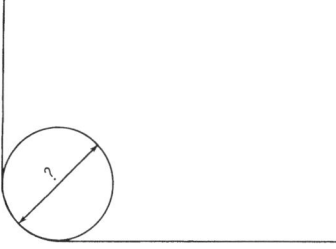

 벽과 바닥의 교차는 둥근 구조로 직경은 5cm로 한다.

141 주방에서 벽이 갖추어야 할 3가지 조건 중 맞는 것은 어느 것인가?

① 방수성 자재, 어두운 색, 매끈할 것
② 침수성 자재, 어두운 색, 매끈할 것
③ 침수성 자재, 밝은 색, 매끈할 것
④ 방수성 자재, 밝은 색, 매끈할 것
⑤ 침수성 자재, 밝은 색, 매끈할 것

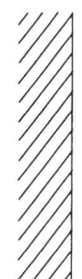

142 부엌·화장실 등의 벽은 바닥으로부터 적어도 몇 m까지 내수성 자재로 쌓아야 하는가?

① ㉠
② ㉡
③ ㉢
④ ㉣
⑤ ㉠, ㉡

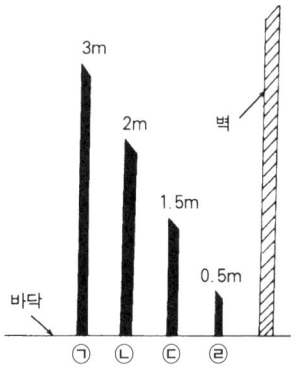

정답 140. ① 141. ④ 142. ③

143 다음 그림에서 바른 것으로만 연결된 것은 어느 것인가?

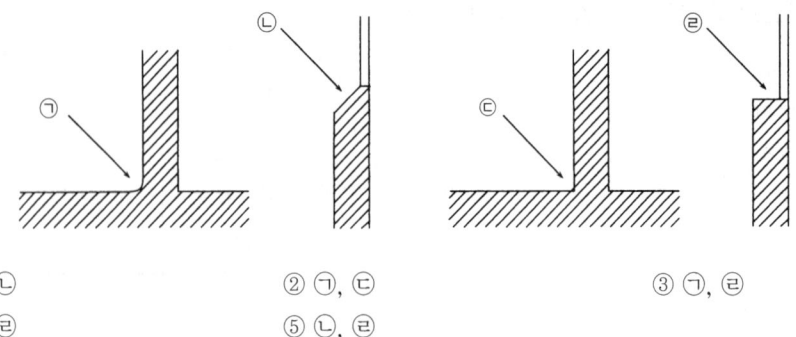

① ㉠, ㉡ ② ㉠, ㉢ ③ ㉠, ㉣
④ ㉢, ㉣ ⑤ ㉡, ㉣

해설 바닥과 벽은 식품 찌꺼기가 잔류하지 않고, 침전물을 쉽게 제거할 수 있고, 단순한 구조가 좋다.

144 다음 그림은 식품위생시설에 관한 것이다. 바닥과 벽이 이상적으로 처리된 것은 어느 것인가?

① ㉠
② ㉡
③ ㉢
④ ㉣
⑤ ㉢, ㉣

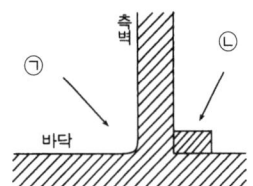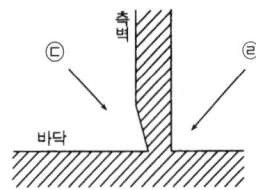

145 다음 그림은 어떤 공장벽면에 설치한 기계를 나타낸 것이다. 가장 좋은 것은?

① ㉠
② ㉡
③ ㉢
④ ㉣
⑤ ㉠, ㉡

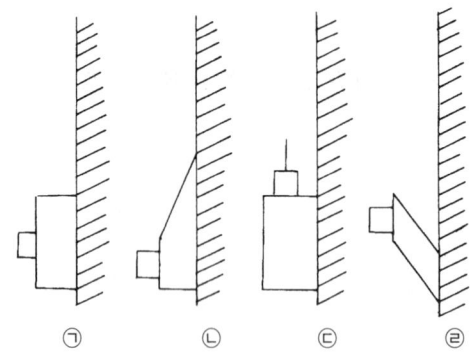

해설 공장벽면에 기계를 설치할 때의 고려사항
① 침전물을 쉽게 제거할 수 있는 구조일 것
② 식품 찌꺼기가 잔류하지 않는 구조일 것
③ 복잡한 구조는 피할 것

정답 143. ① 144. ① 145. ②

146 벽면에 부착된 창의 경사각은?

① 30°
② 40°
③ 50°
④ 60°
⑤ 100° 이상

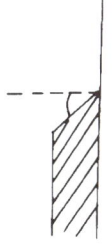

해설 창문이 얇을 경우 경사도는 50°정도로 한다.

147 다음 그림은 창과 벽면을 나타낸 것이다. 그림 중 가장 적당한 것은 어느 것인가?

① ㉠
② ㉡
③ ㉢
④ ㉣
⑤ ㉠, ㉡

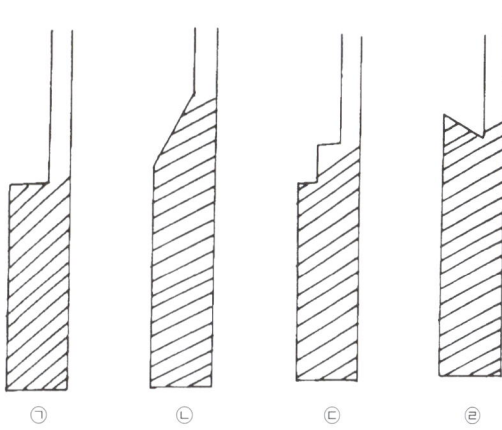

148 벽과 창과의 접속부로 알맞은 것은?

① ㉠
② ㉡
③ ㉢
④ ㉣
⑤ ㉡, ㉣

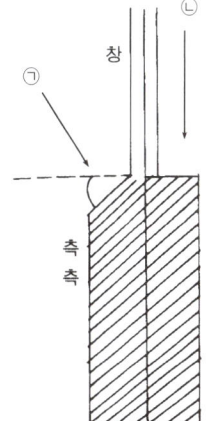 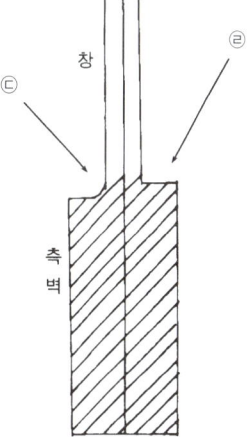

정답 146. ③ 147. ② 148. ①

149 위생해충 번식의 방지와 오염물질의 방지를 위해서는 어떤 형태의 문으로 하는 것이 좋은가?

① ㉠
② ㉡
③ ㉠, ㉡
④ ㉠과 ㉡의 중간
⑤ 답이 없음

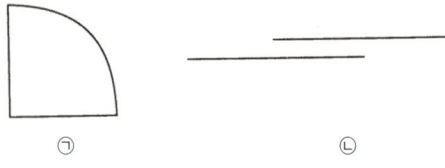

해설 출입문은 위생해충 번식의 방지와 오염물질의 방지를 위해서는 **도어식**이 좋다.
㉠번 : 도어식, ㉡번 : 레일식

150 수도꼭지는 물이 넘쳐흐르는 높이(만수면)에서 몇 cm 이상 떨어져야 하는가?

① 5cm
② 10cm
③ 7cm
④ 14cm
⑤ 20cm

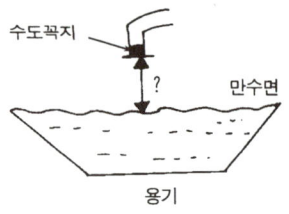

해설 수도꼭지는 물이 넘쳐흐르는 높이(만수면)에서 **7cm 이상** 떨어져야 한다.

151 다음 그림은 세정·소독의 평면도이다. 순서가 옳은 것은 어느 것인가?

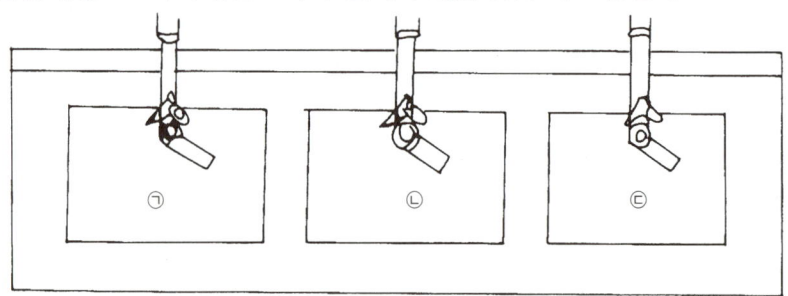

① 세정→헹굼→살균소독
② 살균소독→헹굼→세정
③ 살균소독→세정→헹굼
④ 세정→살균소독→헹굼
⑤ 세정→살균소독→정수

152 다음 그림에서 주방에 없어도 되는 것은 어느 것인가?

① 옷장
② 가열대
③ 씽크대
④ 조리대
⑤ 가열대, 씽크대, 조리대

조리대	가열대	씽크대
옷 장		

정답 149. ① 150. ③ 151. ① 152. ①

153 다음 그림 중에서 위생적인 식기의 모양은 어느 것인가?

① ㉠
② ㉡
③ ㉢
④ ㉣
⑤ ㉢, ㉣

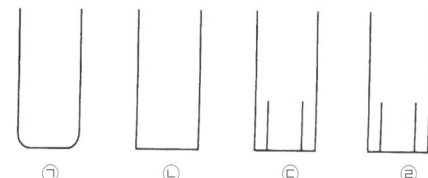

해설 용기를 잘 씻을 수 있도록 **둥근 것**이 좋다.

154 다음 그림에서 식품위생상 가장 문제가 될 수 있는 것은 어느 것인가?

① 이물질이 끼어서 미생물 번식을 유발할 수 있다.
② 유해물질이 나올 수 있다.
③ 손을 다치기 쉽다.
④ 미관상 보기 흉하다.
⑤ 음식물이 상할 수 있다.

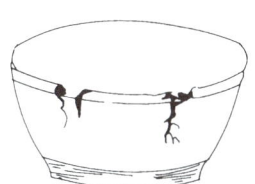

155 이가 빠진 그릇을 사용할 때 일어날 수 있는 현상은?

① 이물질이 끼어서 미생물 번식을 유발할 수 있다.
② 유해물질이 나올 수 있다.
③ 손을 다치기 쉽다.
④ 미관상 보기 흉하다.
⑤ 음식물에 산소가 유입될 수 있다.

156 단란주점에서 객장 안에 칸막이를 설치할 경우 칸막이의 높이는 몇 m로 하여야 하는가?

① 1.0m 이하
② 1.5m 이상
③ 1.5m 미만
④ 2.0m 이하
⑤ 2.0m 이상

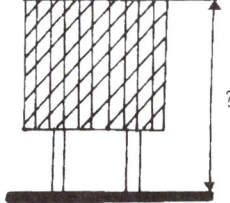

해설 단란주점 영업시 고려사항
① 객실을 설치하는 경우 객실 내부가 전체적으로 훤하게 보일 수 있도록 유리로만 설치하여야 한다.
② 객장 안에는 **1.5m 미만**의 칸막이를 설치할 수 있다. 이 경우 **2면 이상을 완전히 차단하지 아니하여야** 하고, 다른 객석에서 **내부가 서로 보이도록** 하여야 한다.

정답 153. ① 154. ① 155. ① 156. ③

157 실내에 인공조명을 할 때 가장 이상적인 방법은 어느 것인가(단, 실내는 100W가 기준이다)?

① ㉠
② ㉡
③ ㉠, ㉡
④ ㉠과 ㉡을 병행
⑤ 답이 없다.

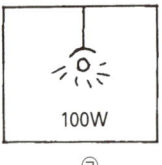
㉠

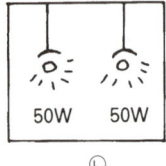
㉡

해설 인공조명을 할 때에는 가능한 여러 개로 간접조명하는 것이 좋다.

158 다음 그림은 고층건물을 나타낸 것이다. 일반적으로 식당은 어디에 위치하는 것이 좋은가?

① 최상층
② 중간층
③ 1층
④ 지하층
⑤ 1층, 지하층

| 최상층 |
| 중간층 |
| 1층 |
| 지하층 |

159 다음 중 살서제의 위치로 적당한 곳은 어디인가?

① 창고
② 주방
③ 식당
④ 거실
⑤ 침실

| 살서제 위치 |

160 다음 기구의 이름은 무엇인가?

① 튜브
② 삼각깔대기
③ 뷰렛
④ 비이커
⑤ 분액깔대기

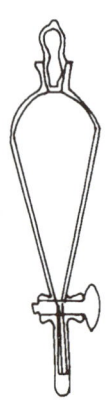

정답 157. ② 158. ① 159. ① 160. ⑤

161 다음 기구의 명칭은 무엇인가?

① 분액깔대기　　　　② 삼각깔대기
③ 켈벨용 원심분리기　④ Soxhlet 추출기
⑤ 맷돌

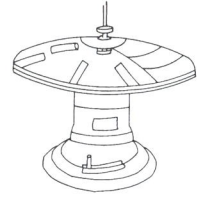

162 161번 기구의 사용목적에 맞는 것은?

① 세균배양　　② 원심력에 의한 고형물 침전　　③ 세균형태확인
④ 지방 추출　　⑤ 세균 추출

163 다음 그림의 명칭은 무엇인가?

① 분액깔대기　　　　② 삼각깔대기
③ 켈벨용 원심분리기　④ Soxhlet's 지방 추출기
⑤ 적정기

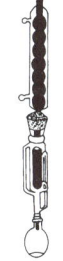

164 고형배지는 한천, 혈청, 난 등을 사용하여 고형화한 배지이다. 다음 "사진"의 배지는?

① 고층배지　　② 중층배지
③ 저층배지　　④ 증윤배지
⑤ 평판배지

해설 배지의 종류
임상 검체에서 병원균을 분리하거나 연구목적으로 실험실내에서 목적하는 세균을 증식시키고자 할 때, 그 세균이 증식 가능한 배지를 만들어 적당한 환경에서 배양한다.
(1) 형상에 의한 분류
　① **액체배지** : 각 성분을 **증류수에 녹인** 것. broth 또는 bullion이라고도 한다.
　② **고형배지** : 한천(agar), 혈청, 난 등을 사용하여 **고형화한 배지**이다.
　　㉮ **평판배지** : **샤레**(Petri dish)에 **2~3mm 두께로 굳힌 것**
　　㉯ **사면배지** : **시험관에서 사면을 만든 것**(미생물 생육을 보호하기 위해서)
　　㉰ **고층배지** : **시험관을 수직으로 유지한 상태에서 배지를 굳힌 것**
　③ **반고체배지** : 한천농도를 반 이하로 줄인 것으로 형태로는 **고층배지의 형태**이다.
(2) 조성에 의한 분류 : ① 천연배지　② 합성배지
(3) 목적에 의한 분류
　① **증균배지** : 균을 증식시키기 위한 배지이다.
　② **선택감별분리배지**(선택적분리배지) 여러 종류의 균이 혼합되어 있는 재료에서 어떤 **특정균을 분리**하기 위한 배지이며, 선택감별분리배지에는 SS배지, TCBS배지 등이 이다.
　　㉮ **SS배지**(SS agar ; Salmonella-selenite agar)
　　　㉠ **살모넬라** 및 **쉬겔라균**(이질균, 적리균)의 선택적분리배지이다.
　　　㉡ 그람양성균이나 **대장균의 발육은 억제**된다.
　　㉯ **TCBS배지**(thiosulfate citrate bile salts sucrose agar, TCBS agar) **콜레라** 및 **장염비브리오균** 분리에 사용하는 선택적분리배지이다.
　③ **감별배지**(확인배지) : 균의 생리, 생화학적 성상을 조사하는 배지이다.
　※ **쉬겔라속**(Shigella) : 세균성이질의 병원체는 Shigella dysenteria이다.

정답 161. ③　162. ②　163. ④　164. ①

제4장 위생곤충학

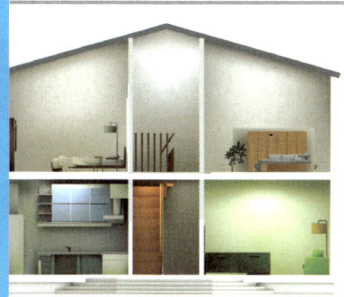

1. 곤충의 외부 형태 >
2. 곤충의 내부 형태 및 생리 >
3. 곤충의 발육 >
4. 위생곤충 >
5. 쥐류 >
6. 위생곤충의 채집, 보존 및 표본 제작 >
7. 살충제 시험 >
8. 매개곤충의 방제방법 >
9. 살충제 >
출제 및 예상문제 >

제4장 위생곤충학

1. 곤충의 외부형태(Insect anatomy-external)

곤충의 일반적인 특징은 다음과 같다.
- 다소 앞뒤가 길고 원통이며 좌우대칭이다.
- 곤충은 모두 환절(環節) 또는 체절(體節)로 되어 있다.
- 두부, 흉부, 복부가 뚜렷이 구분된다.
- 두부에는 눈, 촉각(1쌍), 구부(口部)가 있다.
- 흉부에는 3쌍의 다리와 날개가 있다.
- 복부에는 말단부(末端部)에만 부속지(附屬肢)가 있다.
- 곤충의 부속지는 마디로 되어 있다.

 외피(integument)

곤충의 외피는 **표피**(表皮, cuticle), **진피**(眞皮, epidermis), **기저막**(基底膜, basement membrane) 3부분으로 되어 있다.

(1) 표피층
① 구조 : 복잡한 구조로 되어 있다.
② 표피층의 최외부(最外部)인 시멘트층(cement)과 밀랍층(wax layer)은 얇은 층으로 손상을 입으면 다시 진피세포층에서 분비물이 세도관(pore canal)을 통해 나와 **재형성**된다.
③ 밀납층 : 두께 1/4μ의 박층(薄層)이지만 내수성이 가장 강한 부분이다.

(2) 진피층
진피층은 진피세포(epitherial cell)로 형성되어 있는데, **표피층을 생성**하며 일부는 변형되어 극모(satae) 등을 형성하는 조모세포(造毛細胞, trichogen)로 되어 있다.

(3) 기저막

① 기저막은 진피 밑에 얇은 막으로 되어 있다.
② 진피와 체강 사이에 경계를 이루고 있는 층이며, 진피세포의 분비로 형성된다.

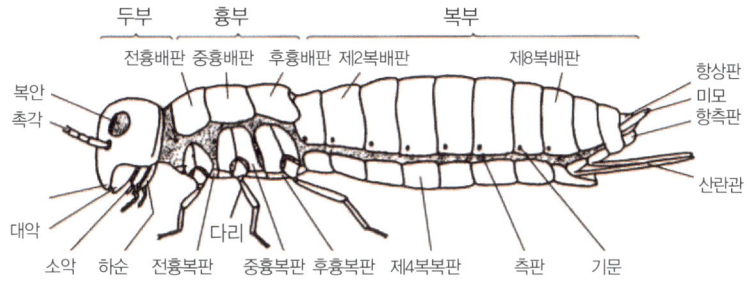

🔼 곤충의 일반적인 형태

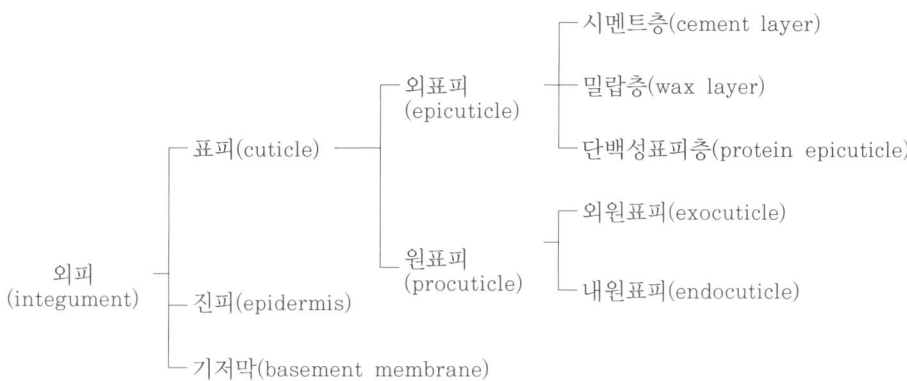

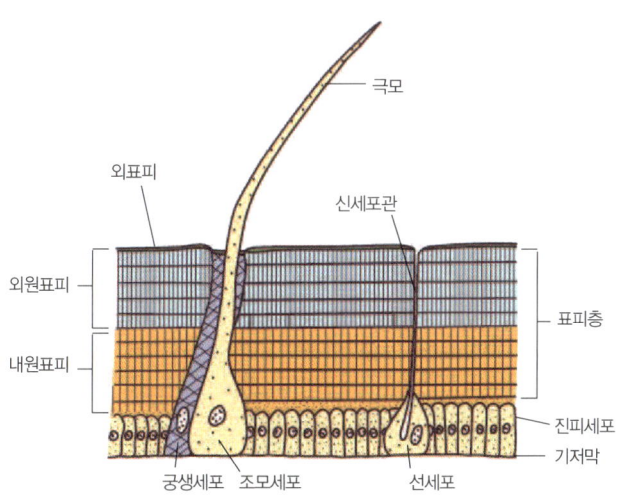

🔼 곤충 외피의 구조

2 두부(head)

(1) 두부

두부에는 1쌍의 복안(겹눈, compound eye), 1쌍의 촉각(더듬이, antenna), 1~3개의 단안(홑눈, ocellus)과 복잡한 구기(口器, mouth part)가 있다.
① 두부의 배면(背面)을 두정(頭頂, vertex)
② 전면을 안면(顔面, frons)
③ 측면을 볼(gena)
④ 후면의 주연부(周緣部)를 후두(occiput)
⑤ 후두 후면의 주연부를 후후두(後後頭, postocciput)
⑥ 안면에서 구기(口器)와 접하는 부분을 두순(clypeus)이라고 부른다.
⑦ 단안(홑눈) : 시각을 보조역할 하는데 비교적 빈약하며 영상(image)보다는 움직임(motion)에 더 예민한 것으로 알려져 있다.
⑧ 복안(겹눈) : 시각(vision)을 주로 담당한다.

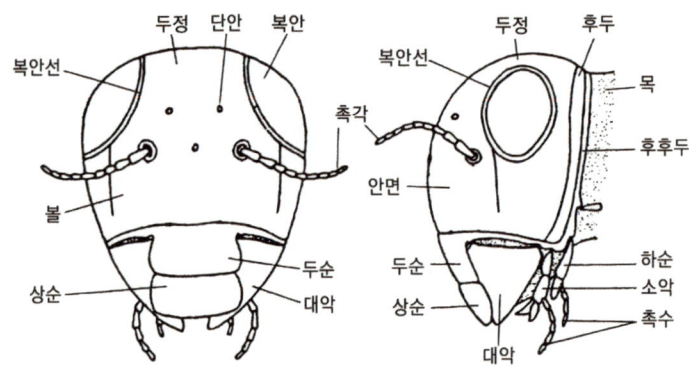

↑ 곤충의 두부

(2) 구기(口器)

① 저작형(詛嚼型, mandibular)
　㉮ **대악** : 단단한 구조로서 수평으로 움직이면서 식품을 물어뜯거나 씹도록 되어 있다.
　㉯ **소악** : 상순 후방 양옆에 1쌍의 대악(큰턱)과 1쌍의 소악(작은턱)이 있다.
　㉰ **두순** : 구기와 접하는 부분을 두순(clypeus)이라고 부른다.
　㉱ **상순** : 저작형 구기에서는 두순 바로 밑에서 구부의 전면을 덮고 있는 부분을 상순(上脣, labrum)이라 한다.
　㉲ **하순** : 구부의 후면을 덮고 있는 부분은 하순(下脣, labium)이다.
　㉳ **촉수** : 소악과 하순에는 각각 부속지(附屬肢)인 촉수(palp)를 가지고 있다.
　㉴ **하인두** : 여러 구조의 중심부에는 혀의 하인두(下咽頭, hypopharynx)가 위치하고 그 부근에 타액선(salivary gland)이 열려 있다.

② 흡수형(吸收型, suctorial)

흡수형 구기는 수액(樹液)이나 혈액 등 액상의 식물을 섭취할 수 있게 변형되어 있어 가늘고 긴 주둥이(구문, 口吻, proboscis)를 형성한다.

(3) 촉각(antenna)

촉각은 여러 개의 환절로 되어 있다.
① 제1절을 병절(柄節, scape), 제2절을 경절(pedicel), 제3절에서 끝까지를 편절(flagellum)이라 한다.
② 촉각의 형태, 환절수 등은 곤충의 종류 및 암수에 따라 달라서 분류학상 중요한 특성이 된다.
③ 촉각의 형태에 따라 분류 : 편상(setaceous), 사상(filiform), 주수상(moniliform), 거치상(serrate), 두상(capitate), 곤봉상(clavate), 즐치상(pectinate), 새엽상(lamellate) 등이 있다.
④ 파리목 곤충의 촉각 : 장각아목(모기), 단각아목(등에), 환봉아목(집파리)
　㉮ 장각아목(Nematocera, 긴뿔파리아목)
　　㉠ 장각아목의 특징은 촉각이 두부(頭部)와 흉부(胸部)보다 길고 다수의 절(節)로 되어 있다.
　　㉡ 위생해충의 종류 : 모기과, 등에모기과, 나방파리과, 먹파리과, 깔따구과 등이 있다.
　　㉢ 질병매개 : 사상충병, 말라리아, 리슈만편모충증, 황열, 뎅그열, 뇌염 등의 질병매개 역할을 한다.
　㉯ 단각아목(Brachycera, 짧은뿔파리아목)
　　㉠ 비교적 크고 튼튼한 곤충이다.
　　㉡ 촉각은 짧고 첫 3절만 크고 나머지 수개절(數個節)은 작다.
　　㉢ 촉수는 2절이고 전방(前方)으로 돌출(突出)해 있다.
　　㉣ 등에과(Tabanidae)와 노랑등에과(Rhagionidae 혹은 Leptidae)의 일부가 흡혈한다.
　　　ⓐ 노랑등에과 : 몇 종류가 사람을 공격흡혈하고 괴롭히고 있으나 질병을 전파하지는 않는다.
　　　ⓑ 등에과 : 많은 종류가 사람을 흡혈하고 열대지방에서는 질병도 매개하는 중요한 위생해충이다.
　㉰ 환봉아목(Cyclorrhapha, 가락지감침파리아목)
　　㉠ 촉각은 짧고 3절로 되어 있다.
　　㉡ 1절과 2절은 작고, 제3절에는 촉각극모(arista)를 갖고 있고, 촉수는 1절로 되어 있다.
　　㉢ 환봉아목은 종류가 다양하여 분류가 복잡한데, 위생상 중요한 종류는 모두 유판류(有瓣類, Caliptratae)에 속해 있어 편의상 유판류와 무판류(無瓣類, Acaliptratae)의 2개의 군(群, Division)으로 분류한다.

ⓐ 무판류 : 기편(基片, squama)의 발달이 빈약하거나 없는 종류이며, 곤충의 과(科)로는 초파리과, 좀파리과, 똥파리과 등 많은 파리과가 있으나, 인류의 보건과는 무관하다.
ⓑ 유판류 : 기편(基片, squama)이 잘 발달되어 있는 종류로서 대부분의 위생해충이 여기에 속하며, 곤충의 과(科)로는 **집파리과, 검정파리과, 쉬파리과, 체체파리과**이다. 양파리과와 쇠파리과의 유충은 편성기생성(obligatory parasitic)으로 주로 소, 말, 양 등 가축에 내부기생(內部寄生)하면서 **구더기증(myasis)**을 일으킨다.

	장각아목(긴뿔파리아목)	단각아목	환봉아목
촉각	길고 다수절	① 촉각은 짧고 ② 기부(基部)의 3절만 잘 발달되어 대형이고 나머지는 작다.	① 촉각은 짧고 3절로 되어 있다. ② 1절과 2절은 작다. ③ 3절에는 촉각극모를 갖고 있다.
촉수	4~5절	2절	1절
종류	모기과, 등에모기과, 나방파리과, 먹파리과(곱추파리), 깔따구과	등에과, 노랑등에과	집파리과, 검정파리과, 쉬파리과, 체체파리과, 초파리과 등

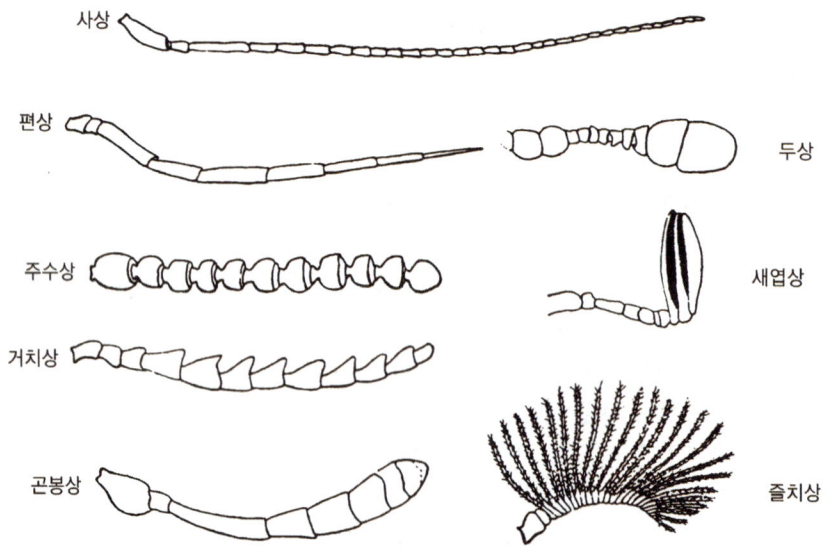

🔺 촉각의 여러 형태

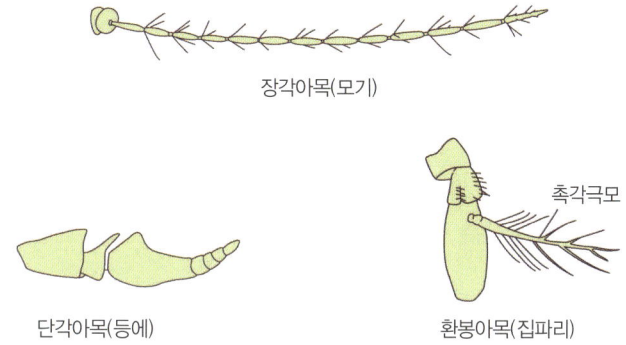

▲ 파리목 곤충의 촉각

3 흉부(thorax)

(1) 곤충의 흉부는 3개의 환절로 되어 있는데 전방에서부터 **전흉, 중흉, 후흉**으로 되어 있다.

(2) 흉부의 각 환절에는 4개의 판으로 되어 있는데, 배면의 배판, 복면의 복판, 양옆의 것을 측판이라 한다.

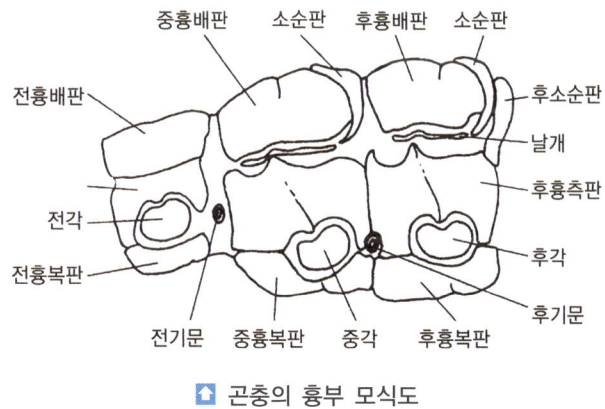

▲ 곤충의 흉부 모식도

(3) 기문 : 흉부에는 2쌍의 기문(氣門, spiracle)이 있다.

(4) 다리 : 다리에는 기절(基節, coxa), 전절(轉節, trochanter), 퇴절(腿節, femur), 경절(脛節, tibia), 부절(跗節, tarsus)로 구성되어 있다.

(5) 부절(跗節) : 부절의 말단에는 1쌍의 발톱, 1쌍의 욕반(褥盤, pulvillus) 및 1개의 조간반이 있다(곤충의 다리부절에서 볼 수 있는 욕반은 매끄러운 표면을 걸을 때 도움을 준다).

(6) 날개(wing)

① 날개는 **흉배판과 측판 사이에서 좌우로 편평하게 늘어나서 만들어진 것**으로 날개에는 근육이 없으며, 중흉에 있는 것이 전시(fore wing)이고, 후흉의 것이 후시(hind wing)이다.

② **파리목에는 후시가 퇴화해서 평균곤**(平均棍, halter)으로 되어 있다.

③ 바퀴목, 딱정벌레목에서는 전시가 경화(硬化)해서 시초(翅鞘) 또는 복시(覆翅)가 되었다.

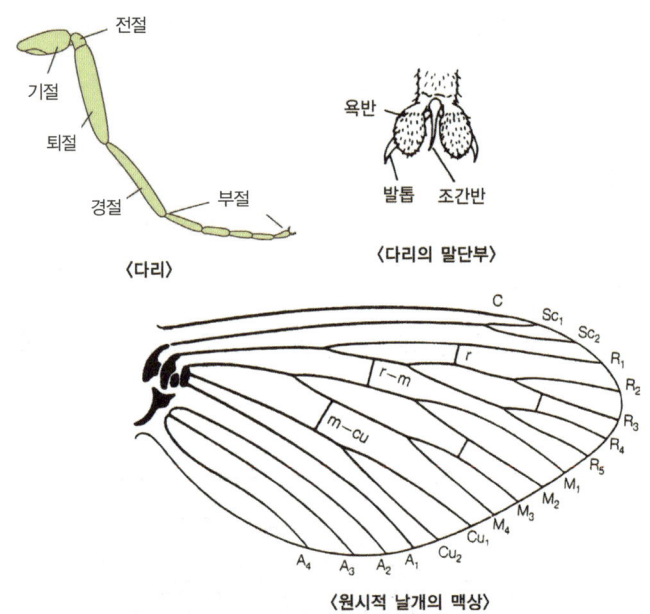

🔺 곤충의 다리와 날개(c : 전연맥, Sc : 아전연맥, R : 경맥, M : 중맥, Cu : 주맥, A : 둔맥, r : 경행맥, r-m : 경중행맥, m-cu : 중부행맥)

4 복부(abdomen)

(1) 복부는 원래 11환절로 되어 있었으나 대체로 몇 개가 퇴화·융합하여 보다 적은 수의 환절을 갖는다.

(2) 각 환절은 견고한 배판(tergum)과 복판(sternum)이 상하로 덮고 있고 막질의 측판(pleuron)이 그 사이를 연결하고 있다.

(3) 복부 말단의 몇 환절은 외부 생식기로 발달되어 있는데 수컷의 경우 9환절과 그의 부속지가 융합하여 파악기(clasper)로 발달하였다.

(4) 암컷의 경우는 8~9환절의 부속지가 환절과 함께 산란관(ovipositor)이 되었다.

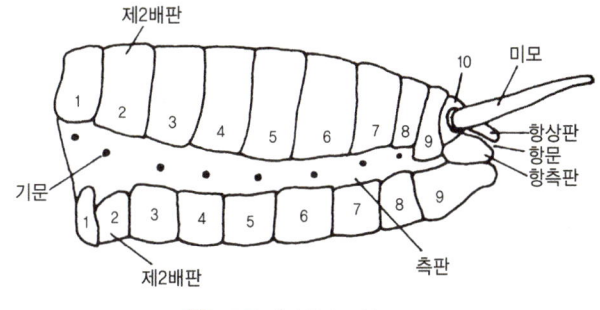

🔼 곤충의 복부모식도

 **2. 곤충의 내부형태 및 생리**

1 소화기계 및 배설계

소화관(digestive duct)은 단층으로 된 세포벽으로 구성되어 있고 그 둘레에 필요한 근육이 붙어 있다.

소화기관은 **전장**(fore gut), **중장**(mid gut), **후장**(hind gut)의 3부분으로 구분되어 있다.

(1) 전장

전장은 입에서 시작하여 인두(pharynx), 식도(esophagus), 소낭(crop)이나 맹낭(diverticula)과 전위(proventriculus)로 구성되어 있다.

① 소낭 : 소낭이나 맹낭은 먹이를 일시 저장하는 구실을 한다.
② 전위 : 전위는 섭취한 **먹이의 역행**(逆行)을 막는 **밸브 역할**을 하며, 고체 먹이를 분쇄하기도 한다.
③ 타액선 : 입 안에는 타액선에 연결된 타액관이 있는데 타액선(saivary gland)은 곤충에 따라 모양이 크게 다르고, 역할도 다르다. **흡혈성 곤충**은 항응혈성 물질을 함유하고 있어 **혈액의 응고를 방지**한다.

(2) 중장

① 중장은 위(stomach)의 **역할**을 하므로 먹이의 **소화작용**은 주로 중장에서 이루어진다.
② 중장에서는 여러 가지 **효소가 분비**되는데 잡식성 곤충은 복합효소를, 흡혈하는 곤충은 주로 단백질 효소를 분비한다.

(3) 후장

① 후장은 배설기관인 말피기관이 붙어 있는 곳에서 시작하여 가는 관으로 된 회장(ileum), 넓은 관으로 된 직장(rectum)과 항문(anus)으로 구성되어 있다(후장 : 회장→ 직장→ 항문).
② 직장에서는 배설되는 분(糞, feces)에 남아 있는 수분을 다시 흡수한다.

(4) 말피기관(malpigian tubule)

① 곤충의 체내에서 생기는 탄산염, 염소, 인, 염 등 노폐물은 말피기관에서 여과되어 후장을 통해 분(糞)과 함께 배설된다.
② 말피기관의 수는 곤충의 종류에 따라 1~150개로 큰 차이를 보이나 어느 경우에도 되도록 넓은 표면적을 차지할 수 있도록 적용되어 있어서 수가 많을 때는 길이가 **짧고**, 적을 때는 길이가 길다.
③ 말피기관은 일정한 장소에 부착되어 있지 않고 체강 내에 떠 있으며 중장과 후장 사이에 연결되어 있다.

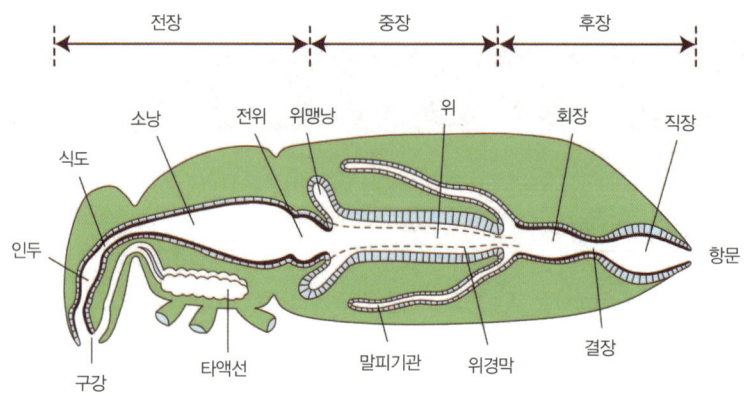

🔺 곤충의 소화 및 배설기관

2 순환계(circulatory system)

(1) 곤충의 순환계는 소화관 배면에 위치하고 있는 1개의 긴 관으로 되어 있다. 이 관을 배관(dorsal vessel)이라 한다.

(2) 대동맥 끝은 두부에서 열려 있어 혈액이 흘러 나와 여러 조직과 기관으로 스며들면서 몸 후방으로 밀려간다.

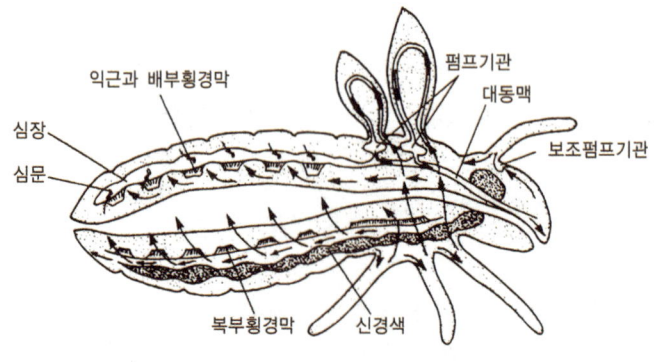

🔺 곤충의 순환계

3 호흡계(呼吸系, respiratory system)

(1) 기관계는 기문(氣門, spiracle)과 기관(氣管, trachea)으로 되어 있다.

(2) 기문 : 기문은 흉부에 2쌍, 복부에 8쌍이 있으나 곤충에 따라 다르다.

(3) 파리, 벌은 기관낭(氣管囊, tracheal air sac, 공기주머니)에 공기를 저장한다.

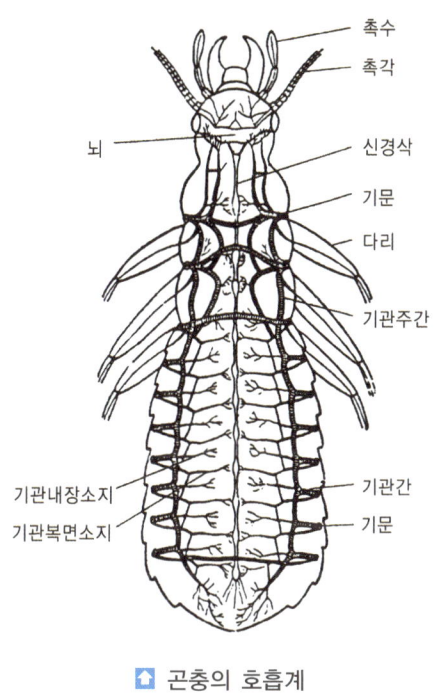

🔼 곤충의 호흡계

4 신경계(nervous system)

(1) 감각기관 : 곤충은 시각, 청각, 촉각, 촉수, 미각 등 발달된 감각기관을 갖고 있다.

(2) 시각(視覺)은 복안에서 관장한다.

(3) 몸의 털은 물리적·화학적 자극을 느끼는 감각기관이다.
  ① 예로 촉각의 털은 청각을 담당한다.
  ② 빈대·벼룩 등에서는 온도를 감지하는 기관(촉각)이 있어서 체온의 흐름을 느껴 숙주 동물의 존재나 방향을 알아낸다.

5 생식계(reproductive system)

(1) 곤충의 파악기(clasper)는 복부 말단에 있으며 교미시 붙잡는 기관이다.

(2) 대부분의 곤충은 일생동안 한 번밖에 교미를 하지 않는다.

(3) 수정(fertilization)은 교미와 관계없이 산란(産卵)할 때마다 이루어진다.

(4) 수정낭(受精囊, spermatheca)은 **암컷이 정자를 보관하는 암컷의 생식기**이다.

(5) 저정낭(貯精囊, seminal vesicle)은 수정관의 일부가 팽대되어 **정자를 사정할 때까지 보관하는 수컷의 생식기**이다.

(6) 베레제기관(Berlese organ, 이 기관은 빈대만 가지고 있음)은 암컷(빈대)이 **정자를 일시 보관하는 장소**이다.

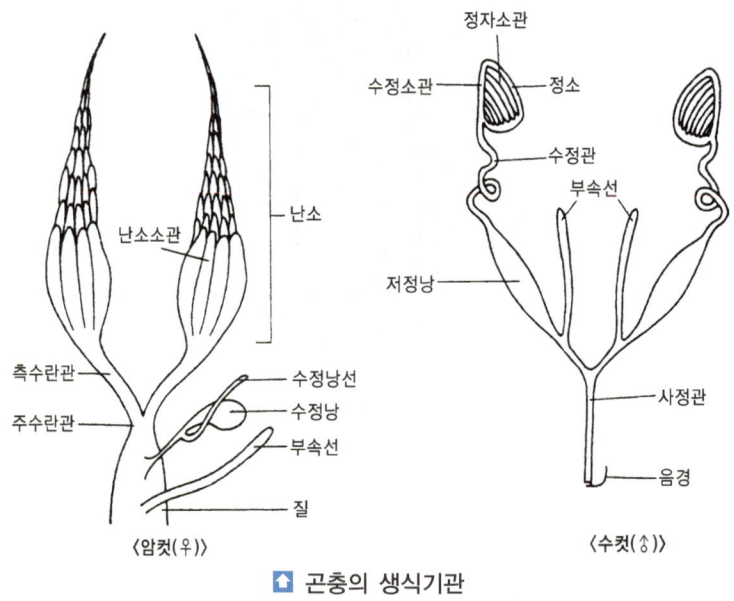

🔺 곤충의 생식기관

3. 곤충의 발육

(1) 탈피 : 곤충의 외피(外皮)는 단단해서 자라지 않으므로 발육은 낡은 외피를 벗고 새로운 외피를 만들어야 하는데, 이러한 과정을 탈피(脫皮, moult)라 하며, 유충에서 번데기까지 보통 2회 이상 탈피한다.

(2) **부화** : 알에서 유충(幼蟲)으로 깨고 나오는 것을 부화(hatching)라 한다. 즉 유충의 각 탈피과정 사이를 영기라고 한다.

(3) **영기** : 한 번 탈피를 한 후 다음 탈피 때까지의 기간을 영기(instar)라고 부른다.

(4) **우화** : 번데기가 성충으로 탈피하는 것을 우화라고 한다.

(5) **변태** : 부화한 곤충은 발육하는 동안 일정한 **형태적 변화를 거쳐** 성충이 되는데 이와 같은 형태의 변화(change of form)를 변태(metamorphosis)라고 한다.

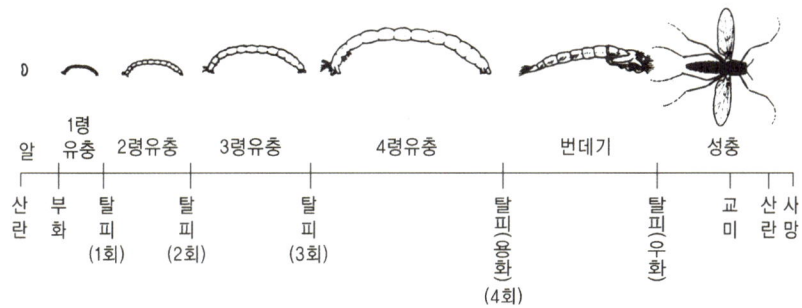

🔼 곤충의 발육과정 : 깔따구속

1 불완전변태(incomplete metamorphosis)

(1) **불완전변태** : 알에서 나온 유충은 번데기 과정을 거치지 않고 성충이 되는 곤충을 불완전변태라 한다.

(2) **발육단계** : 알-유충-성충

(3) **종류** : 이, 바퀴, 빈대, 진드기 등

(4) 자충과 성충의 형태가 같다.
   ※ 유충(幼蟲)=약충(若蟲, 자충(仔蟲))
   불완전변태를 하는 곤충의 경우 **유충**(幼蟲, larve) 대신 **약충**(若蟲, nymph)이란 용어를 사용한다. **자충**(仔蟲)이라 부르기도 한다.

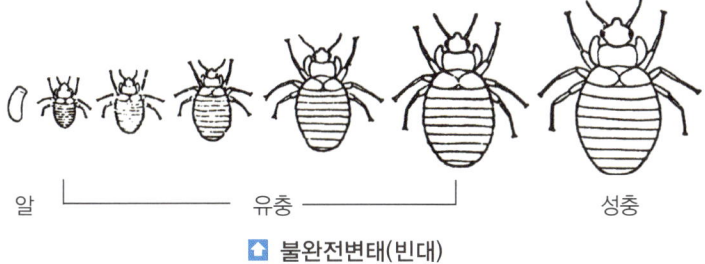

🔼 불완전변태(빈대)

2 완전변태(complete metamorphosis)

(1) **완전변태** : 4단계의 형태적 변화를 거쳐 성충이 되는 것을 완전변태라고 한다.

(2) **발육단계** : 알-유충-번데기-성충

(3) **종류** : 모기, 파리, 벼룩, 나방, 등에 등

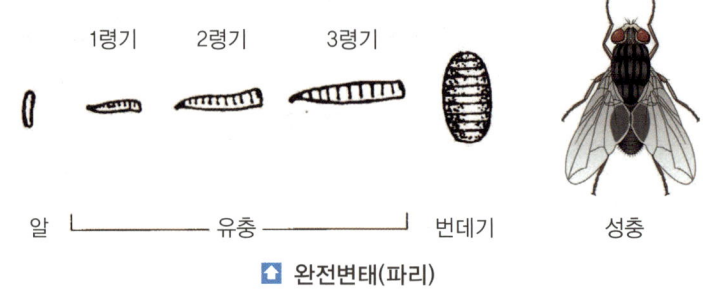

⬆ 완전변태(파리)

4. 위생곤충

1 바퀴(Cockroaches)

(1) 형태
  ① 두부
    ㉮ 두부는 역삼각형이고 작다.
    ㉯ Y자형의 두개선이 있다.
    ㉰ 촉각은 길고 편상이며, 100절 이상이다.
    ㉱ 1쌍의 복안은 대형이고 단안은 1쌍이다.
    ㉲ 구기 : 저작형이다.
  ② 흉부
    ㉮ 전흉배판은 대형이고 약간 타원형으로 분류상 중요한 곳이다.
    ㉯ 날개 : 2쌍 후시는 막질로 부채모양이다.
      ㉠ 전시(前翅) : 후시와 흉부의 일부 및 복부를 완전히 덮고 있어 복시(覆翅)라 부른다.

ⓒ 후시(後翅) : 막질(膜質)이고 폭이 넓어 제1전맥의 후반이 부채 모양으로 접혀 있다.
　ⓓ 다리 : 질주에 적합하다.
③ 복부
　㉮ 복부는 크고 폭이 넓으며 10절로 되어 있다.
　㉯ 암수 모두 미모(尾毛, cercus)를 1쌍 갖고 있다.
　㉰ 수컷(♂)은 1~2개의 미돌기(尾突起)가 있다.

(2) 생활사 및 습성

불완전변태 : 알 → 유충 → 성충, 바퀴 유충과 성충의 서식처가 같다.

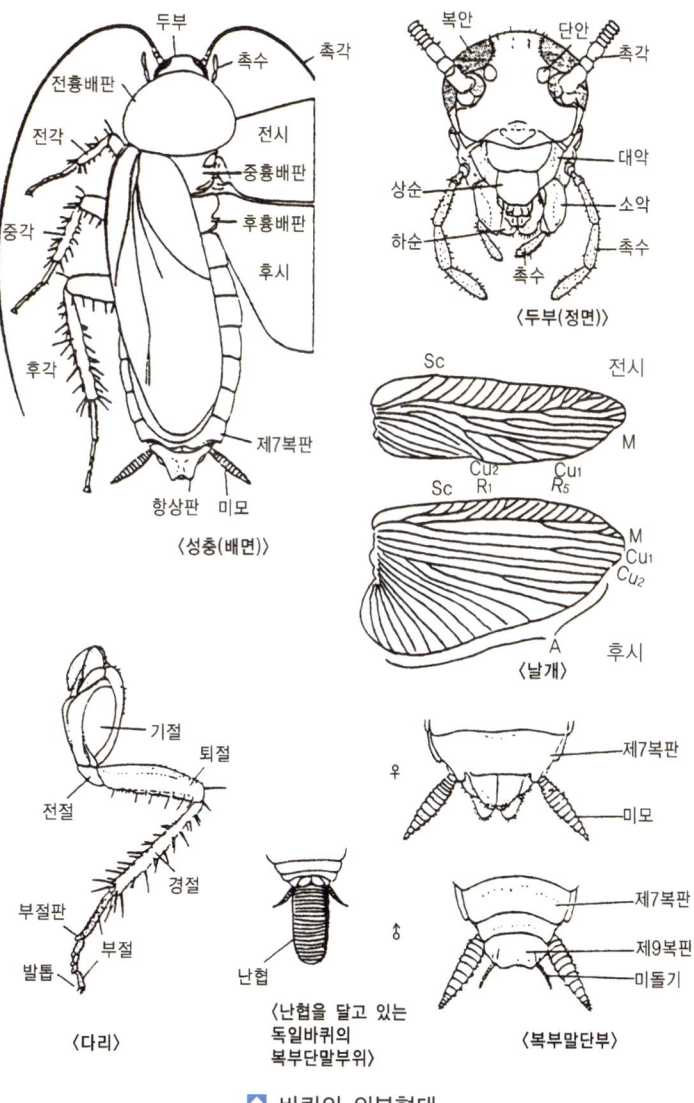

🔺 바퀴의 외부형태

(3) 한국산 바퀴의 주요 종

주요바퀴의 비교

	독일바퀴 (Blattella germanica)	이질바퀴 (Periplaneta americana)	먹바퀴 (Periplaneta fuliginosa)	집바퀴 (Periplaneta japonica)
분포	전국적	남부지방	제주도, 남부지방	중부지방
체장	10~15mm	35~40mm	30~38mm	20~25mm
체색	밝은 황색	광택성 적갈색	광택성 암갈색, 암적갈색	무광택의 흑갈색
전흉배판	2줄의 흑색 종대	가장자리에 황색 무늬가 윤상으로 있고 가운데는 거의 흑색이다.	-	약간 오목볼록형
날개	♂ : 복부전체 덮음 ♀ : 복부선단 약간 노출	♂ : 복부와 같음 ♀ : 복부보다 길다.	♂ : 복부전체를 덮음 ♀ : 복부전체를 덮음	♂ : 복부전체를 덮음 ♀ : 복부 반만 덮음
교미	7~10일	수일 내	1주일	-
알부화기간	평균 3주	30~45일	40~60일	24~35일
알의 수	37~44개	14~18개	18~22개	12~17개
난협산출수	4~8개	21~59개	20개 내외	14개
자충 탈피	5~7회	7~13회(11회)	9~12회	9회
자충 기간	30~60일	7~13개월	10~14개월	6개월
성충 수명	100일	1년	1년	3~4개월
최적 온도	30℃	29℃	-	-

① 바퀴 또는 독일바퀴(Blattella germanica)
  ㉮ 분포 : Blattella germanica(독일바퀴)는 우리나라에서도 전국적으로 분포하고 있다.
  ㉯ 형태
    ㉠ 가주성(家住性) 바퀴 중 가장 소형이다.
    ㉡ 암수 모두 밝은 황갈색이고 암컷은 약간 검다.
    ㉢ 성충은 전흉배판에 2줄의 흑색 종대가 있으며, 약충은 2줄의 흑색 종대가 전흉, 중흉, 후흉 및 복부에 걸쳐 뚜렷하게 있다.
  ㉰ 생활사 및 습성
    ㉠ 암컷은 일생동안 4~8회의 난협(알주머니)을 산출(産出)하는데 후기의 것일수록 알수가 적어지며, 난협은 알이 부화할 때까지 어미 품에 붙어 있다.
    ㉡ 잡식성이며, 구기는 저작형이다.
    ㉢ 군거성이며, 야행성이다.

② 이질바퀴(Periplaneta americana)
   ㉮ 분포 : 국내에서는 목포, 광주, 여수, 부산 등 남부지방에 분포되어 있다.
   ㉯ 형태 : 바퀴의 **전흉배판** 가장자리에 현저한 **황색무늬가 윤상**으로 있고 가운데는 거의 **흑색**이며, 약충은 동일한 크기의 전흉, 중흉 및 후흉이 뚜렷하고 전흉배판의 무늬는 약충 후기에 뚜렷해진다. 우리나라 옥내서식 종 가운데서 가장 대형인 바퀴이다.
③ 먹바퀴(Periplaneta fuliginosa) : 우리나라 남부지방에 널리 서식하고 있으며, 몸 전체가 광택이 나는 **암갈색** 및 **암적갈색**이다.
④ 집바퀴(Periplaneta japonica, 일본바퀴) : 중부지방에 널리 분포되어 있다.

(4) 바퀴의 방제
① **환경위생관리** : 음식물을 철저히 관리하거나, 건물 내부를 청결히 청소하고, 은신처의 먹이를 제거한다.
② **트랩 설치** : 트랩(trap)은 접착능력이 소실될 때까지 장기간 계속 설치해 두는 것이 좋다.

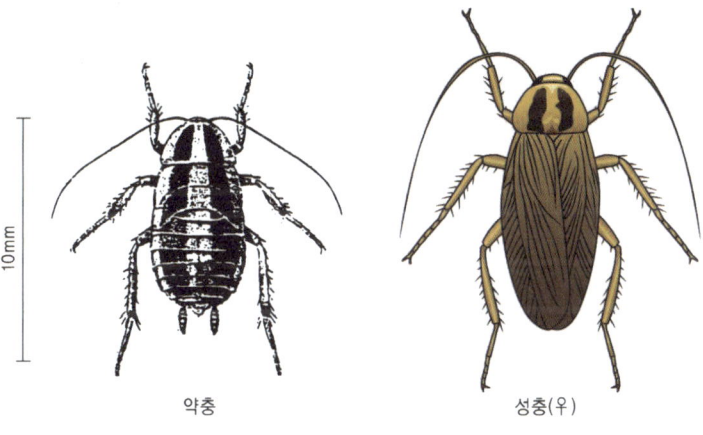

🔺 독일바퀴(배면)

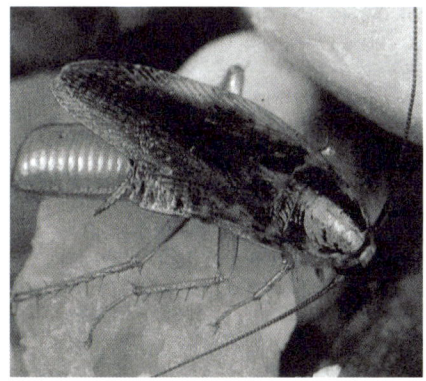

🔺 난협을 달고있는 독일바퀴(♀)

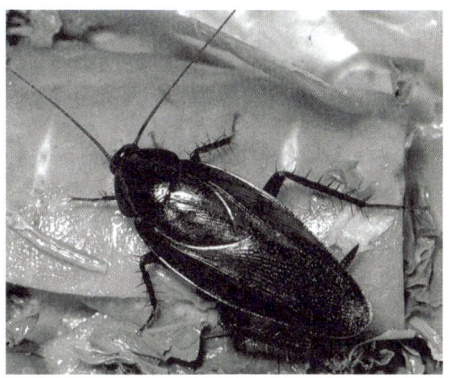

🔺 먹바퀴 성충(암컷)

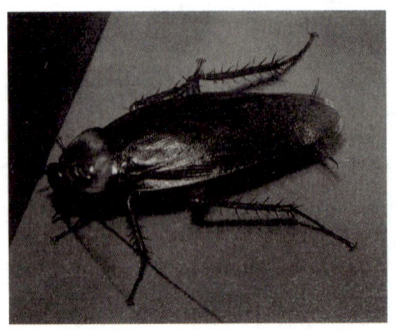
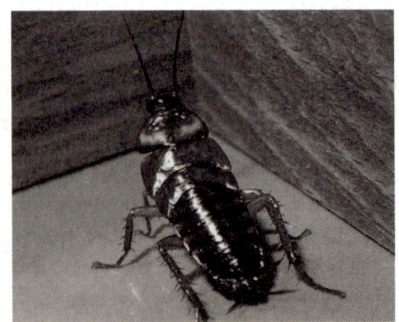

성충(수컷)　　　　　　　　종령기 약충

🔼 이질바퀴

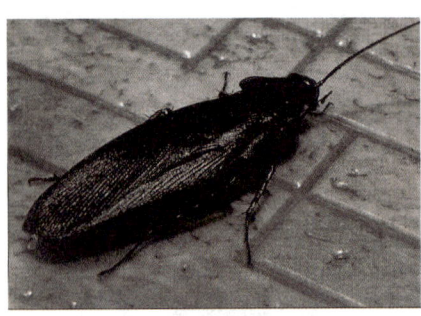
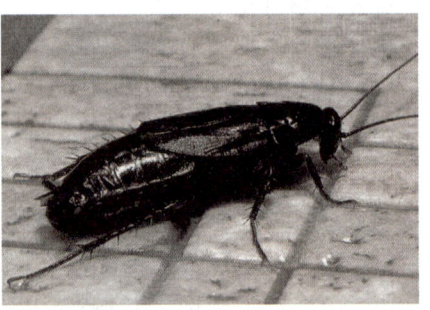

㉠ 수컷　　　　　　　　㉡ 암컷

🔼 집바퀴 성충 : ㉠ 수컷(날개가 복부 끝보다 길다)
　　　　　　　　㉡ 암컷(날개가 짧아 복부의 반 이상이 노출되어 있다)

2 이(Lice)

(1) 새털이목(Mallophaga)

① 주로 조류에 기생하며, 새털이목에는 털이, 참닭털이, 긴털참닭털이, 닭털이, 오리털이 등이 있다.
② 구기 : 저작형 구기이다.
③ 두부 : 흉부보다 넓고 1쌍의 강한 대악을 갖고 있다.
④ 흉부 : 2부분이다.
⑤ 먹이 : 죽은 표피, 깃털조각, 피부분비물을 먹이로 하며, 숙주선택이 엄격하다.

(2) 이목(Anoplura)

- Anoplura란 측판(pleuron)이 없다는 뜻이다.
- 측판이 찾아보기 힘들 정도로 축소되어 있어서 배복(背腹)면 즉 상하(上下)로 납작한 곤충이다.

- 불완전변태를 하며, 흡혈성 외부기생충이다.
- 엄격한 숙주선택을 가지며, 사람에게 기생하는 종은 몸이와 머릿이이다.
① 몸이(Pediculus humanus)와 머릿이(Pediculus capitis)
  ㉮ 형태 : 몸이와 머릿이의 형태는 거의 비슷하다.
    ㉠ 구기는 흡혈에 적합하다.
    ㉡ 몸이는 하루 2회 정도 흡혈하며, 암·수 모두 흡혈한다.
  ㉯ 생활사 및 습성 : 불완전변태를 하며, 유충과 성충의 서식처는 같다. 자충은 3회 탈피한다.
② 사면발이(Pthirus pubis)
  ㉮ 사면발이과에 속하며, 음부이(pubic louse) 또는 게이(crab louse)라고도 한다.
  ㉯ 형태 : 몸이와 큰 차이는 없으나 체형이 원형으로 게(crab)모양을 하고 있다.
  ㉰ 생활사 및 습성 : 몸이와 거의 비슷한데 뚜렷한 차이는 기생부위가 음부털이나 눈썹과 가슴털과 같이 몸털(體毛)에서 발견된다.

(3) 이의 방제

옷을 50℃에서 1시간 처리하거나, -20℃에서 4시간 처리하면 죽일 수 있으며, 끓는 물에 세탁하면 완전히 죽일 수 있다.

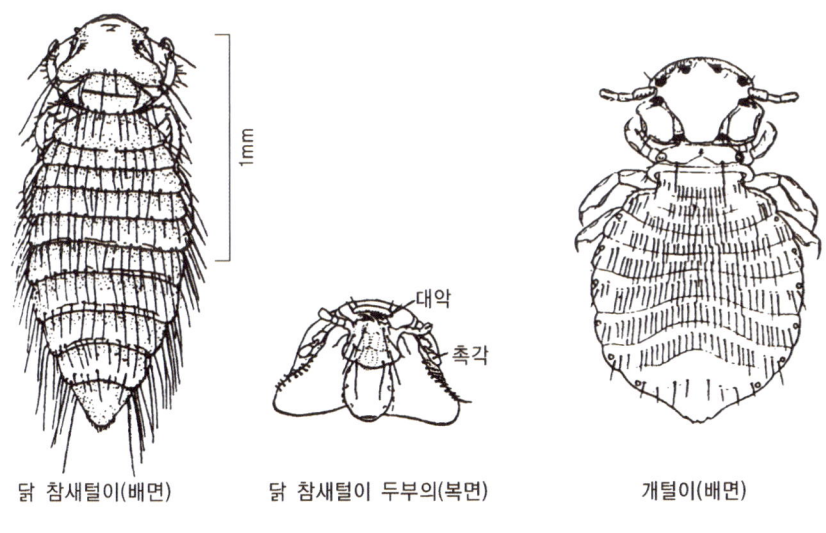

닭 참새털이(배면)   닭 참새털이 두부의(복면)   개털이(배면)

🔼 새털이의 형태

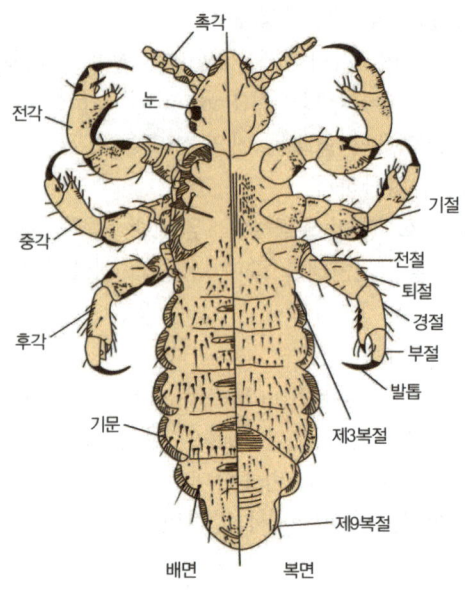

❖ 머릿이(수컷)의 형태

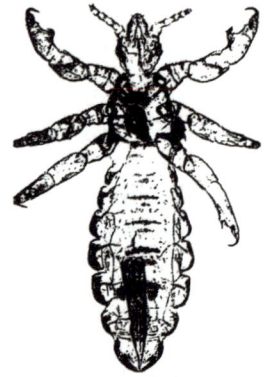

❖ 머릿이의 수컷(사진)

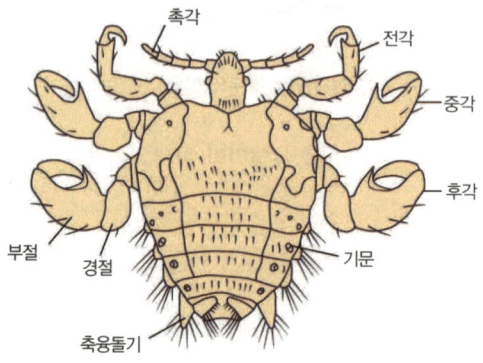

❖ 사면발이(배면)

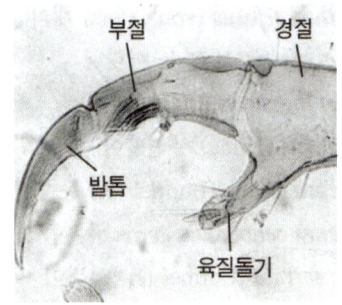 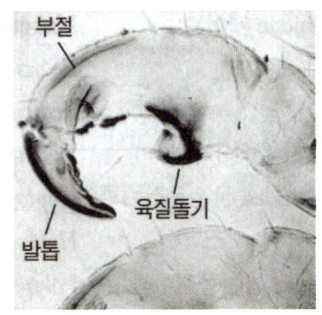

몸이 및 머릿이 　　　　　　　　사면발이

▲ 이의 발톱과 육질돌기

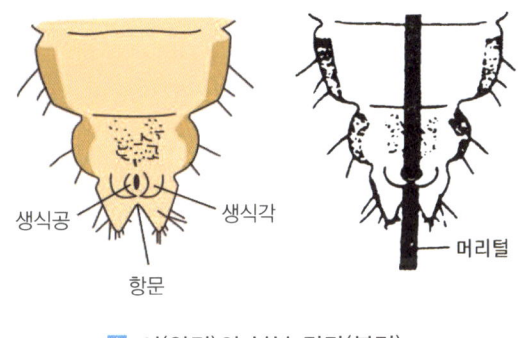 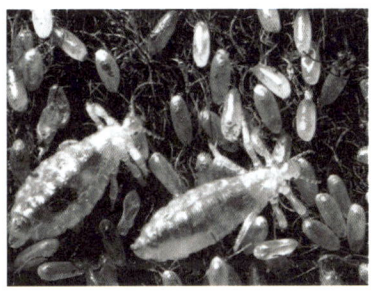

▲ 이(암컷)의 복부 말단(복면)　　　▲ 몸이의 성충과 알(서캐)

3 모기(Mosquitoes)

(1) 모기의 일반적 형태

모기와 다른 유사한 날벌레를 구별하려면 다음의 두 가지 특징을 관찰한다.
첫째 전방으로 길게 돌출한 주둥이(口吻, proboscis)가 있다.
둘째 다리와 날개를 포함한 온몸에 비늘(scale)이 덮여 있다.

① 성충의 형태
  ㉮ 장각아목 중에서 모기과는 시맥(wing venation)의 특징으로 분류된다.
  ㉯ 주둥이 : 전방으로 길게 돌출한 주둥이가 있다.
  ㉰ 촉각 : 긴 촉각이 있다.
  ㉱ 촉수 : 모기의 촉각과 주둥이 사이에는 촉수(촉빈)가 있다.
  ㉲ 발육기간 : 모기가 알에서 성충까지 발육하는 데 필요한 발육기간은 약 2주이다.

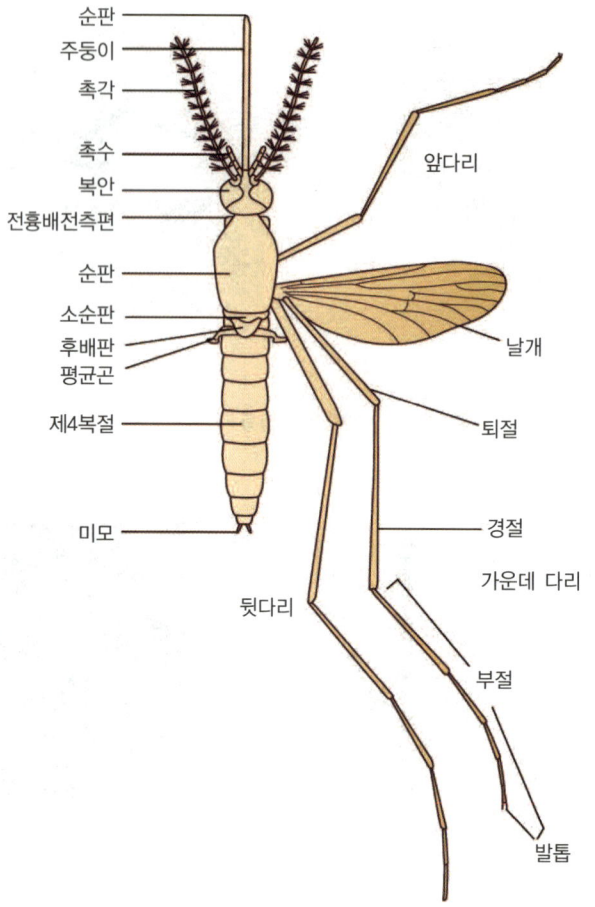

🔼 모기의 형태(♀의 배면)

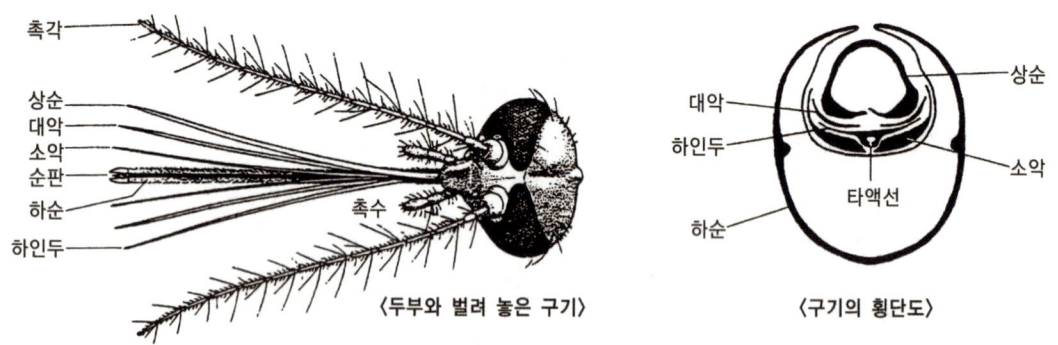

🔼 모기의 구기

② 유충의 형태
 ㉮ 모기 유충은 수서생활(水棲生活)을 하며, 모기 유충을 장구벌레라 한다.
 ㉯ 두부
  ㉠ 저작형 구기가 있으며, 유기물을 섭취한다.
  ㉡ 두부의 각종 털은 분류상 중요한 특징이 된다.

㉰ 흉부 : 전흉 1·2·3번을 각각 내견모(內肩毛), 중견모(中肩毛), 외견모(外肩毛)라 부르며 종 감별에 주요한 특징이 된다.
㉱ 복부
　㉠ 제8절에는 호흡관(呼吸管)이 있고 끝에 1쌍의 기문(氣門)을 통해 대기 중의 산소를 호흡한다.
　㉡ 호흡관의 형태와 여기에 나 있는 호흡관모(siphonal hair) 및 즐치(櫛齒, pecten)는 분류학상 중요하다(복부의 미절에 즐치가 있다).
　㉢ 호흡관의 길이와 최대폭과의 비(比)를 호흡관비(siphon index)라 하며 중요한 특징이 된다.
　㉣ 학질모기아과 유충은 1번 털이 부채모양의 장상모(palmate hair)로 변형되었다. 호흡관이 없기 때문에 장상모를 수면에 펴서 몸을 수평으로 유지하여 떠 있게 한다(장상모의 역할은 수면에 수평으로 뜨게 한다).

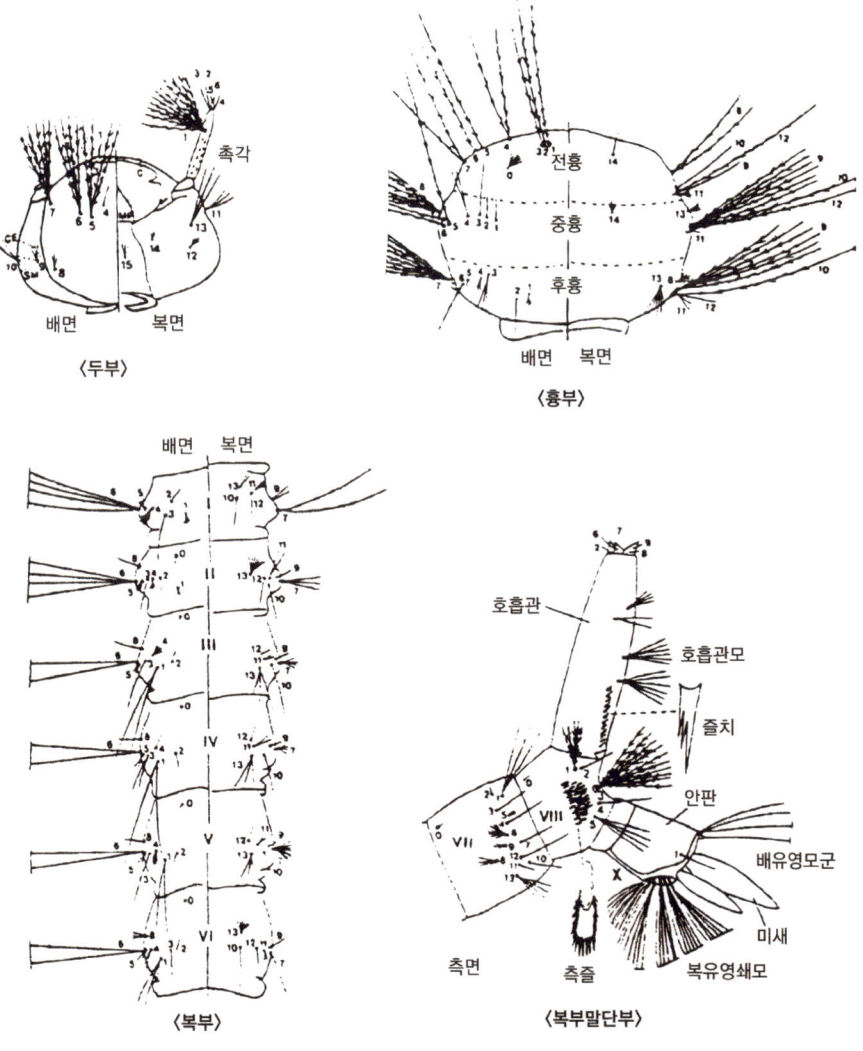

🔺 보통모기아과(빨간집모기) 유충의 형태

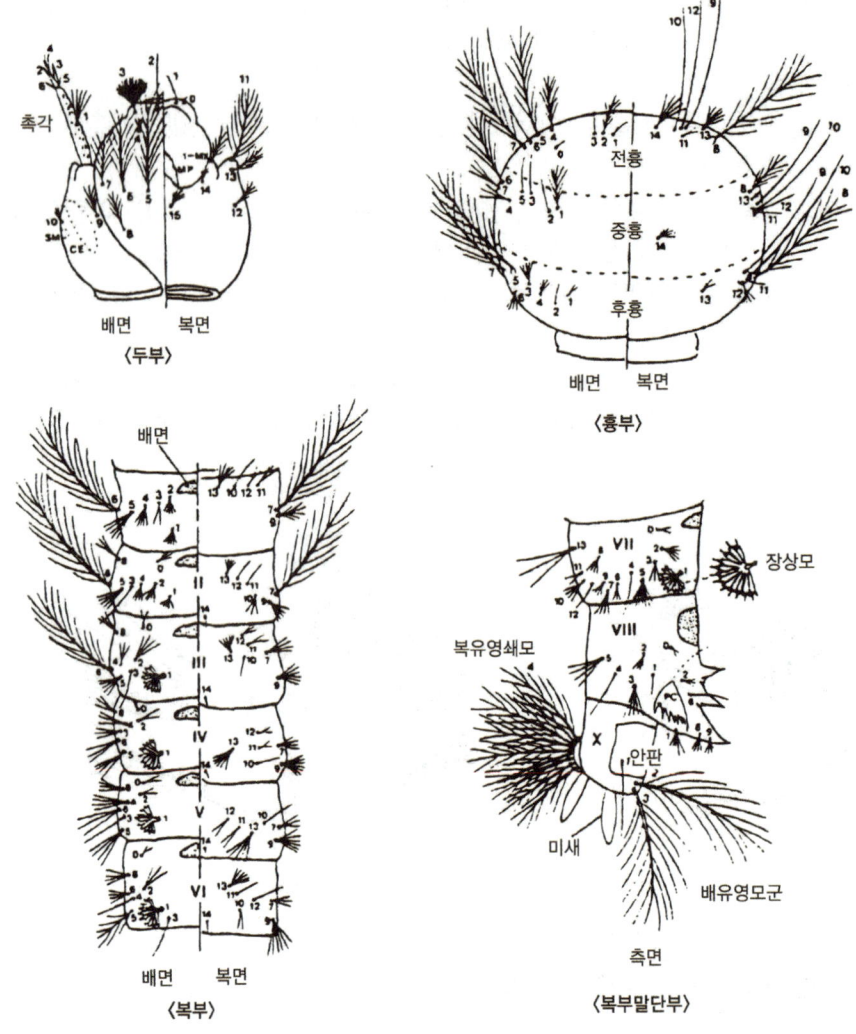

🔼 학질모기아과(중국얼룩날개모기) 유충의 형태

③ 번데기
  ㉮ 모기의 번데기는 수서생활을 하는데, 다른 곤충의 번데기와는 다르게 활발하게 움직인다.
  ㉯ 두흉부에는 배면(背面)에 1쌍의 호흡각(呼吸角, trumpet)이 있는데 끝에 기문이 열려 있어 유충처럼 대기의 산소를 호흡한다.
  ㉰ 호흡각은 모기속 분류의 특징으로 사용된다.
  ㉱ 두흉부낭(頭胸部囊)이 있어 번데기의 무게를 물보다 가볍게 하고 있어 움직이지 않으면 수면에 뜬다.
  ㉲ 유영편은 난형(卵形)이고 테두리에 연모가 있는 경우도 있고 또 수 개의 유영편모(遊泳片毛)를 갖고 있는데 이것은 종 분류에 사용된다.
  ㉳ 번데기는 복절의 굴곡과 유영편을 이용하여 수중에서 빠른 속도로 움직인다.

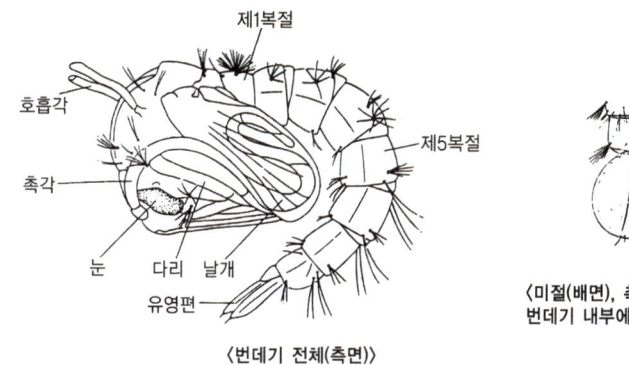
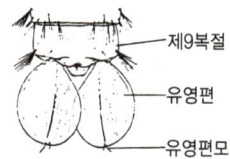

🔼 모기번데기 형태(빨간집모기)

(2) 모기의 생태

① 모기의 생활사
  ㉮ 모기는 완전변태를 한다.
  ㉯ 알 : 산란 수는 흡혈량, 연령에 따라 차이가 있다.
  ㉰ 산란 수 : 100~150개
  ㉱ 부화기간 : 1~2일
  ㉲ 산란방식 : 중국얼룩날개모기속(물표면에 1개씩), 집모기속(물표면에 난괴 형성), 숲모기속(물밖에 1개씩)
  ㉳ 유충 : 모기의 유충은 4령기(4th larval instar)를 가지며 4회 탈피로 번데기가 된다. 유충은 제8절에 있는 1쌍의 기문(氣門, spiracle)을 통해 대기 중의 산소를 호흡한다.
  ㉴ 우화 : 번데기에서 성충이 되는 발육 과정을 **우화**라 한다.
  ㉵ 성충의 수명 : 1개월 정도이다.

② 교미의 습성
  ㉮ 일몰 직후나 일출 직전에 이루어진다.
  ㉯ 교미의 습성은 수컷들의 **군무**(群舞, swarming)에 의해 이루어진다.
  ㉰ 군무는 수컷이 떼를 지어 상하로 **비상운동**(飛翔運動)을 하는 현상으로 20~30마리에서 수백 마리를 이룬다.
  ㉱ 군무의 장소 : 지상 1~3m 높이에서 군무를 한다.
  ㉲ 교미는 1마리의 암컷이 수컷의 무리 속으로 날아 들어가 땅으로 떨어지면서 이루어진다.
  ㉳ 암모기가 찾아올 수 있는 요인 : 움직임에서 오는 **음파장**, 즉 모기 소리가 종 특이성이어서 같은 종의 모기 소리를 식별할 수 있기 때문이다.
  ㉴ 숲모기는 군무현상 없이 1 : 1로 교미를 한다.
  ㉵ 모기는 일생에 1번 교미한다.
  ㉶ 정자는 수정낭에 저장되어 있다가 매 산란 시 수정된다.

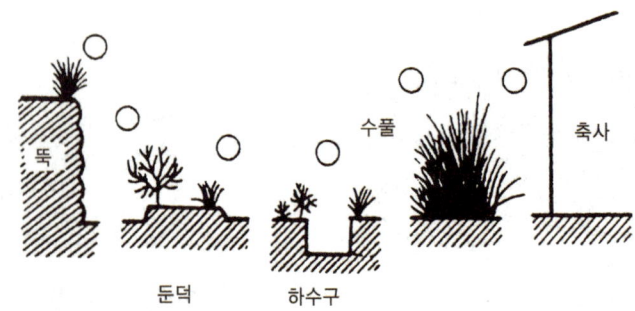

🔼 모기의 군무장소(○표한 곳)

③ 흡혈습성
 ㉮ 암모기는 산란하기 위해 흡혈을 한다.
 ㉯ 모기의 암컷은 흡혈 후 2~3일 휴식을 필요로 한다.
 ㉰ 암모기의 침에는 항혈응고성분이 있어 흡혈하는 동안 숙주의 혈액을 응고하지 못하게 한다.
 ㉱ 숙주 발견 : 지상 1~2m 높이로 바람을 거슬러가며 지그재그로 비상(飛翔)한다.
 ㉲ 숙주동물을 찾아가는 요인 : 1차적으로 탄산가스(CO_2), 2차적으로 시각, 체온, 습기 등
 ㉳ 모기가 숙주의 피를 흡혈할 때 숙주로부터 가장 먼 거리에서 숙주를 찾을 수 있는 것은 체취이다.
 ㉴ 체취 : 체취란 많은 분비물에서 발산하는 냄새의 혼합물이다.
 ㉵ 흡혈활동 시간 : 야간활동(집모기, 학질모기, 늪모기), 주간활동성(숲모기)
 ㉶ 종에 따라 숙주 선택성을 갖지만 엄격하지는 않다.

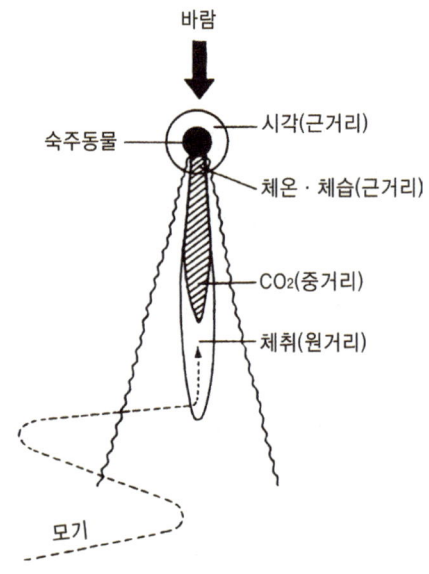

🔼 모기가 숙주동물을 찾아가는 요인

④ 휴식습성 : 흡혈을 마친 암모기는 산란 시까지 활동을 중지한다.
⑤ 산란과 유충의 서식장소
　㉮ 개울이나 관개수로
　㉯ 대형 정지수(靜止水 ; 논, 늪, 호수, 고인 웅덩이, 빗물 등) : 중국얼룩날개, 작은빨간집모기
　㉰ 소형 인공용기(빈깡통, 물독, 꽃병, 방화수통, 헌 타이어 등) : 빨간집모기
　㉱ 자연적 소형의 발생원(나무구멍, 바위구멍 등) : 숲모기

(3) 모기과의 분류

모기과는 학질모기아과(Anopheleinae), 보통모기아과(Culicinae), 왕모기아과(Toxorhynchitinae 또는 Megarhininae)의 3개 아과(Subfamily)로 분류한다.

① 왕모기아과
　㉮ 대형모기(12~19mm)이고, 주둥이의 전반부(前半部)가 가늘며, 심하게 굴곡되어 있어 동물의 피부를 뚫을 수 없다.
　㉯ 왕모기 유충은 다른 모기의 유충을 잡아먹기 때문에 해로운 모기의 천적으로 이용된다.
② 학질모기아과와 보통모기아과
　㉮ 질병매개를 하는 종은 학질모기아과와 보통모기아과에 속한다.
　㉯ 말라리아는 학질모기이과에 의해서만 전파되고, 기타 바이러스성 및 연충류(蠕蟲類)의 질병은 대체로 보통모기아과에 의해서 매개된다. 위생곤충에서 학질모기아과, 보통모기아과를 구별하는 것은 중요하다.
　㉰ 우리나라에서는 학질모기아과에 얼룩날개모기속(Anopheles)만 존재하기 때문에 학질모기는 얼룩날개모기를 뜻한다.

학질모기아과와 보통모기아과의 비교

구 분	학질모기아과	보통모기아과
알	낱개로 산란	집모기속 : 난괴형성 숲모기속 : 낱개로 산란
	방추형, 부낭이 있음	포탄형, 부낭이 없음
유 충	호흡관 : 퇴화	호흡관 : 발달
	장상모 : 있음	장상모 : 없음
	배판 : 있음	배판 : 없음
	수면에 수평으로 뜬다.	수면에 각도를 갖고 매달린다.
번데기	호흡각 : 짧고 굵다.	호흡각 : 길고 가늘다.
성 충	촉수 : 암컷은 주둥이와 거의 같고, 수컷은 끝이 곤봉상이다.	촉수 : 암컷은 현저히 짧고, 수컷은 길고 낫 모양이다.
	날개 : 대부분 반점이 있음	날개 : 대부분 반점이 없음
	소순판 : 타원형	소순판 : 3엽상
	휴식 시 : 45~90도 유지	휴식 시 : 수평
	수정낭 : 1개	수정낭 : 2~3개

구 분	숲모기속	집모기속	늪모기속
흉복부, 다리	무늬나 띠가 있음	뚜렷한 무늬가 없음	흑색 비늘로 된 무늬
알	타원형, 포탄형, 낱개형성	난괴형성	한쪽 끝이 가시모양의 돌기, 난괴형성
호흡관	짧다. 1쌍의 호흡관모	길다. 3쌍의 호흡관모	짧다. 끝부분이 각질화, 끝이 뾰족하다.
서식장소(유충)	나무구멍, 바위에 고인 물, 인공용기 등	다양함	식물의 줄기나 뿌리
흡혈활동	주로 주간, 옥내 흡혈성	주로 야간, 흡혈성	주로 야간, 옥외 흡혈성

숲모기속·집모기속·늪모기속 비교

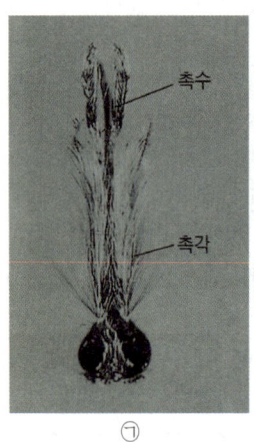 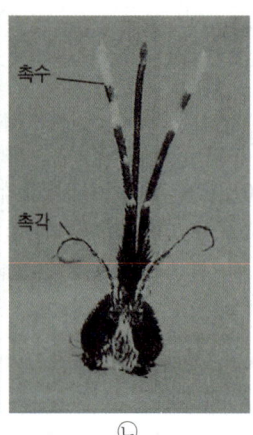 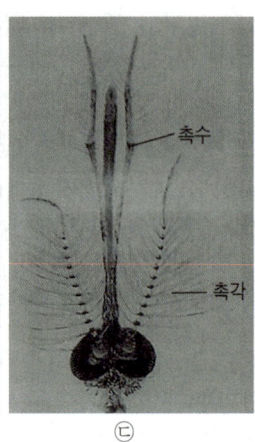 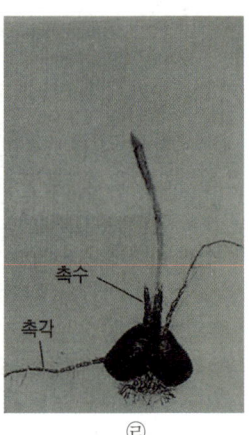

　㉠　　　　　　　　㉡　　　　　　　　㉢　　　　　　　　㉣

🔼 **모기 성충의 촉각과 촉수 비교** : ㉠ 학질모기아과, 수컷(촉수가 길고 끝이 곤봉모양), ㉡ 학질모기아과, 암컷(촉수가 길고 굵기가 일정하다), ㉢ 보통모기아과, 수컷(촉수가 길고 끝이 낫모양), ㉣ 보통모기아과 암컷(촉수가 짧다), 수컷은 모두 암컷에 비해 촉각의 털이 많고 길다.

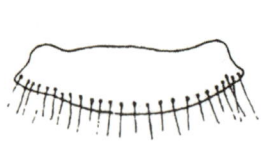 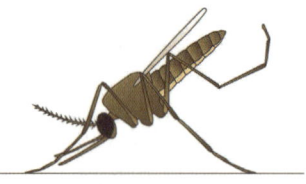

🔼 **학질모기** : 소순판(좌), 앉은 자세(우)

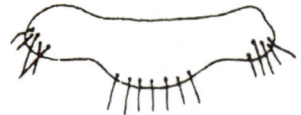 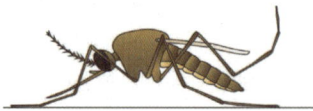

🔼 **보통모기** : 소순판(좌), 앉은 자세(우)

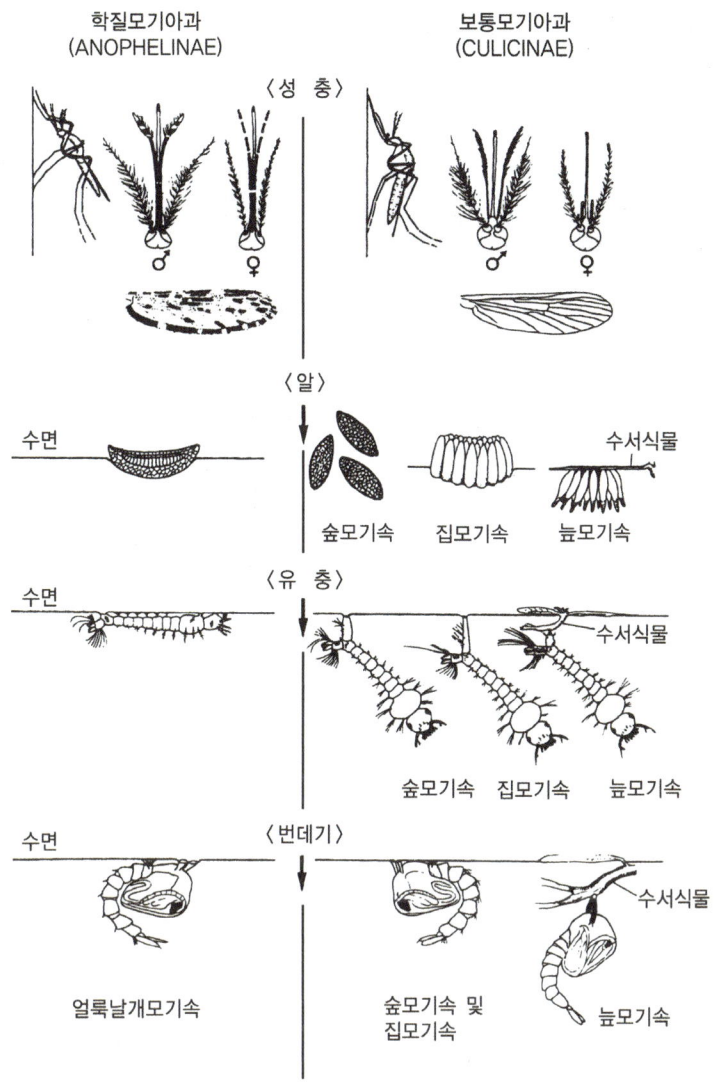

🔼 학질모기아과와 보통모기아과의 형태적 비교

(4) 학질모기아과와 보통모기아과의 알의 비교

① 학질모기아과(얼룩날개모기속, Anopheles)의 알은 하나씩 낱개로 산란하는데 방추형이고 좌우에 공기주머니인 부낭(浮囊, float)을 갖고 있으며 수면에 뜬다.

② 보통보기아과의 알은 각 속(屬)에 따라 다소 다르나, 대체로 포탄형이고 모두 부낭(float)이 없으므로 쉽게 구별된다.

 ㉮ 집모기속(Culex)의 알은 서로 맞붙어서 난괴(卵塊, egg raft)를 형성하므로 물에 뜬다.

 ㉯ 숲모기속(Aedes)의 알은 낱개로 흩어지므로 물밑으로 가라앉는다.

 ㉰ 늪모기속(Mansonia)의 알은 한쪽에 가시모양의 돌기가 있다.

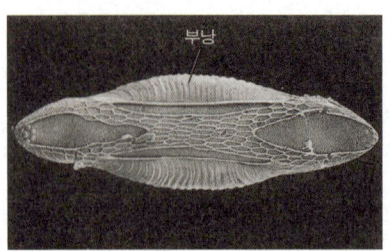
얼룩날개모기속 알

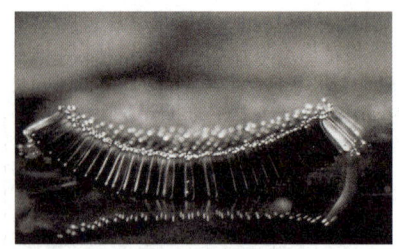
집모기속 알 무더기

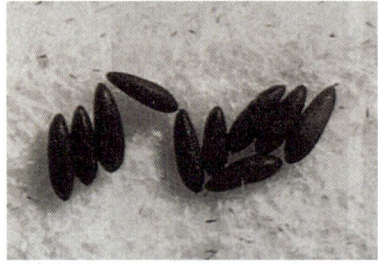
숲모기속 알(입체현미경사진)

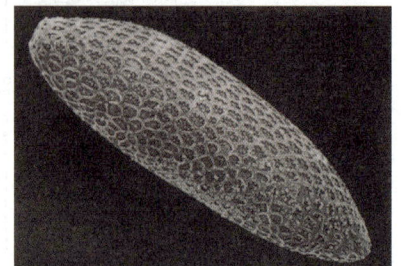
숲모기속 알(전자현미경사진)

🔼 모기알(사진)

(5) 학질모기아과 보통모기아과의 번데기 호흡각 비교

번데기의 형태는 모두 유사하여 큰 차이는 없으나 두흉부(頭胸部)에 위치하고 있는 1쌍의 호흡각(呼吸角, trumpet)이 차이가 있다.

① 학질모기아과 번데기 호흡각 : 짧고 굵다.
② 보통모기아과 번데기 호흡각 : 길고 가늘다. 보통모기아과의 집모기속, 숲모기속, 기타 속은 구별할 수 없다. 단 늪모기속은 호흡각 끝이 특수하게 변형되어 있다.

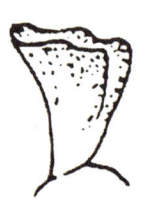
학질모기아과

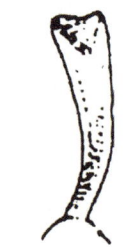
보통모기아과

🔼 번데기 호흡각의 비교

(6) 국내 서식 모기

① 중국얼룩날개모기(Anopheles sinensis, 학질모기)
  ㉮ 말라리아를 매개하는 모기이다.
  ㉯ 성충의 형태적 특징
    ㉠ 날개의 전연맥(costa vein)에 백색반점(白色斑點)이 2개 있다.
    ㉡ 전맥(anal vein)에 흑색반점(黑色斑點)이 2개 있다.
    ㉢ 촉수의 각 마디의 말단부에 좁은 흰 띠가 있다.
    ㉣ 전체적으로 흑색의 중형 모기이다.

　　　　ⓜ 휴식시 45~90도 유지한다.
　　㉓ 유충의 특징
　　　　㉠ 알의 난배판(卵背板, deck)의 폭이 알 전체 폭의 1/2 정도로 다른 종류의 것보다 현저히 넓어서 난(卵)에서도 종 구별이 가능하다.
　　　　㉡ 유충은 1번 털이 부채모양의 장상모(palmate hair)로 변형되었다. 호흡관이 없기 때문에 장상모를 수면에 펴서 몸을 수평으로 유지하여 떠 있게 한다(장상모의 역할은 수면에 수평으로 뜨게 한다). 제8복절 배면에 기문(氣門) 1쌍이 열려 있다.
　　　　㉢ 서식장소 : 깨끗한 곳에서 서식한다(논, 관개수로, 늪, 빗물고인 웅덩이 등). 하수구 등에는 서식하지 않는다.
　　㉔ 알 : 얼룩날개모기의 알은 부낭을 갖고 있다.
② 작은빨간집모기(Culex tritaeniorhynchus)
　　㉮ 일본뇌염 바이러스를 매개하는 모기이다.
　　㉯ 성충의 특징
　　　　㉠ 뇌염모기는 집모기속에 속한다.
　　　　㉡ 크기는 4.5mm 정도의 소형이다.
　　　　㉢ 전체적으로 암갈색을 띠고 뚜렷한 무늬가 없다.
　　　　㉣ 다리 각 절(節) 끝에 작고 흐린 백색 띠가 있다.
　　　　㉤ 주둥이 중앙에 넓은 백색 띠가 있다. 이 띠로부터 기부로 내려가면서 복면에 백색 비늘이 산재해 있는 것이 특징이다.
　　　　㉥ 흡혈활동 : 가장 활발히 흡혈하는 시간은 저녁 8~10시이다.
　　　　㉦ 휴식시 수평으로 휴식한다.
　　㉰ 유충의 형태적 특징
　　　　㉠ 흉부에 있는 3쌍의 견모(肩毛, shoulder hair)는 모두 단모(單毛)이다.
　　　　㉡ 호흡관이 가늘고 길다.
　　　　㉢ 호흡관모는 아복측부에 5쌍, 측부에 1쌍이 있다.
　　　　㉣ 즐치(pecten)는 11~14개이다.
　　　　㉤ 측즐(comb scale)은 30~40개인데 끝이 뭉툭하다.
　　　　㉥ 주로 논, 늪, 호수, 고인 웅덩이 등 비교적 깨끗한 물에서 서식하나, 오염된 물에서도 발생 가능하다.
　　　　㉦ 수면에 각도를 갖고 매달린다.
③ 토고숲모기
　　㉮ 성충은 5.6mm의 중형이다.
　　㉯ 흉부의 순판(scutum)에는 흑갈색 바탕에 금색 비늘로 된 종대(縱帶)가 중앙선에 2줄, 아중앙선(亞中央線)에 2줄, 봉합선을 따라 아크(arc)형으로 2줄이 있다.
　　㉰ 유충 서식장소 : 유충은 해변가의 바위에 고인 물(염분이 섞인 물)에 주로 서식한다. 해변지역이면 담수와 염분 어느 곳에서나 서식한다.
　　㉱ 숲모기속 알 : 타원형 또는 포탄형이다.
　　㉲ 흡혈대상동물 : 사람(사람을 더 좋아함), 돼지, 소 등

(7) 모기매개 질병

① **말라리아** : 중국얼룩날개모기(Anopheles sinensis)가 매개한다.
② **뇌염(일본뇌염)** : 작은빨간집모기가 매개한다.
③ **사상충** : 토고숲모기(Aedes togoi)가 매개한다.
④ **황열병** : 에집트숲모기(Aedes aegypti)가 매개한다.
⑤ **뎅기열 및 뎅기출혈열** : 에집트숲모기(Aedes aegypti)가 매개한다.

(8) 모기의 방제

① 물리적 방제
  ㉮ 유충의 서식장소인 웅덩이, 늪, 저지대를 매몰한다.
  ㉯ 하수관시설, 관개수로를 시멘트벽으로 만든다.
  ㉰ 헌타이어, 빈깡통, 빈독 등 제거한다.
  ㉱ **방충망 설치 및 모기장**을 사용한다.
  ㉲ 불빛에 유인되는 모기의 습성을 이용한 **유문등**(light trap), **살문등**(殺蚊燈), **트랩** 등을 이용한다.
② 화학적 방제
  ㉮ **유충방제** : 발생원에 살충제 처리, 발육억제제 처리 등을 한다.
  ㉯ **성충방제** : 공간 및 잔류분무, 살충제 처리한 모기장을 사용한다.
③ 생물학적 방제 : **포식동물**(捕食動物, 천적), 기생충 및 병원체, 불임수컷의 방산 등이 있다.

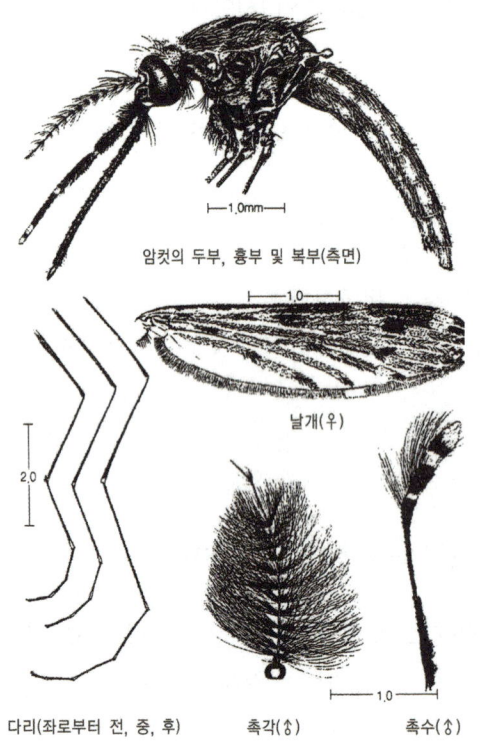

▲ 중국얼룩날개모기 성충

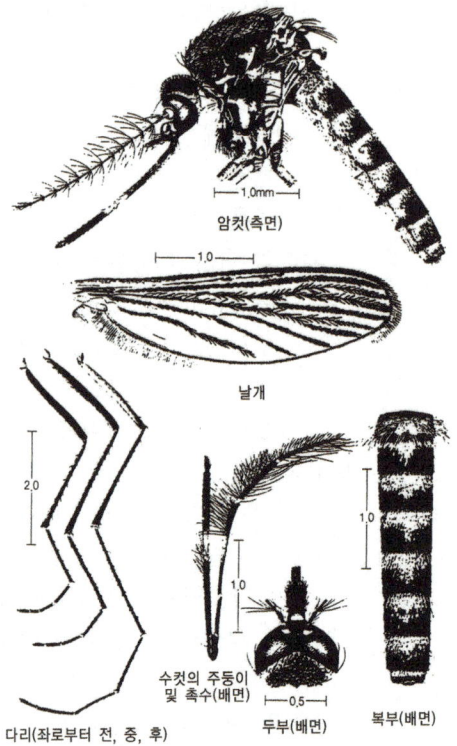

▲ 작은빨간집모기 성충

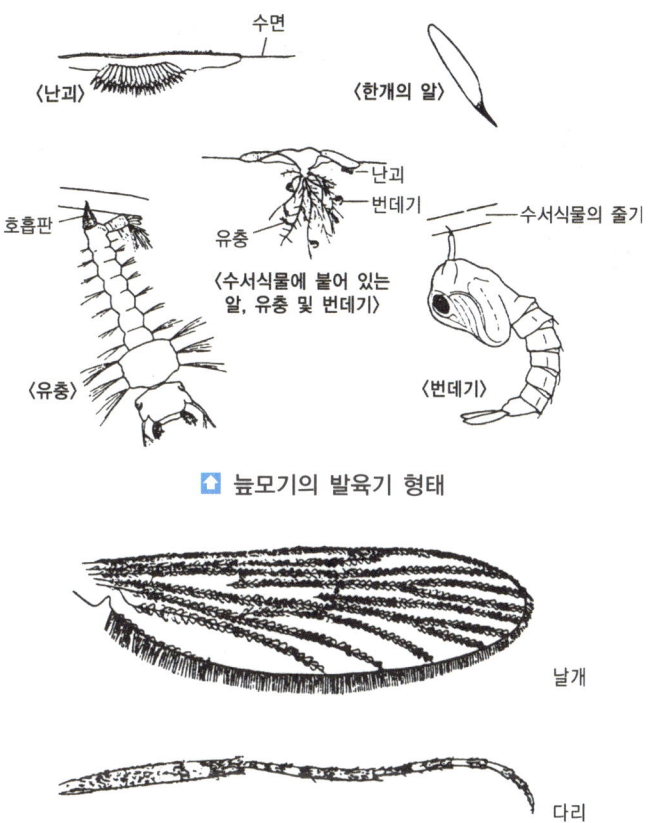

🔼 늪모기의 발육기 형태

🔼 **늪모기의 날개와 다리** : 늪모기는 갈색 내지 흑색의 모기로 **복부와 다리**에 **흑색의 비늘**로 된 무늬가 있으며, **날개의 시맥**(vein)에는 작지만 **넓은 비늘**로 덮여 있어 **얼룩반점**으로 나타난다.

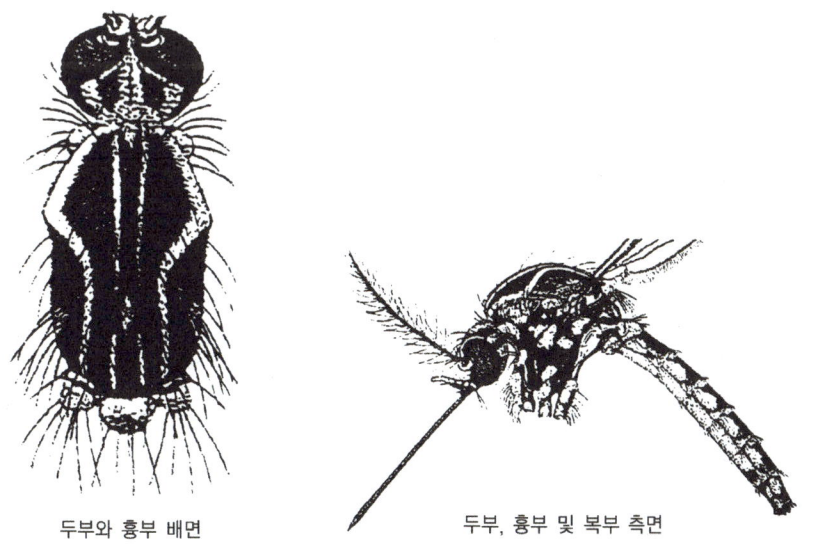

🔼 **에집트숲모기(암컷)의 형태** : 흉부 배판에 은색의 **하프형 무늬**가 있어 쉽게 구별된다.

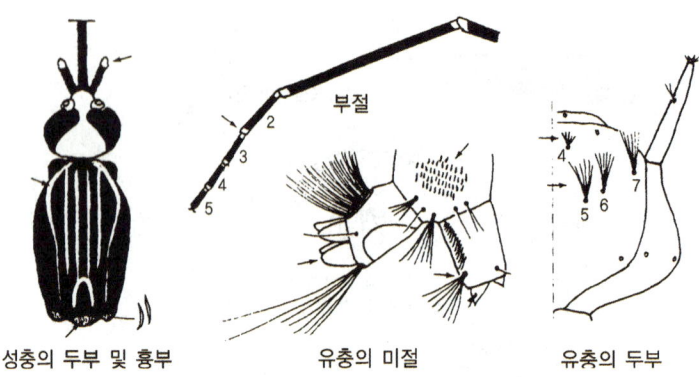

🔼 토고숲모기의 형태적 특징

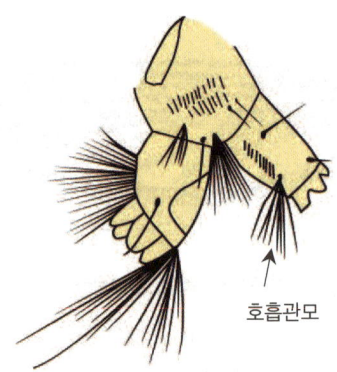

🔼 숲모기 유충의 미절(측면) : 숲모기 유충의 형태적 특징은 **짧고 검은 호흡관 1쌍**과 **1쌍의 호흡관모**를 갖고 있다.

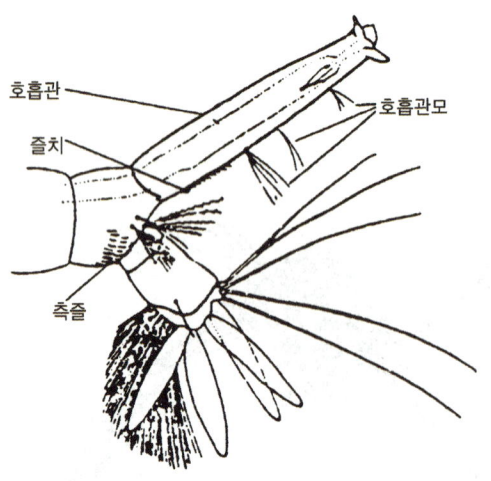

🔼 집모기 유충의 미절(측면)

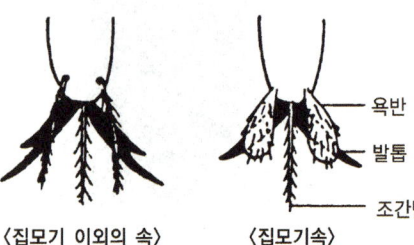

🔼 **집모기 속의 욕반** : 보통모기아과 중 **집모기속**을 구별할 수 있는 특징은 **1쌍의 욕반이 주걱모양**을 하고 있다.

4 등에모기(Biting midges)

등에모기과에 속하는 미소한 흡혈성 곤충으로 일명 쌀겨모기라고도 한다.

(1) 성충의 형태
① 체장이 2mm 이하의 미소한 곤충이다.
② 흑색 또는 암갈색의 튼튼한 몸과 짧은 다리를 가지고 있다.
③ 날개는 특이한 시맥상과 무늬가 있다. 5절로 된 촉수에는 감각공이 종에 따라 발달되어 있어 분류학상 중요한 특징이 된다.

(2) 생활사 및 습성
① 등에는 완전변태를 한다.
② 유충 : 두부는 **원통형**으로 황갈색 내지 암갈색이고, 대악 및 촉각이 있다.
③ 번데기 : 번데기는 수면에 떠서 우화할 때까지 움직이지 않는다. 번데기는 **전흉부**에 1쌍의 호흡관이 있고, 미절에 1쌍의 **극상돌기**가 있다.
④ 성충 : 성충은 군무하면서 교미 후 암컷은 흡혈하며, 활동하는 시간은 야간, 이른 아침, 저녁 등 종에 따라 다르다.

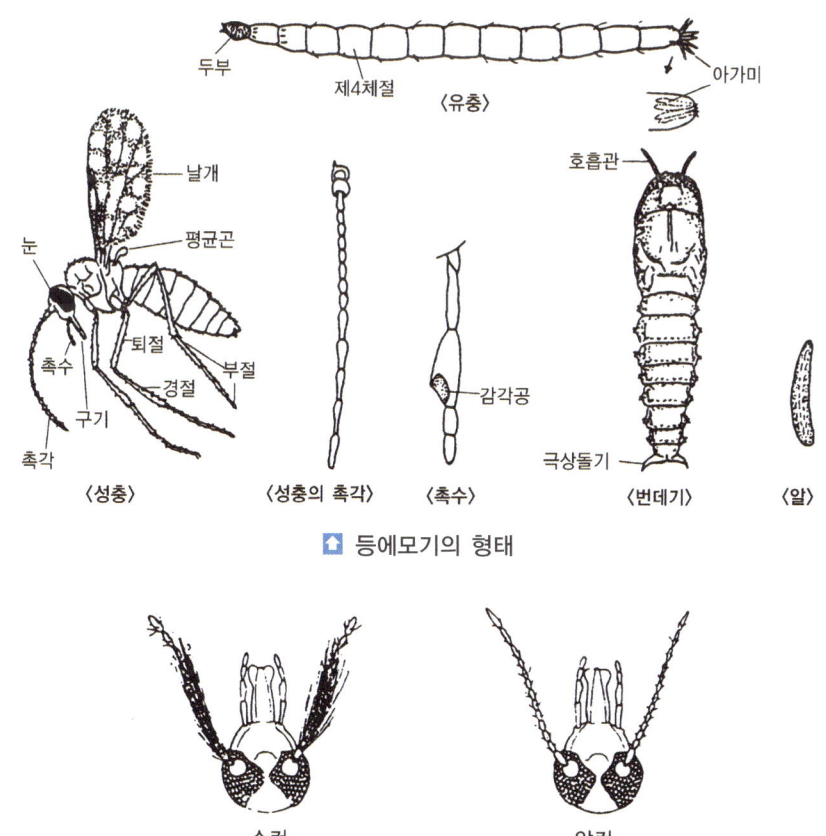

⬆ 등에모기의 형태

⬆ 등에모기(쌀겨모기)의 촉각

5 깔따구(Non-biting midges)

파리목 중 장각아목, 깔따구과에 속하는 날벌레로서 형태가 모기와 유사하므로 "모기붙이"라고도 하며, 완전변태를 한다.

(1) 유충
① 수서생활을 한다.
② 진흙 속이나 미세한 식물성 물질로 원통상의 집을 짓고 그 속에서 생활한다.
③ 호흡 : 미부에 있는 아가미(alto)로 수중에 녹아있는 산소를 이용한다.
④ 먹이 : 진흙 속의 유기물을 섭취한다.
⑤ 깔따구 유충은 피 속에 적혈구를 가지고 있어 몸 전체가 붉은 색을 띠고 있다.
⑥ 수질이 오염되어 산소가 적은(BOD : 10~20ppm) 곳에서도 생존할 수 있다.

(2) 성충
① 모기와 유사한 형태를 가지고 있다.
② 크기 : 작은 것은 2mm 이하, 큰 것은 15mm이다.
③ 구기 : 구기는 완전히 퇴화하였고(모기는 전방으로 돌출), 촉수만 발달하였다.
④ 날개를 포함한 몸에는 비늘이 전혀 없다.
⑤ 흉부에 날개가 1쌍, 평균곤(halter) 1쌍과 긴 다리 3쌍이 있다.
⑥ 다리는 기절, 전절, 퇴절, 경절과 5절의 부절로 되어 있다.
⑦ 복부에는 9절이 뚜렷하게 구별된다.
⑧ 제9절에 수컷은 파악기를 위시한 외부 생식기가 있다.
⑨ 해질 무렵에 군무 속에 암놈이 날아 들어가 교미한다.
⑩ 평균수명은 2~7일이다.
⑪ 암수 모두 야간활동성이고, 강한 추광성이 있어서 옥내외(屋內外)의 전등 빛에 모여들어 그 곳에서 많은 개체가 죽는다.

(3) 깔따구와 보건
① 깔따구는 불쾌곤충(뉴슨스, nuisance)의 대표적인 해충이다.
② 집단으로 불빛에 모여, 수명이 짧아 불빛주위에 시체가 쌓여 주위가 불결해지고 썩은 냄새가 나 생활에 많은 불편을 준다.
③ 깔따구는 질병을 매개하지는 않으나 불쾌곤충(뉴슨스) 또는 알레르기 질환의 알레르기원으로 방제 대상이 되고 있다.

(4) 깔따구의 방제
깔따구의 성충은 수명이 짧기 때문에 조만간 죽게 되므로 특별한 방제는 필요 없다. 창문에 스크린을 설치하거나 잔류성이 있는 기피제를 스크린에 처리한다.

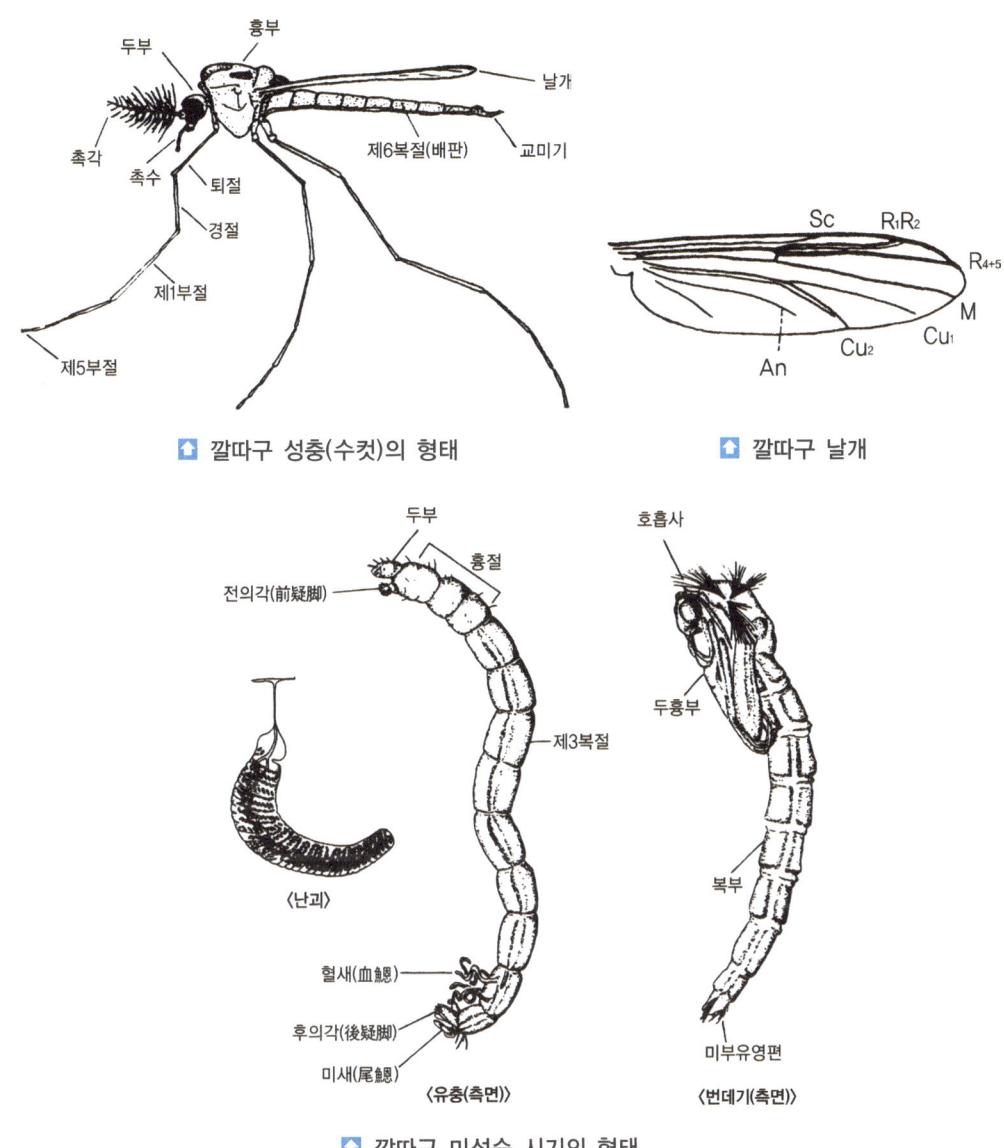

▲ 깔따구 성충(수컷)의 형태

▲ 깔따구 날개

▲ 깔따구 미성숙 시기의 형태

6 등에

(1) 긴 구기를 갖고 전 세계적으로 저지대에서 고지대(3,000m)까지 어디서나 발견된다.

(2) 등에과(Tabanidae)에는 3,000여 종이 있으며 4개의 아과가 있다. 그중 등에아과(Tabaninae), 대모등에아과(Chrysopsinae), Pangoninae의 3개 아과는 흡혈성인데, 긴 구기를 가지고 있는 Pangoninae는 사람을 흡혈하지는 않는다.

(3) 중형 내지 대형의 곤충으로 체색(體色)은 종에 따라 다르나 대체로 흑색, 갈색, 적갈색 혹은 황색의 띠(帶)나 반점이 있다.

(4) 질병은 로아사상충증(loiasis), 튜라레미아증을 매개한다.

(5) 등에의 형태적 특징

① 촉각 : 등에의 촉각은 5~10절로 크기가 각각 다른데 기부(基部)의 1~3절은 현저하게 굵고 나머지 부분보다 길다. 등에 촉각의 형태는 속(genus) 구별의 중요한 특징이 된다.
② 날개 : 등에의 날개에 회색 내지 갈색의 띠나 무늬가 있어 종 분류의 특징이 되고 있다.
③ 난괴(알덩어리) : 암컷은 진흙이나 물에 떠 있는 식물의 줄기나 잎 또는 돌에 점착성 물질을 분비하여 알을 무더기로 붙여 놓는다.
④ 유충 : 유충은 원통형인데 양끝이 뾰족하다.
⑤ 번데기 : 등에 번데기는 하체만을 흙에 묻고 수직으로 몸을 고정시킨다.

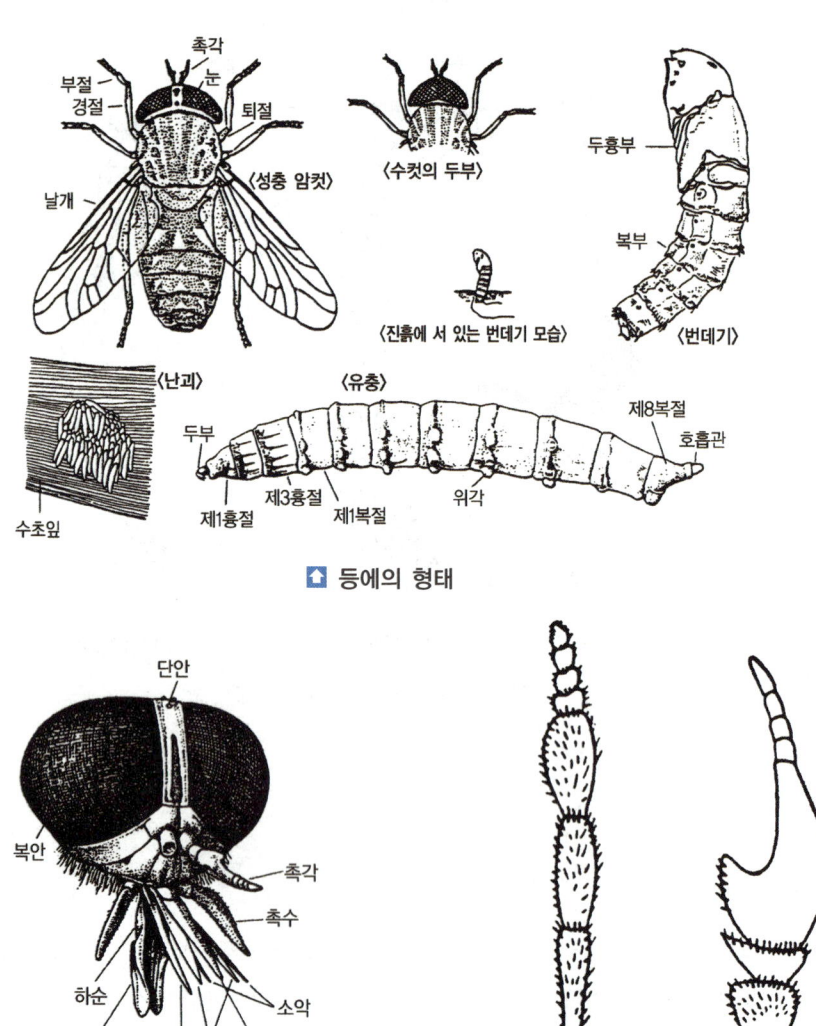

🔼 등에의 형태

🔼 등에의 구부   🔼 등에의 촉각

7 모래파리(Sand flies)

나방파리과는 체장이 5mm 이하의 매우 작은 곤충이다.

나방파리과는 4아과(亞科)로 구성되어 있는데, 그 중에서 **모래파리아과**만 **흡혈성** 곤충으로 다른 3아과에 속하는 나방파리류와 구별하여 **모래파리**라 부른다. 우리나라에는 흡혈성 모래파리아과가 서식하고 있지 않다.

(1) 성충
① 모래파리 성충은 체장이 2~3mm로 매우 미소한 파리이다.
② 현저한 검은 눈을 가지고 있으며, 두부, 흉부 및 복부에는 긴 털로 덮여 있고 가늘고 긴 다리를 가진 곤충이다.
③ 날개 : 몸에는 많은 털이 나 있고 날개는 시맥이 보이지 않을 정도로 털 또는 비늘로 덮여 있다.

(2) 4령기 유충
모든 체절에는 끝이 굵어진 깃털 모양의 강모가 나 있으며, 끝 절에는 키틴질의 배판에 4개의 긴 미모가 나 있다.

(3) 번데기
① 4령기 유충은 머리와 몸체를 꼿꼿하게 세운 채 번데기가 된다.
② 유충껍질을 꼬리에 붙인 채 직립한 상태로 번데기는 1~2주 지낸 후 성충으로 된다.

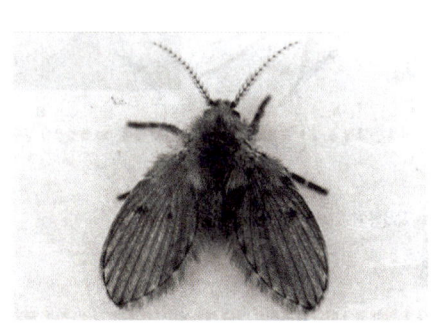

🔺 나방파리아과 성충

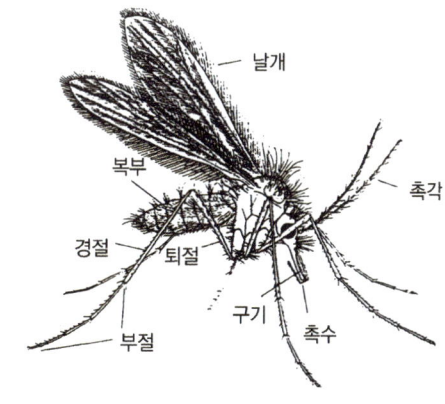

🔺 모래파리 성충(암컷)의 형태

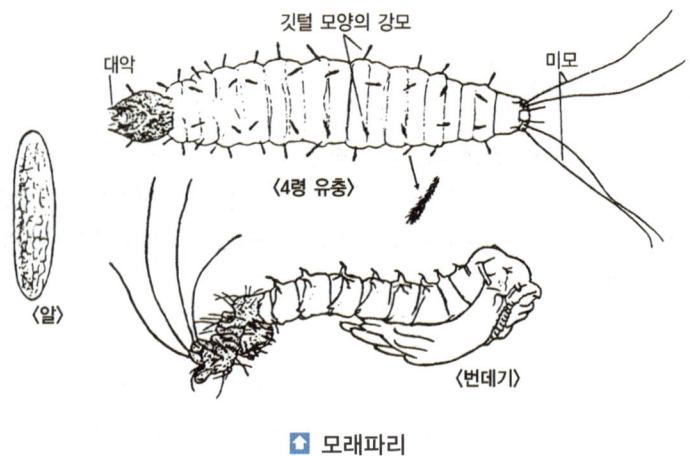

⬆ 모래파리

8 먹파리(Black flies, 곱추파리)

(1) 먹파리과(Simulidae)에 속하는 흡혈성 곤충이다.

(2) 먹파리의 성충

① 성충은 체장이 1~5mm로 작고 대부분 검은 색을 띠나 일부 황색 또는 오렌지색을 띠는 종도 있다.
② 심하게 굽은 등(흉부), 뾰족한 모양의 촉각, 짧은 다리 때문에 측면에서 보면 미국산 들소처럼 보인다.
③ 먹파리(곱추파리)가 옮기는 질병 : 회선사상충

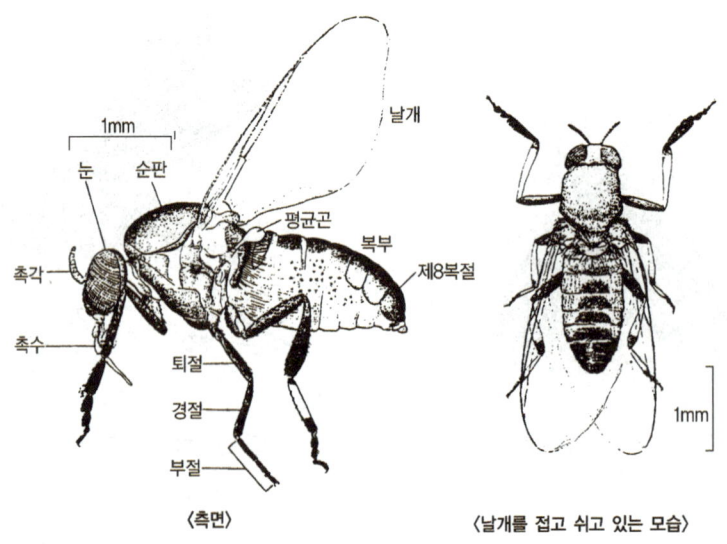

⬆ 먹파리의 성충

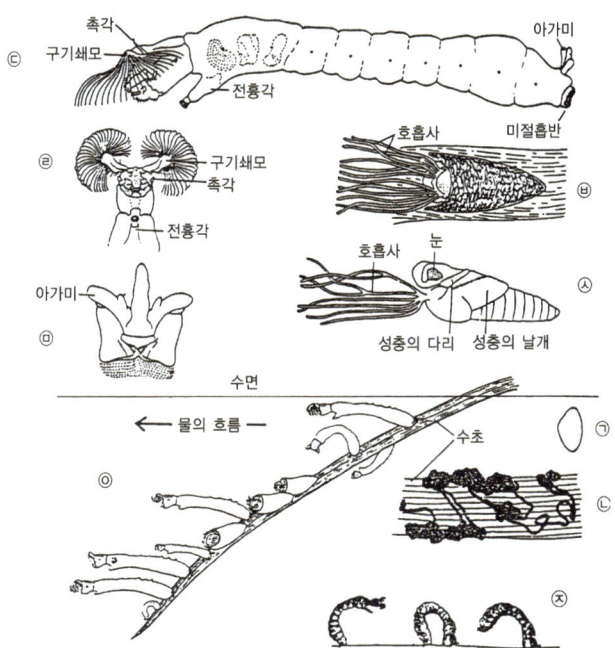

🔼 먹파리의 알, 유충 및 번데기의 형태 및 습성 : ㉠ 알, ㉡ 수초에 낳은 알 무더기, ㉢ 유충, ㉣ 유충의 두부, ㉤ 유충의 미절, ㉥ 고치 안에 있는 번데기, ㉦ 번데기, ㉧ 수초에 붙어 있는 유충과 번데기, ㉨ 유충의 이동방법

 파리

(1) 형태

① 파리는 환봉아목에 속한다.
② 성충
   ㉮ 두부, 흉부, 복부가 뚜렷하게 구별된다.
   ㉯ 복안 1쌍, 단안 3쌍, 촉각 1쌍, 3절(1~2절은 작고 3절은 길고 촉각극모가 있다)로 되어 있다.
   ㉰ 구부 : 하순, 순판 1쌍, 상순, 하인두, 소악수 1쌍으로 구성되어 있다.
   ㉱ 순판 : 대형의 하순 끝에 있는 순판의 내부표면은 부드러운 막으로 되어 있고 여기에 의기관(擬氣管, pseudotrachea)이라 불리는 30개의 작은 관상(管狀)의 홈이 있어 먹이를 식도로 운반하는 통로 구실을 한다.
   ㉲ 입술에 10개의 전구치(前口齒, prestomal teeth)가 고리모양으로 나 있어서 먹이를 섭취한다.

⑭ 욕반
  ㉠ 욕반에는 액상물질을 분비하는 선모가 있어서 습기가 있고 끈적끈적한 상태를 유지한다.
  ㉡ 집파리가 병원체를 음식물이나 식기에 옮길 때에는 점액질로 덮여있는 욕반에 부착시켜서 옮긴다.
③ 유충
  ㉮ 파리유충은 전형적인 **구더기**(maggot)형으로 다리는 없고 원추형으로 전방으로 갈수록 가늘고, 구구(mouth-hook)에는 두인두골격(頭咽頭骨格)이 연결되어 있다.
  ㉯ 파리 유충의 발육 가능 온도 : 10~45℃(최적온도 36℃)

(2) 파리의 생활사 : 파리는 완전변태를 하며, 주간활동성이다.

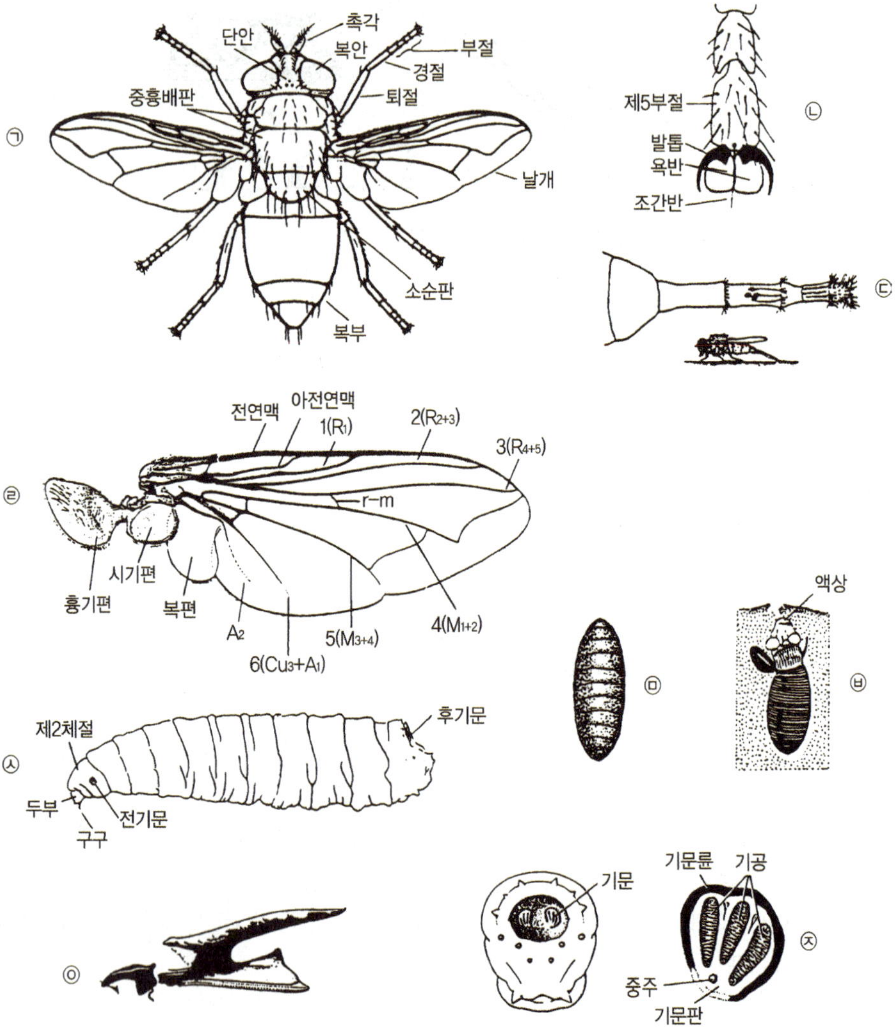

🏠 **파리의 형태** : ㉠ 성충, ㉡ 다리의 끝부분, ㉢ 산란관 및 산란하는 모습, ㉣ 성충의 날개, ㉤ 번데기, ㉥ 번데기 껍질을 둥글게 깨고 우화하는 성충, ㉦ 유충, ㉧ 두인두골격, ㉨ 유충의 후단부와 후기문

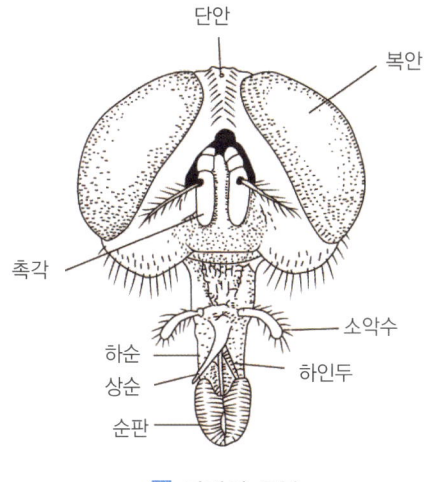

🔼 파리의 두부

(3) 파리 종류별 특성

1) 집파리과

집파리과에는 집파리, 딸집파리(아기집파리), 큰집파리, 침파리가 있다.

구기(口器)는 집파리의 경우처럼 액상물질을 흡입하는 형과 침파리와 같은 흡혈형이 있다.

① 집파리
  ㉮ 집파리는 각종 질병의 기계적 전파자로 역할을 한다.
  ㉯ 유충 : 후기문은 기문륜(氣門輪)이 두껍고 완전히 주위를 감싸고 있으며 3쌍의 기공(氣孔)은 심하게 굴곡되어 있고 중주(中珠)는 뚜렷하게 보인다.
  ㉰ 성충
   ㉠ 중형(6~9mm)이고, 전체적으로 **진한 회색 빛을 띠는 파리이며**, **중흉배판**(中胸背板)에 **4개의 검은종선**(縱線)을 가지고 있다.
   ㉡ 날개 : 시맥은 제4종맥이 예리하게 굴곡되어 제3종맥과 근접된 위치에서 끝난다.
   ㉢ 촉각 : 촉각의 제3절에 나 있는 **촉각극모**(arista)가 잘 발달되어 있고 상하로 분지(分枝)되어 있다.

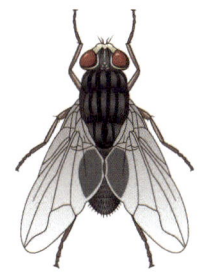 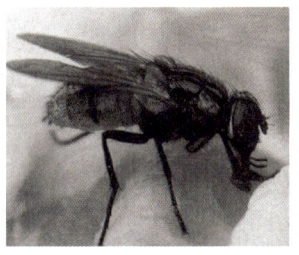 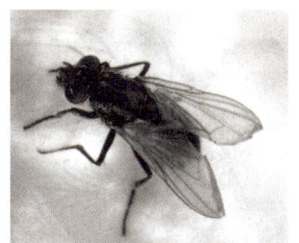

🔼 집파리 성충

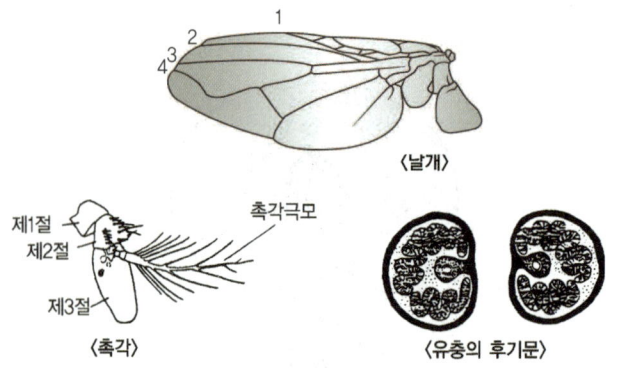

집파리의 형태

 ㉣ 집파리가 먹이를 섭취할 때 작용하는 순판과 전구치의 4가지형
  집파리는 잡식성으로 먹이의 상태에 따라 4가지형으로 섭취방법이 있다.
  ㉠ 흡수형 : 밀크, 시럽, 농(膿, pus) 등 엷은 막(膜)의 액체를 흡수할 때는 순판의 의기관(pseudotrachea) 면만을 사용한다.
  ㉡ 컵형 : 흡수형과 같은 방법이나, 액체의 막이 약간 두꺼워서 순판의 모양이 컵모양이 되고 액체와 미세한 입자가 의기관의 관을 통해 입으로 흡입된다.
  ㉢ 긁는 형 : 치즈, 혈액응고 물, 치유되기 시작하는 상처 부위 등 단단하거나 건조한 물질을 섭취할 때 순판은 위로 올라가고 전구치가 노출되어 먹이의 표면을 긁은 다음 타액을 분비하여 액상으로 만들어 흡수형으로 섭취한다.
  ㉣ 직접섭취형 : 사람이나 동물의 배설물, 침 등 반고체 상태의 물질을 섭취할 때 순판을 완전히 치켜올려 의기관이나 전구치(前臼齒)의 도움 없이 상순과 하인두로 구성된 관으로 직접 빨아들인다.

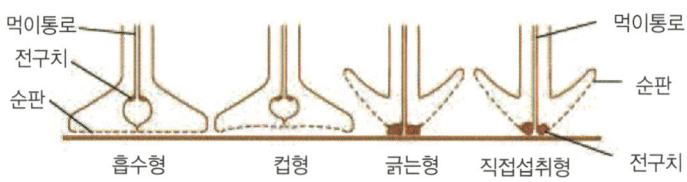

집파리가 먹이를 섭취할 때 작용하는 순판과 전구치의 4가지형

② 딸집파리(아기집파리)
 ㉮ 유충
  ㉠ 특유한 형태를 하고 있어 쉽게 구별할 수 있다.
  ㉡ 길이가 5~6mm의 난형(卵形)으로 상하 편평(扁平)하다.
  ㉢ 유충은 각 체절에 현저하게 돌출되어 있는 여러 쌍의 육질돌기(肉質突起)가 있다.
 ㉯ 성충
  ㉠ 날개 : 시맥 중 제4종맥이 굴곡되지 않고 제3종맥과 떨어진 위치에서 끝난다.
  ㉡ 촉각 : 촉각극모가 단모(短毛)이다.
  ㉢ 성충의 형태적 특징은 흉부 순판(scutum)에 흑색 종선(縱線)이 3개있고(집파리는 4개의 검은 종선), 촉각극모는 단모(單毛)이다. 그리고 시맥 중 제4종맥이 굴곡 되지 않고 제3종맥과 떨어진 위치에서 끝난다.

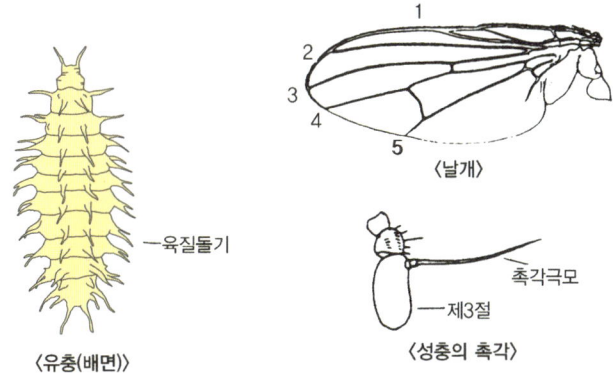

🔼 딸집파리의 형태

③ 큰집파리
   ㉮ 유충의 후기문은 원형을 하고 있는데 기문륜문(peritreme)은 각질화 하였고 중주(button)는 불분명하다.
   ㉯ 큰집파리의 날개 : 시맥 중 제4종맥이 심하게 굴곡되어 있지 않아 구별이 용이하다.

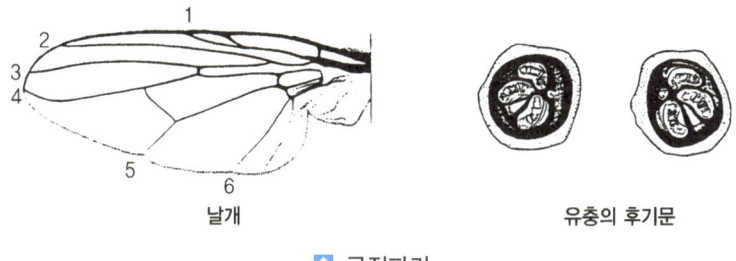

🔼 큰집파리

④ 침파리
   ㉮ 유충 : 후기문은 소형이고 대체로 원형이고 2개가 서로 떨어져 있다. 기문판은 흑색이고 기문륜은 불명하다. 3개의 기공은 S자형이고 빈약하게 발달된 중주는 기문판의 중앙에 위치한다.
   ㉯ 성충 : 집파리와 같은 크기의 흑회색 파리이며, 머리에 길고 가는 침이 앞으로 돌출해 있고, 흉부에 4개의 흑색 종대(縱帶)가 있다.

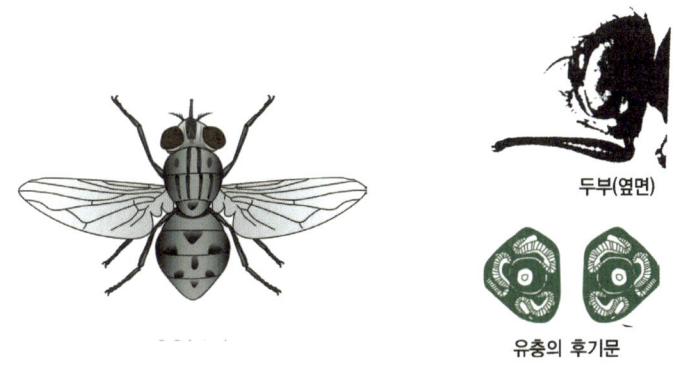

🔼 침파리의 형태

2) 검정파리과

① 검정파리과는 위생상 크게 문제가 되지 않는다.
② 검정파리과에는 띠금파리속, 금파리속, 검정파리속 등이 있다.
③ 검정파리과의 날개 : 검정파리과를 정확히 분류하는 것은 실제로 어렵다. 날개의 시맥이나 촉각의 형태 등은 다른 과(科)의 파리와 공통적인 특징을 갖고 있다.
④ 띠금파리속 : 베지아띠금파리의 유충은 후기문에 중주가 없고 기공이 바나나형이다.
⑤ 띠금파리속의 특징 : 금속성 녹색 내지 청록색 또는 자청색 중형의 파리이다.

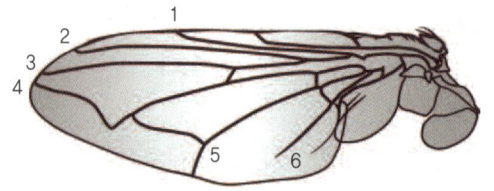

▲ 검정파리의 날개

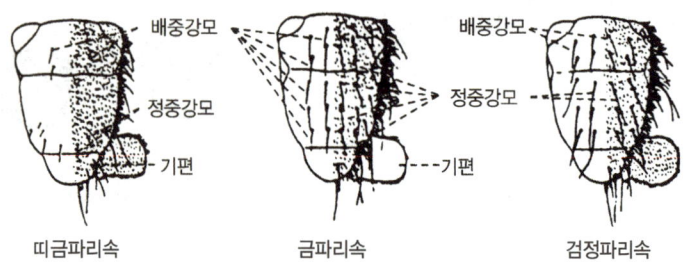

▲ 검정파리과의 형태적 비교(흉부 배면)

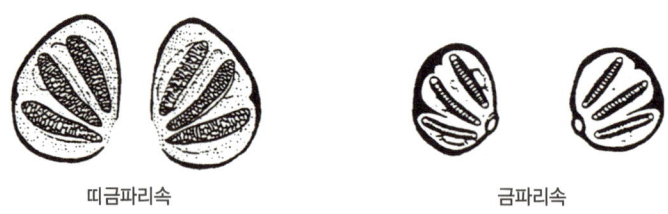

▲ 검정파리과 유충의 후기문

3) 쉬파리과

① 쉬파리과에는 쉬파리속, Wohlfahrtia속이 있다.
② 쉬파리과의 암컷은 모두 유생생식(larviparie)을 한다.
③ 많은 속 중에서 Wohlfahrtia속과 쉬파리속이 구더기 증을 일으킨다.
④ 쉬파리 유충의 후기문 : 검정파리와 유사하나 후기문 전체가 깊숙이 파묻혀 있다.
⑤ 쉬파리 성충 : 중형 내지 대형(8~15mm)의 회색 파리로서, 중흉배판(中胸背板)에 3개의 흑색 종대(縱帶)가 있으며, 복부엔 바둑판 모양의 무늬를 갖고 있다.

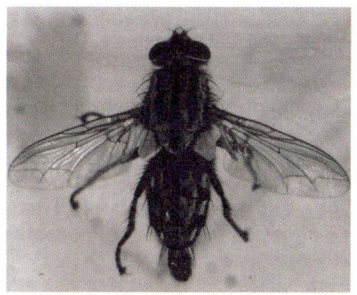
⬆ 쉬파리 성충(♂)

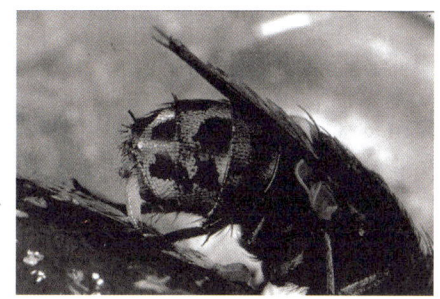
⬆ 쉬파리가 1령기 유충을 낳는 장면

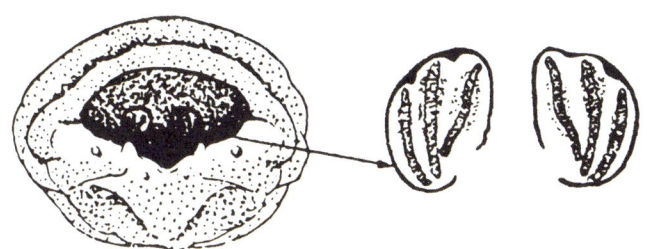
⬆ 쉬파리 유충의 후기문

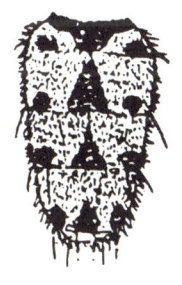
Wohlfahrtia속

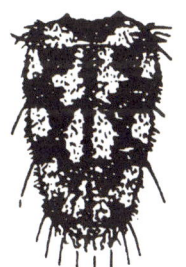
쉬파리속

⬆ 쉬파리과 복부의 무늬

4) 체체파리과

① 체체파리과에는 체체파리속 1개속 뿐이다.
② 체체파리는 아프리카수면병을 전파한다.
③ 성충
㉮ 중형(6~15mm)의 황갈색 내지 흑갈색의 파리로, 주둥이는 흡혈성이며 전방으로 길게 돌출하고 있어 다른 파리와 구별하기 쉽다.
㉯ 날개 : 한 쌍의 긴 날개는 복부의 끝을 훨씬 넘어서고 있으며 체체파리 특유의 시맥을 갖고 있다.
㉰ 촉각 : 촉각극모는 위쪽에만 분지된 털을 갖고 있다.

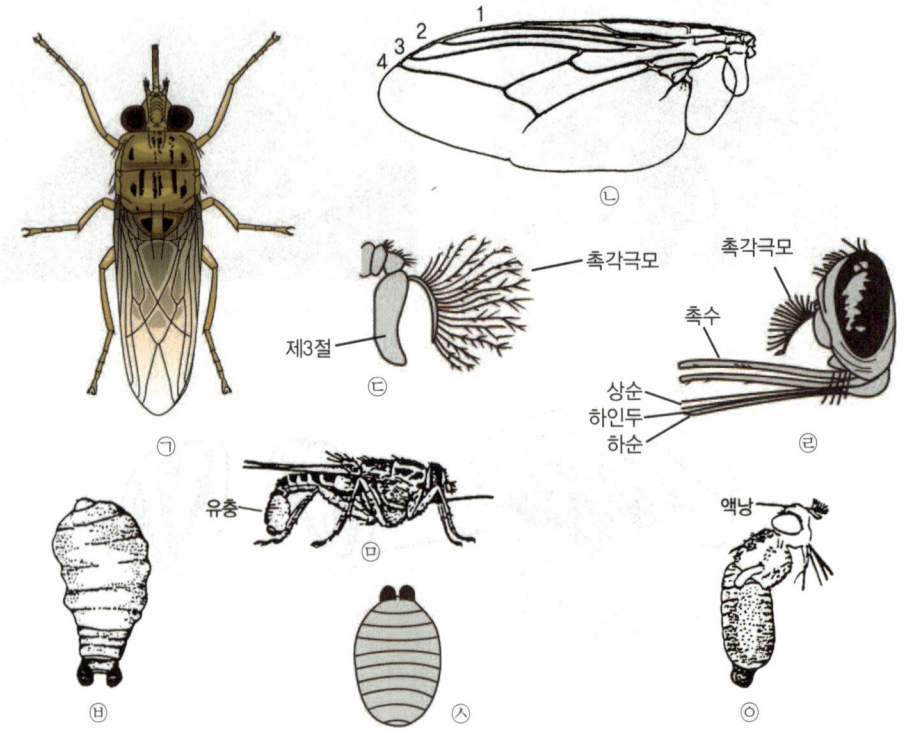

⬆ **체체파리의 형태** : ㉠ 성충(배면), ㉡ 날개, ㉢ 촉각, ㉣ 두부와 구기(측면), ㉤ 암컷이 다 자란 유충을 배출하는 모습, ㉥ 제3령기 유충, ㉦ 번데기, ㉧ 번데기에서 성충이 우화하는 모습

(4) 파리와 질병
① 각종 감염병의 **기계적 전파**
  집파리가 각종 질병의 **기계적 전파자** 역할을 하는 것은 다음과 같은 특징이 있기 때문이다.
  ㉮ 잡식성이어서 각종 음식물, 사람·동물의 **배설물을 섭취**하는 습성이 있다.
  ㉯ 구부나 발톱 사이에 있는 **욕반의 구조가 병원체를 운반**하는 데 적합하다.
  ㉰ 일단 섭취한 먹이를 **토하는 습성**이 있다.
  ㉱ 비상(飛翔) 능력이 있어 **활동 범위가 넓다**.
  ㉲ 주택 내 개체군의 밀도가 높다.
② 집파리가 병원체를 음식물이나 식기에 **옮기는 방법**에는 다음과 같다.
  ㉮ 병원체를 몸의 표면 특히 주둥이의 순판과 발톱 사이에 있는 점액질로 덮여 있는 **욕반에 부착시켜서 옮긴다**.
  ㉯ 병원체를 먹이와 함께 섭취하고 소화기관을 통과 분(糞)과 함께 배출해서 옮긴다.
  ㉰ 고체 먹이를 섭취하려고 소낭(crop) 내 물질을 토해낼 때 **병원체를 배출해서 옮긴다**.
③ 집파리가 전파하는 질병 : 콜레라, 장티푸스, 세균성이질, 아메바성이질, 결핵, 살모넬라 등
④ 기타 질병
  ㉮ 수면병 : 체체파리가 옮긴다.
  ㉯ 구더기증(승저증) : 파리유충이 동물의 조직에 기생하는 것을 말한다.

10 빈대

빈대과에는 많은 종이 있는데 인가에 서식하며, 사람을 흡혈하는 빈대는 빈대와 반날개빈대가 있는데 이 2종은 **전흉배판의 형태적 특징**이 있다.

(1) 형태
① 빈대는 상하로 납작하게 눌려 있으며, 난형(卵形)으로 진한 갈색을 하고 있으며, 흡혈을 한다.
② 다리 : 다리가 잘 발달되어 있어 빠르게 질주한다.
③ 알 : 1mm의 크기로 백색이고 난형(卵形)이나 전단부(前端部)에서 약간 굴곡되어 있다.
④ 수컷의 반시초 : 빈대는 특유의 날개 비슷한 팽대부를 갖고 있는데 이를 반시초(半翅鞘, Hemelytron)라 한다.
⑤ 베레제기관 : 암컷은 제4복판에 각질로 된 홈(nick)이 있어서 교미공(copulatory)을 형성하는데 그 속에 베레제기관(Berlese organ)이 있다. 이 기관은 **정자를 일시 보관하는 장소**로 빈대의 특징이다.

(2) 생활사 및 습성
① 불완전변태를 한다.
② 자충은 5령기를 거쳐 성충이 되며, 자충은 5회 탈피하는데 각 영기마다 **흡혈이 필요**하다.
③ **군거성, 주로 야간에 활동**한다.
④ 약충과 성충의 형태와 습성은 비슷하다.

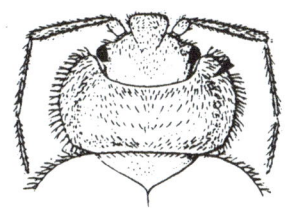 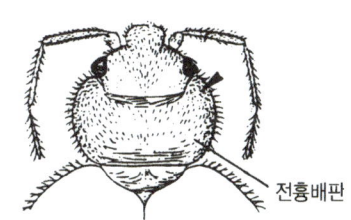

🔼 빈대(좌)와 반날개빈대(우)의 전흉배판의 비교

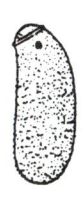 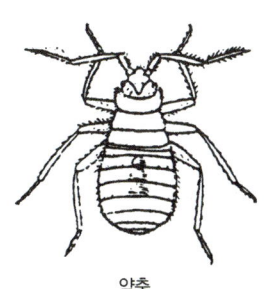

알   약충

🔼 빈대의 알(좌)과 약충(우)

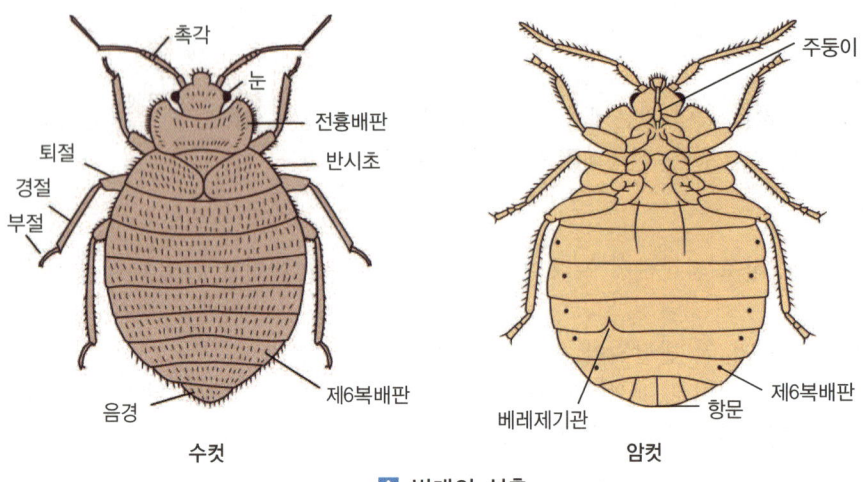

▲ 빈대의 성충

11 흡혈노린재(트리아토노린재)

(1) 형태
① 흡혈노린재에는 Triatoma속, Rhodanius속 등이 있다.
② 흡혈노린재(트리아토민노린재)의 성충은 체장이 1~3cm로 종에 따라 차이가 있는데 사람을 흡혈한다.
③ 성충 : 사람을 흡혈하는 매개 종은 모두 대형이다. 두부는 비교적 가늘고 길게 전방으로 뻗어 있고 흑색 또는 암갈색 눈이 현저하게 튀어나와 있다.

(2) 생활사 및 습성
① 자충 시기에 충분히 흡혈해야 탈피한다.
② 불완전변태를 한다.
③ 암·수 모두 흡혈성이다.
④ 알은 벽이나 가구 틈에 접착물질로 부착시킨다.

(3) 질병
① 흡혈노린재(트리아토민노린재)는 샤가스병(Chagas disease) 일명 아메리카수면병(Ame- rican trypanosomiasis)을 옮긴다.
② 샤가스병 병원체의 인체 감염경로는 노린재의 흡혈에 의한 것이 아니고, 배설물에 섞여 나온 병원체가 손상된 피부를 통하여 침입하여 감염되는 것이다.

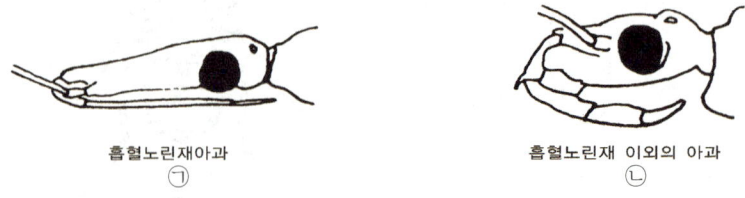

▲ 노린재의 두부 : ㉠ 흡혈노린재아과(주둥이가 가늘고 곧다)
　　　　　　　　㉡ 흡혈노린재 이외의 아과(주둥이가 굵고 굽어 있다)

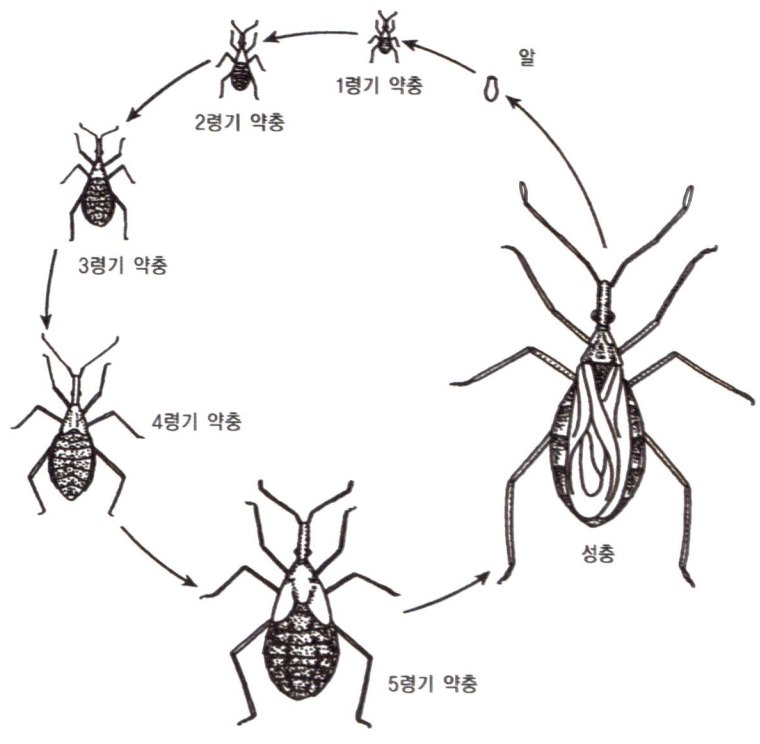

🔼 흡혈노린재의 생활사

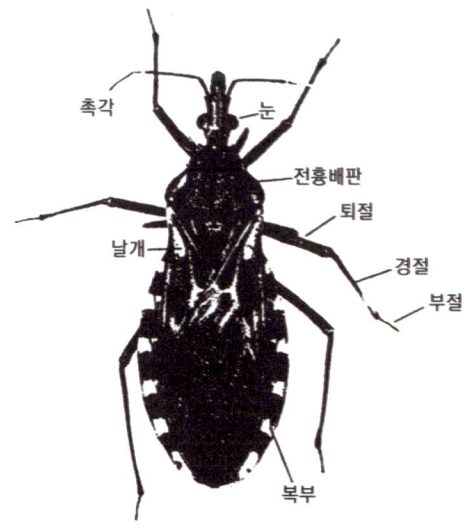

🔼 흡혈노린재 성충(배면)

12 벼룩

(1) 성충의 형태

① **성충의 형태** : 벼룩의 성충은 좌우측면(左右側面)이 편평(扁平)하여 동물의 털 사이를 기어다니는 데 적응되어 있다.

② **두부**
  ㉮ 주둥이 : 흡혈에 적합하다.
  ㉯ 벼룩의 구부에서 소악의 기능 : 날카로운 구조를 하고 있으나 피부를 뚫는 데 사용되지 않고 숙주의 털을 가르며 빠져나가는 데 쓰인다.
  ㉰ 촉각 : 따뜻한 공기의 흐름을 감지하는 감각기관으로 숙주의 존재 및 방향을 찾아내는 기관이다.

③ **흉부**
  ㉮ 3흉절(전흉, 중흉, 후흉)이 서로 눌린 상태로 존재한다.
  ㉯ 각 절마다 배판(notum)과 복판(sternum)으로 형성되어 있다.
  ㉰ 전흉배판, 중흉배판 및 후흉배판, 전흉복판, 중흉복판 및 후흉복판으로 형성되어 있다.
  ㉱ 어떤 종류는 전흉후연(前胸後緣)에 전흉즐치(前胸櫛齒, pronotal comb)를 갖고 있다.
  ㉲ 중흉복판에 중흉측선(中胸側線, meral rod 또는 pleural rod)이라 불리는 종대(縱帶)를 갖고 있는 종류도 있어서 **분류상**(分類上) **특징**이 된다.

④ **복부**
  ㉮ 복부는 10절로 되어 있는데 제9절, 10복절은 생식기로 되어 있다.
  ㉯ 수컷 : 1쌍의 파악기와 대형의 음경(aedeagus) 등 생식기가 존재하고 그들 일부가 **상부를 향하여 외부로 돌출**하고 있다.
  ㉰ 암컷 : 외부생식기가 없고 복부 말단부가 원형이다. 내부생식기인 **수정낭**(spermatheca)이 현저하게 각질화(角質化) 되어 있다.

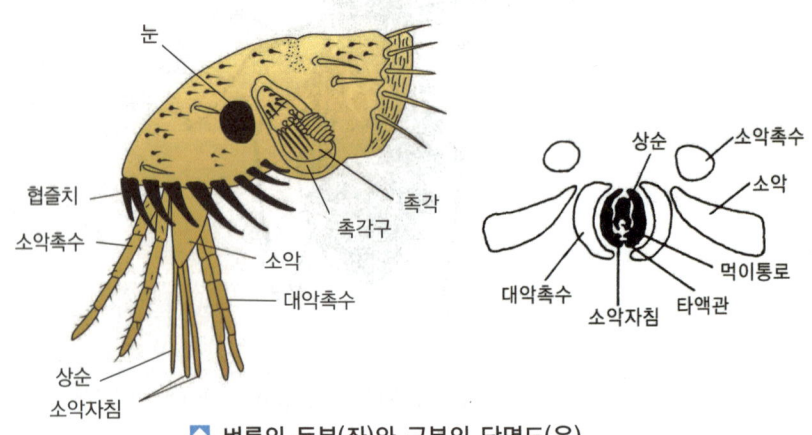

⬆ 벼룩의 두부(좌)와 구부의 단면도(우)

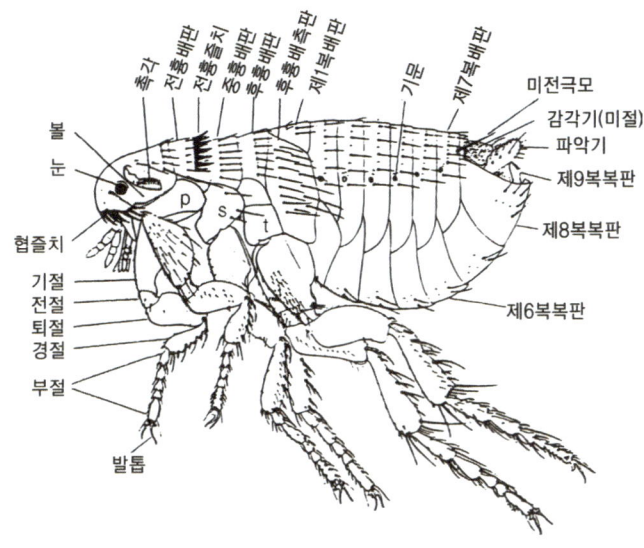

▲ **벼룩의 형태(수컷)** : p(전흉복판), s(중흉복판), t(후흉복판)

(2) 유충의 형태
① 벼룩의 유충은 다리가 전혀 없는 구더기 모양을 하고 있다.
② 벼룩 알의 부화기간 : 1주(평균 5일)이다.
③ 유충의 발육기간 : 약 2주이다.
④ 대부분의 종은 2회 탈피하면서 3령기를 거치는데, 극소수의 종류가 2령기로 유충시기를 마친다.
⑤ 완전히 자란 유충은 타액선에서 분비한 실로 난형의 고치(cocoon)를 치고 그 속에서 탈피하여 번데기가 된다.

(3) 번데기
번데기 껍질은 투명하여 내부에서 형성되고 있는 성충의 형태가 비쳐 보인다.

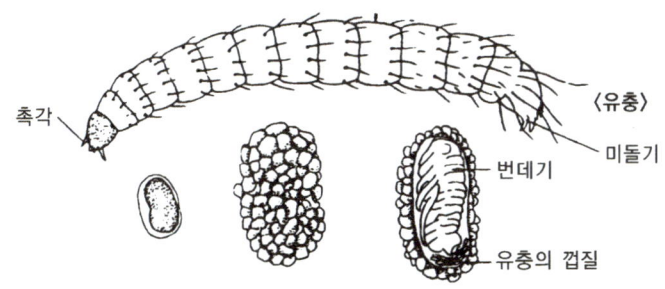

▲ **벼룩의 발육기간 중의 형태**

(4) 생활사 및 습성
① 완전변태를 하며, 체장에 약 100배 정도 점프를 한다.
② 벼룩은 숙주선택성이 엄격하지 않으며, 암수 모두 **흡혈**한다.

(5) 벼룩의 분류
벼룩을 쉽게 관찰할 수 있는 방법은 **협즐치**(頰櫛齒, genal comb)와 **전흉즐치**(前胸櫛齒, pronotal)의 유무로 분류하는 것이 좋다.

① **무즐치벼룩**(Combless flea)
  즐치를 갖고 있지 않는 벼룩으로, **사람벼룩, 모래벼룩, 좀닭벼룩, 열대쥐벼룩**이 있다.
  ㉮ **사람벼룩**
    ㉠ 세계적으로 널리 분포되어 있는 벼룩으로 사람을 주로 흡혈하므로 사람벼룩이라 부른다. 흑사병 전파에 부분적으로 관여하고 있지만 역학적으로 중요성은 없다.
    ㉡ 중흉복판에 **중흉측선이 없어** 열대쥐벼룩과 쉽게 구별된다.
  ㉯ **모래벼룩**
    ㉠ 우리나라에는 서식하지 않는다. 남미, 아프리카 등에 분포되어 있다.
    ㉡ 모래벼룩의 생활사는 상당히 특이한 점이 있다. 암컷은 숙주 **피부에 파묻혀** 지내므로 **피부증을 유발**하고, 기생부위에 심한 2차적 감염을 일으키게 한다.
  ㉰ **좀닭벼룩**
    ㉠ 모래벼룩과 마찬가지로 피부조직을 뚫고 들어가 기생한다. 사람에게 기생하는 예는 드물다.
    ㉡ 우리나라에서 보고된 바는 없다.
  ㉱ **열대쥐벼룩**
    ㉠ 아시아나 아프리카에 주로 분포되어 있으며, 우리나라에서도 전국적으로 분포되어 있다. 세계적으로 널리 분포되어 있는 열대쥐벼룩(Xenopsylla cheopis)은 **흑사병, 발진열** 등 **질병 매개**에 가장 중요한 매개역할을 하는 종이다.
    ㉡ 사람벼룩과 비슷한 형태를 하고 있으나 중흉복판의 가운데를 종(從)으로 그어진 **중흉측선이 있어** 사람벼룩과 구별할 수 있다.
    ㉢ 주요 숙주는 시궁쥐와 곰쥐 등 가주성(家主性) 쥐이며, **사람도 흡혈**한다.

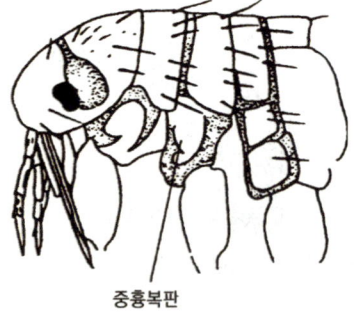
⬆ 사람벼룩의 두부와 흉부(중흉복판에 중흉측선이 없음)

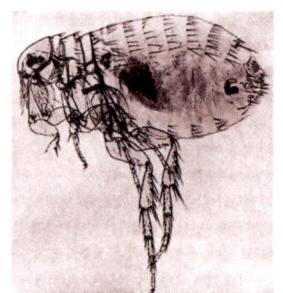
⬆ 열대쥐벼룩(♀)

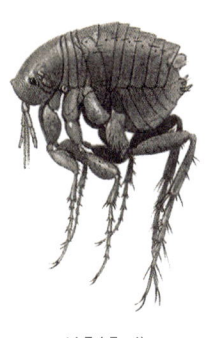 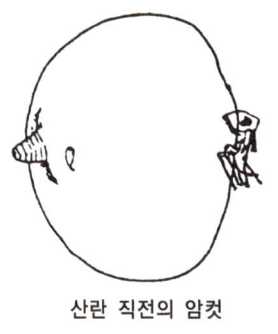 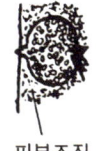

성충(측면)　　　산란 직전의 암컷　　　피부조직

산란 직적의 암컷이 피부속에 기생하고 있는 모습

🔺 모래벼룩의 형태(우)

② 즐치벼룩(Combed flea)

즐치를 갖고 있는 벼룩으로 위생상 중요한 것은 개벼룩, 유럽쥐벼룩, 장님쥐벼룩 등이 있다.

㉮ 개벼룩, 고양이벼룩
　㉠ 개와 고양이에 기생하며, 숙주선택이 강하지 않아 사람도 공격한다.
　㉡ 협즐치와 전흉즐치가 잘 발달되어 있다.

㉯ 장님쥐벼룩 : 전흉즐치와 협즐치가 모두 있으며, 협즐치는 후방으로 향하여 있다. 생쥐에 높은 밀도로 기생하며, 사람은 드물게 흡혈한다.

㉰ 유럽쥐벼룩
　㉠ 전흉즐치는 있으나 협즐치가 없다.
　㉡ 가주성쥐에 주로 기생하며, 사람도 흡혈하고 흑사병과 발진열의 전파에 중요한 역할을 하며, 우리나라에서도 전국적으로 분포를 보인다.

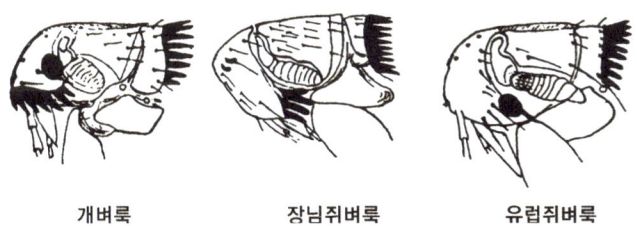

개벼룩　　　장님쥐벼룩　　　유럽쥐벼룩

🔺 즐치가 있는 벼룩의 두부

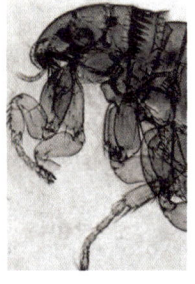 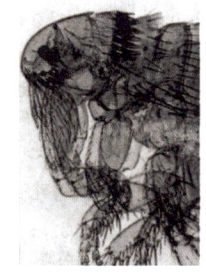 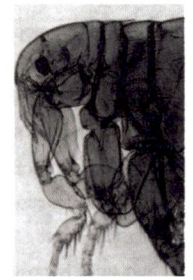

고양이벼룩(즐치)　　　개벼룩(즐치)　　　사람벼룩(무즐치)

🔺 즐치벼룩과 무즐치벼룩

13 독나방

나방은 농림해충으로 과수류나 관상식물을 해치는 종류가 많다.
우리나라에서 인체에 피해를 주는 것은 성충과 유충이 모두 피해를 주는 독나방과의 독나방과 차독나방이 있다.

(1) 형태
체색은 황색, 전시중앙에 자갈색 횡대, 시정 근처에 2개의 암갈색 반점이 있다.
① 앞날개는 중앙에 자갈색(紫褐色)의 넓은 띠가 하나 있다. 이 띠의 양 가장자리는 약간 담색(淡色)을 띤다.
② 앞날개 끝 부분에 2개의 암갈색 반점이 있다.
③ 암컷 미단(尾端)에는 **미방모(尾房毛)**가 **밀생(密生)**하고 있다.

(2) 생활사 및 습성
① 독나방은 연 1회 발생한다.
② 부화한 유충은 군서(群棲) 생활을 한다.
③ 독나방의 발생(우화) 시기는 7월 중순~8월 상순이다.
④ 우화한 성충은 먹이를 먹지 않으며, 2~3일 후 교미를 하고 암컷은 산란 후 곧 죽는다.
⑤ 성충의 수명은 7~9일이다.
⑥ **독모(毒毛)**가 복부 털에 부착되어 있으며 **접촉하면 피부염을 유발한다.**
⑦ 강한 **추광성(趨光性)**이 있어 **전등빛에 유인되어 실내로 들어온다.**
⑧ **야간활동성이다**(성충은 낮에는 잡초나 풀 속에서 휴식하다가 밤이면 활동한다).

(3) 독나방의 특징
① 암컷이 산란할 때 꼬리부분의 **미방모**를 떼어 알무더기를 덮기 때문에 난괴(卵塊)에도 **독모(毒毛)**가 있어서 접촉하게 되면 **피부염을 일으킨다.**
② 유충의 유방돌기에 밀생하고 있는 **독모는 평균 100μm** 미세한 털로 하단부가 가늘며 **뾰족하고 다른 한쪽은 굵다.**
③ 독모는 유충시기에만 생성되나 독나방의 특이한 습성으로 실제는 알 – 유충 – 번데기 – 성충 어느 시기에나 독모를 가지고 있어 접촉하면 **피부염을 일으킨다.**
④ 독모가 피부에 접촉되면 **모낭이나 한선(汗腺)**을 통해 피부에 들어가 독모 속에 있는 독성물질이 용해되어 **독작용**을 한다.
⑤ **독모가** 접촉된 자리는 수분(數分) 내지 수시간 후에 **붉은 반점이** 생기며 융기(隆起)되고 **가려움증과 통증이** 수반되며, 24시간 후면 좁쌀알만한 **구진(丘疹)**이 생긴다.

(4) 독나방의 방제
독나방은 강한 **추광성(趨光性)**이 있어 전등빛에 유인되어 실내로 들어온다. 독나방을 손으로 잡거나, 쳐서 죽이는 것은 독모를 사방에 흩어지게 하므로 위험하다. 따라서 실내에 침입하였거나 벽에 앉아 있을 때에는 전등을 끄고 밖을 밝게 하여 옥외로 유인하거나 물에 적신 휴지로 덮어서 잡는다.

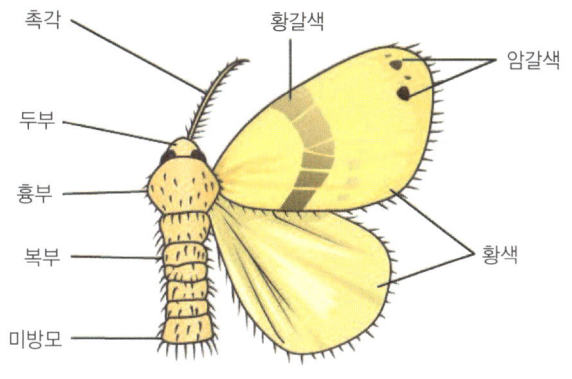

🔺 독나방의 형태

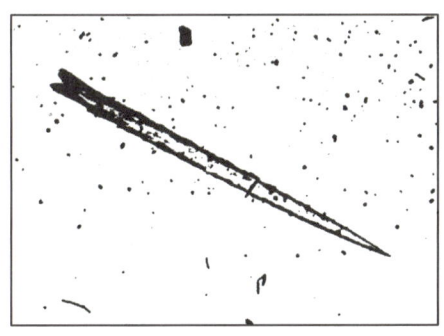

🔺 독모(길이 100μm)

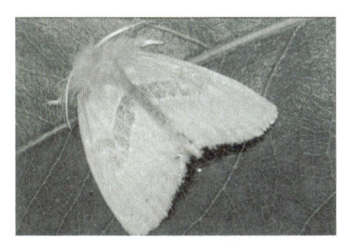
성충

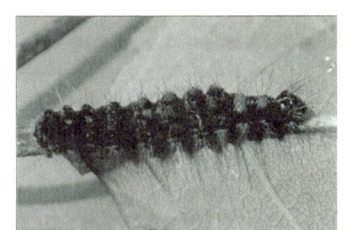
유충

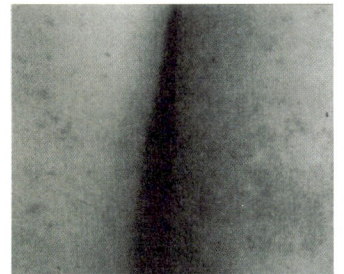
성충에 의한 피부염

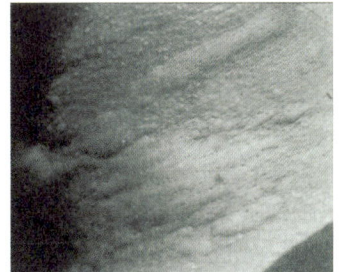
유충에 의한 피부염

🔺 독나방과 피부염

14 벌, 개미 및 딱정벌레

(1) 벌

① 우리나라에서는 주로 말벌, 장수말벌, 털보말벌, 땅벌 등이 전국에서 인체에 피해를 주며, 특히 땅벌에 쏘이는 경우가 많다.
② 8월 또는 9월에 땅벌의 둥지를 잘못 건드리면 집단공격을 받아 사망한 예도 있다.
③ 독침은 산란관이 변형된 것이기 때문에 암컷만 가지고 있다.
④ 직접적인 독작용은 국부적인 통증, 발적, 염증 등으로 그 강도는 꿀벌<호박벌<말벌의 순이다.

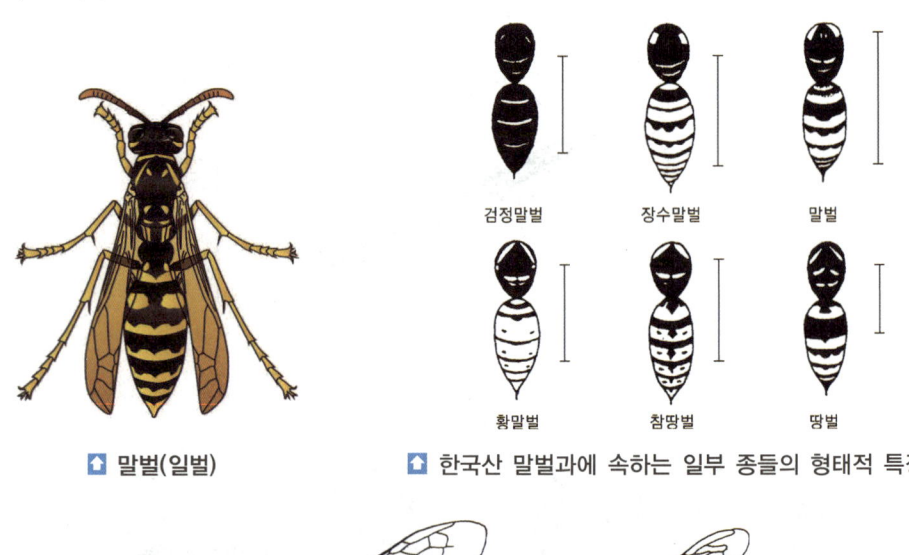

⬆ 말벌(일벌)   ⬆ 한국산 말벌과에 속하는 일부 종들의 형태적 특징

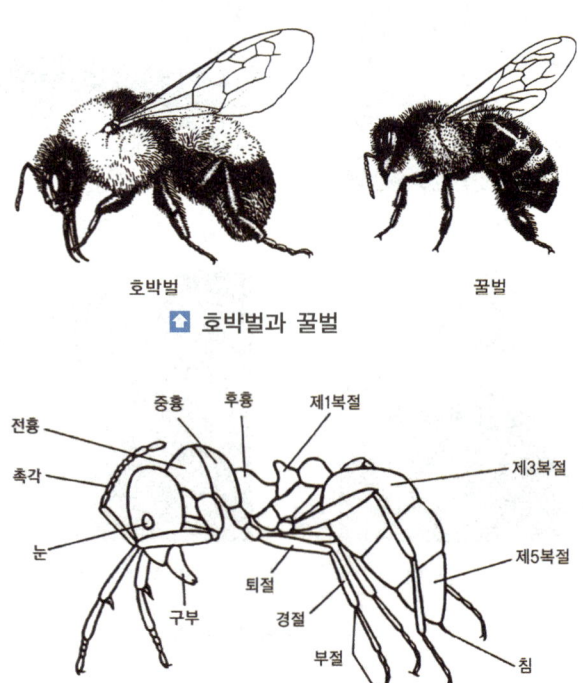

⬆ 호박벌과 꿀벌

⬆ 개미의 형태

(2) 딱정벌레

딱정벌레(Beetles) 중 반날개과, 하늘소붙이과, 가뢰과 등 일부종이 독액을 분비하고 인체에 접촉시 피부염을 일으킨다.

① 청색하늘소붙이
  ㉮ 하늘소붙이과에 속하는 딱정벌레로 체장이 약13mm, 몸이 가늘고 몸은 등황색이고 시초(翅鞘)는 광택성이 있는 암녹색(暗綠色)이다.
  ㉯ 독성분이 피부에 접촉하면 2~6시간 후 발적(發赤)과 종장(腫張)이 생기고 작은 수포를 만드는데 내용물은 투명하다. 시간이 경과하면서 수포는 커지고 압통(壓痛)과 작열감(灼熱感)을 느끼며 소양증(搔痒症)이 따른다.

② 청딱지개미반날개
  ㉮ 반날개과에 속하며, 체장은 6~7mm, 몸은 가늘고 길며 황갈색이다.
  ㉯ 성충은 5~10월에 나타나고, 밤에 불빛에 모여든다.
  ㉰ 충체액이 피부에 접촉되면 2시간 후에 피부가 발적하고 통증을 느끼며 작은 수포성 농포(膿疱)가 생긴다.

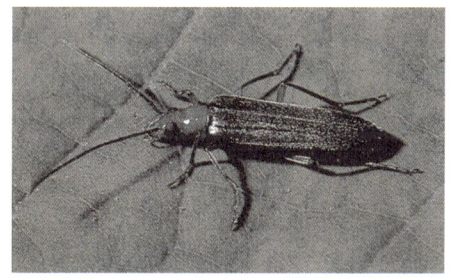

청색하늘소붙이

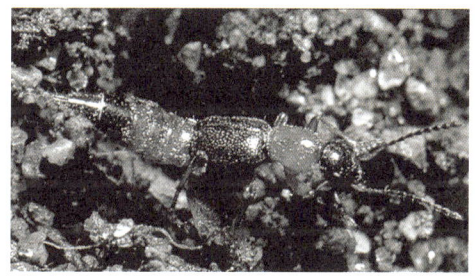

청딱지개미반날개

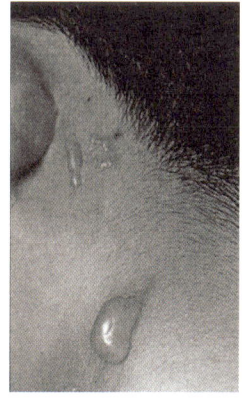

청색하늘소붙이에 의한 수포성(水疱性) 피부염

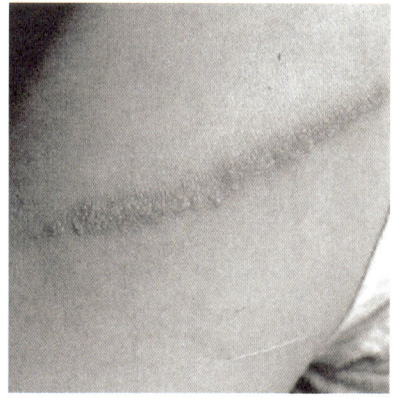

청딱지개미반날개에 의한 선상(線狀) 피부염

⬆ **독성물질을 가진 딱정벌레**

15 진드기목(Tick, Mites)

(1) 진드기류의 일반적인 형태 및 분류

① 진드기는 두흉부와 복부의 구별이 없고, 대신 구부와 동체부로 구분된다.
② 구부(口部)를 악체부(顎體部) 또는 의두(疑頭, capitulum, 두부)라고 부른다.
③ 진드기목의 위생상 중요한 아목은 다음 4아목이다.
　㉮ 후기문아목 : 구하체(口下體, hypostome)는 찌르는 데 사용하도록 잘 발달되어 있다.
　㉯ 중기문아목 : 구하체는 빈약하고 이(teeth)가 없다.
　㉰ 전기문아목 : 구하체가 빈약하고, 협각(chelicera)은 찌르는 데 적합하도록 변형되었다.
　㉱ 무기문아목 : 피부호흡을 하는 것으로 알려져 있으며, 촉수는 퇴화되어 있고, 협각은 피부를 찢는 데 적합하도록 되어 있다.

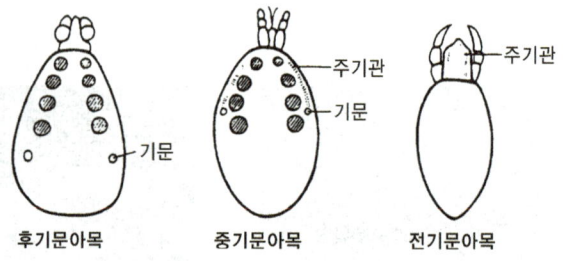

▲ 진드기의 호흡기계에 의한 아문(亞門)분류

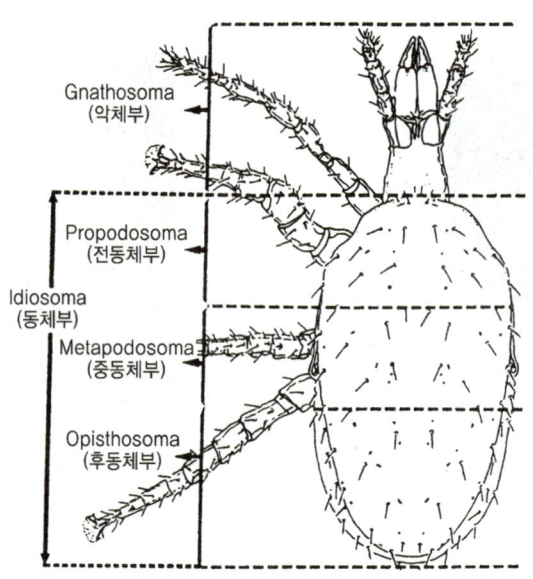

▲ 진드기류의 몸부위를 나누는 기준

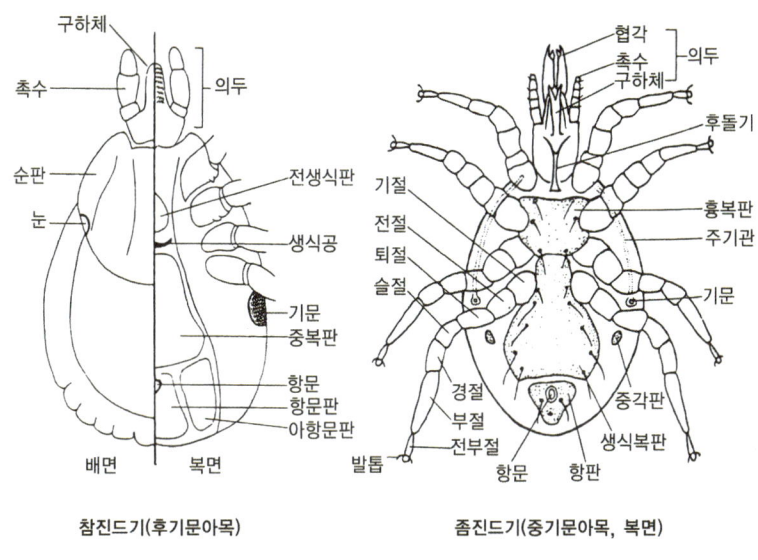

▲ 진드기의 형태

(2) 진드기류의 일반적인 생활사
① 진드기는 불완전변태를 하는데 곤충의 경우와는 다른 점이 많다.
② 진드기 유충은 다리가 3쌍, 성충과 약충은 4쌍의 다리를 갖고 있다.
③ 알에서 부화하면 다리가 3쌍을 갖는 **유충**(幼蟲, larve)이 되고, 1령기(齡期)를 거쳐 탈피하면 **약충**(若蟲, nymph)이 되고, 약충은 성충과 마찬가지로 4쌍의 다리를 갖고 있으며 생식기가 발달되어 있지 않다.
즉 알(부화)-유충(3쌍의 다리)-1령기를 거쳐 탈피한 약충(4쌍의 다리, 생식기가 발달되어 있지 않음)
※ 유충(幼蟲)=약충(若蟲), 자충(仔蟲)
불완전변태를 하는 곤충의 경우 **유충**(幼蟲, larve) 대신 **약충**(若蟲, nymph)이란 용어를 사용한다. 자충(仔蟲)이라 부르기도 한다.

(3) 분류
1) 진드기(tick)
진드기는 후기문아목에 속하며, 참진드기과와 물렁진드기과 2개로 분류한다.
① 참진드기과
　㉮ 참진드기과에 속하는 진드기를 hard tick라고 하며, 세계적으로 분포되어 있다.
　㉯ 대형의 진드기로 배면에 순판(楯板, scutum)을 갖고 있어 **물렁진드기(공주진드기)**와 쉽게 구별된다.
　　㉠ 암컷의 순판 : 배면의 앞부분 일부를 차지하고 있다.
　　㉡ 수컷의 순판 : 대부분의 배면을 덮고 있다.
　㉰ 참진드기의 외부형태
　　참진드기 의두(두부) : 4절로 된 1쌍의 촉수, 1쌍의 협각과 이(teeth)로 무장한 **구하체**(口下體)를 갖고 있다.

㉣ 참진드기의 생활사 및 습성
  ㉠ 참진드기의 숙주의 발견 : 동물이 지날 때 일어나는 **광선강도의 변화**, 체온에 의한 따뜻한 기류, 땅의 진동, 냄새 등 여러 요인에 의한다. 숙주동물에 부착하면 3~7일 계속하여 **구하체를 피부에 꽂은 채로 흡혈**한 후 땅에 떨어져서 수일간 소화되기를 기다린다.
  ㉡ 1숙주진드기 : 유충(幼蟲), 약충(若蟲), 성충(成蟲)이 계속 한 숙주에 붙어 있으면서 **흡혈한 후 산란할 때만 떨어져 나가는** 진드기를 말한다.
  ㉢ 2숙주진드기 : 유충이 흡혈한 후 그대로 숙주에 붙어 있으면서 약충이 되어 다시 흡혈한 후 땅에 떨어져서 **성충이 된 후 새로운 숙주를 선택**하는 경우를 말한다.
  ㉣ 3숙주진드기 : 유충(幼蟲), 약충(若蟲), 성충(成蟲)이 모두 흡혈한 후 일단 숙주에서 **떨어졌다가 다른 개체의 숙주에 기생**하며 흡혈한다. 참진드기속, 개참진드기속, 피참진드기속, 광대참진드기속 등이 여기에 속한다.
  ㉤ 3숙주진드기가 질병 전파능력이 가장 강하다.
  ㉥ 2숙주와 3숙주진드기의 유충은 대체로 작은 동물에 기생하고, 약충과 성충은 큰 동물에 기생하는 습관이 있다.
  ㉦ 서식밀도 : 참진드기는 숙주에 장기간 붙어 있어 넓은 지역에 고루 분포되어 있어 면적당 밀도가 낮다.
㉤ 참진드기 매개질병
  ㉠ 참진드기는 동물뿐만 아니라 **사람도 공격**하므로 자교(刺咬)에 의한 자극증(刺戟症)과 2차 감염을 일으킨다.
  ㉡ 질병의 매개 능력은 리케치아성, 병독성 및 박테리아성 질병을 전파한다(라임병, Q열, 진드기매개 뇌염, 진드기매개 티푸스(일명 **록키산홍반열**) 등).
② 물렁진드기과(공주진드기과)
  물렁진드기는 후기문아목에 속하며, 생활사 및 습성은 다음과 같다.
  ㉮ 유충 및 약충 : 알에서 부화한 유충(larva)은 주로 소동물에 기생하며, 2~3일간 흡혈한 후 떨어져 약충(nymph)이 된다. 참진드기와는 다르게 여러 번의 약충기(평균 4~5회)를 갖는다.
  ㉯ 흡혈 : 물렁진드기는 암수 모두 흡혈하며, 흡혈량이 많아 성충은 소화시키는 데 약 6개월이 걸리며, 산란 전에 매회 흡혈한다.
  ㉰ 수명 : 물렁진드기 수명은 10~20년이다.
  ㉱ 서식밀도 : 물렁진드기는 숙주에 기생하는 기간이 짧아 숙주동물의 서식처 부근에 **높은 밀도**로 서식한다.
  ㉲ **1쌍의 기절선**(氣節腺, coxal gland)을 갖고 있어 체내의 **수분**(水分)과 **염분**(鹽分)의 양을 조절한다.
  ㉳ 짧은 흡혈시간에 많은 양의 혈액을 섭취하기 때문에 **흡혈하는 동안이나 또는 끝난 직후**에 맑은 수분(섭취한 혈액에 함유되어 있는)을 기절선으로부터 분비한다. 이 액체 속에 체액(體液)에 있던 **다수의 병원체가 함께 배출**된다.
  ㉴ 진드기의 자교부위(刺咬部位)를 기절선 분비액(맑은 수분)이 덮게 되고 병원체가

쉽게 인체로 침입하게 된다.
㉰ 매개 질병 : 진드기매개 재귀열 등

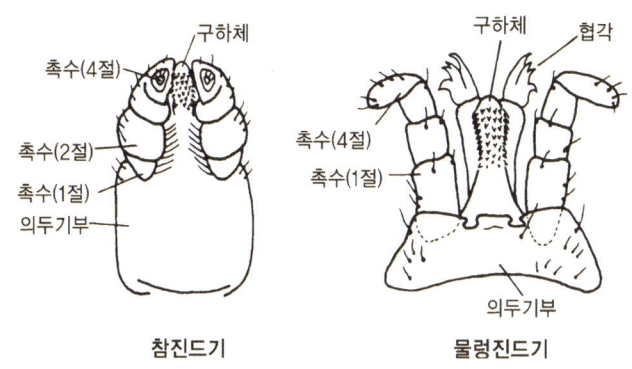

🔼 참진드기 의두(두부)

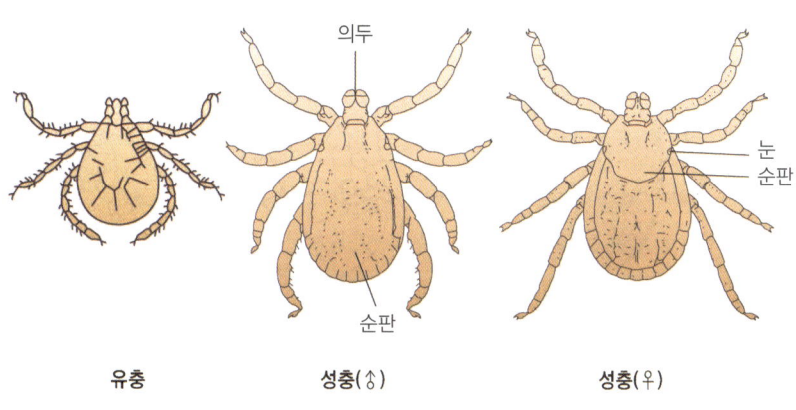

🔼 참진드기의 형태

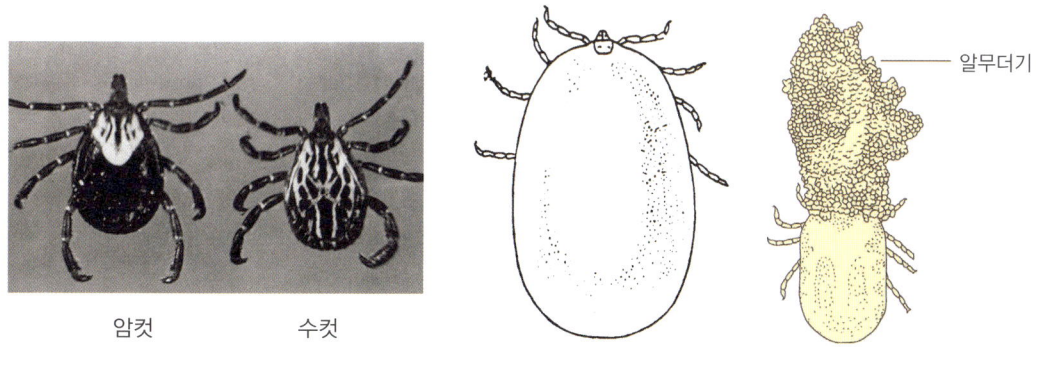

🔼 참진드기(성충)   🔼 배란한 참진드기(좌)와 산란하는 모습(우)

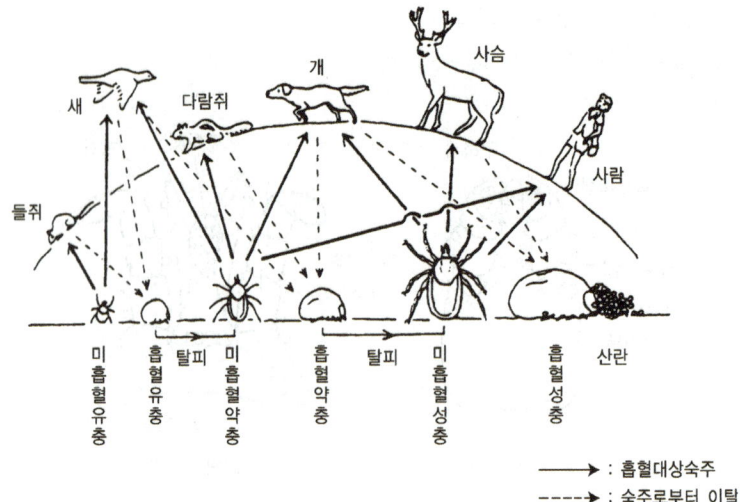

▲ 3숙주참진드기 생활환(모식도)

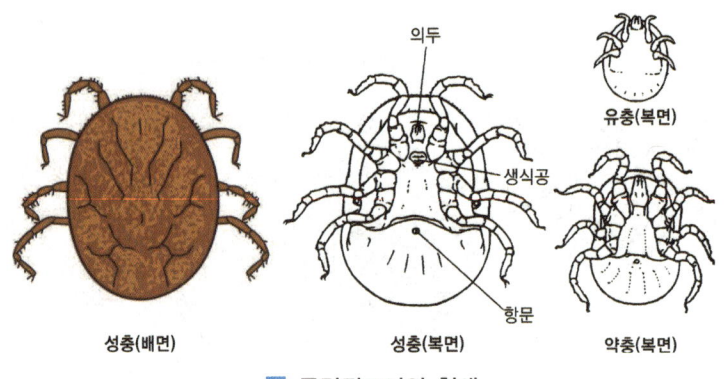

▲ 물렁진드기의 형태

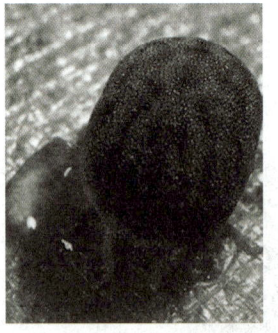

▲ 흡혈중인 물렁진드기

2) 좀진드기(응애)

- 참진드기, 물렁진드기를 제외한 모든 진드기류를 일명 좀진드기라 한다.
- 중기문아목, 전기문아목, 무기문아목 등에 속하는 진드기를 좀진드기라 한다.

- 대부분 극히 **미세형**이라 육안으로 쉽게 발견하기 힘들다.
- **좀진드기(응애) 종류** : 옴진드기, 집먼지진드기, 털진드기, 모낭진드기과(여드름진드기), 생쥐진드기

① 옴진드기

 ㉮ 옴진드기는 진드기목, 무기문아목, 옴진드기과에 속하며, 인체의 **피부**에 기생하여 **옴**이라는 피부병을 일으킨다.

 ㉯ **피해** : 옴진드기는 곤충의 직접피해에 의한 것이며, 피부에 기생하여 **피부병의 원인**이 되며, 심한 가려움증을 나타낸다.

 ㉰ **산란** : 옴진드기 암컷은 **터널을 뚫으면서 그 속에 산란**한다(터널은 대체로 부드럽고 얇은 피부의 표피층에 만들어진다). 매일 4~5개씩 총 35~50개의 알을 낳은 후 어미는 죽는다.

 ㉱ **유충** : 4~5일 후에 알에서 부화한 **유충**은 형태가 성충과 유사하나 **다리가 3쌍**이며, 유충은 피부각질층 속으로 뚫고 들어가 미세한 **탈피주머니**(moulting pocket)를 만들고 들어앉아 **먹이를 섭취**하며 2~3일 후 제1령기 약충이 된다.

 ㉲ **제1령기 약충** : 유충은 2~3일 후 **4쌍의 다리를 가진 제1령기 약충**이 되며 그 자리에서 계속 머물러 있거나 또는 다른 새로운 탈피주머니를 만들어 들어앉아 **탈피하여 제2령기 약충**이 된다.

 ㉳ **제2령기 약충** : 제2령기 약충은 제1령기와 마찬가지로 탈피하여 **성충**이 된다.

 ㉴ **성충** : 다리는 짧고 뭉뚝하며 암컷은 앞쪽 2쌍의 다리 부절에 나 있는 병절(pedicel) 끝에 흡반(吸盤)이 있으며, 수컷은 제1각, 제2각 및 제4각에 모두 병절과 흡반이 있고 제3각의 부절 끝에는 긴 털이 있다.

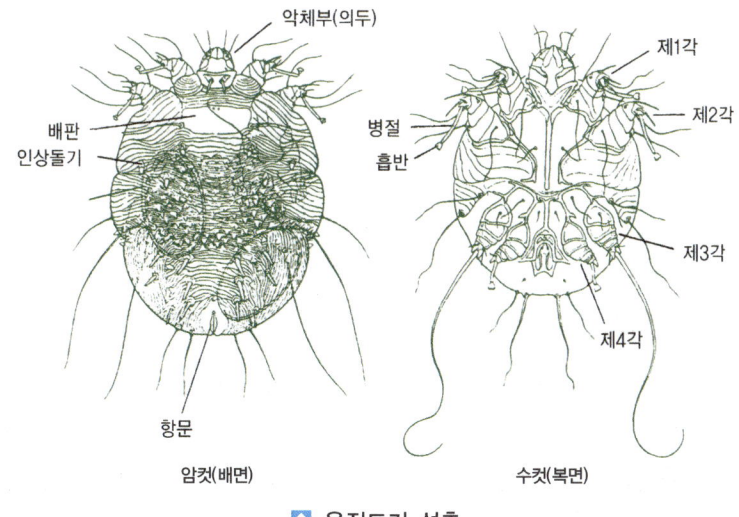

🔺 옴진드기 성충

② 집먼지진드기과

 집먼지진드기과에는 세로무늬먼지진드기와 큰다리먼지진드기의 2종이 세계에 널리 분포되어 있으며, 두 종류의 형태는 매우 유사하다.

㉮ 집먼지진드기란 : 집먼지진드기는 광의(廣義)로 집먼지(house dust) 속에 살고 있는 많은 종류의 진드기를 말한다.
㉯ 집먼지란 : 침구, 쿠션, 베개 등에 쌓이는 미립자의 집합체를 말한다.
㉰ 형태적 특징
　㉠ 체색은 유백색(乳白色)이다.
　㉡ 제1·2각 : 4개의 다리 중 제1·2각은 악체부(gnathosoma) 바로 뒤에 인접하여 전방으로 뻗어있다.
　㉢ 제3·4각 : 제3·4각은 동체부(idiosoma) 후반부에서 서로 인접하여 후방으로 뻗어 있으며, 제4각은 현저히 작다.
　㉣ 복면과 배면의 외피에 지문모양의 많은 주름이 있어 동정(同定)이 좋은 특징이 된다.
　㉤ 다리 : 각 다리는 전절, 퇴절, 슬절, 경절, 부절로 되어 있고 부절 끝에는 흡반과 발톱이 있다.
　㉥ 생활사 : 알 → 유충 → 제1약충(전약충) → 제2약충(후약충) → 성충의 단계로 발육한다.

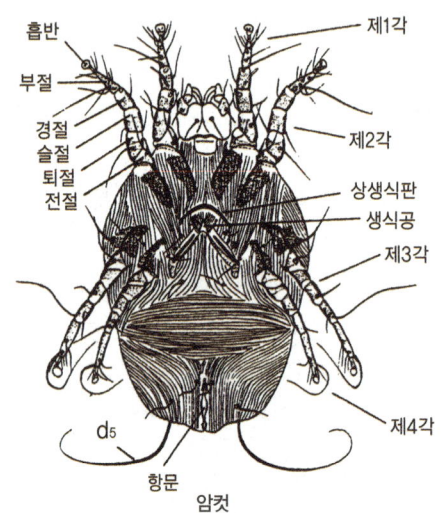
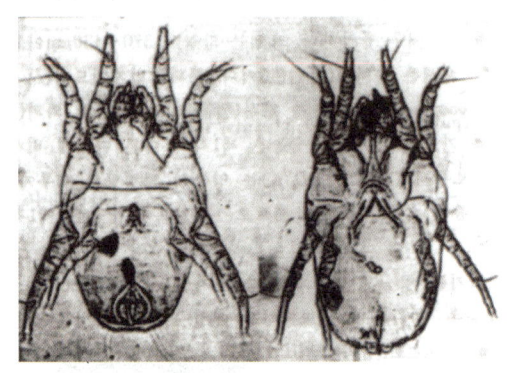

수컷(좌)과 암컷(우)의 사진

🔺 세로무늬먼지진드기의 형태(복면)

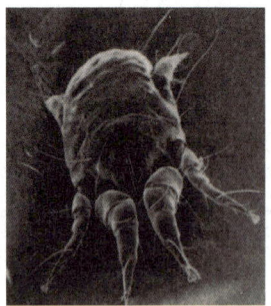
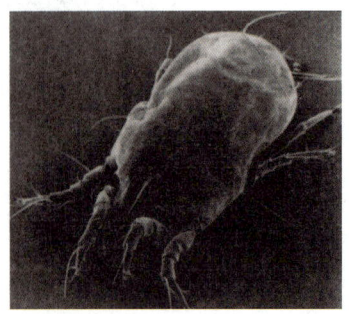

수컷(앞다리가 현저하게 크다)　　　　암컷

🔺 큰다리먼지진드기의 현미경사진

㉣ 생활사
  ㉠ 알에서 성충으로 발육하는 전기간은 약 1개월이다.
  ㉡ 성충의 수명은 2개월이다.
  ㉢ 유충 및 성충이 섭취하는 먹이 : 먼지 속에 섞여 있는 미세한 유기물질로 박리상피(剝離上皮), 비듬, 음식부스러기, 미생물의 포자 등이다.
  ㉣ 집먼지진드기 수명은 습도가 중요한 생장요인으로 작용한다.
  ㉤ 물을 직접 섭취하지 못하기 때문에 대기 중에 있는 비포화수분을 피부를 통해서 흡수한다.
  ㉥ 대기가 건조하면 반대로 체내의 수분이 피부를 통해서 밖으로 빠져나가 생명을 잃게 된다.
  ㉦ 집먼지진드기와 알레르기성 질환 : 기관지천식(특히 소아천식), 비염, 아토피성 피부염, 결막알레르기 등(알레르기성 질환이 최근 급증하고 있는데 이들 질환의 주 알레르기원(allergen)이 집먼지진드기라는 사실이 확인되었다)
  ㉧ 방제 : 가습기 사용을 금하고, 베개, 이불, 담요 등을 자주 세탁한다.

③ 털진드기과
  ㉮ 크기 : 전기문아목이며, 0.15~0.2mm 크기의 미세한 진드기이다.
  ㉯ 질병매개 : 쯔쯔가무시병을 매개한다(환자 발생은 전국적인 분포를 보이며, 계절적 발생양상은 10월과 11월에 각각 28.9%와 57.6%로 가을에 집중되어 있다).
  ㉰ 생활사 : 알 → 유충 → 약충 → 성충
  ㉱ 약충과 성충은 자유생활을 하고, 유충시기만 포유동물에 기생하며 흡혈한다.
  ㉲ 털진드기 유충의 형태
    ㉠ 감각모는 사상(絲狀) 또는 곤봉상(棍棒狀)으로 분류학상 중요하다.
    ㉡ 털진드기과 중에는 많은 속이 있는데 의학상 중요한 속(屬)은 털진드기속으로 다리가 7절, 순판은 사각형(四角形), 극모는 5개, 1쌍의 사상(絲狀) 감각모를 갖고 있다.
    ㉢ 유충은 다리가 3쌍이며, 몸과 다리에 잔털이 분지(分枝)하여 있는 극모(棘毛)를 다수 갖고 있다.
    ㉣ 유충은 2~3일 숙주의 피부에 붙어 충분한 조직액(흡혈)을 섭취한 후 떨어져 흙 속에 숨는다.
    ㉤ 제1약충 : 흡혈 유충은 2~3주 지나면 제1약충(전약충, protonymph)이 되는데 휴식기로 비활동 시기이다.
    ㉥ 제2약충 : 약 2주 후 탈피하여 제2약충(약충, deutonymph)이 되며, 4쌍의 다리를 가지고 기생생활을 하지 않고 미세한 절지동물이나 그들의 알을 먹고산다.
  ㉳ 성충
    ㉠ 제2약충이 약 2주가 되면 탈피하여 성충이 된다.
    ㉡ 성충은 자유생활을 하며 토양에 서식하는 미세한 절지동물의 알을 먹고산다.
    ㉢ 성충의 수명은 약 1년 또는 그 이상이다.
  ㉴ 생활사 및 습성

㉠ 유충은 풀잎 끝으로 기어올라가 숙주를 기다리다 숙주가 가까이 오면 몸에서 CO_2가스나 체온 등에 민감하게 반응하여 숙주에 기어올라가 몸에 부착한다. 숙주 몸에 부착하면 피부가 부드러운 부위를 찾아 **무더기로 부착하는데** 주로 귀, 생식기, 젖꼭지, 항문 등이다.

㉡ 유충이 붉은 색을 띠는 종도 많은데 이것은 혈액을 섭취해서가 아니고 **종 특유의 체색(體色)**이다.

㉢ 생활사의 인자 : 털진드기의 생활사는 습도, 온도, 먹이 등 환경에 따라 크게 영향을 받는다.

㉣ 털진드기의 개체군의 유지와 번식 : 자유생활 시기의 생태와 기생생활 시기의 숙주-기생관계에 의해 결정된다.

㉤ 진드기섬(mite island) : **자유생활 시기**에는 주위 환경의 조건에 따라 민감하게 반응하며, **토양의 성질, 토양의 수분함량(水分含量)이나 식물상(植物相)** 등 생태적 요인이 털진드기 개체군의 밀도를 좌우한다.

  예 습도가 낮으면 성충은 땅속 깊이 들어가고 산란을 중지한다. 일반적으로 볼 때 넓은 지역 중에서 2~3m²의 지점만이 털진드기의 좋은 서식처가 되며 높은 서식밀도를 보이므로 이런 지점을 진드기섬(mite island)이라 부른다.

㉥ 일반 기후도 털진드기 개체군에 영향을 준다. 고습에서 번식률이 높다.

㉮ 털진드기 매개감염병 예방대책

㉠ 털진드기의 주 숙주동물은 등줄쥐, 갈밭쥐 등 들쥐이다.

㉡ 우리나라에서 등줄쥐와 털진드기는 논뚝, 밭주변, 개울둑, 마을 주변의 잡초 등에 높은 밀도로 서식하고 있기 때문에 사람과 털진드기 접촉을 피할 방법은 없으므로, 긴바지에 장화를 착용하고, 털진드기가 옷에 부착하여 올라오지 않도록 작업복에 기피제를 처리한다.

④ 모낭진드기과(여드름진드기과) : 여드름진드기는 사람의 모낭과 피지선(특히 코 주변)에 주로 기생한다.

⑤ 중기문아목 : 생쥐진드기는 생쥐에 기생하며 리케치아폭스를 매개한다.

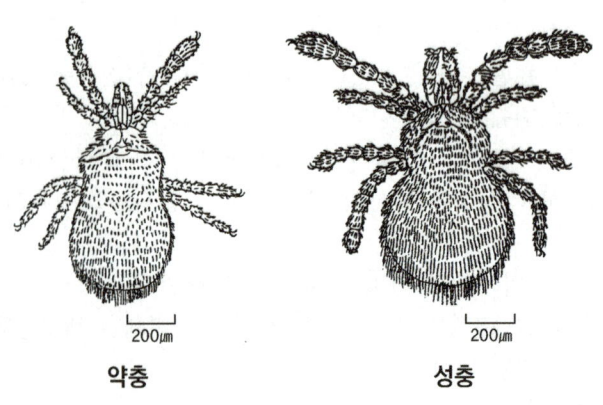

약충   성충

⬆ 털진드기

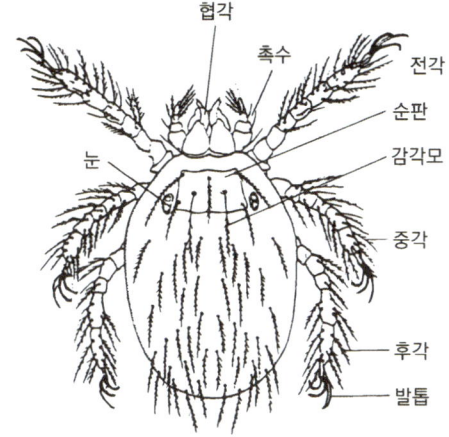

⬆ 털진드기 유충(배면)

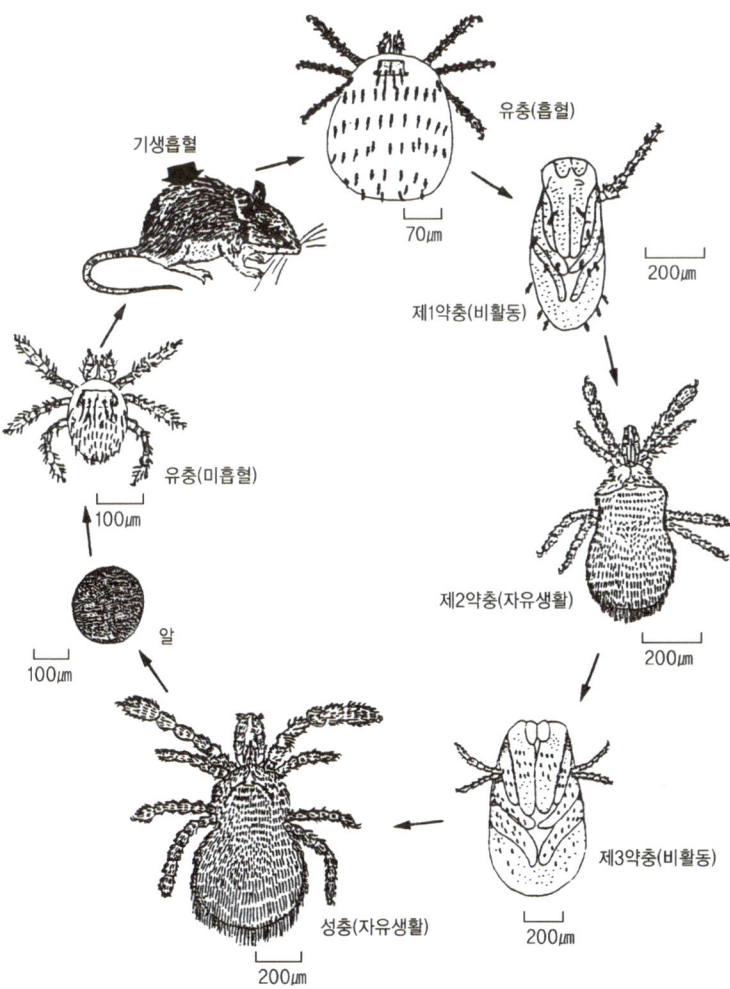

⬆ 털진드기의 생활사

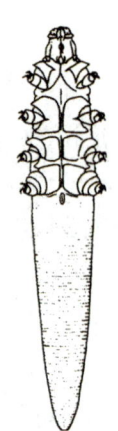

⬆ 모낭진드기 성충(복면)

 **5. 쥐류**

1 국내위생 쥐류의 분류

- 쥐의 분류 : 들쥐, 가주성 쥐
- 들쥐 : 들(野)에서 서식하는 것을 들쥐((野鼠, field rodent)라 한다(가주성 쥐를 제외한 모든 쥐). - 등줄쥐(Apodemus agrarius)
- 가주성 쥐 : 마을 내 가옥(家屋) 안팎에서 사는 쥐를 가주성 쥐(家柱性 鼠)라 한다.
  - 시궁쥐(Rattus norvegicus, Norway rat)
  - 곰쥐(지붕쥐, 집쥐, Rattus rattus, Roof rat)
  - 생쥐(Mus musculus, House mouse)

(1) 등줄쥐(Apodemus agrarius)

① 등줄쥐는 들쥐 중 전국적으로 가장 많이 차지하고 있으며, 들쥐의 일종으로 농촌지역에 많이 분포되어 있다.
② 체색
  ㉮ 배면은 회색이 섞인 연한 적갈색이다.
  ㉯ 검은줄이 머리 위로부터 꼬리의 기부(基部)까지 있다(등에 종(縱)으로 검은 줄이 나 있다).
  ㉰ 복면은 회백색이다.
③ 무게 : 20g 내외
④ 크기, 형태 등이 모두 생쥐와 비슷하나, 등의 검은 줄로 쉽게 구별이 된다.
⑤ 두동장(頭胴長) : 90~120mm이다.

⑥ 뒷발의 크기 : 18~22mm이다.
⑦ 꼬리 : 82~88mm로 두동장보다 언제나 짧다.

(2) 시궁쥐(Rattus norvegicus)
① 시궁쥐는 애굽쥐라고도 하고 영어로 Norway rat이다.
② 체중 : 400~500g
③ 꼬리길이가 16~20cm로 두동장(19~25cm)보다 짧거나 같은 것이 곰쥐와 구별되는 특징이다.

(3) 곰쥐(Rattus rattus, black rat, 지붕쥐, 집쥐)
① 무게 : 300~400g
② 꼬리길이가 250mm로 두동장(145~200mm)보다 긴 것이 시궁쥐와 구별되는 특징이다.

(4) 생쥐(Mus musculus)
① 평균 무게 : 20g
② 꼬리길이와 두동장(80~100mm)과 비슷하다.

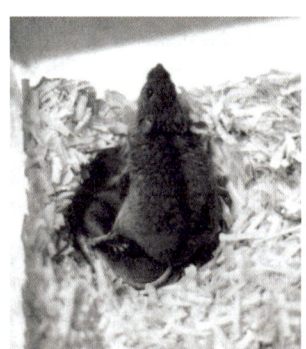

⬆ 등줄쥐의 어미와 새끼들

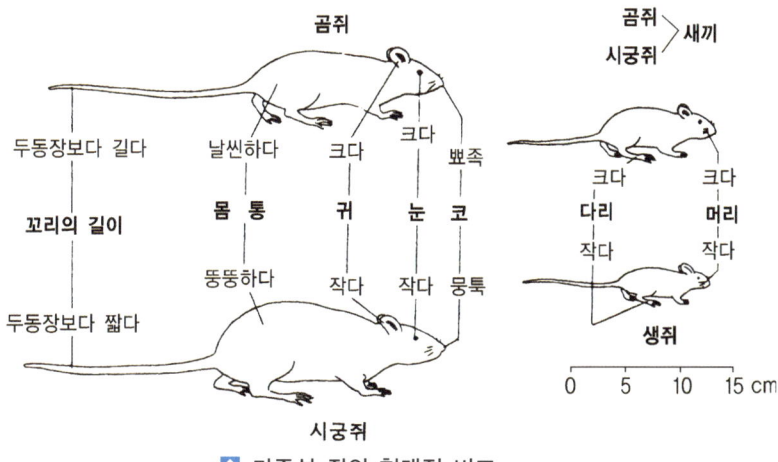

⬆ 가주성 쥐의 형태적 비교

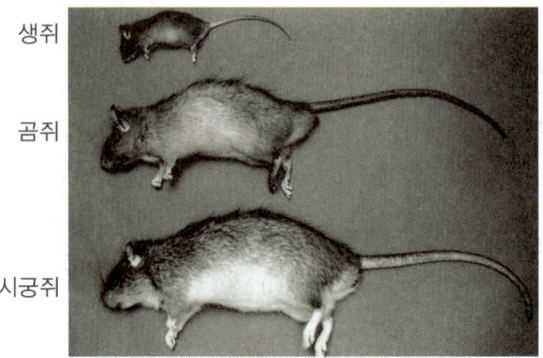

🔼 쥐의 크기 비교

2 쥐 매개 질병

설치동물인 쥐가 옮기는 질병 : 흑사병(페스트), 발진열, 쯔쯔가무시병, 리케치아폭스, 살모넬라증, 서교열, 렙토스피라증, 신증후군출혈열(유행성출혈), 선모충, 리슈만편모증, 샤가스병 등

3 쥐의 구제

(1) 구제책 수립에 필요한 조사

① 쥐의 분
  ㉮ 시궁쥐 : 길이 2cm정도로 대형이며, 끝이 약간 뾰족하게 끊어져 있다.
  ㉯ 곰쥐 : 1.3~1.5cm로 약간 작고, 끝이 원형이다.
  ㉰ 생쥐 : 길이 3~4mm로 소형이며, 쉽게 구별된다.
  ㉱ 새로운 쥐똥 : 색이 검고 윤이 나며 습기가 약간 있다.
  ㉲ 오래된 쥐똥 : 퇴색(退色)하고 윤기가 없으며 건조하다.

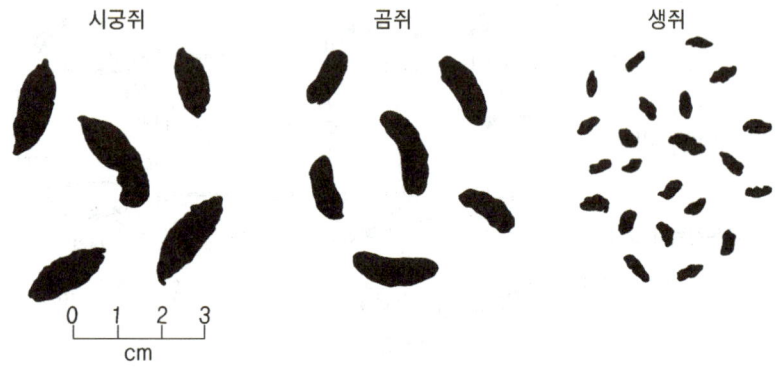

🔼 쥐의 분(糞)의 특징

② 쥐의 통로
　㉮ 쥐는 먹이와 물을 섭취하기 위하여 은신처를 드나들 때에 **일정한 통로를 사용**하므로 길이 생긴다.
　㉯ 옥내 : 파이프, 나무기둥, 횡목(橫木) 등에 검고 기름기가 있는 얼룩이 생긴다.
　㉰ 옥외 : 흙이 부드럽거나 습기가 있는 장소에 통로나 발자국이 뚜렷하게 나타난다.
③ 기타 쥐의 흔적
　㉮ 나무기둥, 상자, 문짝 등을 갉아 놓는다.
　㉯ 물건을 담아둔 포대나 비닐, 종이포장을 갉아 내용물이 흩어져 있는 것을 볼 수 있다.
　㉰ 밤에 쥐가 소란을 피운다.
　㉱ 위의 흔적이 없어 서식여부를 알 수 없을 때는 탈크(talc) 또는 횟가루 같은 분말을 다량 **뿌려놓은 후** 1~2일 후에 쥐의 발자국을 조사한다.
　㉲ 하수구에는 분말을 뿌릴 수 없으므로 적당한 먹이를 소량 놓아둔 후 수일간 쥐가 먹었는지를 검사한다.

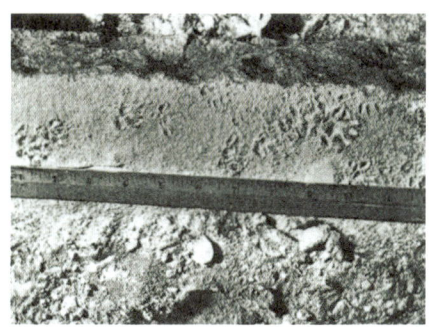

⬆ 횟가루 뿌려놓은 곳에 생긴 쥐 발자국

(2) 쥐의 구제방법
① 환경개선
　가주성 쥐의 방제방법 중 효과적이고 영구적인 방법은 발생원 및 서식처를 제거하는 환경을 개선하는 것으로서 먹을 것과 서식처를 없애거나(청결), 창고를 청소하거나, 기타 건물에 쥐의 침입구를 막는 방법 등이 있다.
　㉮ 쌀, 보리, 밀 등 대량의 곡물을 저장할 때에는 **방서처리(防鼠處理)**가 철저하게 이루어진 창고에 넣어두는데, 가능하면 폭을 좁게 하여 간격을 두고 여러 곳에 나누어 쌓아 쥐의 은신처 제공을 예방한다. 저장된 곡물은 2개월 이내에 장소를 옮기는 것이 안전하다.
　㉯ 주택, 창고, 기타건물에 쥐의 침입구를 발견하면 방서처리를 하여야 한다. 2cm 넓이의 구멍으로 생쥐나 시궁쥐 새끼가 침입할 수 있으므로 **출입문의 하부, 외부로부터 들어오는 파이프와 벽과의 접촉부, 창문과 환기통, 처마와 벽 상단 사이** 등에 틈이 발견되면 시멘트, 철망, 철판 등으로 막아야 한다.
　㉰ 쥐가 구멍을 뚫지 못하도록 기초 공사시 건물둘레에 40~50(60)cm 깊이로 **L자형 콘크리트 방서벽(防鼠壁)**을 설치한다.

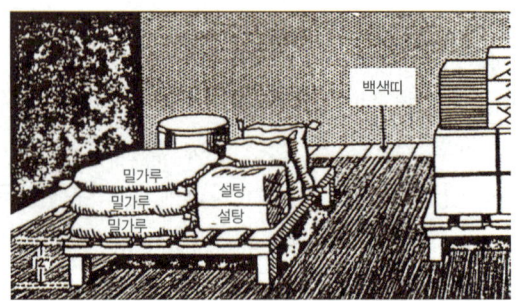

⬆ **식품 저장방법** : 식품 저장방법에 의한 쥐의 은신처 제공을 예방하기 위한 환경개선 방법

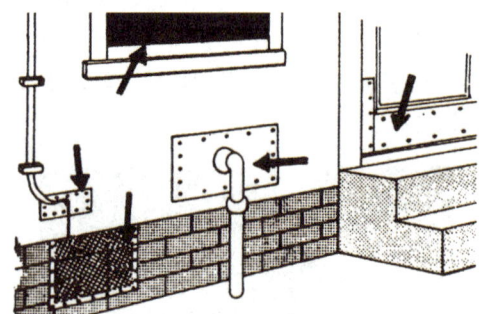

⬆ **방서처리(防鼠處理)** : 화살표 있는 곳을 방서처리한다.

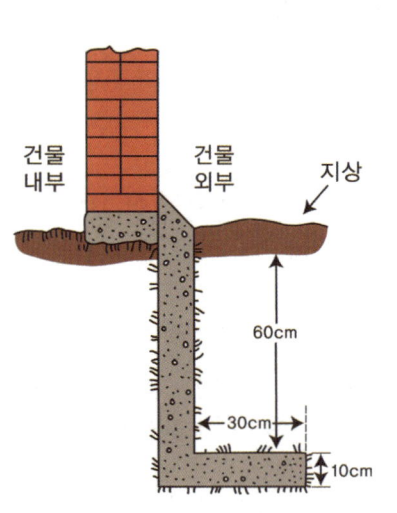

⬆ L자형의 지하 방서벽

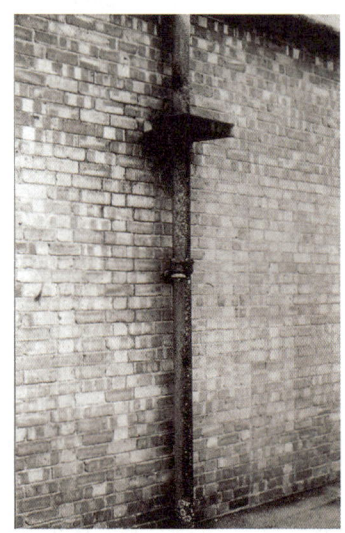

⬆ 건물 외벽 배수관에 설치한 쥐방지턱

② 천적 이용 : 쥐의 포식동물인 족제비, 오소리, 살쾡이, 담비, 고양이, 개, 부엉이, 올빼미 등을 이용한다.
③ 불임약제 이용 : 불임약제를 먹이에 섞어 불임시켜 번식을 억제한다.

④ 트랩 이용 : 쥐틀, 쥐덫 등을 사용한다.
⑤ 살서제 사용 : 독먹이(bait), 급성 살서제, 만성 살서제를 사용한다.

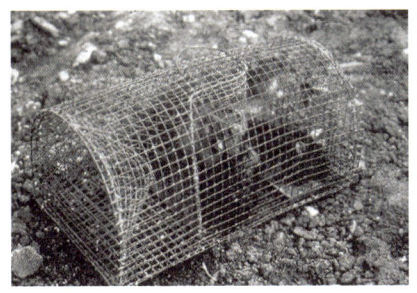 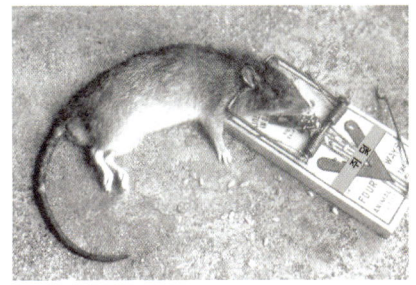

🔼 먹이로 유인한 쥐틀(좌)과 먹이로 유인하거나 쥐 통로에 설치하는 쥐덫(우)

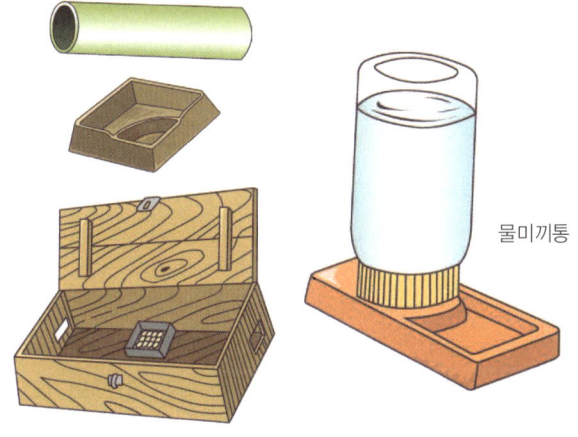

물미끼통

🔼 여러 가지 독먹이통

6. 위생곤충의 채집, 보존 및 표본 제작

1 채집방법

(1) 모기성충 채집

① 생물검정시험(biossay test)용 공시충(供試蟲)이 필요할 때 또는 흡혈빈도나 흡혈시간 등 습성을 조사할 때에는 소 또는 인체에 흡혈하고 있는 모기나 축사 벽에 앉아 있는 모기를 직접 전지와 흡충관(sucking tube)을 사용하여 모기를 채집한다.
② 개체군 밀도를 조사할 때 가장 많이 사용하는 것은 유문등이다.

㉮ 옥외에 설치한 노자와형 유문등 : 깔다구, 나방류 등 많은 종류의 추광성 곤충이 잡힌다.
㉯ 돈사에 설치한 배터리용 소형 CDC 유문등 : 모기와 등에모기 암컷만 잡힌다.

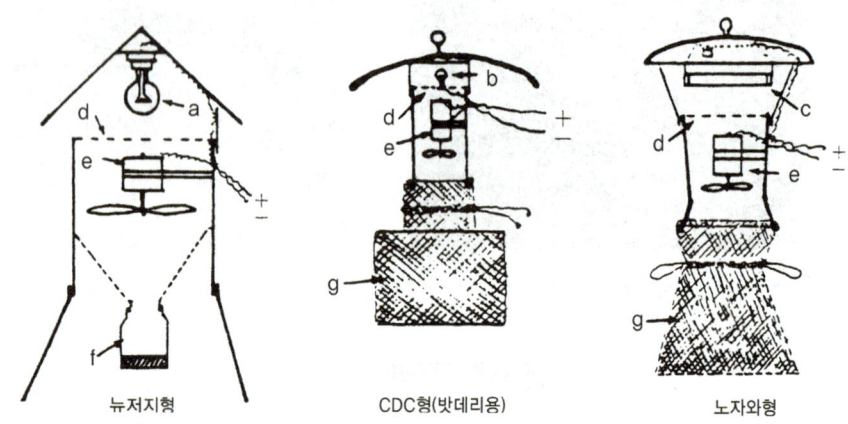

🔼 **유문등**(a : 백열등, b : 6V전구, c : 흑색형광등, d : 철망(나방, 기타 대형 곤충 채집 방지), e : 모터, f : 독병, g : 채집망)

(2) 모기유충 채집 : 가정용국자로 물을 떠서 유충이 발견되면 스포이드로 채집병에 옮긴다.

(3) 파리성충 채집

① **소형 곤충망** : 파리성충 채집에는 끝이 좁은 소형 곤충망을 휘둘러 채집한다.
② **파리격자**(fly grill) : 시장, 주택가 기타 장소에 **파리의 밀도를 조사**할 때는 나무로 만든 파리격자를 놓고 일정시간 안에 격자에 앉는 파리의 수를 세면된다. 밀도가 높은 곳에서는 1~2분 정도 적을 때는 5~10분으로 연장하고 비교할 때는 분당 개체수로 환산한다.

(4) 기타곤충 채집

① **흡충관** : 모기, 소형파리류, 등에모기, 쌀겨모기, 나방파리 등의 **성충채집(소형곤충)**에는 **흡충관**이 원시적이지만 간편하고 효과적이다.
② **곤충망**(곤충채집망) : 파리, 등에는 곤충망을 사용한다.
③ **플라스틱 백, 마취제(에테르나 클로로포름)** : 진드기, 이, 벼룩 : 쥐를 플라스틱 백에 넣고 마취제(에테르나 클로로포름)를 적신 솜을 넣어 5~10분 정도 마취시켜 죽인 후 대형 사진 현상판에 옮겨 칫솔로 온몸의 털을 빗질하듯이 털어 낸다.
④ **베레스 원추통** : 쥐나 새의 둥지 또는 쥐구멍 주변의 흙을 긁어 플라스틱 백에 넣어 실험실로 가져와서 베레스 원추통의 철망 위에 올려놓는다. 전등을 켜 놓으면 **진드기, 벼룩, 기타 곤충의 성충과 유충이 빛과 열을 피하여 밑으로 내려와 알코올 병에 떨어진다.**
⑤ **핀셋** : 빈대, 물렁진드기, 참진드기, 일부 바퀴 등 비상능력이 없고 느린 **대형 곤충**은 손이나 핀셋으로 직접 잡는다.

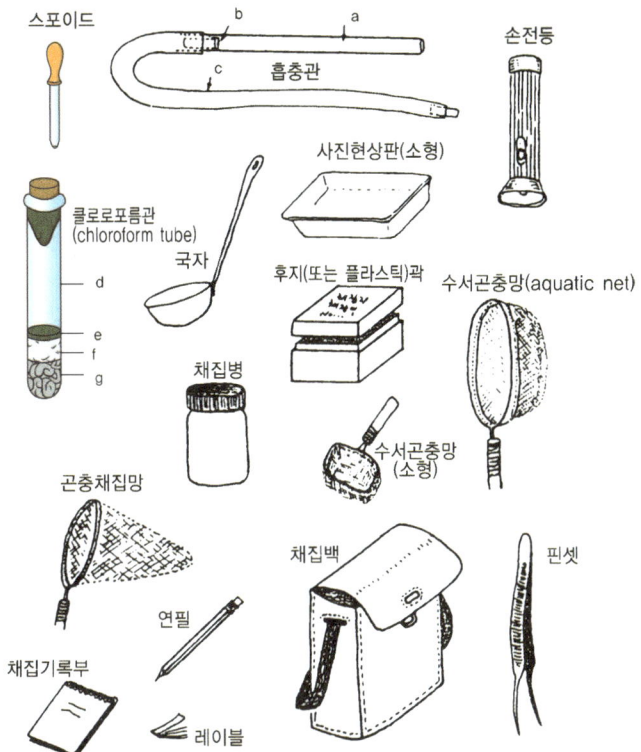

🔼 **곤충 채집기구**(a : 유리 또는 플라스틱 관, b : 망사, c : 고무관, d : 시험관, e : 콜크판, f : 솜, g : 생고무 조각에 클로로포름(chloroform)을 부으면 고무가 녹아 장기간 훈증 작용함)

7. 살충제 시험

 감수성과 저항성 시험

(1) 감수성(susceptibility)/저항성(resistance) 시험의 목적
① 앞으로 사용하려는 약제에 대한 곤충의 감수성 정도를 결정한다.
② 약제에 대한 개체군의 저항성 발전 여부를 결정한다.
③ 필요시 대체할 약제를 선정한다.

(2) 모든 시험에는 약제 이외의 요인에 의한 치사율이 생기는 경우를 대비하여 대조군을 두어야 한다. 대조군의 치사율이 5% 이상 되면 약제처리군의 치사율에 이를 반영시켜야 하는데 이때 아보트공식을 사용한다. 대조군의 치사율이 20% 이상이면 실험결과를 버린다.

$$\text{아보트공식} = \frac{\text{시험군 치사율}(\%) - \text{대조군 치사율}(\%)}{100 - \text{대조군 치사율}(\%)} \times 100$$

(3) 약제에 강제 노출시키는 방법

① 모기, 벼룩, 빈대 등 : 농도별로 약제를 흡착시킨 여과지에 강제로 접촉시키는 방법이다.
② 파리, 바퀴 : 곤충의 몸에 일정량의 약제를 떨어뜨린 점적법(toppical appication)이다.
③ 모기유충 등 수서곤충 : 농도별로 희석한 물 속에 공시곤충을 넣고 24시간 계속 노출시키는 시험법이다.

(4) 모기성충의 경우

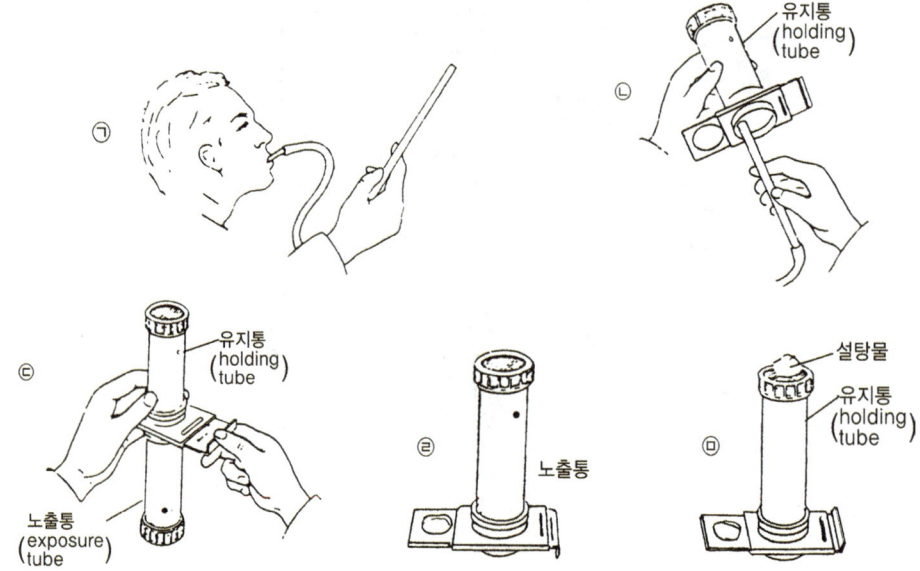

🔼 **살충제 감수성/저항성 시험(WHO법) : 모기성충에 대한 시험**
(㉠, ㉡ : 흡충관으로 공시충을 유지통에 넣는다, ㉢ : 노출통을 부착시키고 두 통 사이의 칸막이판을 뺀 다음 공시충을 노출통으로 옮긴다(입으로 가볍게 분다), ㉣ : 노출통에서 1시간 노출시킨다, ㉤ : 유지통으로 다시 옮긴 후 설탕물을 주면서 24시간 놓아둔다)

(5) 이, 빈대, 진드기의 경우

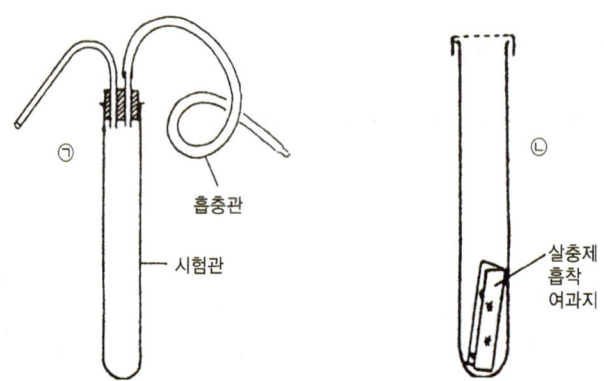

🔼 **살충제 감수성/저항성 시험(WHO법) : 이, 빈대, 벼룩 등에 대한 시험**
(㉠ 벼룩은 흡충관을 이용하여 시험관에 넣는다(핀셋으로 집어넣는다), ㉡ 살충제 농도별로 처리한 여과지를 접어서 시험관에 넣고 일정시간(1시간) 노출시킨다)

2 생물검정시험

생물검정시험(bioassay test)이란 살충제를 살포할 때 공시곤충을 강제 노출시켜 살충효력을 평가하는 시험이다. 공간살포와 잔류분무의 경우가 있다.

(1) 공간살포의 경우 : 가열연무, 극미량연무(ULV), 기타 방법으로 공중이나 지상에서 공간 살포할 때 공시곤충(모기, 파리 등)을 소형 모기망 속에 넣고 시험하는 경우이다.

(2) 잔류분무의 경우 : 옥내에 약제를 잔류분무한 후 살충효력을 평가하기 위해 공시곤충(모기 등)을 강제로 접촉시켜 시험하는 경우이다. 모기는 노출 깔대기를 이용한다.

8. 매개곤충의 방제방법

매개곤충의 방제방법에는 물리적 방법, 화학적 방법, 생물학적 방법 및 통합적 방법으로 나눌 수 있다.

1 물리적 방법

(1) 환경관리
① 정의 : 환경관리란 매개종의 번식을 억제하거나 최소화하고, 사람-매개종-병원체 접촉을 차단하기 위한 **환경위생의 개선**을 들 수 있다. 일반적으로 환경관리에 의한 매개종의 방제는 이들의 **발생원을 제거하거나 감소시킨다는 점**에서 가장 이상적이고 항구적인 방법(해충 방제방법 중 근본적이며 **영구적인 방법**)이라 할 수 있다.
② 환경의 물리적 변경 및 조정
　㉮ 매개종의 서식처를 제거하는 것 : 저지대의 매몰, 웅덩이 제거, 배수(排水), 침수(侵水), 물의 유속변경, 관개수로의 변경 등이 있다.
　㉯ 사람-매개종 접촉을 차단하기 위한 환경위생의 개선 : 방충망 설치, 모기장 설치 등이 있다.
③ 환경위생의 개선
　㉮ 쓰레기 처리
　　㉠ 가정용 쓰레기통에는 꼭 맞는 뚜껑을 덮어야 하고 최소한 매주 1회 이상, 가능하면 2회 이상 수거를 하여 파리의 번식을 막는다.

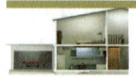

ⓒ 쓰레기매립 : 해충과 쥐의 발생 또는 번식을 막기 위해 가늘고 긴 띠 모양으로 매몰함으로써 쓰레기 노출 부위를 최소화하고 **노출 부위를 복토**한다.
㉯ 청결 : 가옥 내의 청결은 가정해충에게 여러 면으로 불리하게 작용한다.
㉰ 스크린 설치(screening) : 파리, 모기, 깔따구 등 해충이 발생하는 지역에서는 문과 창문에 방충망을 설치하여 해충의 침입을 예방할 수 있다.

(2) 트랩 이용(trapping)

① 개인 주택, 창고 등에 곤충을 방제하기 위해 오래전부터 사용하여 왔다.
② 곤충의 습성을 이용한 여러 종류의 트랩이 사용된다.
③ **쥐틀, 파리통, 바퀴트랩** : 좋아하는 **먹이를 미끼로 사용**하는 것이다.
④ 끈끈이줄 : 긴 종이테이프를 접착 물질로 처리하여 **파리를 잡는 데 사용**된다. 전선이나 가는 줄에 매달려 있는 파리의 습성을 이용한 것이다.
⑤ 유문등 : 빛에 모여드는 추광성 날벌레(모기)를 채집하기 위한 것이다.
⑥ **살문등(殺蚊燈) : 추광성 날벌레를 고압전류에 감전시켜 죽이는 것이다.**

 9. 살충제

살충제의 적용방법

(1) 독먹이법
살충제를 곤충이 **좋아하는 먹이와 함께 혼합한 독먹이**(poison bait 또는 bait)로 **곤충을 유인하여 식독**(食毒)시키는 방법이다.

(2) 공간살포
공간살포 방법에는 다음과 같은 것이 있다.
① 에어로솔(aerosol bomb)
㉮ 살충제 원체를 유기용매에 희석한 용액과 LPG, 디메틸에테르 등 비점(沸點)이 극히 낮은 물질을 $25lb/in^2$로 압축 액화한 분사제를 혼합하여 내압 금속용기에 넣어 살충제 용액을 30μ 이하의 미립자로 공중에 확산시키는 방법이다.
㉯ 입자의 크기 : $30\mu m$
㉰ 분사량 : 1cc/초

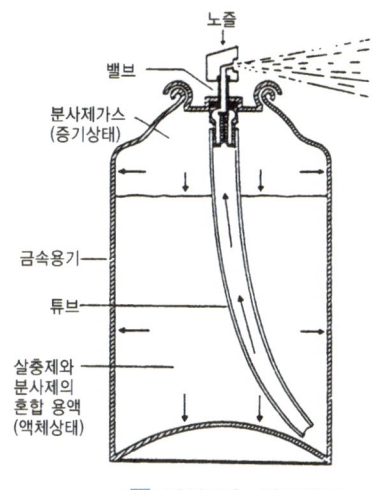
▲ 에어로솔 내부구조

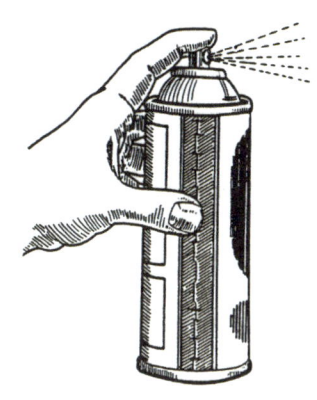
▲ 에어로솔의 분사하는 모습

② 가열연무(thermal fogging 또는 가열연막)
  ㉮ 대부분 0.1~40μ(5~15μ)으로 미립화되어 에어콤프레서의 힘으로 배출되게 하는 방법이다.
  ㉯ 연무작업 : 밤 10시 후부터 새벽 해뜨기 직전까지가 좋다. 즉 해진 후(7~10시)나 새벽(5~7시)이 좋다.
  ㉰ 풍속 : 무풍 또는 10km/hr 이상일 때는 살포할 수 없다.
  ㉱ 분사구(nozzle, 노즐) : 풍향쪽(풍향을 가로지르되) 30~40°로 하향한다.
  ㉲ 분사량 : 분사량은 최대한으로 증가시킨다(대형인 1,200형은 최대 분사량이 120gal/hr). 자동차 장착용 가열연무기는 평균분사량이 시간당 40갤론(40gal/hr)이다.

가열연무시 속도와 살포면적		
	휴대용	차량용
속 도	1km/hr	8km/hr
살포폭	5~10m	50m
살포면적	1ha/hr	40ha/hr

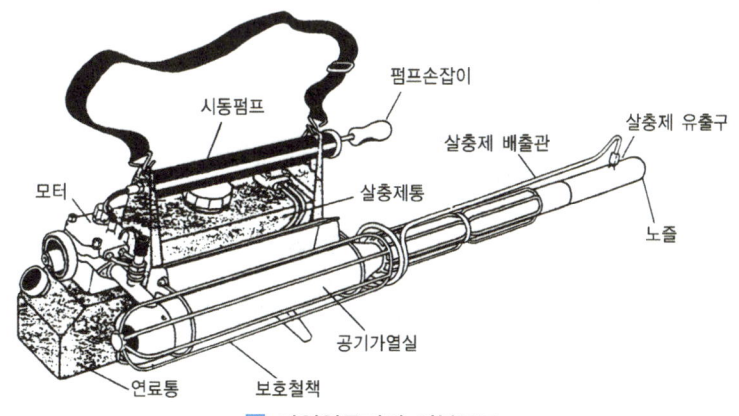
▲ 가열연무기의 외부구조

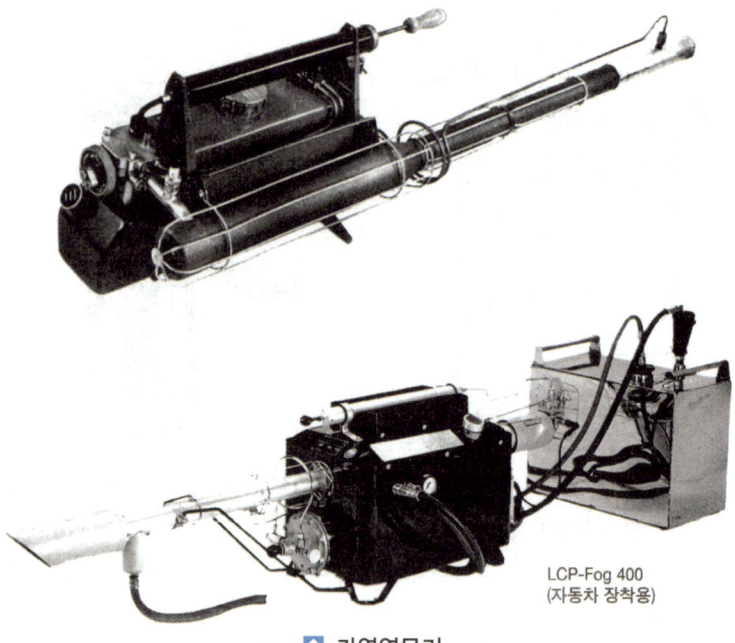

LCP-Fog 400
(자동차 장착용)

🔼 가열연무기

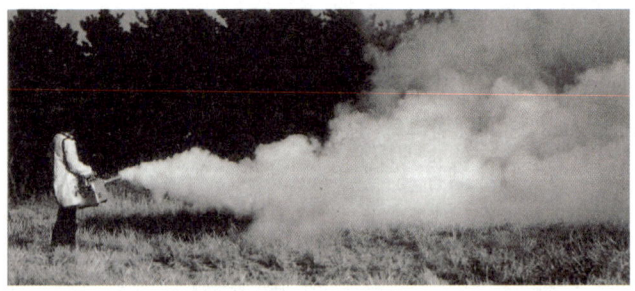

🔼 휴대용 가열연무기로 살충제 살포하는 광경

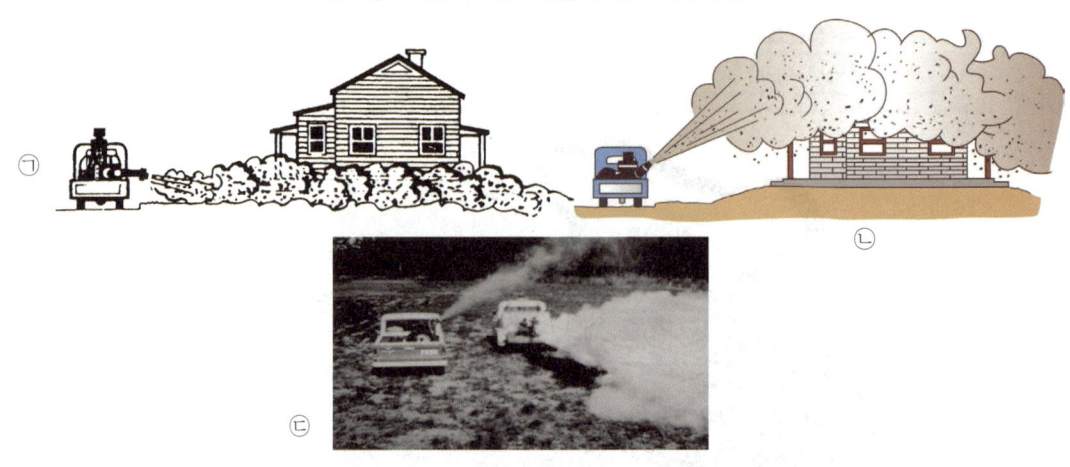

🔼 가열연무기와 극미량연무기(UV연무기)의 살포방법
(㉠ 가열연무기는 분사구를 밑으로 향하게 한다, ㉡ 극미량(ULV)연무기와 미스트는 상향 조절한다, ㉢ 극미량연무기(좌)와 가열연무기(우)의 비교)

③ 극미량연무(ULV, ultra low volume 또는 cold fogging)
　㉮ 경유로 희석할 필요가 없고 고농도의 살충제 원제를 살포하므로 분사량이 시간당 1갤런 내외로 극히 미량이고, 최대 분사량도 5gal/hr 이내이다.
　㉯ 극미량연무시 살충제 입자의 크기는 5~50μ으로 가열연무(0.1~40μ)보다 약간 크다.
　㉰ 노즐(Nozzle)을 45°각도로 상향(上向) 고정한다.

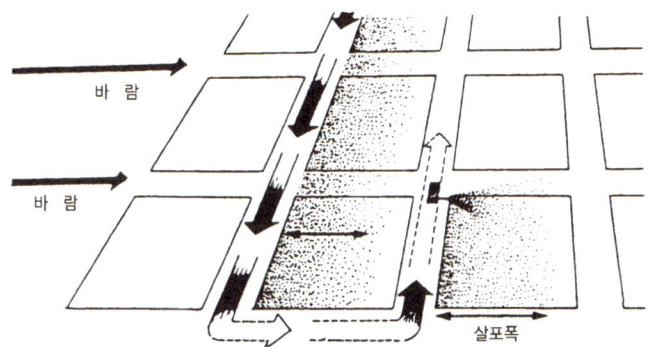

🔼 **지상공간 살포방향(바람을 가로지르며 살포)과 살포폭** : 가열연무 살포 차량을 가능한 한 바람을 가로지르며 주행시켜야 한다.

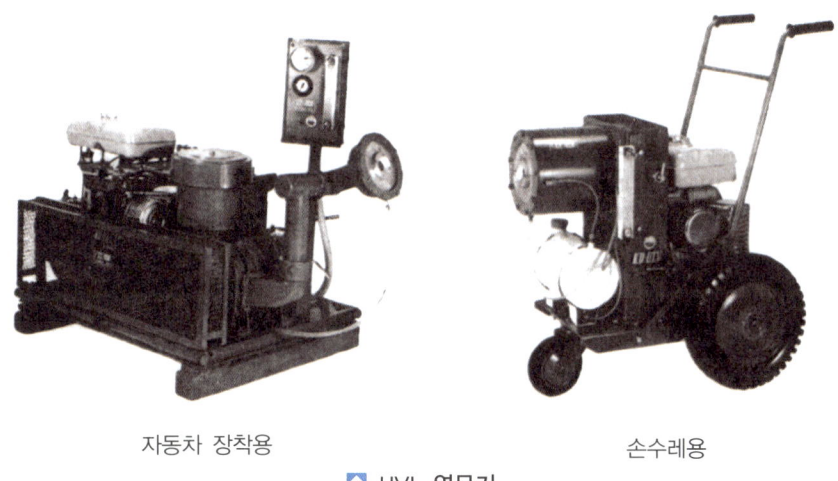

자동차 장착용　　　　　손수레용
🔼 **UVL 연무기**

(3) 미스트(mist)
① 분사되는 살충제 입자가 50~100μ인 경우를 미스트라 한다.
② 공간 및 잔류분무의 효과도 낼 수 있다.
③ 모기, 독나방유충, 파리, 진드기, 벼룩 등의 방제를 위해 풀숲, 늪, 공원, 쓰레기처리장 등에 살포하고, 모기발생장소에 살포하면 성충과 유충을 동시에 방제할 수 있다.

(4) 잔류분무(residual spray)

① 살충제 희석액을 100~400μ의 큰 입자로 분사하는 것을 분무(spray)라 한다.
② 잔류분무란 효과가 오래 지속되는 약제를 표면(예 벽의 표면)에 뿌려 대상해충이 접촉할 때마다 치사시키는 방법이다.
③ 잔류분무시 가장 중요한 것
　㉮ 희석액이 벽면에 40cc/m^{2}이 되도록 살포한다.
　㉯ 탱크내 공기압력 : 40lb/in^2
　㉰ 노즐과 벽면과의 살포거리 : 46cm
　㉱ 속도 : 2.6m/6초
　㉲ 살포거리를 46cm로 하면 살포폭(swath)은 75cm가 된다.
④ 분사구(노즐)는 잔류분무의 장소에 따라 다음과 같이 선택한다.
　㉮ 부채형(flat fan)
　　㉠ 부채형은 표면에 일정하게 약제를 분무할 때 분사구가 가장 좋다.
　　　예 뇌염모기를 방제하기 위하여 축사벽에 잔류분무를 할 때 분무기의 노즐(분사구)은 부채형을 이용한다.
　　㉡ 부채형으로 8002호, 8004호, 5004호, 50015호 등이 있는데 8002호 노즐이 많이 쓰인다.
　㉯ 직선형(solid stream)
　　㉠ 해충(바퀴 등)이 숨어 있는 좁은 공간 깊숙이 분사할 때 사용한다.
　　㉡ 001호, 000021호 등이 있다.
　㉰ 원추형(cone)
　　㉠ 다목적으로 사용한다.
　　㉡ 모기유충 등 수서해충 방제시 적합하다.
　㉱ 원추-직선 조절형(adjustable cone jet)

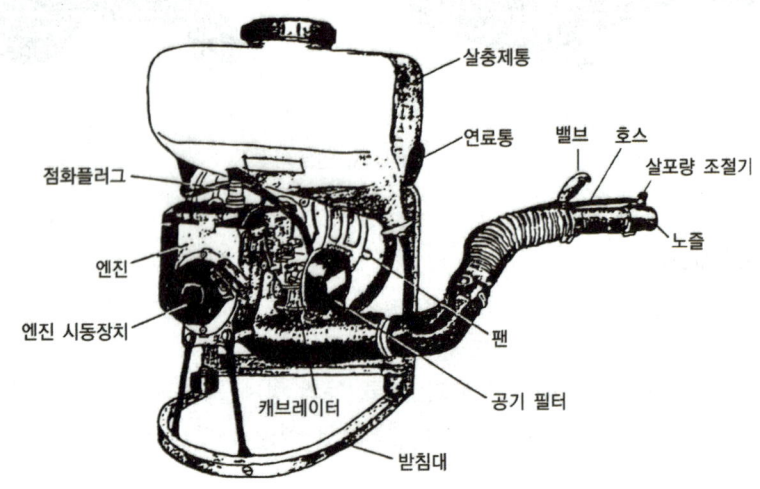

🔼 냅색식 동력분무기

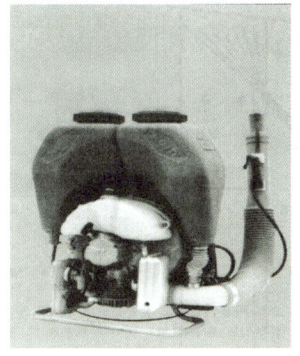

🔼 냅색식 동력분무기

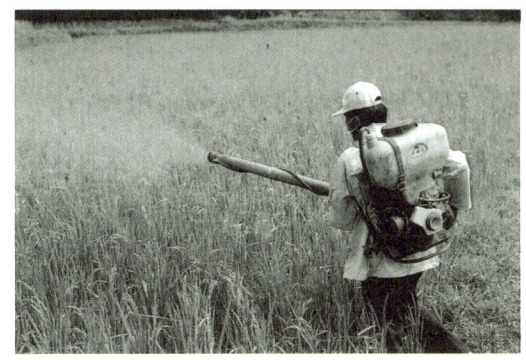

🔼 냅색식 동력분무기 살포광경

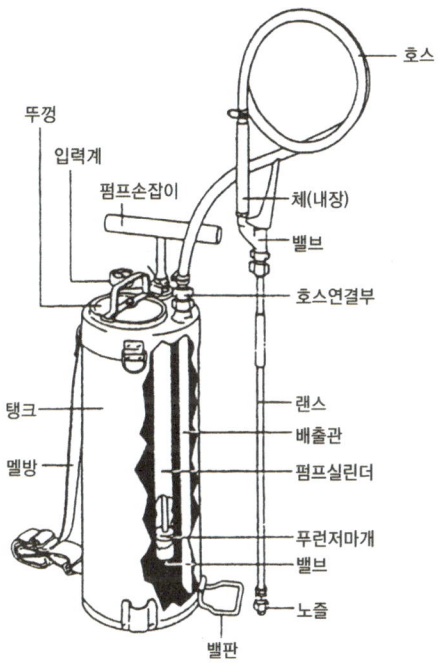

🔼 동력압축분무기

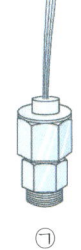
㉠

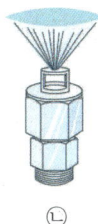
㉡

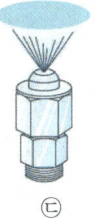
㉢

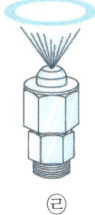
㉣

🔼 **노즐의 종류** (㉠-직선형, ㉡-부채형, ㉢-원추형, ㉣-공중원추형)

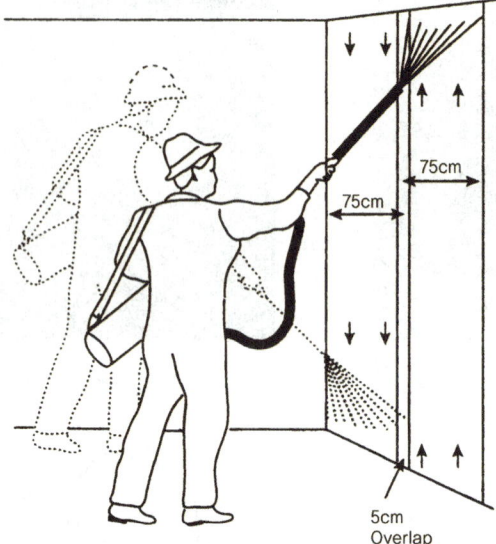

🔼 **잔류분무 살포방법** : 화살표는 살포하는 방향(위에서 아래로, 다음에는 아래서 위로), 5cm를 겹치게 살포한다. 노즐벽과 벽면거리는 항상 45(46)cm로 유지한다.

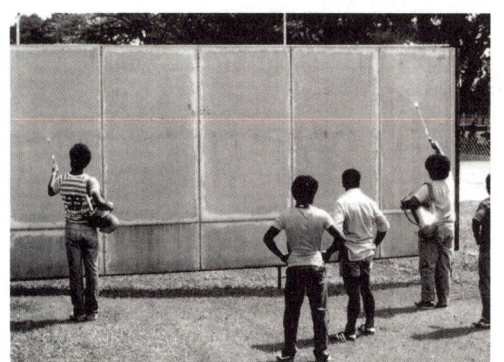

약제를 벽면에 고르게 분무하기 위해서는 충분한 사전 훈련을 받아야 한다.

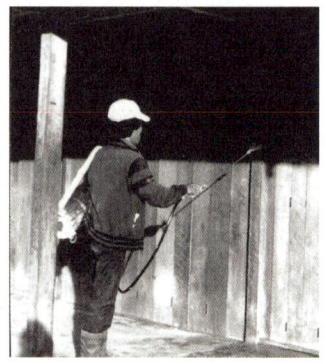

실제로 가옥 벽면에 잔류분무 하는 장면

🔼 잔류분무

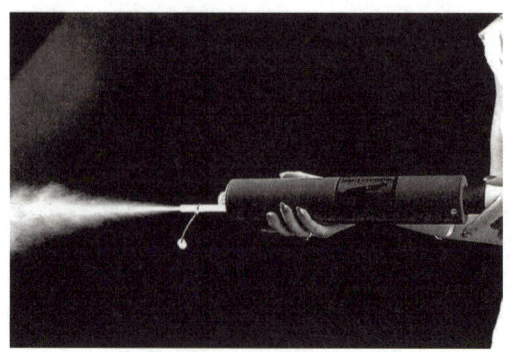

🔼 수동분제 살포기

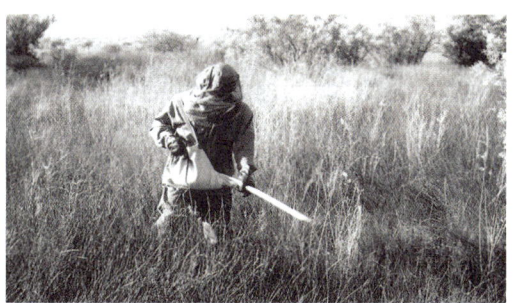

🔼 **입제살포기** : 모기발생장소인 습지에 입제를 살포하고 있는 장면

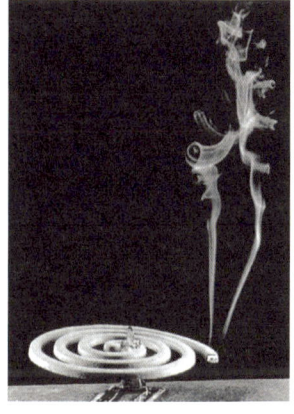

🔼 모기향

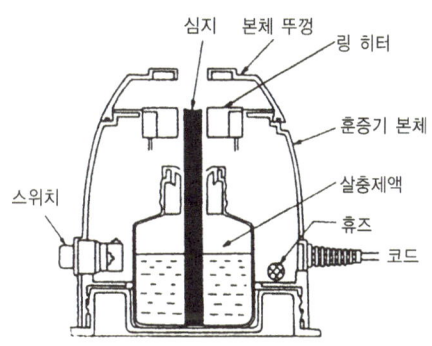

🔼 액체 전자모기향의 내부구조

2 제제(formulation)

(1) 제제란 원체(原體, technical grade : 100%의 살충제)를 사용목적에 따라 여러 형태 및 농도로 만들어 판매하는 것을 제제라 한다.
판매되고 있는 제제는 다음과 같은 것이 있는데, 대부분 고농도로 이를 원제(原劑, concentrate)라 한다.

(2) 판매되고 있는 제제(formulation)의 용기에 표시되어 있는 제제의 명칭은 다음과 같다.
   ① 수화제(水和劑, WP, w.d.p.)
   ② 유제(乳劑, emulsifiable concentrate, EC)
   ③ 용제(溶劑, solution, S)
   ④ 수용제(水溶劑, soluble powder, SP)
   ⑤ 분제(紛劑, dust, D)
   ⑥ 입제(granule, G)와 부리켓(briquet)

〈참고〉 변경된 내용은 "크라운출판사 홈페이지(www.crownbook.com) ⇨ 학습자료실"을 참고하기 바람

출제 및 예상문제

1 다음 그림은 곤충의 외피의 구조를 나타낸 것이다. 표피층을 생성하는 층은?

① ㉠
② ㉡
③ ㉢
④ ㉣
⑤ ㉠, ㉣

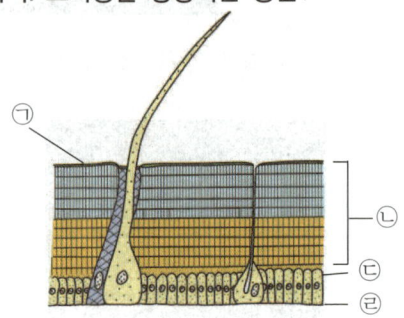

  ① 곤충의 외피구조 : ㉠-외표피, ㉡-표피층, ㉢-**진피층**, ㉣-기저막
② 진피층 : 진피세포로 형성되어 있는데 표피층을 생성하며 일부는 변형되어 극모(satae) 등을 형성하는 조모세포(造毛細胞)로 되어 있다.

2 다음 그림은 곤충의 두부이다. 대악(먹이를 저작)의 구조는?

① ㉠
② ㉡
③ ㉢
④ ㉣
⑤ ㉥

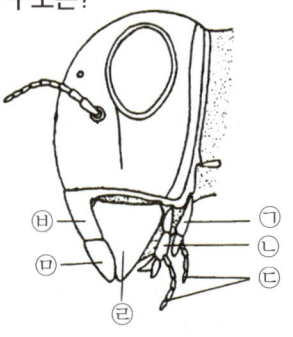

  ① 곤충의 두부 : ㉠-하순, ㉡-소악, ㉢-촉수, ㉣-대악, ㉤-상순, ㉥-두순
② 대악 : 단단한 구조로서 수평으로 움직이면서 식품을 물어뜯거나 씹도록 되어 있다.
※ 대악(큰턱), 소악(작은턱)

3 다음 그림에서 단안은?

① ㉠
② ㉡
③ ㉢
④ ㉣
⑤ ㉤

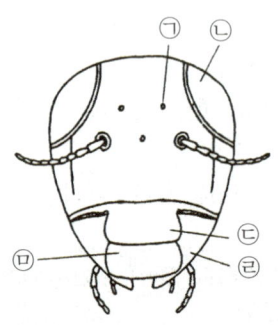

정답 1. ③ 2. ④ 3. ①

① 곤충의 두부 : ㉠-단안, ㉡-복안, ㉢-두순, ㉣-대악, ㉤-상순
② 복안 : 시각(vision)을 주로 담당한다.
③ 단안 : 시각을 보조역할 하는데 비교적 빈약하며 영상(image)보다는 움직임에 더 예민한 것으로 알려져 있다.

4 3번 그림에서 복안은 어느 것인가?
① ㉠ ② ㉡ ③ ㉢
④ ㉣ ⑤ ㉤

5 3번에서 두순과 상순의 연결이 맞게 된 것은?
① ㉠, ㉡ ② ㉡, ㉢ ③ ㉢, ㉣
④ ㉢, ㉤ ⑤ ㉣, ㉤

① 상순 : 단순히 대악을 가려 주는 덮개(flap)이다.
② 두순 : 구기와 접하는 부분을 두순(clypeus)이라고 부른다.

6 그림에 있는 곤충 중에서 저작형 구기를 가진 것은?

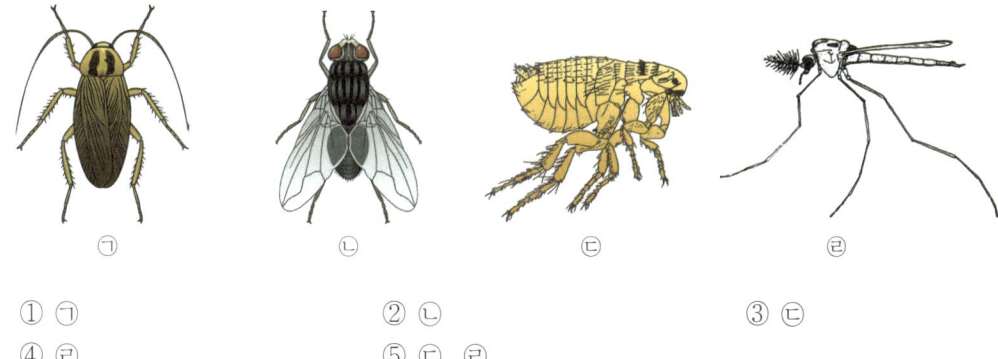

㉠ ㉡ ㉢ ㉣

① ㉠ ② ㉡ ③ ㉢
④ ㉣ ⑤ ㉢, ㉣

㉠-바퀴(저작형 구기), ㉡-파리(스펀지형 구기), ㉢-벼룩(흡수형 구기), ㉣-깔따구(구기는 완전히 퇴화한 불쾌 곤충이다).

7 6번 그림 중에서 스펀지형 구기를 가진 곤충은?
① ㉠ ② ㉡ ③ ㉢
④ ㉣ ⑤ ㉠~㉣

8 6번 그림 중에서 흡수형 구기를 가진 곤충은?
① ㉠ ② ㉡ ③ ㉢
④ ㉣ ⑤ ㉠, ㉡

정답 4. ② 5. ④ 6. ① 7. ② 8. ③

9 다음 그림은 곤충의 촉각이다. 모기, 등에, 집파리의 촉각을 바르게 연결한 것은?

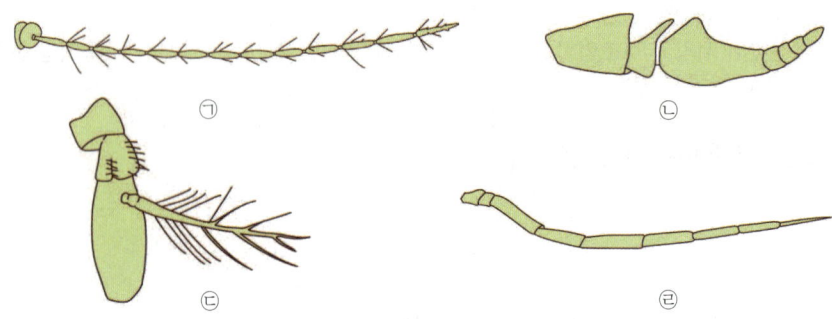

① ㉠-㉡-㉢   ② ㉡-㉢-㉠   ③ ㉢-㉠-㉡
④ ㉠-㉡-㉣   ⑤ ㉣-㉡-㉢

 ① 파리목 곤충의 촉각 : ㉠-장각아목(모기), ㉡-단각아목(등에), ㉢-환봉아목(집파리)
② ㉣-편상(바퀴)

10 9번 그림에서 바퀴의 촉각은?
① ㉠   ② ㉡   ③ ㉢
④ ㉣   ⑤ ㉠, ㉡

11 바퀴의 촉각형태는?
① 편상   ② 곤봉상   ③ 주수상
④ 저치상   ⑤ 즐치상

 바퀴의 두부
① 두부는 역삼각형이고 작다.
② Y자형의 두개선이 있다.
③ 촉각은 길고 편상이며, 100절 이상이다.
④ 구기 : 저작형이다.

12 다음 그림은 곤충의 다리를 나타낸 것이다. ㉠~㉤의 명칭이 맞게 연결된 것은?

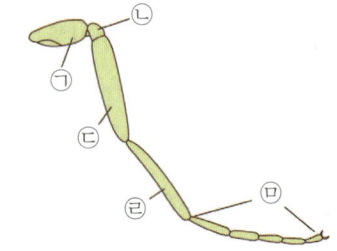

① 기절-전절-퇴절-경절-부절
② 기절-전절-경절-부절-퇴절
③ 기절-퇴절-경절-부절-전절
④ 부절-기절-전절-퇴절-경절
⑤ 부절-기절-전절-경절-퇴절

곤충의 다리 : ㉠-기절, ㉡-전절, ㉢-퇴절, ㉣-경절, ㉤-부절

13 12번 그림에서 퇴절은?
① ㉠   ② ㉡   ③ ㉤
④ ㉣, ㉤   ⑤ ㉢

정답   9. ①   10. ④   11. ①   12. ①   13. ⑤

14 12번 그림에서 욕반과 관계 있는 것은?

① ㉠   ② ㉡   ③ ㉢
④ ㉣   ⑤ ㉠~㉣

> 해설 ① 부절(跗節)의 말단에는 1쌍의 발톱, 1쌍의 욕반(褥盤, pulvillus) 및 1개의 조간반이 있다.
> ② 욕반 : 곤충의 다리부절에서 볼 수 있는 욕반은 매끄러운 표면을 걸을 때 도움을 준다.

15 다음 그림에서 곤충의 다리 중 욕반은?

① ㉠
② ㉡
③ ㉢
④ ㉡, ㉢
⑤ ㉠~㉢

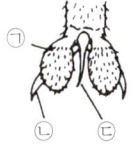

> 해설 곤충다리의 말단부 : ㉠-욕반, ㉡-발톱, ㉢-조간반

16 15번 그림에서 발톱은?

① ㉠   ② ㉡   ③ ㉢
④ ㉡~㉢   ⑤ ㉠~㉢

17 다음 그림에서 ㉠는 무엇을 보여주는가?

① 파악기
② 산란관
③ 평균곤
④ 기문(공)
⑤ 측판

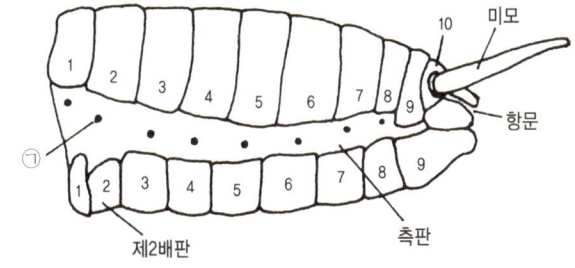

> 해설 곤충의 복부 : ㉠-기문

18 다음 그림은 곤충의 소화 및 배설기관이다. 먹이를 일시 저장하는 곳은?

① ㉠
② ㉡
③ ㉢
④ ㉣
⑤ ㉢, ㉣

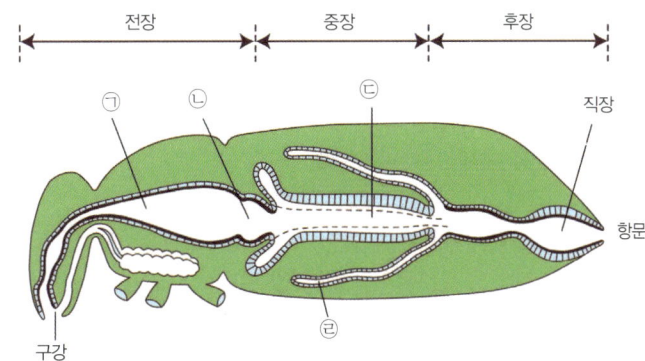

정답 14. ④ 15. ① 16. ② 17. ④ 18. ①

곤충의 소화 및 배설기관 : ㉠-소낭, ㉡-전위, ㉢-위, ㉣-말피기관
① 소낭 : 소낭이나 맹낭은 먹이를 일시 저장하는 구실을 한다.
② 전위 : 전위는 섭취한 먹이의 역행(逆行)을 막는 밸브역할을 하며, 고체먹이를 분쇄하기도 한다.
③ 말피기관 : 곤충의 체내에서 생기는 탄산염, 염소, 인, 염 등 노폐물은 말피기관에서 여과되어 후장을 통해 분(糞)과 함께 배설된다.

19 18번 그림에서 먹이의 역행(逆行)을 막는 밸브역을 하는 곳은?
① ㉠   ② ㉡   ③ ㉢
④ ㉣   ⑤ ㉢, ㉣

20 18번 그림에서 뇌염, 황열 등의 병원체가 증식하는 곳은?
① ㉠   ② ㉡   ③ ㉢
④ ㉣   ⑤ ㉠, ㉡

 병원체가 증식 또는 발육하는 곳
① 흑사병 : 전위   ② 뇌염·황열 : 위
③ 말라리아 : 위 외벽 ④ 사상충 : 흉부 근육

21 18번 그림에서 노폐물을 여과시키는 말피기씨관은?
① ㉠   ② ㉡   ③ ㉢
④ ㉣   ⑤ ㉡, ㉢

22 다음 그림은 곤충의 순환계를 나타낸 것이다. 대동맥은?
① ㉠
② ㉡
③ ㉢
④ ㉣
⑤ ㉡~㉢

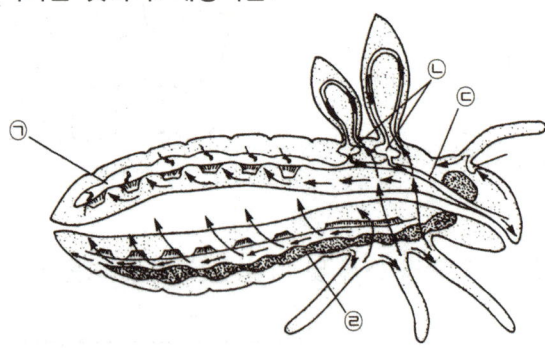

 ① 곤충의 순환계 : ㉠-심장, ㉡-펌프기관, ㉢-대동맥, ㉣-신경색
② 대동맥 : 대동맥 끝은 두부에서 열려 있어 혈액이 흘러 나와 여러 조직과 기관으로 스며들면서 몸 후방으로 밀려간다.

23 22번 그림에서 신경색은?
① ㉠   ② ㉡   ③ ㉢
④ ㉣   ⑤ ㉠, ㉡

정답 19. ② 20. ③ 21. ④ 22. ③ 23. ④

24 그림은 암컷 곤충의 생식기관이다. 정자를 보관하는 수정낭은?

① ㉠
② ㉡
③ ㉢
④ ㉣
⑤ ㉢~㉣

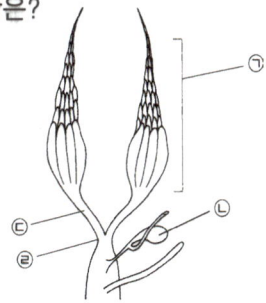

 ① 곤충의 생식기관(암컷) : ㉠-난소, ㉡-수정낭, ㉢-측수란관, ㉣-주수란관
② 수정낭 : 수정낭(受精囊, spermatheca)은 암컷이 정자를 보관하는 곳이다.

25 다음 그림은 수컷의 생식기관이다. 정자를 사정할 때까지 보관하는 저정낭은?

① ㉠
② ㉡
③ ㉢
④ ㉣
⑤ ㉠~㉡

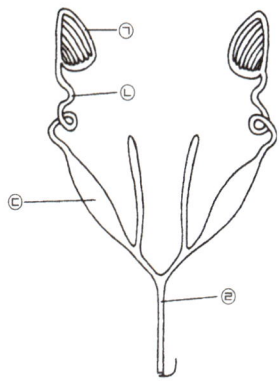

 ① 곤충의 생식기관(수컷) : ㉠-정소, ㉡-수정관, ㉢-저정낭, ㉣-사정관
② 저정낭(貯精囊, seminal vesicle) : 저정낭은 수정관의 일부가 팽대되어 정자를 사정할 때까지 보관하는 곳이다.

26 다음 그림은 어떤 변태를 나타낸 것인가?

① 완전변태
② 불완전변태
③ 정변태
④ 무변태
⑤ 유충변태

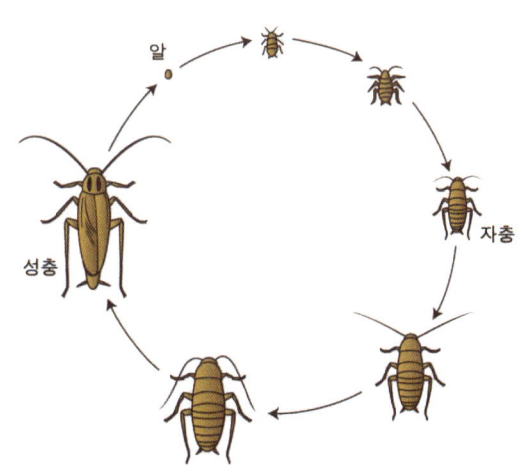

 ① 불완전변태
㉮ 발육단계 : 알-유충-성충
㉯ 종류 : 이, 바퀴, 빈대, 진드기 등
② 완전변태
㉮ 발육단계 : 알-유충-번데기-성충
㉯ 종류 : 모기, 파리, 벼룩, 나방, 등에 등
※ 유충(幼蟲)=약충(若蟲, 자충(仔蟲))
불완전변태를 하는 곤충의 경우 **유충**(幼蟲, larve) 대신 **약충**(若蟲, nymph)이란 용어를 사용한다. **자충**(仔蟲)이라 부르기도 한다.

정답 24. ② 25. ③ 26. ②

27 다음 그림은 어떤 변태를 보여주는가?

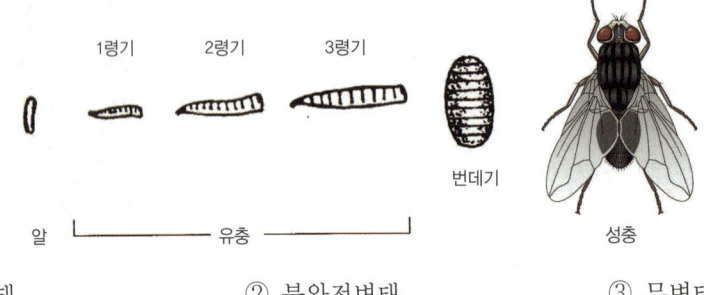

① 완전변태　　　　　② 불완전변태　　　　　③ 무변태
④ 점변태　　　　　　⑤ 정변태

 완전변태를 하는 파리의 생활사이다.

28 다음 그림은 바퀴의 외부형태 중 두부를 나타낸 것이다. ㉠~㉤의 명칭이 맞게 된 것은?

① 상순 – 하순 – 대악 – 소악 – 촉수
② 상순 – 하순 – 대악 – 촉수 – 소악
③ 상순 – 하순 – 소악 – 촉수 – 대악
④ 상순 – 소악 – 하순 – 촉수 – 대악
⑤ 상순 – 소악 – 하순 – 대악 – 촉수

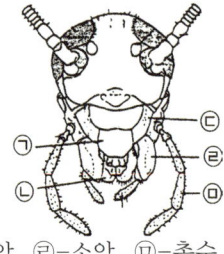

바퀴의 외부형태 중 두부 : ㉠-상순, ㉡-하순, ㉢-대악, ㉣-소악, ㉤-촉수

29 다음 그림은 바퀴의 복부말단부를 나타낸 것이다. 난협은?

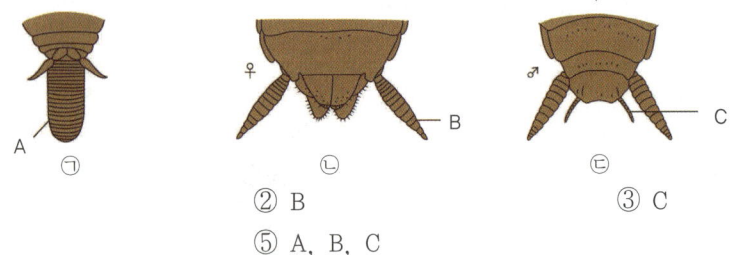

① A　　　　　　　　② B　　　　　　　　③ C
④ B, C　　　　　　　⑤ A, B, C

 바퀴의 외부형태
　㉠은 난협을 달고 있는 독일바퀴의 복부말단부위(복면) : A-난협
　㉡은 복부말단부(♀) : B-미모
　㉢은 복부말단부(♂) : C-미돌기

30 29번 그림에서 ㉠은 어떤 바퀴의 난협(egg capsule)인가?

① 큰바퀴　　　　　　② 먹바퀴　　　　　　③ 미국바퀴
④ 이질바퀴　　　　　⑤ 독일바퀴

정답　27. ①　28. ①　29. ①　30. ⑤

31 29번 그림에서 미모와 미돌기는 어느 부위를 말하는가?
① A와 B ② B와 C ③ C와 B
④ A와 C ⑤ A, B, C

32 그림 ㉠~㉡의 명칭은 무엇인가?

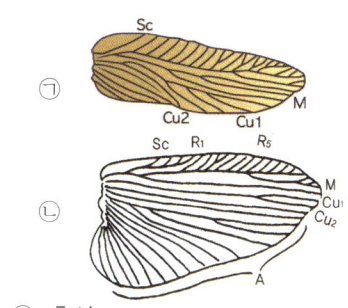

① 바퀴 : 전시-후시
② 바퀴 : 후시-전시
③ 모기 : 전시-후시
④ 모기 : 후시-전시
⑤ 모기 : 중시-후시

 바퀴의 외부형태 중 날개 : ㉠-전시, ㉡-후시
① 전시(前翅) : 후시와 흉부의 일부 및 복부를 완전히 덮고 있어 복시(覆翅)라 부른다.
② 후시(後翅) : 막질(膜質)이고 폭이 넓어 제1전맥의 후반이 부채모양으로 접혀 있다.

33 다음은 어느 곤충의 시맥인가?

① 미국바퀴
② 독일바퀴
③ 집바퀴
④ 먹바퀴
⑤ 모기

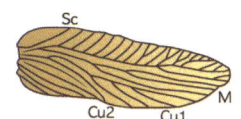

 독일바퀴의 전시이다.

34 그림은 어떤 바퀴를 나타낸 것인가?

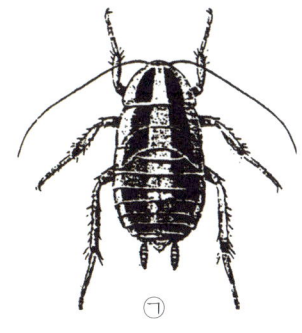
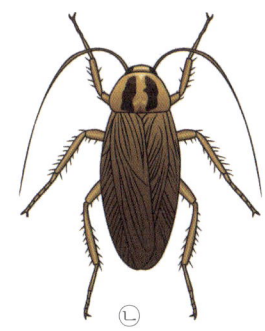

① 독일바퀴 ② 이질바퀴 ③ 먹바퀴
④ 일본바퀴 ⑤ 미국바퀴

 독일바퀴(배면) : ㉠-약충, ㉡-성충(암컷)
① 바퀴 또는 독일바퀴(Blattella germanica) : 주가성 바퀴 중 가장 작으며 갈색의 전흉배판에 두 개의 검은 줄(종대)이 있으며, 우리나라에서도 전국적으로 분포하고 있다.

② 이질바퀴(Periplaneta americana) : 우리나라 옥내서식 종 가운데서 가장 대형인 바퀴이며, 바퀴의 **전흉배판** 가장자리에 현저한 **황색무늬가** 윤상으로 있고 가운데는 거의 흑색이며, 남부지방에서 분포되어 있다.
③ 먹바퀴(Periplaneta fuliginosa) : 이질바퀴보다 약간 작고, 몸 전체가 **광택**이 나는 암갈색 또는 암적갈색이며, 암수 모두 날개가 복부 전체를 덮고 있으며, 우리나라 남부지방에 분포되어 있다.
④ 집바퀴(Periplaneta japonica, 일본바퀴) : 중부지방에 널리 분포되어 있으며, 몸 전체가 무광택의 흑갈색이다. 수컷의 날개는 복부 전체를 덮고 있으며 암컷의 날개는 반만 덮고 있다.

35 다음 그림에서 독일바퀴는 어느 것인가?

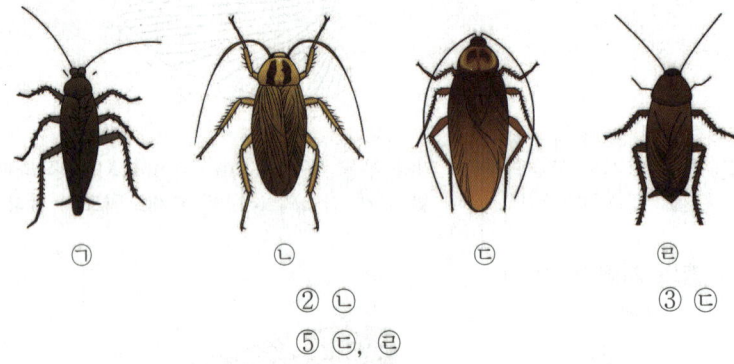

① ㉠
② ㉡
③ ㉢
④ ㉣
⑤ ㉢, ㉣

36 그림은 어느 바퀴를 나타낸 것인가?
① 이질바퀴
② 독일바퀴
③ 먹바퀴
④ 일본바퀴
⑤ 집바퀴

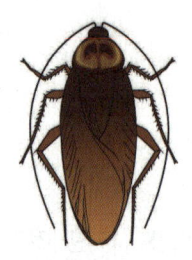

37 다음 그림에서 바퀴의 명칭은?
① 독일바퀴
② 이질바퀴
③ 먹바퀴
④ 일본바퀴
⑤ 미국바퀴

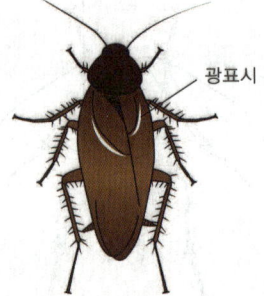

광표시

38 다음 그림은 어떤 이의 형태인가?
① 날개이
② 개털이
③ 닭날개이
④ 사면발이
⑤ 머릿이(몸이)

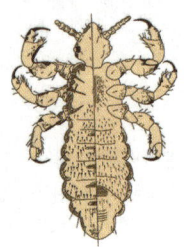

해설) 머릿이(몸이) 수컷의 형태이다.

정답 35. ② 36. ① 37. ③ 38. ⑤

39 다음 ㉠·㉡과 같은 발톱과 육질돌기를 갖은 위생해충은?

① 몸이 및 머릿이 - 사면발이
② 사면발이 - 몸이 및 머릿이
③ 파리 - 빈대
④ 빈대 - 독일바퀴
⑤ 파리 - 모기

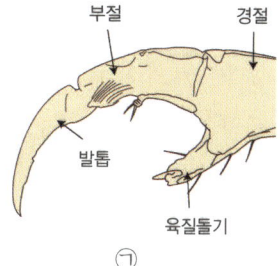 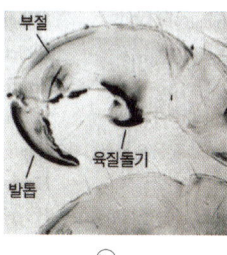

해설 이의 발톱과 육질돌기 : ㉠-몸이 및 머릿이, ㉡-사면발이

40 다음 그림은 어느 곤충의 복부인가?

① 이
② 파리
③ 모기
④ 독일바퀴
⑤ 벼룩

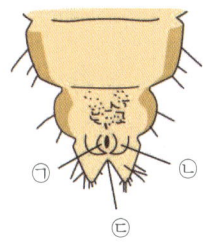

해설 이(암컷)의 복부 말단 : ㉠-생식공, ㉡-생식각, ㉢-항문

41 40번 그림에서 사람이의 생식공은?

① ㉠   ② ㉡   ③ ㉢
④ ㉡, ㉢   ⑤ ㉠~㉢

42 40번 그림은 이(♀)의 복부 말단부를 나타낸 것이다. ㉡의 명칭은 무엇인가?

① 항문   ② 생식공   ③ 파악기
④ 생식각   ⑤ 기공

43 그림은 사면발이 외부형태이다. ㉠~㉣의 명칭이 맞게 된 것은?

① 촉각-전각-기문-축융돌기
② 촉각-기문-축융돌기-전각
③ 촉각-전각-축융돌기-기문
④ 축융돌기-촉각-전각-기문
⑤ 축융돌기-촉각-전각-중각

해설 사면발이 : ㉠-촉각, ㉡-전각, ㉢-기문, ㉣-축융돌기

44 43번 그림에서 축융돌기는 어느 곳인가?

① ㉠   ② ㉡   ③ ㉢
④ ㉣   ⑤ ㉠, ㉡

정답 39. ① 40. ① 41. ① 42. ④ 43. ① 44. ④

45 그림은 어느 곤충의 알을 나타낸 것인가?

① 머릿이
② 쥐벼룩
③ 빈대
④ 독일바퀴
⑤ 진드기

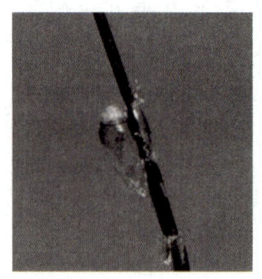

 머릿이 : 알(1개의 서캐)

46 다음 그림은 어떤 곤충을 나타낸 것인가?

① 이
② 진드기
③ 바퀴
④ 빈대
⑤ 개미

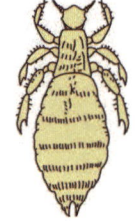

47 그림 ㉠~㉢ 중에서 주둥이는 어느 부위를 말하는가?

① ㉠
② ㉡
③ ㉢
④ ㉣
⑤ ㉠~㉢

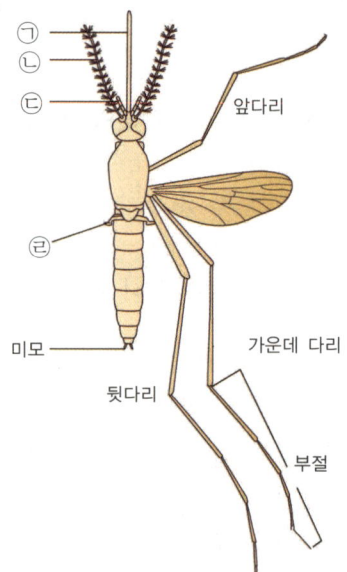

 모기의 암컷 형태
㉠-주둥이, ㉡-촉각, ㉢-촉수, ㉣-평균곤

48 47번 그림 ㉠~㉣ 중에서 평균곤은?

① ㉠ ② ㉡
④ ㉣ ⑤ ㉢, ㉣

49 다음 그림의 ㉡번에 해당하는 명칭은?

① 주둥이
② 촉수
③ 병절
④ 촉빈
⑤ 촉각

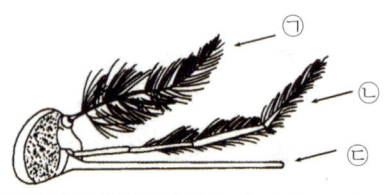

정답 45. ① 46. ① 47. ① 48. ④ 49. ①

50 다음 그림은 모기의 구기이다. 하순은?

① ㉠
② ㉡
③ ㉢
④ ㉣
⑤ ㉡, ㉣

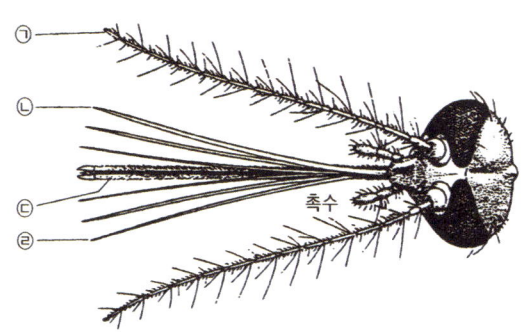

해설 모기의 구기 : ㉠-촉각, ㉡-상순, ㉢-하순, ㉣-하인두

51 그림은 어떤 모기유충의 복부말단부인가?

① 늪모기
② 얼룩날개모기
③ 숲모기
④ 빨간집모기
⑤ 왕모기

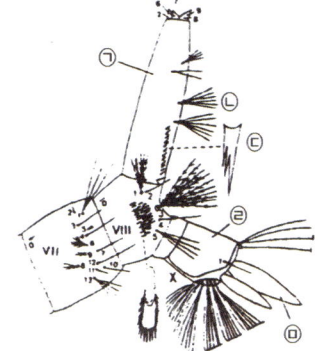

해설 보통모기아과(빨간집모기) 유충의 복부 말단부 :
㉠-호흡관, ㉡-호흡관모, ㉢-즐치, ㉣-안판, ㉤-미새

52 51번의 그림에서 ㉠~㉤의 명칭이 맞게 된 것은?

① 호흡관-호흡관모-즐치-미새-안판
② 호흡관-호흡관모-안판-미새-즐치
③ 호흡관-호흡관모-즐치-안판-미새
④ 호흡관모-호흡관-즐치-안판-미새
⑤ 호흡관모-호흡관-즐치-미새-안판

53 다음 그림은 어떤 모기유충의 미절인가?

① 늪모기속
② 얼룩날개모기속
③ 숲모기속
④ 집모기속
⑤ 빨간집모기속

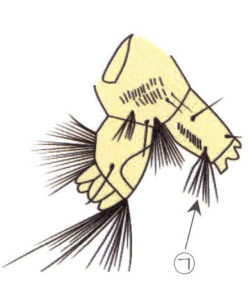

해설 숲모기유충의 미절(측면) : ㉠-호흡관모

54 53번 그림에서 ㉠의 명칭은?

① 측즐   ② 미새   ③ 즐치
④ 안판   ⑤ 호흡관모

정답 50. ③ 51. ④ 52. ③ 53. ③ 54. ⑤

> **해설** 모기 유충의 형태 : 호흡관의 형태와 여기에 나 있는 호흡관모(siphonal hair) 및 즐치(櫛齒, pecten)는 분류학상 중요하다(복부의 미절에 즐치가 있다).

55 다음 그림은 모기유충의 복부말단이다. ㉡에 해당하는 것은?
① 즐치
② 안판
③ 호흡관
④ 미새
⑤ 항문

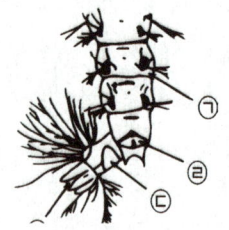

56 다음 그림은 모기유충의 복부말단이다. ㉠과 ㉡의 명칭은?
① 기문 - 호흡관
② 호흡관모 - 미새
③ 호흡관 - 안판
④ 호흡관 - 기문
⑤ 측즐 - 기문

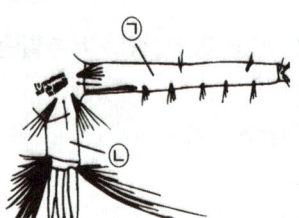

57 아래의 그림은 어느 위생해충을 나타낸 것이며 ㉠, ㉡의 명칭은?
① 모기 - 배유영모군 - 복유영쇄모
② 파리 - 호흡관모 - 기문
③ 모기 - 호흡관모 - 미새
④ 모기 - 배유영모군 - 미새
⑤ 모기 - 배유영모군 - 기공

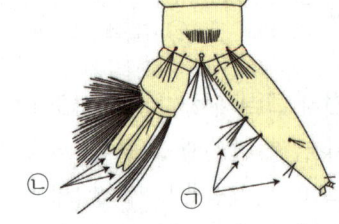

> **해설** 모기의 복부 말단부 : ㉠-호흡관모, ㉡-미새

58 그림은 어느 모기유충의 미절인가?
① 늪모기
② 얼룩날개모기
③ 숲모기
④ 집모기
⑤ 말라리아모기

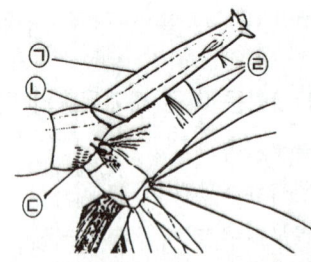

> **해설** 집모기
> ① 유충의 미절(측면) : ㉠ - 호흡관, ㉡ - 즐치,
>   ㉢ - 측즐, ㉣ - 호흡관모
> ② 성충의 형태적 특징은 별로 없고 욕반이 주걱모양을 하고 있다.

59 58번 집모기 유충의 미절 그림에서 즐치에 해당하는 부위는?
① ㉠　　　　　　② ㉡　　　　　　③ ㉢
④ ㉣　　　　　　⑤ ㉢, ㉣

정답　55. ④　56. ③　57. ③　58. ④　59. ②

60 다음 그림은 빨간집모기 번데기의 형태를 나타낸 것이다. ㉣의 명칭은?

① 호흡각
② 촉각
③ 날개
④ 유영편
⑤ 기공

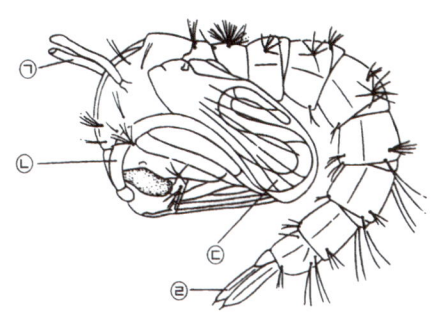

 빨간집모기 번데기의 형태 : ㉠-호흡각, ㉡-촉각, ㉢-날개, ㉣-유영편
① 두흉부에는 배면에 1쌍의 호흡각(呼吸角, trumpet)이 있는데 끝에 기문이 열려 있어 유충처럼 대기의 산소를 호흡한다.
② 호흡각은 모기속 분류의 특징으로 사용된다.
③ 유영편은 난형(卵形)이고 테두리에 연모가 있는 경우도 있고 또 수 개의 유영편모(遊泳片毛)를 갖고 있는데 이것은 종 분류에 사용된다.

61 60번 모기 번데기의 그림에서 분류학상 중요한 곳은 몇 번인가?
① ㉠, ㉢   ② ㉠, ㉣   ③ ㉡, ㉣
④ ㉢, ㉣   ⑤ ㉡, ㉢

 호흡각, 유영편 : 모기 분류의 특징으로 사용된다.

62 다음 그림에서 수중 생활을 하는 것은?
① ㉠~㉡까지
② ㉡~㉢까지
③ ㉢~㉣까지
④ ㉠~㉢까지
⑤ ㉠~㉣까지

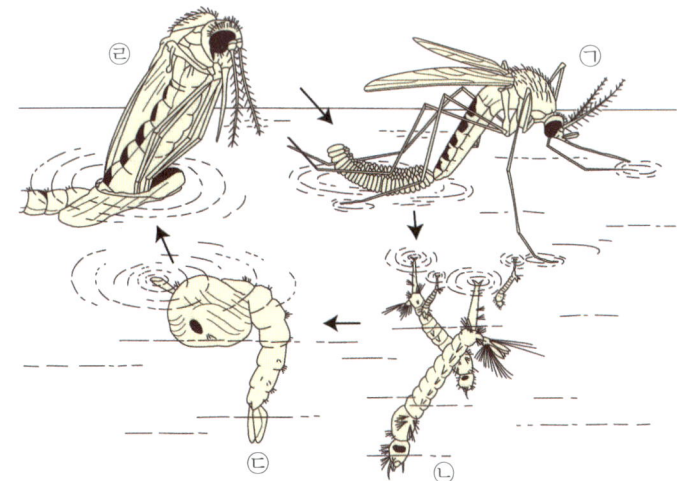

 ① 모기의 생활사(집모기속) : ㉠ 성충(암컷)의 산란, ㉡ 알에서 부화한 크고 작은 유충들, ㉢ 수면에서 호흡하고 있는 번데기, ㉣ 번데기에서 우화하는 성충
② 모기유충은 수서생활(水棲生活)을 하며, 모기유충을 장구벌레라 한다.
③ 모기의 번데기는 수서생활을 하는데, 다른 곤충의 번데기와는 다르게 활발하게 움직인다.

정답 60. ④ 61. ② 62. ②

63 다음 그림 "○"은 모기의 생태 중 무엇을 나타내는 곳인가?

① 군무장소(교미습성)
② 휴식장소
③ 산란장소
④ 서식장소
⑤ 월동장소

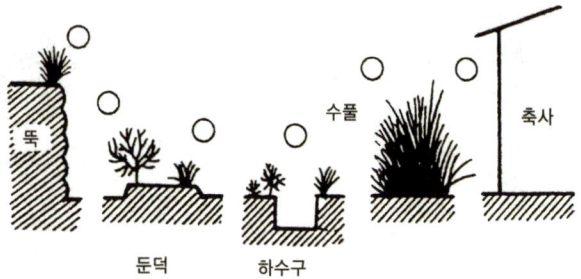

① 그림 "○"은 모기의 군무장소를 표시한 것이다.
② 모기의 교미습성
  ㉮ 교미의 습성은 수컷들의 군무(群舞, swarming)에 의해 이루어진다.
  ㉯ 군무는 수컷이 떼를 지어 상하로 비상운동(飛翔運動)을 하는 현상으로 20~30마리에서 수백 마리를 이룬다.
  ㉰ 군무의 장소 : 지상 1~3m 높이에서 군무를 한다.

64 모기가 숙주동물을 발견하는 요인은 동물이 발산하는 CO_2량에 따라 감지한다. 보통 몇 m 거리까지 감지할 수 있는가?

① 1~2m ② 5~7m ③ 10~15m
④ 15~20m ⑤ 30m

모기가 숙주동물을 발견하는 요인
① 중거리 : 모기가 숙주를 찾을 때 탄산가스(CO_2)로 풍향을 따라 10~15m까지 감지한다.
② 근거리 : 모기는 시각으로는 1~2m이고, 체온이나 체습(體濕)을 감지할 수 있는 거리는 1m 이내이다.

65 다음 그림은 모기가 무엇을 찾기 위한 것인가?

① 군무장소
② 산란장소
③ 휴식장소
④ 월동장소
⑤ 숙주동물

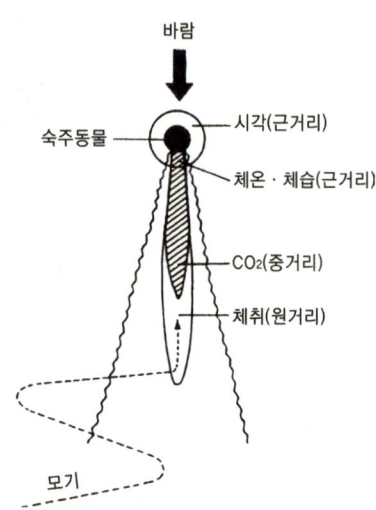

모기가 숙주동물을 찾아가는 요인이다.

정답 63. ① 64. ③ 65. ⑤

66 다음 그림과 같은 주둥이를 가진 모기는?

① 집모기과
② 학질모기아과
③ 왕모기아과
④ 숲모기아과
⑤ 빨간집모기

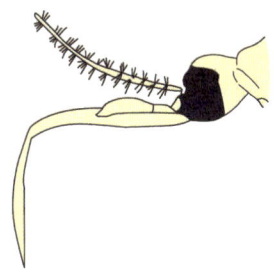

 그림은 왕모기아과의 주둥이를 나타낸 것이다.
① 모기아과 분류 : 모기과는 학질모기아과(Anopheleinae), 보통모기아과(Culicinae), 왕모기아과(Toxorhynchitinae 또는 Megarhininae)의 3개 아과(Subfamily)로 분류한다.
② 왕모기아과
   ㉮ 대형모기(12~19mm)이고, 주둥이의 전반부(前半部)가 가늘며, 심하게 굴곡되어 있어 동물의 피부를 뚫을 수 없다.
   ㉯ 왕모기 유충은 다른 모기의 유충을 잡아먹기 때문에 해로운 모기의 천적으로 이용된다.

67 다음 그림은 어떤 모기의 알(egg)인가?

① 숲모기
② 집모기
③ 얼룩날개모기
④ 늪모기
⑤ 왕모기

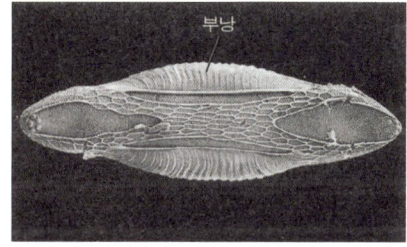

 그림은 얼룩날개모기속 알의 전자현미경 사진이다.
학질모기아과와 보통모기아과의 알의 특징
① 학질모기아과(얼룩날개모기속, Anopheles)의 알 : 하나씩 낱개로 산란하는데 방추형이고 좌우에 공기주머니인 부낭(浮囊, float)을 갖고 있으며 수면에 뜬다.
② 보통모기아과의 알 : 각 속(屬)에 따라 다소 다르나, 대체로 포탄형이고 모두 부낭(float)이 없으므로 쉽게 구별된다.
   ㉮ 집모기속(Culex)의 알 : 서로 맞붙어서 난괴(卵塊, egg raft)를 형성하므로 물에 뜬다.
   ㉯ 숲모기속(Aedes)의 알 : 낱개로 흩어지므로 물밑으로 가라앉는다.
   ㉰ 늪모기속(Mansonia)의 알 : 한쪽에 가시모양의 돌기가 있다.

68 다음 그림은 어떤 모기의 알(卵, egg)인가?

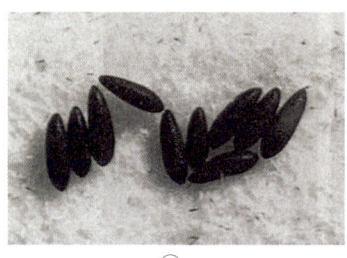
㉠

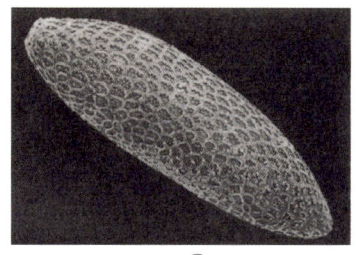
㉡

① 얼룩날개모기속 ② 집모기속 ③ 숲모기속
④ 늪모기속 ⑤ 왕모기

해설 숲모기속 모기의 알 : ㉠-입체현미경 사진, ㉡-전자현미경 사진

69 다음 그림은 어떤 모기의 알(egg)인가?

① 얼룩날개모기속
② 집모기속
③ 숲모기속
④ 늪모기속
⑤ 왕모기

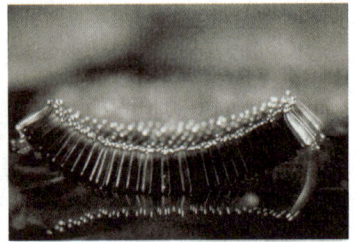

해설 집모기속 알무더기 입체현미경 사진이다.

70 다음 그림은 번데기 호흡각이다. ㉠과 ㉡은 어떤 모기 번데기의 호흡각인가?

① 중국얼룩날개모기 – 숲모기
② 중국얼룩날개모기 – 늪모기
③ 학질모기아과 – 늪모기
④ 보통모기아과 – 학질모기아과
⑤ 학질모기 – 집모기

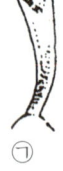 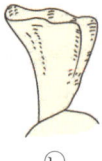

㉠   ㉡

해설 번데기 호흡각 : ㉠-보통모기아과, ㉡-학질모기아과

71 다음 그림은 어느 모기 번데기의 호흡각인가?

① 숲모기
② 중국얼룩날개모기
③ 늪모기
④ 집모기
⑤ 빨간집모기

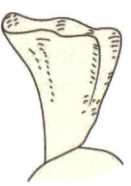

해설 번데기 : 번데기의 형태는 모두 유사하여 큰 차이는 없으나 두흉부(頭胸部)에 위치하고 있는 1쌍의 호흡각(呼吸角, trumpet)이 차이가 있다.
① 보통모기아과 번데기 호흡각
  ㉮ 길고 가늘다.
  ㉯ 보통모기아과의 집모기속, 숲모기속, 기타속은 구별할 수 없다. 단 늪모기속은 호흡각 끝이 특수하게 변형되어 있다.
② 학질모기아과 번데기 호흡각 : 짧고 굵다.

정답 69. ② 70. ④ 71. ②

72 다음 그림은 모기성충의 촉각과 촉수이다. 학질모기 암컷은?

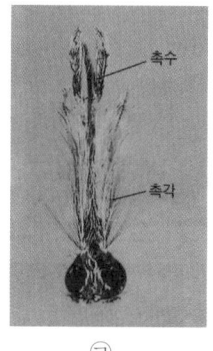 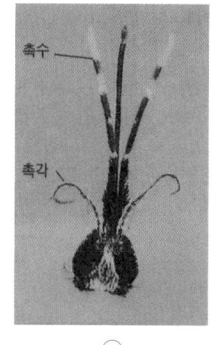 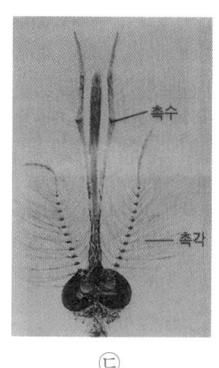 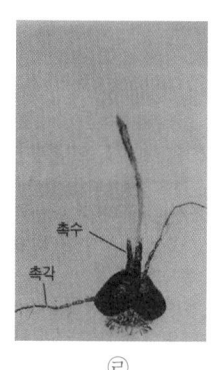

㉠　　　　　　　　㉡　　　　　　　　㉢　　　　　　　　㉣

① ㉠　　　　　　　　② ㉡　　　　　　　　③ ㉢
④ ㉣　　　　　　　　⑤ ㉢, ㉣

 모기성충의 촉각과 촉수 : ㉠-학질모기아과 수컷, ㉡-학질모기아과 암컷, ㉢-보통모기아과 수컷, ㉣-보통모기아과 암컷
① 학질모기아과 : 학질모기의 암컷은 촉수가 주둥이와 거의 같고, 수컷은 촉수가 길고 끝이 곤봉상이다. 날개에 흑백반점이 뚜렷이 있다.
② 보통모기아과 : 보통모기아과의 암컷은 촉수(palp)가 짧고, 수컷은 길고 낫 모양이다. 날개에 반점이 없다.
※ 수컷은 모두 암컷에 비해 촉각의 털이 많고 길다.

73 72번 그림에서 모기의 명칭이 맞게 연결이 된 것은?

① 학질모기아과(수컷)-학질모기아과(암컷)-보통모기아과(수컷)-보통모기아과(암컷)
② 학질모기아과(수컷)-보통모기아과(수컷)-학질모기아과(암컷)-보통모기아과(암컷)
③ 학질모기아과(수컷)-학질모기아과(암컷)-보통모기아과(암컷)-보통모기아과(수컷)
④ 보통모기아과(수컷)-보통모기아과(암컷)-학질모기아과(수컷)-학질모기아과(암컷)
⑤ 보통모기아과(수컷)-보통모기아과(암컷)-학질모기아과(수컷)-숲모기(수컷)

74 다음 그림 중에서 학질모기아과 수컷의 두부는?

① ㉠
② ㉡
③ ㉢
④ ㉣
⑤ ㉢, ㉣

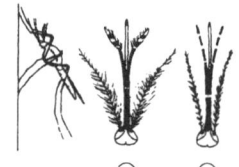 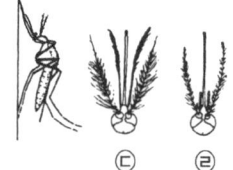

㉠　㉡　　　　㉢　㉣

 학질모기아과와 보통모기아과의 형태 : ㉠-학질모기아과 수컷, ㉡-학질모기아과 암컷 ㉢-보통모기아과 수컷 ㉣-보통모기아과 암컷

75 74번 그림 중에서 보통모기아과 수컷의 두부는?

① ㉠　　　　　　　　② ㉡　　　　　　　　③ ㉢
④ ㉣　　　　　　　　⑤ ㉡, ㉣

정답   72. ②　73. ①　74. ①　75. ③

※ [문제 76~79] 다음 그림을 보고 물음에 답하시오.

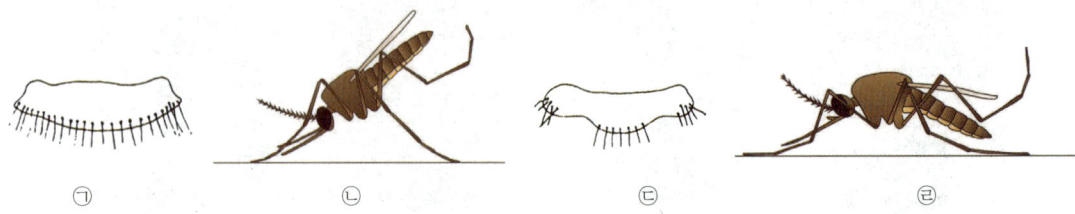

㉠   ㉡   ㉢   ㉣

76 그림 중에서 ㉠은 어떤 모기의 소순판인가?
① 보통모기   ② 학질모기   ③ 숲모기
④ 늪모기   ⑤ 왕모기

> 해설 소순판과 모기의 앉은 자세 : ㉠-학질모기 소순판, ㉡-학질모기 앉은 자세, ㉢-보통모기 소순판, ㉣-보통모기 앉은 자세

77 그림 중에서 ㉢은 어떤 모기의 소순판인가?
① 보통모기   ② 학질모기   ③ 숲모기
④ 늪모기   ⑤ 왕모기

78 그림 중에서 ㉡과 같은 자세로 휴식하는 모기는?
① 보통모기   ② 학질모기   ③ 숲모기
④ 늪모기   ⑤ 빨간집모기

79 그림 중에서 ㉣의 앉은 자세로 휴식하는 모기는?
① 보통모기   ② 학질모기   ③ 숲모기
④ 늪모기   ⑤ 왕모기

80 다음 그림의 명칭으로 맞는 것은?
① 작은빨간집모기
② 왕모기
③ 숲모기
④ 얼룩날개모기
⑤ 집모기

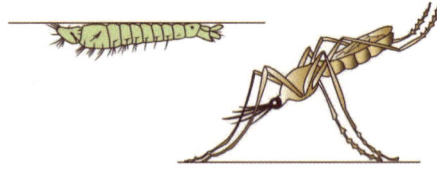

> 해설 모기의 휴식
> ① 말라리아모기(중국얼룩날개모기) : 성충(45~90도를 유지하면서 휴식), 유충(수평으로 뜬다, 장상모가 있음)
> ② 일본뇌염모기(작은빨간집모기) : 성충(수평으로 휴식), 유충(수면에 각도를 갖고 매달린다)

정답 76. ② 77. ① 78. ② 79. ① 80. ④

81 아래 그림과 같이 휴식을 취하는 모기는?

① 집모기
② 늪모기
③ 숲모기
④ 중국얼룩날개모기
⑤ 말라리아모기

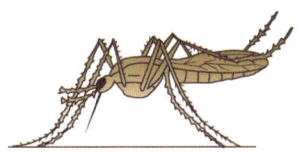

82 다음은 모기 알의 그림이다. 모기 알의 연결이 맞게 된 것은?

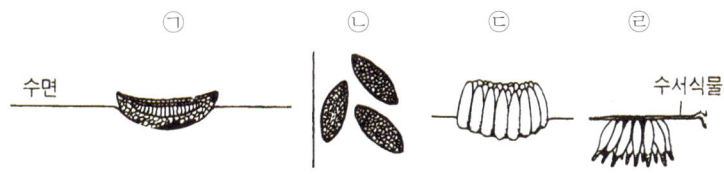

① 학질모기아과 – 숲모기속 – 집모기속 – 늪모기속
② 학질모기아과 – 숲모기속 – 늪모기속 – 집모기속
③ 학질모기아과 – 집모기속 – 숲모기속 – 늪모기
④ 집모기속 – 숲모기속 – 늪모기 – 학질모기아과
④ 집모기속 – 숲모기속 – 늪모기 – 왕모기

해설 학질모기아과와 보통모기아과 알의 형태 : ㉠-학질모기아과, ㉡-숲모기속, ㉢-집모기속, ㉣-늪모기속

83 아래의 그림에서 집모기 알은?

① ㉠
② ㉡
③ ㉢
④ ㉣
⑤ ㉠, ㉡

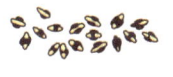 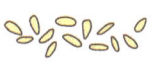 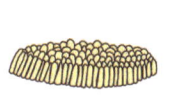 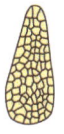

㉠ ㉡ ㉢ ㉣

84 다음 그림은 어떤 모기를 보여주는가?

① 토고숲모기
② 왕모기
③ 중국얼룩날개모기
④ 늪모기
⑤ 작은빨간집모기

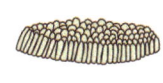 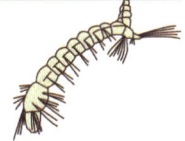

해설 작은빨간집모기
① 알 : 여러 개의 알을 서로 맞붙어서 낳아 뗏목(난괴, 卵塊, egg raft)처럼 뜬다.
② 유충 : 호흡관을 수면에 대고 각도를 갖고 매달려 휴식한다.
③ 성충 : 수평으로 휴식을 한다.

정답 81. ① 82. ① 83. ③ 84. ⑤

85 다음 그림은 모기유충이다. 연결이 맞게 된 것은?

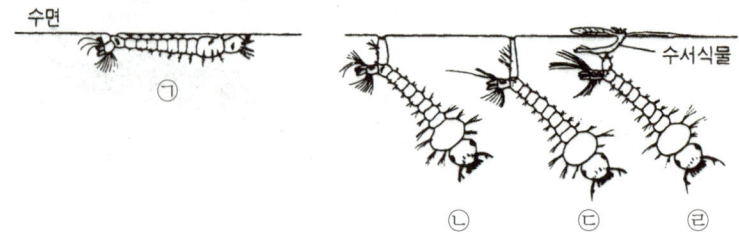

① 학질모기아과 - 숲모기속 - 집모기속 - 늪모기속
② 학질모기아과 - 숲모기속 - 늪모기속 - 집모기속
③ 학질모기아과 - 집모기속 - 숲모기속 - 늪모기
④ 집모기속 - 숲모기속 - 늪모기 - 학질모기아과
⑤ 집모기속 - 숲모기속 - 늪모기 - 왕모기

해설 학질모기아과와 보통모기아과의 형태 : ㉠-학질모기아과, ㉡-숲모기속, ㉢-집모기속, ㉣-늪모기속

86 다음 그림에서 ㉠은 어떤 모기유충의 휴식 자세인가?

① 집모기속
② 숲모기속
③ 학질모기속
④ 늪모기속
⑤ 왕모기

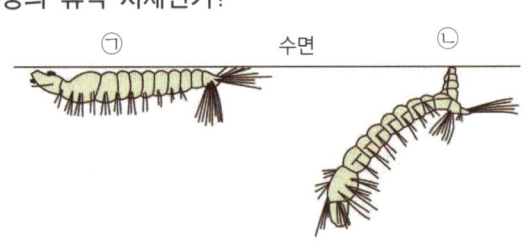

87 다음 그림은 어떤 모기유충의 휴식을 나타낸 것인가?

① 중국얼룩날개모기   ② 작은빨간집모기
③ 토고숲모기   ④ 빨간집모기
⑤ 왕모기

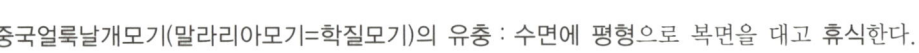

해설 중국얼룩날개모기(말라리아모기=학질모기)의 유충 : 수면에 평형으로 복면을 대고 휴식한다.

88 그림은 어느 모기의 유충인가?

① 왕모기
② Culex(집모기)
③ Mansonia(늪모기)
④ Aedes(숲모기)
⑤ Anopheles(학질모기)

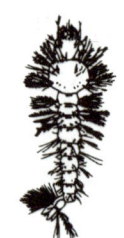

해설 학질모기아과 유충의 형태
① 학질모기아과 유충은 1번 털이 부채모양의 장상모(palmate hair)로 변형되었다.
② 학질모기아과 유충은 호흡관이 없기 때문에 장상모를 수면에 펴서 몸을 수평으로 유지하여 떠 있게 하며(장상모의 역할은 수면에 수평으로 뜨게 한다), 제8복절 배면에 기문(氣門) 1쌍이 열려 있다.

정답 85. ① 86. ③ 87. ① 88. ⑤

89 모기유충 그림에서 부채꼴 모양은 무엇인가?
① 장상모　　② 숨구멍
③ 액모　　　④ 측모
⑤ 기공

90 다음 그림은 모기 번데기이다. 연결이 맞게 된 것은?

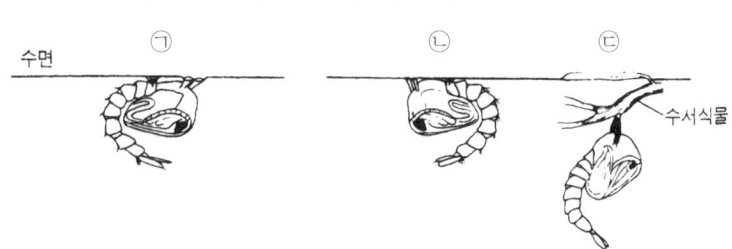

① 얼룩날개모기속 - 숲모기속 및 집모기속 - 늪모기속
② 얼룩날개모기속 - 숲모기속 및 늪모기속 - 집모기속
③ 얼룩날개모기속 - 늪모기 - 집모기속 및 숲모기속
④ 집모기속 - 늪모기 - 얼룩날개모기속
⑤ 집모기속 - 늪모기 - 왕모기

해설　학질모기와 보통모기의 형태 : ㉠-얼룩날개모기속, ㉡-숲모기속 및 집모기속, ㉢-늪모기속

91 그림은 어느 모기 발육시기의 형태인가?

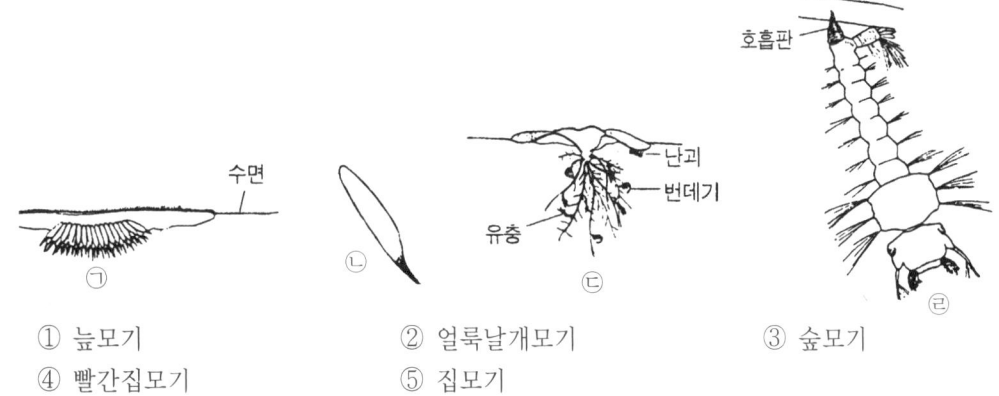

① 늪모기　　　② 얼룩날개모기　　③ 숲모기
④ 빨간집모기　⑤ 집모기

해설　늪모기 발육시기의 형태 : ㉠-난괴, ㉡-한 개의 알, ㉢-수서식물에 붙어 있는 알과 유충 및 번데기, ㉣-유충

92 그림은 무엇인가?
① 중국얼룩날개모기　② 숲모기
③ 늪모기　　　　　　④ 집모기
⑤ 왕모기

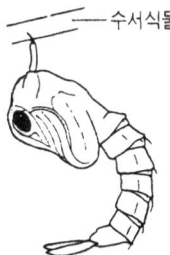

해설　늪모기의 번데기이다.

정답　89. ①　90. ①　91. ①　92. ③

93 그림은 어느 모기 성충의 형태적 특징인가?

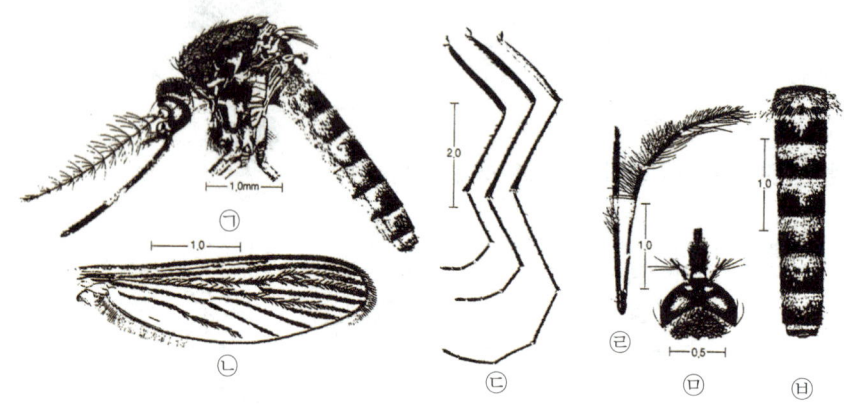

① 늪모기 ② 얼룩날개모기 ③ 숲모기
④ 작은빨간집모기 ⑤ 말라리아모기

 작은빨간집모기의 성충
① ㉠-암컷, ㉡-날개, ㉢-다리(좌로부터 전, 중, 후), ㉣-수컷의 주둥이 및 촉수, ㉤-두부, ㉥-복부
② 다리 각 절(節) 끝에 작고 흐린 백색 띠가 있다.
③ 주둥이 중앙에 넓은 백색 띠가 있다. 이 띠로부터 기부로 내려가면서 복면에 백색 비늘이 산재해 있는 것이 특징이다.
④ 휴식 시 **수평**으로 휴식한다.

94 다음 그림은 어떤 모기의 성충인가?

① 중국얼룩날개모기 ② 작은빨간집모기
③ 에집트 숲모기 ④ 토고숲모기
⑤ 왕모기

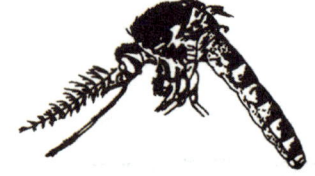

95 그림은 어떤 모기의 생활사인가?

① 늪모기
② 얼룩날개모기
③ 숲모기
④ 작은빨간집모기
⑤ 왕모기

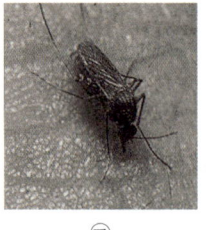 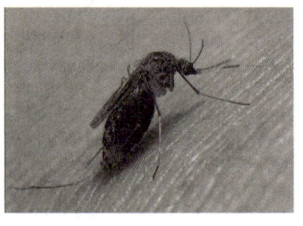 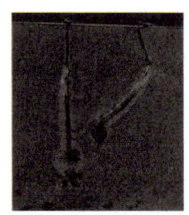
㉠ ㉡ ㉢

 작은빨간집모기 : ㉠-흡혈 중인 암컷, ㉡-흡혈을 마친 암컷(측면), ㉢-유충(호흡관이 가늘고 길다), ㉣-번데기, ㉤-난괴

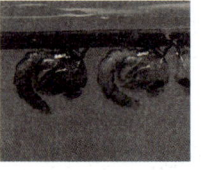
㉣ ㉤

정답 93. ④ 94. ② 95. ④

96 그림은 어떤 모기 성충의 형태인가?

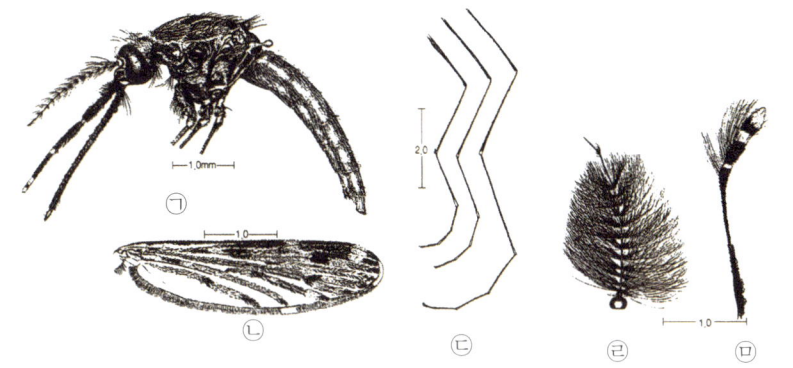

① 늪모기
② 집모기
③ 숲모기
④ 작은빨간집모기
⑤ 중국얼룩날개모기

 중국얼룩날개모기의 성충
① ㉠-암컷의 두부, 흉부 및 복부, ㉡-날개(♀), ㉢-다리(좌로부터 전, 중, 후), ㉣-촉각(♂), ㉤-촉수(♂)
② 날개의 전연맥(costa vein)에 백색반점(白色斑點)이 2개 있다.
③ 전맥(anal vein)에 흑색반점(黑色斑點)이 2개 있다.
④ 촉수의 각 마디의 말단부에 좁은 흰 띠가 있다.
⑤ 전체적으로 흑색의 중형 모기이다.
⑥ 휴식시 45~90도 유지한다.

97 다음 그림은 어떤 모기의 성충, 번데기 및 유충인가?

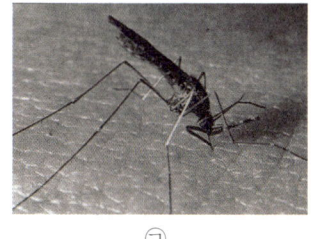
㉠
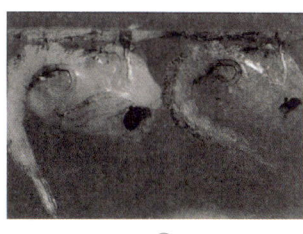
㉡
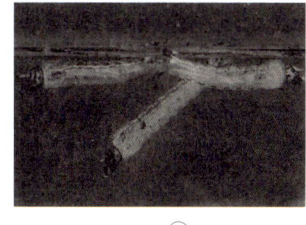
㉢

① 작은빨간집모기
② 중국얼룩날개모기
③ 숲모기
④ 늪모기
⑤ 집모기

 중국얼룩날개모기 : ㉠-성충(흡혈중인 암컷), ㉡-번데기, ㉢-유충(4령기)

정답 96. ⑤ 97. ②

98 그림과 같은 형태적 특징을 갖고 있는 모기는?

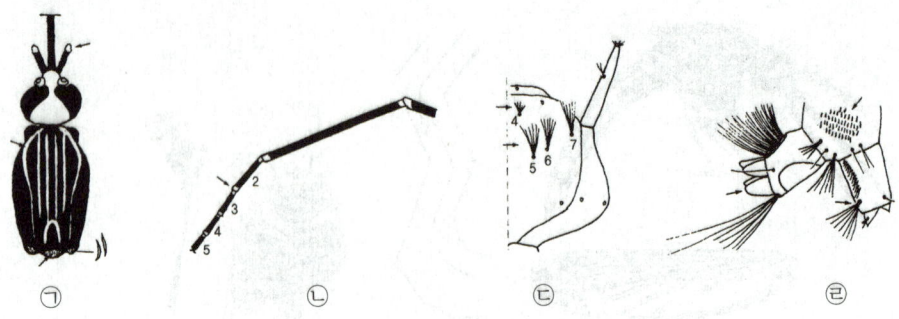

① 빨간집모기
② 중국얼룩날개모기
③ 토고숲모기
④ 작은빨간집모기
⑤ 왕모기

 토고숲모기의 형태적 특징
① ㉠-성충의 두부 및 흉부(배면), ㉡-부절, ㉢-유충의 두부(배면), ㉣-유충의 미절(측면)
② 흉부의 순판(scutum)에는 흑갈색 바탕에 금색 비늘로 된 종대(縱帶)가 중앙선에 2줄, 아중앙선(亞中央線)에 2줄, 봉합선을 따라 아크(arc)형으로 2줄이 있다.

99 다음 그림은 어떤 질병에 감염된 것이며, 매개곤충은?
① 일본뇌염병-모기
② 말라리아병-모기
③ 사상충병-모기
④ 사상충병-벼룩
⑤ 사상충병-파리

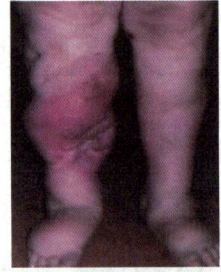

100 다음 그림은 어느 모기의 형태인가?
① 늪모기
② 얼룩날개모기
③ 에집트숲모기
④ 집모기
⑤ 빨간집모기

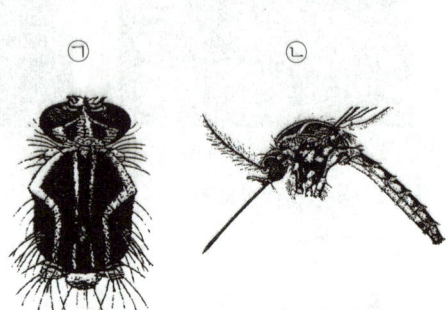

 에집트숲모기(암컷)의 형태
① ㉠-두부와 흉부, ㉡-두부, 흉부 및 복부의 측면(날개와 다리를 제거한 것)
② 흉부 배판에 은색의 하프형 무늬가 있어 쉽게 구별된다.

정답 98. ③ 99. ③ 100. ③

101 다음 그림은 어느 곤충의 날개와 다리인가?

① 독나방의 날개와 다리
② 파리의 날개와 다리
③ 바퀴의 날개와 다리
④ 늪모기의 날개와 다리
⑤ 등에의 날개와 다리

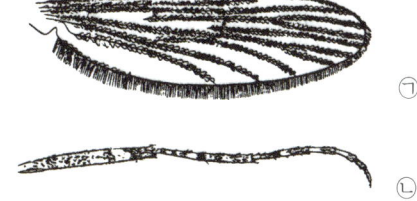

 늪모기
① 늪모기는 갈색 내지 흑색의 모기로 복부와 다리에 흑색의 비늘로 된 무늬가 있다.
② 날개의 시맥(vein)에는 작지만 넓은 비늘로 덮여 있어 얼룩반점으로 나타난다.

102 다음 그림은 어느 곤충의 촉각인가?

① 체체파리
② 등에모기
③ 모기
④ 집파리
⑤ 벼룩

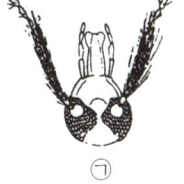 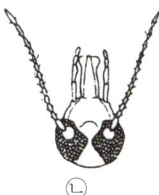

 등에모기(쌀겨모기)의 촉각 : ㉠-수컷, ㉡-암컷

103 다음 그림에서 ㉠은 어느 곤충의 성충인가?

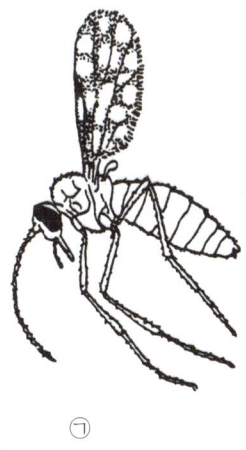 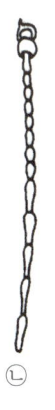 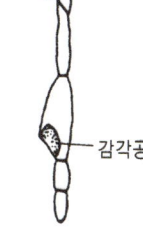

① 모기   ② 깔따구
③ 등에모기   ④ 집파리
⑤ 나방

 ① 등에모기의 형태 : ㉠-성충(측면), ㉡-성충의 촉각, ㉢-촉수
② 등에모기의 날개는 특이한 시맥상과 무늬가 있다. 5절로 된 촉수에는 감각공이 종에 따라 발달되어 있어 분류학상 중요한 특징이 된다.

104 다음 그림에서 ㉡은 어느 곤충의 번데기인가?

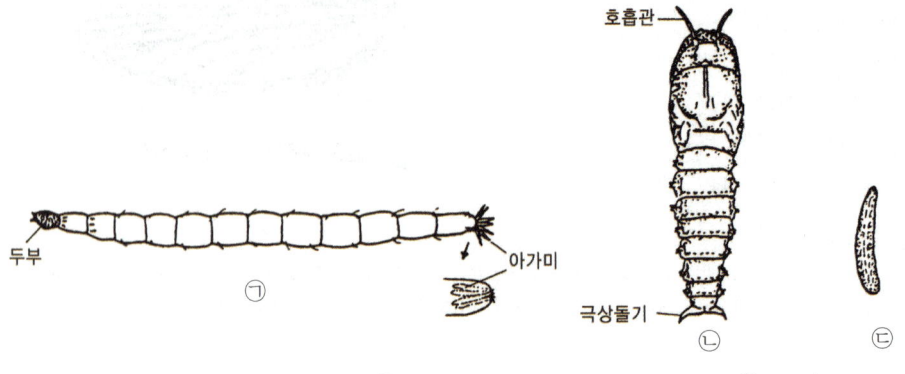

① 등에모기
② 깔따구
③ 모기
④ 집파리
⑤ 벼룩

 등에모기의 형태
① ㉠-유충, ㉡-번데기, ㉢-알
② 유충 : 두부는 **원통형**으로 황갈색 내지 암갈색이고, 대악 및 촉각이 있다.
③ 번데기 : 번데기는 수면에 떠서 유화할 때까지 움직이지 않고 있으며, 전흉부에 1쌍의 **호흡관**이 있고, 미절에 1쌍의 **극상돌기**가 있다.

105 다음 그림은 어느 곤충의 성충을 나타낸 것인가?

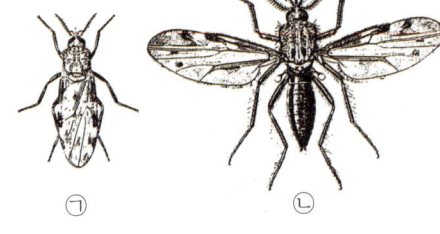

① 체체파리
② 깔따구
③ 모기
④ 등에모기
⑤ 파리

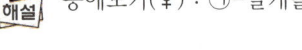 등에모기(♀) : ㉠-날개를 접고 쉬고 있는 자세, ㉡-날개를 편 모습

106 다음 그림은 어떤 곤충의 성충인가?

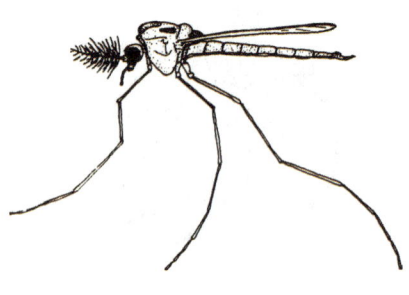

① 모기
② 체체파리
③ 등에모기
④ 깔따구
⑤ 왕모기

 그림은 깔따구 성충(수컷)의 형태이다.
깔따구 성충의 특징
① 구기 : 구기가 퇴화하였다(모기는 전방으로 돌출).
② 날개를 포함한 몸에는 비늘이 전혀 없다.
③ 흉부에 날개가 1쌍, 평균곤(halter) 1쌍과 긴 다리 3쌍이 있다.
④ 다리는 기절, 전절, 퇴절, 경절과 5절의 부절로 되어 있다.
⑤ 복부에는 9절이 뚜렷하게 구별된다.
⑥ 제9절에 수컷은 파악기를 위시한 외부 생식기가 있다.

정답 104. ① 105. ④ 106. ④

107 다음 그림은 어떤 곤충의 형태인가?

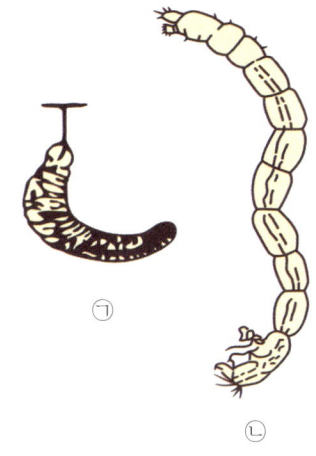
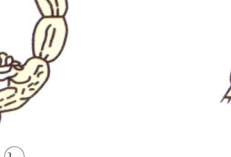
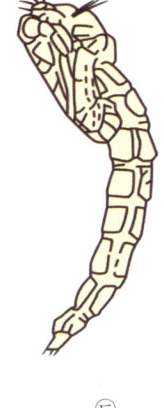

① 먹파리   ② 체체파리   ③ 깔따구
④ 등에모기 ⑤ 파리

 깔따구의 형태 : ㉠-난괴, ㉡-유충, ㉢-번데기

108 다음 그림은 어떤 곤충의 촉각인가?
① 등에
② 모기
③ 체체파리
④ 집파리
⑤ 벼룩

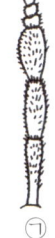
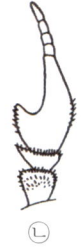

 등에의 촉각 : ㉠-대모등에속(Crysops), ㉡-등에속(Tabanus)
① 등에의 촉각은 5~10절로 크기가 각각 다른데 기부(基部)의 1~3절은 현저하게 굵고 나머지 부분보다 길다.
② 등에 촉각의 형태는 속(genus) 구별의 중요한 특징이 된다.

109 다음 그림과 같은 구부(口部)를 갖고 있는 곤충은?
① 벌
② 따다구
③ 체체파리
④ 집파리
⑤ 등에

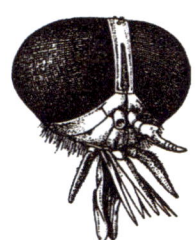

 그림은 등에의 구부이다.

정답 107. ③ 108. ① 109. ⑤

110 다음 그림은 어느 곤충의 성충인가?

① 먹파리(곱추파리)
② 집파리
③ 체체파리
④ 등에
⑤ 벌

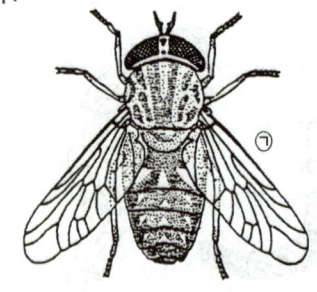
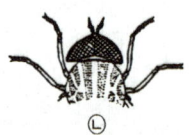

 ① 등에의 형태 :
　　㉠-성충(♀), ㉡-♂의 두부(복안이 서로 붙어 있음)
② 등에의 날개 : 회색 내지 갈색의 띠나 무늬가 있어 종 분류의 특징이 되고 있다.

111 그림의 ㉠은 어느 곤충의 난괴인가?

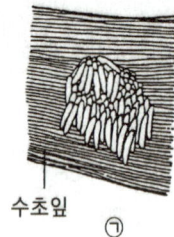
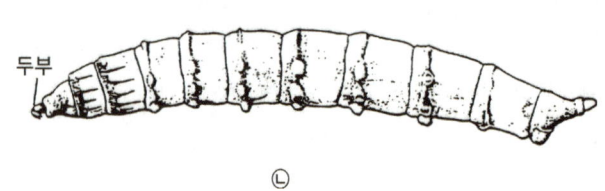

① 등에　　　　　　② 깔따구　　　　　　③ 체체파리
④ 모기　　　　　　⑤ 바퀴

 ① 등에의 형태 : ㉠-난괴(알덩어리), ㉡-유충
② 등에 암컷은 진흙이나 물에 떠 있는 식물의 줄기나 잎 또는 돌에 점착성 물질을 분비하여 알을 무더기로 붙여 놓는다.

112 111번 그림 중 ㉡은 어느 곤충의 유충인가?

① 등에 유충　　　　② 집모기 유충　　　　③ 곱추(먹)파리 유충
④ 깔따구 유충　　　⑤ 벼룩

 등에 유충은 원통형인데 양끝이 뾰족하다.

113 다음 그림은 어느 곤충의 번데기인가?

① 등에
② 깔따구
③ 체체파리
④ 모기
⑤ 빈대

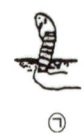
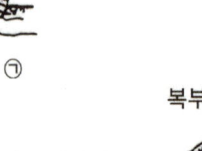
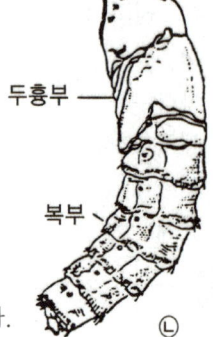

 ① 등에 번데기 : ㉠-진흙에 서 있는 번데기 모습, ㉡-번데기
② 등에 번데기는 하체만 흙에 묻고 수직으로 몸을 고정시킨다.

정답　110. ④　111. ①　112. ①　113. ①

114 다음 그림은 어느 곤충의 생활사인가?

① 등에 ② 모기
③ 깔따구 ④ 큰파리
⑤ 벌

 등에의 생활사이다.

115 다음 그림과 같은 형태의 곤충은?

① 파리
② 깔따구
③ 모래파리(나방파리아과)
④ 먹파리(곱추파리)
⑤ 진드기

 나방파리아과의 성충
① 나방파리과는 체장이 5mm 이하의 작은 곤충이다. 몸에는 많은 털이 나 있고 날개는 시맥이 보이지 않을 정도로 털 또는 비늘로 덮여 있다.
② 나방파리과는 4아과(亞科)로 구성되어 있는데, 그중에서 모래파리아과만 흡혈성 곤충으로 다른 3아과에 속하는 나방파리류와 구별하여 모래파리라 부른다.

116 다음 그림과 같은 형태의 곤충은?

① 모기
② 깔따구
③ 모래파리
④ 먹파리(곱추파리)
⑤ 나방

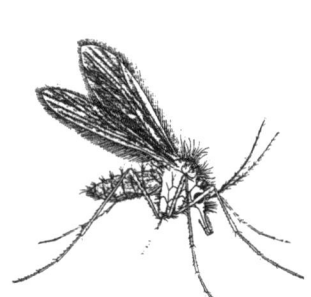

 ① 그림은 모래파리 성충 암컷이다.
② 모래파리 성충은 체장이 2~3mm로 매우 미소한 파리이다. 현저한 검은 눈을 가지고 있으며, 두부, 흉부 및 복부에는 긴 털로 덮여 있고 가늘고 긴 다리를 가진 곤충이다.

117 그림의 형태는 어떤 곤충이며, ㉠과 ㉡의 명칭은?

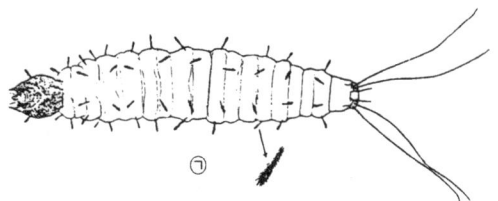 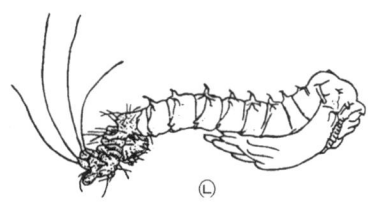

① 모래파리 : ㉠-유충, ㉡-번데기   ② 모래파리 : ㉠-번데기, ㉡-유충
③ 등에모기 : ㉠-유충, ㉡-번데기   ④ 파리 : ㉠-유충, ㉡-번데기
⑤ 파리 : ㉠-유충, ㉡-유충

정답 114. ① 115. ③ 116. ③ 117. ①

모래파리의 형태
① ㉠-4령기 유충, ㉡-번데기
② 4령기 유충 : 모든 체절에는 끝이 굵어진 깃털 모양의 강모가 나 있으며, 끝 절에는 키틴질의 배판에 4개의 긴 미모가 나 있다.
③ 번데기 : 4령기 유충은 머리와 몸체를 꼿꼿하게 세운 채 번데기가 된다. 유충 껍질을 꼬리에 붙인 채 직립한 상태로 번데기는 1~2주 지낸 후 성충으로 된다.

118 그림은 어느 곤충의 유충인가?

① 등에모기
② 깔따구
③ 모래파리
④ 먹파리(곱추파리)
⑤ 모기

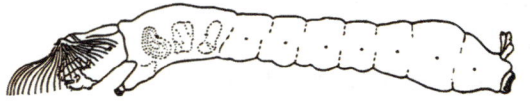

 먹파리의 유충(측면)이다.

119 다음 그림 중에서 ㉣은 어느 곤충의 유충인가?

① 등에모기
② 먹파리
③ 모래파리
④ 등에
⑤ 모기

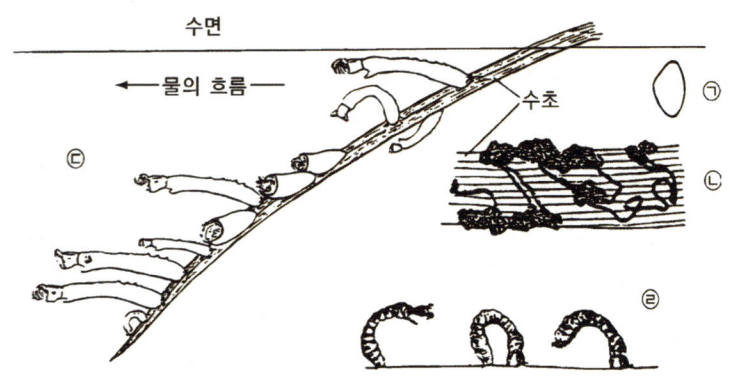

 먹파리의 형태 및 습성 : ㉠-알, ㉡-수초에 낳은 알무더기, ㉢-수초에 붙어 있는 유충과 번데기, ㉣-유충의 이동방법

120 다음 그림은 어느 곤충의 번데기인가?

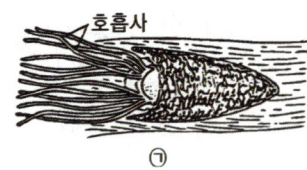

① 등에모기 ② 집파리 ③ 먹파리(곱추파리)
④ 모래파리 ⑤ 독나방

 먹파리 : ㉠-고치 안에 있는 번데기, ㉡-번데기

정답 118. ④ 119. ② 120. ③

121 다음 그림은 어느 곤충의 성충인가?

① 먹파리
② 집파리
③ 모래파리
④ 땅벌
⑤ 등에

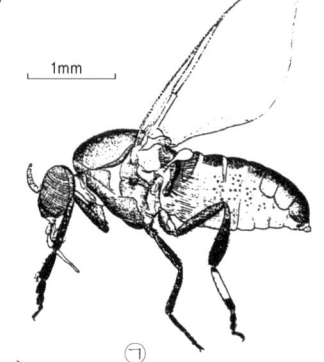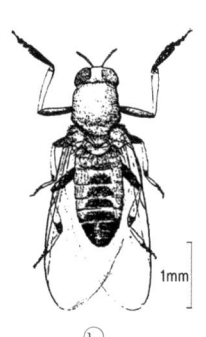

> 해설 먹파리의 성충
> ① ㉠-측면,
>   ㉡-날개를 접고 쉬고 있는 모습
> ② 심하게 굽은 등(흉부), 뾰족한 모양의 촉각, 짧은 다리 때문에 측면에서 보면 미국산 들소처럼 보인다.
> ③ 먹파리(곱추파리)가 옮기는 질병 : 회선사상충

122 다음 그림은 파리의 두부이다. 순판은 어느 곳을 말하는가?

① ㉠, ㉣
② ㉡
③ ㉢
④ ㉤
⑤ ㉣, ㉤

> 해설 파리의 두부(집파리의 두부)
> ① ㉠-하순, ㉡-상순, ㉢-순판, ㉣-소악수, ㉤-하인두
> ② 구성 : 하순, 순판 1쌍, 상순, 하인두, 소악수 1쌍으로 구성
> ③ 순판 : 대형의 하순 끝에 있는 순판의 내부표면은 부드러운 막으로 되어 있고 여기에 의기관(擬氣管, pseudotrachea)이라 불리는 30개의 작은 관상(管狀)의 홈이 있어 먹이를 식도로 운반하는 통로 구실을 한다.

123 다음 그림은 파리 다리의 끝부분이다. 욕반은?

① ㉠
② ㉡
③ ㉢
④ ㉣
⑤ ㉢, ㉣

> 해설 ① 파리의 형태 : ㉠-제5부절, ㉡-발톱, ㉢-욕반, ㉣-조간반
> ② 집파리가 병원체를 음식물이나 식기에 옮길 때에는 점액질로 덮여 있는 욕반에 부착시켜서 옮긴다.

124 다음 파리유충의 그림에서 ㉡의 명칭은?

① 두부   ② 흉부
③ 전기문   ④ 후기문
⑤ 구구

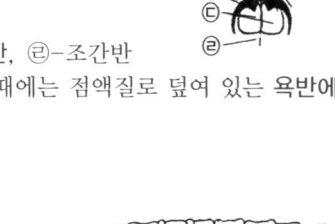

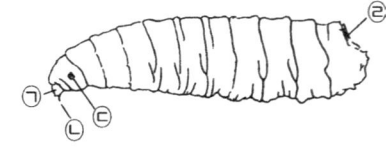

① 파리유충 : ㉠-두부, ㉡-구구, ㉢-전기문, ㉣-후기문
② 구구(mouth-hook)에는 두인두골격(頭咽頭骨格)이 연결되어 있다.

125 124번 그림에서 ㉣의 명칭은?
① 두부 ② 구구 ③ 전기문
④ 후기문 ⑤ 중주

126 다음 그림은 파리 유충의 후기문이다. 파리의 명칭이 맞게 연결된 것은?

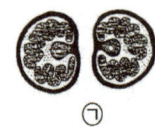 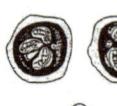 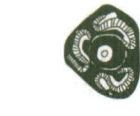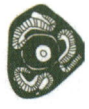
㉠ ㉡ ㉢

① 집파리-큰집파리-침파리   ② 큰집파리-침파리-큰집파리
③ 침파리-집파리-큰집파리   ④ 쉬파리-큰집파리-침파리
⑤ 쉬파리-큰집파리-집파리

 파리 유충의 후기문 : ㉠-집파리, ㉡-큰집파리, ㉢-침파리
① 집파리 : 후기문은 기문륜(氣門輪)이 두껍고 완전히 주위를 감싸고 있으며 3쌍의 기공(氣孔)은 심하게 굴곡되어 있고 중주(中珠)는 뚜렷하게 보인다.
② 큰집파리 : 후기문은 원형을 하고 있는데 기문륜(eritreme)은 각질화 하였고 중주(button)는 불분명하다.
③ 침파리 : 후기문은 소형이고 대체로 원형이고 2개가 서로 떨어져 있다. 기문판은 흑색이고 기문륜은 불명하다. 3개의 기공은 S자형이고 빈약하게 발달된 중주는 기문판의 중앙에 위치한다.

127 다음 그림은 검정파리과 유충의 후기문이다. 파리의 명칭이 맞게 연결된 것은?
① 금파리속-띠금파리속
② 띠금파리속-금파리속
③ 쉬파리-집파리
④ 큰집파리-집파리
⑤ 큰집파리-쉬파리

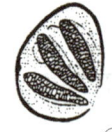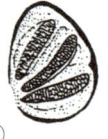 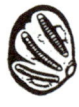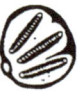
㉠ ㉡

 ① 검정파리과 유충의 후기문 : ㉠-띠금파리속, ㉡-금파리속
② 띠금파리속 : 베지아띠금파리의 유충은 후기문에 중주가 없고 기공이 바나나형이다.

128 다음 그림은 어떤 파리 유충의 후기문인가?
① 쉬파리 ② 왕파리
③ 딸집파리 ④ 검정파리
⑤ 집파리

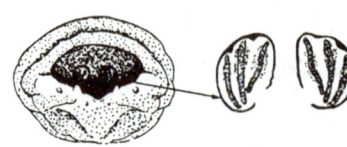

 쉬파리 유충의 후기문 : 검정파리와 유사하나 후기문 전체가 깊숙이 파묻혀 있다.

정답 125. ④ 126. ① 127. ② 128. ①

129 다음 그림은 어떤 파리 유충의 후기문인가?

① 쉬파리속   ② 집파리속
③ 큰파리속   ④ 검정파리속
⑤ 금파리

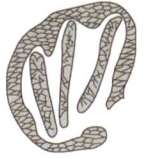

130 다음 그림은 파리를 나타낸 것이다. 어떤 파리인가?

① 집파리
② 곱추파리
③ 딸파리
④ 침파리
⑤ 큰파리

 집파리
① 성충 : 중형(6~9mm)이고, 전체적으로 진한 회색 빛을 띠는 파리이며, 중흉배판(中胸背板)에 4개의 검은종선(縱線)을 가지고 있다.
② 날개 : 시맥은 제4종맥이 예리하게 굴곡되어 제3종맥과 근접된 위치에서 끝난다.

131 다음 그림은 파리의 성충이다. 파리의 명칭이 맞게 연결된 것은?

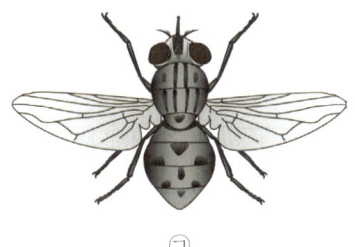
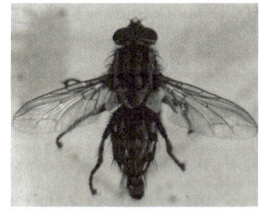
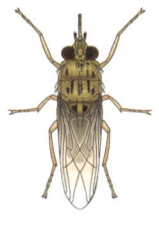

㉠   ㉡   ㉢

① 침파리-쉬파리-체체파리   ② 집파리-침파리-체체파리
③ 침파리-집파리-체체파리   ④ 침파리-체체파리-쉬파리
⑤ 침파리-체체파리-집파리

 파리 성충 : ㉠-침파리, ㉡-쉬파리, ㉢-체체파리
① 침파리 : 집파리와 같은 크기의 흑회색 파리이며, 흉부에 4개의 흑색 종대(縱帶)가 있다.
② 쉬파리 : 중형 내지 대형(8~15mm)의 회색 파리로서, 중흉배판(中胸背板)에 3개의 흑색 종대(縱帶)가 있으며, 복부엔 바둑판 모양의 무늬를 갖고 있다.
③ 체체파리 : 중형(6~15mm)의 황갈색 내지 흑갈색의 파리로, 주둥이는 흡혈성이며 전방으로 길게 돌출하고 있어 다른 파리와 구별하기 쉽고, 날개는 복부의 끝을 훨씬 넘는다.

132 다음 그림은 무슨 파리인가?

① 모래파리
② 쉬파리
③ 집파리
④ 체체파리
⑤ 왕파리

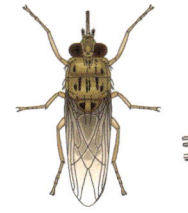 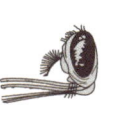   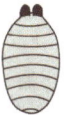

정답 129. ① 130. ① 131. ① 132. ④

133 그림은 파리의 날개를 나타낸 것이다. 파리의 명칭이 맞게 연결된 것은?

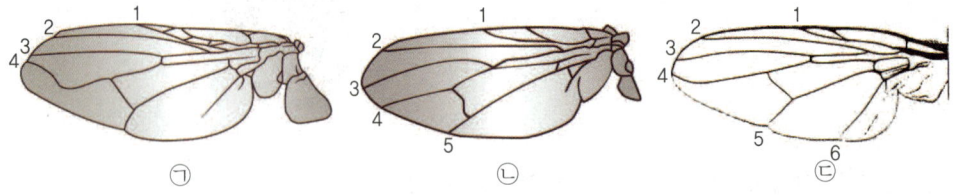

① 딸집파리-집파리-큰집파리 ② 딸집파리-큰집파리-집파리
③ 집파리-딸집파리-큰집파리 ④ 집파리-딸집파리-체체파리
⑤ 집파리-딸집파리-작은파리

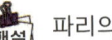 파리의 날개 : ㉠-집파리, ㉡-딸집파리, ㉢-큰집파리
① 집파리 : 시맥은 제4종맥이 예리하게 굴곡되어 제3종맥과 근접된 위치에서 끝난다.
② 딸집파리 : 시맥 중 제4종맥이 굴곡되지 않고 제3종맥과 떨어진 위치에서 끝난다.
③ 큰집파리 : 시맥 중 제4종맥이 심하게 굴곡되어 있지 않아 구별이 용이하다.

134 그림은 파리의 시맥이다. 파리의 명칭이 맞게 연결된 것은?

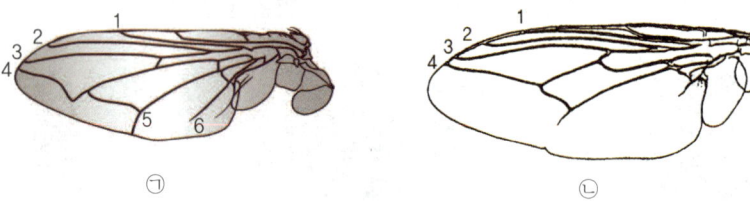

① 검정파리-체체파리 ② 체체파리-검정파리 ③ 집파리-큰집파리
④ 집파리-체체파리 ⑤ 집파리-딸집파리

 파리의 날개 : ㉠-검정파리, ㉡-체체파리
① 검정파리 : 검정파리과를 정확히 분류하는 것은 실제로 어렵다. 날개의 시맥이나 촉각의 형태 등은 다른 과(科)의 파리와 공통적인 특징을 갖고 있다.
② 체체파리 : 한 쌍의 긴 날개는 복부의 끝을 훨씬 넘어서고 있으며 체체파리 특유의 시맥을 갖고 있다.

135 다음 그림에서 검정파리 시맥은?

① ㉠
② ㉡
③ ㉢
④ ㉣
⑤ ㉠, ㉡

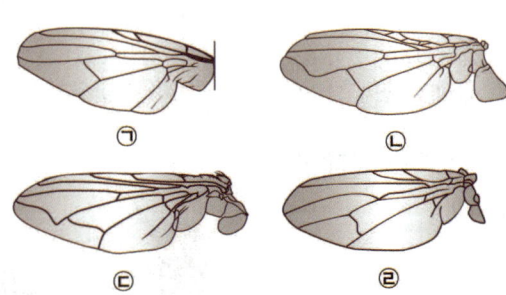

 파리의 날개 : ㉠-큰집파리, ㉡-집파리, ㉢-검정파리, ㉣-딸집파리

정답 133. ③ 134. ① 135. ③

136 그림은 파리 성충의 촉각이다. 파리의 명칭이 맞게 연결된 것은?

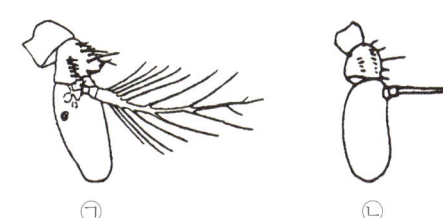 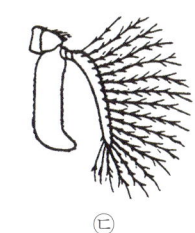

① 집파리-딸집파리-쉬파리
② 체체파리-집파리-딸집파리
③ 집파리-체체파리-딸집파리
④ 집파리-딸집파리-체체파리
⑤ 집파리-쉬파리-검정파리

 파리 성충의 촉각 : ㉠-집파리, ㉡-딸집파리, ㉢-체체파리
① 집파리 : 촉각의 제3절에 나 있는 촉각극모(arista)가 잘 발달되어 있고 상하로 분지(分枝)되어 있다.
② 딸집파리 : 촉각극모가 단모(短毛)이며, 흉부 순판(scutum)에 흑색 종선(縱線)이 3개 있다.
③ 체체파리 : 촉각극모는 위쪽에만 분지된 털을 갖고 있다.

137 다음 그림은 어떤 파리의 복부인가?

① 큰집파리과
② 쉬파리과
③ 체체파리과
④ 집파리과
⑤ 딸집파리과

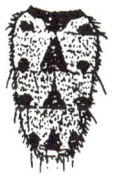 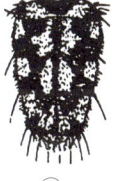

 쉬파리과 복부의 무늬 : ㉠-Wohlfahrtia속, ㉡-쉬파리속
① 많은 속 중에서 Wohlfahrtia속과 쉬파리속이 구더기증을 일으킨다.
② 쉬파리과의 암컷은 모두 유생생식(larviparie)을 한다.

138 다음 그림은 어느 파리의 복부인가?

① 쉬파리
② 집파리
③ 체체파리
④ 큰파리
⑤ 검정파리

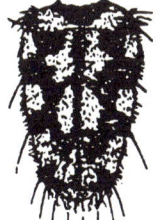

139 그림은 어떤 파리의 유충인가?

① 집파리
② 쉬파리
③ 큰집파리
④ 체체파리
⑤ 딸집파리(아기집파리)

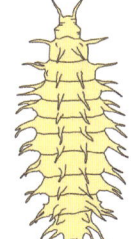

정답 136. ④ 137. ② 138. ① 139. ⑤

해설 딸집파리(아기집파리)의 유충
① 특유한 형태를 하고 있어 쉽게 구별할 수 있다.
② 길이가 5~6mm의 난형(卵形)으로 상하 편평(扁平)하다.
③ 딸집파리의 유충은 각 체절에 현저하게 돌출되어 있는 여러 쌍의 육질돌기(肉質突起)가 있다.

140 다음 그림은 어떤 파리의 유충인가? 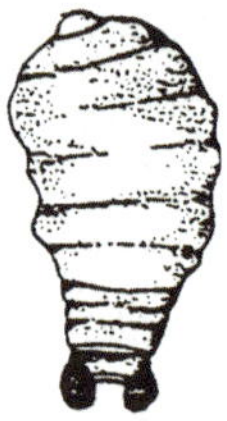
① 큰집파리
② 쉬파리과
③ 체체파리
④ 집파리과
⑤ 아기파리

해설 체체파리의 제3령기 유충이다.

141 다음 그림의 ㉠은 어떤 파리의 번데기인가? 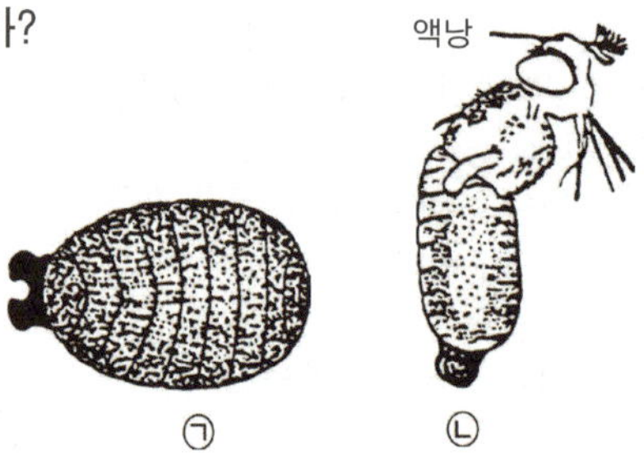
① 체체파리
② 쉬파리과
③ 큰파리
④ 집파리과
⑤ 딸집파리

해설 체체파리의 형태 : ㉠-번데기,
㉡-번데기에서 성충이 우화하는 모습

142 다음 그림 중에서 금파리속의 흉부배면은? 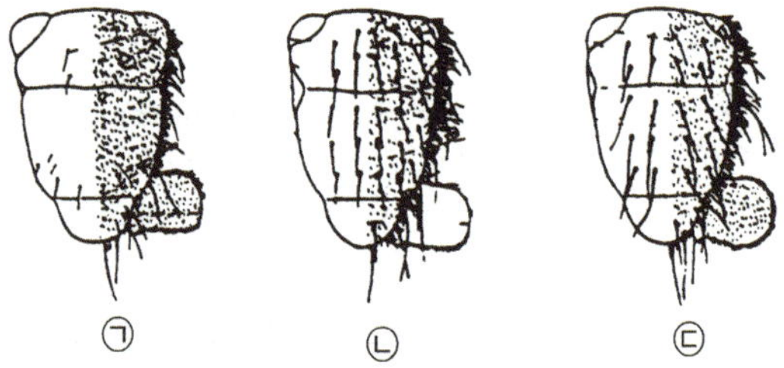
① ㉠
② ㉡
③ ㉢
④ ㉡, ㉢
⑤ ㉠, ㉢

해설 검정파리과의 형태적 비교 : ㉠-띠금파리속, ㉡-금파리속, ㉢-검정파리속

143 다음 그림은 집파리가 먹이를 섭취할 때 작용하는 순판과 전구치의 4가지형을 나타낸 것이다. 명칭이 맞게 연결된 것은?

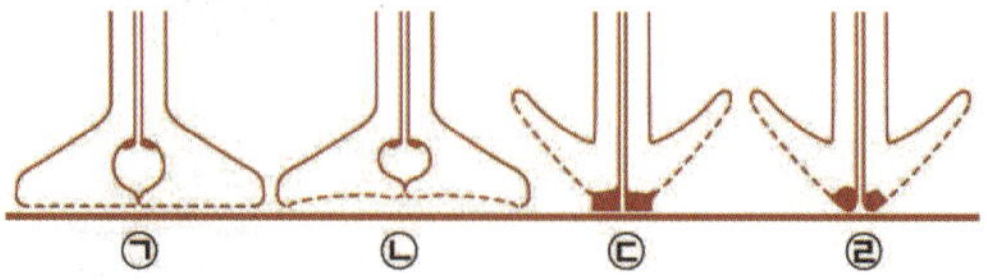

① 흡수형-컵형-직접섭취형-긁는 형
② 흡수형-컵형-긁는 형-직접섭취형
③ 직접섭취형-흡수형-컵형-긁는 형
④ 컵형-긁는 형-직접섭취형-흡수형
⑤ 컵형-긁는 형-직접섭취형-저작형

정답 140. ③ 141. ① 142. ② 143. ②

집파리가 먹이를 섭취할 때 작용하는 순판과 전구치의 4가지형 : ㉠-흡수형, ㉡-컵형, ㉢-긁는 형, ㉣-직접섭취형
① 흡수형 : 밀크, 시럽, 농(膿, pus) 등 엷은 막(膜)의 액체를 흡수할 때는 순판의 의기관 (pseudotrachea) 면만을 사용한다.
② 컵형 : 흡수형과 같은 방법이나, 액체의 막이 약간 두꺼워서 순판의 모양이 컵 모양이 되고 액체와 미세한 입자가 의기관의 관을 통해 입으로 흡입된다.
③ 긁는 형 : 치즈, 혈액응고 물, 치유되기 시작하는 상처 부위 등 단단하거나 건조한 물질을 섭취할 때 순판은 위로 올라가고 전구치가 노출되어 먹이의 표면을 긁은 다음 타 액을 분비하여 액상으로 만들어 흡수형으로 섭취한다.
④ 직접섭취형 : 사람이나 동물의 배설물, 침 등 반고체 상태의 물질을 섭취할 때 순판을 완전 히 치켜올려 의기관이나 전구치(前臼齒)의 도움 없이 상순과 하인두로 구성된 관 으로 직접 빨아들인다.

144 143번 그림에서 집파리가 식품(먹이)을 섭취할 때 작용하는 흡수형은?
① ㉠   ② ㉡   ③ ㉢
④ ㉣   ⑤ ㉢, ㉣

145 쓰레기더미에서 파리유충의 서식지는?
① ㉠
② ㉡
③ ㉢
④ ㉣
⑤ ㉠, ㉤

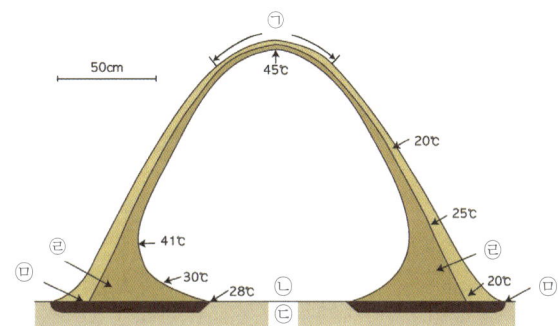

 ① 퇴비더미에서의 파리유충(구더기)이 서식하는 곳 : ㉠-온도가 너무 높아서 유충 서식이 부적당한 곳, ㉡-지상, ㉢-흙, ㉣-유충의 주 서식 장소, ㉤-흙이 부드러워 유충이 파고 들어갈 수 있는 곳
② 파리 유충의 서식 온도 : 10~45℃(최적온도 36℃)

146 쓰레기장의 파리방제에 사용되는 입자의 크기는?
① 10~15μm   ② 20~30μm   ③ 25~30μm
④ 50~100μm   ⑤ 1,000μm 이상

 미스트(mist)
① 분사되는 살충제 입자가 50~100μm인 경우를 미스트라 한다.
② 모기, 독나방유충, 파리, 진드기, 벼룩 등의 방제를 위해 풀숲, 늪, 공원, 쓰레기처리장 등에 살포하고, 모기발생장소에 살포하면 성충과 유충을 동시에 방제할 수 있다.

147 다음 그림은 빈대 구부의 횡단도이다. 타액관은?
① ㉠   ② ㉡
③ ㉢   ④ ㉣
⑤ ㉠, ㉡

정답 144. ① 145. ④ 146. ④ 147. ④

빈대 구부의 횡단도 : ㉠-소악, ㉡-식도, ㉢-대악, ㉣-타액관

148 그림의 곤충 명은 무엇인가?
① 빈대
② 몸이
③ 벼룩
④ 노린재
⑤ 진드기

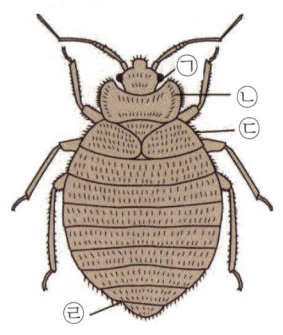

 빈대의 성충 수컷(배면) : ㉠-눈, ㉡-전흉배판, ㉢-반시초, ㉣-음경

149 148번 그림에서 빈대 특유의 반시초(Hemelytron)는 어느 부위를 말하는가?
① ㉠　　　　　　　　② ㉡　　　　　　　　③ ㉢
④ ㉣　　　　　　　　⑤ ㉠, ㉡

 반시초 : 빈대는 특유의 날개 비슷한 팽대부를 갖고 있는데 이를 반시초(半翅鞘, Hemelytron)라 한다.

150 다음 그림에서 베레제기관은?
① ㉠
② ㉡
③ ㉢
④ ㉣
⑤ ㉠, ㉡

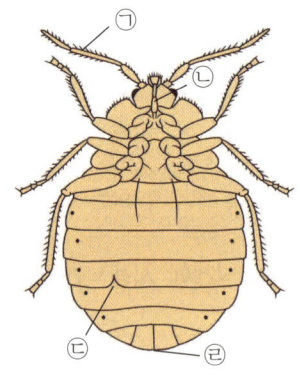

 빈대의 성충 암컷(복면) : ㉠-촉각, ㉡-주둥이, ㉢-베레제기관, ㉣-항문

151 150번 그림에서 베레제기관의 역할은?
① 신경기관　　　　② 호흡기관　　　　③ 생식기관
④ 배설기관　　　　⑤ 순환계

 빈대의 암컷은 제4복판에 각질로 된 홈(nick)이 있어서 교미공(copulatory)을 형성하는데 그 속에 베레제기관(Berlese organ)이 있다. 이 기관은 정자를 일시 보관하는 장소로 빈대의 특징이다.

152 그림은 어느 곤충의 전흉배판인가?

① 빈대
② 개빈대
③ 열대빈대
④ 쥐빈대
⑤ 파리

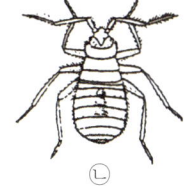

 빈대과에는 많은 종이 있는데 인가에 서식하며, 사람을 흡혈하는 빈대는 빈대와 반날개빈대가 있는데, 이 2종은 **전흉배판의 형태적 특징**이 있다.

153 다음 그림은 어느 곤충의 알과 약충인가?

① 몸이
② 빈대
③ 벼룩
④ 진드기
⑤ 개미

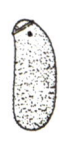
㉠   ㉡

 ① ㉠-빈대의 알, ㉡-빈대의 제1령기 약충
② 빈대 알 : 1mm의 크기로 백색이고 난형(卵形)이나 전단부(前端部)에서 약간 굴곡지어 있다.

154 그림과 같은 생활사를 갖는 위생해충은?

① 벼룩
② 빈대
③ 바퀴
④ 파리
⑤ 등에

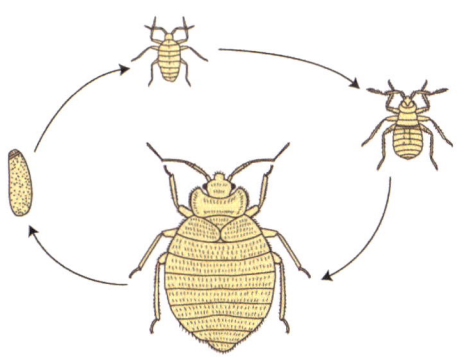

 ① 불완전변태
　㉮ 발육단계 : 알-유충-성충
　㉯ 종류 : 이, 바퀴, 빈대, 진드기 등
② 완전변태
　㉮ 발육단계 : 알-유충-번데기-성충
　㉯ 종류 : 모기, 파리, 벼룩, 나방, 등에 등

155 다음 그림과 같은 형태의 해충은?

① 빈대
② 벼룩
③ 검정파리
④ 쉬파리
⑤ 흡혈노린재(트리아토민노린재)

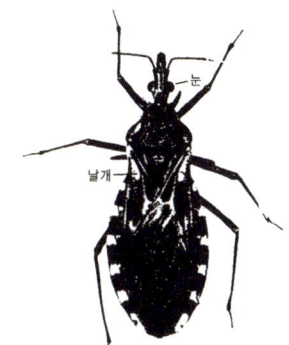

 ① 그림은 흡혈노린재 성충 배면이다.
② 흡혈노린재 성충은 1~3cm의 크기로, 사람을 흡혈하는 매개 종은 모두 대형이다. 두부는 비교적 가늘고 길게 전방으로 뻗어 있고 흑색 또는 암갈색 눈이 현저하게 튀어나와 있다.

정답　152. ①　153. ②　154. ②　155. ⑤

156 그림과 같은 생활사를 하는 해충은?
① 체체파리
② 흡혈노린재
③ 독나방
④ 등에
⑤ 모기

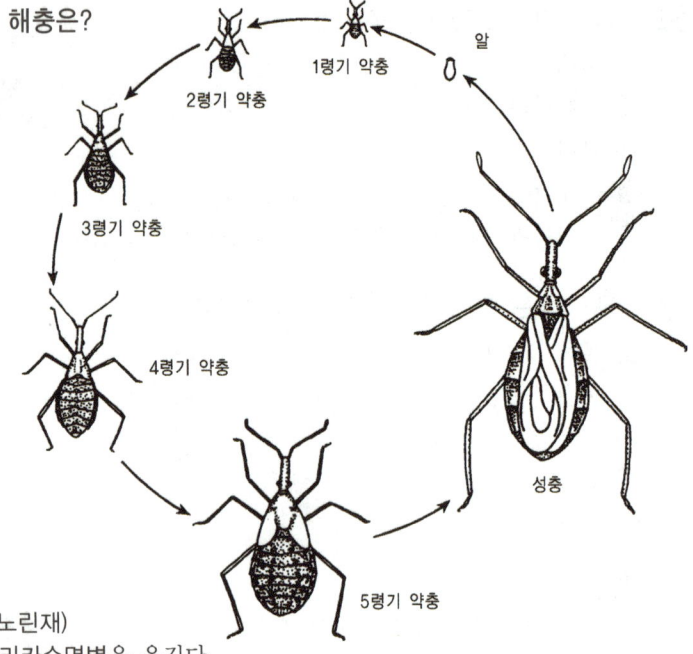

 흡혈노린재(트리아토민노린재)
① 샤가스병 일명 아메리카수면병을 옮긴다.
② 샤가스병 병원체의 인체 감염경로는 노린재의 흡혈에 의한 것이 아니고, 배설물에 섞여 나온 병원체가 손상된 피부를 통하여 침입하여 감염되는 것이다.
③ 자충 시기에 충분히 흡혈해야 탈피한다.
④ 불완전변태를 하며, 암·수 모두 흡혈성이다.

157 다음 그림은 벼룩의 두부이다. ㉠~㉢의 명칭이 맞게 된 것은?
① 협즐치 – 소악자침 – 소악 – 촉각
② 협즐치 – 소악자침 – 촉각 – 소악
③ 협즐치 – 소악 – 소악자침 – 촉각
④ 촉각 – 협즐치 – 소악자침 – 소악
⑤ 촉각 – 협즐치 – 소악자침 – 대악

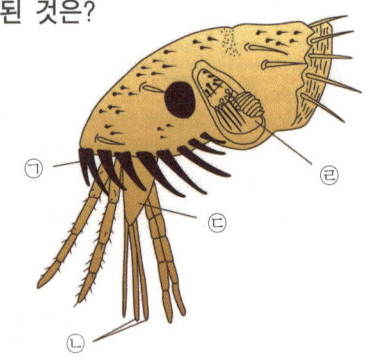

 벼룩의 두부 : ㉠-협즐치, ㉡-소악자침, ㉢-소악, ㉣-촉각

158 157번 그림에서 따뜻한 공기의 흐름을 감지하는 감각기관으로 숙주의 존재 및 방향을 찾아내는 기관은?
① ㉠   ② ㉡   ③ ㉢
④ ㉣   ⑤ ㉠, ㉡

 촉각 : 따뜻한 공기의 흐름을 감지하는 감각기관으로 숙주의 존재 및 방향을 찾아내는 기관이다.

정답 156. ② 157. ① 158. ④

159 다음 그림은 벼룩의 수컷 형태이다. 협즐치 위치는 어느 곳인가?

① ㉠
② ㉡
③ ㉢
④ ㉣
⑤ ㉠, ㉡

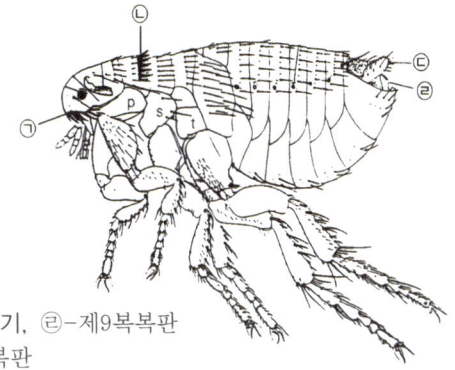

해설 벼룩의 형태(수컷)
① ㉠-협즐치, ㉡-전흉즐치, ㉢-파악기, ㉣-제9복복판
② p-전흉복판, s-중흉복판, t-후흉복판

160 159번 그림에서 전흉즐치 위치는?

① ㉠　　　　　　　② ㉡　　　　　　　③ ㉢
④ ㉣　　　　　　　⑤ ㉢, ㉣

161 벼룩의 분류상 중요한 특징이 되는 중흉측선은 어느 곳에 위치하고 있는가?

① 전흉복판에 있다.　② 중흉복판에 있다.　③ 후흉복판에 있다.
④ 후흉중판에 있다.　⑤ 제9복복판에 있다.

해설 중흉복판에 중흉측선(中胸側線, meral rod, pleural rod)이라 불리는 종대(縱帶)를 갖고 있는 종류도 있어서 분류상(分類上) 특징이 된다.

162 다음 그림에서 ㉠에 해당하는 것은?

① 협즐치
② 촉각
③ 중흉측선
④ 전흉즐치
⑤ 촉수

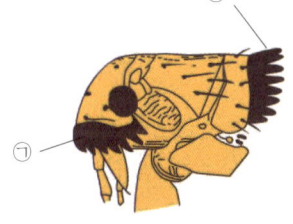

해설 벼룩의 두부 : ㉠-협즐치, ㉡-전흉즐치

163 162번 그림에서 ㉡의 명칭은?

① 촉수　　　　　　② 협즐치　　　　　③ 중흉측선
④ 전흉즐치　　　　⑤ 촉각

164 그림은 벼룩의 암컷이다. 복부말단 ㉠은 무슨 기관인가?

① 촉각　　　　　② 기문
③ 파악기　　　　④ 미절
⑤ 수정낭

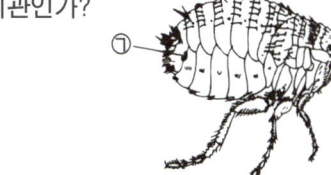

정답 159. ① 160. ② 161. ② 162. ① 163. ④ 164. ⑤

벼룩의 복부
① 복부는 10절로 되어 있는데 제9절, 10복절은 생식기로 되어있다.
② 수컷 : 1쌍의 파악기와 대형의 음경(aedeagus) 등 생식기가 존재하고 그들 일부가 상부를 향하여 외부로 돌출하고 있다.
③ 암컷 : 외부생식기가 없고 복부 말단부가 원형이다. 내부생식기인 수정낭(spermatheca)이 현저하게 각질화되어 있다.

165 그림의 ㉣과 같은 번데기의 구조를 가지고 있는 위생해충은?

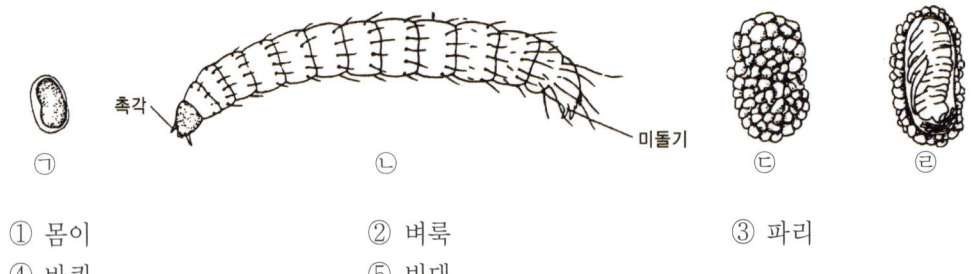

① 몸이 ② 벼룩 ③ 파리
④ 바퀴 ⑤ 빈대

 ① 벼룩의 발육기간 중의 형태 : ㉠-난(卵), ㉡-유충, ㉢-번데기의 표면(모래알로 둘러싸여 있음), ㉣-번데기 껍질 내부
② 벼룩의 번데기 껍질은 투명하여 내부에서 형성되고 있는 성충의 형태가 비쳐 보인다.

166 그림과 같은 두부와 흉부의 형태를 가지고 있는 벼룩은?

① 사람벼룩
② 열대쥐벼룩
③ 개벼룩
④ 모래벼룩
⑤ 유럽쥐벼룩

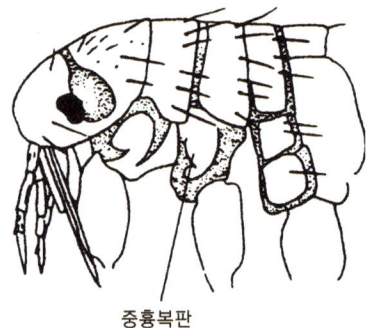

중흉복판

 벼룩의 분류
① 무즐치벼룩 : 즐치를 갖고 있지 않는 벼룩이다.
  ㉮ 사람벼룩 : 중흉복판에 중흉측선이 없어 열대쥐벼룩과 쉽게 구별된다.
  ㉯ 열대쥐벼룩 : 사람벼룩과 비슷한 형태를 하고 있으나 중흉복판의 가운데를 종(從)으로 그어진 중흉측선이 있어 사람벼룩과 구별할 수 있다.
  ㉰ 모래벼룩
② 즐치벼룩 : 즐치를 갖고 있는 벼룩이다.
  ㉮ 개벼룩, 고양이벼룩 : 협즐치와 전흉즐치가 잘 발달되어 있다.
  ㉯ 장님쥐벼룩 : 전흉즐치와 협즐치가 모두 있으며, 협즐치는 후방으로 향하여 있다.
  ㉰ 유럽쥐벼룩 : 전흉즐치는 있으나 협즐치가 없다.

정답 165. ② 166. ①

167 그림은 어떤 벼룩의 형태를 나타낸 것인가?

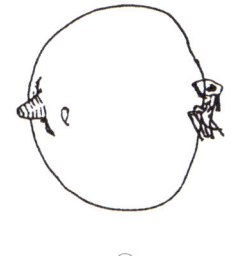 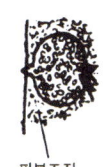 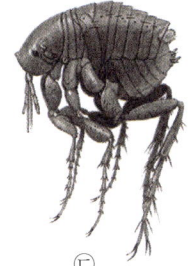
ㄱ　　　　　　　ㄴ　　　　　　　ㄷ

① 장님쥐벼룩　　　　② 열대쥐벼룩　　　　③ 개벼룩
④ 모래벼룩　　　　　⑤ 사람벼룩

 모래벼룩의 형태
① ㄱ-산란 직전의 암컷, ㄴ-산란 직전의 암컷이 피부 속에 기생하고 있는 모습, ㄷ-성충 암컷
② 암컷은 숙주 피부에 파묻혀 지내므로 피부증을 유발하고, 기생부위에 심한 2차적 감염을 일으키게 한다.

168 그림은 어떤 벼룩 암컷의 형태인가?

① 유럽쥐벼룩
② 열대쥐벼룩
③ 개벼룩
④ 모래벼룩
⑤ 닭벼룩

 열대쥐벼룩 : 중흉복판의 가운데를 종(從)으로 그어진 중흉측선이 있다.

169 다음 그림은 어느 벼룩인가?

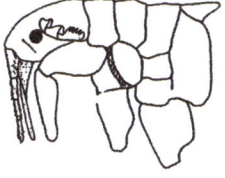

① 고양이벼룩　　　　② 열대쥐벼룩
③ 개벼룩　　　　　　④ 닭벼룩
⑤ 사람벼룩

170 다음 그림은 즐치가 있는 벼룩의 두부이다. 명칭이 맞게 된 것은?

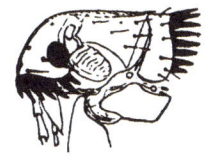 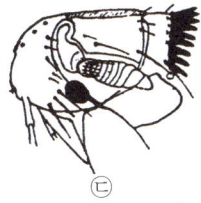
ㄱ　　　　　　　ㄴ　　　　　　　ㄷ

① 개벼룩 - 장님벼룩 - 유럽쥐벼룩　　② 개벼룩 - 유럽쥐벼룩 - 장님벼룩
③ 장님벼룩 - 개벼룩 - 장님벼룩　　　④ 사람벼룩 - 장님벼룩 - 유럽쥐벼룩
⑤ 사람벼룩 - 장님벼룩 - 개벼룩

정답　167. ④　168. ②　169. ②　170. ①

즐치가 있는 벼룩의 두부 : ㉠-개벼룩, ㉡-장님벼룩, ㉢-유럽쥐벼룩
① 개벼룩, 고양이벼룩 : 협즐치와 전흉즐치가 잘 발달되어 있다.
② 장님쥐벼룩 : 전흉즐치와 협즐치가 모두 있다. 협즐치는 후방으로 향하여 있다.
③ 유럽쥐벼룩 : 전흉즐치는 있으나 협즐치가 없다.

171 그림은 곤충의 알이다. 연결이 맞게 된 것은?

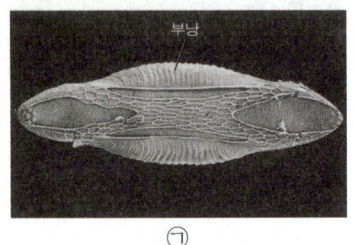 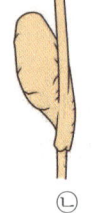 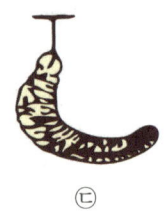 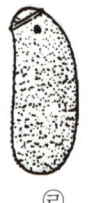

㉠　　　　　　　　　㉡　　　㉢　　　　㉣

① 모기-이-깔따구-빈대　　② 모기-이-빈대-깔따구　　③ 모기-빈대-이-깔따구
④ 빈대-깔따구-모기-이　　⑤ 빈대-깔따구-모기-벼룩

 곤충의 알 : ㉠-모기 알(얼룩날개모기속 알), ㉡-1개의 서캐(이의 알), ㉢-깔따구 난괴(알), ㉣-빈대 알

172 그림은 곤충들의 번데기이다. 연결이 맞게 된 것은?

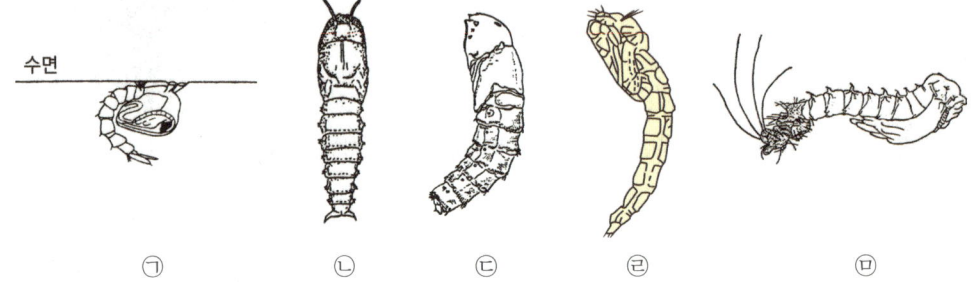

㉠　　　㉡　　　㉢　　　㉣　　　㉤

① 학질모기-등에모기-등에-깔따구-모래파리
② 학질모기-모래파리-등에모기-등에-깔따구
③ 학질모기-등에-깔따구-모래파리-등에모기
④ 깔따구-모래파리-학질모기-등에모기-등에
⑤ 깔따구-모래파리-학질모기-등에모기-벼룩

곤충의 번데기 : ㉠-학질모기, ㉡-등에모기, ㉢-등에, ㉣-깔따구, ㉤-모래파리(나방파리)

173 다음 그림은 곤충의 번데기이다. 연결이 맞게 된 것은?

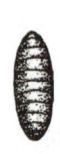 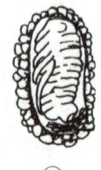 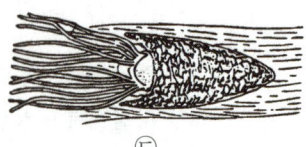 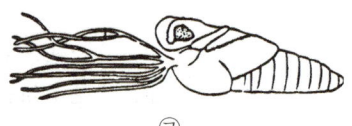

㉠　　㉡　　　㉢　　　　㉣

정답　171. ①　172. ①　173. ③

① 파리-벼룩-이-먹파리
② 파리-벼룩-모기-먹파리
③ 파리-벼룩-고치 안에 있는 먹파리 번데기-먹파리
④ 등에-벼룩-먹파리-먹파리
⑤ 등에-벼룩-먹파리-집파리

해설 곤충의 번데기 : ㉠-파리(번데기), ㉡-벼룩(번데기 껍질내부), ㉢-먹파리(고치 안에 있는 번데기), ㉣-먹파리(번데기)

174 다음 그림은 곤충의 유충이다. 연결이 맞게 된 것은?

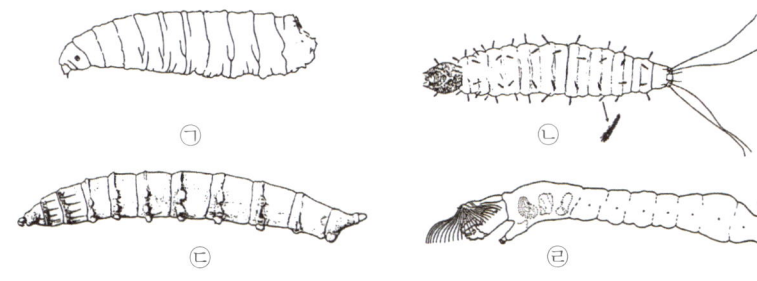

① 모래파리-등에모기-파리-먹파리
② 먹파리-파리-모래파리-등에모기
③ 파리-먹파리-모래파리-등에모기
④ 파리-모래파리-등에-먹파리
⑤ 파리-모래파리-이-집파리

해설 곤충의 유충 : ㉠-파리, ㉡-모래파리, ㉢-등에, ㉣-먹파리

175 아래 그림은 곤충의 유충을 나열한 것이다. 맞게 된 것은?

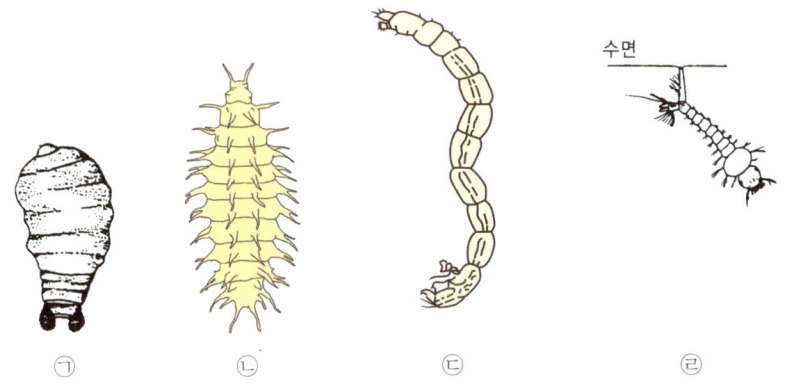

① 체체파리-딸집파리-깔따구-집모기속
② 체체파리-딸집파리-집모기속-깔따구
③ 체체파리-깔따구-집모기속-딸집파리
④ 딸집파리-깔따구-집모기속-체체파리
⑤ 딸집파리-깔따구-집모기속-쉬파리

해설 곤충의 유충 : ㉠-체체파리(3령기 유충), ㉡-딸집파리(배면), ㉢-깔따구(측면), ㉣-집모기속

정답 174. ④ 175. ①

176 그림은 어떤 해충인가?
① 체체파리
② 흡혈노린재
③ 독나방
④ 등에
⑤ 모기

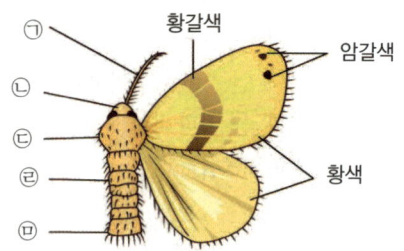

 독나방의 형태
① ㉠-촉각, ㉡-두부, ㉢-흉부, ㉣-복부, ㉤-미방모
② 앞날개는 중앙에 자갈색(紫褐色)의 넓은 띠가 하나 있다. 이 띠의 양 가장자리는 약간 담색(淡色)을 띤다.
③ 앞날개 끝 부분에 2개의 암갈색반점이 있다.
④ 암컷 미단(尾端)에는 미방모(尾房毛)가 밀생(密生)하고 있다.

177 176번 그림에서 독나방 암컷에 독모가 있는 곳은?
① 촉각　　　　　② 흉부　　　　　③ 다리
④ 미방모　　　　⑤ 두부

178 다음 독나방에 대한 설명 중 옳은 것은?
① 암컷은 미방모를 떼어 알무더기를 덮기 때문에 난괴 독모가(毒毛)가 없어서 접촉하게 되어도 피부염을 일으키지 않는다.
② 독모는 유충시기에만 있다.
③ 유충의 유방돌기에 밀생하고 있는 독모는 평균 10㎛이다.
④ 독모가 피부에 접촉되면 모낭이나 한선(汗腺)을 통해 피부에 들어가 독모속에 있는 독성물질이 용해되어 독작용을 하며 붉은 반점이 생기고, 가려움증과 통증이 수반되며, 좁쌀알만한 구진(丘疹)이 생긴다.
⑤ 독모는 번데기 시기에만 있다.

 독나방의 특징
① 암컷이 산란할 때 꼬리부분의 미방모를 떼어 알무더기를 덮기 때문에 난괴(卵塊)에도 독모가(毒毛)가 있어서 접촉하게 되면 피부염을 일으킨다.
② 유충의 유방돌기에 밀생하고 있는 독모는 평균 100㎛ 미세한 털로 하단부가 가늘며 뾰족하고 다른 한쪽은 굵다.
③ 독모는 유충시기에만 생성되나 독나방의 특이한 습성으로 실제는 알-유충-번데기-성충 어느 시기에나 독모를 가지고 있어 접촉하면 피부염을 일으킨다.
④ 독모가 피부에 접촉되면 모낭이나 한선(汗腺)을 통해 피부에 들어가 독모 속에 있는 독성물질이 용해되어 독작용을 한다.
⑤ 독모가 접촉된 자리는 수분(數分) 내지 수시간 후에 붉은 반점이 생기며 융기(隆起)되고 가려움증과 통증이 수반되며, 24시간 후면 좁쌀알만한 구진(丘疹)이 생긴다.

179 다음 그림은 독나방의 독모를 나타낸 것이다. 독모의 길이는?

① 평균 1μm
② 평균 10μm
③ 평균 100μm
④ 평균 1,000μm
⑤ 평균 1cm

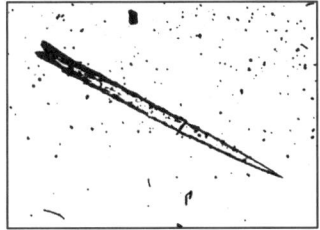

180 다음 그림 ㉠은 성충에 의한 피부염이고, ㉡은 유충에 의한 피부염을 나타낸 것이다. 그림과 같은 질병을 유발하는 해충은?

① 개미
② 파리
③ 독나방
④ 진드기
⑤ 모기

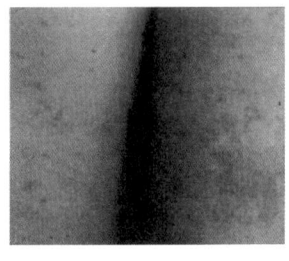 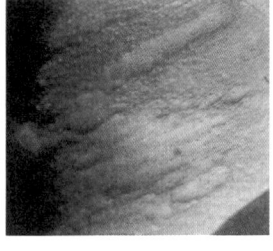

㉠ ㉡

181 독나방을 쫓고 나서 부었다가 가라앉는 원인은?

① 곤충의 극모
② 곤충의 날개
③ 곤충의 독모
④ 곤충의 촉각
⑤ 곤충의 촉수

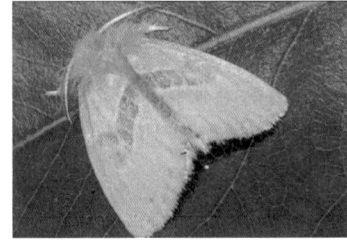

해설 독나방 : 독모(毒毛)가 복부 털에 부착되어 있으며, 접촉하면 피부염을 유발한다.

182 유문등으로 방제 가능한 것은?

① 이　　　　　　　② 파리　　　　　　　③ 바퀴
④ 모기　　　　　　⑤ 나방

해설 독나방의 방제 : 독나방은 강한 추광성(趨光性)이 있어 전등빛에 유인되어 실내로 들어온다. 독나방을 손으로 잡거나, 쳐서 죽이는 것은 독모를 사방에 흩어지게 하므로 위험하다. 따라서 실내에 침입하였거나 벽에 앉아 있을 때에는 전등을 끄고 밖을 밝게 하여 옥외로 유인하거나 물에 적신 휴지로 덮어서 잡는다.

정답　179. ③　180. ③　181. ③　182. ⑤

183 벌초나 등산시 쏘여서 치사하는 것은?

① 호박벌　　　　② 땅벌　　　　③ 등에
④ 파리　　　　　⑤ 왕모기

 ① 우리나라에서는 주로 말벌, 장수말벌, 털보말벌, 땅벌 등이 전국에서 인체에 피해를 주며, 특히 땅벌에 쏘이는 경우가 많다.
② 8월 또는 9월에 땅벌의 둥지를 잘못 건드려 집단공격을 받아 사망한 예도 있다.
③ 독침은 산란관이 변형된 것이기 때문에 암컷만 가지고 있다.

184 다음 그림은 어떤 곤충인가?

① 파리
② 나방
③ 등에
④ 말벌
⑤ 바퀴

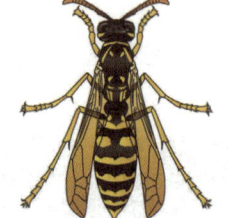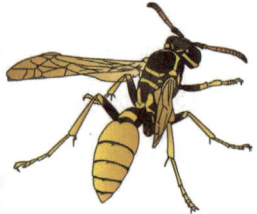

말벌 : 앉아 있을 때의 날개는 부채처럼 종(縱)으로 접혀져 있다.

185 다음과 같은 형태를 가지고 있는 곤충은?

① 청색하늘소붙이
② 나방
③ 등에
④ 말벌
⑤ 개미

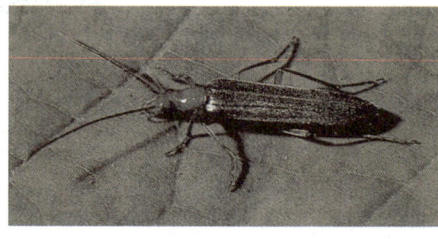

 청색하늘소붙이 : 하늘소붙이과에 속하는 딱정벌레로 체장이 약13mm, 몸이 가늘고 몸은 등황색이고 시초(翅鞘)는 광택성이 있는 암녹색(暗綠色)이다.

186 독성분이 피부에 접촉하면 그림과 같은 투명한 수포성(水疱性) 피부염을 일으키는 해충은?

① 청색하늘소붙이
② 나방
③ 등에
④ 말벌
⑤ 개미

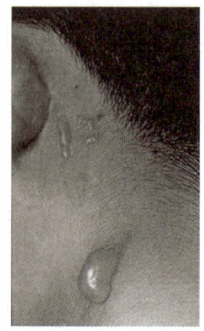

 청색하늘소붙이 : 독성분이 피부에 접촉하면 2~6시간 후 발적(發赤)과 종장(腫張)이 생기고 작은 수포를 만드는데 내용물은 투명하다. 시간이 경과하면서 수포는 커지고 압통(壓痛)과 작열감(灼熱感)을 느끼며 소양증(搔痒症)이 따른다.

정답　183. ②　184. ④　185. ①　186. ①

187 다음과 같은 형태를 가지고 있는 해충은?

① 청색하늘소붙이
② 청딱지개미반날개
③ 등에
④ 말벌
⑤ 꿀벌

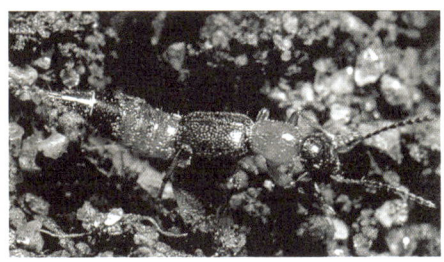

 청딱지개미반날개 : 반날개과에 속하며, 체장은 6~7mm, 몸은 가늘고 길며 황갈색이다.

188 그림과 같이 피부가 발적하고 작은 수포성 농포(膿疱)가 생기며, 선상(線狀) 피부염을 일으키는 해충은?

① 청색하늘소붙이
② 청딱지개미반날개
③ 등에
④ 말벌
⑤ 바퀴

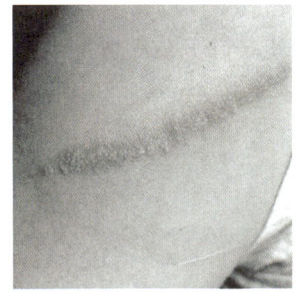

 청딱지개미반날개
① 성충은 5~10월에 나타나고, 밤에 불빛에 모여든다.
② 충체액이 피부에 접촉되면 2시간 후에 피부가 발적하고 통증을 느끼며 작은 수포성 농포(膿疱)가 생기며, 선상 피부염을 일으킨다.

189 그림은 진드기의 의두이다. 진드기가 흡혈할 때에는 ㉠을 사용한다. ㉠의 명칭은 무엇인가?

① 구하체
② 의두
③ 협각
④ 촉수
⑤ 촉각

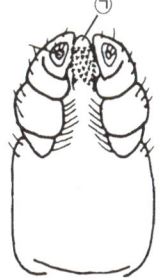

 참진드기 의두(두부)
① ㉠ - 구하체
② 4절로 된 1쌍의 촉수, 1쌍의 협각과 이(teeth)로 무장한 **구하체**(口下體)를 갖고 있다.

190 189번 진드기의 명칭은 무엇인가?

① 모낭(여드름) 진드기 ② 털진드기 ③ 큰진드기
④ 참진드기   ⑤ 작은진드기

정답 187. ② 188. ② 189. ① 190. ④

191 그림은 진드기의 의두(두부)이다. 진드기 명칭과 ㉠, ㉡의 명칭이 맞게 된 것은?

① 모낭(여드름)진드기 : 구하체-협각
② 털진드기 : 구하체-협각
③ 물렁진드기 : 구하체-협각
④ 물렁진드기 : 협각-구하체
⑤ 옴진드기 : 협각-구하체

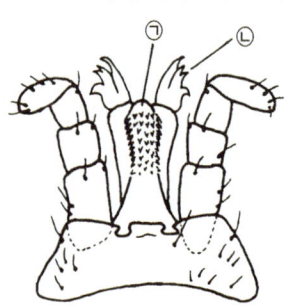

 물렁진드기의 의두 : ㉠-구하체, ㉡-협각

192 다음 그림은 진드기의 형태이다. ㉠~㉢의 명칭이 맞게 된 것은?

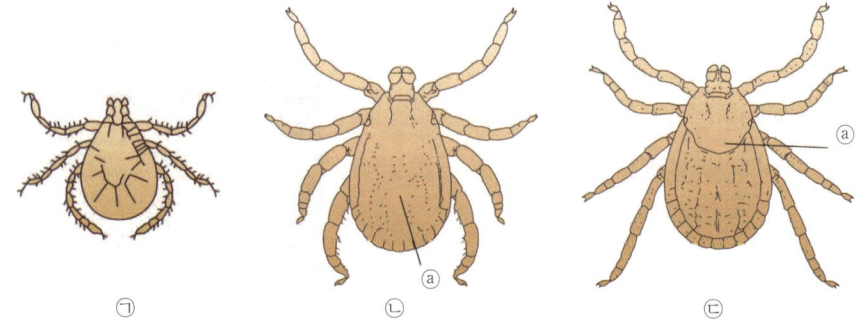

① 참진드기 : 유충 – 성충(암컷) – 성충(수컷) ② 참진드기 : 성충(수컷) – 성충(암컷) – 유충
③ 참진드기 : 유충 – 성충(수컷) – 성충(암컷) ④ 물렁진드기 : 유충 – 성충(수컷) – 성충(암컷)
⑤ 좀진드기 : 성충 – 유충 – 성충(수컷)

 참진드기
① ㉠-유충, ㉡-성충(♂), ㉢-성충(♀), ⓐ-순판
② 대형 진드기로 배면에 순판(楯板, scutum)을 갖고 있어 물렁진드기(공주진드기)와 쉽게 구별된다.
③ 암컷의 순판 : 배면의 앞부분 일부를 차지하고 있다.
④ 수컷의 순판 : 대부분의 배면을 덮고 있다.

193 192번 ㉡과 ㉢의 진드기 형태에서 ⓐ는?

① 의두   ② 순판   ③ 기문
④ 협각   ⑤ 등판

194 아래 그림은 진드기의 성충 형태이다. ㉠과 ㉡의 명칭이 맞게 된 것은?

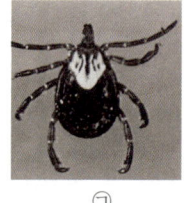   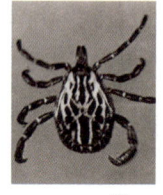

㉠   ㉡

정답 191. ③   192. ③   193. ②   194. ②

① 참진드기 : 수컷-암컷　　② 참진드기 : 암컷-수컷　　③ 물렁진드기 : 암컷-수컷
④ 공주진드기 : 수컷-암컷　　⑤ 털진드기 : 수컷-암컷

 참진드기(성충) : ㉠-암컷, ㉡-수컷

195 다음 그림은 진드기가 흡혈하는 모습이다. 진드기의 명칭은?

① 모낭(여드름)진드기
② 털진드기
③ 물렁진드기
④ 참진드기
⑤ 공주진드기

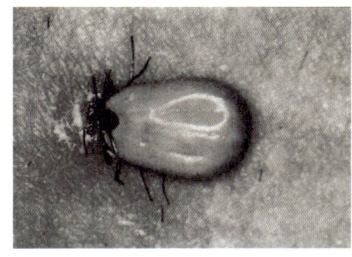

 참진드기의 숙주의 발견 : 동물이 지날 때 일어나는 광선강도의 변화, 체온에 의한 따뜻한 기류, 땅의 진동, 냄새 등 여러 요인에 의한다. 숙주동물에 부착하면 3~7일 계속하여 구하체를 피부에 꽂은 채로 흡혈한 후 땅에 떨어져서 수일간 소화되기를 기다린다.

196 다음 그림 ㉡은 어떤 진드기의 산란하는 모습인가?

① 물렁진드기
② 참진드기
③ 모낭진드기
④ 옴진드기
⑤ 털진드기

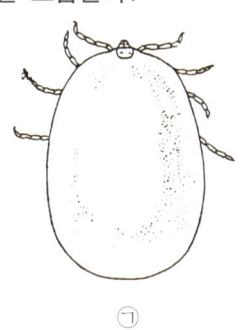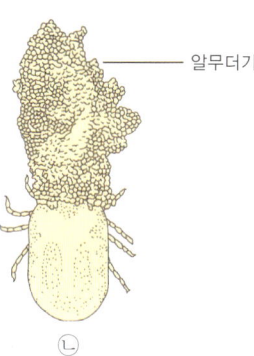

― 알무더기

㉠　　㉡

 참진드기 : ㉠-배란한 참진드기, ㉡-산란하는 참진드기 모습

197 다음 내용은 참진드기의 설명이다. 맞는 것은?

㉮ 배면에 순판(楯板, scutum)을 갖고 있어 물렁진드기와 쉽게 구별된다.
㉯ 암컷의 순판은 배면의 앞부분 일부를 차지하고, 수컷의 순판은 대부분의 배면을 덮고 있다.
㉰ 3숙주진드기 : 유충, 약충, 성충이 모두 흡혈한 후 숙주에서 일단 떨어졌다가 다른 개체의 숙주에 기생하며 흡혈한다.
㉱ 2숙주진드기 : 유충이 흡혈한 후 그대로 숙주에 붙어 있으면서 약충이 되어 다시 흡혈한 후 땅에 떨어져서 성충이 된 후 새로운 숙주를 선택하는 경우를 말한다.

① ㉮, ㉯, ㉰　　　② ㉮, ㉰　　　③ ㉯, ㉱
④ ㉱　　　⑤ ㉮, ㉯, ㉰, ㉱

 참진드기
① 3숙주진드기 : 유충(幼蟲), 약충(若蟲), 성충(成蟲)이 모두 흡혈한 후 숙주에서 일단 떨어졌다가 다른 개체의 숙주에 기생하며 흡혈한다.

정답　195. ④　196. ②　197. ⑤

② 2숙주진드기 : 유충이 흡혈한 후 그대로 숙주에 붙어 있으면서 약충이 되어 다시 흡혈한 후 땅에 떨어져서 성충이 된 후 새로운 숙주를 선택하는 경우를 말한다.
③ 1숙주진드기 : 유충(幼蟲), 약충(若蟲), 성충(成蟲)이 계속 한 숙주에 붙어 있으면서 흡혈한 후 산란할 때만 떨어져 나가는 진드기를 말한다.
④ 참진드기과 : 대형의 진드기로 배면에 순판(楯板, scutum)을 갖고 있어 물렁진드기(공주진드기)와 쉽게 구별된다. 암컷의 순판은 배면 앞부분 일부를 차지하고 있으며, 수컷의 순판은 대부분의 배면을 덮고 있다.

198 다음 그림은 참진드기의 생활환이다. 몇 숙주 생활 모식도인가?

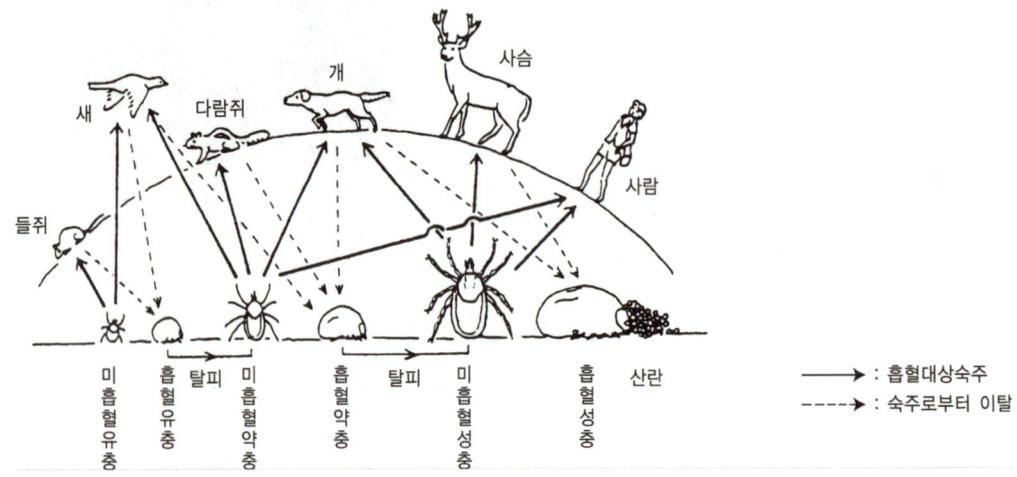

① 1숙주참진드기   ② 2숙주참진드기   ③ 3숙주참진드기
④ 4숙주참진드기   ⑤ 5숙주참진드기

 3숙주참진드기 생활환(모식도)이다.
① 3숙주진드기가 질병 전파능력이 가장 강하다.
② 2숙주와 3숙주진드기의 유충은 대체로 작은 동물에 기생하고, 약충과 성충은 큰 동물에 기생하는 습관이 있다.

199 그림은 어떤 진드기의 형태인가?

① 참진드기
② 물렁진드기(공주진드기)
③ 작은진드기
④ 옴진드기
⑤ 털진드기

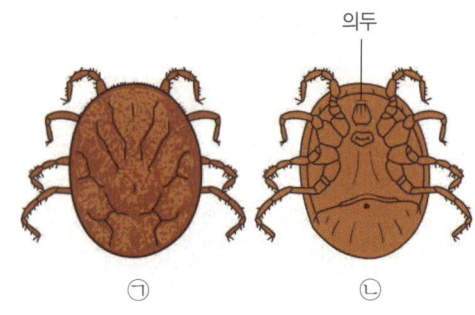

 물렁진드기의 형태 : ㉠-성충(배면), ㉡-성충(복면)

정답 198. ③ 199. ②

200 다음 그림은 진드기 유충이다. 어떤 진드기의 형태인가?

① 참진드기
② 털진드기
③ 작은진드기
④ 물렁진드기
⑤ 여드름진드기

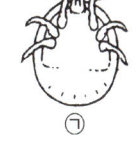
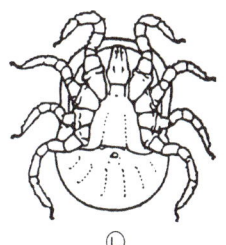

ⓐ   ⓑ

> 물렁진드기의 형태 : ⓐ-유충(복면), ⓑ-약충(복면)

201 다음 내용은 물렁진드기(공주진드기)에 대한 설명이다. 맞는 것은?

> ㉮ 숙주를 흡혈한 후 빠르게 땅에 떨어지므로 숙주동물의 서식처 부근에 면적당 밀도가 높다.
> ㉯ 수명은 10~20년이다.
> ㉰ 후기문아목에 속한다.
> ㉱ 숙주를 흡혈한 후 장기간 붙어있어 서식처 부근에 면적당 밀도가 낮다.

① ㉮, ㉯, ㉰   ② ㉮, ㉰   ③ ㉯, ㉱
④ ㉱   ⑤ ㉮, ㉯, ㉰, ㉱

> 물렁진드기(공주진드기)의 특징 : ①번외
> ① 참진드기와는 다르게 여러 번의 약충기(평균 4~5회)를 갖는다.
> ② 암수 모두 흡혈하며, 흡혈량이 많아 성충은 소화시키는 데 약 6개월이 걸리며, 산란 전에 매회 흡혈한다.
> ③ 물렁진드기는 숙주에 기생하는 기간이 짧아 숙주동물의 서식처 부근에 높은 밀도로 서식한다.
> ※ 참진드기는 숙주에 장기간 붙어 있어 넓은 지역에 고루 분포되어 있어 면적당 밀도가 낮다.

202 다음 내용은 물렁진드기에 대한 설명이다. 맞는 것은?

> ㉮ 후기문아목에 속하며, 진드기매개 재귀열을 전파한다.
> ㉯ 기절선을 갖고 있어 체내의 수분과 염분의 양을 조절한다.
> ㉰ 짧은 흡혈시간 때문에 흡혈하는 동안이나 또는 끝난 직후에 맑은 수분을 기절선으로부터 분비하며, 체액에 있던 다수의 병원체가 함께 배출된다.
> ㉱ 진드기의 자교부위를 기절선 분비액(맑은 수분)이 덮게 되고 병원체가 쉽게 인체로 침입하게 된다.

① ㉮, ㉯, ㉰   ② ㉮, ㉰   ③ ㉯, ㉱
④ ㉱   ⑤ ㉮, ㉯, ㉰, ㉱

> 물렁진드기(공주진드기)의 특징
> ① 매개 질병 : 진드기매개 재귀열
> ② 1쌍의 기절선(氣節腺, coxal gland)을 갖고 있어 체내의 수분과 염분의 양을 조절한다.
> ③ 짧은 흡혈시간에 많은 양의 혈액을 섭취하기 때문에 흡혈하는 동안이나 또는 끝난 직후에 맑은 수분(섭취한 혈액에 함유되어 있는)을 기절선으로부터 분비한다. 이 액체 속에 체액에 있던 다수의 병원체가 함께 배출된다.
> ④ 진드기의 자교부위를 기절선 분비액(맑은 수분)이 덮게 되고 병원체가 쉽게 인체로 침입하게 된다.

정답 200. ④ 201. ① 202. ⑤

203 다음 그림은 진드기를 나타낸 것이다. 진드기의 명칭은?

① 모낭진드기
② 옴진드기
③ 털진드기
④ 참진드기
⑤ 물렁진드기

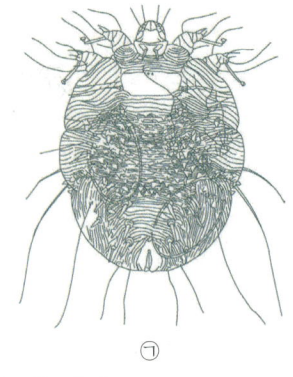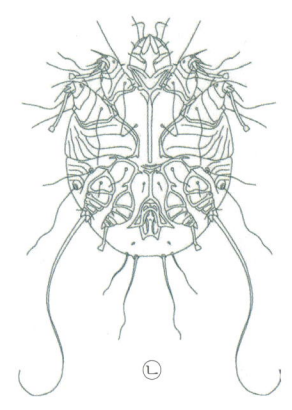

ⓐ   ⓑ

① 옴진드기 성충 : ⓐ-암컷, ⓑ-수컷
② 옴진드기의 다리는 짧고 뭉뚝하며 암컷은 앞쪽 2쌍의 다리 부절에 나 있는 병절 끝에 흡반(吸盤)이 있으며, 수컷은 제1각, 제2각 및 제4각에 모두 병절과 흡반이 있고 제3각의 부절 끝에는 긴털이 있다.

204 다음 내용은 옴진드기에 대한 설명이다. 맞는 것은?

㉮ 진드기목, 무기문아목, 옴진드기과에 속한다.
㉯ 인체의 피부에 기생하여 옴이라는 피부병을 일으킨다.
㉰ 곤충의 직접피해에 의한 것이다.
㉱ 암컷은 피부에 터널을 뚫으면서 그 속에 산란한다.

① ㉮, ㉯, ㉰   ② ㉮, ㉰   ③ ㉯, ㉱
④ ㉱   ⑤ ㉮, ㉯, ㉰, ㉱

옴진드기의 특징
① 옴진드기는 진드기목, 무기문아목, 옴진드기과에 속하며, 인체의 피부에 기생하여 옴이라는 피부병을 일으키며, 심한 가려움증을 나타낸다.
② 옴진드기는 곤충의 직접피해에 의한 것이다.
③ 옴진드기 암컷은 터널을 뚫으면서 그 속에 산란한다(터널은 대체로 부드럽고 얇은 피부의 표피층에 만들어진다).

205 다음과 같은 생활사를 갖는 진드기는?

① 모낭진드기
② 참진드기
③ 털진드기
④ 옴진드기
⑤ 공주진드기

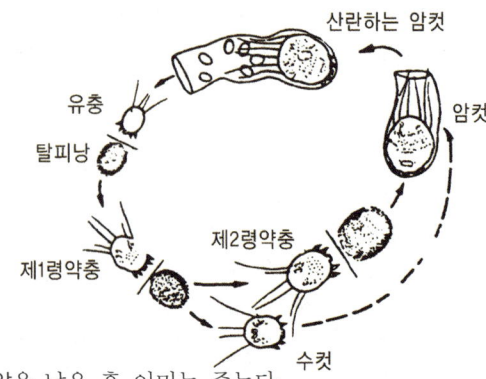

옴진드기
① 매일 4~5개씩 총 35~50개의 알을 낳은 후 어미는 죽는다.
② 4~5일 후에 알에서 부화한 유충은 형태가 성충과 유사하나 다리가 3쌍이다.
③ 유충은 피부각질층 속으로 뚫고 들어가 미세한 탈피주머니를 만들고 들어앉아 먹이를

정답 203. ② 204. ⑤ 205. ④

섭취하며 자란다.
④ 2~3일 후 4쌍의 다리를 가진 제1령기 약충이 되어 그 자리에서 계속 머물거나 또는 다른 새로운 탈피주머니를 만들어 들어앉아 탈피하여 제2령기 약충이 된다.
⑤ 제2령기 약충은 탈피하여 성충이 된다.

206 그림과 같은 형태를 갖는 진드기의 명칭은?

① 세로무늬먼지진드기(집먼지진드기)
② 모낭진드기
③ 물렁진드기
④ 옴진드기
⑤ 털진드기

 그림은 세로무늬먼지진드기의 암컷 형태(복면)이다.
집먼지진드기과의 형태적 특징
① 집먼지진드기과에는 세로무늬먼지진드기와 큰다리먼지진드기의 2종이 세계에 널리 분포되어 있으며, 두 종류의 형태는 매우 유사하다.
② 집먼지진드기는 광의로 집먼지 속에 살고 있는 진드기를 말하며, 질병의 주원인이 되고 있다.
③ 4개의 다리 중 제1·2각은 악체부(gnathosoma) 바로 뒤에 인접하여 전방으로 뻗어있고, 제3·4각은 동체부(idiosoma) 후반부에서 서로 인접하여 후방으로 뻗어 있다.
④ 제4각은 현저히 작다.
⑤ 복면과 배면의 외피에 지문모양의 많은 주름이 있어 동정(同定)이 좋은 특징이 된다.
⑥ 각 다리는 전절, 퇴절, 슬절, 경절, 부절로 되어 있고 부절 끝에는 흡반과 발톱이 있다.

207 알레르기성 질환(아토피성 피부염, 비염, 기관지 천식 등)은 국내는 물로 전세계적으로 증가하고 있다. 전체 알레르기 환자의 70~80%를 차지하는 알레르기 원인의 진드기는?

① 집먼지진드기 ② 옴진드기 ③ 털진드기
④ 모낭진드기 ⑤ 참진드기

 ① 알레르기성 질환(아토피성 피부염, 비염, 기관지 천식 등) : 국내는 물론 전세계적으로 증가하고 있다.
② 많은 물질 중 가장 중요한 알레르기원(Allergen)은 집에서 서식하는 **집먼지진드기**인데 전체 알레르기 환자의 70~80%를 차지한다.

208 다음 그림은 어떤 진드기의 현미경 사진인가?

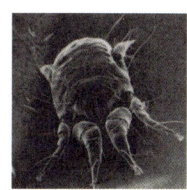 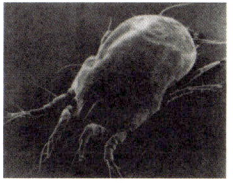

① 세로무늬먼지진드기(집먼지진드기)   ② 큰다리먼지진드기(집먼지진드기)
③ 물렁진드기   ④ 옴진드기   ⑤ 여드름진드기

 큰다리먼지진드기의 현미경사진 : ㉠-수컷(앞다리가 현저하게 크다), ㉡-(암컷)

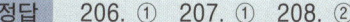 206. ① 207. ① 208. ②

209 다음 그림과 같은 형태를 갖은 곤충은?

① 털진드기의 성충
② 털진드기의 유충
③ 옴진드기의 유충
④ 물렁진드기의 성충
⑤ 참진드기의 성충

 털진드기 유충
① 유충은 다리가 3쌍이며, 몸과 다리에 잔털이 분지(分枝)하여 있는 극모(棘毛)를 다수 갖고 있다.
② 유충은 2~3일 숙주의 피부에 붙어 충분한 조직액(흡혈)을 섭취한 후 떨어져 흙 속에 숨는다.

210 그림과 같은 형태를 갖는 진드기는?

① 털진드기 : ㉠-약충, ㉡-성충
② 털진드기 : ㉠-유충, ㉡-성충
③ 옴진드기 : ㉠-약충, ㉡-성충
④ 물렁진드기 : ㉠-약충, ㉡-성충
⑤ 참진드기 : ㉠-약충, ㉡-성충

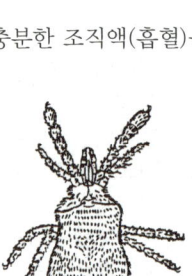 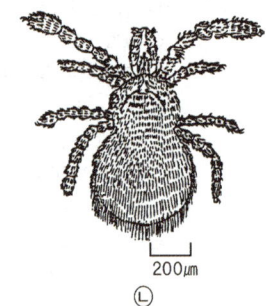

 ① 털진드기 : ㉠-약충, ㉡-성충
② 털진드기의 약충과 성충은 다리가 4쌍이다.

211 다음은 털진드기 설명이다. 틀린 것은?

① 쯔쯔가무시병을 매개한다(계절적 발생양상은 10월과 11월로 가을에 집중되어 있다).
② 유충시기만 포유동물에 기생하며 흡혈하고, 약충과 성충은 자유생활을 한다.
③ 넓은 지역 중에서 2~3㎡의 지점만이 털진드기의 좋은 서식처가 되며 높은 서식밀도를 보이므로 이런 지점을 진드기섬(mite island)이라 부른다.
④ 유충, 자충(약충), 성충 모두 흡혈한다.
⑤ 유충시기만 흡혈한다.

 털진드기 : 전기문아목이며, 유충시기만 포유동물에 기생하며 흡혈하고, 약충과 성충은 자유생활을 한다.

212 진드기섬과 관계 있는 진드기는?

① 참진드기   ② 집먼지진드기   ③ 털진드기
④ 옴진드기   ⑤ 물렁진드기

 진드기섬 : 털진드기의 자유생활 시기에는 주위 환경의 조건에 따라 민감하게 반응하며, 토양의 성질, 토양의 수분함량(水分含量)이나 식물상(植物相) 등 생태적 요인이 털진드기 개체군의 밀도를 좌우한다. **예** 습도가 낮으면 성충은 땅속 깊이 들어가고 산란을 중지한다. 일반적으로 볼 때 넓은 지역 중에서 2~3㎡의 지점만이 털진드기의 좋은 서식처가 되며 높은 서식밀도를 보이므로 이런 지점을 진드기섬(mite island)이라 부른다.

정답   209. ②   210. ①   211. ④   212. ③

213 다음 그림과 같은 생활사를 하는 진드기는?

① 참진드기 생활사
② 옴진드기 생활사
③ 모낭진드기 생활사
④ 털진드기 생활사
⑤ 물렁진드기 생활사

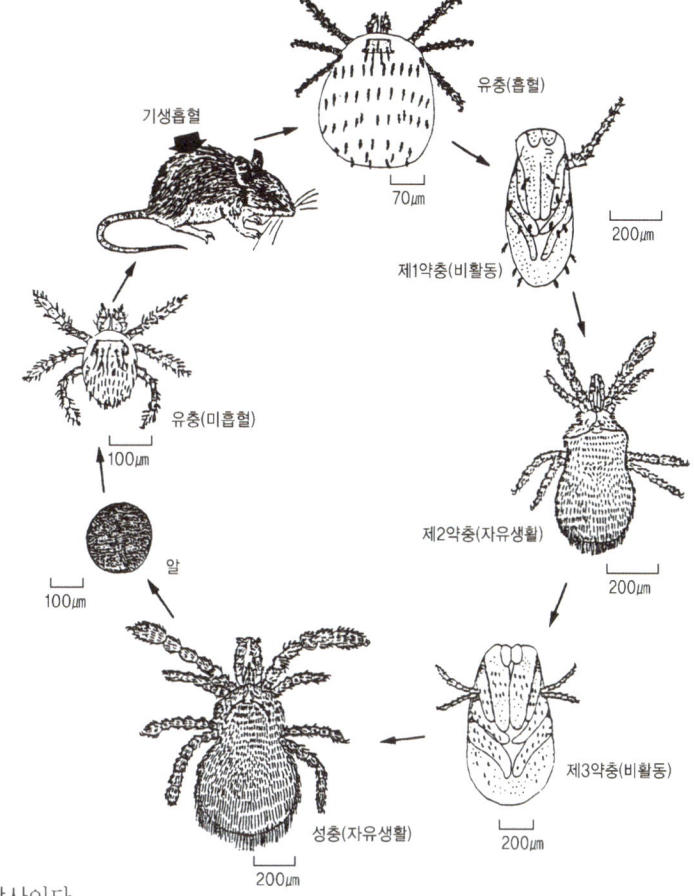

해설 그림은 털진드기의 생활사이다.

214 그림들은 진드기 유충의 형태이다. 명칭이 맞게 연결된 것은?

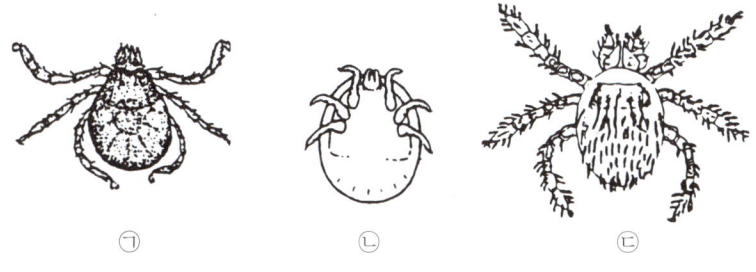

① 참진드기-물렁진드기-털진드기
② 참진드기-털진드기-물렁진드기
③ 털진드기-참진드기-물렁진드기
④ 물렁진드기-참진드기-털진드기
⑤ 물렁진드기-참진드기-옴진드기

해설 ㉠-참진드기, ㉡-물렁진드기, ㉢-털진드기

정답 213. ④ 214. ①

215 다음 그림의 진드기 명칭은?

① 모낭진드기(여드름진드기)
② 털진드기
③ 물렁진드기
④ 집먼지진드기
⑤ 옴진드기

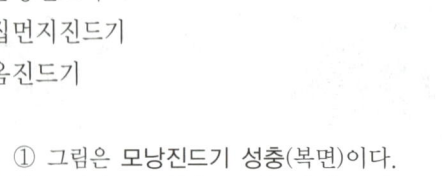

① 그림은 모낭진드기 성충(복면)이다.
② 모낭진드기과(여드름진드기과) : 여드름진드기는 사람의 모낭과 피지선(특히 코 주변)에 주로 기생한다.

216 다음은 쥐의 특징을 설명한 것이다. 맞는 것은?

㉮ 시궁쥐 : 체중이 400~500g, 꼬리길이가 16~20cm로 두동장(19~25cm)보다 짧거나 같은 것이 곰쥐와 구별되는 특징이다.
㉯ 곰쥐(지붕쥐 또는 집쥐) : 무게는 300~400g, 꼬리길이가 250mm로 두동장(145~200mm)보다 긴 것이 시궁쥐와 구별되는 특징이다.
㉰ 생쥐 : 평균 무게는 20g, 꼬리길이와 두동장(80~100mm)과 비슷하다.
㉱ 등줄쥐 : 검은 줄이 머리 위로부터 꼬리의 기부(基部)까지 있다(등에 종(縱)으로 검은 줄이 나 있다).

① ㉮, ㉯, ㉰
② ㉮, ㉰
③ ㉯, ㉱
④ ㉱
⑤ ㉮, ㉯, ㉰, ㉱

쥐의 형태적 특징
① 시궁쥐 : 꼬리길이가 16~20cm로 두동장(19~25cm)보다 짧거나 같은 것이 곰쥐와 구별되는 특징이다.
② 곰쥐(지붕쥐, 집쥐) : 꼬리길이가 250mm로 두동장(145~200mm)보다 긴 것이 시궁쥐와 구별되는 특징이다.
③ 생쥐 : 꼬리길이와 두동장(80~100mm)과 비슷하다.
④ 등줄쥐 : 검은줄이 머리 위로부터 꼬리의 기부(基部)까지 있다(등에 종(縱)으로 검은 줄이 나 있다).

217 그림과 같은 형태적 특징을 갖고 있는 쥐는?

① 시궁쥐(Rattus norvegicu)
② 곰쥐(지붕쥐, 집쥐, Roof rat)
③ 생쥐(House mouse)
④ 등줄쥐(Apodemus agrarius)
⑤ 가주성쥐

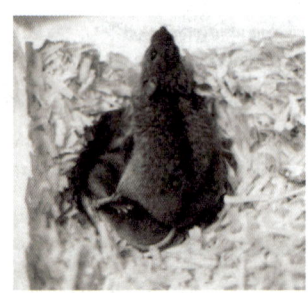

① 그림은 등줄쥐(Apodemus agrarius)의 어미와 새끼들이다.
② 등줄쥐는 들쥐의 일종으로, 전국적으로 가장 많이 차지하고 있으며, 농촌 지역에 많이 분포되어 있다.

정답 215. ① 216. ⑤ 217. ④

218 그림은 가주성 쥐를 나타낸 것이다. 명칭이 맞게 연결된 것은?

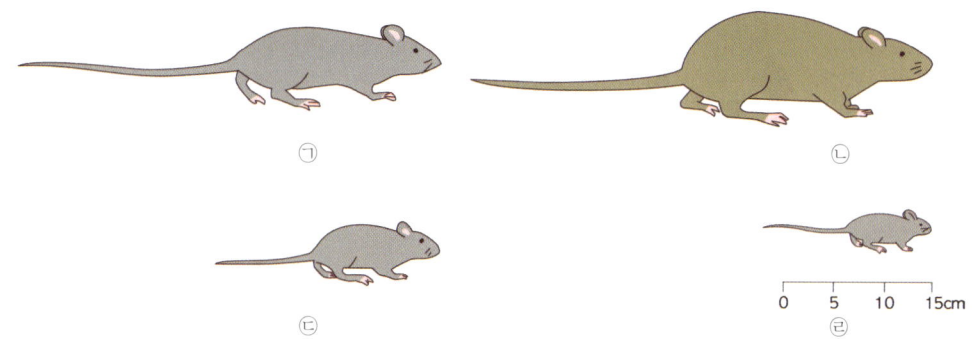

① Rattus rattu – Rattus norvegicus – 새끼(곰쥐와 시궁쥐) – Mus musculus
② Rattus rattu – Rattus norvegicus – Mus musculus – 새끼(곰쥐와 시궁쥐)
③ Rattus norvegicus – 새끼(곰쥐와 시궁쥐) – Mus musculus – Rattus rattu
④ Mus musculus – Rattus rattu – Rattus norvegicus – 새끼(곰쥐와 시궁쥐)
⑤ Mus musculus – Rattus rattu – Rattus norvegicus – 새끼(생쥐)

> ① 가주성 쥐의 형태 : ㉠-곰쥐(Rattus rattus), ㉡-시궁쥐(Rattus norvegicus, Norway rat), ㉢-새끼(곰쥐와 시궁쥐), ㉣-생쥐(Mus musculus, House mouse)
> ② 가주성 쥐 : 마을 내 가옥(家屋) 안팎에서 사는 쥐를 가주성 쥐(家柱性 鼠)라 한다(시궁쥐, 곰쥐, 생쥐).

219 그림과 같은 형태적 특징을 갖는 쥐는?

① 들쥐
② 곰쥐(지붕쥐, 집쥐)
③ 생쥐
④ 등줄쥐
⑤ 작은쥐

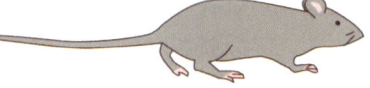

220 다음 그림의 형태적 특징을 갖는 쥐는 어느 것인가?

① 시궁쥐
② 지붕쥐(곰쥐)
③ 생쥐
④ 등줄쥐
⑤ 집쥐

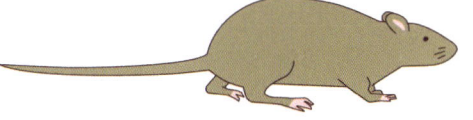

221 다음 내용은 쥐가 매개하는 질병들이다. 연결이 맞게 된 것은?

㉮ 흑사병(페스트), 발진열	㉯ 서교열, 샤가스병
㉰ 쯔쯔가무시병, 리케치아폭스	㉱ 살모넬라증, 선모충

① ㉮, ㉯, ㉰ ② ㉮, ㉰ ③ ㉯, ㉱
④ ㉱ ⑤ ㉮, ㉯, ㉰, ㉱

> 쥐가 옮기는 질병 : 흑사병(페스트), 발진열, 쯔쯔가무시병, 리케치아폭스, 살모넬라증, 서교열, 렙토스피라증, 신증후군출혈열(유행성출혈열), 선모충, 리슈만편모충, 샤가스병 등

정답 218. ① 219. ② 220. ① 221. ⑤

222 그림 ㉠~㉢은 쥐의 분(糞)이다. 연결이 맞게 된 것은?

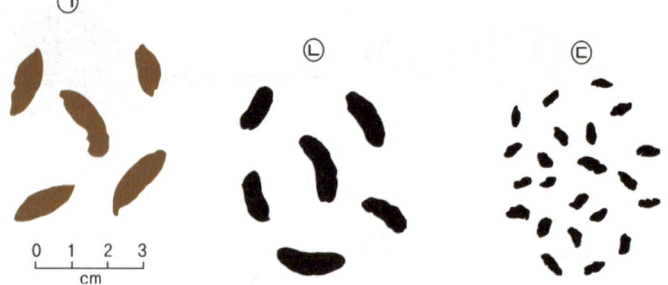

① 시궁쥐-생쥐-곰쥐
② 곰쥐-생쥐-시궁쥐
③ 시궁쥐-곰쥐-생쥐
④ 시궁쥐-곰쥐-들쥐
⑤ 시궁쥐-곰쥐-집쥐

 쥐의 분(糞)의 특징 : ㉠-시궁쥐, ㉡-곰쥐, ㉢-생쥐
① 시궁쥐 : 길이 2cm정도로 대형이며, 끝이 약간 뾰족하게 끊어져 있다.
② 곰쥐 : 1.3~1.5cm로 약간 작고, 끝이 원형이다.
③ 생쥐 : 길이 3~4mm로 소형이며, 쉽게 구별된다.
④ 새로운 쥐똥 : 색이 검고 윤이 나며 습기가 약간 있다.
⑤ 오래된 쥐똥 : 퇴색(退色)하고 윤기가 없으며 건조하다.

223 그림과 같은 분(糞)을 배설하는 쥐는?
① 지붕쥐
② 시궁쥐
③ 집쥐
④ 등줄쥐
⑤ 생쥐

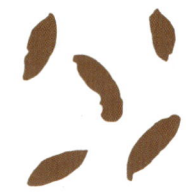

224 다음 그림의 화살표 방향은 백색 분말의 쥐 발자국을 표시한 것이다. 무엇을 알기 위한 것인가?
① 쥐의 방지를 하기 위함
② 쥐의 흔적을 알기 위함
③ 화학적 방서를 하기 위함
④ 환경적 방법을 하기 위함
⑤ 생물학적 방법을 하기 위함

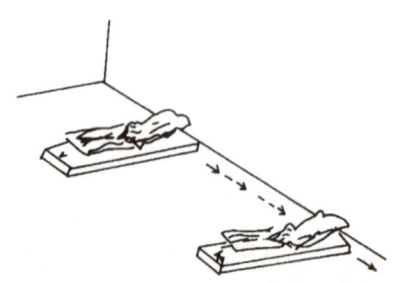

 쥐의 흔적 여부 : 쥐의 서식여부를 알 수 없을 때는 탈크(talc) 또는 횟가루 같은 분말을 다량 뿌려놓은 후 1~2일 후에 쥐의 발자국을 조사한다.

225 그림에서 바닥에 백색 분말띠를 한 목적은 무엇인가?

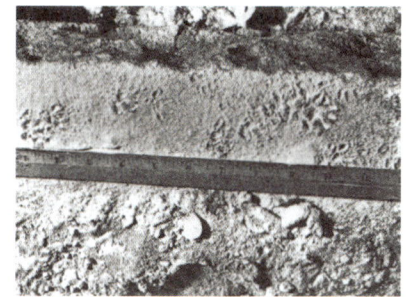 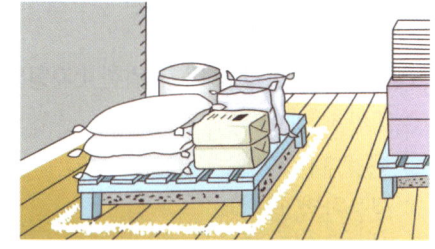

① 쥐의 침입방지　　　② 쥐의 침입여부확인　　　③ 바퀴의 침입여부확인
④ 고양이의 침입방지　⑤ 파리의 침입방지

226 다음 그림은 쌀, 보리, 밀 등 곡물을 창고에 저장할 때에 폭을 좁게 하여 간격을 두고 여러 곳에 나누어 쌓아 저장한 것이다. 쥐의 구제책 중 어느 방법에 속하는가?

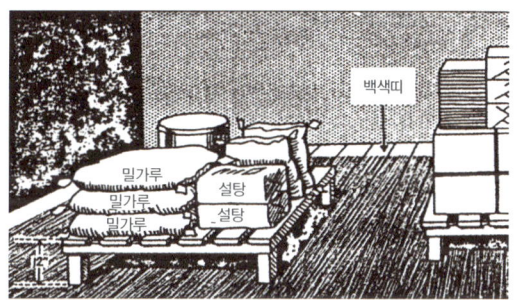

① 쥐의 은신처 제공을 예방하기 위한 환경개선 방법
② 쥐의 발자국을 알기 위한 환경개선 방법
③ 쥐약을 놓기 위한 방법
④ 천적을 이용하기 위한 방법
⑤ 쥐약을 수거하기 위한 방법

 식품 저장방법에 의한 쥐의 은신처 제공을 예방하기 위한 환경개선 방법 : 쌀, 보리, 밀 등 곡물을 저장할 때에는 방서처리(防鼠處理)가 철저하게 이루어진 창고에 넣어두는데, 가능하면 폭을 좁게 하여 간격을 두고 여러 곳에 나누어 쌓아 쥐의 은신처 제공을 예방한다. 저장된 곡물은 2개월 이내에 장소를 옮기는 것이 안전하다.

227 그림의 화살표 방향은 쥐의 침입을 막기 위해 방서처리를 한 것이다. 이 방법에 속하는 것은?
① 화학적 방법
② 생물학적 방법
③ 환경개선
④ 천적 이용
⑤ 불임충 이용

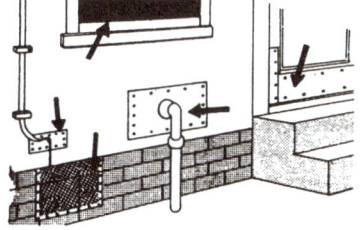

정답　225. ②　226. ①　227. ③

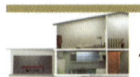

 환경개선에 의한 방서처리 : 주택, 창고, 기타건물에 쥐의 침입구를 발견하면 방서처리를 하여야 한다. 2cm 넓이의 구멍으로 생쥐나 시궁쥐 새끼가 침입할 수 있으므로 출입문의 하부, 외부로부터 들어오는 파이프와 벽과의 접촉부, 창문과 환기통, 처마와 벽 상단 사이 등에 틈이 발견되면 시멘트, 철망, 철판 등으로 막아야 한다.

228 그림은 쥐의 침입을 막기 위한 L자형의 지하 방서벽이다. 이 방법에 속하는 것은?

① 화학적 방법
② 환경개선 방법
③ 생물학적 방법
④ 천적 이용 방법
⑤ 고양이의 출입구를 이용한 방법

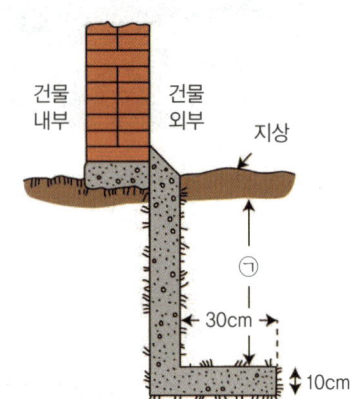

 환경개선에 의한 L자형의 지하 방서벽 : 쥐가 구멍을 뚫지 못하도록 기초 공사시 건물둘레에 40~50(60)cm 깊이로 L자형 콘크리트 방서벽을 설치한다.

229 228번 L자형 콘크리트 방서벽의 그림에서 ㉠의 높이는?

① 10cm   ② 20cm   ③ 30cm
④ 60cm   ⑤ 100cm

230 다음 그림은 실내에 침입하는 쥐를 막기 위한 시설이다. 가장 효과적인 방법은?

① ㉠
② ㉡
③ ㉢
④ ㉣
⑤ ㉠, ㉡

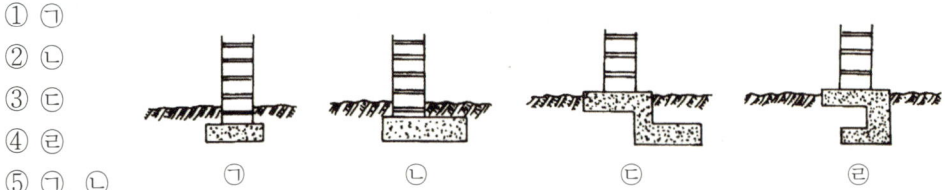

231 다음 그림은 무엇의 침입을 방지하기 위한 구조물인가?

① 바퀴
② 파리
③ 독나방
④ 개미
⑤ 쥐

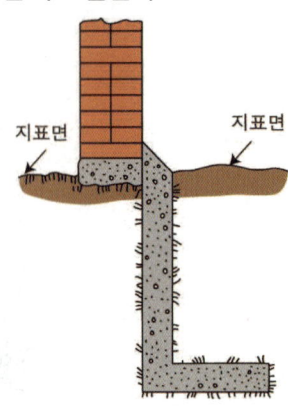

정답 228. ② 229. ④ 230. ③ 231. ⑤

232 다음 그림은 쥐의 구제방법 중 어느 방법과 관련이 있는가?

① 환경적 방법
② 물리적 방법
③ 화학적 방법
④ 생물학적 방법
⑤ 세균학적 방법

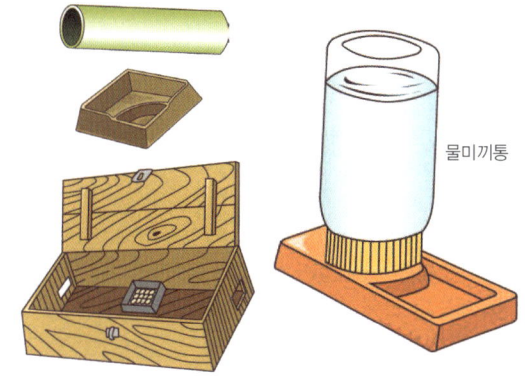

물미끼통

 그림은 여러 가지 독먹이통이다.

※ [문제 233~235] 다음 그림을 보고 물음에 답하시오.

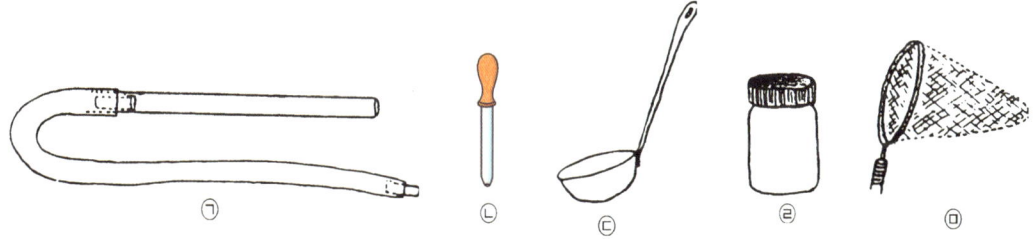

233 위의 그림에서 모기유충 채집에 필요하지 않은 기구는?

① ㉠　　　　　　　　② ㉡　　　　　　　　③ ㉢
④ ㉣　　　　　　　　⑤ ㉢, ㉣

 위생곤충의 채집기구 : ㉠-흡충관, ㉡-스포이드, ㉢-국자, ㉣-채집병, ㉤-곤충채집망
① 모기유충 채집 : 가정용국자로 물을 떠서 유충이 발견되면 스포이드로 채집병에 옮긴다.
② 모기성충 채집 : 유문등, 흡충관 등을 사용한다.

234 위의 그림 ㉠ 기구로 채집할 수 있는 성충은?

㉮ 소형파리류	㉯ 등에모기(쌀겨모기)
㉰ 나방파리	㉱ 등에

① ㉮, ㉯, ㉰　　　　② ㉮, ㉰　　　　③ ㉯, ㉱
④ ㉱　　　　　　　　⑤ ㉮, ㉯, ㉰, ㉱

정답　232. ③　233. ①　234. ①

위생곤충의 채집기구
① 흡충관 : 모기, 소형파리류, 등에모기(쌀겨모기) 나방파리 등의 성충채집(소형곤충)에는 흡충관이 원시적이지만 간편하고 효과적이다.
② 곤충망(곤충채집망) : 파리, 등에는 곤충망을 사용한다.
③ 플라스틱 백, 마취제(에테르나 클로로포름) : 진드기, 이, 벼룩 등을 채집할 때는 잡은 쥐를 플라스틱 백에 넣고 마취제(에테르나 클로로포름)를 적신 솜을 넣어 5~10분 정도 마취시켜 죽인 후 대형 사진 현상판에 옮겨 칫솔로 온몸의 털을 빗질하듯이 털어 낸다.
④ 베레스원추통 : 쥐나 새의 둥지 또는 쥐구멍 주변의 흙을 긁어 플라스틱 백에 넣어 실험실로 가져와서 베레스원추통의 철망 위에 올려놓는다. 전등을 켜 놓으면 진드기, 벼룩, 기타 곤충의 성충과 유충이 빛과 열을 피하여 밑으로 내려와 알코올 병에 떨어진다.
⑤ 핀셋 : 빈대, 물렁진드기, 참진드기, 일부 바퀴 등 비상능력이 없고 느린 대형 곤충은 손이나 핀셋으로 직접 잡는다.

235 위의 그림 중에서 파리성충 채집에 필요한 기구는?
① ㉠　　② ㉡　　③ ㉢
④ ㉣　　⑤ ㉡, ㉢

236 다음 그림과 같은 기구의 명칭은?
① 유문등
② 트랩
③ 끈끈이
④ 베레스 원통형
⑤ 플라스틱 백

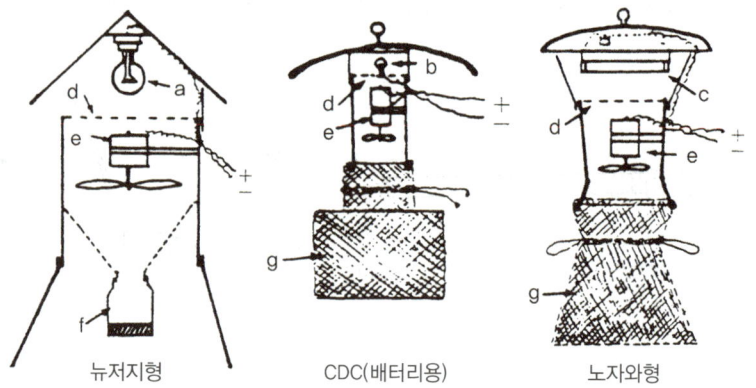
뉴저지형　　CDC(배터리용)　　노자와형

 유문등 : ㉠-뉴저지형, ㉡-CDC형(배터리용), ㉢-노자와형

237 노자와형 유문등을 옥외에 설치하였을 때 잡히는 곤충은?
① 깔다구와 나방류　　② 파리　　③ 진드기
④ 바퀴　　⑤ 벼룩

 유문등 설치장소
① 옥외에 설치한 노자와형 유문등 : 깔다구, 나방류 등 많은 종류의 추광성 곤충이 잡힌다.
② 돈사에 설치한 배터리용 소형 CDC 유문등 : 모기와 등에모기 암컷만 잡힌다.

238 배터리용 소형 CDC 유문등을 돈사에 설치하였을 때 잡히는 곤충은?
① 모기와 등에모기 수컷　　② 모기와 등에모기 암컷　　③ 진드기
④ 바퀴　　⑤ 벼룩

정답　235. ④　236. ①　237. ①　238. ②

239 다음 그림은 무엇을 하기 위한 장치인가?

① 모기의 밀도조사
② 모기의 채집
③ 파리의 밀도조사
④ 파리의 침입방지
⑤ 진드기 밀도조사

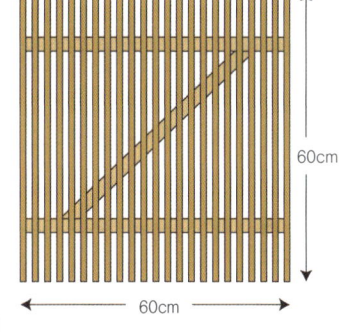

 ① 그림은 파리격자이다.
② 파리격자(fly grill) : 시장, 주택가 기타 장소에 파리의 밀도를 조사할 때는 나무로 만든 파리격자를 놓고 일정시간 안에 격자에 앉는 파리의 수를 세면된다. 밀도가 높은 곳에서는 1~2분 정도 적을 때는 5~10분으로 연장하고 비교할 때는 분당 개체수로 환산한다.

240 다음 그림은 베레스원추통이다. 이 채집도구로 채집할 수 있는 곤충은?

① 진드기, 벼룩
② 진드기, 바퀴
③ 빈대, 벼룩
④ 이, 빈대
⑤ 모기

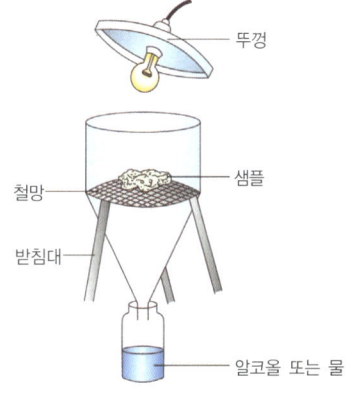

 베레스원추통 : 쥐나 새의 둥지 또는 쥐구멍 주변의 흙을 긁어 플라스틱 백에 넣어 실험실로 가져와서 베레스원추통의 철망 위에 올려놓는다. 전등을 켜 놓으면 진드기, 벼룩, 기타 곤충의 성충과 유충이 빛과 열을 피하여 밑으로 내려와 알코올 병에 떨어진다.

241 다음 그림은 살충제 감수성/저항성 시험이다. 설명이 맞는 것은?

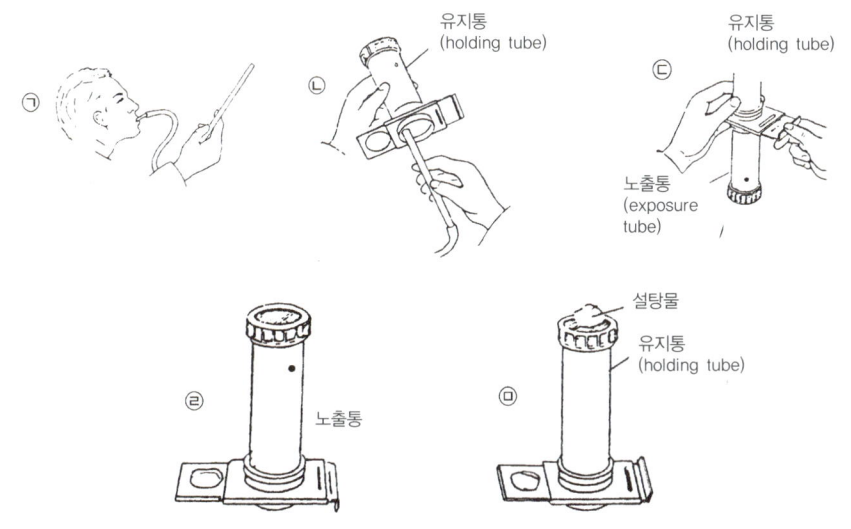

정답 239. ③ 240. ① 241. ①

① 모기성충에 대한 살충제 감수성/저항성 시험
② 모기유충에 대한 살충제 감수성/저항성 시험
③ 빈대, 이, 벼룩 등 성충에 대한 살충제 감수성/저항성시험
④ 빈대, 이, 벼룩 등 유충에 대한 살충제 감수성/저항성 시험
⑤ 빈대, 이, 모기 등 유충에 대한 살충제 감수성/저항성 시험

 ① 그림은 모기성충에 대한 살충제 감수성/저항성 시험(WHO법)이다.
② 대조군의 치사율이 5% 이상이면 약제 처리군의 치사율에 아보트공식을 적용하며, 대조군의 치사율이 20% 이상이면 실험결과를 버린다.

$$아보트공식 = \frac{시험군\ 치사율(\%) - 대조군\ 치사율(\%)}{100 - 대조군\ 치사율} \times 100$$

242 다음 그림은 살충제 감수성/저항성 시험이다. 설명이 맞는 것은?

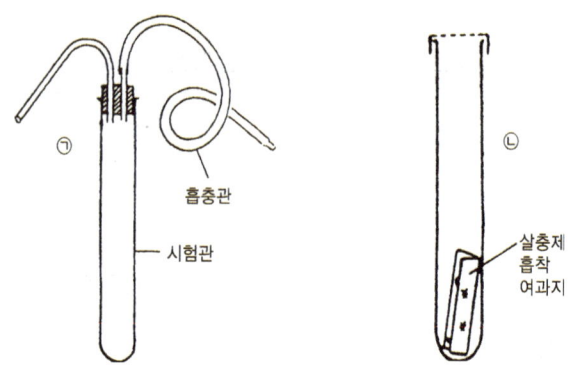

① 모기성충에 대한 살충제 감수성/저항성 시험
② 모기 유충에 대한 살충제 감수성/저항성 시험
③ 이, 빈대, 벼룩 등에 대한 살충제 감수성/저항성 시험
④ 파리 성충에 대한 살충제 감수성/저항성 시험
⑤ 파리 유충에 대한 시험

 그림은 이, 빈대, 벼룩 등에 대한 살충제 감수성/저항성 시험(WHO법)이다.
㉠ 벼룩은 흡충관을 이용하여 시험관에 넣는다(핀셋으로 집어넣는다).
㉡ 살충제 농도별로 처리한 여과지를 접어서 시험관에 넣고 일정시간(1시간) 노출시킨다.

243 그림은 생물검정시험용 모기망이다. 이것을 사용할 수 있는 곤충은?

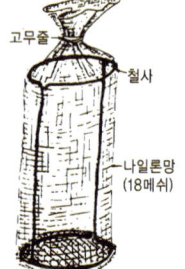

① 모기, 파리의 살충효력을 평가하기 위해 사용한다.
② 빈대, 벼룩 등의 살충효력을 평가하기 위해 사용한다.
③ 벼룩 등의 살충효력을 평가하기 위해 사용한다.
④ 쥐, 벼룩 등의 살충효력을 평가하기 위해 사용한다.
⑤ 쥐, 벼룩 등의 치사량을 평가하기 위해 사용한다.

 ① 생물검정시험이란 살충제를 살포할 때 공시곤충(모기, 파리 등)을 강제 노출시켜 살충효력을 평가하는 시험이다. 공간살포와 잔류분무의 경우가 있다.
② 생물검정시험용 모기망 : 모기, 파리 등 공간살포에 사용된다.

정답 242. ③ 243. ①

244 그림은 생물검정시험용 노출깔때기이다. 이것을 사용할 수 있는 곤충과 목적은?

① 쥐 : 살충제의 잔류성 검사
② 진드기 : 공간살포의 살충효력을 평가
③ 모기 : 살충제의 잔류성 검사
④ 모기 : 공간살포의 살충효력을 평가
⑤ 모기 : 공간살포의 치사량을 평가

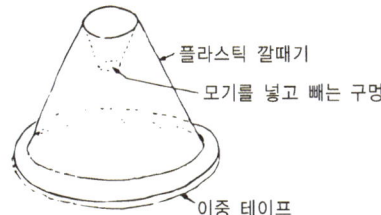

 ① 생물검정시험용 노출깔때기 : 벽에 잔류분무된 살충제의 잔류성 검사 목적으로 사용한다.
② 옥내에 약제를 잔류분무 한 후 살충효력을 평가하려면 벽면에 공시충(모기 등)을 강제 접촉시켜야 한다. 이 때 노출깔대기를 이용한다.

245 그림은 매개곤충의 방제를 위해 쓰레기를 매립하는 장면이다. 어떤 방제방법에 속하는가?

① 물리적 방법 중 환경관리
② 생물학적 방법 중 환경관리
③ 화학적 방제
④ 천적이용 방제
⑤ 살충제 방제

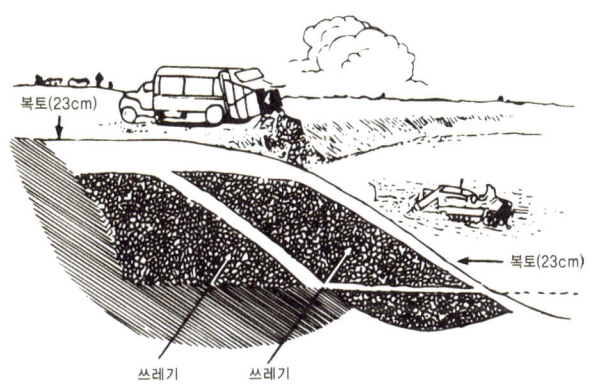

 물리적 방법 중 환경관리에 의한 쓰레기 처리 : 해충과 쥐의 발생 또는 번식을 막기 위해 가늘고 긴 띠 모양으로 매몰함으로써 쓰레기 노출부위를 최소화하고 노출부위를 복토한다.

246 다음 그림은 긴 종이테이프를 접착물질로 처리한 끈끈이 줄이다. 이것을 사용하여 잡을 수 있는 곤충은?

① 모기
② 쥐
③ 개미
④ 진드기
⑤ 파리

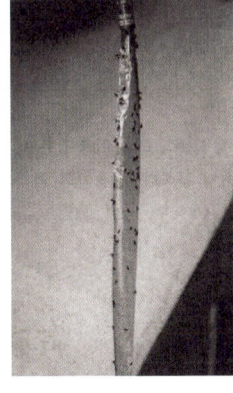

 트랩이용(trapping)
① 쥐틀, 파리통, 바퀴트랩 : 좋아하는 먹이를 미끼로 사용하는 것이다.
② 끈끈이줄 : 긴 종이테이프를 접착물질로 처리하여 파리를 잡는데 사용된다. 전선이나 가는 줄에 매달려 있는 파리의 습성을 이용한 것이다.
③ 유문등 : 빛에 모여드는 추광성 날벌레(모기)를 채집하기 위한 것이다.
④ 살문등(殺蚊燈) : 추관성 날벌레를 고압전류에 감전시켜 죽이는 것이다.

정답 244. ③ 245. ① 246. ⑤

247 그림은 살문등이다. 이것을 사용하여 잡을 수 있는 곤충은?

① 모기
② 쥐
③ 파리
④ 진드기
⑤ 벼룩

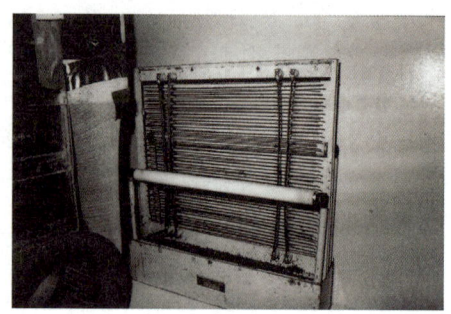

248 그림은 에어로솔(Aerosol bomb)를 분사하는 모습이다. 분사제로 사용되는 것은?

① LPG, 디메틸에테르
② 케로센
③ 파라치온
④ DDT
⑤ HCH

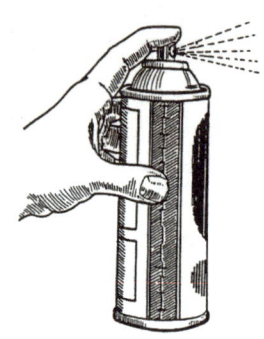

해설) 에어로솔 : 살충제 원체를 유기용매에 희석한 용액과 LPG, 디메틸에테르 등 비점(沸點)이 극히 낮은 물질을 25lb/in^{2}로 압축 액화한 분사제를 혼합하여 내압 금속용기에 넣어 살충제 용액을 30μ이하의 미립자로 공중에 확산시키는 방법이다.

249 에어로솔(Aerosol) 입자의 크기는 얼마인가?

① 10μ 이하
② 30μ 이하
③ 100~200μ
④ 400μ
⑤ 500μ

250 다음 그림은 무슨 장비인가?

① 분무기
② 훈증기
③ 살분기
④ 연무기
⑤ 살포기

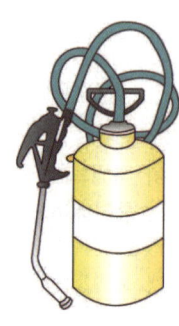

정답 247. ① 248. ① 249. ② 250. ①

251 다음 기구의 명칭은 무엇인가?

① 휴대용 가열연무기
② 극미량 연무기
③ 공기압축 분무기
④ ULV 연무기
⑤ 분무기

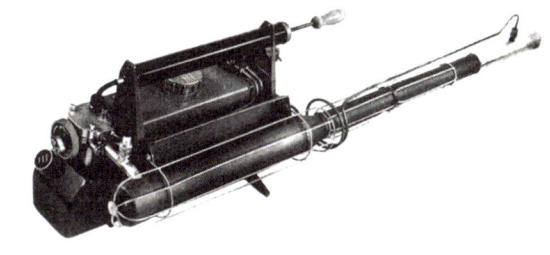

해설 휴대용 가열연무기이다.

252 다음 기구의 명칭은 무엇인가?

① 휴대용 가열연무기
② 극미량 연무기
③ 자동차 장착용 가열연무기
④ ULV 연무기
⑤ 분사기

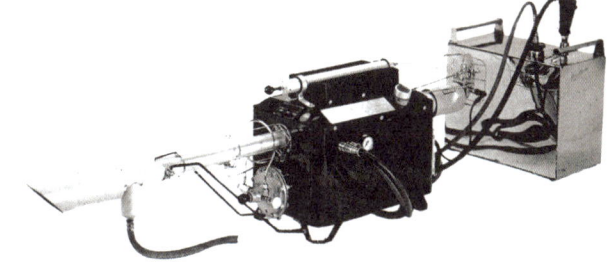

해설 자동차 장착용 가열연무기이다.

253 그림은 가열연무기에 의해 살충제를 살포하는 광경이다. 분사구의 위치는?

① 상향
② 하향
③ 수평
④ 직선
⑤ 수직

해설 가열연무(가열연막)
① 연무작업 : 밤 10시 후부터 새벽 해뜨기 직전까지가 좋다. 즉 해진 후(7~10시)나 새벽(5~7시)이 좋다.
② 풍속 : 무풍 또는 10km/hr 이상일 때는 살포할 수 없다.
③ 차량의 기본속도 : 8km/hr이다.
④ 분사구(nozzle, 노즐) : 풍향쪽(풍향을 가로지르되) 30~40°로 하향한다.
⑤ 살포차량을 가능한 한 바람을 가로지르며 주행시켜야 한다.

254 다음 그림은 무슨 일을 하는 장면인가?

① 잔류분무
② 공간연무
③ 자동차연무
④ 훈증연무
⑤ 극미량연무

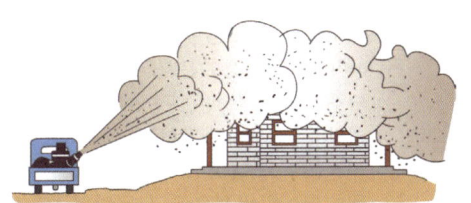

정답 251. ① 252. ③ 253. ② 254. ⑤

255 254번의 극미량연무 시 분사구의 위치는?

① 상향   ② 하향   ③ 수평
④ 직선   ⑤ 수직

> 해설) 극미량연무기와 미스트는 분사구를 상향 조절한다.

256 다음의 그림은 지상공간에 살포방향을 나타낸 것이다. 설명이 맞는 것은?

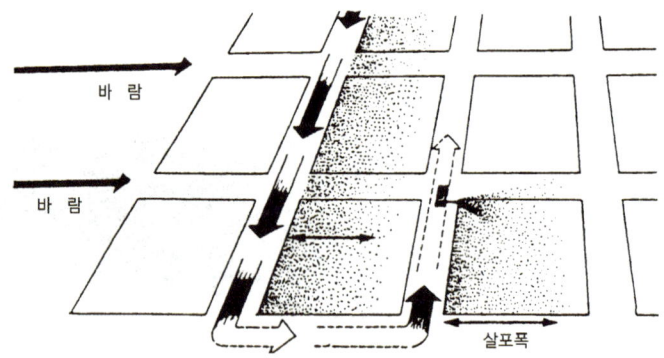

① 살포차량을 가능한 한 바람을 가로지르며 주행시켜야 한다.
② 살포차량을 가능한 한 바람 부는 상향으로 주행시켜야 한다.
③ 살포차량을 가능한 한 바람 부는 하향으로 주행시켜야 한다.
④ 살포차량을 바람 부는 방향으로 주행시켜야 한다.
⑤ 살포차량을 바람 부는 방향의 1/4 각도로 주행시켜야 한다.

> 해설) 지상공간 살포방향(바람을 가로지르며 살포)과 살포폭 : 가열연무 살포 차량을 가능한 한 바람을 가로지르며 주행시켜야 한다.

257 다음은 분사구(노즐)의 그림이다. 노즐의 명칭은?

① 수직형
② 부채형
③ 직선형
④ 공중형
⑤ 원추형

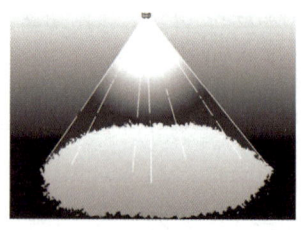 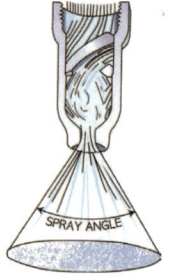

> 해설) 그림은 원추형 노즐이다.
> 분사구(노즐)는 잔류분무의 장소에 따라 다음과 같이 선택한다.
> ① 부채형 : 부채형은 표면에 일정하게 약제를 분무할 때 가장 좋다. 예) 뇌염모기를 방제하기 위하여 축사벽에 잔류분무를 할 때 분무기의 노즐(분사구)은 부채형을 이용한다.
> ② 직선형 : 해충(바퀴 등)이 숨어 있는 좁은 공간 깊숙이 분사할 때 사용한다.
> ③ 원추형 : 다목적으로 사용하며, 모기유충 등 수서해충 방제 시 적합하다.

정답 255. ① 256. ① 257. ⑤

258 다음은 분사구(노즐)의 그림이다. 노즐의 명칭은?

① 원추형
② 부채형
③ 직선형
④ 공중형
⑤ 장방형

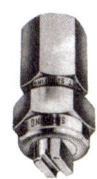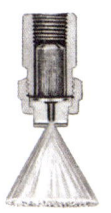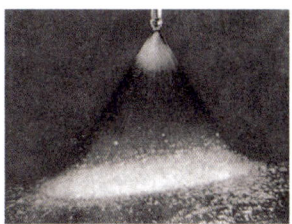

 그림은 부채형 노즐이다.

259 다음 그림은 잔류분무 살포방법이다. 설명이 맞는 것은?

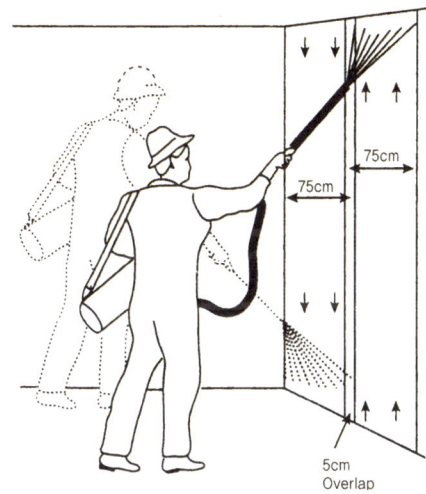

① 노즐벽과 벽면거리는 항상 100cm로 유지한다.
② 살포폭은 50cm가 된다.
③ 화살표는 살포하는 방향 위에서 아래로, 다음에는 아래서 위로, 5cm를 겹치게 살포한다. 노즐벽과 벽면거리는 항상 45cm로 유지한다.
④ 희석액이 벽면에 140cc/m²이 되도록 살포되어야 한다.
⑤ 희석액이 벽면에 200cc/m²이 되도록 살포되어야 한다.

 잔류분무 살포방법 : 화살표는 살포하는 방향 위에서 아래로, 다음에는 아래서 위로, 5cm를 겹치게 살포한다. **노즐벽과 벽면거리는 항상 45(46)cm로 유지한다.**
① 희석액이 벽면에 40cc/m²이 되도록 살포한다.
② 탱크내 공기압력 : 40lb/in²
③ 노즐과 벽면과의 **살포거리 : 46cm**
④ 속도 : 2.6m/6초
⑤ 살포거리를 46cm로 하면 **살포폭은 75cm가 된다.**

260 판매되고 있는 제제(formulation)의 용기에 다음과 같은 표시가 되어 있다. 제제의 명칭이 맞게 연결된 것은?

㉮ WP	㉯ EC	㉰ S	㉱ SP

① 수화제-유제-용제-수용제 ② 수화제-수용제-유제-용제
③ 수화제-유제-수용제-용제 ④ 수용제-수화제-유제-용제
⑤ 수용제-수화제-용제-유제

해설
① 수화제(水和劑, WP, w.d.p.)
② 유제(乳劑, emulsifiable concentrate, EC)
③ 용제(溶劑, solution, S)
④ 수용제(水溶劑, soluble powder, SP)
⑤ 분제(紛劑, dust, D)
⑥ 입제(granule, G)와 부리켓(briquet)
⑦ 독먹이법 : 살충제를 곤충이 좋아하는 먹이와 함께 혼합한 독먹이(poison bait 또는 bait)로 곤충을 유인하여 식독(食毒)시키는 방법이다.

261 판매되고 있는 제제(formulation)의 용기에 다음과 같은 표시가 되어 있다. 제제의 명칭이 맞게 연결된 것은?

㉮ D	㉯ G	㉰ bait

① 분제-독먹이-입제 ② 분제-입제-독먹이 ③ 독먹이-분제-입제
④ 분제-입제-용제 ⑤ 입제-독먹이-분제

262 다음 그림의 호흡보호장구는?
① 카트리지호흡기
② 가스마스크(방독면)
③ 공기통식(SCBA)
④ 공기공급식(SAR)
⑤ 입자마스크

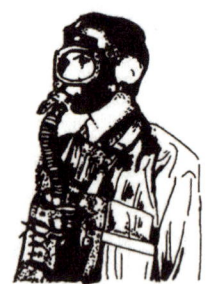

263 아래 그림의 호흡보호장구는?
① 카트리지호흡기
② 공기공급식(SAR)
③ 공기통식
④ 가스마스크
⑤ 먼지마스크

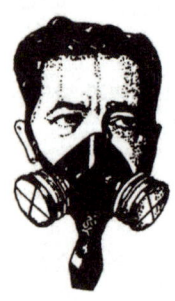

정답 260. ① 261. ② 262. ② 263. ①

264 아래 그림의 호흡보호장구는 무엇인가?

① 카트리지호흡기
② 공기공급식(SAR)
③ 공기통식(SCUBA)
④ 가스마스크
⑤ 분진마스크

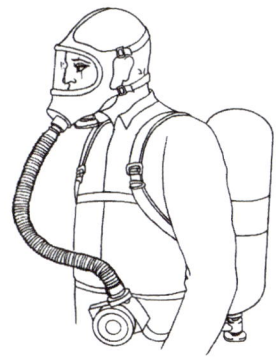

265 다음 그림의 호흡보호장구는 무엇인가?

① 카트리지호흡기
② 분진마스크
③ 공기통식(SCUBA)
④ 가스마스크
⑤ 공기공급식(SAR)

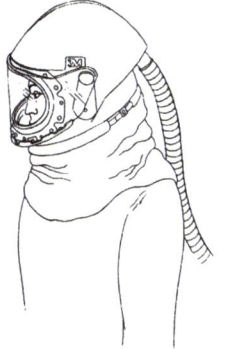

266 살충제의 설명서에 다음과 같은 표시가 있는 경우 해당 살충제를 취급하는 옳은 방법이 아닌 것은?

① 살충제 창고임을 표시한 곳에 저독성 살충제와 함께 보관하면 안 된다.
② 방역용으로 사용하지 않는다.
③ 수송은 별도 실시한다.
④ 맛만 보더라도 치사 시킬 수 있으므로 주의 깊게 취급한다.
⑤ 살충제 창고임을 표시한 곳에 저독성 살충제와 함께 보관해도 된다.

정답 264. ③ 265. ⑤ 266. ⑤

〈참고〉 변경된 내용은 "크라운출판사 홈페이지(www.crownbook.com) ⇨ 학습자료실"을 참고하기 바람

제5장 출제 및 예상문제

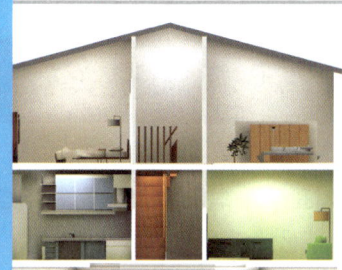

1. 계산문제 >

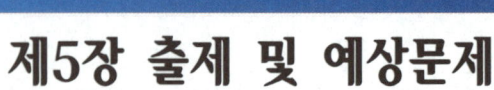

제5장 출제 및 예상문제

1. 계산문제

1 연돌로부터 방출된 물질을 대기층에 확산, 희석할 때 지표상의 최고농도(C_{max})와 유효굴뚝높이(H_e)와의 관계에서 H_e가 2배가 되면 C_{max}는 몇 배가 되겠는가?

① 1/2배　　　　　② 1/4배　　　　　③ 2배
④ 4배　　　　　　⑤ 5배

 Sutton식의 최대농도식

$$C_{max} = \frac{2Q}{\pi \cdot e \cdot U \cdot H_e^2}(C_z/C_y)$$

　　C_{max} : 지상 최대착지농도
　　Q : 유량
　　U : 유속
　　H_e : 유효굴뚝높이
　　$C_y \cdot C_z$: 수평·수직확산계수

$C_{max} = 1/H_e^2$

$C_{max} = \frac{1}{H_e^2} = \frac{1}{2^2} = 1/4$배

2 유효굴뚝높이와 지표상의 최고농도의 관계에서 지상 최고농도를 1/4로 감소시키려면 유효굴뚝높이는 몇 배 증가시켜야 하는가(단, 기타 조건은 동일하다)?

① 15배　　　　　② 10배　　　　　③ 5배
④ 4배　　　　　　⑤ 2배

 $C_{max} = 1/H^2$

$\frac{1}{4} = \frac{1}{H^2}$　　　∴ $H = 2$배

정답　1. ②　2. ⑤

3 용존산소 농도를 측정하기 위해서 0.9N 농도의 $Na_2S_2O_3$ 용액으로 적정했더니 5ml가 소모됐을 때 반응이 끝났다. 0.8N 농도의 $Na_2S_2O_3$ 용액으로 적정하면 몇 ml가 소모될 것인가?

① 4.3ml ② 5.4ml ③ 5.6ml
④ 6.8ml ⑤ 7ml

  NV = N'V'
0.9N × 5ml = 0.8N × χ   ∴ χ = 5.625ml

4 공장폐수 300ml를 취한 후 윙클러아지드변법에 의하여 DO를 고정하고 그 중 200ml를 분취, 0.025N-$Na_2S_2O_3$로 적정하니 5ml가 소모되었다. 이 폐수의 DO는 몇 mg/l 인가(단, 0.025N-$Na_2S_2O_3$ 역가는 1.04, 전체 시료량에 넣은 시약은 4ml이다)?

① 5.27 ② 6.30 ③ 7.36
④ 8.21 ⑤ 10

  $DO(mg/l) = a \times f \times \dfrac{V_1}{V_2} \times \dfrac{1,000}{V_1 - R} \times 0.2$

$= 5 \times 1.04 \times \dfrac{300}{200} \times \dfrac{1,000}{300 - 4} \times 0.2 = 5.27 mg/l$

 용존산소(ml O/l) = $a \times f \times \dfrac{V_1}{V_2} \times \dfrac{1,000}{V_1 - R} \times 0.2$

a : 적정에 소비된 0.025N-티오황산나트륨액(ml)
f : 0.025N-티오황산나트륨액의 역가(factor)
V_1 : 전체의 시료량(ml)
V_2 : 적정에 사용한 시료량(ml)
R : 황산망간용액과 알칼리성 요오드화칼륨-아지드화나트륨용액의 첨가량(ml)

5 어느 폭기조 내 폐수 DO를 측정하기 위하여 시료 300ml를 취하여 윙클러아지드법에 의하여 처리하고 200ml를 분취하여 0.025N-$Na_2S_2O_3$로 적정하였더니 4ml가 소모되었다. 이 폐수의 DO는 몇 mg/l 인가(단, 0.025N-$Na_2S_2O_3$의 역가는 1.000이고 전체 시료량에 넣은 시약은 4ml이다)?

① 2.0mg/l ② 3.0mg/l ③ 4.1mg/l
④ 5.0mg/l ⑤ 10mg/l

  $DO(mg/l) = a \times f \times \dfrac{V_1}{V_2} \times \dfrac{1,000}{V_1 - R} \times 0.2$

$= 4 \times 1 \times \dfrac{300}{200} \times \dfrac{1,000}{300 - 4} \times 0.2 = 4.05 mg/l$

정답 3. ③ 4. ① 5. ③

6 어느 공장폐수의 BOD를 측정하기 위하여 검수에 희석수를 가하여 20배로 희석한 것을 BOD 병에 넣고 20℃ 항온조에서 5일간 배양하였다. 이 희석검수의 DO는 8mg/l 이며, 5일 후의 DO를 측정한 결과 적정량은 N/40티오황산나트륨 용액 2.5ml 이었다. 이 공장폐수의 BOD 값은(단, BOD 병 부피는 302.0ml, 적정에 사용한 검수의 양은 200ml, 검수에 가한 시약은 2ml 이다)?

① 50mg/l ② 70mg/l ③ 90mg/l
④ 95mg/l ⑤ 110mg/l

$BOD(mg/l) = (D_1 - D_2) \times P$

$D_2(mg/l) = 2.5 \times 1 \times \dfrac{302}{200} \times \dfrac{1,000}{302-2} \times 0.2 = 2.517 mg/l$

∴ $BOD(mg/l) = (8 - 2.517) \times 20 = 109.66 mg/l$

※ 역가에 대한 언급이 없으면 역가는 "1"로 한다.

 BOD 계산
① 식종하지 않은 시료의 BOD
   $BOD(mg/l) = (D_1 - D_2) \times P$
② 식종희석수를 사용한 시료의 BOD
   $BOD(mg/l) = [(D_1 - D_2) - (B_1 - B_2) \times f] \times P$

   D_1 : 희석(조제)한 검액(시료)의 15분간 방치한 후의 DO(mg/l)
   D_2 : 5일간 배양한 다음의 희석(조제)한 검액(시료)의 DO(mg/l)
   B_1 : 식종액의 BOD를 측정할 때 희석된 식종액의 배양 전의 DO(mg/l)
   B_2 : 식종액의 BOD를 측정할 때 희석된 식종액의 배양 후의 DO(mg/l)
   f : 시료의 BOD를 측정할 때 희석시료 중의 식종액 함유율(x%)에 대한 식종액의 BOD를 측정할 때 희석한 식종액 중의 식종액 함유율(y%)의 비 (x/y)
   P : 희석시료 중 시료의 희석배수(희석시료량/시료량)

$D_2(mg/l) = a \times f \times \dfrac{V_1}{V_2} \times \dfrac{1,000}{V_1 - R} \times 0.2$

a : 0.025N 티오황산나트륨 적정량
f : 역가
V_1 : BOD병 부피
V_2 : 적정에 사용한 검수의 양
R : 검수에 가한 시약
P : 희석배수

7 어떤 공장폐수 50ml 를 취하여 COD를 측정하였다. 0.025N KMnO₄ 용액 8ml 가 소비되었다. KMnO₄ 용액의 역가가 1.000이고 공실험치는 0ml 라면 이 폐수의 COD치는 얼마인가?

① 16mg/l ② 160mg/l ③ 32mg/l
④ 320mg/l ⑤ 400mg/l

정답 6. ⑤ 7. ③

$\text{COD}(\text{mg O}/l) = (b-a) \times f \times \dfrac{1{,}000}{V} \times 0.2$

$\text{COD}(\text{mg}/l) = (8-0) \times 1 \times \dfrac{1{,}000}{50} \times 0.2 = 32\,\text{mg}/l$

 화학적 산소요구량(COD : Chemical Oxygen Demand)
(1) 과망간산칼륨에 의한 화학적 산소요구량
① 산성 100℃에서 과망간산칼륨에 의한 화학적 산소요구량
㉮ 측정원리 : 시료를 황산산성으로 하여 과망간산칼륨 일정과량을 넣고 30분간 수욕상에서 가열 반응시킨 다음 소비된 과망간산칼륨량으로부터 이에 상당하는 산소의 양을 측정하는 방법이다[염소이온이 2,000mg/l 이하인 반응시료(100mg)에 적용하며 그 이상일 때는 알칼리성법에 따른다].
㉯ 시험방법 : 300ml 둥근 바닥 플라스크에 시료 적당량(주1)을 취하여 물을 넣어 전량을 100ml로 하고, 황산(1+2) 10ml를 넣고 황산은 분말 약 1g(주2)을 넣어 세게 흔들어 준 다음 수분간 방치하고, 0.025N-과망간산칼륨액 10ml를 정확히 넣고 둥근 바닥플라스크에 냉각관을 붙이고 수욕의 수면이 시료의 수면보다 높게 하여 끓는 수욕 중에서 30분간 가열한다. 냉각관의 끝을 통하여 물 소량을 사용하여 씻어 준 다음 냉각관을 떼어 내고, 수산나트륨용액(0.025N) 10ml를 정확하게 넣고 60~80℃를 유지하면서 0.025N-과망간산칼륨용액을 사용하여 액의 색이 엷은 홍색을 나타낼 때까지 적정한다. 따로 물 100ml를 사용하여 같은 조건으로 바탕시험을 행한다.

$\text{COD}(\text{mg O}/l) = (b-a) \times f \times \dfrac{1{,}000}{V} \times 0.2$

　　　　　　　a : 바탕시험 적정에 소비된 0.025N-과망간산칼륨용액(ml)
　　　　　　　b : 시료의 적정에 소비된 0.025N-과망간산칼륨용액(ml)
　　　　　　　f : 0.025N-과망간산칼륨용액 역가(factor)
　　　　　　　V : 시료의 양(ml)

주1 시료의 양은 30분간 가열반응한 후에 0.025N 과망간산칼륨액이 처음 첨가한 양의 50~70%가 남도록 채취한다.
다만 시료의 COD값이 10mg/l 이하일 경우에는 시료 100ml를 취하여 그대로 시험하며, 보다 정확한 COD값이 요구될 경우에는 0.025N 과망간산칼륨액의 소모량이 처음 가한 양의 50%에 접근하도록 시료량을 취한다.
주2 황산은 분말 1g 대신 20% 질산은 용액 5ml 또는 질산은 분말 1g을 첨가해도 좋다. 다만, 시료 중 염소이온이 존재할 경우에는 염소이온의 당량만큼 황산은 또는 질산은을 가해 준 다음 규정된 양을 추가로 첨가한다. 염소이온 1g에 대한 황산은의 당량은 4.4g이며, 질산은의 당량은 4.8g이다.
예 은염은 첨가량(g)=시료 중 염소이온의 양(g)+염소이온 1g에 대한 은염의 당량(g)+1g
② 알칼리성 100℃에서 과망간산칼륨에 의한 화학적 산소요구량
㉮ 측정원리 : 시료를 알칼리성으로 하여 과망간산칼륨 일정과량을 넣고 60분간 수욕상에서 가열 반응시키고 요오드화칼륨 및 황산을 넣어 남아있는 과망간산칼륨에 의하여 유리된 요오드의 양으로부터 산소의 양을 측정하는 방법이다.
㉯ 시험방법 : 300ml 둥근바닥플라스크에 시료 적당량을 취하여(주1) 물을 넣어 50ml로 하고 10% 수산화나트륨용액 1ml를 넣어 알칼리성으로 한다. 여기에 0.025N-과망간산칼륨용액 10ml를 정확히 넣은 다음 둥근바닥플라스크에 냉각관을 붙이고 수욕의 수면이 시료의 수면보다 높게 하여 끓는 수욕 중에서 60분간 가열한다.
냉각관의 끝을 통하여 물 소량을 사용하여 씻어 준 다음 냉각관을 떼어 내고 10%(W/V) 요오드화칼륨용액 1ml를 넣어 방냉한다. 4%(W/V) 아지드화나트륨 한방

울을 가하고 황산용액(2+1) 5ml를 넣어 유리된 요오드를 지시약으로 전분용액 2ml를 넣고 0.025N-티오황산나트륨용액으로 무색이 될 때까지 적정한다. 따로 시료량과 같은 양의 물을 사용하여 같은 조건으로 바탕시험을 행한다.

$$COD(mgO/l) = (a-b) \times f \times \frac{1,000}{V} \times 0.2$$

     a : 바탕시험 적정에 소비된 0.025N-티오황산나트륨용액(ml)
     b : 시료의 적정에 소비된 0.025N-티오황산나트륨용액(ml)
     f : 0.025N-티오황산나트륨용액 역가(factor)
     V : 시료의 양(ml)

> **주1** 시료의 양은 가열 반응하고 남은 0.025N-과망간산칼륨용액이 처음 첨가한 양의 50~70%가 남도록 채취한다. 보다 정확한 COD값이 요구될 경우에는 0.025N-과망간산칼륨액의 소모량이 처음 가한 양의 50%에 접근하도록 시료량을 취한다.

(2) 중크롬산칼륨에 의한 화학적 산소요구량

① 측정원리 : 시료를 황산산성으로 하여 중크롬산칼륨 일정과량을 넣고 2시간 가열 반응시킨 다음 소비된 중크롬산칼륨의 양을 구하기 위해 환원되지 않고 남아 있는 중크롬산칼륨을 황산제일철암모늄용액으로 적정하여 시료에 의해 소비된 중크롬산칼륨을 계산하고 이에 상당하는 산소의 양을 측정하는 방법이다. 따로 규정이 없는 한 해수를 제외한 모든 시료의 중크롬산칼륨에 의한 화학적 산소요구량을 필요로 하는 경우에 이 방법에 따라 시험한다.

② 기구
 ㉮ 250ml 삼각플라스크 또는 둥근바닥플라스크로서 ㉯의 냉각관과 서로 갈아 맞춘 것
 ㉯ 300mm 리비히 냉각관 또는 이와 동등한 것으로서 ㉮의 플라스크와 서로 갈아 맞춘 것
 ㉰ 열판(1.4w/cm²) 또는 맨틀 히터(mantle heater)

③ 시험방법 : 250ml 플라스크에 시료(**주1**) 적당량(**주2**)를 넣고 여기에 황산제이수은 약 0.4g(**주3**)을 넣은 다음, 물을 넣어 20ml로 하여 잘 흔들어 섞고 몇 개의 비등석을 넣은 다음 천천히 흔들어 주면서 황산은용액 2ml를 천천히 넣고, 0.025N-중크롬산칼륨용액 10ml를 정확히 넣은 다음 플라스크에 냉각관을 연결시키고 냉각수를 흘린다. 열린 냉각관 끝에서 황산은용액 28ml를 천천히 흔들면서 넣은 다음 냉각관 끝을 작은 비이커로 덮고 열판에서 2시간 동안 가열한다.

방냉시키고 물 약 10ml로 냉각관을 씻은 다음 냉각관을 떼어내고 전체 액량이 약 140ml가 되도록 물을 넣고 o-페난트로린제일철 용액 2~3방울 넣은 다음 **0.025N-황산제일철암모늄액**을 사용하여 액의 색이 **청록색에서 적갈색으로 변할 때까지** 적정한다. 따로 물 20ml를 사용하여 같은 조건으로 바탕시험을 행한다.

$$COD(mg\ O_2/l) = (b-a) \times f \times \frac{1,000}{V} \times 0.2$$

     a : 적정에 소비된 0.025N-황산제일철암모늄액(ml)
     b : 바탕화면에 소비된 0.025N-황산제일철암모늄액(ml)
     f : 0.025N-황산제일철암모늄용액의 역가(factor)
     V : 시료의 양(ml)

주1 현탁물질을 포함하는 경우에는 잘 흔들어 섞어 균일하게 한 다음 신속하게 분취한다.

주2 2시간 동안 끓인 다음 최초에 넣은 0.025N-중크롬산칼륨용액의 약 1/2이 남도록 취한다.

주3 염소이온의 양이 40mg 이상 공존할 경우에는 $HgSO_4 : Cl^- = 10 : 1$의 비율로 황산제이수은의 첨가량을 늘린다.

비고1 고농도 시료의 경우에는 시험방법의 중크롬산칼륨액과 황산제일철암모늄액 0.025N 규정농도와 다른 0.25N 농도를 사용하는 것을 제외하고는 "시험방법"과 동일하게 따른다.

비고2 아질산성이온(NO_2^-) 1mg으로 1.1mg의 산소(O)를 소비한다. 아질산성이온에 의한 방해를 제거하기 위해 시료에 존재하는 아질산성질소(NO_2-N) mg당 술퍼민산 10mg을 첨가한다.

비고3 이 방법에서는 수은화합물을 사용하므로 시험 후 폐액처리에 특히 주의하여야 한다.

8 산성 과망간산칼륨법으로 폐수 중의 COD를 측정하기 위하여 0.025N $KMnO_4$ 몇 g를 증류수 1l에 용해시키면 되는가(단, 분자량 K = 39, Mn = 54.93, O = 16)?

① 3.9483g ② 1.3161g ③ 0.9871g
④ 0.7896g ⑤ 10g

 $0.025N \times \dfrac{31.6g/l}{N} = 0.79g/l$

 산화수와 노르말수와는 일치한다.
$KMnO_4$ 1M = 5N ($\because KMnO_4$의 산화수는 5)

9 과망간산칼륨법으로 COD를 측정할 때 적정에 소요된 0.01N-$KMnO_4$ 1ml는 산소 몇 mg에 해당하는가?

① 0.01mg ② 0.08mg ③ 0.18mg
④ 0.20mg ⑤ 0.5mg

 산소의 N농도(g당량/l) = $\dfrac{원자량}{산화수} = \dfrac{16g}{2} = 8g/l$

∴ 산소의 양 = $0.01N \times 1ml \times \dfrac{8g/l}{N} \times 10^3 mg/g \times 10^{-3} l/ml = 0.08mg$

10 0.1N-$KMnO_4$ 1l는 산소 몇 mg에 상당하는가?

① 50mg ② 200mg ③ 800mg
④ 1,000mg ⑤ 1,100mg

 산소의 N농도(g당량/l) = $\dfrac{원자량}{산화수} = \dfrac{16g}{2} = 8g/l$

∴ 산소의 양 = $0.1N \times 1l \times \dfrac{8g/l}{N} \times 10^3 mg/g = 800mg$

정답 8. ④ 9. ② 10. ③

11 어느 공장의 최종 배출되는 처리수의 결과가 다음과 같다. 이 때 부유물의 함량(mg/l)은(단, 유리여과지 무게는 12.921g, 시료를 여과하여 건조한 후의 유리여과지의 무게는 12.936g, 시료의 양은 100ml 이다)?

① 50mg/l ② 100mg/l ③ 150mg/l
④ 250mg/l ⑤ 300mg/l

 부유물의 농도(mg/l) = $\dfrac{(12.936-12.921)\text{g} \times 10^3 \text{mg/g}}{0.1 l}$ = 150mg/l

12 부유물질(SS)의 시험에서 시료의 양이 250ml이고, 여과전 여지 GF/C의 무게는 0.09098g 이고, 여과후 여지의 무게가 0.12304g일 때 이 시료의 부유물질량은 얼마인가?

① 0.118g/l ② 0.128g/l ③ 0.148g/l
④ 0.158g/l ⑤ 0.2g/l

 SS농도(mg/l) = $\dfrac{(0.12304-0.09098)\text{g}}{250\text{m}l}$

= $\dfrac{(0.12304-0.09098)\text{g}}{250\text{m}l \times 10^{-3} l/\text{m}l}$ = 0.128g/l

13 쓰레기 100m³을 용적 감소율 60%로 압축하였다면 압축비는 다음 중 어느 것인가?

① 1.5 ② 2.5 ③ 3.8
④ 4.5 ⑤ 5.0

 압축비 = $\dfrac{\text{압축 전 용적(부피)}}{\text{압축 후 용적(부피)}}$ = $\dfrac{100}{100(1-0.6)}$ = 2.5

14 쓰레기 100m³을 용적 감소율 40%로 압축하였다면 압축비는 다음 중 어느 것인가?

① 1.7 ② 2.5 ③ 3.8
④ 4.5 ⑤ 6.0

 압축비 = $\dfrac{\text{압축 전 용적(부피)}}{\text{압축 후 용적(부피)}}$ = $\dfrac{100}{100(1-0.4)}$ = 1.7

15 잠수부가 해저 50m에서 작업을 할 때 인체가 받는 절대압은 몇 기압인가?

① 4기압 ② 5기압 ③ 6기압
④ 7기압 ⑤ 8기압

 1기압 + 760mmHg = 10,332mmH$_2$O
대기압 즉 수면기압은 1기압이다.
　절대압력 = 수면기압 + gage압력 = 1기압 + 5기압(수심 50m) = 6기압
　※ 게이지(gage)압력 : 대기압을 "0"으로 본 압력이다. 즉 압력계에 나타난 압력을 게이지압력
　　이라 한다.

정답　11. ③　12. ②　13. ②　14. ①　15. ③

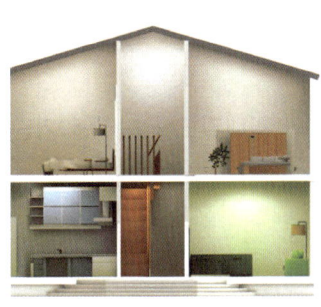

제6장 실전모의고사

제1회 실전모의고사 >
제2회 실전모의고사 >
제3회 실전모의고사 >
제4회 실전모의고사 >
제5회 실전모의고사 >
제6회 실전모의고사 >
제7회 실전모의고사 >
제8회 실전모의고사 >
제9회 실전모의고사 >
제10회 실전모의고사 >
제11회 실전모의고사 >
제12회 실전모의고사 >
제13회 실전모의고사 >
제14회 실전모의고사 >
제15회 실전모의고사 >
제16회 실전모의고사 >
제17회 실전모의고사 >
제18회 실전모의고사 >
제19회 실전모의고사 >
최종 실전모의고사 >

실전모의고사 문제는 수험생들의 자료중심으로 만들어진 것이므로 반드시 숙지하기 바람.

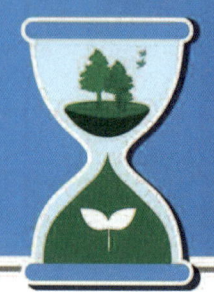

제1회 실전모의고사

※ 이 책은 **저작권법의 보호를 받는 저작물**이므로 어떠한 경우에도 **무단 복제 및 여타의 용도**로 사용 할 수 없으며 위법 시에는 **형사상의 처벌**을 받습니다.

1 아래 그림은 대기의 수직구조를 나타낸 것이다. 오존층의 최대밀도를 나타낸 기층은?
① ㉠
② ㉡
③ ㉢
④ ㉣

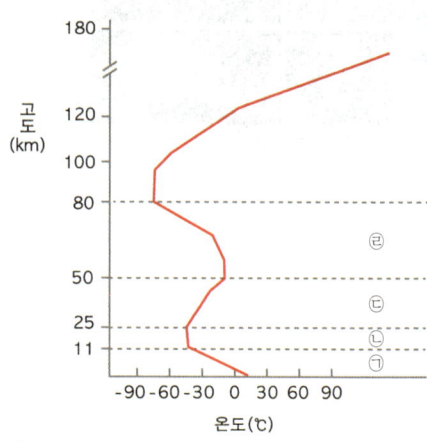

 오존층이란 25km(25~32km)의 기층을 말하며, 오존층의 최대농도는 10ppm 정도이다.

2 아래 그림은 무엇을 측정하는 기구인가?
① 기온, 기습
② 기류, 기습
③ 기온, 압력
④ 기온, 기류

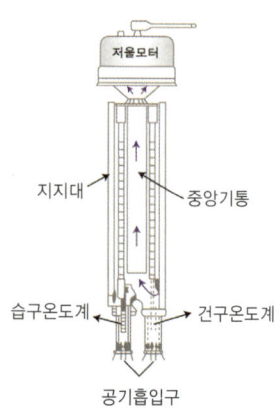

 아스만 통풍온습도계 : 기온과 기습(습도)을 동시에 측정할 수 있다.

3 병실의 적정온도는?
① 18±2℃
② 15±1℃
③ 21±2℃
④ 23±1℃

 실내의 적정온도는 18±2℃, 침실온도는 15±1℃, 병실온도는 21±2℃이다.

4 아래 그림은 무슨 도표인가?
① 상의를 입었을 경우 감각온도
② 상의를 벗었을 때의 감각온도
③ 안정시 감각온도 도표
④ 기후의 온열지수 도표

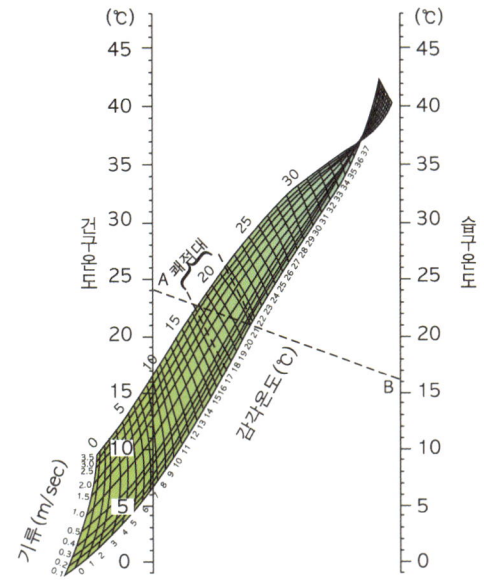

5 사람이 100% 불쾌감을 느낄 수 있는 온도는?
① 건구온도 23℃, 습구온도 18℃
② 건구온도 30℃, 습구온도 23℃
③ 건구온도 30℃, 습구온도 25℃
④ 건구온도 35℃, 습구온도 33℃

① 불쾌지수=(30+25)℃×0.72+40.6=80.2
② 건구온도와 습구온도와의 합이 55℃이면 모든(100%) 사람이 불쾌감을 느낀다.

① 불쾌지수=(건구온도+습구온도)℃×0.72+40.6
  =(건구온도+습구온도)°F×0.4+15
② 불쾌지수와 불쾌감
  ㉠ 불쾌지수 70 : 10%의 사람이 불쾌감을 느낀다.
  ㉡ 불쾌지수 75 : 50%의 사람이 불쾌감을 느낀다.
  ㉢ 불쾌지수 80 : 100%의 사람이 불쾌감을 느낀다.
  ㉣ 불쾌지수 85 : 견딜 수 없는 상태이다.

6 아래 그림은 빛의 파장영역을 나타낸 것이다. 살균력이 가장 강한 영역은?

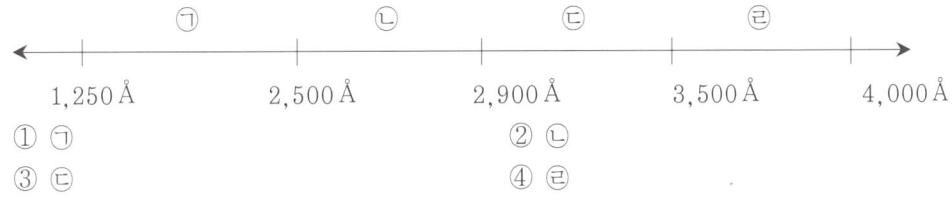

① ㉠   ② ㉡
③ ㉢   ④ ㉣

① 자외선 파장 범위 : 2,000~4,000Å
② 살균력이 강한 선 : 2,400~2,800(2,500~2,900)Å
③ 도노라선(건강선) : 2,800~3,100(2,900~3,200)Å

7 아래 그림은 광전지조도계의 일부를 나타낸 것이다. 그림에서 ㉣번은 무엇인가?

① 유리판
② 금속의 얇은 막
③ Se(셀렌)
④ 철판

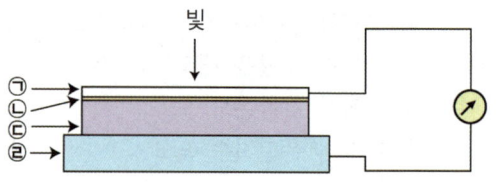

해설 ㉠ 유리판, ㉡ 금속의 얇은 막, ㉢ Se(셀렌), ㉣ 철판

8 아래 그림은 산곡풍과 해풍의 그림이다. 그림이 잘못된 것은?

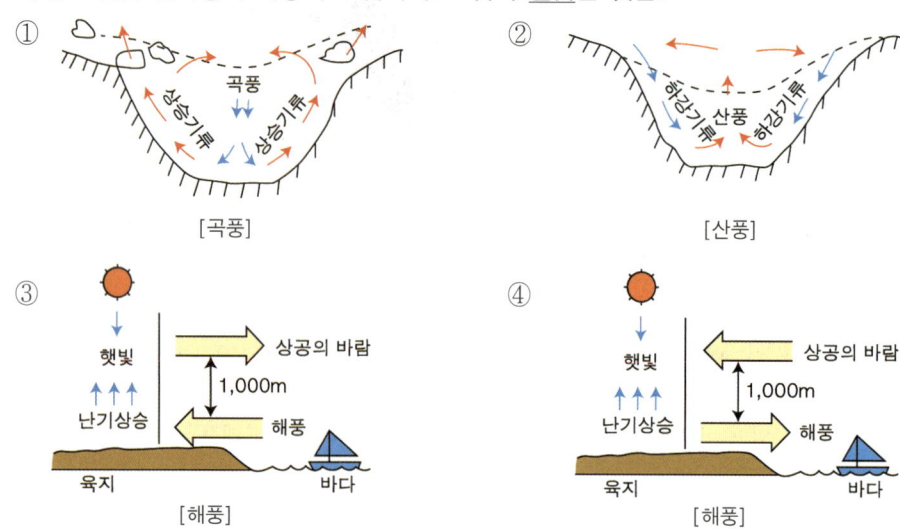

9 아래 그림은 생물학적처리 공정도이다. 본처리는 어느 부분을 말하는가?

스크린 → 침사지 → 1차 침전지 → 포기조 → 2차 침전지 → 소독 → 방류
　㉠　　　㉡　　　　㉢　　　　㉣　　　　㉤　　　　㉥　　　㉦

① ㉠~㉦
② ㉠~㉡
③ ㉠~㉢
④ ㉣~㉤

해설 2차 처리(본처리) : ㉣~㉤

10 진동과 관련이 있는 질병은 어느 것인가?

① C_5-dip
② 잠함병
③ 안구진탕증
④ 레이노드병

해설 ① 국소진동의 증상 : 레이노드병, 건초염, 골·관절장애 등
② 레이노드병은 손가락이 창백하고 청색으로 변하면서 통증을 느낀다.

11 폐수 중에 함유된 성분을 측정하기 위하여 가스크로마토그래피를 이용하지 <u>않아도</u> 되는 것은 어느 것인가?

① 유기인 ② PCB
③ 납 ④ 알킬수은

 ① 가스크로마토그래피법의 원리 : 전 처리한 시료를 운반가스에 의하여 크로마토관 내에 전개시켜 분리되는 각 성분의 크로마토그램을 이용하여 목적 성분을 분석하는 방법으로 유기화합물에 대한 정성(定性) 및 정량(定量) 분석에 이용한다.
② 유기인, PCB, 알킬수은 : 가스크로마토그래피법
③ 납 : 원자흡광광도법, 흡광광도법, 유도결합플라스마 발광광도법

12 아래 그림에서 용존산소(DO) 곡선은 어느 것인가?

① ㉠
② ㉡
③ ㉢
④ ㉠~㉢

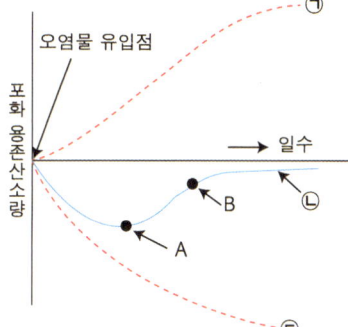

㉡번 : 용존산소곡선
㉢번 : 재폭기가 없을 때의 산소소비곡선

13 윙클러-아지드법(winker method)으로 DO실험을 할 때 티오황산나트륨용액으로 적정했을 때 종말점의 색은 무슨 색이 되는가?

① 자색 – 무색
② 청색 – 무색
③ 적색 – 무색
④ 홍색 – 무색

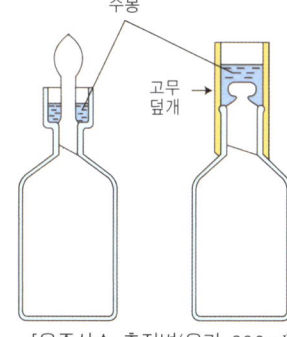 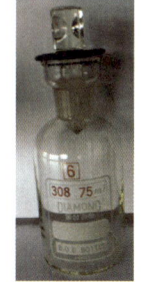

[용존산소 측정병(용량 300mℓ)]   [BOD병 사진]

 ① DO 종말점의 색 : 청색이 무색이 될 때까지 적정한다.
② DO 시험으로 BOD를 알 수 있다.

14 아래 그림은 여러 가지 소리의 시간에 대한 음압의 변동을 나타낸 것이다. 소음주파수는 어느 것인가?

① 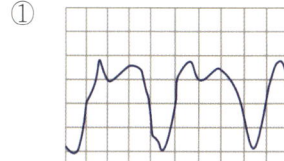   ②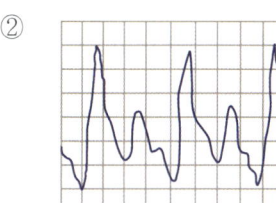

③
④

①~④번의 그림은 여러 가지 소리의 시간에 대한 음압의 변동이다.
①번은 육성, ②번은 앨토섹스폰, ③번은 클라리넷의 주파수는 250Hz 이하, ④번은 소음

15 먹는물에서 질산성질소(NO_3-N)의 기준치는 10mg/l 이하이다. 먹는물에서 질산성질소를 규제하는 이유는?

① 나쁜 냄새를 낸다. ② 세균의 번식을 초래한다.
③ 분뇨의 오염지표가 된다. ④ 청색아로 알려진 질병을 유발시킨다.

질산성질소 : 청색아(blue bady)로 알려진 질병을 유발시킨다.

16 음료수 수질기준 중 잘못된 것은?

① 경도 : 1,000mg/l(수돗물의 경우 300mg/l)를 넘지 아니 할 것
② 염소이온 : 150mg/l를 넘지 아니 할 것
③ 황산이온 : 200mg/l를 넘지 아니 할 것
④ 증발잔류물 : 500mg/l를 넘지 아니 할 것

염소이온 : 250mg/l를 넘지 아니 할 것

17 아래의 내용 중 총모균을 설명한 것은?

① 편모가 1개 있는 균을 말한다.
② 균체 양끝에 각각 1개씩의 편모를 가지고 있는 균을 말한다.
③ 균체 한끝에 다수의 편모가 있는 균을 말한다.
④ 균체의 주위에 많은 편모가 분포되어 있는 균을 말한다.

①번은 단모균, ②번은 양모균, ③번은 총모균(속모균), ④번은 주모균

18 주모균에 속하면서 열이 심하게 나는 질병은?

① 장티푸스 ② 세균성 이질
③ 콜레라 ④ 급성회백수염

① 장티푸스(Typhoid Fever) : 병원체는 Salmonella Typhi, 간균 운동성이 있으며, 장티푸스는 열을 나게 하는 질병이다.
② 세균성 이질 : 간균 운동성이 없다.
③ 콜레라의 병원체 : 단모균, 콤마형 간균, 운동성이 있다.
④ 급성회백수염(소아마비) : 바이러스균이다.

① 세균의 구조에서 편모의 유무는 운동성을 나타내며, 편모는 주로 간균과 나선균에 있으며, 구균에는 거의 없다.
② 단모균, 속모균 : Pseudomonas속, Spirillum속, Vibrio속
③ 주모균 : Proteus속, Salmonlla속, Bacillus속

19 아래 내용은 세균의 특징을 설명한 것이다. 잘못된 내용은?
① 살모넬라균 : 주모균
② 비브리오콜레라 : 단모균, 콤마형 구균
③ 헬치균 : 간균
④ 보툴리우스균 : 주모균, 아포형성

 비브리오콜레라 : 단모균, 콤마형 간균

20 자연독 식중독에 속하지 <u>않는</u> 것은?
① 식물성 독에 의한 식중독
② 동물성 독에 의한 식중독
③ 곰팡이 독에 의한 식중독
④ 장염비브리오균에 의한 식중독

 장염비브리오균에 의한 식중독 : 세균성 식중독

21 아래 그림은 어느 기생충의 생활사를 나타낸 것인가?
① 간흡충
② 회충
③ 편충
④ 요충

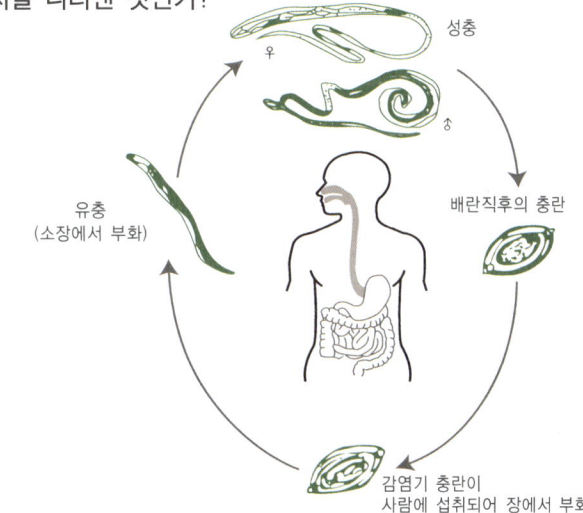

 위의 그림은 편충의 생활사를 나타낸 것이다.

22 아래 내용 중 크레졸, 승홍수, 석탄산의 농도를 맞게 조합된 것은?
① 크레졸(3%), 승홍수(0.1%), 석탄산(0.1%)
② 크레졸(3%), 승홍수(0.01%), 석탄산(3~5%)
③ 크레졸(0.3%), 승홍수(0.1%), 석탄산(3~5%)
④ 크레졸(3%), 승홍수(0.1%), 석탄산(3~5%)

 크레졸(3%), 승홍수(0.1%), 석탄산(3~5%)

23 121℃에서 20분간 소독할 수 있는 기구는?

① 주사기
② 초자기구
③ 백금이
④ 도마

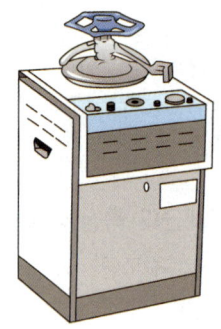

 고압증기멸균법 : Autoclave에서 121℃, 15Lb, 20분간 실시하며, 초자기구·의류·고무제품 등에 사용한다.

24 아래 그림은 벽면과 바닥을 나타낸 것이다. 식품공정의 시설위생에 준하여 볼 때 가장 이상적으로 생각되는 직경은 몇 cm인가?

① 5cm
② 10cm
③ 15cm
④ 20cm

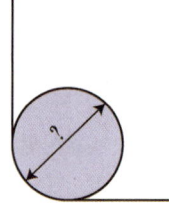

 벽과 바닥의 교차는 둥근 구조로 직경은 5cm로 한다.

25 벽면에 부착된 창의 경사각은?

① 30°
② 40°
③ 50°
④ 60°

 창문의 경사도는 50°정도로 한다.

26 수도꼭지는 물이 흐르는 높이에서 몇 cm 떨어져야 하는가?

① 5cm
② 7cm
③ 10cm
④ 14cm

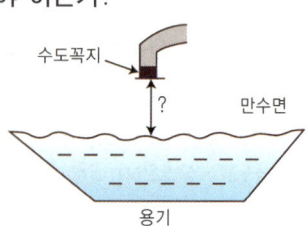

 수도꼭지는 물이 넘쳐 흐르는 높이(만수면)에서 7cm 이상 떨어져야 한다.

27 단란주점에서 객장 안에 칸막이를 설치할 경우 칸막이의 높이는 몇 m로 하여야 하는가?

① 0.5m 미만
② 1.5m 이상
③ 1.5m 미만
④ 2.0m 이하

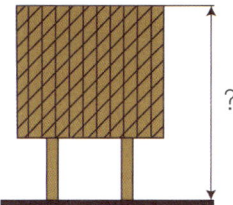

 단란주점 영업 시 고려사항 : 객장 안에는 1.5m 미만의 칸막이를 설치할 수 있다. 이 경우 2면 이상을 완전히 차단하지 아니 하여야 하고, 다른 객석에서 내부가 서로 보이도록 하여야 한다.

28 다음 그림에서 모기유충의 채집기구인 것은?

① ㉠
② ㉡
③ ㉢
④ ㉣

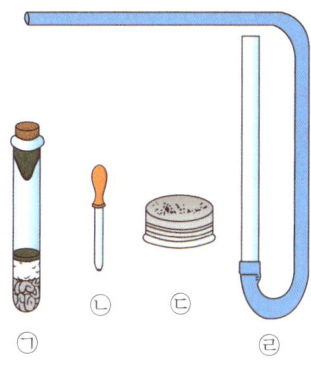

① 위생곤충의 채집기구 : ㉠-클로로포름관, ㉡-스포이드
② 모기유충 채집 : 가정용국자로 물을 떠서 유충이 발견되면 스포이드로 채집병에 옮긴다.
③ 플라스틱 백, 마취제(에테르나 클로로포름) : 진드기, 이, 벼룩 등을 채집할 때는 잡은 쥐를 플라스틱 백에 넣고 마취제(에테르나 클로로포름)를 적신 솜을 넣어 5~10분 정도 마취시켜 죽인 후 대형 사진 현상판에 옮겨 칫솔로 온몸의 털을 빗질하듯이 털어 낸다.

29 다음 그림에서 집모기 알은?

① ㉠
② ㉡
③ ㉢
④ ㉣

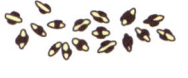 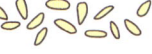 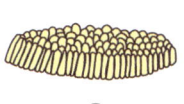 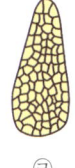
㉠ ㉡ ㉢ ㉣

 학질모기아과와 보통모기아과의 알의 특징
① 학질모기아과(얼룩날개모기속, Anopheles)의 알 : 하나씩 낱개로 산란하는데 방추형이고 좌우에 공기주머니인 부낭(浮囊, float)을 갖고 있으며 수면에 뜬다.
② 보통보기아과의 알 : 각 속(屬)에 따라 다소 다르나, 대체로 포탄형이고 모두 부낭(float)이 없으므로 쉽게 구별된다.
 ㉮ 집모기속(Culex)의 알 : 서로 맞붙어서 난괴(卵塊, egg raft)를 형성하므로 물에 뜬다.
 ㉯ 숲모기속(Aedes)의 알 : 낱개로 흩어지므로 물밑으로 가라앉는다.
 ㉰ 늪모기속(Mansonia)의 알 : 한쪽에 가시 모양의 돌기가 있다.

30 아래 그림에서 ㉠번은 어떤 모기 유충의 휴식자세인가?

① 집모기속
② 숲모기속
③ 학질모기속
④ 늪모기속

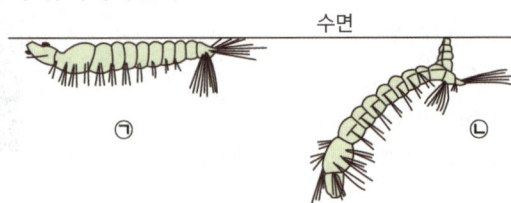

 중국얼룩날개모기(말라리아모기=학질모기)의 유충 : 수면에 평형으로 복면을 대고 휴식한다.

31 다음 그림은 어떤 질병에 감염된 것이며, 매개곤충은 어느 것인가?

① 일본뇌염병 – 모기
② 말라리아병 – 모기
③ 사상충병 – 모기
④ 사상충병 – 벼룩

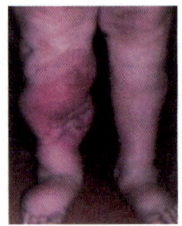

32 아래 그림은 파리를 나타낸 것이다. 파리의 명칭은?

① 집파리
② 띠금파리
③ 금파리
④ 침파리

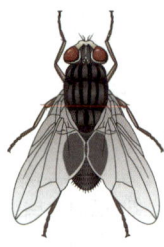

 집파리의 날개 : 시맥은 제4종맥이 예리하게 굴곡되어 제3종맥과 근접된 위치에서 끝난다.

33 다음 그림에서 집파리가 식품을 섭취할 때 흡수형은?

① ㉠
② ㉡
③ ㉢
④ ㉣

 집파리가 먹이를 섭취할 때 작용하는 순판과 전구치의 4가지형 : ㉠ –흡수형, ㉡ –컵형, ㉢ –긁는 형, ㉣ –직접섭취형

34 다음 그림은 어떤 곤충의 생활사인가?

① 먹파리
② 곱추(먹)파리
③ 깔따구
④ 등에모기

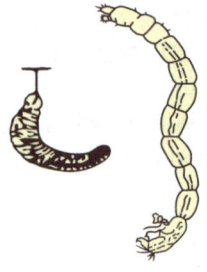 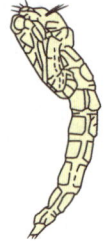

① 위의 그림은 깔따구 미성숙시기의 형태이다.
② 왼쪽부터 난괴, 유충(측면), 번데기(측면)

35 다음의 그림에서 독일바퀴는?

① ㉠
② ㉡
③ ㉢
④ ㉣

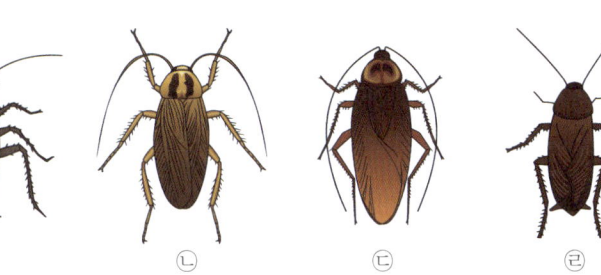
㉠   ㉡   ㉢   ㉣

 바퀴 또는 독일바퀴 : 주가성 바퀴 중 가장 작으며 갈색의 전흉배판에 두 개의 검은 줄(종대)이 있다.

36 빈대는 특유의 Hemelytron(반시초)을 갖고 있는데 어느 부위인가?

① ㉠
② ㉡
③ ㉢
④ ㉣

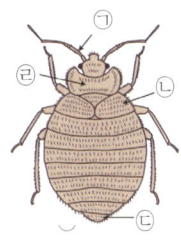

 반시초 : 빈대는 특유의 날개 비슷한 팽대부를 갖고 있는데 이를 반시초(半翅鞘, Hemelytron)라 한다(㉡이 반시초임).

37 다음 그림에서 ㉡에 해당하는 것은?

① 촉수
② 협즐치
③ 중흉즐치
④ 전흉즐치

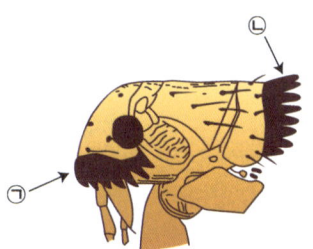

 벼룩 : ㉠-협즐치, ㉡-전흉즐치

38 아래 그림에서 털진드기의 유충은 어느 것인가?

① ㉠
② ㉡
③ ㉢
④ ㉣

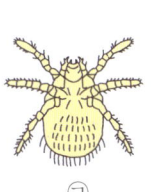 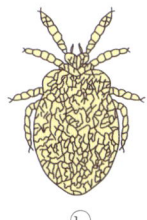 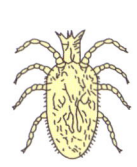 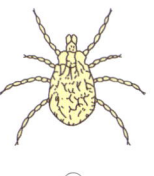
㉠   ㉡   ㉢   ㉣

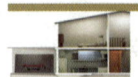

털진드기 유충
① 유충은 다리가 3쌍이며, 몸과 다리에 잔털이 분지(分枝)하여 있는 극모(棘毛)를 다수 갖고 있다.
② 유충은 2~3일 숙주의 피부에 붙어 충분한 조직액(흡혈)을 섭취한 후 떨어져 흙 속에 숨는다.

39 다음 그림의 형태적 특징을 갖는 쥐는?
① 시궁쥐
② 지붕쥐(곰쥐)
③ 등줄쥐
④ 집쥐

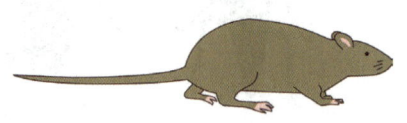

쥐의 형태적 특징
① 시궁쥐 : 꼬리길이가 16~20cm로 두동장(19~25cm)보다 짧거나 같은 것이 곰쥐와 구별되는 특징이다.
② 곰쥐(지붕쥐, 집쥐) : 꼬리길이가 250mm로 두동장(145~200mm)보다 긴 것이 시궁쥐와 구별되는 특징이다.
③ 생쥐 : 꼬리길이가 두동장(80~100mm)과 비슷하다.
④ 등줄쥐 : 검은줄이 머리 위로부터 꼬리의 기부(基部)까지 있다(등에 종(縱)으로 검은 줄이 나 있다).

40 아래 그림은 무엇의 침입을 방지하기 위한 구조물인가?
① 독나방
② 파리
③ 진드기
④ 쥐

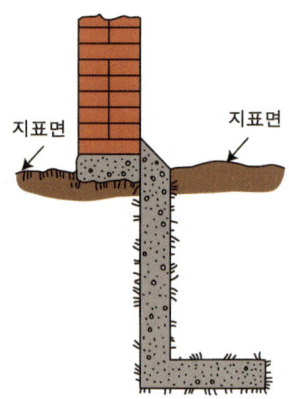

환경개선에 의한 L자형의 지하 방서벽 : 쥐가 구멍을 뚫지 못하도록 기초 공사시 건물둘레에 40~50cm 깊이로 L자형 콘크리트 방서벽(防鼠壁)을 설치한다.

정답													
1.③	2.①	3.③	4.①	5.③	6.②	7.④	8.④	9.④	10.④	11.③	12.②	13.②	14.④
15.④	16.②	17.③	18.①	19.②	20.②	21.②	22.④	23.②	24.①	25.③	26.②	27.③	
28.②	29.③	30.③	31.③	32.①	33.①	34.③	35.②	36.②	37.①	38.①	39.①	40.④	

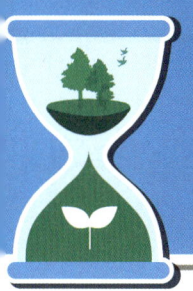

제2회 실전모의고사

1 다음 기구의 명칭은 무엇이며, 무엇을 측정하는가?
① 카타온도계 – 온도
② 자기습도계 – 습도
③ 카타온도계 – 냉각력
④ 흑구온도계 – 복사열

 카타온도계
   ① 측정 : 실내기류, 냉각력
   ② 눈금 : 최상눈금 100°F, 최하눈금 95°F

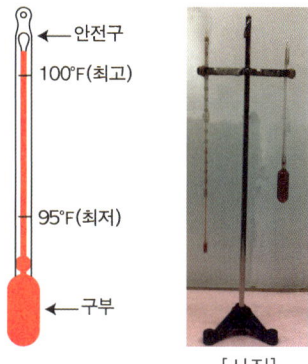
[사진]

2 다음 기구는 무엇을 측정하는 기구인가?
① 온도
② 기습
③ 바람
④ 복사열

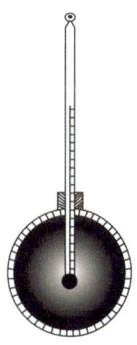 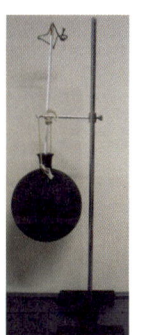
[흑구온도계 사진]

3 소음 측정시 고려사항이 <u>아닌</u> 것은?
① 소음계의 마이크로폰은 주소음원 방향으로 하여야 한다.
② 소음계는 측정자의 몸으로부터 5m 이상 떨어져야 한다.
③ 소음계의 마이크로폰은 측정위치에 받침 장치를 설치하여 측정하여야 한다.
④ 바람이 5m/sec 초과일 때에는 측정하지 않는다.

 소음계는 측정자의 몸으로부터 50cm 이상 떨어져야 한다.

4 흡광광도법으로 측정할 수 없는 것은?

① 비소   ② 구리
③ 경도   ④ 페놀

 ① 비소 측정법 : 원자흡광광도법, 흡광광도법(디에틸디티오카르바민산은법), 유도결합플라스마 발광광도법
② 구리 측정법 : 원자흡광광도법, 흡광광도법(디에틸디티오카르바민산법), 유도결합플라스마 발광광도법
③ 경도측정법 : EDTA법(disodium ethylene diamine tetra acetic acid)
④ 페놀류 측정법 : 흡광광도법(4-아미노안티피린법)

5 다음 대기오염 물질 중 비분산적외선분석법이 주로 그 분석에 사용되는 오염물질은?

① CO   ② SO_2
③ NO   ④ NH_3

 일산화탄소의 비분산적외선분석법 : 일산화탄소의 적외선 영역에서 흡광도를 이용하여 측정한다.

 일산화탄소(CO)
① 분석방법의 종류 : 비분산적외선분석법, 정전위전해법, 가스크로마토그래프법
② 비분산적외선분석법
  ㉮ 비분산 적외선 분석계를 이용해서 일산화탄소 농도를 구하는 것이다.
  ㉯ 적외선 분석계 구성 : 광원(적외선광원) 회전섹터, 광화학필터, 시료셀, 비교셀(기준셀), 검출기(적외선검출기), 증폭기, 지시계
    ㉠ 검출기 : 일산화탄소로 봉입한다.
    ㉡ 비교셀(기준셀) : 비교셀은 시료셀과 동일한 모양을 가지며 아르곤 또는 질소와 같은 불활성 기체를 봉입한다. 즉 적외선 흡수가 일어나지 않는 가스(질소, 아르곤 등)로 봉입한다.

6 공중 낙하균 시험방법이 아닌 것은?

① 낙하법(R. Koch법)   ② 여과법(Oker-Blom개량법)
③ Impinger법   ④ 전기집진법

7 다음 그림 중 A의 역할은?

① 가스채취구
② 검지관 연결구
③ 핸들
④ 피스톤자루

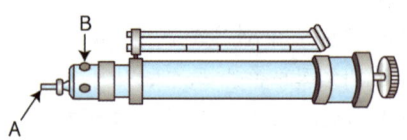

 A-검지관 연결구, B-가스채취구

8 DO 측정과 관계없는 시약은 어느 것인가?
① $Na_2S_2O_3$　　　　　　② $MnSO_4$
③ $NaOH-KI-NaN_3$　　　④ $K_2Cr_2O_7$

> **해설**　① DO측정에 관계하는 약품 : 티오황산나트륨($Na_2S_2O_3$), 황산망간($MnSO_4$), 요오드화칼륨-아지드화나트륨($NaOH-KI-NaN_3$) 등
> ② 중크롬산칼륨($K_2Cr_2O_7$) : COD측정에 사용됨

9 다음 기구는 무엇을 실험하기 위한 장치인가?
① BOD
② COD
③ DO
④ SS

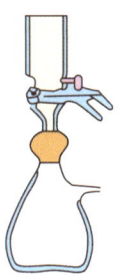

10 암모니아성질소 측정방법에 쓰이는 시약은?
① 니트로프루싯나트륨　　② EDTA
③ 중크롬산칼륨　　　　　④ 티오황산나트륨

> **해설**　암모니아성질소의 흡광광도법(인도페놀법)
> ① 측정원리
> 　암모늄이온이 차아염소산의 공존아래에서 페놀과 반응하여 생성하는 인도페놀의 청색을 630nm에서 측정하는 방법이다.
> ② 시험방법
> 　50ml 용량플라스크에 시료 적당량(암모니아성질소로서 0.04mg 이하 함유)을 취한다. → 나트륨페놀라이트용액 10ml와 **니트로프루싯나트륨** 1ml를 넣고 조용히 섞는다. → 차아염소산 나트륨용액 5ml를 넣은 다음 조용히 섞는다. → 20~25℃로 하여 30분간 방치한다. → 630nm에서 흡광도를 측정한다.

11 대장균군 확정시험에서 EMB 한천배지에 어떤 색의 집락(colony)이 나타나면 양성이라 할 수 있는가?
① 백색의 집락
② 금속광택의 청동색
③ 홍색 집락
④ 흑색의 집락

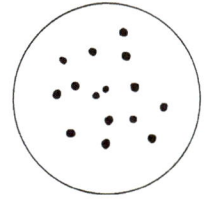

12 다음 표는 대장균검사 양성관 수이다. MPN이 17이면 이 검수의 MPN 값은 얼마가 되는가?

검수	0.1ml	0.01ml	0.001ml
양성관수	5/5	3/5	2/5

(MPN 17)

① 1.7　　　　　　　　　　② 17
③ 170　　　　　　　　　　④ 1,700

 시험결과에 의한 대장균군 수는 최적확수표에 의하여 결정한다. 표 중의 검액량을 0.1, 0.01, 0.001ml로 한 경우에는 100배로 한다.　　　　　∴ MPN=17×100=1,700

13 다음 표에서 최적확수표의 MPN이 24이면 검수의 MPN은 얼마인가?

0.1ml	0.01ml	0.001ml
5	3	1

(MPN 24)

① 2.4　　　　　　　　　　② 24
③ 240　　　　　　　　　　④ 2,400

MPN=24×100=2,400

14 다음 그림에서 "C"에 들어가는 식품의 종류는?

① 육류, 어류
② 유지가공품
③ 시금치
④ 건어물류
⑤ 우유

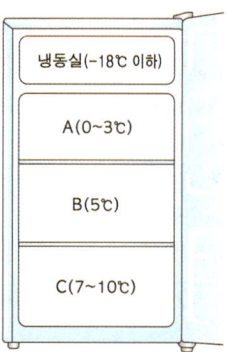

15 다음 그림은 11%의 식염수(NaCl)에 달걀을 담근 것이다. 가장 신선한 것은?

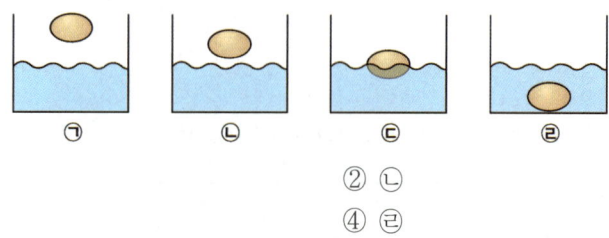

① ㉠　　　　　　　　　　② ㉡
③ ㉢　　　　　　　　　　④ ㉣

신선한 달걀은 11%의 식염수에 가라앉는다.

16 다음 내용 중에서 신선한 어류의 조건에 해당하지 않는 것은?

① 동공이 뚜렷할 것
② 배가 탄력이 있을 것
③ 적갈색의 아가미일 것
④ 비늘 상태는 광택이 날 것

① 신선한 어류 : 아가미의 색은 선홍색인 것이 좋다.
② 적갈색의 아가미인 어류 : 오래되었다는 것을 의미한다.
※ 소고기는 적갈색을 띠는 것이 좋다.

17 다음 그림은 통조림 표시기준에 관한 내용이다. 통조림 표시가 틀린 것은?

① MO : 원료
② Y : 조리방법
③ KAFT : 일련번호
④ 05 : 제조년도(2005년)

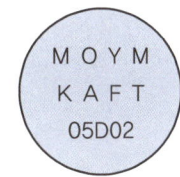

MO : 원료, Y : 조리방법, M : 크기, KAFT : 제조회사, 05 : 제조년도(2005년), D : 제조의 달 (December ; 12월), 02 : 제조날짜

18 다음 그림의 균은 어떤 형태인가?

① 나선균
② 구균
③ 간균
④ 사상균

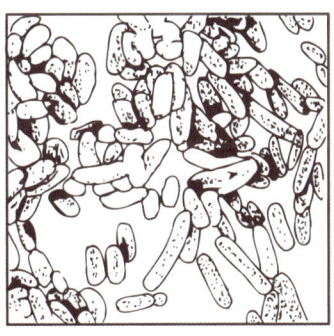

19 다음 그림의 균과 같은 특성을 가지고 있는 것은 어느 것인가?

① 세균성이질
② 셀레우스(Cereus)
③ 콜레라
④ 소아마비

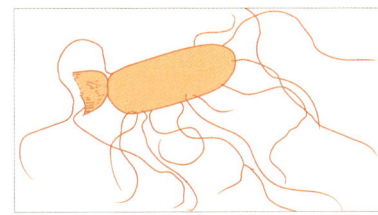

20 다음 그림과 같이 콤마형균은?
① 파상풍균
② 대장균
③ 살모넬라균
④ 콜레라균

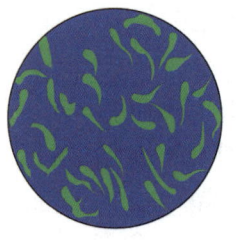

21 다음 중 감자의 독소는 어느 것인가?
① 솔라닌　　　　　② 삭시톡신
③ 테트로도톡신　　④ 무스카린

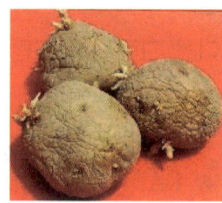

22 다음 그림은 어떤 독소를 갖고 있는가?
① 베네루핀
② 삭시톡신
③ Tetrodotoxin
④ Solanine

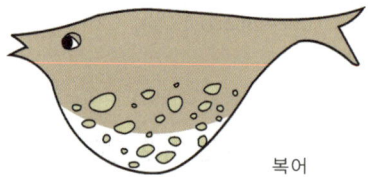

복어

23 다음 그림은 말채찍 모양의 기생충을 나타낸 것이다. 이 기생충은 어떤 기생충을 말하는가?
① 편충
② 회충
③ 십이지장충
④ 선모충

 편충 : 1/3은 굵고
　　　　2/3는 가늘다.

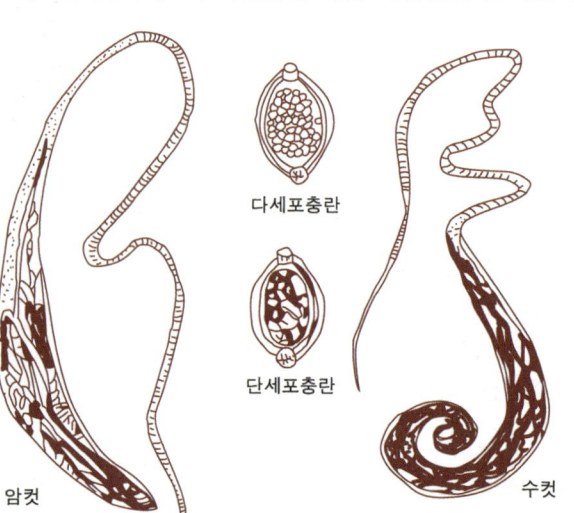

암컷　　다세포충란　단세포충란　　수컷

24 다음 기구는 건열멸균기이다. 사용온도와 시간이 바르게 된 것은 어느 것인가?

① 160~170℃, 30~60분
② 120℃, 20~30분
③ 121℃, 15~20분
④ 150℃, 15~20분

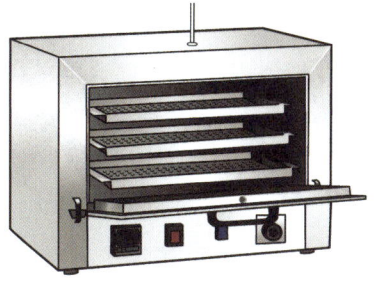

 건열멸균법 : 열전도율이 좋은 유리제품, 금속성, 도자기 등 : 160~170℃, 30~60분

25 다음 소독제 중 조리를 하기 전 손을 씻는 데 가장 좋은 소독제는 어느 것인가?

① 역성비누
② 과산화수소
③ 알코올
④ 승홍

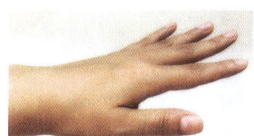

26 항아리에 유약을 바른 후 저온에서 건조시켰을 때 용출될 수 있는 물질은?

① 비소(As)
② 수은(Hg)
③ 규소(Si)
④ 구리(Cu)

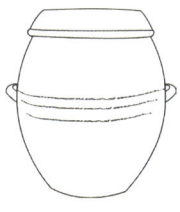

27 다음 그림에서 바른 것으로만 연결된 것은 어느 것인가?

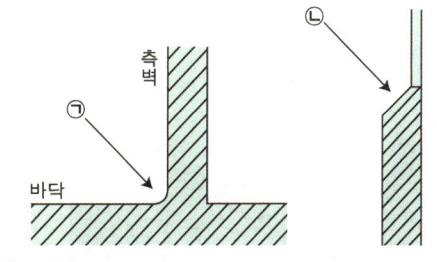
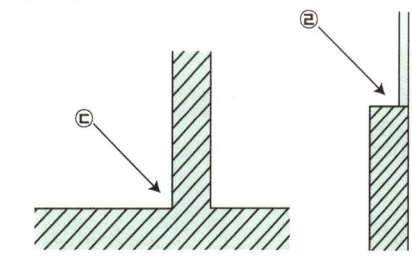

① ㉠, ㉡
② ㉠, ㉢
③ ㉠, ㉣
④ ㉢, ㉣

28 다음 그림은 바퀴의 복부말단부를 나타낸 것이다. C의 명칭은?

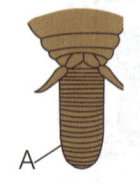 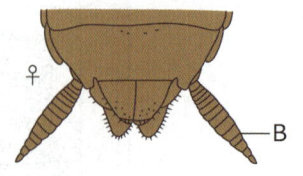 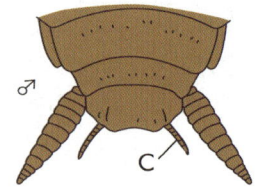

① 난협
② 미모
③ 미돌기
④ 복부

29 그림은 어느 바퀴인가?

① 독일바퀴
② 먹바퀴
③ 미국바퀴
④ 이질바퀴

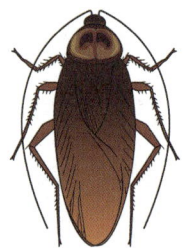

  ① 독일바퀴 : 갈색의 전흉배판에 두 개의 검은줄(종대)이 있다.
② 이질바퀴 : 전흉배판 가장자리에 황색무늬가 윤상으로 있고 가운데는 거의 흑색이다.

30 그림은 어느 바퀴를 나타낸 것인가?

① 이질바퀴
② 독일바퀴
③ 먹바퀴
④ 일본바퀴

31 학질모기아과의 알 형태는 어느 것인가?

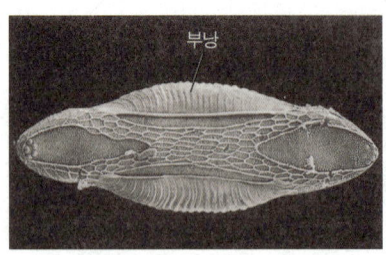 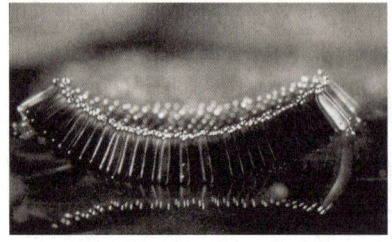

① ②

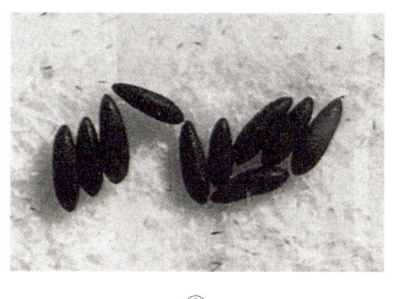 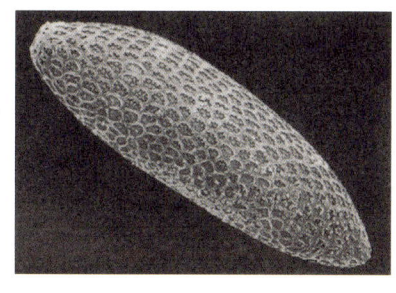

③　　　　　　　　　　　　　　④

① 학질모기아과(얼룩날개모기속, Anopheles)의 알
② 집모기속(Culex)의 알
③ 숲모기속(Aedes)의 알(현미경사진)
④ 숲모기속(Aedes)의 알(전자현미경사진)

32 다음 그림은 모기성충의 촉각과 촉수이다. 작은빨간집모기의 수컷은 어느 것인가?

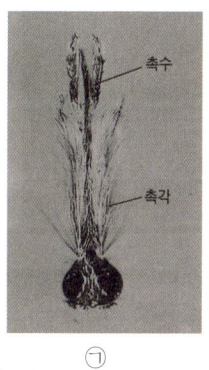 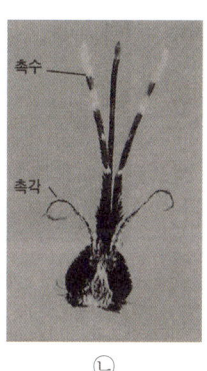 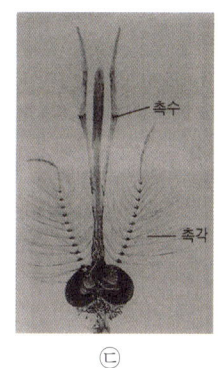 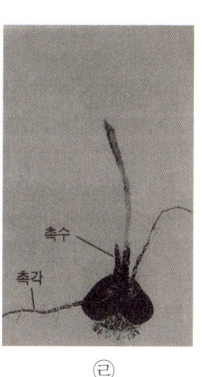

　㉠　　　　　　　㉡　　　　　　　㉢　　　　　　　㉣

① ㉠
② ㉡
③ ㉢
④ ㉣

모기성충의 촉각과 촉수 : ㉠-학질모기아과 수컷, ㉡-학질모기아과 암컷, ㉢-보통모기아과 수컷, ㉣-보통모기아과 암컷

33 다음 그림은 파리를 나타낸 것이다. 어떤 파리인가?
① 집파리
② 곱추파리
③ 딸파리
④ 침파리

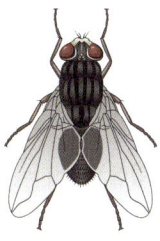

34 그림에서 베레제기관의 역할은?

① 신경기관
② 호흡기관
③ 생식기관
④ 배설기관

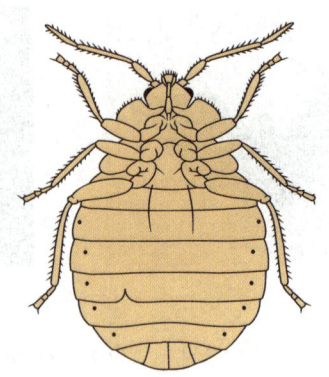

35 무즐치 벼룩은 어느 것인가?

① 유럽쥐벼룩
② 열대쥐벼룩
③ 개벼룩
④ 장님쥐벼룩

① 무즐치 벼룩 : 사람벼룩, 모래벼룩, 좀닭벼룩, 열대쥐벼룩
② 즐치벼룩 : 개벼룩, 고양이벼룩, 장님쥐벼룩, 유럽쥐벼룩

36 페스트 전파에 가장 중요한 매개역할을 하는 벼룩은?

① 유럽벼룩
② 열대쥐벼룩
③ 개벼룩
④ 모래벼룩

페스트(흑사병) 전파에 가장 중요한 매개종은 열대쥐벼룩이고, 발진열 전파 매개종은 열대쥐벼룩과 유럽쥐벼룩이다.
① 사람벼룩 : 흑사병 전파에 부분적으로 관여하고 있지만 역학적으로 중요성은 없다.
② 모래벼룩 : 우리나라에 기생하지 않는다.
③ 좀닭벼룩 : 사람에게 기생하는 예는 드물다.
④ 열대쥐벼룩 : 세계적으로 널리 분포되어 있고, 흑사병, 발진열 등 질병매개에 가장 중요한 매개역할을 하는 종이다.
⑤ 개벼룩, 고양이벼룩 : 개와 고양이에 기생, 사람도 공격하기도 한다.
⑥ 장님쥐벼룩 : 생쥐에게 높은 밀도로 기생, 사람은 드물게 흡혈한다.
⑦ 유럽쥐벼룩 : 흑사병과 발진열 전파에 중요한 역할을 한다.

37 독나방을 잡는 방법으로 옳은 것은?

① 강한 추광성이 있으므로 유문등을 이용한다.
② 추광성이 없으므로 전등을 끄고 파리채로 쳐서 잡는다.
③ 실내에 침입하였을 때에는 전등을 켜고 파리채로 쳐서 잡는다.
④ 실내 벽에 앉아 있을 때에는 전등을 켜고 맨손으로 잡는다.

38 다음 그림은 어떤 곤충인가?

① 파리
② 나방
③ 등에
④ 말벌

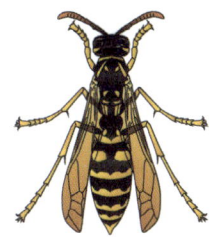

 말벌 : 앉아 있을 때의 날개는 부채처럼 종(縱)으로 접혀져 있다.

39 다음과 같은 특징을 갖는 쥐는?

> 털의 색깔은 배면이 회갈색이고, 복면은 회색이며, 꼬리길이가 두동장보다 짧거나 같다.

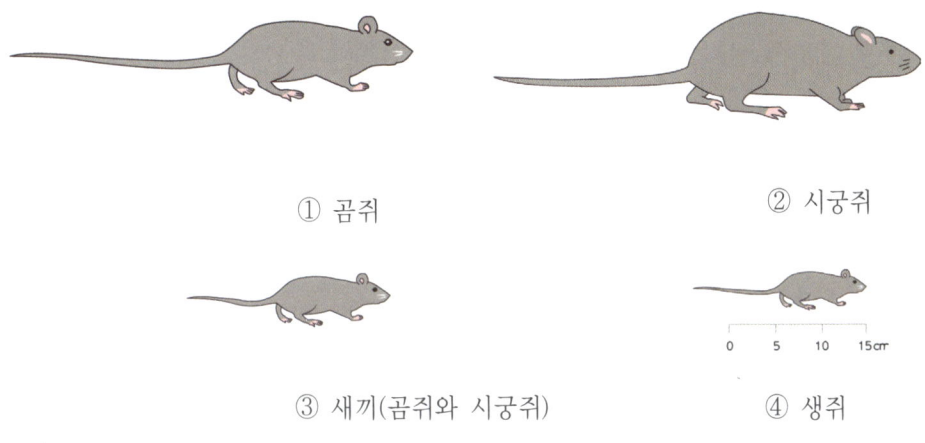

① 곰쥐
② 시궁쥐
③ 새끼(곰쥐와 시궁쥐)
④ 생쥐

 시궁쥐 : 꼬리길이가 두동장보다 짧거나 같은 것이 특징이다.

40 다음 그림은 쥐의 구제방법 중 어느 방법과 관련이 있는가?

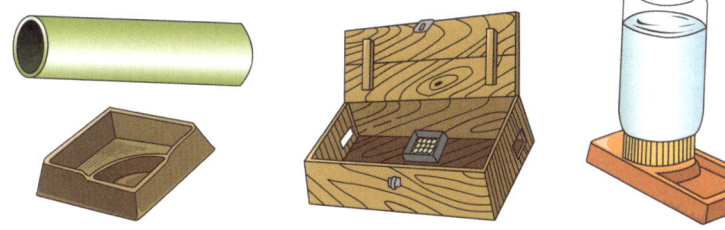

① 환경적 방법
② 물리적 방법
③ 화학적 방법
④ 생물학적 방법

 그림은 여러 가지 독먹이통이다.

41 그림은 쥐의 침입을 막기 위한 L자형의 지하 방서벽이다. 이 방법에 속하는 것은?

① 화학적 방법
② 환경개선
③ 생물학적 방법
④ 천적 이용

 환경개선에 의한 L자형의 지하 방서벽 : 쥐가 구멍을 뚫지 못하도록 기초 공사시 건물둘레에 40~50(60)cm 깊이로 L자형 콘크리트 방서벽을 설치한다.

※ ㉠은 60cm 정도로 한다.

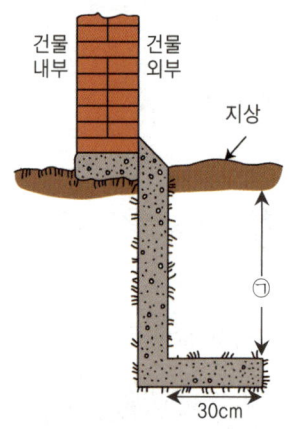

42 바퀴 방제에 적합한 노즐은?

① 원추형　　　　　　　② 부채형
③ 직선형　　　　　　　④ 공중형

 직선형 : 해충(바퀴 등)이 숨어 있는 좁은 공간 깊숙이 분사할 때 사용한다.

43 페스트(흑사병) 균이 증식하는 기관은?

① ㉠
② ㉡
③ ㉢
④ ㉣

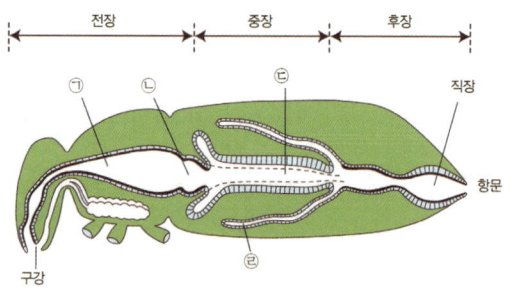

 ① 곤충의 소화 및 배설기관
　　㉠-소장, ㉡-전위, ㉢-위, ㉣-말피기관
② 병원체가 증식하는 곳
　　㉮ 흑사병(페스트) : 전위
　　㉯ 뇌염 · 황열 : 위
　　㉰ 말라리아 : 위 외벽
　　㉱ 사상충 : 흉부 근육

정답	1. ③	2. ④	3. ②	4. ③	5. ①	6. ④	7. ②	8. ④	9. ④	10. ①	11. ②	12. ④	13. ④	14. ③
	15. ④	16. ③	17. ③	18. ③	19. ②	20. ④	21. ①	22. ③	23. ①	24. ①	25. ①	26. ③	27. ①	
	28. ③	29. ①	30. ①	31. ①	32. ②	33. ①	34. ③	35. ②	36. ③	37. ①	38. ④	39. ②	40. ③	
	41. ②	42. ③	43. ②											

제3회 실전모의고사

1 다음 그림과 같은 기구를 무엇이라 하는가?
① 모발습도계
② 자기습도계
③ 아스만 통풍온도계
④ 자기온도계

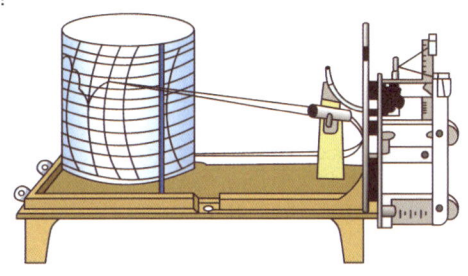

2 다음 기구는 무엇을 측정하는 기구인가?
① 온도
② 기습
③ 바람
④ 복사열

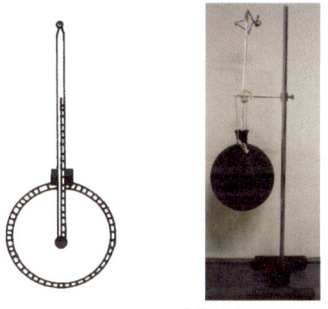

[흑구온도계 사진]

3 다음 표는 광화학 반응을 나타낸 것이다. (   ) 안에 들어 갈 내용은 무엇인가?

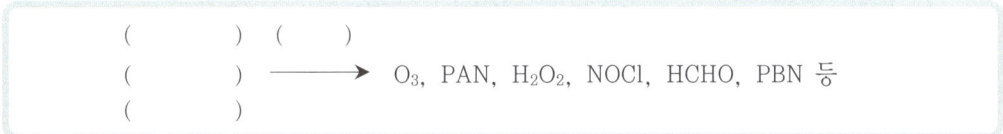

① NO_x, HC, SO_2, 자외선
② HC, O_3, NO_x, 적외선
③ NO_x, HC, 유기물, 자외선
④ SO_2, NO_2, 유기물, 자외선

4 다음 그림은 호수의 어떠한 현상을 나타낸 것인가?
① 성층현상
② 전도현상
③ 자정작용
④ 부영양화

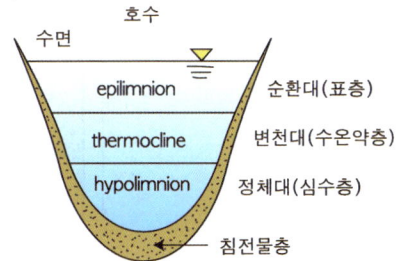

5 다음 내용은 생물학적 처리 공정도이다. 1차 처리는 어느 부분을 말하는가?

> 스크린 → 침사지 → 1차 침전지 → 포기조 → 2차 침전지 → 소독 → 방류
> ㈀   ㈁   ㈂   ㈃   ㈄   ㈅   ㈆

① ㈀~㈆   ② ㈀~㈁
③ ㈀~㈂   ④ ㈃~㈄

① 1차 처리(물리적 처리=예비처리) : ㈀~㈂
② 2차 처리(본처리) : ㈃~㈄

6 다음은 정화조의 일반적인 구조이다. 처리순서가 맞게 된 것을 찾아라.

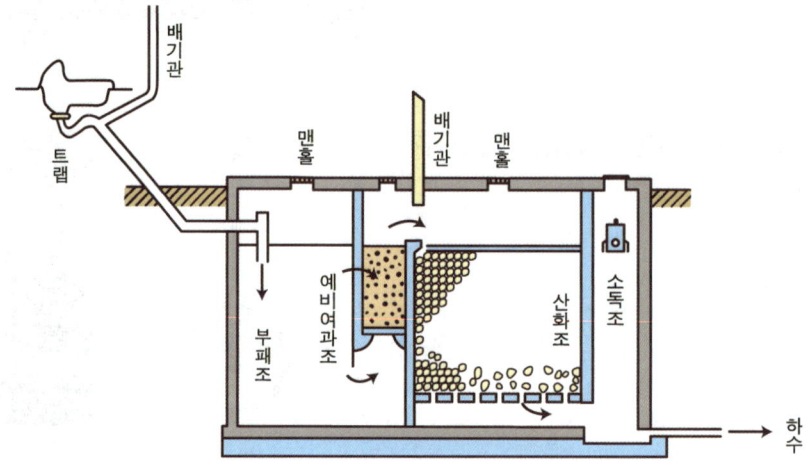

① 부패조 → 예비여과조 → 산화조 → 소독조
② 부패조 → 예비여과조 → 소독조 → 산화조
③ 예비여과조 → 산화조 → 소독조 → 부패조
④ 예비여과조 → 산화조 → 부패조 → 소독조

7 그림에서 폐기물 매립시 최종복토의 두께는 몇 cm 이상 되게 하는가?

① 10~20cm
② 30~60cm
③ 60~100cm
④ 100~150cm

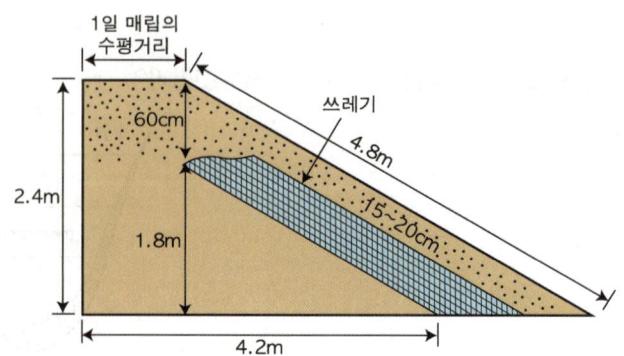

폐기물 매립시 복토의 두께는 다음
① **일일복토** : 하루의 작업이 끝난 후 복토하는 것으로서 15cm로 한다.
② **중간복토** : 1주일(7일) 정도 작업을 중단한 후 복토하는 것으로서 30cm로 한다.
③ **최종복토** : 매립이 끝난 후 복토하는 것으로서 가스배제층은 30cm, 차단층은 45cm, 배수층은 30cm, 식생대층의 최종복토는 60cm로 한다.

8 배경소음(암소음)이 90dB(A)이고 측정소음이 95dB(A)일 때 대상소음은 몇 dB인가?

① 60dB
② 93dB
③ 70dB
④ 75dB

배경소음의 영향에 대한 보정도					
측정소음과 배경소음 차	3	4	5	6	7
보정치	−3		−2		−1

 배경소음 : 측정하고자 하는 음이 없을 때 그 지점에서 나는 소음을 배경소음이라 한다.
① 95−90=5
② 표에서 측정소음과 배경소음의 차 5는 보정치가 −2이다.
∴ 95−2=93dB

9 다음과 같은 계통도를 가진 기기의 명칭은 어느 것인가?

광원부 → 파장선택부 → 시료부 → 측광부

① 가스크로마토그래피법
② 흡광광도법
③ 원자흡광광도법
④ 광도측정법

 ① 흡광광도법 : 광원부 → 파장선택부 → 시료부 → 측광부
② 원자흡광광도법 : 광원부 → 시료원자화부 → 파장선택부 → 측정부

10 다음의 장치는 무엇을 측정하기 위한 기기인가?

① 먼지
② 부유먼지
③ 강하먼지
④ 아황산가스

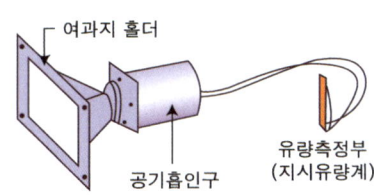

11 링겔만차트 2도는 매연농도 몇 %에 해당되는가?

① 0%
② 20%
③ 40%
④ 60%

12 DO 측정과 관계없는 시약은 어느 것인가?

① NaS_2O_3
② $MnSO_4$
③ $NaOH-KI-NaN_3$
④ 오르도-톨루딘용액

오르도-톨루딘용액은 잔류염소 측정시 사용한다.

13 COD 측정방법 중 알칼리 COD법의 종말점 색은 무슨 색인가?
① 적색 ② 홍색
③ 엷은 홍색 ④ 무색

14 다음 그림의 명칭은 무엇인가?
① BOD장치
② Drying oven
③ 킬달장치
④ Soxhlet's 지방 추출기

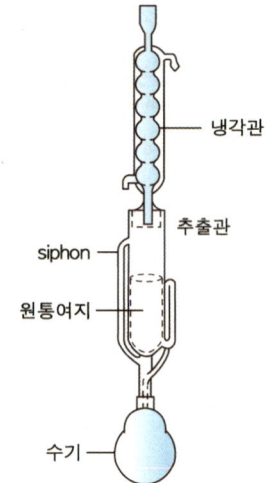

15 다음 그림은 평판한천배지의 접종법을 나타낸 것이다. 접종순서가 바르게 된 것은?
① ㉠→㉡→㉢→㉣
② ㉠→㉡→㉣→㉢
③ ㉡→㉢→㉠→㉣
④ ㉣→㉢→㉡→㉠

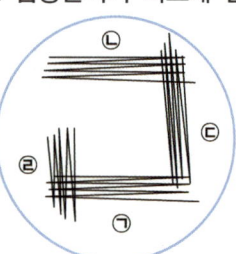

 접종법 순서는 다음과 같다.

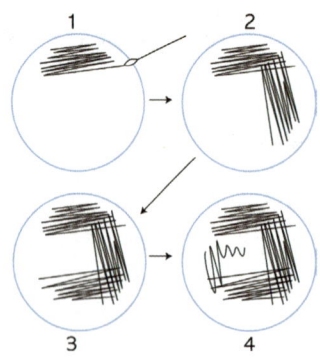

16 대장균군 시험을 할 때 추정시험에서 가스발생이 된 발효관으로부터 백금이를 취하여 EMB배지 혹은 Endo배지에 획선도말하여 몇 ℃에서 몇 시간 동안 배양해야 하는가?
① 35~37℃, 24±2시간
② 35~37℃, 24±4시간
③ 25~37℃, 48±3시간
④ 35~37℃, 48±3시간

 확정시험
① 추정시험에서 가스발생을 본 발효관으로부터 BGLB발효관에 이식하여 35~37℃, 48±3시간 배양했을 때 gas가 생성된 것과 EMB배지 또는 Endo배지에 획선도말하여 전형적인 대장균군의 집락을 증명할 경우 확정시험은 양성이다.
② 대장균 확정시험에서 EMB배지에서는 금속광택의 청동색깔의 집락(colony)이 나타나면 확정시험이 양성이다.

17 그림은 무엇을 측정하는 것인가?
① 곰팡이
② 먼지
③ 대장균
④ 가스

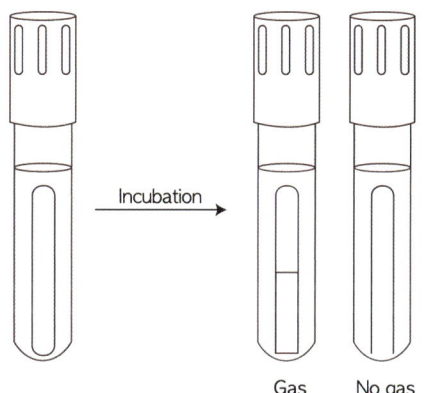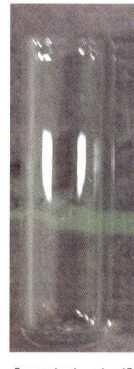

 위의 그림은 대장균 정성시험에 쓰이는 듀람관이다.

18 NO₂의 색은?
① 무색
② 검은색
③ 적갈색
④ 푸른색

19 다음 그림에서 클로라민이 생성되는 구간은?
① A~B
② B~C
③ C~D
④ D

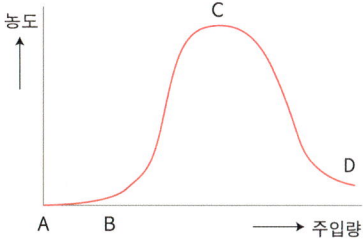

 클로라민이 형성되는 구간은 B~C이고, 클로라민이 파괴되는 구간은 C~D이다.

20 다음은 식품보관 냉장고에서 ( ) 안에 들어갈 것은?

① 육류
② 어류
③ 우유
④ 과일·야채

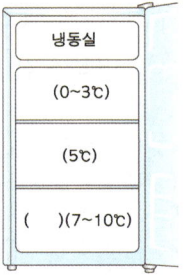

21 다음 식품을 보관하는 데 가장 적당한 방법은 어느 것인가?

① 저온보관
② 상온보관
③ 실온보관
④ 고온보관

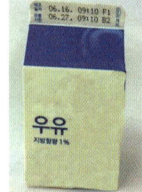

22 다음 그림은 11% 식염수(NaCl)에 계란을 담근 것이다. 가장 신선한 것은 어느 것인가?

① ㉠
② ㉡
③ ㉢
④ ㉣

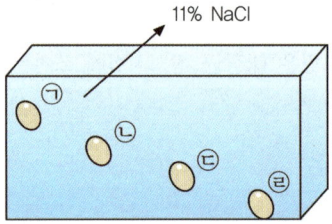

23 어패류가 육류보다 부패하기 쉬운데 그 이유로 <u>틀린</u> 것은 어느 것인가?

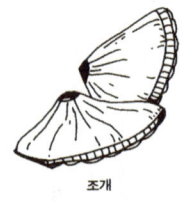
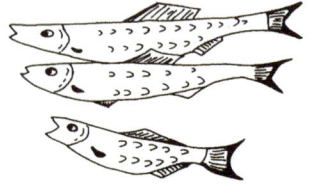

① 수분함량이 많다.
③ 세균이나 효소가 많이 들어있다.
② 육질이 알칼리성에 가깝다.
④ 근육의 구조가 복잡하고 조직이 강하다.

 근육의 구조가 단순하고 조직이 연하다.

24 다음 그림은 통조림 표시기준에 관한 내용이다. ㉢에는 무엇을 적나?

① 원료
② 조리방법
③ 제조회사
④ 제조일자

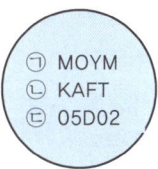

 MO : 원료, Y : 조리방법, M : 크기, KAFT : 제조회사, 05 : 제조년도(2005년), D : 제조의 달 (December ; 12월), 02 : 제조날짜

25 다음 내용은 편모를 기준으로 분류한 것이다. 그림의 균은 어디에 속하는가?

① 단모균
② 양모균
③ 속(총)모균
④ 주모균

 편모의 종류

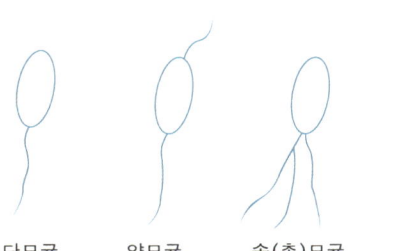

단모균   양모균   속(총)모균   주모균

26 다음 그림의 균과 같은 특성을 가지고 있는 것은 어느 것인가?

① 세균성이질
② 셀레우스(Cereus)
③ 콜레라
④ 소아마비

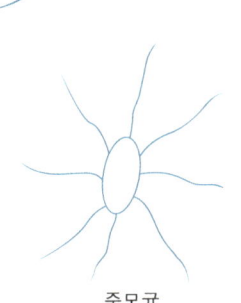

27 다음 균에 오염되면 화농성염증 증상이 나타난다. 이 균은 어떤 균인가?

① 비브리오균
② 살모넬라균
③ 파상풍균
④ 포도상구균

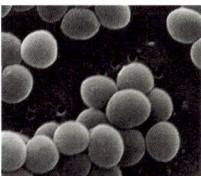

28 손에 상처를 입어 염증이 생긴 식품취급자가 조리를 할 때 나타날 수 있는 식중독 현상은?
① 비브리오 식중독
② 살모넬라 식중독
③ 보툴리누스 식중독
④ 포도상구균 식중독

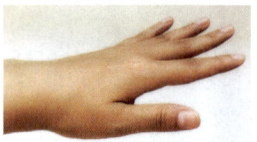

29 그림의 균은 아포를 형성하는 균이다. 이 균은 무슨 균인가?
① 간균
② 구균
③ 나선균
④ 속모균

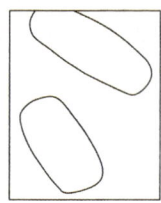

 보툴리누스균 : 간균, 그람양성, 아포형성, 주모균

30 다음 그림은 어느 기생충의 생활사를 나타낸 것이다. 적당한 것은 어느 것인가?
① 간흡충
② 회충
③ 편충
④ 요충

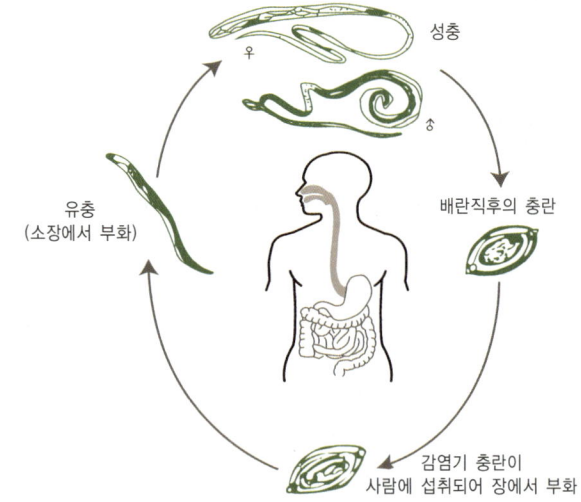

31 다음 그림은 무엇인가?
① 건조기
② 고압증기멸균기
③ 백금이
④ 오븐

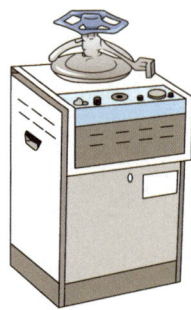

① 고압증기멸균법
  ㉠ 고압증기멸균법은 Autoclave에서 121℃, 15Lb, 20분간 실시한다.
  ㉡ 아포형성균의 멸균에 사용된다.
  ㉢ 사용 : 초자기구, 의류, 고무제품, 자기류, 가스 및 약액 등
② 화염멸균법 : 알코올램프, 가스버너 등을 이용하여 백금이, 유리 등의 소독에 이용한다.
③ 자비멸균법(자비소독법) : 식기 및 도마, 주사기, 의류, 도자기 등에 이용한다.

32 단란주점에서 객장 안에 칸막이를 설치할 경우 칸막이의 높이는 몇 m로 하여야 하는가?

① 1.0m 이하
② 1.5m 이상
③ 1.5m 미만
④ 2.0m 이하

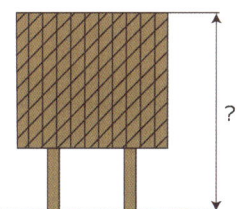

단란주점 영업 시 고려 사항
① 객실을 설치하는 경우 객실 내부가 전체적으로 환하게 보일 수 있도록 유리로만 설비하여야 한다.
② 객장 안에는 1.5m 미만의 칸막이를 설치할 수 있다. 이 경우 2면 이상을 완전히 차단하지 아니 하여야 하고, 다른 객석에서 내부가 서로 보이도록 하여야 한다.

33 다음 그림은 곤충 외피의 구조를 나타낸 것이다. 표피층을 생성하는 층은?

① ㉠
② ㉡
③ ㉢
④ ㉣

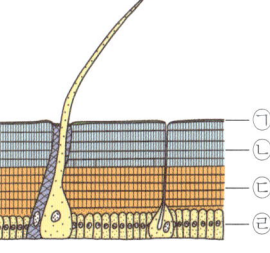

① 곤충의 외피구조 : ㉠-외표피, ㉡-외원표피, ㉢-내원표피, ㉣-진피층
② 진피층 : 진피세포(epitherial cell)로 형성되어 있는데 표피층을 생성하며 일부는 변형되어 극모(satae) 등을 형성하는 조모세포(造毛細胞, trichogen)로 되어 있다.

34 다음 그림에서 모기유충의 채집 기구는 어느 것인가?

① ㉠
② ㉡
③ ㉢
④ ㉣

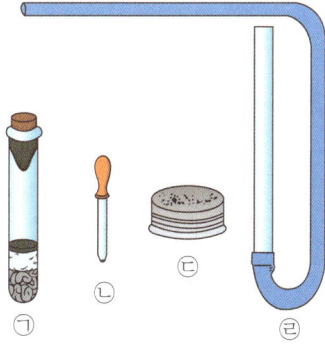

① 위생곤충의 채집기구 : ㉠-클로로포름관, ㉡-스포이드
② 모기유충 채집 : 가정용국자로 물을 떠서 유충이 발견되면 스포이드로 채집병에 옮긴다.

35 그림에서 집파리가 식품을 섭취할 때 흡수형은?

① ㉠
② ㉡
③ ㉢
④ ㉣

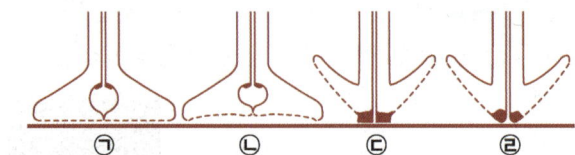

집파리가 먹이를 섭취할 때 작용하는 순판과 전구치의 4가지형 : ㉠-흡수형, ㉡-컵형, ㉢-긁는형, ㉣-직접섭취형

36 다음의 그림에서 독일바퀴는 어느 것인가?

① ㉠
② ㉡
③ ㉢
④ ㉣

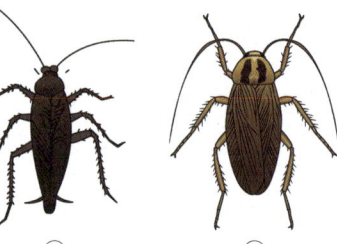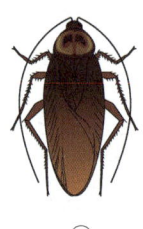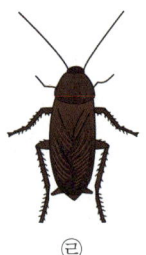

 바퀴 또는 독일바퀴 : 주가성 바퀴 중 가장 작으며 갈색의 전흉배판에 두 개의 검은 줄(종대)이 있다.

37 다음 그림은 어떤 해충인가?

① 체체파리
② 노린재
③ 독나방
④ 등에

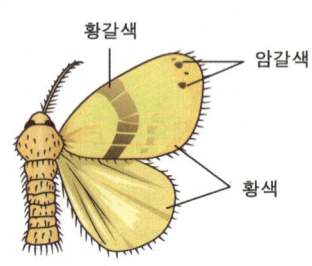

 독나방 형태의 특징
① 앞날개는 중앙에 자갈색(紫褐色)의 넓은 띠가 하나 있다. 이 띠의 양 가장자리는 약간 담색(淡色)을 띤다.
② 앞날개 끝 부분에 2개의 암갈색반점이 있다.
③ 암컷 미단(尾端)에는 미방모(尾房毛)가 밀생(密生)하고 있다.

38 다음 그림에서 쥐의 구제 방법 중 어느 방법과 관련이 있는가?

① 환경적 방법
② 물리적 방법
③ 화학적 방법
④ 생물학적 방법

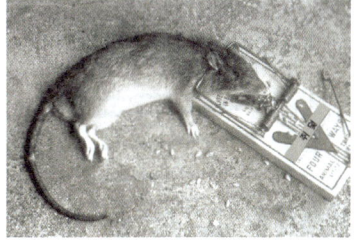

 ① 위의 그림은 쥐 통로에 설치하는 쥐덫이다.
② 쥐덫 사용은 물리적 방법 중 트랩 이용이다.

39 다음 그림에서 바닥에 백색 분말띠를 한 목적은 어느 것인가?

① 쥐의 침입 방지
② 쥐의 침입 여부 확인
③ 바퀴의 침입 여부 확인
④ 고양이의 침입 방지

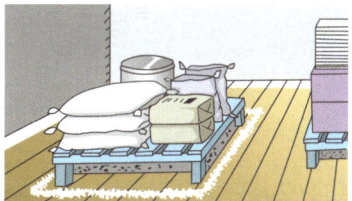

 쥐의 흔적 여부 : 쥐의 서식 여부를 알 수 없을 때는 탈크(talc) 또는 횟가루 같은 분말을 다량 뿌려 놓은 후 1~2일 후에 쥐의 발자국을 조사한다.

40 다음 그림의 명칭은?

① 미국바퀴
② 독일바퀴
③ 집바퀴
④ 먹바퀴

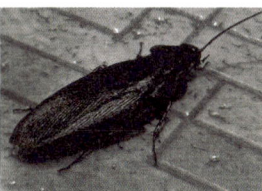 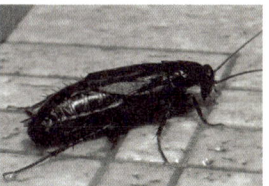

 집바퀴의 날개
① 수컷 : 복부전체를 덮고 있다.
② 암컷 : 반만 덮고 있다.

정답

1.② 2.④ 3.③ 4.① 5.③ 6.① 7.② 8.② 9.② 10.② 11.③ 12.④ 13.④ 14.④
15.③ 16.④ 17.③ 18.③ 19.② 20.④ 21.① 22.② 23.④ 24.④ 25.① 26.② 27.①
28.④ 29.① 30.③ 31.② 32.③ 33.④ 34.② 35.① 36.② 37.③ 38.② 39.② 40.③

제4회 실전모의고사

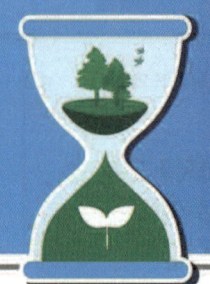

1 다음 기구의 명칭은 무엇이며, 무엇을 측정하는가?
① 카타온도계 – 온도
② 자기습도계 – 습도
③ 카타온도계 – 냉각력
④ 흑구온도계 – 복사열

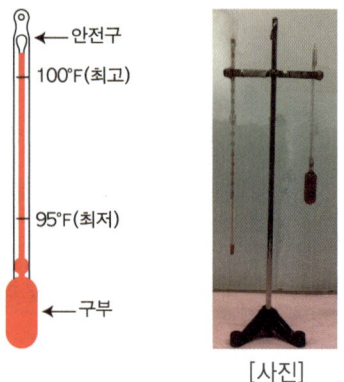

[사진]

2 다음 그림은 무슨 도표인가?
① 상의를 입었을 경우 감각온도
② 상의를 벗었을 때의 감각온도
③ 안정시 감각온도도표
④ 기후의 온열지수도표

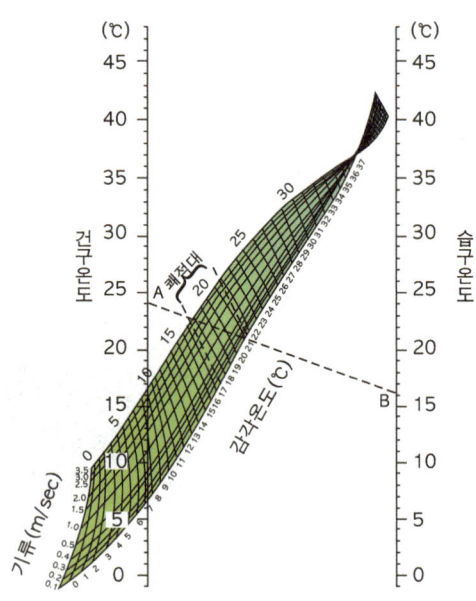

 감각온도＝체감온도＝실효온도
① 감각온도의 3인자 : 온도, 습도(100% 습도), 기류(무풍)
② 감각온도도표 : Houghton, Yaglou, Miller(1923～1925) 등에 의해 고안된 도표이다.
③ 감각온도 t℃: 기온(t℃), 습도(100%), 무풍을 기초로 한 것이다.
　예 감각온도 18℃ : 온도 18℃, 습도 100%, 무기류를 뜻한다.
④ 감각온도는 피복, 계절, 성별, 연령별 및 기타 조건에 따라 다르다.
⑤ 쾌감감각온도 : 여름철 64～79°F, 겨울철 60～74°F
⑥ 최호적감각온도 : 여름철 71°F(21.7℃), 겨울철 66°F(19℃)

3 다음 그림의 측정단위는 어떻게 표시하는가?

① dB
② Lux
③ Phone
④ Watt

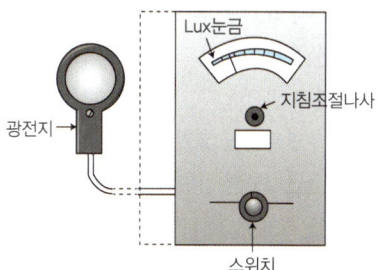

4 다음 그림에서 소음계와 측정자의 거리간격은 얼마로 하여야 하는가?

① 0.5m
② 1m
③ 1.5m
④ 0.4m

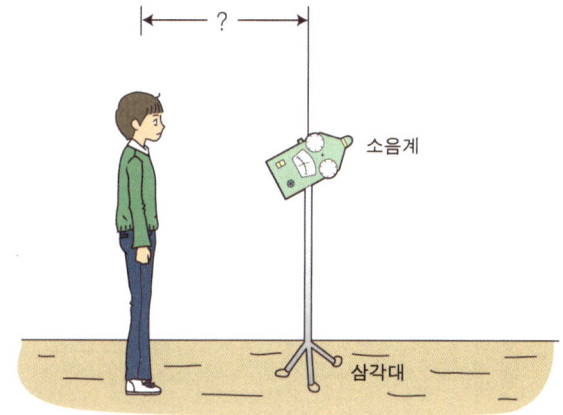

5 하이볼륨에어샘플러에서 채취할 수 있는 입자상물질의 크기는 몇 μm인가?

① 0.1~100μm   ② 5~10μm
③ 0.5~5μm   ④ 1~10μm

6 흡착제 중 활성탄의 색깔은 무슨 색인가?

① 검은색   ② 회색
③ 붉은색   ④ 흰색

7 10배 희석한 시료의 흡광도가 0.30이라면, 이 원수의 탁도는 몇 도인가?

① 1도
② 10도
③ 15도
④ 30도

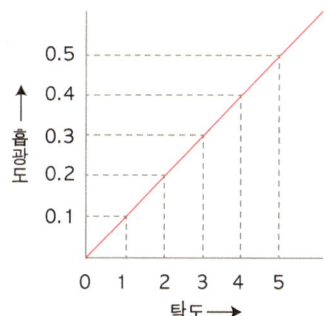

8 통조림 표시가 바르게 된 것은?

① 73년 2월 20일
② 85년 2월 5일
③ 2003년 12월 2일
④ 2005년 12월 2일

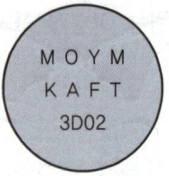

9 다음 그림과 같이 찌그러진 통조림에서 문제가 될 수 있는 것은?

① 내용물의 고형화
② 유해성 금속의 용출, 내용물의 변질
③ 포르말린(Formalin) 중독
④ 액성의 변화

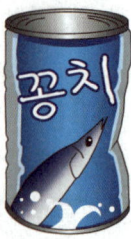

10 다음 그림은 살모넬라(Salmonella) TSI 배지이다. 사면부의 색은 무슨 색깔인가?

① 백색
② 흑색
③ 적색
④ 청색

11 다음 그림은 식염농도와 세균의 증식과의 관계를 나타낸 것이다. 장염비브리오균이 잘 자랄 수 있는 식염농도는?

① ㉠
② ㉡
③ ㉢
④ ㉣

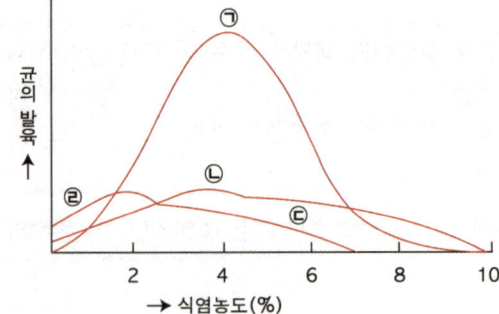

12 세균 배양 시 듀람(Durham)관을 사용하는 이유는?

① 탄수화물
② 단백질
③ 내성포자
④ 가스

 듀람관은 세균 배양(대장균 정성시험 등)에 쓰인다.

13 그림의 균은 아포를 형성하는 균이다. 이 균은 무슨 균인가?

① 보툴리누스균
② 장염비브리오균
③ 대장균
④ 살모넬라균

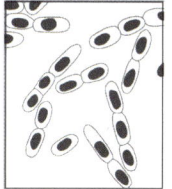 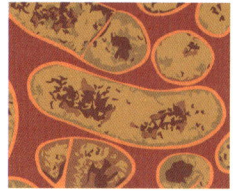

 보툴리누스균 : 간균, 그람양성, 아포형성, 주모균

14 다음 세균의 형태는 곤봉상태이다. 그림에 해당하는 균은 어느 것인가?

① 디프테리아
② 이질균
③ 포도상구균
④ 비브리오균

 ① 디프테리아균 : 곤봉형 간균
② 디프테리아균은 곤봉상, 수지상, 과립상의 여러 형이 있다.

15 다음 도표는 인축공통감염병에 걸린 환자의 체온변화를 나타낸 것이다. 어느 감염병으로 추정되는가?

① 탄저
② 브루셀라(파상열)
③ 야토병
④ 파상풍

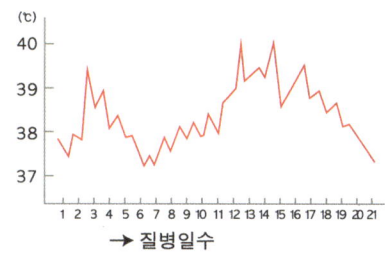

16 다음 그림의 기생충은 스카치테이프법을 이용하여 검사한다. 이 기생충은 어떤 기생충을 말하는가?

① 회충
② 요충
③ 십이지장충
④ 선모충

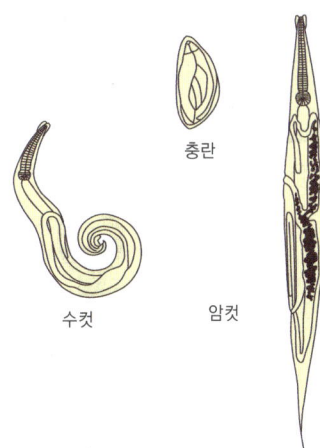

17 다음 그림은 North 곡선이다. 이 곡선과 관계 있는 것은 어느 것인가?

① 장티푸스균
② 결핵균
③ 음식
④ 유산균

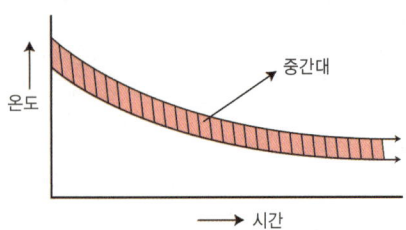

 North 곡선 : 우유의 저온 살균 시 온도와 시간과의 관계를 나타낸 것이며, 결핵균 사멸과 관계를 나타낸 것이다.

18 조리장 바닥의 기울기는 1m당 몇 cm 정도 높게 하는 것이 좋은가?

① 0.5cm 이하
② 0.5~1cm
③ 1~1.5cm
④ 1.5~2cm

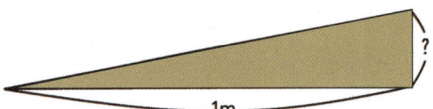

19 부유물질(SS)의 시험에서 시료의 양이 250ml 이고, 여과 전 여지 GF/C의 무게는 0.09098g이고, 여과 후 여지의 무게가 0.12304g일 때 이 시료의 부유먼지량은 얼마인가?

① 0.118g/l
② 0.128g/l
③ 0.148g/l
④ 0.158g/l

 SS농도(mg/l) = (b−a) × $\frac{1,000}{V}$

= (0.12304−0.09098)g × 10^3mg/g × $\frac{1,000}{250}$ = 128.24mg/l = 0.128g/l

[다른 풀이]

SS농도(mg/l) = $\frac{(0.12304-0.09098)g}{250\text{m}l}$ = $\frac{(0.12304-0.09098)g}{100\text{m}l \times 10^{-3}l/\text{m}l}$ = 0.128g/l

20 Deposit gauge 포집병에 넣는 것은 무엇인가?

① 증류수
② 시약
③ 질소산화물
④ 염산

 포집병에는 증류수 100~200ml를 넣는다.

21 다음 기구에 ㉠은 무엇인가?

① 광전지
② 스위치
③ 나사
④ 단위

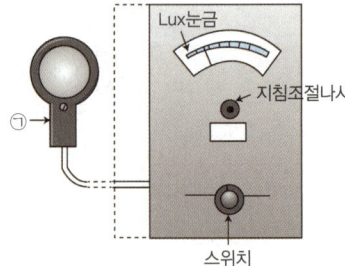
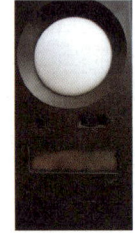

[조도계 사진]

22 진동가속도의 단위는?

① dB 　　　　　　　　　　② Hz
③ WECPNL 　　　　　　　④ LUX

 진동가속도 레벨
① 진동의 크기는 진동속도 혹은 진동가속도로 표시한다.
② 인간은 진동이 4~8Hz인 상하진동에 대해서 매우 민감하며, 진동수가 2 이하인 수평진동에 대해서도 매우 민감하다.
③ 진동속도는 단위시간당의 변화이며, 진동가속도는 단위시간당의 속도의 변화이다.
④ 인간이 느끼는 최소감지선은 진동가속도 레벨이 60dB이고 진동수가 4~8Hz인 경우이다.
⑤ 진동은 진동가속도 level계에 의해 dB로 측정된다.

$$VAL = 20\ \log[\frac{\alpha}{\alpha_{ref}}] = 20\ \log[\frac{1}{10^{-3}}] = 60dB$$

VAL (Vibration Accerelating Level) : 진동가속도 레벨(dB)
α : 진동가속도(1cm/sec^2 혹은 1gal)
α_{ref} : 진동가속도의 기준치(10^{-3}cm/sec^2)

23 폐수 중에 함유된 성분을 측정하기 위하여 원자흡광광도법을 이용하는 것은?

① 유기인 　　　　　　　　② PCB
③ 납 　　　　　　　　　　④ 알킬수은

 ① 원자흡광광도법 : 기저상태의 원자증기층에 특유 파장의 빛의 흡수가 일어나는 성질을 이용한 것으로 원자에 의한 빛의 흡수정도는 원자증기밀도에 비례한다.
② 납 : 원자흡광광도법, 흡광광도법, 유도결합플라스마 발광광도법
③ 유기인, PCB, 알킬수은 : 가스크로마토그래피법

24 OT(o-tolidine)용액은 무엇을 측정할 때 사용하는가?

① 불소 　　　　　　　　　② 수은
③ 대장균 　　　　　　　　④ 잔류염소

 잔류염소 측정 : o-톨리딘법(O.T.법), OTA법(o-tolidine arsenite)

25 불소검사를 위해 시료를 채취할 때 사용되는 채취병은?

① 유리용기 　　　　　　　② 비닐용기
③ 폴리에틸린 용기 　　　④ 유리섬유지

 ① 폴리에틸린 용기 : 불소
② 유리용기 : 노르말헥산추출물질, 페놀류, 유기인, PCB, 분원성대장균군, 휘발성저급탄화수소

26 다음 그림은 어떤 것을 알아보기 위한 시험인가?

① DO
② BOD
③ SS
④ COD

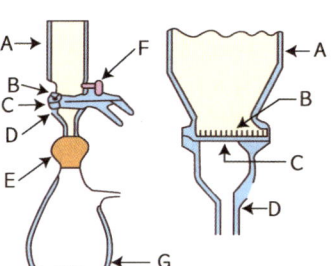

A : 상부 여과관
B : 여과재
C : 여과재 지지대
D : 하부 여과관
E : 고무바킹
F : 금속제 클램프
G : 흡인병

27 DO 분석시 지시약은?

① 전분용액
② 티오황산나트륨액
③ 알칼리성 요오드화칼륨-아지드화나트륨 용액
④ 불화칼륨용액
⑤ 칼륨용액

 용존산소측정병의 용액 200ml를 정확히 취하여 황색이 될 때까지 0.025N-티오황산나트륨액으로 적정한 다음, 전분용액 1ml를 넣고 액의 **청색이 무색**이 될 때까지 **적정**한다.

 시험방법
① 시료를 가득 채운 300ml 용존산소측정병(또는 BOD병)에 황산망간용액 1ml와 알칼리성 요오드화칼륨-아지드화나트륨 용액 1ml를 넣고 기포가 남지 않게 조심하여 마개를 닫고 수회 병을 회전하면서 섞는다.
② 시료가 해수이거나 알칼리성에서 산화되기 쉬운 유기물을 함유하는 폐수의 경우에는 2분간 병을 회전하여 섞는다.
③ 2분간 이상 정치시키고 위의 맑은 액에 미세한 침전이 남아 있으면 다시 회전시켜 혼화한 다음 정치하여 완전히 침전시킨다.
④ 100ml 이상의 맑은 층이 생기면 마개를 열고 황산 2.0ml를 병목으로부터 넣는다.
⑤ 마개를 다시 닫고 갈색의 침전물이 완전히 용해할 때까지 병을 회전시킨다.
⑥ 용존산소측정병의 용액 200ml를 정확히 취하여 황색이 될 때까지 0.025N-**티오황산나트륨액**으로 적정한 다음, **전분용액** 1ml를 넣고 액의 **청색이 무색**이 될 때까지 **적정**한다.
※ 지시약 : 종말점을 알기 위한 지시약이다.

28 DO 분석시 염소이온의 방해를 방지하기 위한 조작이 <u>아닌</u> 것은?

① 시료 중에는 잔류염소 등이 함유되어 있을 때에는 바탕시험으로 별도의 용존산소측정병에 시료를 가득 채운다.
② 알칼리성 요오드화칼륨-아지드화나트륨 용액 1ml와 황산 1ml를 넣어 마개를 닫고 조용히 위아래를 바꾸어 가면서 약 1분간 흔들어 섞는다.
③ 황산망간용액 1ml를 넣고 다시 위아래를 바꾸어 가면서 흔들어 섞은 다음 이 용액 200ml를 취하여 삼각플라스크에 옮기고 전분용액을 지시약으로 하여 0.025N 티오황산나트륨액으로 적정하고 그 측정값을 용존산소량의 측정값에 보정한다.
④ 시료의 온도를 25℃ 높인다.

 시료의 전처리
시료가 현저히 착색되어 있거나 현탁되어 있을 때에는 용존산소의 정량이 곤란하며, 시료에 활성오니의 미생물 플록(floc)이 형성되었을 때에는 정량에 방해를 준다. 또한 시료 중에 잔류염소와 같은 산화성물질이 공존할 경우에도 방해를 받게 되는데, 이러한 경우에는 다음과 같이 시료를 전처리하여야 한다.
① **시료의 착색, 현탁된 경우**
㉮ 시료를 마개 있는 1l 유리병(마개는 접촉부분이 45°로 절단되어 있는 것)에 기울여서 기포가 생기지 않도록 조심하면서 **가득 채운다**.
㉯ 칼륨명반용액 10ml와 암모니아수 1~2ml를 유리병의 위로부터 넣고 공기(피펫의 공기)가 들어가지 않도록 주의하면서 마개를 닫고 조용히 위 아래를 바꾸어 가면서 1분간 흔들어 섞고 10분간 정치하여 현탁물을 침강시킨다.

㉰ 상등액을 고무판 또는 폴리에틸렌관을 이용하여 사이펀 작용으로 300ml 용존산소측정
   병(또는 BOD병)의 아래로부터 침강된 응집물이 들어가지 않도록 주의하면서 조용히 가
   득 채운다.
② 황산구리-술퍼민산법(활성오니의 미생물의 플록(floc)이 형성된 경우)
   ㉮ 시료를 마개 있는 1l 유리병(마개는 접촉부분이 45°로 절단되어 있는 것)에 기울여서 기
      포가 생기지 않도록 조심하면서 가득 채운다.
   ㉯ 황산구리-술퍼민산 용액 10ml를 유리병의 위로부터 넣고 공기가 들어가지 않도록 주의
      하면서 마개를 닫고 조용히 위아래를 바꾸어 가면서 1분간 흔들어 섞고 10분간 정치하여
      현탁물을 침강시킨다.
   ㉰ 깨끗한 상등액을 고무판 또는 폴리에틸렌관을 이용하여 사이펀작용으로 300ml 용존산
      소측정병(또는 BOD병)의 아래로부터 침강된 응집물이 들어가지 않도록 주의하면서 조
      용히 가득 채운다.
③ 산화성 물질을 함유한 경우
   시료 중에는 잔류염소 등이 함유되어 있을 때에는 바탕시험으로 별도의 용존산소측정병에
   시료를 가득 채운 다음 알칼리성 요오드화칼륨-아지드화나트륨 용액 1ml와 황산 1ml를 넣
   어 마개를 닫고 조용히 위아래를 바꾸어 가면서 약 1분간 흔들어 섞는다.
   여기에 **황산망간용액 1ml를 넣고 다시 위아래를 바꾸어 가면서 흔들어 섞은 다음** 이 용액
   200ml를 취하여 삼각플라스크에 옮기고 전분용액을 지시약으로 하여 0.025N **티오황산나**
   트륨액으로 적정하고 그 측정값을 용존산소량의 측정값에 보정한다.
④ Fe(Ⅲ) 공존하는 경우
   Fe(Ⅲ) 100~200mg/l가 함유되어 있는 시료의 경우 황산의 첨가 전 불화칼륨용액(300g/l) 1ml를
   가한다.

29 어육이 부패시 pH는 어떻게 되는가?
① pH 5   ② pH 7
③ pH 8   ④ pH 11

30 계란의 신선도를 감별하기 위해 이용되는 식염수(NaCl)의 농도는?
① 10~11%   ② 7%
③ 5%   ④ 1%

31 다음 그림은 어느 기생충의 충란인가?
① 회충
② 요충
③ 편충
④ 간디스토마

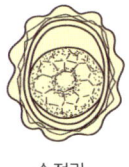
수정란
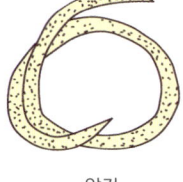
암컷
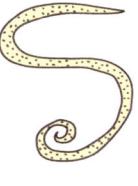
수컷

32 낙하세균의 검사배지는?
① standard plate agar(표준평판한천배지)   ② 사면배지
③ 천여배지   ④ 합성배지

33 다음 중 생물학적 위해 요소가 <u>아닌</u> 것은?
① 세균
② 바이러스
③ 원충
④ 첨가물

34 다음 그림에서 곤충의 다리 중 욕반은?
① ㉠
② ㉡
③ ㉢
④ ㉣

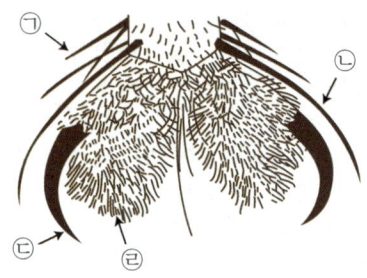

35 다음 그림은 어떤 변태를 보여주는가?
① 완전변태
② 불완전변태
③ 무변태
④ 점변태

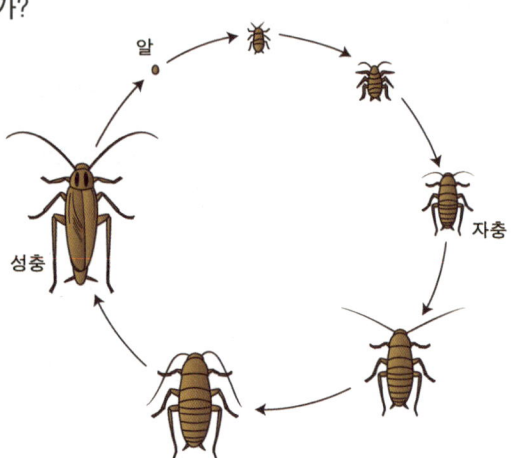

① 불완전변태
　㉮ 발육단계 : 알-유충-성충
　㉯ 종류 : 이, 바퀴, 빈대, 진드기 등
② 완전변태
　㉮ 발육단계 : 알-유충-번데기-성충
　㉯ 종류 : 모기, 파리, 벼룩, 나방, 등에 등

36 다음 그림은 어느 곤충을 나타낸 것이며 ㉠, ㉡의 명칭은?
① 모기-배유영모군-복유영쇄모
② 파리-호흡관모-기문
③ 모기-호흡관모-미새
④ 모기-배유영모군-미새

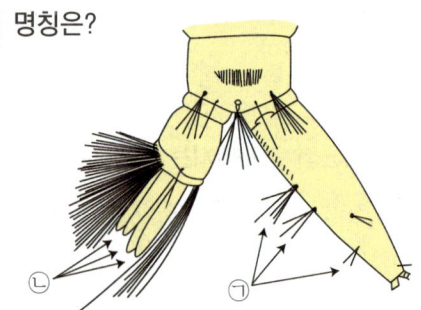

모기의 복부 말단부이며, ㉠-호흡관모, ㉡-미새이다.

37 그림은 모기의 주둥이를 나타낸 것이다. 모기의 명칭은?

① 집모기속
② 학질모기아과
③ 왕모기아과
④ 숲모기아과

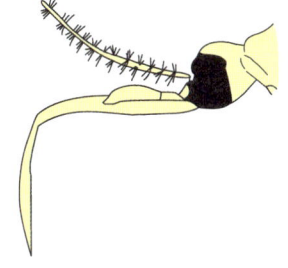

 왕모기아과의 주둥이를 나타낸 것이다.

38 다음 모기의 명칭으로 맞는 것은?

① 숲모기
② 늪모기
③ 집모기
④ 얼룩날개모기

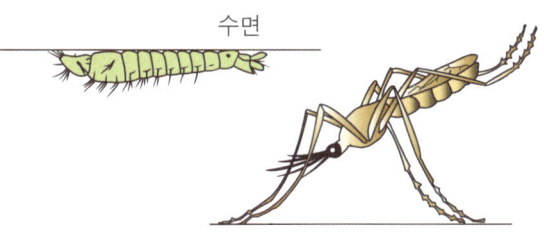

 모기의 휴식
① 일본뇌염모기(작은빨간집모기) : 성충(수평으로 휴식), 유충(수면에 각도를 갖고 매달린다)
② 말라리아모기(중국얼룩날개모기) : 성충(45~90도를 유지하면 휴식), 유충(수평으로 뜬다, 정상모가 있음)

39 다음 그림은 어떤 모기의 휴식 자세인가?

① 집모기
② 늪모기
③ 숲모기
④ 중국얼룩날개모기

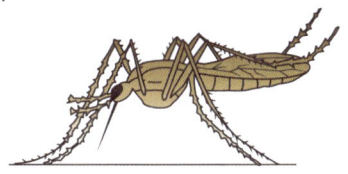

40 아래 그림은 모기의 알을 나타낸 것이다. 집모기 알은?

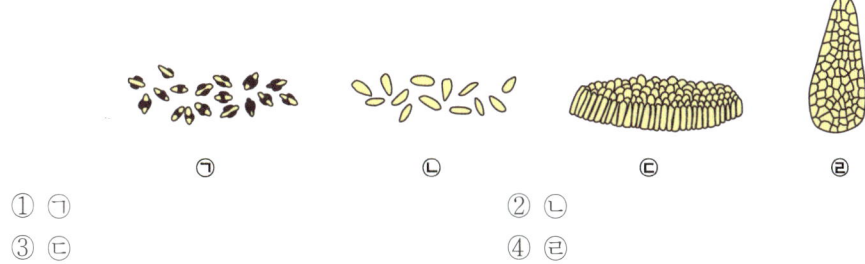

① ㉠
② ㉡
③ ㉢
④ ㉣

집모기의 알 : 여러 개의 알을 서로 맞붙어서 낳아 뗏목(난괴, 卵塊, egg raft)처럼 뜬다.

41 다음 그림은 어떤 질병에 감염된 것이며, 매개곤충은 어느 것인가?

① 일본뇌염병 – 모기
② 말라리아병 – 모기
③ 사상충병 – 모기
④ 사상충병 – 벼룩

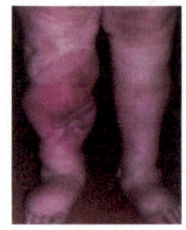

42 다음 그림은 무슨 파리인가?

① 모래파리
② 쉬파리
③ 집파리
④ 체체파리

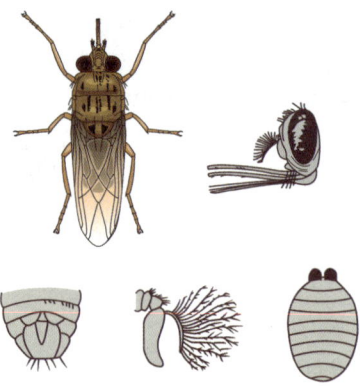

 체체파리 : 중형(6~15mm)의 황갈색 내지 흑갈색의 파리로, 주둥이는 흡혈성이며 전방으로 길게 돌출하고 있어 다른 파리와 구별하기 쉽다.

43 다음 그림에서 집파리의 날개는 어느 것인가?

① ㉠
② ㉡
③ ㉢
④ ㉣

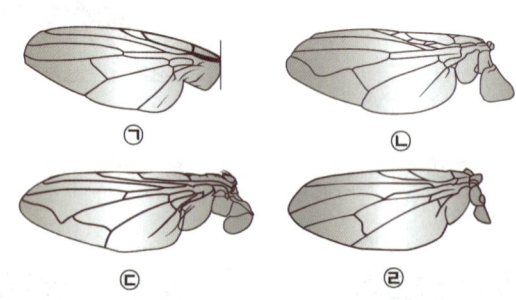

 파리의 날개 : ㉠-큰집파리, ㉡-집파리, ㉢-검정파리, ㉣-딸집파리
① 집파리 : 시맥은 제4종맥이 예리하게 굴곡되어 제3종맥과 근접된 위치에서 끝난다.
② 딸집파리 : 시맥 중 제4종맥이 굴곡되지 않고 제3종맥과 떨어진 위치에서 끝난다.
③ 큰집파리 : 시맥 중 제4종맥이 심하게 굴곡되어 있지 않아 구별이 용이하다.

④ 검정파리 : 검정파리과를 정확히 분류하는 것은 실제로 어렵다. 날개의 시맥이나 촉각의 형태 등은 다른 과(科)의 파리와 공통적인 특징을 갖고 있다.
⑤ 체체파리 : 한 쌍의 긴 날개는 복부의 끝을 훨씬 넘어서고 있으며 체체파리 특유의 시맥을 갖고 있다.

44 다음 그림은 어느 바퀴를 나타낸 것인가?

① 일본바퀴
② 독일바퀴
③ 먹바퀴
④ 이질바퀴

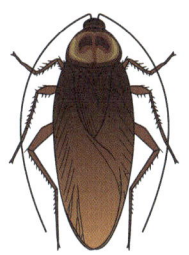

① 이질바퀴 : 가주성 바퀴 중 가장 크고 전흉배판 가장자리에 황색무늬가 윤상으로 있고 가운데는 거의 흑색이다.
② 독일바퀴 : 가주성 바퀴 중 가장 작으며 갈색의 전흉배판에 두 개의 검은 줄(종대)이 있다.
③ 먹바퀴 : 이질바퀴보다 약간 작으며 흉배판에는 무늬가 없고 암갈색이다.

45 다음 그림 중 사람벼룩의 두부는 어느 것인가?

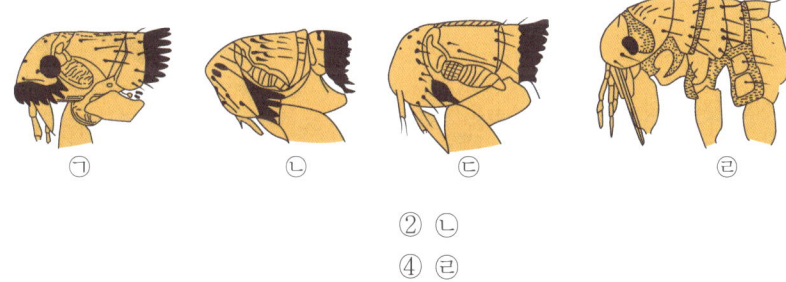

㉠   ㉡   ㉢   ㉣

① ㉠   ② ㉡
③ ㉢   ④ ㉣

사람벼룩 : 무즐치 벼룩이며, 중흉복판에 중흉측선이 없어 열대쥐벼룩과 쉽게 구별된다.

46 다음 그림은 어느 진드기인가?

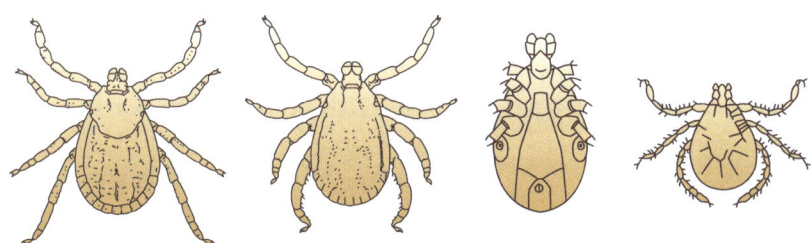

① 여드름(모낭) 진드기   ② 털진드기
③ 큰진드기   ④ 참진드기

47 다음 그림의 형태적 특징을 갖는 쥐는 어느 것인가?
① 들쥐
② 지붕쥐(곰쥐)
③ 생쥐
④ 등줄쥐

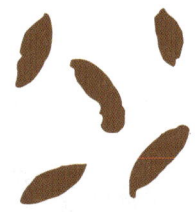

 쥐의 형태적 특징
① 시궁쥐 : 꼬리 길이가 16~20cm로 두동장(19~25cm)보다 **짧거나 같은 것**이 곰쥐와 구별되는 특징이다.
② 곰쥐(지붕쥐, 집쥐) : 꼬리 길이가 250mm로 두동장(145~200mm)보다 긴 것이 시궁쥐와 구별되는 특징이다.
③ 생쥐 : 꼬리 길이와 두동장(80~100mm)과 비슷하다.
④ 등줄쥐 : 검은 줄이 머리 위로부터 꼬리의 기부(基部)까지 있다(등에 종(縱)으로 검은 줄이 나있다.

48 그림과 같은 분(糞)을 배설하는 쥐는?
① 지붕쥐
② 시궁쥐
③ 생쥐
④ 등줄쥐

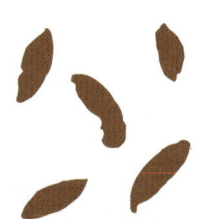

 쥐의 분(糞)의 특징
① 시궁쥐 : 길이 2cm정도로 대형이며, 끝이 약간 뾰족하게 끊어져 있다.
② 곰쥐 : 1.3~1.5cm로 약간 작고, 끝이 원형이다.
③ 생쥐 : 길이 3~4mm로 소형이며, 쉽게 구별된다.

49 개미의 특성이 <u>아닌</u> 것은?
① 집주변이나 목조건물에서 자주 발견된다.
② 사람을 물어 피부염(발적 현상, 수포)을 야기한다.
③ 먹이의 습성은 잡식성이다.
④ 숙주특이성이 있다.

 개미의 특성
① 먹이의 습성은 잡식성이며 소형동물을 포식하거나 부식 중인 유기물질을 섭취한다.
② 사람은 피크닉, 들이나 숲에서 작업할 때 물리면 심한 통증과 발적현상 및 수포 등을 수반한다.

정답														
	1. ③	2. ①	3. ②	4. ①	5. ①	6. ①	7. ④	8. ③	9. ②	10. ③	11. ①	12. ④	13. ①	14. ①
	15. ②	16. ②	17. ②	18. ④	19. ②	20. ①	21. ①	22. ①	23. ②	24. ②	25. ③	26. ③	27. ①	
	28. ④	29. ④	30. ①	31. ①	32. ①	33. ④	34. ④	35. ②	36. ②	37. ③	38. ④	39. ①	40. ③	
	41. ③	42. ④	43. ②	44. ④	45. ④	46. ②	47. ②	48. ②	49. ④					

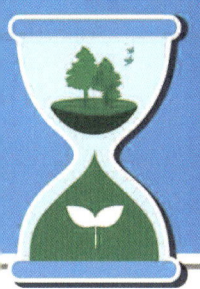

제5회 실전모의고사

1 다음 그림은 카타온도계이다. 상부눈금(A)은 몇 도인가?

① 85°F
② 90°F
③ 95°F
④ 100°F

 카타온도계 : 최상눈금 100°F, 최하눈금 95°F

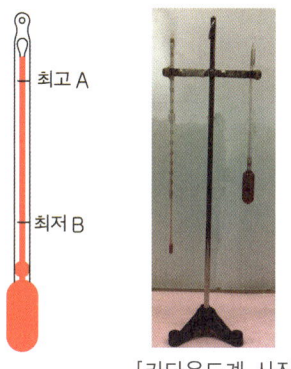

[카타온도계 사진]

2 다음 그림은 상의를 입었을 때의 감각온도 도표이다. 감각온도 19℃에서의 쾌적기류는?

① 0.5m/sec
② 1m/sec
③ 1.5m/sec
④ 2m/sec

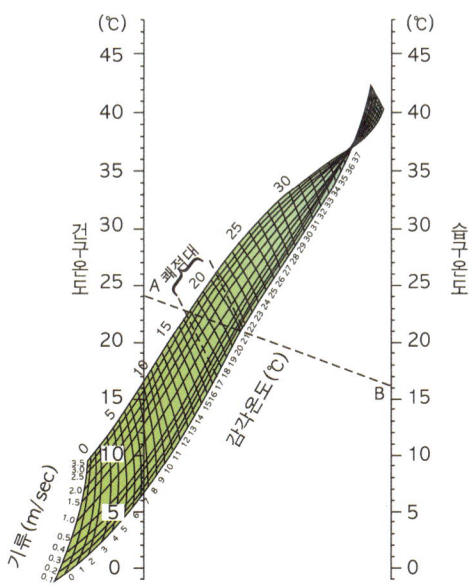

3 건구온도와 습구온도로 구할 수 있는 것은?

① 불쾌지수　　　　② 감각온도
③ 외기 온도　　　　④ 기류

 불쾌지수=(건구온도+습구온도)℃×0.72+40.6

4 새집증후군의 원인이 되며, 알레르기, 두통 등을 일으키는 물질은?

① 폼알데하이드 ② 이산화탄소(CO_2)
③ 석면 ④ 먼지

> 해설) 폼알데하이드 : 신축 건물 입주 시 두통, 알레르기 등을 일으키는 물질이며, 접착제 등에서 많이 배출되는 물질이다.
> ※ 폼알데하이드=포름알데히드

5 다음 그림의 기구 명칭은 무엇인가?

① 휴대용 조도계
② 일광계
③ 소음계
④ 진동계

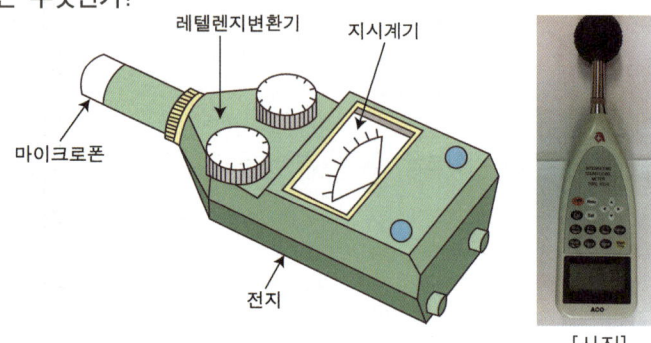

6 다음 그림과 같은 구성도를 가진 기기는 환경오염물질을 측정하는데 쓰인다. 이 기기의 명칭은 무엇인가?

① 가스크로마토그래피법
② 흡광광도법
③ 원자흡광광도법
④ 적외선분석법

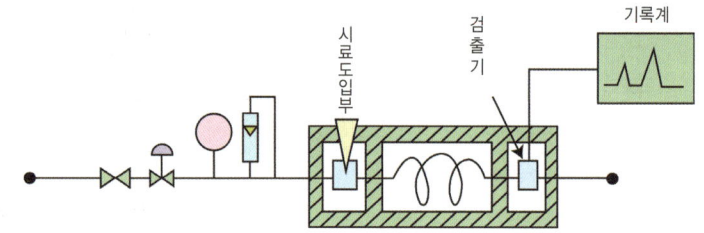

7 다음 그림은 무슨 계통도인가?

① 가스크로마토그래피법
② 흡광광도법
③ 원자흡광광도법
④ 적외선측정법

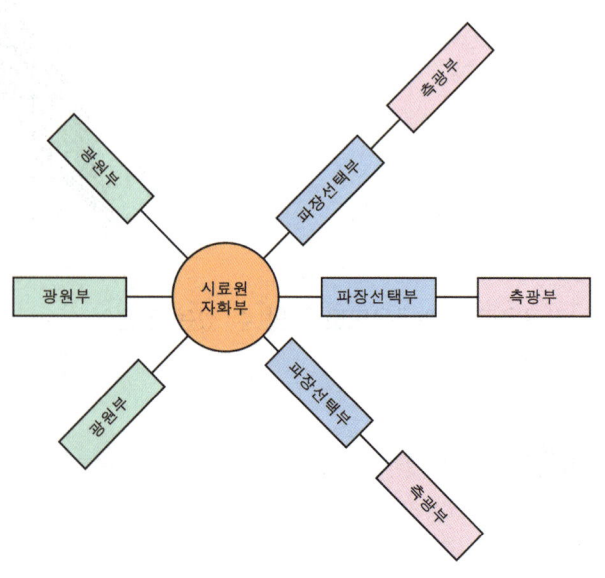

8 부유분진 및 비산 먼지를 측정 시 사용되는 장치는?
① 하이볼륨 에어 샘플러
② 로볼륨 에어 샘플러
③ 앤딜슨 에어 샘플러
④ 데포지 게이지

 하이볼륨 에어 샘플러법(High Volume Air Sampler법) : 비산 또는 부유하는 먼지를 하이볼륨 에어 샘플러를 사용하여 여과지 위에 포집하여 중량 농도를 구하는 방법이다.

9 Deposit gauge를 이용하여 강하분진 측정 시 단위는?
① $g/km^2 \cdot month$
② $ton/km^2 \cdot month$
③ $ton/km^2 \cdot 2month$
④ $ton/km^2 \cdot day$

10 COD란 수중에 있는 (　　)을(를) 산화제($KMnO_4$, $K_2Cr_2O_7$)를 이용하여 측정하는 것으로 유기물이 산화되는데 요하는 산소량을 ppm으로 나타낸 것이다. (　　) 안에 들어갈 말은?
① 유기물
② 하수
③ 무기물
④ 폐수

 화학적 산소 요구량(COD ; Chemical Oxygen Demand)란 수중에 있는 유기물을 산화제($KMnO_4$, $K_2Cr_2O_7$)를 이용하여 측정하는 것으로 유기물이 산화되는 데 요하는 산소량을 ppm으로 나타낸 것이다.

11 다음은 폐수의 부유물질 시험에 관한 기구 및 온도를 나열한 것이다. 틀린 것은?
① 유리섬유여지(GF/C)
② 건조기 온도 : 105~110℃
③ 건조기 온도 : 120~130℃
④ 황산 테시케이터

 유리섬유여지(GF/C)를 105~110℃의 건조기 안에서 2시간 건조시켜 황산 테시케이터에 넣고 방냉하고 항량으로 하여 무게를 단다.

12 다음 기기의 명칭은 무엇인가?
① 불소 증류장치
② 질소 증류장치
③ 시안 증류장치
④ 비화수소 발생장치

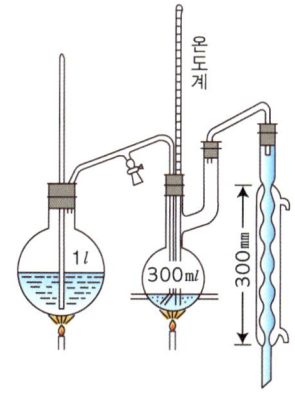

13 조리원의 개인위생에 관한 내용이다. 틀린 것은?
① 손에 반지 끼는 것을 금한다.
② 위생복, 위생모, 마스크 등을 착용한다.
③ 평상복을 깨끗이 입고 조리한다.
④ 손톱을 짧게 자른다.

식품 취급자의 개인위생 : ①·②·④번 외
① 조리 전 손을 깨끗이 씻고 손 소독을 한다(손 소독에는 역성비누가 좋다).
② 화농성질환자, 소화기계감염병환자 등은 조리를 금한다.

14 곰팡이의 상대습도와 수분함량은 어느 점이 맞는가?

① A
② B
③ C
④ D

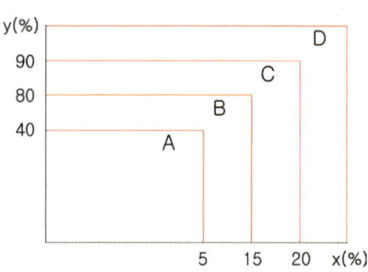

 곰팡이 증식 : 상대습도 80%, 수분함량 15%

식품의 수분활성·수분함량과 미생물의 증식	
수분활성(A_w)	수분함량
대부분의 곰팡이 : 0.8	15%
내건성 곰팡이 : 0.65	10%

$$A_w = \frac{RH}{100}$$ A_w : 수분활성, RH : 상대습도
$$0.8 = \frac{RH}{100}$$ ∴ RH = 80%

15 아포를 형성하는 균은?

① 보툴리누스균
② 장염비브리오균
③ 대장균
④ 살모넬라균

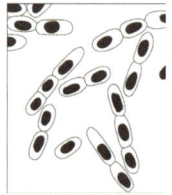 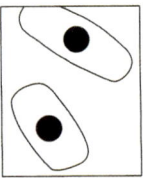

16 다음 세균의 형태는 곤봉상태이다. 그림에 해당하는 균은 어느 것인가?

① 디프테리아
② 이질균
③ 포도상구균
④ 비브리오균

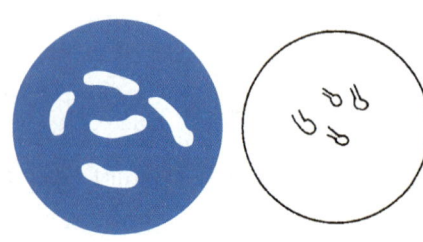

 ① 디프테리아균 : 곤봉형 간균
② 디프테리아균은 곤봉상, 수지상, 과립상의 여러 형이 있다.

17 다음 ( )의 내용은?

> 세균성이질균은 Gram염색시키면 색깔이 ( ), 아포와 협막이 없다.

① 탈색되며　　　　　　　　　② 머물러 있으며
③ 변화가 없으며　　　　　　　④ 크리스탈 바이올렛이 되며

 ① 세균성이질균 : Gram음성, 간균, 호기성, 운동성이 없고, 아포와 협막을 갖지 않는다.
② 그람염색법 : 그람양성균은 염색한 세균을 알코올 같은 탈색제로 탈색하여도 크리스탈 바이올렛 또는 메틸 바이올렛-요오드 복합물이 세포 속에 그대로 머물러 있게 된다. 반대로 그람음성균은 염색한 후 알코올에 의해 완전히 탈색된다.

18 다음 그림 중 독미나리와 관계 있는 독소는?

① Cicutoxin
② Solanine
③ Muscarin
④ Gossypol

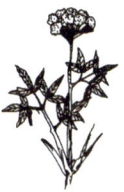
[독미나리]

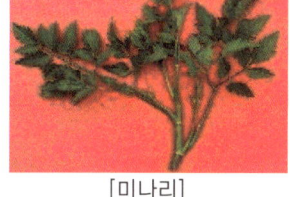
[미나리]

 Cicutoxin : 독미나리, Solanine : 감자, Muscarin : 독버섯, Gossypol : 면실류(목화씨)

19 제1 중간숙주가 다슬기인 것은?

① 아니사키스
② 폐디스토마
③ 간디스토마
④ 편충

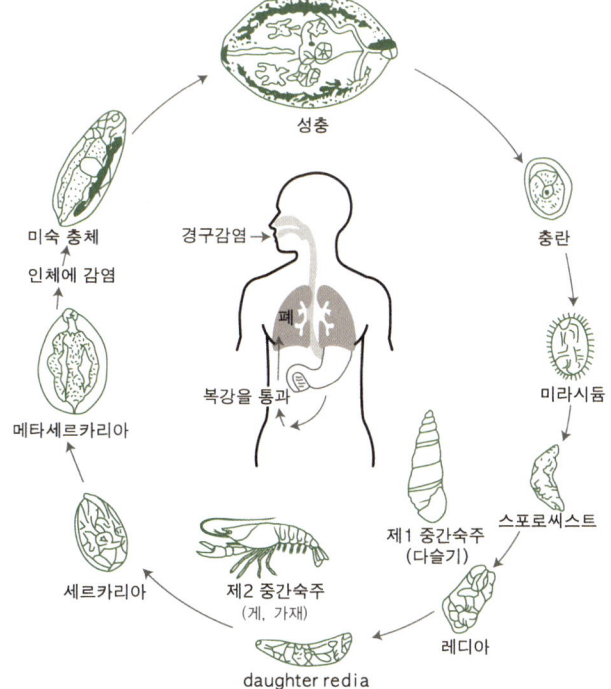

20 담수어와 물벼룩을 중간숙주로 생활을 하는 기생충은 어느 것인가?

① 회충
② 편충
③ 유구조충
④ 광절열두조충

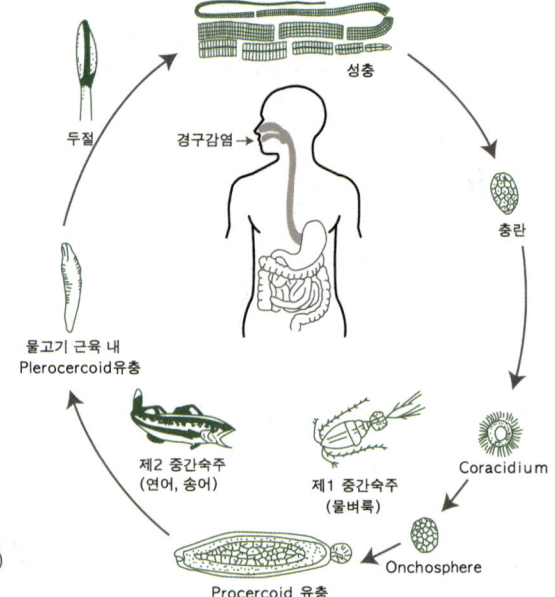

 광절열두조충 : 제1 중간숙주→물벼룩,
제2 중간숙주→민물고기(농어·연어·숭어)

21 다음 그림은 미생물 실험에 이용되는 기구이다. 이 기구의 이름은 무엇인가?

① Petri dish
② Messcylinder
③ Flask
④ Incubator

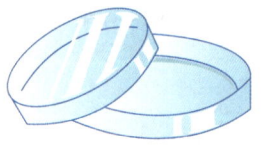 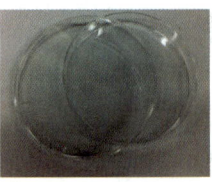

[사진]

 Petri dish : 세균 배양용의 뚜껑이 있는 얇은 유리 또는 플라스틱으로 만든 투명한 접시이다.

22 우유의 결핵균 살균온도 도표 범위는?

① (1)~(2)
② (3)~(4)
③ (4)~(5)
④ (5)

 North 도표
① North 도표란 저온살균일 때의 온도와 시간과의 관계를 나타낸 것이다.
② North 도표에 나타나 있는 크림선(cream line) 형성 저지선(沮止線)과 결핵균이 사멸하는 선과의 사이에 있는 중앙대(neutral zone)의 범위에서의 온도와 시간과의 관련성을 선택하는 것이 이상적인 살균온도이다.

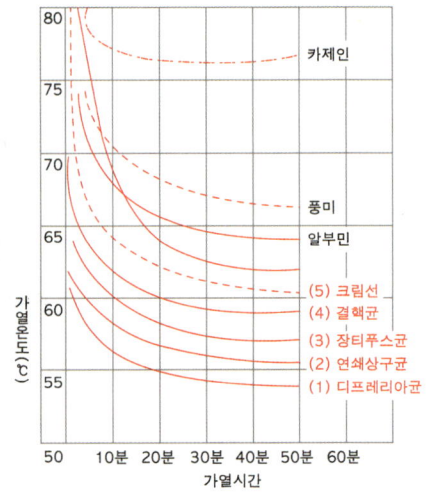

23 고압증기멸균법을 이용할 때의 온도, 압력, 시간은?
① 130℃, 15Lb, 10분
② 130℃, 20Lb, 15분
③ 121℃, 15Lb, 20분
④ 121℃, 20Lb, 30분

24 조리장 바닥의 기울기는 1m당 몇 cm 정도 높게 하는 것이 좋은가?
① 0.5cm 이하
② 0.5~1cm
③ 0.5~1.5cm
④ 1.5~2cm

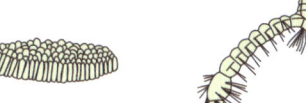

25 다음 그림은 어떤 모기를 보여주는가?
① 토고숲모기
② 중국얼룩날개모기
③ 작은빨간집모기
④ 늪모기

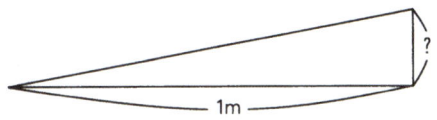

26 바퀴의 촉각형태는?
① 편상
② 곤봉상
③ 주수상
④ 저치상

> 바퀴의 두부
> ① 두부는 역삼각형이고 작다.
> ② Y자형의 두 개 선이 있다.
> ③ 촉각은 길고 편상이며, 100절 이상이다.
> ④ 구기 : 저작형이다.

27 저작형 구기를 갖고 있는 것은?

①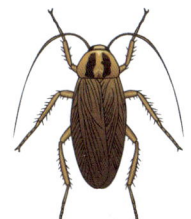
②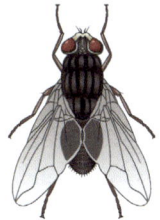
③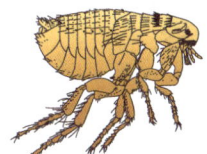
④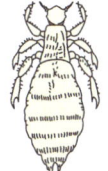

㉠-바퀴(저작형 구기), ㉡-파리(스펀지형 구기), ㉢-벼룩(흡수형 구기), ㉣-이(흡혈에 적합한 구기)

28 그림에서 욕반은 어디를 가리키는가?
① ㉠
② ㉡
③ ㉢
④ ㉣

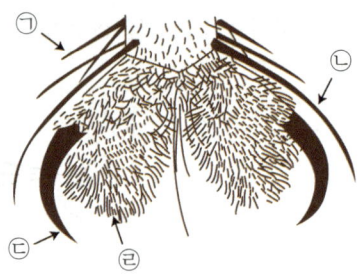

 부절(跗節)의 말단에는 1쌍의 발톱, 1쌍의 욕반(褥盤, pulvillus) 및 1개의 조간반이 있다.
㉢-발톱, ㉣-욕반

29 다음은 어느 곤충의 생활사인가?
① 먹파리
② 곱추(먹)파리
③ 깔따구
④ 등에모기

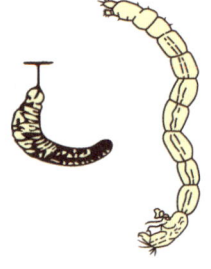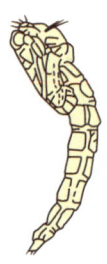

 ① 위의 그림은 깔따구 미성숙시기의 형태이다.
② 왼쪽부터 난괴, 유충(측면), 번데기(측면)이다.

30 그림에서 ㉠에 해당하는 것은?
① 협즐치
② 촉각
③ 중흉측선
④ 전흉측선

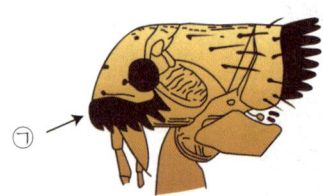

 벼룩 : ㉠-협즐치

31 다음 그림에서 털진드기 유충은 어느 것인가?

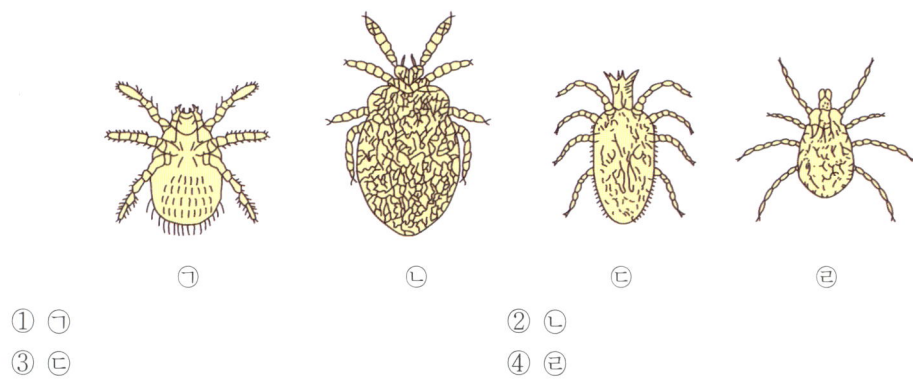

① ㉠
② ㉡
③ ㉢
④ ㉣

 털진드기 유충
① 유충은 다리가 3쌍이며, 몸과 다리에 잔털이 분지(分枝)하여 있는 극모(棘毛)를 다수 갖고 있다.
② 유충은 2~3일 숙주의 피부에 붙어 충분한 조직액(흡혈)을 섭취한 후 떨어져 흙 속에 숨는다.

32 그림의 형태적 특징을 갖는 쥐는 다음 중 어느 것인가?

① 시궁쥐
② 지붕쥐(곰쥐)
③ 생쥐
④ 등줄쥐

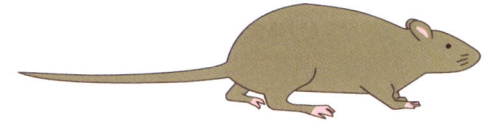

 시궁쥐의 형태적 특징 : 꼬리 길이가 16~20cm로 두동장(19~25cm)보다 짧거나 같은 것이 곰쥐와 구별되는 특징이다.

33 다음 그림의 기구 명칭은 무엇인가?

① 자기온도계
② 아우구스트 건습계
③ 자기습도계
④ 아스만통풍습도계

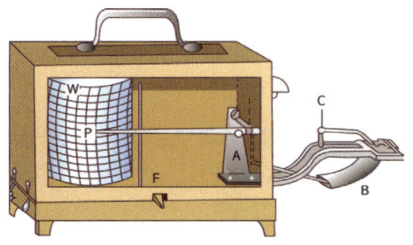

 자기온도계의 구성
  (A) 지지대, (B) bourdon관, (C) 조절나사, (F) pen누르개, (P) pen, (W) 회전원통

34 CO를 검지관법으로 측정시 색깔변화는?

① 청색 → 황색
② 황색 → 청색
③ 황색 → 검은색
④ 청색 → 무색

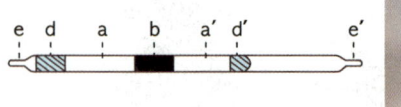
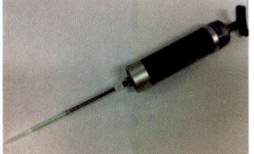
[검지관 사진]

 ① CO의 검지관법
㉮ 측정원리 : 실리카젤에 황산파라듐과 몰리브덴산 암모늄을 흡착시켜 **황색**으로 된 검지제가 CO에 의해 **몰리브덴이 청색**이 되는 것으로 CO의 양에 대응해서 변색한다.
㉯ 검지관 : 안지름 약 4mm, 길이 약 150mm의 유리관에 길이 약 30mm의 실리카젤층 a(백색), 약 15mm의 검지제층 b(황색) 및 25mm의 실리카젤층 a'(백색)를 순서대로 충전하여 충전층의 양끝을 솜으로 막아 dd'로 고정하고 유리관의 양끝 ee'를 녹여서 봉한 것이다.
② CO_2 검지관법의 측정원리 : 검체가스를 송입하면 검지관층(**청자색**)이 입구로부터 차차 **엷은 보라색**으로 변색되어 어느 길이의 층을 나타낸다(CO_2에 의하여 검지제는 pH의 변화를 받아 **청자색이 엷은 보라색**으로 된다).

35 다음 구성은 무엇을 측정하는 구성도인가?

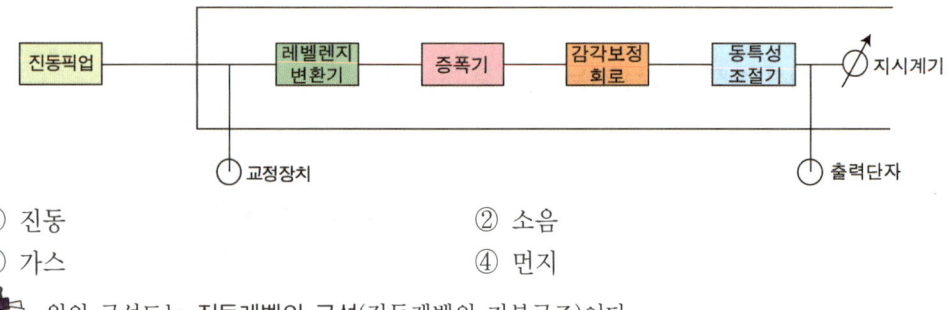

① 진동
② 소음
③ 가스
④ 먼지

 위의 구성도는 진동레벨의 구성(진동레벨의 기본구조)이다.

36 음료수 색도 표준액 제조시 ( ) 안에 들어갈 말은?

염화백금산칼륨 2.49g → ( ) 2g → 염산 200ml

① 염화칼슘
② 황산
③ 염화코발트
④ 질산

 색도 표준액 : 염화백금산칼륨 2.49g과 염화코발트(6수염) 2g을 염산 200ml에 녹이고 증류수를 넣어 1l로 한다(이 용액은 색도 1,000도에 상당한다).

37 염소이온 검사 시 엷은 주홍색까지 사용되는 적정 시약은?

① 질산은(AgNO₃) ② 과망간산칼륨
③ 황산 ④ 염산(HCl)

① 염소이온 검사 시약 : K₂CrO₄(크롬산칼륨) 50g을 증류수 약 200ml에 녹이고 적색 침전이 생길 때까지 질산은(AgNO₃) 시약을 넣어 여과 후 여과액에 증류수를 넣어 전량 1,000ml로 만든다.
② 염소이온의 측정 원리 : 지시약으로 가해진 K₂CrO₄(크롬산칼륨)의 존재하에서 질산은(AgNO₃)으로 적정하여 미주홍색이 나타나면 이 점을 적정의 종말점으로 한다.

38 다음 중 단모균은?

① 파상풍균
② 대장균
③ 살모넬라균
④ 장염비브리오균

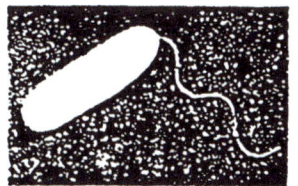

39 건열멸균기에 넣지 말아야 할 것은?

① 플라스틱류 ② 초자기구
③ 도자기 ④ 배지

건열멸균 : 유리제품, 금속성, 도자기제품 등의 기구류를 멸균하는 데 사용된다.

40 다음 그림에서 수중 생활을 하는 것은?

① ㉠~㉡까지
② ㉡~㉢까지
③ ㉢~㉣까지
④ ㉠~㉣까지

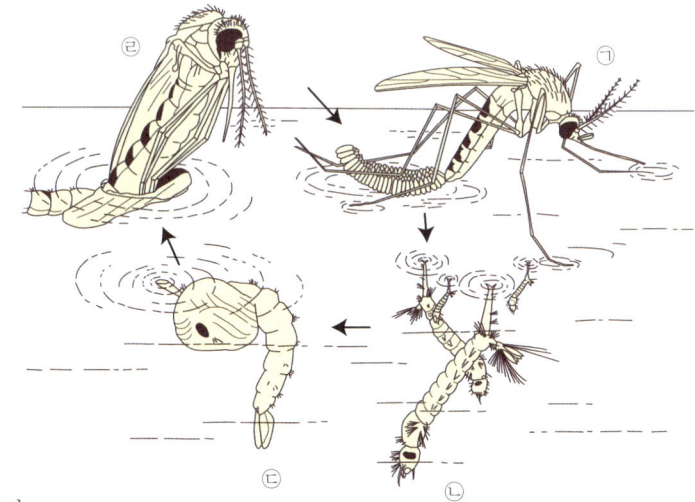

① 모기의 생활사
 (집모기속) : ㉠ 성충(암컷)의 산란, ㉡ 알에서 부화한 크고 작은 유충들, ㉢ 수면에서 호흡하고 있는 번데기, ㉣ 번데기에서 우화하는 성충
② 모기유충은 수서생활(水棲生活)을 하며, 모기유충을 장구벌레라 한다.
③ 모기의 번데기는 수서생활을 하는데, 다른 곤충의 번데기와는 다르게 활발하게 움직인다.

41 쓰레기더미에서 파리유충의 서식지는?

① ㉠
② ㉡
③ ㉢
④ ㉣

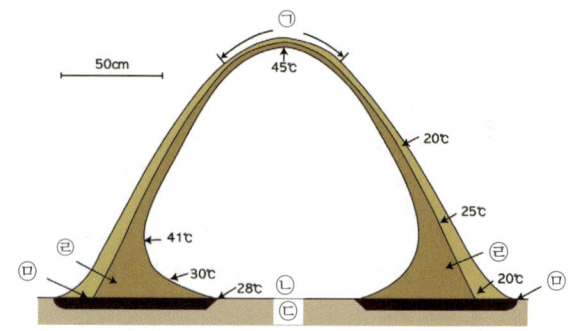

해설 퇴비더미에서의 파리유충(구더기)이 서식하는 곳 : ㉠-온도가 너무 높아서 유충 서식이 부적당한 곳, ㉡-지상, ㉢-흙, ㉣-유충의 주 서식 장소, ㉤-흙이 부드러워 유충이 파고 들어갈 수 있는 곳

42 사람이의 생식공은?

① ㉠
② ㉡
③ ㉢
④ ㉠, ㉢

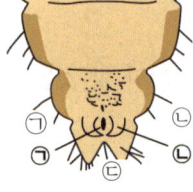

해설 이(암컷)의 복부 말단 : ㉠-생식공, ㉡-생식각, ㉢-항문

43 베레제기관의 역할은?

① 신경기관
② 호흡기관
③ 생식기관
④ 배설기관

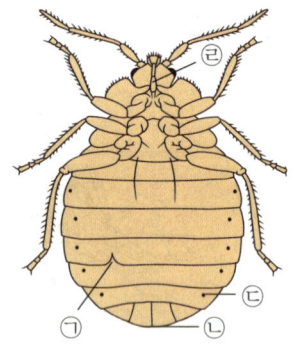

해설 ① 빈대의 암컷(복면) : ㉠ 베레제기관, ㉡ 항문, ㉢ 제6복판, ㉣ 주둥이
② 빈대의 암컷은 제4복판에 각질로 된 홈(nick)이 있어서 교미공(copulatory)을 형성하는데 그 속에 베레제기관(Berlese organ)이 있다. 이 기관은 정자를 일시 보관하는 장소로 빈대의 특징이다.

44 쓰레기장의 파리방제에 사용되는 입자의 크기는?

① 10~15μm
② 20~30μm
③ 25~30μm
④ 50~100μm

미스트(mist)
① 분사되는 살충제 입자가 50~100μ인 경우를 미스트라 한다.
② 모기, 독나방유충, 파리, 진드기, 벼룩 등의 방제를 위해 **풀숲, 늪, 공원, 쓰레기처리장** 등에 살포하고, 모기발생장소에 살포하면 **성충과 유충을 동시에 방제**할 수 있다.

45 유문등으로 방제 가능한 것은?

① 나방　　　　　　　　　　　② 파리
③ 바퀴　　　　　　　　　　　④ 벼룩

 독나방의 방제 : 독나방은 강한 추광성(趨光性)이 있어 전등빛에 유인되어 실내로 들어온다. 독나방을 손으로 잡거나, 쳐서 죽이는 것은 독모를 사방에 흩어지게 하므로 위험하다. 따라서 실내에 침입하였거나 벽에 앉아 있을 때에는 전등을 끄고 밖을 밝게 하여 옥외로 유인하거나 물에 적신 휴지로 덮어서 잡는다.

46 독나방을 쫓고 나서 부었다가 가라앉는 원인은?

① 곤충의 극모
② 곤충의 날개
③ 곤충의 독모
④ 곤충의 촉각

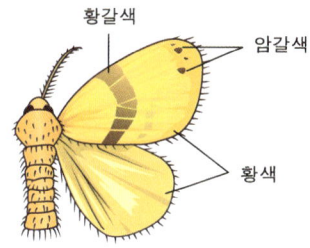

 독나방 : 독모(毒毛)가 복부 털에 부착되어 있으며 접촉하면 **피부염을 유발**한다.

47 벌초나 등산시 쏘여서 치사하는 것은?

① 호박벌　　　　　　　　　　② 땅벌
③ 등에　　　　　　　　　　　④ 파리

 ① 우리나라에서는 주로 말벌, 장수말벌, 털보말벌, 땅벌 등이 전국에서 인체에 피해를 주며, 특히 **땅벌**에 쏘이는 경우가 많다.
② 8월 또는 9월에 땅벌의 둥지를 잘못 건드리면 **집단공격**을 받아 **사망**한 예도 있다.
③ 독침은 산란관이 변형된 것이기 때문에 **암컷**만 가지고 있다.

48 다음은 어느 바퀴의 난협(egg capsule)인가?

① 독일바퀴
② 먹바퀴
③ 미국바퀴
④ 이질바퀴

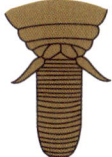

 난협을 달고 있는 독일바퀴의 복부말단부위(복면)이다.

49 다음 그림의 알은 어느 곤충을 나타낸 것인가?
① 머릿니
② 쥐벼룩
③ 빈대
④ 독일바퀴

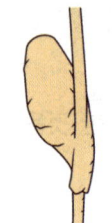

50 다음 그림은 어느 벼룩의 형태를 나타낸 것인가?
① 사람벼룩
② 쥐벼룩
③ 고양이벼룩
④ 모래벼룩

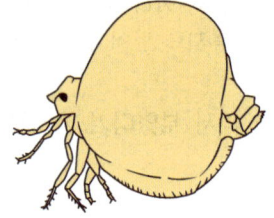

정답														
	1. ④	2. ③	3. ①	4. ①	5. ③	6. ①	7. ③	8. ①	9. ②	10. ①	11. ③	12. ①	13. ③	14. ②
	15. ①	16. ①	17. ①	18. ①	19. ②	20. ④	21. ①	22. ③	23. ③	24. ④	25. ③	26. ①	27. ①	
	28. ④	29. ③	30. ①	31. ①	32. ①	33. ①	34. ②	35. ①	36. ③	37. ①	38. ①	39. ④	40. ②	
	41. ④	42. ①	43. ③	44. ④	45. ①	46. ③	47. ②	48. ①	49. ①	50. ④				

제6회 실전모의고사

1 옆의 기구는 무엇을 측정하는 기구인가?
① 온도
② 기습
③ 바람
④ 복사열

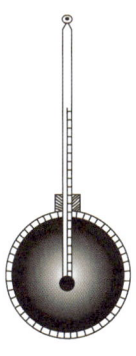
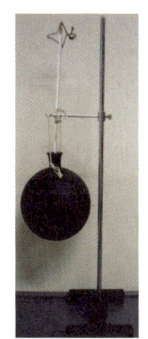

[흑구온도계 사진]

2 기류가 1.5m/sec일 때의 감각온도는?
① 15℃
② 19℃
③ 25℃
④ 30℃

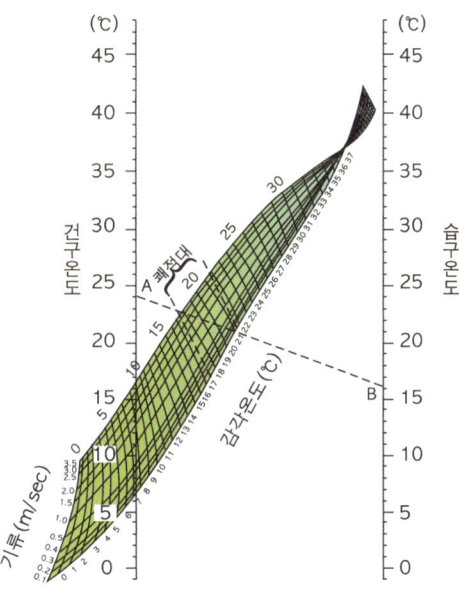

3 휘발성 유기물질의 측정방법은?
① 가스크로마토그래피법   ② 원자흡광도법
③ 하이볼륨에어샘플러법   ④ 데포지게이지법

 가스크로마토그래피법(G.C ; Gas Chromatography)의 원리 : 이 법은 적당한 방법으로 전 처리한 시료를 운반 가스에 의하여 크로마토관 내에 전개시켜 분리되는 각 성분의 크로마토그램을 이용하여 목적 성분을 분석하는 방법으로 유기화합물에 대한 정성(定性) 및 정량(定量) 분석에 이용한다.

4 흡광광도법에 의한 납의 측정 파장은?
① 280nm ② 520nm
③ 600nm ④ 700nm

 납의 측정 방법
① 원자흡광광도법의 측정 원리 : 정량 범위는 사용하는 장치 및 측정 조건에 따라 다르나 283.3nm에서 1~20mg/l이고, 표준 편차율은 10~2%이다. 이 방법에 따라 시험할 경우 유효 측정 농도는 0.04mg/l이상으로 한다.
② 흡광광도법(디티존법)의 측정 원리 : 납이온이 시안화칼륨 공존하에 알칼리성에서 디티존과 반응하여 생성하는 납 디티존착염을 사염화탄소로 추출하고 과잉의 디티존을 시안화칼륨용액으로 씻은 다음 납착염의 흡광도를 520nm에서 측정하는 방법이다. 정량 범위는 0.001~0.04mg이고, 표준 편차율은 10~3%이다.

5 다음 그림의 기구 명칭은 무엇인가?
① 휴대용 조도계
② 일광계
③ 소음계
④ 진동계

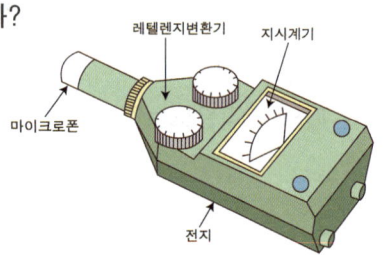
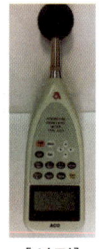
[사진]

6 다음 그림은 강하분진을 측정하는 기구이다. 기구의 명칭과 강하분진 측정 시 이끼방지를 위하여 포집병(E)에 사용하는 물질은?
① 하이볼륨에어샘플러-황산알루미늄
② 데포지게이지-황산알루미늄
③ 로볼륨에어샘플러-황산동
④ 데포지게이지-황산동

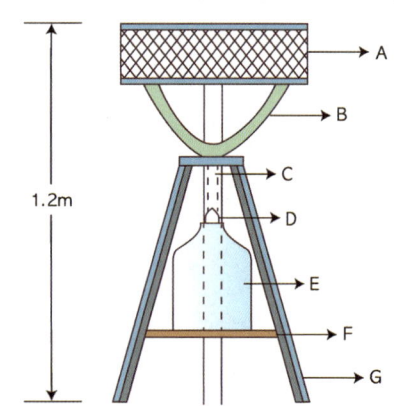

A : 철망(조류 접근 방지용)
B : 포집깔대기
C : 고무관
D : 역립깔대기
E : 포집병
F : 나무받침(두께 약 1/2 inch)
G : 받침대

 포집병에는 강하분진 시 이끼 발생을 막기 위하여 $CuSO_4$를 첨가한다.

7 실내공기질 측정 시 폼알데하이드(HCHO)의 측정방법은?
① 오존처리법 ② 흡착법
③ 흡수법 ④ 2,4-DNPH 유도체화 분석법

폼알데하이드(포름알데히드)의 분석 방법
① 2, 4-DNPH 유도체화 분석법(주 시험방법) : 측정대상 실내공기의 일정량을 채취하여 2, 4-다이나이트로페닐하이드라진(2, 4-DNPH ; 2, 4-Dinitro phenyl hydrazine)으로 유도체화한 후, 이 2, 4-DNPH 유도체화를 고성능액체크로마토그래픽(HPLC)에 주입하여 자외선흡광검출기의 흡수파장 369nm에서 검출되는 크로마토그램의 높이 또는 면적 등으로 폼알데하이드의 농도를 구한다.
② 크로모트르프산 분석법

8 국제표준기구(ISO)가 채택한 전신진동에 대한 인체폭로의 한계 주파수(Hz) 영역은?
① 0.1~0.8Hz　　　② 0.1~8Hz
③ 1~80Hz　　　　④ 4,000Hz

 국제표준기구(ISO)가 채택한 전신진동에 대한 인체폭로의 한계는 1~80Hz이다.

9 COD 측정방법 중 산성 COD법의 종말점 색은 무슨 색인가?
① 적색　　　　　② 푸른색
③ 엷은 홍색　　　④ 무색

 산성 100℃에서 과망간산칼륨에 의한 화학적 산소요구량[핵심문제 계산편 참고]
① 이 방법은 염소이온(Cl^-)이 2,000mg/l 이하인 반응시료(100mg)에 적용하는 것으로서 과망간산칼륨용액을 사용하여 엷은 홍색이 될 때까지 적정한다.
② 측정순서 : 300ml 둥근 플라스크에 시료 적당량을 취함 → 황산(H_2SO_4) → 과망간산칼륨($KMnO_4$) → 수산나트륨(NaC_2O_4) → 과망간산칼륨($KMnO_4$)으로 엷은 홍색이 될 때까지 적정한다.

10 COD 측정방법 중 알칼리 COD법의 종말점 색은 무슨 색인가?
① 적색　　　　　② 홍색
③ 엷은 홍색　　　④ 무색

 알칼리성 100℃에서 과망간산칼륨에 의한 화학적 산소요구량
① 이 방법은 염소이온(Cl^-)이 2,000mg/l 이상인 시료에 적용하는 것으로서 티오황산나트륨용액(NaS_2O_3)으로 무색이 될 때까지 적정한다.
② 측정순서 : 300ml 둥근 플라스크에 시료 적당량을 취함 → 수산화나트륨(NaOH)과 과망간산칼륨($KMnO_4$) → 요오드화칼륨(KI) → 전분용액 → 티오황산나트륨용액(NaS_2O_3)으로 무색이 될 때까지 적정한다.

11 다음 그림은 무엇을 측정하는 기구인가?
① DO
② NO_3
③ COD
④ SS

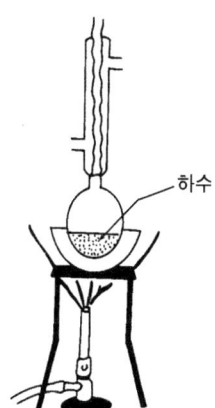

12 EDTA 적정 시 색의 변화는?

① 적자색
② 노란색
③ 청색
④ 무색

> 경도의 측정 : 시료(100m*l*) → 시안화칼륨시약 수 방울 + 염화마그네슘용액 1m*l* + 암모니아완충액 2m*l* → EBT 4~5방울 → 0.01M EDTA 측정 → 적자색(종말점)

13 K_2CrO_4과 $AgNO_3$ 반응은 무엇을 측정하는 것인가?

① 경도
② BOD
③ 염소이온
④ COD

> 염소이온의 분석 : 시료(100m*l*) → 크롬산칼륨(K_2CrO_4)용액 0.2m*l* → 0.01N 질산은($AgNO_3$) 시액 → 엷은 등색(종말점)

14 대장균군 추정시험에는 어떤 배지가 필요한가?

① EMB 배지
② Lactose broth
③ Nutrient broth
④ Nutrient agar

> Lactose broth(젖당배지)

15 대장균군 확정시험에서 EMB 한천배지에 어떤 색의 집락(colony)이 나타나면 양성이라 할 수 있는가?

① 백색의 집락
② 금속광택의 청동색
③ 홍색 집락
④ 흑색의 집락

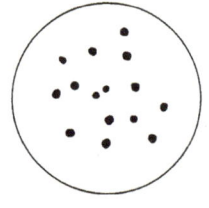

16 아래 그림은 경구감염병을 나타낸 것이다. 그림의 특징을 설명한 것은?

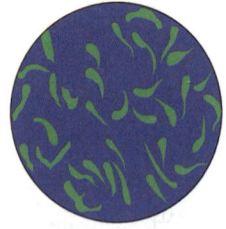
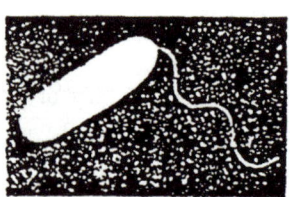

① 살모넬라균 : 주모균
② 비브리오콜레라균 : 단모균, 콤마형 간균
③ 웰치균 : 간균
④ 보툴리누스균 : 주모균, 아포형성

비브리오콜레라균 : 단모균, 콤마형 간균

17 식중독을 일으키는 세균 중 그림과 같이 편모가 하나인 세균은?
① 황색포도상균
② 살모넬라균
③ 장염비브리오균
④ 병원성대장균

 황색포도상균-무편모, 살모넬라균-주모균, 장염비브리오균-단모균, 병원성대장균-주모균

18 그람음성·간균이며 점토성 혈변을 배설하며, 예방백신이 <u>없는</u> 것은?

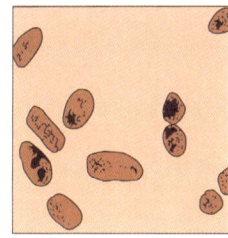   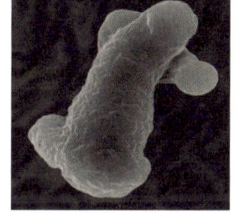

① 살모넬라균   ② 비브리오균
③ 쉬겔라균   ④ 장티푸스균

 세균성이질(Bacillary dysentery)
① 병원체 : Shigella dysenteriae(세균)
② 원인균의 형태 : Gram음성, 간균, 호기성, 운동이 없고, 아포와 협막을 만들지 않는다.
③ 증상 : 발열, 오심, 구토, 복통, 위경련, 설사 등이며 혈변을 배설하기도 한다.

19 다음 그림은 어느 기생충의 cycle(생활사)를 나타낸 것인가?
① 편충
② 요충
③ 간흡충
④ 회충

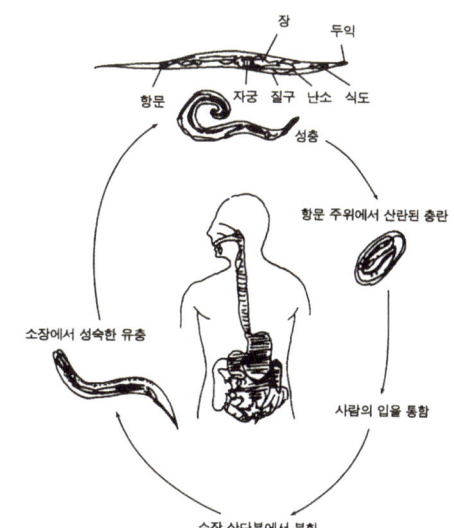

20 다음 그림은 어느 기생충의 생활사를 나타낸 것인가?

① 간디스토마(간흡충)
② 폐디스토마(폐흡충)
③ 무구조충
④ 광절열두조충
⑤ 유구조충

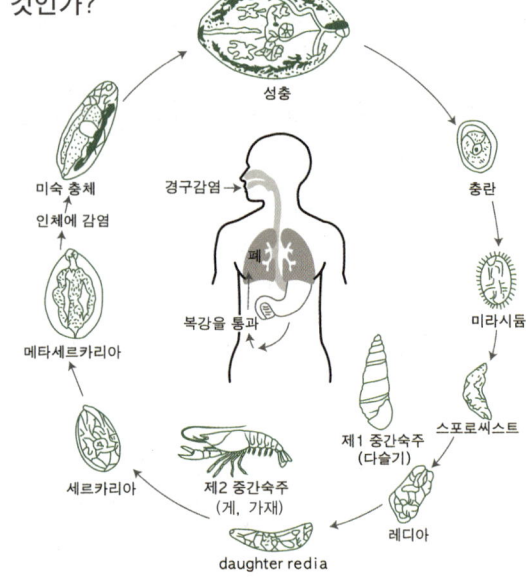

해설 폐디스토마 : 제1 중간숙주 → 다슬기, 제2 중간숙주 → 가재·게

21 다음 그림은 세균집락기이다. 측정할 수 있는 것은?

① 일반세균측정
② 바이러스
③ 파리 수
④ 모기 수

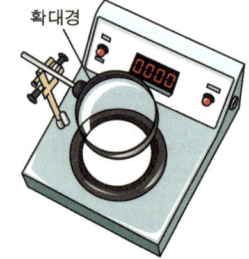 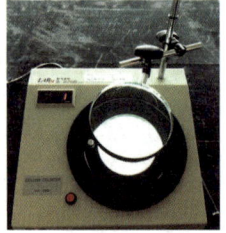

[Colony counter 사진]

22 위상차현미경으로 측정 가능한 것은?

① 총부유세균
② 경도
③ 염소
④ 질소

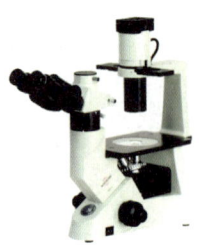

23 우유 응고여부를 판정하는 시약은?

① 에탄올　　　　　　　　　② 오존
③ 요오드　　　　　　　　　④ 산소

24 조리사의 손을 씻는 방법이 <u>아닌</u> 것은?

① 역성비누를 사용하여 씻는다.
② 흐르는 물로 씻는다.
③ 손소독제를 사용하여 씻는다.
④ 물을 받아 놓고 손을 담근 채 씻는다.

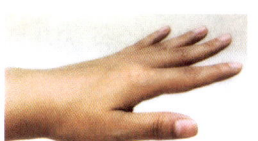

25 그림의 고온고압멸균기를 이용할 때의 온도, 압력 및 시간은?

① 121℃, 1Lb, 5분간
② 121℃, 5Lb, 10분간
③ 121℃, 10Lb, 20분간
④ 121℃, 15Lb, 20분간

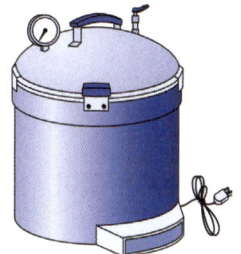

 고온고압멸균기 : Autoclave에서 121℃, 15Lb, 20분간

26 다음 그림은 North 곡선이다. 이 곡선과 관계 있는 것은 어느 것인가?

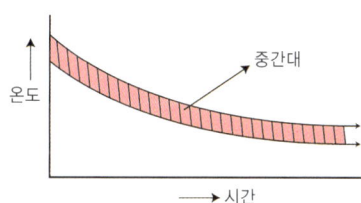

① 장티푸스균 ② 결핵균
③ 음식 ④ 유산균

 North 곡선 : 우유의 저온살균 시 온도와 시간과의 관계를 나타낸 것이며, 결핵균 사멸과 관계를 나타낸 것이다.

27 식품위생 시설의 바닥은 배수를 위해 경사를 두어야 한다. 표준구배(경사)는 어떻게 하여야 하는가?

① 1~2cm
② 2~4cm
③ 5~6cm
④ 6cm 이상

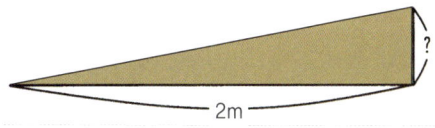

28 부엌·화장실 등의 벽은 바닥으로부터 적어도 몇 m까지 내수성 자재로 쌓아야 하는가?

① ㉠
② ㉡
③ ㉢
④ ㉣

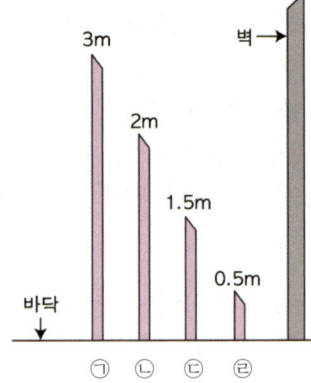

29 수도꼭지는 물이 넘쳐흐르는 높이(만수면)에서 몇 cm 이상 떨어져야 하는가?

① 5cm
② 10cm
③ 7cm
④ 14cm

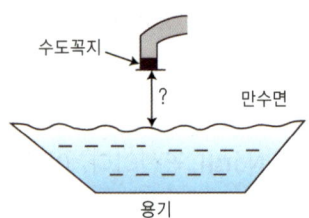

 수도꼭지는 물이 넘쳐흐르는 높이(만수면)에서 7cm 이상 떨어져야 한다.

30 파리목 곤충의 촉각 중 장각아목(모기)은?

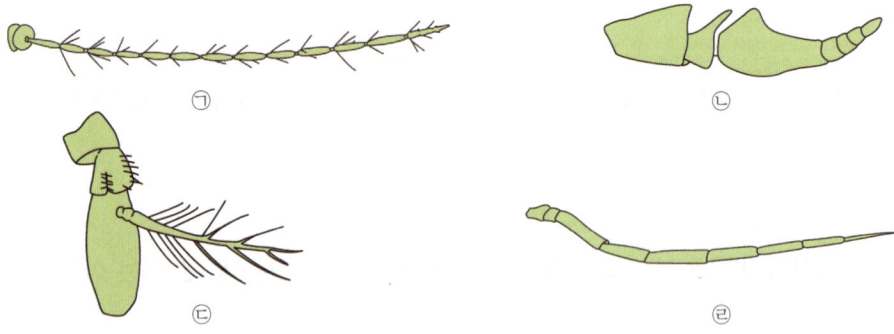

① ㉠   ② ㉡
③ ㉢   ④ ㉣

 곤충의 촉각
① 파리목 곤충의 촉각 : ㉠-장각아목(모기), ㉡-단각아목(등에), ㉢-환봉아목(집파리)
② ㉣-편상(바퀴)

31 그림은 어느 바퀴를 나타낸 것인가?

① 이질바퀴　　② 독일바퀴
③ 먹바퀴　　　④ 일본바퀴

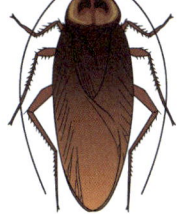

해설　이질바퀴 : 전흉배판 가장자리에 황색무늬가 윤상으로 있고 가운데는 거의 흑색이다.

32 그림 중에서 ㉡의 앉은 자세로 휴식하는 모기는?

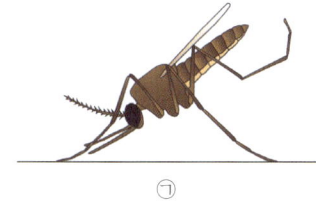 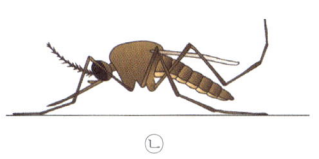

　㉠　　　　　　　　　　　㉡

① 보통모기　　　　　　② 학질모기
③ 숲모기　　　　　　　④ 늪모기

해설　모기의 휴식
① 말라리아모기(중국얼룩날개모기) : 성충(45~90도를 유지하면서 휴식), 유충(수평으로 뜬다, 장상모가 있음)
② 일본뇌염모기(작은빨간집모기) : 성충(수평으로 휴식), 유충(수면에 각도를 갖고 매달린다)

33 논, 개울에 알을 산란하는 모기는?

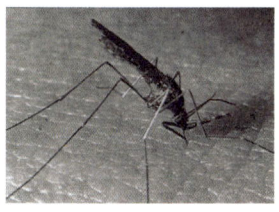 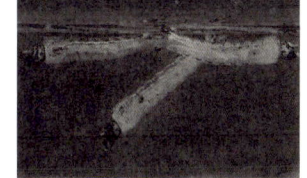

① 작은빨간집모기　　　② 중국얼룩날개모기
③ 숲모기　　　　　　　④ 늪모기

34 다음 그림은 어떤 파리의 두부인가?

① 집파리
② 침파리
③ 체체파리
④ 쉬파리

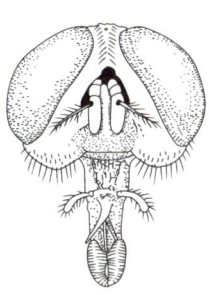

35 다음 그림은 어떤 파리 유충의 후기문인가?

① 침파리
② 큰집파리
③ 집파리
④ 검정파리

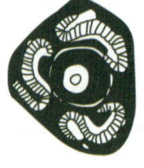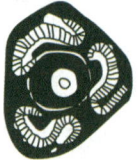

침파리 : 후기문은 소형이고 대체로 원형이고 2개가 서로 떨어져 있다. 기문판은 흑색이고 기문륜은 불명하다. 3개의 기공은 S자형이고 빈약하게 발달된 중주는 기문판의 중앙에 위치한다.

36 다음 그림은 파리를 나타낸 것이다. 어떤 파리인가?

① 집파리
② 곱추파리
③ 딸파리
④ 침파리

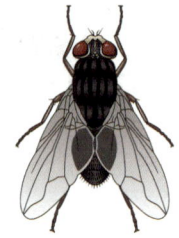

집파리
① 중형(6~9mm)이고, 전체적으로 진한 회색빛을 띠는 파리이다.
② 날개 : 시맥은 제4종맥이 예리하게 굴곡되어 제3종맥과 근접된 위치에서 끝난다.

37 다음 그림은 파리 성충이다. 명칭은?

① 침파리
② 집파리
③ 체체파리
④ 쉬파리

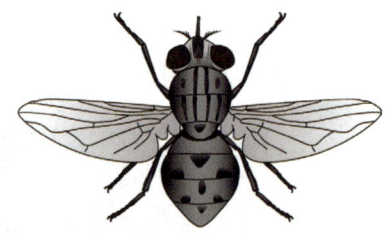

침파리 : 집파리와 같은 크기의 흑회색 파리이며, 흉부에 4개의 흑색 종대(縱帶)가 있다.

38 다음 그림은 집파리가 먹이를 섭취할 때 작용하는 순판과 전구치의 4가지형을 나타낸 것이다. 긁는형과 직접섭취형의 명칭이 맞게 연결된 것은?

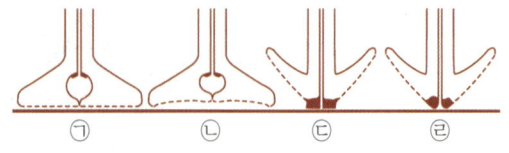

① ㉠-긁는형, ㉡-직접섭취형　　② ㉢-긁는형, ㉣-직접섭취형
③ ㉠-긁는형, ㉣-직접섭취형　　④ ㉡-긁는형, ㉢-직접섭취형

집파리가 먹이를 섭취할 때 작용하는 순판과 전구치의 4가지형 : ㉠-흡수형, ㉡-컵형, ㉢-긁는형, ㉣-직접섭취형

39 그림은 어느 빈대의 전흉배판인가?
① 빈대
② 개빈대
③ 열대빈대
④ 쥐빈대

 빈대과에는 많은 종이 있는데 인가에 서식하며, 사람을 흡혈하는 빈대는 빈대와 반날개빈대가 있는데, 이 2종은 **전흉배판의 형태적 특징**이 있다.

40 촉각은 따뜻한 공기의 흐름을 감지하는 감각기관으로 숙주의 존재 및 방향을 찾아내는 기관이다. 다음 그림의 명칭은?
① 등에
② 진드기
③ 빈대
④ 벼룩

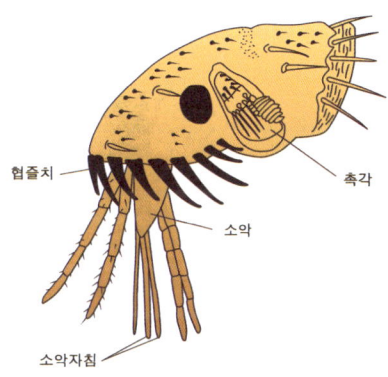

41 그림은 어떤 벼룩 암컷의 형태인가?
① 유럽벼룩
② 열대쥐벼룩
③ 개벼룩
④ 모래벼룩

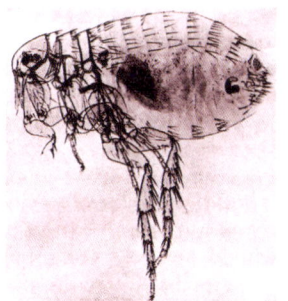

 열대쥐벼룩 : 중흉복판의 가운데에 종(從)으로 그어진 **중흉측선**이 있다.

42 독나방 구조별 설명은?

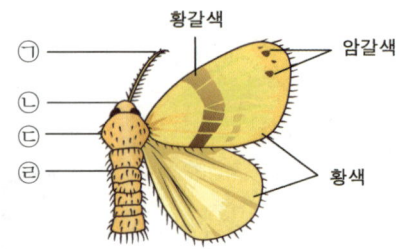

① 촉각(더듬이) – 두부(머리) – 흉부(가슴) – 미방모
② 두부(머리) – 촉각(더듬이) – 흉부(가슴) – 복부(배)
③ 촉각(더듬이) – 두부(머리) – 흉부(가슴) – 복부(배)
④ 촉각(더듬이) – 두부(머리) – 복부(배) – 미방모

해설 독나방의 형태 : ㉠ 촉각(더듬이), ㉡ 두부(머리), ㉢ 흉부(가슴), ㉣ 복부(배)

43 다음 그림은 어떤 곤충인가?

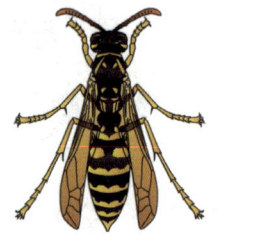

① 파리
② 나방
③ 등에
④ 말벌

44 그림 ㉠과 ㉡의 진드기 형태에서 ⓐ는?

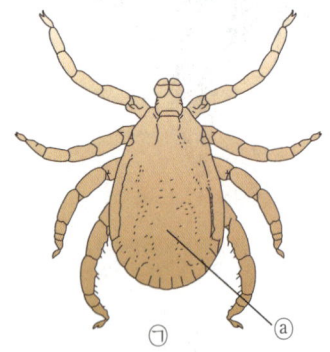

① 의두
② 순판
③ 기문
④ 협각

45 다음 그림은 어떤 진드기의 산란하는 모습인가?

① 물렁진드기
② 참진드기
③ 모낭진드기
④ 옴진드기

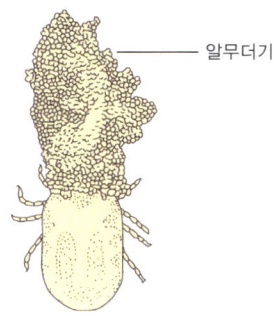
— 알무더기

 산란하는 참진드기 모습이다.

46 그림은 전깃줄이나 빨랫줄을 타고 다니는 쥐의 모습이다. 쥐의 명칭은?

① 곰쥐(지붕쥐)
② 등줄쥐
③ 시궁쥐
④ 들쥐

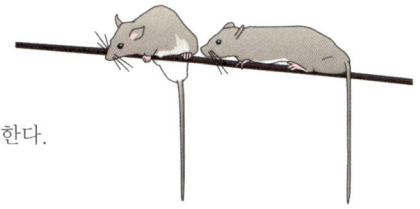

 곰쥐, 생쥐 : 전깃줄이나 빨래줄을 타고 이동한다.

47 다음 그림은 무슨 일을 하는 장면인가?

① 잔류분무
② 공간연무
③ 극미량 연무
④ 훈증연무

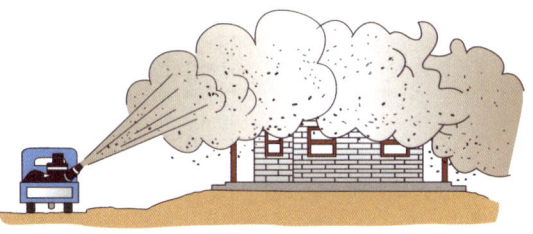

48 싱크대 부분이나 좁은 틈에 사용되는 분무(노즐)형태는?

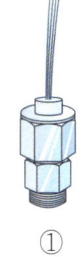 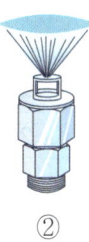 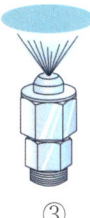 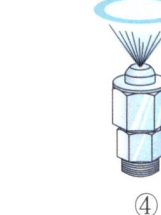
① ② ③ ④

노즐의 종류
①번-직선형 : 해충(바퀴 등)이 숨어 있는 좁은 공간 깊숙이 분사할 때 사용한다.
②번-부채형, ③번-원추형, ④번-공중원추형

49 암모니아성질소의 측정방법은?
① 산화법
② 환원법
③ 인도페놀법
④ 오자르트분석법

암모니아성질소 분석방법의 종류
① 인도페놀법
측정원리(시험방법) : 분석용 시료용액에 **페놀-니트로프루시드나트륨용액**과 **차아염소산나트륨 용액**을 가하고 암모늄이온과 반응하여 생성하는 인도페놀류의 **흡광도(630nm)**를 측정하여 암모니아를 정량 한다.
② 중화적정법

50 다음은 바퀴의 특징을 설명한 것이다. 맞게 연결된 것은?

> A. 전흉배판은 매끈(광택이 남), 몸전체가 암갈색 또는 암적갈색, 대형, 암수 모두 날개가 복부 전체를 덮고 있다.
> B. 전흉배판은 평편하지 않고 약간 凹凸(오목볼록)형이며, 암컷의 날개는 짧아 복부 반만(전반부) 덮음. 수컷의 날개는 복부 끝보다도 길게 나 있다(전면을 다 덮는다). 무광택의 흑갈색(암갈색), 중형
> C. 전흉배판에 2줄의 검은 세로 줄무늬, 황갈색, 소형, 암컷은 날개가 복부 전면(全面)을 덮고 있고, 수컷은 복부 선단(先端)이 약간 노출되어 있다.
> D. 전흉배판 가장자리에 고리모양(輪狀)의 황갈색무늬, 채색은 광택이 나는 적갈색, 대형이다.
>
> ㉮ 독일바퀴 ㉯ 먹바퀴 ㉰ 이질바퀴 ㉱ 집바퀴

① ㉮-A, ㉯-B, ㉰-C, ㉱-D
② ㉮-C, ㉯-A, ㉰-D, ㉱-B
③ ㉮-C, ㉯-D, ㉰-A, ㉱-B
④ ㉮-D, ㉯-A, ㉰-B, ㉱-C

해설 A-먹바퀴, B-집바퀴, C-독일바퀴, D-이질바퀴

정답
1.④ 2.② 3.① 4.② 5.③ 6.④ 7.④ 8.③ 9.③ 10.④ 11.③ 12.① 13.③ 14.②
15.② 16.② 17.③ 18.① 19.② 20.② 21.① 22.③ 23.① 24.④ 25.④ 26.② 27.②
28.③ 29.③ 30.① 31.① 32.① 33.② 34.② 35.① 36.③ 37.① 38.③ 39.① 40.④
41.② 42.③ 43.④ 44.② 45.② 46.① 47.③ 48.① 49.③ 50.②

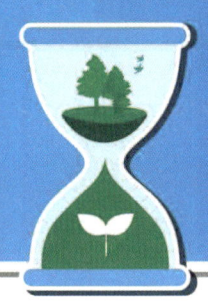

제7회 실전모의고사

1 백엽상자의 온도계는 지상으로부터 몇 m 위치에서 측정하는가?
① 0.5m
② 1.0m
③ 1.5m
④ 3.0m
⑤ 3.5m

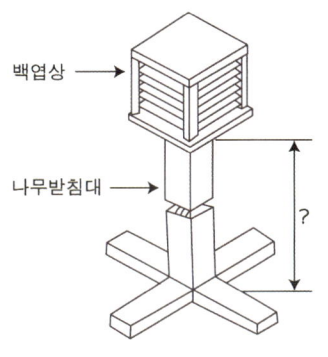
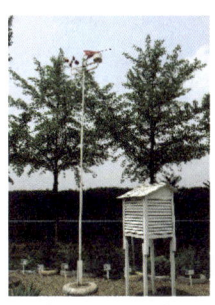

[백엽상 사진]

2 다음 그림의 기구 명칭은?
① 자기온도계
② 아우구스트 건습계
③ 자기습도계
④ 아스만통풍습도계
⑤ 흑구온도계

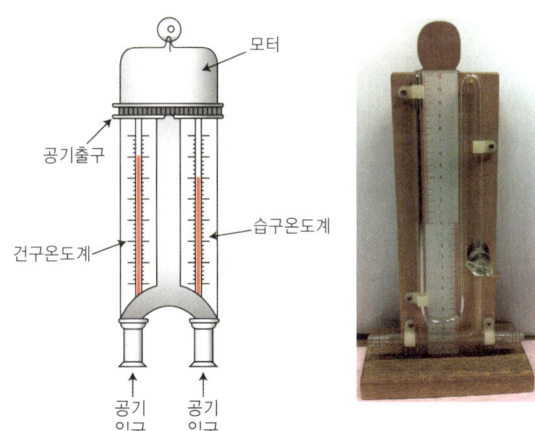

3 다음 그림의 명칭은 무엇인가?
① 자기온도계
② 모발습도계
③ 최고최저온도계
④ 아네로이드기압계
⑤ 흑구온도계

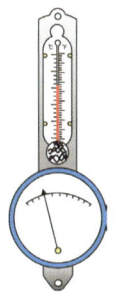

4 다음 기구로 측정할 수 있는 것은?
① 온도
② 진동
③ 풍속
④ 소음
⑤ 지진

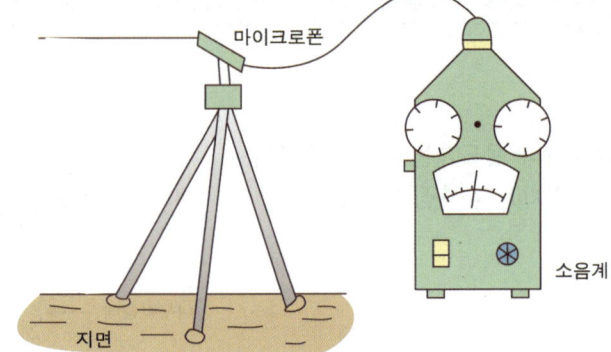

5 다음 시약들은 무엇을 시험하기 위한 것인가?
① DO
② $KMnO_4$ 소비량
③ COD
④ SS
⑤ BOD

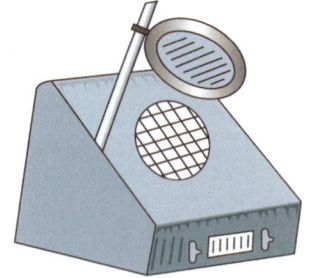

6 다음의 그림은 Colony counter에 사용하는 것이다. 측정할 수 있는 것은?
① 세균 수
② 바이러스
③ 적외선
④ 확대현미경
⑤ 유기물

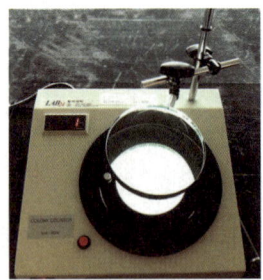

[Colony counter 사진]

 Colony counter에 사용하는 집락계산기 : 세균 수 측정

7 부패세균 증식곡선이다. 초기부패에 해당하는 것은?

① A
② B
③ C
④ D
⑤ A~D

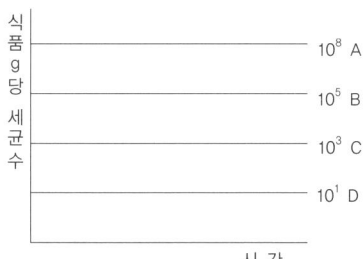

 초기부패 : $10^8/g$, 안전한계 : $10^5/g$

8 다음 그림은 어떤 기생충과 관계 있는가?

① 선모충
② 아니사키증
③ 유구조충
④ 무구조충
⑤ 요코가와흡충

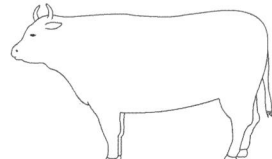

9 다음 그림은 대장균이다. 이 균을 그람 염색한 형태와 성질은?

① 그람양성, 구균
② 그람음성, 구균
③ 그람양성, 간균
④ 그람음성, 간균
⑤ 그람양성, 주모균

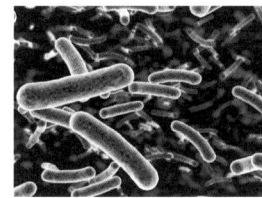

[병원성 대장균]

 대장균 : 그람음성, 간균

10 그림의 기구로 검체에서 세균을 분리한다. 이 기구의 명칭은?

① 샤레
② 세척솔
③ 백금이
④ 피펫
⑤ 온도계

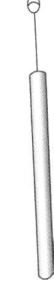

11 식품용 기구 중 오물이 끼지 않는 것은?

① ㉠
② ㉡
③ ㉢
④ ㉣
⑤ ㉢, ㉣

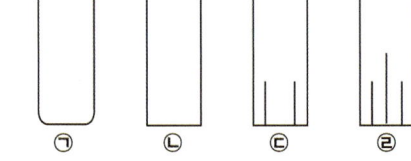

해설 용기를 잘 씻을 수 있도록 둥근 것이 좋다.

12 조리장 내벽은 바닥으로부터 얼마까지 내수성 자재로 하여야 하는가?

① 50cm
② 150cm
③ 200cm
④ 250cm
⑤ 300cm

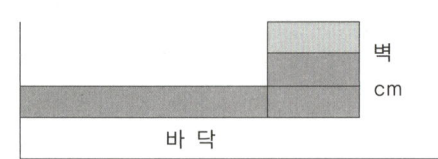

해설 조리실의 내부벽 : 바닥으로부터 높이 1.5m까지 타일로 한다.

13 다층 건물에서 집단급식실로 가장 적합한 것은?

① 지하층 ② 1층 ③ 중간층
④ 최상층 ⑤ 2층

14 다음 그림의 질병은?

① 아메바성이질
② 세균성이질
③ 포도상구균
④ 대장균
⑤ 살모넬라균

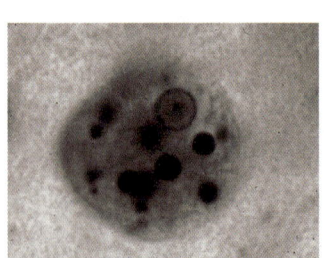

해설 아메바성이질 : 원충

15 다음 그림은 어느 모기 번데기의 호흡각인가?

① 숲모기 ② 중국얼룩날개모기
③ 늪모기 ④ 집모기
⑤ 일본뇌염모기

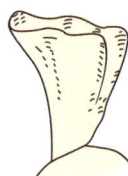

번데기 : 번데기의 형태는 모두 유사하여 큰 차이는 없으나 두흉부(頭胸部)에 위치하고 있는 1쌍의 호흡각(呼吸角, trumpet)이 차이가 있다.
① 보통모기아과 번데기 호흡각
  ㉮ 길고 가늘다.
  ㉯ 보통모기아과의 집모기속, 숲모기속, 기타속은 구별할 수 없다. 단, 늪모기속은 호흡각 끝이 특수하게 변형되어 있다.
② 학질모기아과 번데기 호흡각 : 짧고 굵다.

16 다음 그림은 어떤 파리유충의 후기문인가?
① 쉬파리속
② 집파리속
③ 큰파리속
④ 검정파리속
⑤ 딸집파리

 쉬파리 유충의 후기문 : 검정파리와 유사하나 후기문 전체가 깊숙이 파묻혀 있다.

17 다음 그림은 어떤 곤충을 나타낸 것인가?
① 이
② 벼룩
③ 진드기
④ 빈대
⑤ 등에

18 다음 그림은 무슨 장비인가?
① 분무기
② 훈증기
③ 살분기
④ 연무기
⑤ 채집기

19 다음 그림은 어느 모기속 유충의 미절을 나타낸 것인가?
① 집모기속   ② 얼룩날개모기속
③ 숲모기속   ④ 늪모기속
⑤ 왕모기속

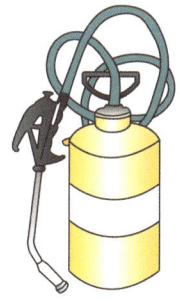
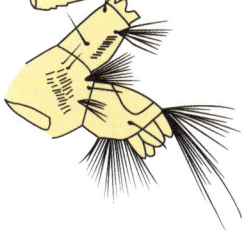

20 그림은 어떤 진드기의 형태인가?

① 참진드기
② 물렁진드기(공주진드기)
③ 작은진드기
④ 옴진드기
⑤ 여드름(모낭)진드기

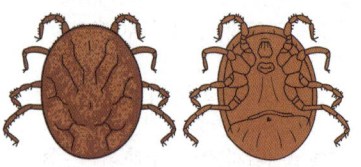

21 다음 그림은 실내에 침입하는 쥐를 막기 위한 시설이다. 가장 효과적인 방법은?

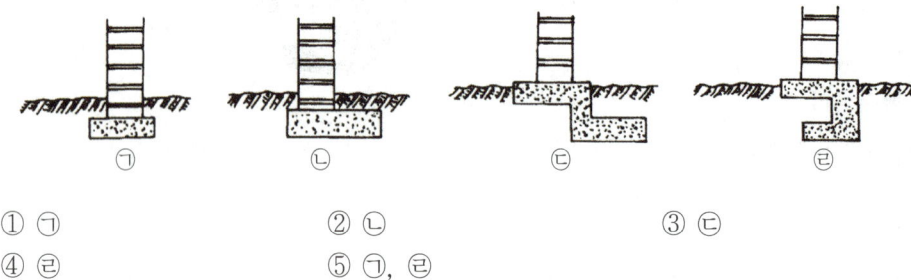

① ㉠　　　② ㉡　　　③ ㉢
④ ㉣　　　⑤ ㉠, ㉣

 환경개선에 의한 L자형의 지하 방서벽 : 쥐가 구멍을 뚫지 못하도록 기초 공사 시 건물 둘레에 40~50cm 깊이로 L자형 콘크리트 방서벽(防鼠壁)을 설치한다.

22 피혁에 의해 감염되는 질병은?

① 브루셀라
② 탄저병
③ 야토병
④ 돈단독균증
⑤ 콜레라

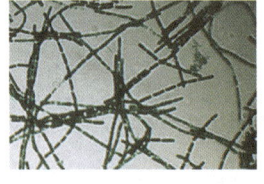 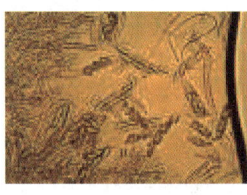

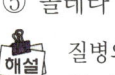 질병의 감염 경로는 다음과 같다.
① 파상열(Brucellosis=브루셀라) : 유즙·유제품·고기에 의한 경구감염, 상처를 통해 경피감염된다.
② 탄저병 : 사람에서는 주로 피부 감염이 많으며, 호흡기·소화기를 통해 감염되는 경우도 있다. 피혁 업자, 양모취급업자, 수의사, 목축업자, 농부 등에 감염되는 일종의 직업병이다.
③ 야토병 : 병든 고기와 접촉 시 감염된다.
④ 돈단독균증 : 병든 돼지의 취급 시 경피감염, 고기·장기 취급시 경구감염된다.

23 다음 그림 중 ㉢의 명칭은?

① 건구온도
② 습구온도
③ 기류
④ 감각온도
⑤ 쾌감대

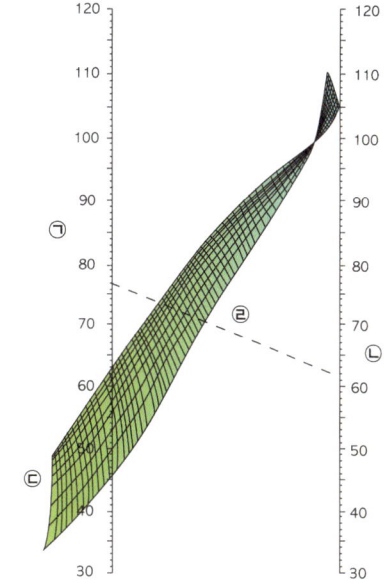

24 다음 그림은 소음을 측정하기 위한 준비이다. 소음 측정 시 소음계의 위치는 지면에서 몇 m 위에 설치하여야 하는가?

① 0.5m
② 1.2m
③ 2.0m
④ 3.0m
⑤ 5.0m

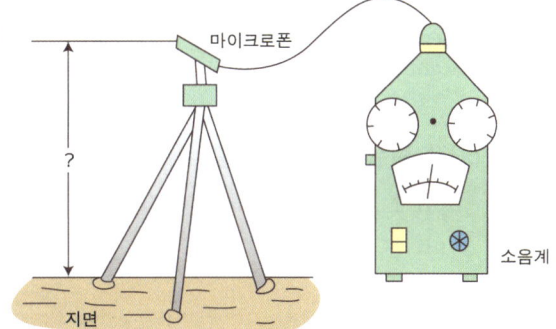

25 휘발성유기화합물(VOC)을 측정할 수 있는 방법은?

① 데포지게이지법
② 원자흡광도법
③ 흡광도법
④ 가스크로마토그래피법(G.C)
⑤ 하이볼륨에어 샘플러법

26 일산화탄소(CO)를 측정할 수 있는 방법은?

① EDTA법
② 로볼륨에어 샘플러법
③ 하이볼륨에어 샘플러법
④ 데포지게이지법
⑤ 비분산적외선분석법

27 페놀을 측정하는 방법은?
① 흡광광도법(4-아미노안티피린법)   ② 자외선법
③ 유도결합플라스마   ④ 적외선법
⑤ EDTA법

28 "니트로프루시드나트륨" 시약으로 측정할 수 있는 물질은?
① 페놀   ② 이산화탄소   ③ 암모니아성질소
④ 일산화탄소   ⑤ 경도

29 "섬광셀"로 측정할 수 있는 물질은?
① 페놀   ② 라돈   ③ 암모니아성질소
④ 일산화탄소   ⑤ 경도

30 진동의 크기를 나타내는 단위는?
① dB(A)   ② dB(B)   ③ dB(C)
④ dB(D)   ⑤ dB(V)

31 pH의 범위가 <u>아닌</u> 것은?
① pH 1   ② pH 3   ③ pH 7
④ pH 14   ⑤ pH 15

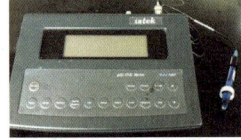
[pH미터기 사진]

32 먹는 물에서 "다이아지논"이 높게 나왔다. 원인은?
① 농약   ② 대장균   ③ 바이러스
④ 곰팡이   ⑤ 세균

33 대장균의 정량시험에서 확정시험에 사용되는 배지는?
① LB   ② BGLB   ③ 젖당배지
④ 일반배지   ⑤ MPN

34 금속광택의 청동색으로 검출하는 것은?
① DO   ② BOD   ③ 대장균
④ 디프테리아   ⑤ 불소

35 주방에 쓰이는 재질로 맞는 것은?

① 폼알데하이드 ② 스테인리스 ③ 토기
④ 플라스틱 ⑤ 폴리에틸렌

 식품취급시설 중 식품과 직접 접촉하는 부분은 위생적인 내수성재질(스테인리스·알루미늄·에프알피·테프론 등)로서 씻기 쉬운 것이나 위생적인 목재로서 씻는 것이 가능한 것이어야 하며 열탕·증기·살균제 등으로 소독·살균이 가능한 것이어야 한다.

36 다음 그림은 어느 기생충과 관계있는가?

① 간흡충
② 폐흡충
③ 무구조충
④ 광절열두조충
⑤ 선모충

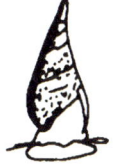

제1중간숙주
(다슬기)

37 다음 그림과 관계있는 기생충은?

① 간흡충
② 회충
③ 유구조충
④ 구충
⑤ 광절열두조충

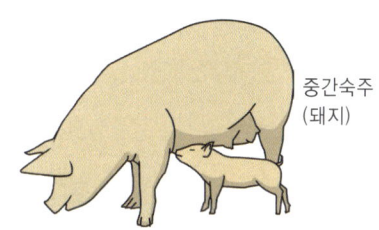

중간숙주
(돼지)

38 다음 촉각의 곤충은?

① 모기 ② 파리
③ 등에 ④ 바퀴
⑤ 쉬파리

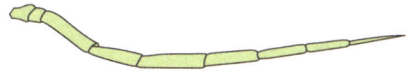

39 다음의 구조를 가지고 있는 곤충은?

① 모기 ② 머릿이
③ 사면발이 ④ 바퀴
⑤ 쉬파리

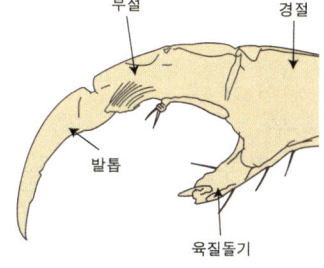

부절 경절
발톱
육질돌기

40 학질모기아과와 보통모기아과의 "알"을 비교한 것이다. <u>틀린</u> 것은?

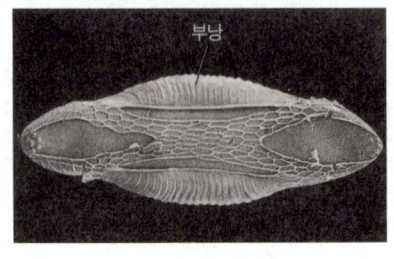
㉠

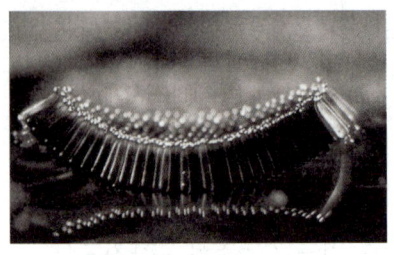
㉡

① "㉠"은 학질모기아과 – 낱개로 산란
② "㉠"은 학질모기아과 – 방추형, 부낭이 있음
③ "㉡"은 보통모기아과 – 집모기속 – 난괴형성
④ "㉡"은 보통모기아과 – 부낭이 없음
⑤ "㉠"은 보통모기아과 – 부낭이 있음, "㉡"은 학질모기아과 – 낱개로 산란

41 다음 그림은 모기의 성충이다. ㉠의 명칭은?

① 촉수
② 주둥이
③ 촉각
④ 순판
⑤ 두부

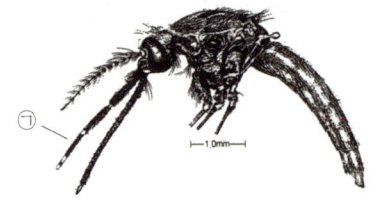

42 모기유충 방제로 가장 효과적인 것은?
① 방충망 설치　② 잔류분무　③ 유문등 이용
④ 천적이용　⑤ 모기장 사용

43 다음 곤충의 특징은?

① 후기문
② 항문
③ 2령기 유충
④ 복부
⑤ 1령기 유충이 생식소공(genital orifice)을 통해 배출

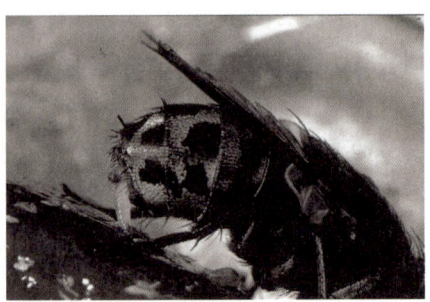

해설　그림은 쉬파리가 1령기 유충을 낳는 장면이다.

44 그림에서 빈대 특유의 반시초(Hemelytron)는 어느 부위를 말하는가?

① ㉠
② ㉡
③ ㉢
④ ㉣
⑤ ㉠, ㉡

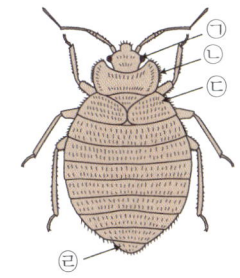

 빈대의 성충 수컷(배면)
㉠-눈, ㉡-전흉배판, ㉢-반시초, ㉣-음경

45 다음과 같은 특징을 갖고 있는 바퀴는?

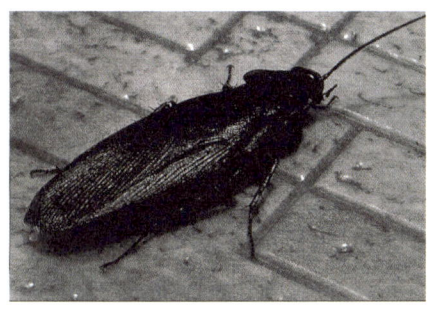
㉠

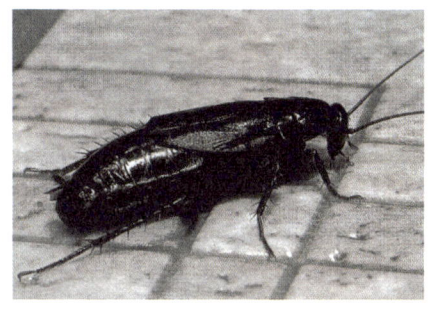
㉡

수컷의 날개-복부 끝보다 길다.   암컷의 날개-복부 반만 덮는다.
전흉배판-약간 오목볼록형이다.

① 경도바퀴   ② 독일바퀴   ③ 이질바퀴
④ 집바퀴   ⑤ 먹바퀴

 집바퀴 성충
㉠은 수컷의 날개-복부 끝보다 길다. ㉡은 암컷의 날개-복부 반만 덮는다.

46 다음 곤충은 페스트와 발진열을 매개하는 데 중요한 역할을 한다. 이 곤충의 명칭은?

① 고양이벼룩   ② 열대쥐벼룩
③ 개벼룩   ④ 닭벼룩
⑤ 사람벼룩

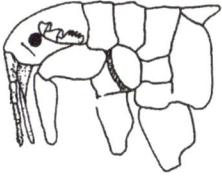

 열대쥐벼룩 : 무즐치 벼룩이며, 중흉복판의 가운데에 종(從)으로 그어진 중흉측선이 있다.

47 다음과 같은 형태를 가지고 있는 곤충은?

① 청색하늘소붙이　② 나방
③ 등에　　　　　　④ 말벌
⑤ 개미

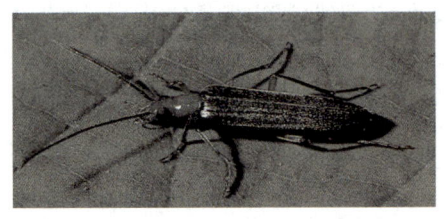

 청색하늘소붙이 : 하늘소붙이과에 속하는 딱정벌레로 체장이 약 13mm, 몸이 가늘고 몸은 등황색이고 시초(翅鞘)는 광택성이 있는 암녹색(暗綠色)이다.

48 다음 그림은 진드기를 나타낸 것이다. 진드기의 명칭은?

① 모낭진드기
② 옴진드기
③ 털진드기
④ 참진드기
⑤ 물렁진드기

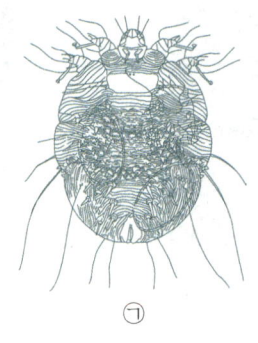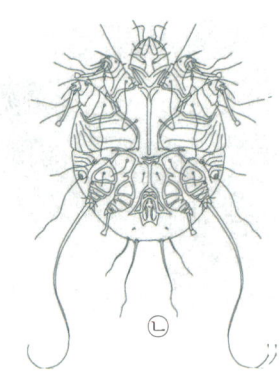

㉠　　　　㉡

 ① 옴진드기 성충 : ㉠-암컷, ㉡-수컷
② 옴진드기의 다리는 짧고 뭉뚝하며 **암컷**은 앞쪽 2쌍의 다리 부절에 나 있는 병절 끝에 흡반(吸盤)이 있으며, 수컷은 제1각, 제2각 및 제4각에 모두 병절과 흡반이 있고 제3각의 부절 끝에는 긴털이 있다.

49 다음 그림으로 방제할 수 있는 것은?

① 쥐 방제
② 바퀴 방제
③ 파리 방제
④ 고양이 방제
⑤ 모기 방제

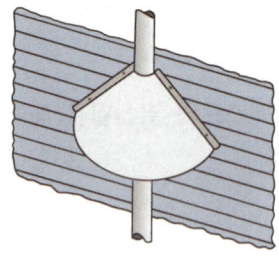

50 다음은 분사구(노즐)의 그림이다. 노즐의 명칭은?
① 수직형
② 부채형
③ 직선형
④ 공중형
⑤ 원추형

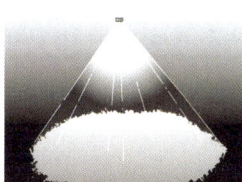
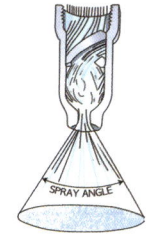

정답														
	1. ③	2. ④	3. ②	4. ④	5. ②	6. ①	7. ①	8. ④	9. ④	10. ③	11. ①	12. ②	13. ④	14. ①
	15. ②	16. ①	17. ①	18. ①	19. ③	20. ②	21. ③	22. ②	23. ③	24. ②	25. ④	26. ⑤	27. ①	
	28. ③	29. ②	30. ⑤	31. ⑤	32. ①	33. ②	34. ③	35. ②	36. ②	37. ③	38. ④	39. ②	40. ⑤	
	41. ①	42. ④	43. ⑤	44. ③	45. ④	46. ②	47. ①	48. ②	49. ①	50. ⑤				

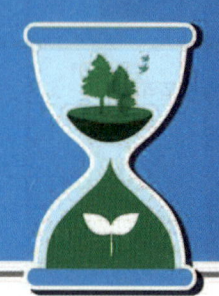

제8회 실전모의고사

※ 이 책은 **저작권법의 보호를 받는 저작물**이므로 어떠한 경우에도 **무단 복제 및 여타의 용도**로 사용할 수 없으며 위법 시에는 **형사상의 처벌**을 받습니다.

1 다음 그림은 대기의 수직구조를 나타낸 것이다. 대류권은 어느 층을 말하는가?

① ㉠
② ㉡
③ ㉢
④ ㉣
⑤ ㉠~㉣

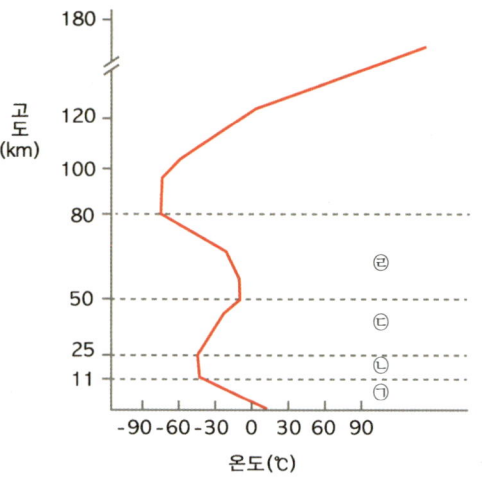

2 다음 기구는 카타온도계이다. A와 B는 몇 도인가?

	(A)	(B)
①	100°F	95°F
②	100°F	90°F
③	95°F	90°F
④	95°F	80°F
⑤	90°F	80°F

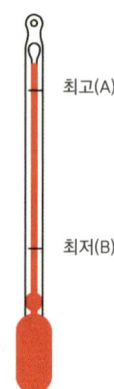

3 다음 기구에서 "C"의 주재료는?

① 철사
② 모발
③ 증류수
④ 알코올
⑤ 천

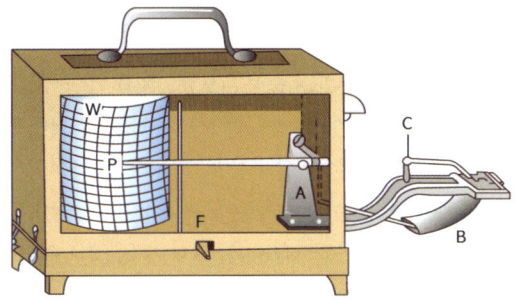

 자기온도계의 구성 : (A) 지지대, (B) bourdon관, (C) 조절나사, (P) pen, (W) 회전원통, (F) pen 누르개

4 다음 기구로 측정할 수 있는 것은?

① 온도
② 진동
③ 조도
④ 소음
⑤ 수은

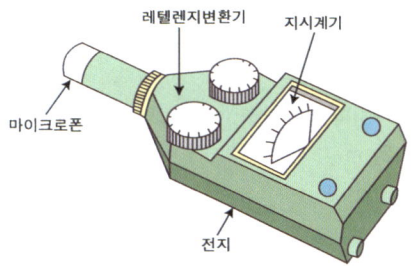

5 다음의 기구로 측정 가능한 항목은?

① 기습
② 기온
③ 기류
④ 기압
⑤ 복사열

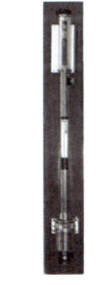

[단위 : mmHg]

6 다음 도표에서 감각온도가 19℃일 때의 기류는?

① 0.5m/sec
② 1m/sec
③ 1.5m/sec
④ 2m/sec
⑤ 3m/sec

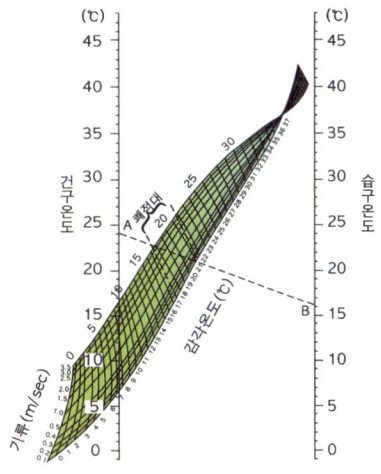

7 불쾌지수를 구하는 방법으로 맞는 것은?

① (건구온도×습구온도)℃ × 0.72 + 40.6
② (건구온도×습구온도)℃ + 0.72 + 40.6
③ (건구온도+습구온도)℃ × 0.72 + 40.6
④ (건구온도+습구온도)℃ ÷ 0.72 + 40.6
⑤ (건구온도-습구온도)℃ × 0.72 + 40.6

8 다음 그림은 입자상물질이 인체에 미치는 것을 나타낸 것이다. 인체에 가장 크게 영향을 미치는 입자상물질의 크기는 몇 μm인가?

① 0.1~0.5μm
② 0.5~0.6μm
③ 0.5~5μm
④ 5~15μm
⑤ 10μm 이상

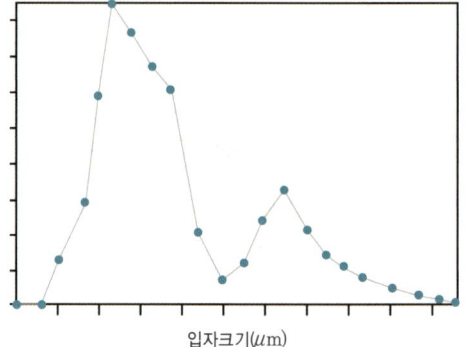

9 다음의 하이볼륨에어샘플러(고용량공기포집기)에서 채취할 수 있는 입자상물질의 크기는 몇 μm인가?

① 0.1~100μm
② 5~10μm
③ 0.5~5μm
④ 1~10μm
⑤ 10μm 이하

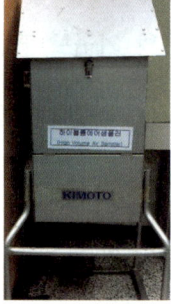

10 새집증후군의 원인이 되며, 알레르기, 두통 등을 일으키는 물질은?

① 폼알데하이드　　② 이산화탄소(CO_2)　　③ 석면
④ 먼지　　⑤ 오존

 폼알데하이드(Formaldehyde=포름알데히드) : 신축 건물 입주 시 두통, 알레르기 등을 일으키는 물질이며, 접착제 등에서 많이 배출되는 물질이다.

11 다음 기구로 측정 가능한 것은?

① 소음계 – 소음
② 진동계 – 진동
③ 가스크로마토피 – 분진
④ 디지털 분진측정기 – 분진
⑤ 고용량공기포집기 – 공기

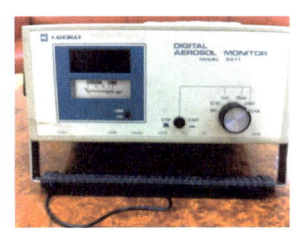

 그림 11은 디지털 분진측정기이다.

12 다음 그림의 기구로 측정할 수 없는 것은?

① 벤젠
② 페놀
③ CS_2
④ 유기인
⑤ pb

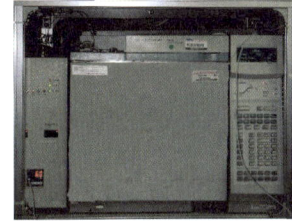 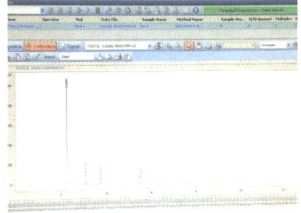

 가스크로마토그래피(G.C ; Gas Chromatography) 측정 : 벤젠, 페놀, 이황화탄소(CS_2), 알킬수은, 유기인, 폴리클로리네이티드 비페닐(PCB), 휘발성저급탄화수소류, 휘발성유기화합물(VOC), 일산화탄소(CO) 등

※ 납(pb)의 측정 : 원자흡광광도법, 흡광광도법

13 그림은 청감보정회로의 A, B, C 특성곡선인데 음의 세기보다 감각에 대한 특성을 나타낸 것은 어느 곡선인가?

① B곡선, C곡선
② B곡선
③ C곡선
④ A곡선
⑤ A~C곡선

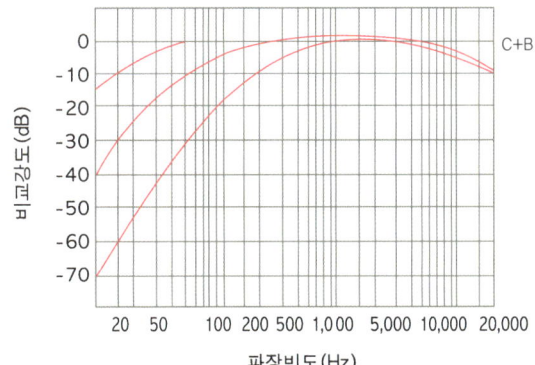

14 그림은 무엇을 측정하는 기구인가?

① BOD, COD
② BOD, DO
③ BOD, SS
④ DO, SS
⑤ 유기물

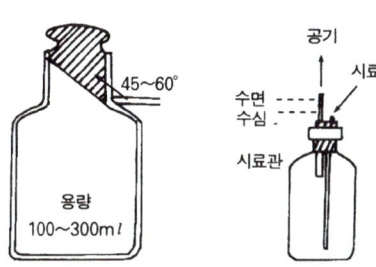

15 그림에서 클로라민이 형성되는 구간은?

① ㉠~㉡
② ㉡~㉢
③ ㉢
④ ㉢~㉣
⑤ ㉣ 이상

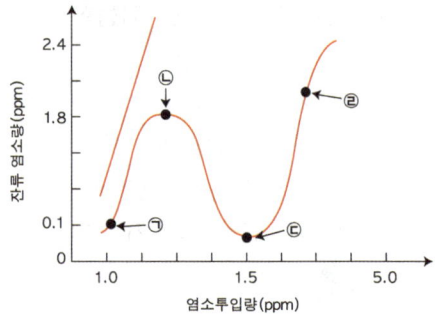

해설
① ㉠~㉡ : 결합잔류염소(클로라민)가 형성되는 지점
② ㉡~㉢ : 결합잔류염소가 파괴되는 지점(부활현상)
③ ㉢ : 불연속점(파괴점=Break point)
④ ㉢~㉣ : 유리잔류염소가 형성되는 지점

16 다음 기기의 명칭은?

① 플루오르 증류장치
② 질소 증류장치
③ 시안 증류장치
④ 비화수소 발생장치
⑤ 지방추출기

해설 그림 16은 불소(플루오르) 증류장치이다.

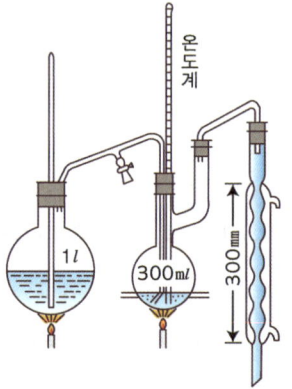

17 다음 기구로 무엇을 측정할 수 있는가?

① BOD
② 탁도
③ 대장균
④ 조도
⑤ pH

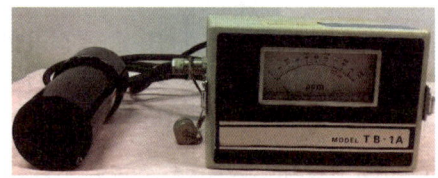

[단위 : NTU]

18 다음 기구는 세균을 측정할 때 사용하는 기구이다. 이 기구의 명칭은 무엇인가?

① Spectrophotometer
② Colony counter
③ Drying oven
④ Incubator
⑤ 스탠드

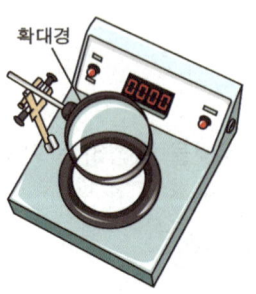

19 E. coli(대장균)의 정량시험 순서가 옳게 된 것은 어느 것인가?
① 추정시험 → 확정시험 → 결과시험
② 확정시험 → 추정시험 → 완전시험
③ 추정시험 → 확정시험 → 완전시험
④ 확정시험 → 완전시험 → 추정시험
⑤ 완전시험 → 추정시험 → 확정시험

20 다음 기구에서 듀람관을 넣는 이유는?
① BOD 배양
② 가스 생성 확인
③ 유기물 확인
④ COD 확인
⑤ 온도 조절

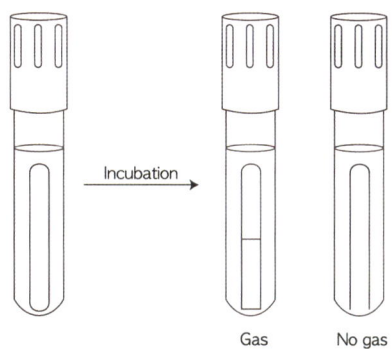

21 어류의 사후변화가 바르게 기술된 것은?
① 사후강직 → 강직해제 → 자가소화 → 부패
② 사후강직 → 자가소화 → 강직해제 → 부패
③ 사후강직 → 부패 → 자가소화 → 강직해제
④ 자가소화 → 강직해제 → 사후강직 → 부패
⑤ 자가소화 → 사후강직 → 강직해제 → 부패

22 그림과 같이 단모균이며, 해수에서 잘 자라는 세균은?
① 살모넬라균
② 보툴리누스균
③ 아리조나균
④ 비브리오균
⑤ 포도상구균

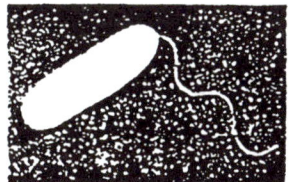

23 그림과 같이 주모균이며, 발열을 나타내는 식중독은?
① 살모넬라 식중독
② 콜레라균 식중독
③ 노로바이러스 식중독
④ 비브리오 식중독
⑤ 포도상구균 식중독

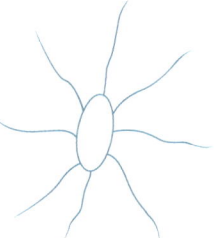

24 다음의 균에 오염되면 화농성 염증 증상이 나타난다.
잠복기가 짧은 이 식중독은 무엇인가?

① 비브리오균
② 살모넬라균
③ 파상풍균
④ 포도상구균
⑤ 장티푸스균

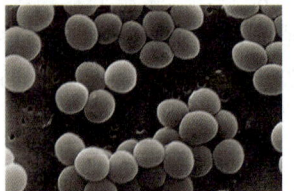

25 다음 중 통조림 등 밀봉식품의 부패로 인한 식중독은 어떤 것인가?

① 살모넬라 식중독　　　② 보툴리누스 식중독
③ 포도상구균 식중독　　④ 프로테우스 식중독
⑤ 프토마인 식중독

26 다음 도표는 인축공통감염병에 걸린 환자의 체온변화를 나타낸 것이다. 어느 감염병으로 추정되는가?

① 탄저
② 브루셀라(파상열)
③ 야토병
④ 파상풍
⑤ 콜레라

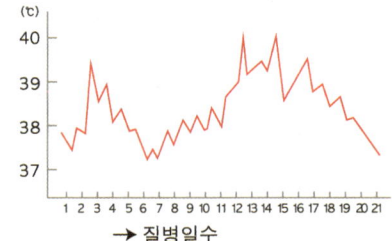

27 다음 그림은 1/3이 굵고, 2/3가 얇다.
이 기생충은 어떤 기생충을 말하는가?

① 편충
② 회충
③ 십이지장충
④ 선모충
⑤ 폐흡충

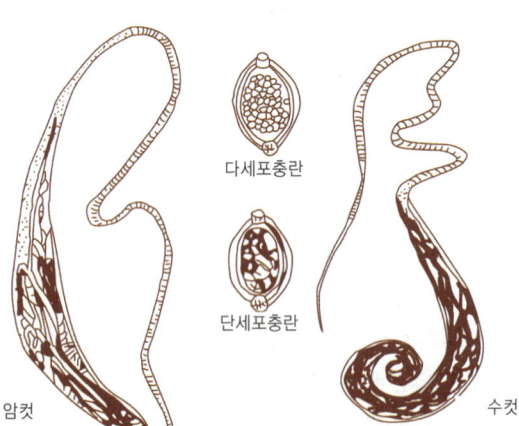

28 다음 기구의 시험 중에서 A는 무엇을 알아보기 위한 것인가?
① 가스 생성
② 액체 생성
③ 고체 생성
④ 오염물질 생성
⑤ 고형물 생성

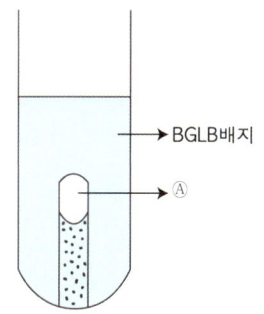

29 다음 기구의 A부분은 무엇인가?
① 손잡이
② 온도조절
③ 압력조절
④ 시간조절
⑤ 수위조절

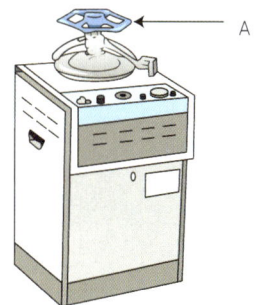

30 다음 소독제 중 조리를 하기 전 손을 씻는데 가장 좋은 소독제는 어느 것인가?
① 역성비누   ② 과산화수소   ③ 알코올
④ 승홍   ⑤ 오존

31 그림은 North 곡선이다. 중간대의 의미는?
① 크림선형성 저지선과 결핵균 사이
② 크림선형성 저지선과 장티푸스균 사이
③ 크림선형성 저지선과 디프테리아균 사이
④ 크림선형성 저지선과 연쇄상구균 사이
⑤ 크림선형성 저지선과 콜레라균 사이

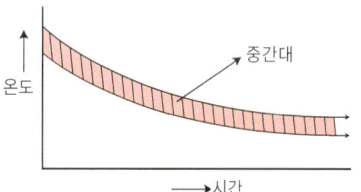

 North 도표
① North 도표란 저온살균일 때의 온도와 시간과의 관계를 나타낸 것이다.
② North 도표에 나타나 있는 크림선(cream line)형성 저지선(沮止線)과 결핵균이 사멸하는 선과의 사이에 있는 중앙대(neutral zone)의 범위에서의 온도와 시간과의 관련성을 선택하는 것이 이상적인 살균온도이다.

32 그림의 조리장 바닥의 기울기는 1m당 몇 cm 정도 높게 하는 것이 좋은가?

① 2~4cm
② 4~6cm
③ 6~7cm
④ 7~10cm
⑤ 10cm 이상

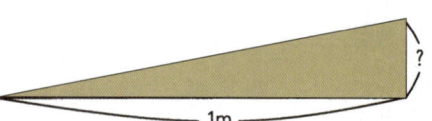

33 그림은 벽면과 바닥을 나타낸 것이다. 식품공정의 시설위생에 준하여 볼 때 가장 이상적으로 생각되는 직경은 몇 cm인가?

① 5cm
② 10cm
③ 15cm
④ 20cm
⑤ 30cm

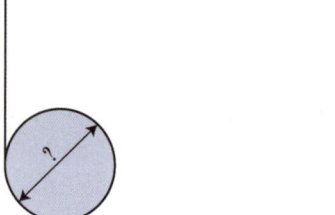

34 벽면에 부착된 창의 경사각은?

① 30°
② 40°
③ 50°
④ 60°
⑤ 100° 이상

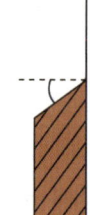

35 다음 곤충은 무엇인가?

① 독일바퀴
② 먹바퀴
③ 미국바퀴
④ 이질바퀴
⑤ 집바퀴

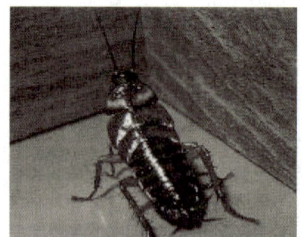

36 다음 곤충은 찜질방에서 감염될 수 있다. 이 곤충은?

① 참닭털이
② 새털이
③ 닭날개이
④ 사면발이
⑤ 오리털이

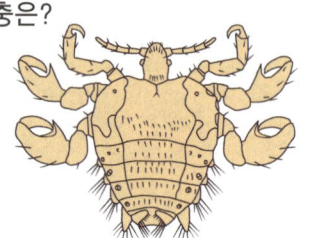

이(Lice) 분류
① 새털이목(Mallophaga) : 주로 조류에 기생하며, 새털이목에는 털이, 참닭털이, 긴털참닭털이, 닭털이, 오리털이 등이 있다.
② 이목(Anoplura)
㉮ 몸이(Pediculus humanus)와 머릿니(Pediculus capitis)
㉯ 사면발이(Pthirus pubis) : 사면발이과에 속하며, 음부이(pubic louse)라고도 한다.
※ 이는 숙주선택이 엄격하다.

37 다음 그림은 어떤 위생해충을 나타낸 것이며, ㉠의 명칭은 무엇인가?

① 모기 – 배유영모군
② 파리 – 호흡관모
③ 모기 – 호흡관모
④ 모기 – 미새
⑤ 모기 – 기공

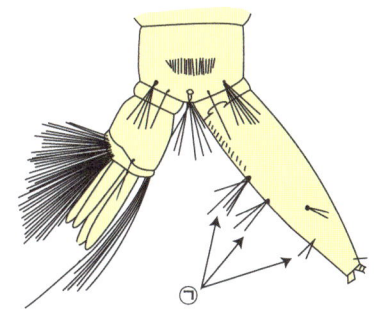

 모기의 복부 말단부 : ㉠-호흡관모

38 그림의 "○"은 모기의 군무장소(교미습성)를 표시한 것이다. 적당하지 <u>않은</u> 곳은?

① A
② B
③ C
④ D
⑤ E

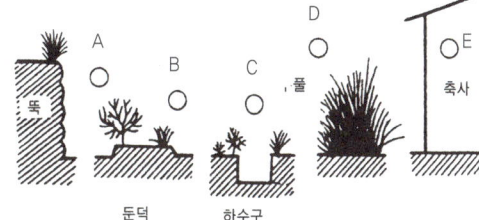

39 다음 그림은 어떤 파리의 흉부인가?

① 집파리
② 큰집파리
③ 침파리
④ 쉬파리
⑤ 딸집파리

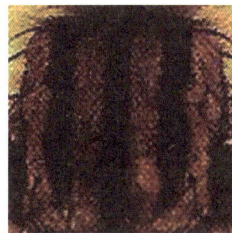

 ① 쉬파리의 성충 : 중흉배판에 3개의 흑색 종대가 있다.
② 침파리의 성충 : 흉부에 4개의 흑색 종대가 있다.

40 다음은 무슨 파리인가?

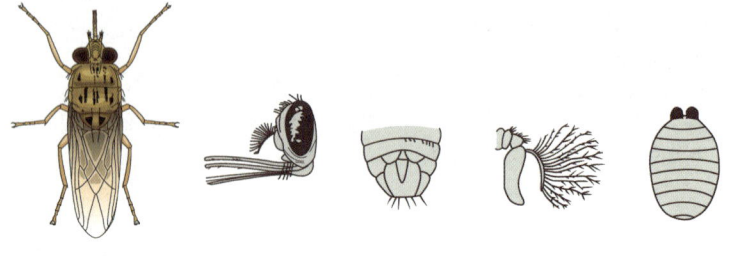

① 모래파리　　② 쉬파리　　③ 집파리
④ 체체파리　　⑤ 왕파리

41 다음 곤충에서 베레제기관의 역할은?
① 신경
② 호흡
③ 생식
④ 배설
⑤ 순환

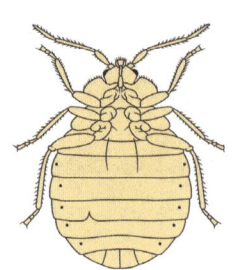

42 그림에서 벼룩의 다리에 해당하는 것은?

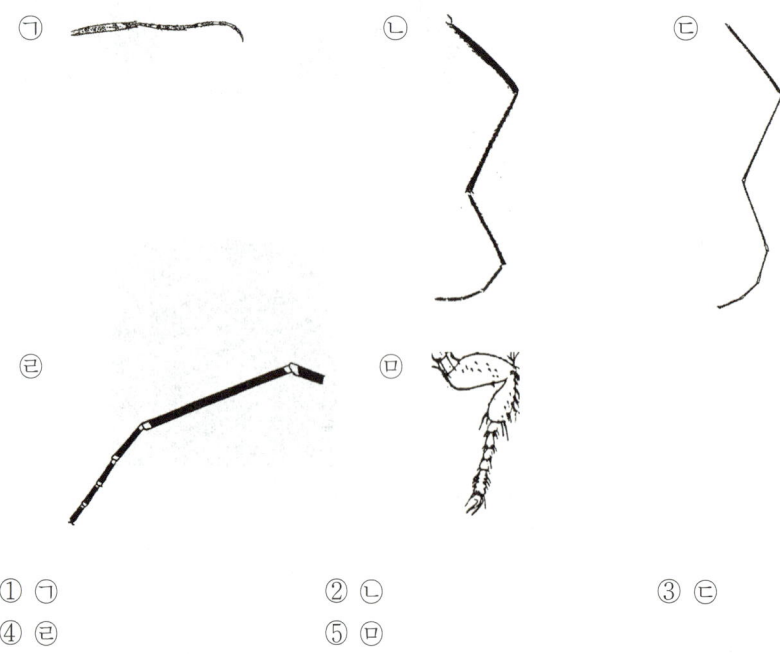

① ㉠　　② ㉡　　③ ㉢
④ ㉣　　⑤ ㉤

해설　㉠-늪모기의 다리, ㉡-작은빨간집모기의 다리, ㉢-중국얼룩날개모기의 다리, ㉣-토고숲모기 다리의 부절, ㉤-벼룩의 다리

43 그림은 유충은 쯔쯔가무시병을 매개한다. 어떤 진드기목인가?

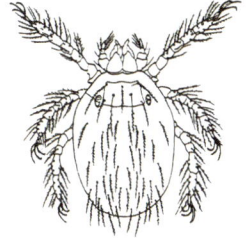

① 전기문아목
② 중기문아목
③ 후기문아목
④ 무기문아목
⑤ 이기문아목

 진드기목 분류 : 전기문아목, 중기문아목, 후기문아목, 무기문아목, 이기문아목, 은기문아목
　① 전기문아목 : 털진드기과
　② 중기문아목 : 새진드기과, 가시진드기과
　③ 후기문아목(참진드기과, 물렁진드기과)
　④ 무기문아목 : 옴진드기과, 집먼지진드기과
　※ 이기문아목, 은기문아목 : 위생곤충학에서 다루지 않음

44 독나방을 쫓고 나서 부었다가 가라앉는 원인은?
① 곤충의 극모
② 곤충의 날개
③ 곤충의 독모
④ 곤충의 촉각
⑤ 곤충의 촉수

 독나방 : 독모(毒毛)가 복부 털에 부착되어 있으며 접촉하면 피부염을 유발한다.

45 그림은 무엇인가?

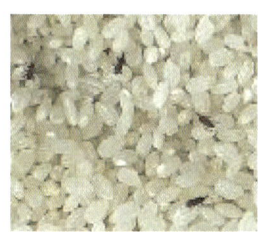 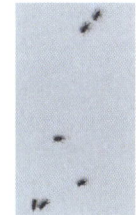 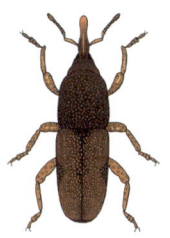

① 바퀴
② 벼룩
③ 쌀진드기
④ 쌀 바구미
⑤ 빈대

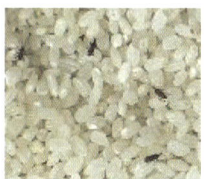
[쌀에 바구미가 있는 사진]

46 그림은 쥐의 분(糞)이다. ㉢은 어느 쥐의 분인가?

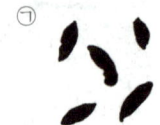 ㉠ 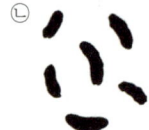 ㉡ 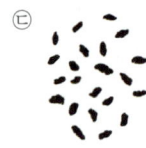 ㉢

① 시궁쥐 ② 곰쥐 ③ 생쥐
④ 들쥐 ⑤ 집쥐

 쥐의 분(糞)의 특징 : ㉠-시궁쥐, ㉡-곰쥐, ㉢-생쥐

47 다음과 같은 번데기 구조를 갖는 해충은?
① 모기
② 등에
③ 벼룩
④ 파리

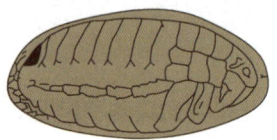

 벼룩의 번데기 껍질 내부 : 벼룩의 번데기 껍질은 투명하여 내부에서 형성되고 있는 성충의 형태가 비쳐 보인다.

48 다음 그림은 베레스원추통이다. 이 채집도구로 채집할 수 있는 곤충은?
① 진드기, 벼룩
② 진드기, 바퀴
③ 빈대, 벼룩
④ 이, 빈대

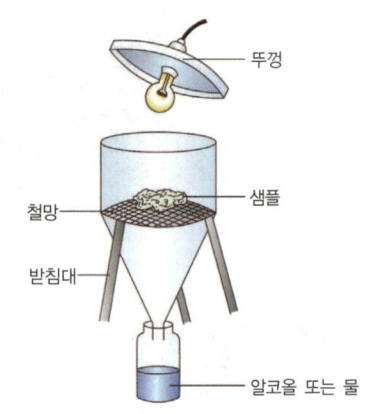

 베레스원추통 : 쥐나 새의 둥지 또는 쥐구멍 주변의 흙을 긁어 플라스틱 백에 넣어 실험실로 가져와서 베레스원추통의 철망 위에 올려놓는다. 전등을 켜 놓으면 진드기, 벼룩, 기타 곤충의 성충과 유충이 빛과 열을 피하여 밑으로 내려와 알코올 병에 떨어진다.

정답														
1.①	2.①	3.①	4.④	5.④	6.③	7.③	8.③	9.①	10.①	11.④	12.⑤	13.④	14.②
15.①	16.①	17.②	18.②	19.①	20.②	21.①	22.④	23.①	24.④	25.②	26.②	27.①
28.①	29.①	30.①	31.①	32.①	33.①	34.①	35.④	36.④	37.③	38.⑤	39.④	40.④
41.③	42.⑤	43.①	44.③	45.④	46.③	47.③	48.①						

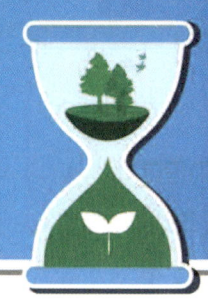

제9회 실전모의고사

1 다음 기구는 무엇을 측정하는 기구인가?
① 기온, 기습
② 기류, 기습
③ 기온, 압력
④ 기온, 기류
⑤ 기온, 복사열

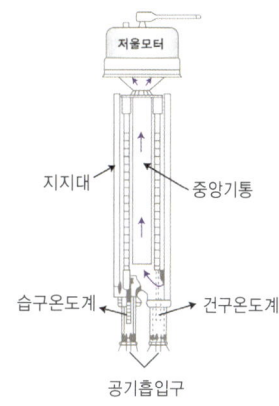

 아스만 통풍온습도계 : 기온과 기습(습도)을 동시에 측정할 수 있다.

2 기류를 측정하는 것은?
① 흑구온도계
② 기압계
③ 풍차풍속계
④ 자기일사계
⑤ 모발습도계

3 다음 기구의 명칭은 무엇이며, 상부눈금(A)은 몇 도인가?
① 카타온도계 – 85°F
② 자기습도계 – 85°F
③ 카타온도계 – 95°F
④ 흑구온도계 – 95°F
⑤ 카타온도계 – 100°F

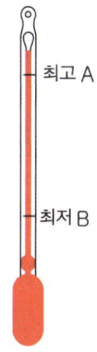

4 다음의 기구 명칭은?

① 적외선 측정기
② 카타온도계
③ 모발온도계
④ 흑구온도계
⑤ 건습계

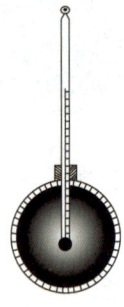

5 태양이 있는 실외의 습구·흑구온도계(W.B.G.T)를 구하는 공식은?

① (건구온도+습구온도)℃×0.72+40.6
② (건구온도+습구온도)°F×0.4+15
③ WBGT=0.7NWB+0.2GT+0.1DB
④ WBGT=0.7NWB+0.3GT
⑤ WBGT=0.7NWB−0.2GT+0.1DB

 온열평가지수(WBGT : Wet Bulb-Globe Temperature Index)
① WBGT는 2차대전 당시 열대지방에서 작전하는 미군병사들에 대한 고온장애를 방지하기 위해 고안한 것임.
② 공식
㉮ WBGT=0.7NWB+0.2GT+0.1DB …… 태양이 있는 실외
㉯ WBGT=0.7NWB+0.3GT …… 실내 또는 태양열이 없는 실외
    NWB : 자연 습구온도
    GT : 흑구온도(복사온도)
    DB : 건구온도

6 다음의 그래프는 무슨 도표인가?

① 상의를 입었을 경우 감각온도
② 상의를 벗었을 때의 감각온도
③ 안정시 감각온도도표
④ 기후의 온열지수도표
⑤ 기류의 온열지표

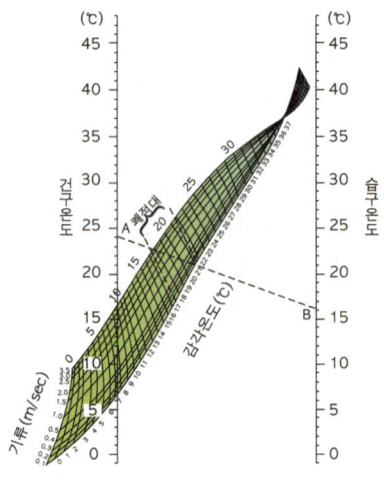

7 다음 기구의 명칭은 무엇인가?

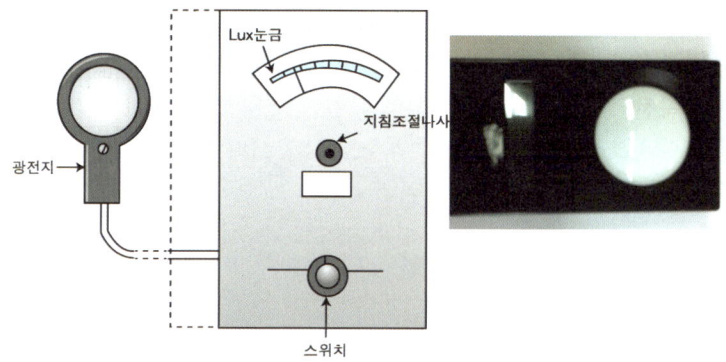

① 온도측정기
② 진동측정기
③ 조도측정기
④ 소음측정기
⑤ 수온측정기

8 그림은 개각과 입사각의 그림이다. 실내의 적절한 조명을 위해 개각은 몇 도로 하는가?

① 4~5°
② 10~15°
③ 15~20°
④ 27~28°
⑤ 50° 이상

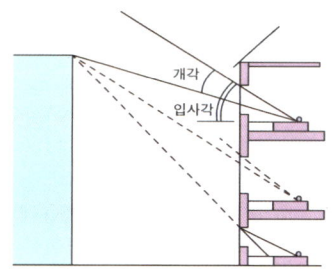

9 다음의 기구 명칭은 무엇인가?
① 휴대용 조도계
② 일광계
③ 소음계
④ 진동계
⑤ 광속계

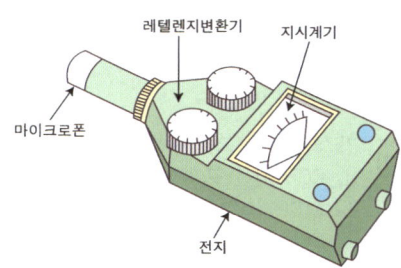

10 다음은 청감보정회로의 A, B, C 특성곡선이다. 음의 세기보다 감각에 대한 특성을 나타낸 것은 어느 곡선인가?

① B곡선, C곡선
② B곡선
③ C곡선
④ A곡선
⑤ A~C곡선

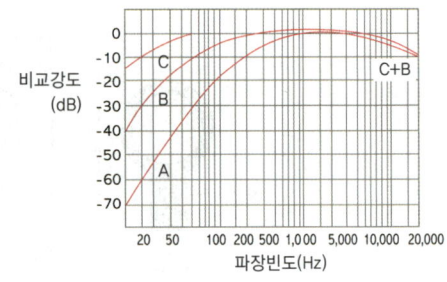

 청감보정회로의 사용방법
① A곡선은 소리의 세기보다 감각에 대한 특성을 나타낸 것이다.
② C곡선은 녹음을 하는 경우에 사용한다.
③ B곡선은 별로 사용하지 않는다.

11 호수에서는 수심에 따른 온도의 변화로 물의 밀도차가 발생하여 표층, 변천대, 정체층 등으로 층이 발생하는데 이러한 현상을 무슨 현상이라 하는가?

① 성층현상　　② 전도현상　　③ 자정작용
④ 부영양화　　⑤ 온실효과

 ① 성층현상
㉮ 호수에서는 수심에 따른 온도의 변화로 물의 밀도차가 발생하여 표층, 변천대, 정체층 등으로 층이 발생하는데 이러한 현상을 성층현상이라 한다.
㉯ 겨울이나 여름에 주로 발생한다.
② 전도현상
㉮ 호수에서는 봄, 가을에 물의 온도의 변화로 밀도차가 발생하여 수직운동이 가속화되는데 이러한 현상을 전도현상(turn over, 순환현상)이라 한다.
㉯ 봄·가을에 주로 발생한다.

12 환경오염 공정 시험법에서 가스크로마토그래프법에 의한 측정이 가능한 오염물질로만 구성되어 있는 것은?

① NOx, SOx, HCl　　② Pb, Cu, Cd　　③ 벤젠, 페놀, CS_2
④ SOx, Pb, 벤젠　　⑤ HCl, Pb

가스크로마토그래프법 분석에 사용되는 검출기는 각각 그 목적에 따라 다음과 같다.
① ECD(전자 포획형 검출기) : 유기할로겐화합물, 니트로겐화합물, 유기금속화합물
② FID(수소염이온화 검출기) : 페놀, 일산화탄소
③ FPD(염광광도 검출기) : 인, 유황 화합물
※ FID : 탄수화물에 고감도이고, 일반적으로 많이 쓰인다.

13 다음 기기의 명칭은 무엇인가?

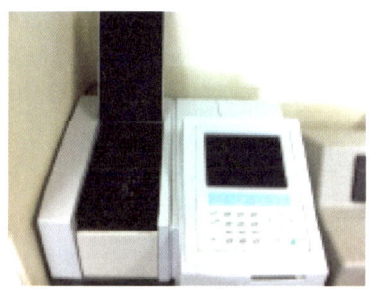

광원부 → 파장선택부 → 시료부 → 측광부

① 자외선측정기　　　　　　② 적외선측정기
③ 원자흡광광도계　　　　　④ 흡광광도계
⑤ 가스크로마토그래피

14 그림의 장치는 무엇을 측정하기 위한 기기인가?

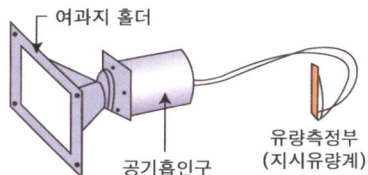

① 먼지
② 부유먼지
③ 강하먼지
④ 아황산가스
⑤ 오존

15 다음 기구의 명칭은 무엇인가?

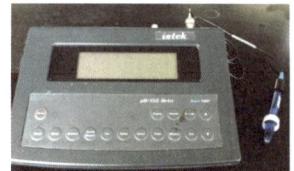

① pH meter
② Incubator
③ Drying oven
④ Desiccator
⑤ 조도측정기

16 다음의 기구는 무엇을 실험하기 위한 장치인가?

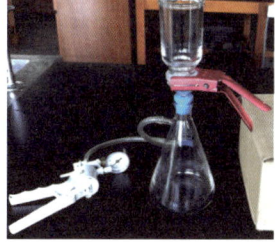

① BOD　　　　② COD
③ DO　　　　　④ SS
⑤ CO

17 10배로 희석한 시료의 흡광도가 0.3이라면, 이 원수의 탁도는 몇 도인가? (단, 10배로 희석한 시료의 흡광도가 0.1일 때 탁도는 1도이다)
① 1도　　　　② 10도　　　　③ 15도
④ 30도　　　　⑤ 50도

18 KMnO₄(과망간산칼륨)으로 측정할 수 있는 것은?
① DO　　　　② BOD　　　　③ COD
④ SS　　　　⑤ THM

19 다음 기구의 명칭은 무엇인가?
① 불소 증류장치
② 질소 증류장치
③ 시안 증류장치
④ 비화수소 발생장치
⑤ 염소 발생장치

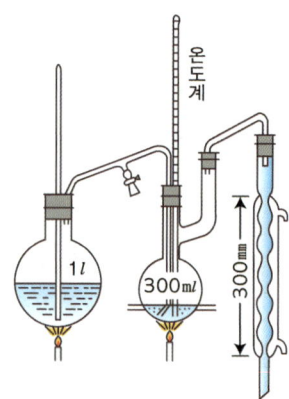

20 그림은 평판한천배지의 접종법을 나타낸 것이다. 접종순서가 바르게 된 것은?
① ㉠→㉡→㉢→㉣
② ㉠→㉡→㉣→㉢
③ ㉡→㉢→㉠→㉣
④ ㉣→㉢→㉡→㉠
⑤ ㉣→㉡→㉠→㉢

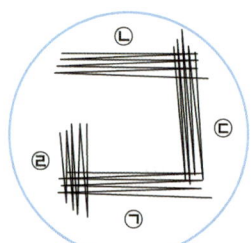

해설 접종법 순서는 다음과 같다.

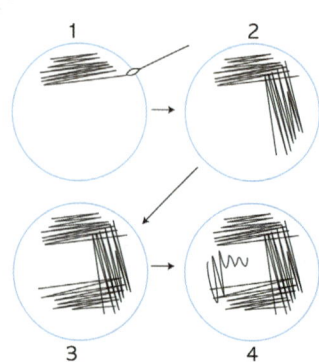

21 다음 기구의 온도와 시간이 맞게 된 것은?

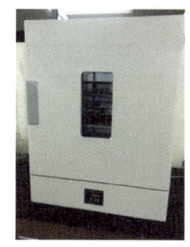 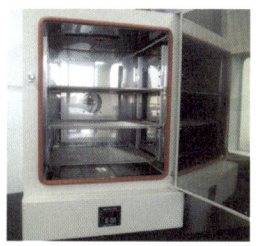

① 100~120℃, 30분
② 121℃, 15~20분
③ 160~170℃, 1시간~2시간
④ 110℃, 15~20분
⑤ 120℃, 15~20분

 드라이오븐(dry oven)의 온도와 시간 : 160~180℃, 1~2시간 건조한다.

22 다음과 같은 조작을 무엇이라 하는가?
① 여과
② 적정
③ 추출
④ SS 측정
⑤ 증류

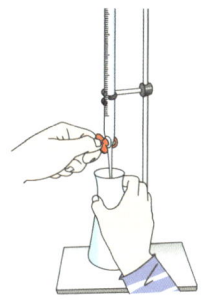

23 통조림 표시기준에 관한 내용 중 숫자는 무엇을 표시한 것인가?
① 원료
② 조리방법
③ 크기
④ 제조회사
⑤ 제조 년 월 일

MOYM
KAFT
3D02

 MO : 원료, Y : 조리방법, M : 크기, KAFT : 제조회사(제조원), 03 : 제조년도(2003년), D : 제조의 달 (December ; 12월), 02 : 제조날짜

24 다음 그림의 통조림이 산성화 되었다면 어떤 물질이 문제가 되는가?
① 내용물의 고형화
② 유해성 금속의 용출
③ 폼알데하이드
④ 액성의 변화
⑤ 솔라닌 중독

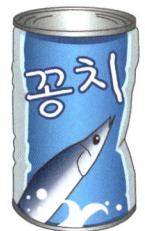

25 다음 그림은 11% 식염수(NaCl)에 계란을 담근 것이다. 가장 신선한 것은?

① ㉠
② ㉡
③ ㉢
④ ㉣
⑤ ㉠~㉣

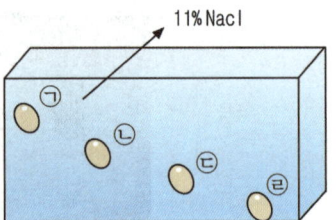

26 그림 중에서 살모넬라균의 형태는?

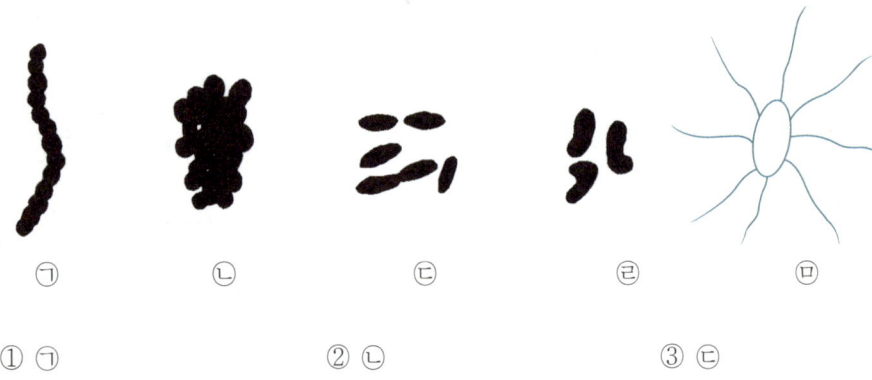

① ㉠
② ㉡
③ ㉢
④ ㉣
⑤ ㉤

> **해설** ㉠번-연쇄상구균, ㉡번-포도상구균, ㉢번-간균, ㉣번-콤마(comma)형 간균, ㉤-주모균

27 다음의 균으로 전파할 수 있는 경구감염병은 어느 것인가?

① 세균성이질
② 장티푸스
③ 콜레라
④ 소아마비
⑤ 포도상구균 식중독

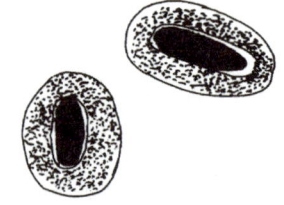

28 그림은 어떤 독소를 갖고 있는가?

① Muscarin
② Solanine
③ Venerupin
④ Tetrodotoxin
⑤ Sepsin

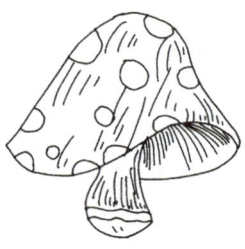

버섯

무스카린-버섯, 솔라닌·셉신-감자독, 베네루핀-모시조개·바지락조개·굴, 테트로도톡신-복어독

29 그림은 어떤 독소를 갖고 있는가?
① 베네루핀
② 사시톡신
③ Tetrodotoxin
④ Solanine
⑤ 뮤스카린

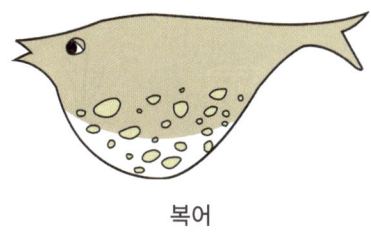
복어

30 그림이 갖고 있는 독소의 성분은 어느 것인가?
① Tetrodotoxin
② Solanine
③ Muscarin
④ Saxitoxin
⑤ gossypol

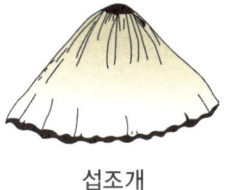
섭조개

 ① 대합조개, 섭조개, 홍합 : 삭시톡신(Saxitoxin)
② 모시조개, 바지락조개, 굴 : 베네루핀(Venerupin)

31 다음의 기생충은 스카치 테이프법을 이용하여 검사한다. 이 기생충은 어떤 기생충을 말하는가?
① 회충
② 요충
③ 십이지장충
④ 선모충
⑤ 편충

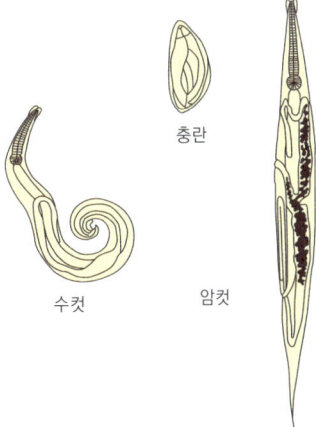
충란
수컷   암컷

32 다음 그림과 같이 채소밭을 맨발로 걸어갈 때 감염되기 쉬운 기생충은 어느 것인가?

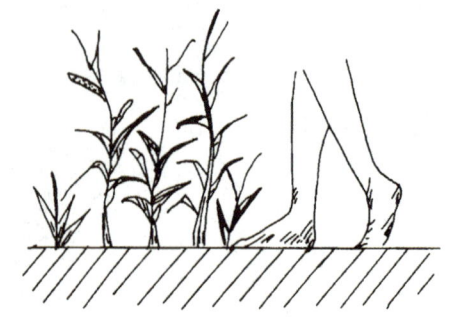

① 선모충　　　　② 요충　　　　③ 편충
④ 구충　　　　　⑤ 회충

 구충 : 피부감염(경피감염)

33 다음 표에서 세균의 초기 증식기는 어느 곳인가?

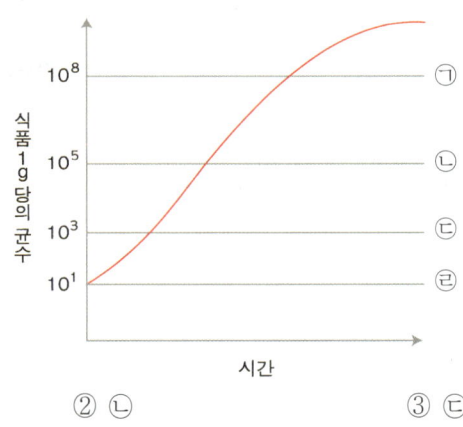

① ㉠　　　　② ㉡　　　　③ ㉢
④ ㉣　　　　⑤ ㉠~㉢

식품의 초기 부패 : $10^8/g(10^7/g)$ 이상

34 다음의 대장균군 확정시험에서 EMB 한천배지에 어떤 색의 집락(colony)이 나타나면 양성이라 할 수 있는가?

① 백색의 집락
② 금속광택의 청동색
③ 홍색 집락
④ 흑색의 집락
⑤ 금속광택의 무색

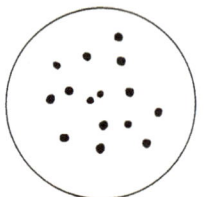

35 다음의 시험 중에서 A는 무엇을 알아보기 위한 것인가?

① 가스 생성
② 액체 생성
③ 고체 생성
④ 오염물질 생성
⑤ 고형물 생성

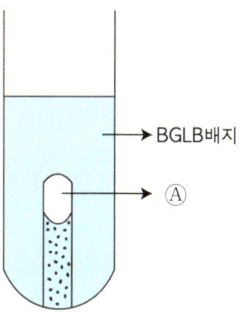

36 그림의 고압증기멸균법의 압력과 처리시간으로 맞는 것은?

① 10Lb, 15분간
② 15Lb, 20분간
③ 20Lb, 15분간
④ 20Lb, 30분간
⑤ 30Lb, 30분간

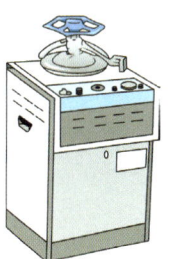

37 그림은 North 곡선이다. 중간대의 의미는?

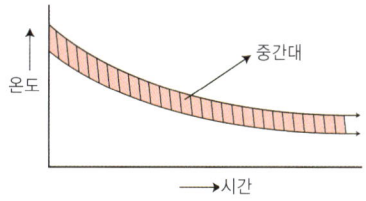

① 크림선형성 저지선과 결핵균 사멸선 사이
② 크림선형성 저지선과 장티푸스균 사멸선 사이
③ 크림선형성 저지선과 디프테리아균 사멸선 사이
④ 크림선형성 저지선과 연쇄상구균 사멸선 사이
⑤ 크림선형성 저지선과 콜레라균 사멸선 사이

 North 도표
① North 도표란 저온살균일 때의 온도와 시간과의 관계를 나타낸 것이다.
② North 도표에 나타나 있는 크림선(cream line)형성 저지선(沮止線)과 결핵균이 사멸하는 선과의 사이에 있는 중앙대(neutral zone)의 범위에서의 온도와 시간과의 관련성을 선택하는 것이 이상적인 살균온도이다.

38 벽면에 부착된 창의 경사각은?

① 30°
② 40°
③ 50°
④ 60°
⑤ 100° 이상

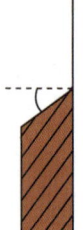

39 다음은 곤충의 외피의 구조를 나타낸 것이다. 표피층을 생성하는 층은?

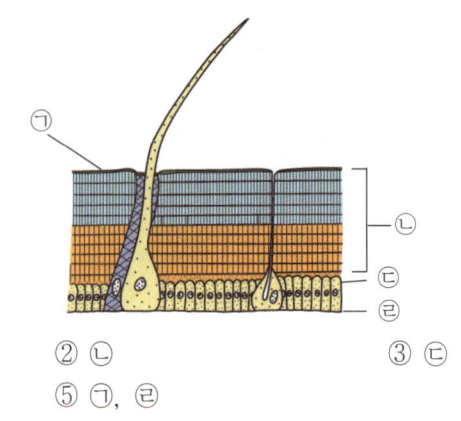

① ㉠
② ㉡
③ ㉢
④ ㉣
⑤ ㉠, ㉣

> 해설 곤충의 외피구조 : ㉠-외표피, ㉡-표피층, ㉢-진피층, ㉣-기저막

40 그림에서 곤충의 다리 중 욕반은?

① ㉠
② ㉡
③ ㉢
④ ㉣
⑤ ㉠~㉢

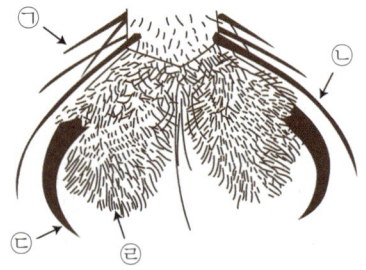

41 그림은 대형 바퀴이며, 바퀴의 전흉배판 가장자리에 현저한 황색무늬가 윤상으로 있고 가운데는 거의 흑색인 바퀴이다. 이 바퀴의 명칭은?

① 이질바퀴
② 독일바퀴
③ 먹바퀴
④ 일본바퀴
⑤ 미국바퀴

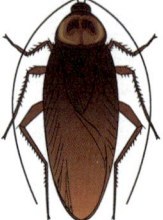

이질바퀴 : 우리나라 옥내서식 종 가운데서 가장 대형인 바퀴이며, 바퀴의 전흉배판 가장자리에 현저한 황색무늬가 윤상으로 있고 가운데는 거의 흑색이며, 남부지방에서 분포되어 있다.

42 그림의 바퀴는 몸 전체가 광택이 나는 암갈색이며, 암수 모두 날개가 복부 전체를 덮고 있는 바퀴이다. 이 바퀴의 명칭은?

① 이질바퀴
② 독일바퀴
③ 먹바퀴
④ 일본바퀴
⑤ 집바퀴

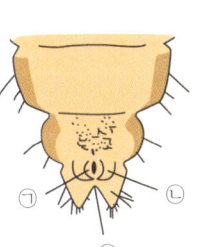
광표시

 먹바퀴(Periplaneta fuliginosa) : 이질바퀴보다 약간 작고, 몸 전체가 광택이 나는 암갈색 또는 암적갈색이며, 암수 모두 날개가 복부 전체를 덮고 있으며, 우리나라 남부지방에 분포되어 있다.

43 그림에서 알을 낳을 때 사용하는 곳은?

① ㉠
② ㉡
③ ㉢
④ ㉠, ㉢
⑤ ㉠~㉢

 ① 이(암컷)의 복부 말단 : ㉠-생식공, ㉡-생식각, ㉢-항문
② 이의 암컷 : 마지막 9절이 양쪽으로 갈라져 융기되었고 1쌍의 생식각(生殖脚, gonopod)이 발달되어있어 산란(産卵)시 털을 껴안도록 되어 있다.

44 그림은 빨간집모기 번데기의 형태를 나타낸 것이다. ㉣의 명칭은?

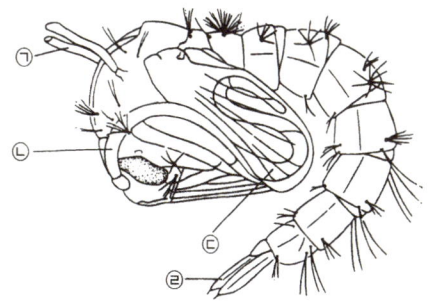

① 호흡각　　　　② 촉각　　　　③ 날개
④ 유영편　　　　⑤ 기공

빨간집모기 번데기의 형태 : ㉠-호흡각, ㉡-촉각, ㉢-날개, ㉣-유영편
① 두흉부에는 배면에 1쌍의 호흡각(呼吸角, trumpet)이 있는데 끝에 기문이 열려있어 유충처럼 대기의 산소를 호흡한다.
② 호흡각은 모기속 분류의 특징으로 사용된다.
③ 유영편은 난형(卵形)이고 테두리에 연모가 있는 경우도 있고 또 수 개의 유영편모(遊泳片毛)를 갖고 있는데 이것은 종 분류에 사용된다.

45 다음 그림은 어떤 질병에 감염된 것이며, 매개곤충은 무엇인가?
① 일본뇌염병 – 모기
② 말라리아병 – 모기
③ 사상충병 – 모기
④ 사상충병 – 벼룩
⑤ 사상충병 – 파리

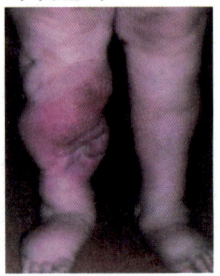

46 그림은 어떤 파리의 유충인가?
① 집파리
② 쉬파리
③ 큰집파리
④ 체체파리
⑤ 딸집파리(아기집파리)

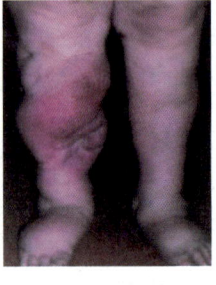

 딸집파리(아기집파리)의 유충
① 특유한 형태를 하고 있어 쉽게 구별할 수 있다.
② 길이가 5~6mm의 난형(卵形)으로 상하 편평(扁平)하다.
③ 딸집파리의 유충은 각 체절에 현저하게 돌출되어 있는 여러 쌍의 육질돌기(肉質突起)가 있다.

47 다음 곤충에서 베레제기관은?
① ㉠
② ㉡
③ ㉢
④ ㉣
⑤ ㉠, ㉡

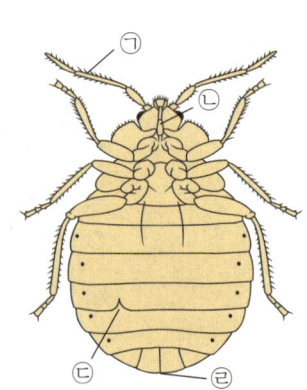

 빈대의 성충 암컷(복면) : ㉠-촉각, ㉡-주둥이, ㉢-베레제기관, ㉣-항문

48 그림은 어느 곤충의 알과 약충인가?

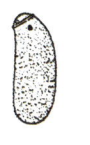

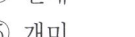

① 몸이   ② 빈대   ③ 벼룩
④ 진드기   ⑤ 개미

 ① ㉠-빈대의 알, ㉡-빈대의 제1령기 약충
② 빈대 알 : 1mm의 크기로 백색이고 난형(卵形)이나 전단부(前端部)에서 약간 굴곡 되어있다.

49 그림에서 ㉡의 명칭은?
① 촉수
② 협즐치
③ 중흉측선
④ 전흉즐치
⑤ 촉각

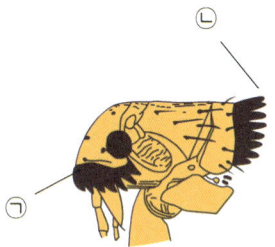

50 다음의 기구로 채집할 수 있는 성충은?

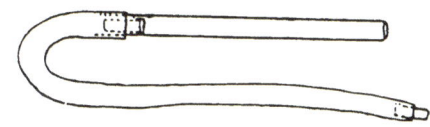

㉮ 소형파리류   ㉯ 등에모기(쌀겨모기)
㉰ 나방파리   ㉱ 등에

① ㉮, ㉯, ㉰   ② ㉮, ㉰   ③ ㉯, ㉱
④ ㉱   ⑤ ㉮, ㉯, ㉰, ㉱

정답														
	1. ①	2. ③	3. ⑤	4. ④	5. ③	6. ①	7. ③	8. ①	9. ③	10. ④	11. ①	12. ③	13. ④	14. ②
	15. ①	16. ④	17. ④	18. ③	19. ①	20. ③	21. ③	22. ②	23. ⑤	24. ②	25. ④	26. ⑤	27. ②	
	28. ①	29. ③	30. ④	31. ②	32. ④	33. ①	34. ②	35. ①	36. ②	37. ①	38. ③	39. ③	40. ④	
	41. ①	42. ③	43. ②	44. ④	45. ③	46. ⑤	47. ③	48. ②	49. ④	50. ①				

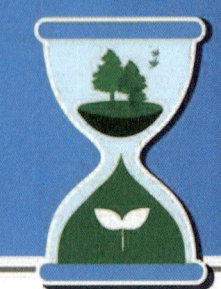

제10회 실전모의고사

1 기온역전이란 어떤 상태를 말하는가?
① 상층기온이 하층기온보다 높을 때
② 고온 저습일 때
③ 상층기온이 하층보다 낮을 때
④ 저기압일 때
⑤ 상층기온과 하층기온이 같을 때

2 다음과 같은 기구를 무엇이라 하는가?
① 아스만 통풍온습도계
② 자기습도계
③ 풍차풍속계
④ August 건습도계
⑤ 흑구온도계

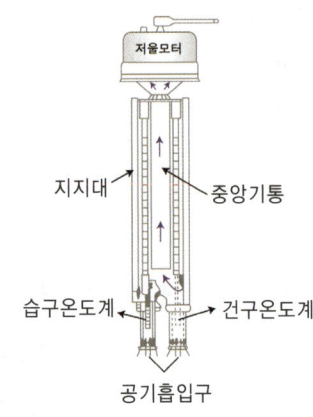

 아스만 통풍온습도계 : 기온과 기습(습도)을 동시에 측정할 수 있다.

3 다음의 기구명칭은 무엇인가?
① 흑구온도계
② 습도계
③ 카타온도계
④ 풍속계
⑤ 수은측정계

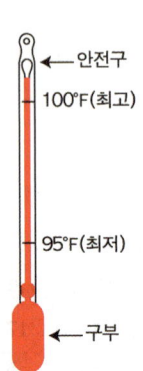

4 건구온도(27℃), 습구온도(23℃)일 때의 불쾌지수 값은?

① 70 ② 76 ③ 80
④ 85 ⑤ 100

 불쾌지수(DI)=(건구온도+습구온도)℃×0.72+40.6=(27+23)℃×0.72+40.6=76

5 다음 기구의 측정단위는 어떻게 표시하는가?

① dB
② Lux
③ Phone
④ Watt
⑤ Hz

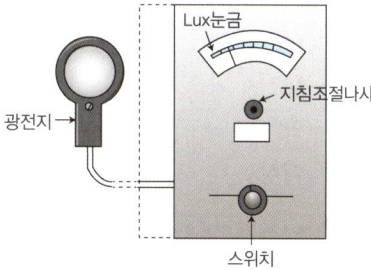

6 다음 사진의 가스크로마토그래프법으로 측정이 가능한 오염물질로만 구성되어 있는 것은?

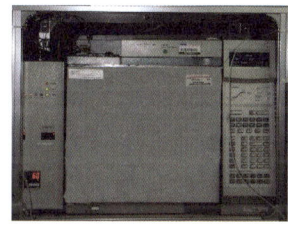 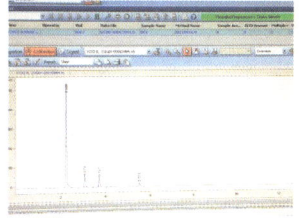

① NOx, SOx, HCl ② Pb, Cu, Cd ③ 벤젠, 페놀, CS_2
④ SOx, Pb, 벤젠 ⑤ Pb, 크롬

 가스크로마토그래프법 분석에 사용되는 검출기는 각각 그 목적에 따라 다음과 같다.
① ECD(전자 포획형 검출기) : 유기할로겐화합물, 니트로겐화합물, 유기금속화합물
② FID(수소염이온화 검출기) : 페놀, 일산화탄소
③ FPD(염광광도 검출기) : 인, 유황 화합물
※ FID : 탄수화물에 고감도이고, 일반적으로 많이 쓰인다.

7 다음 사진(원자흡광광도법)으로 측정할 수 있는 것은?

① 유기인
② PCB
③ 납
④ 알킬수은
⑤ 대장균

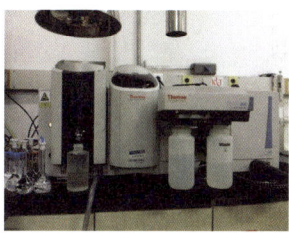

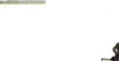

> **해설**
> ① 원자흡광광도법 : 기저상태의 원자증기층에 특유 파장의 빛의 흡수가 일어나는 성질을 이용한 것으로 원자에 의한 빛의 흡수정도는 원자증기밀도에 비례한다.
> ② 납 : 원자흡광광도법, 흡광광도법, 유도결합플라스마 발광광도법
> ③ 유기인, PCB, 알킬수은 : 가스크로마토그래피법

8 그림에서 실내의 적절한 조명을 위해 입사각은 몇 도로 하는가?

① 4∼5°
② 10∼15°
③ 15∼20°
④ 27∼28°
⑤ 50° 이상

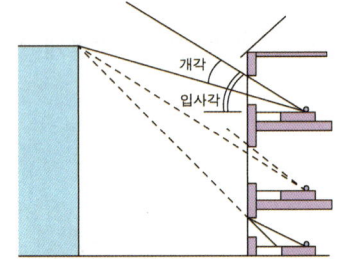

9 다음과 같은 장치의 명칭은 무엇인가?

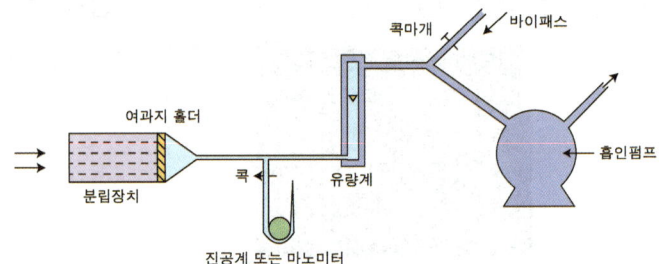

① 사이클론 장치　　② 로볼륨에어샘플러　　③ 데포지 게이지법
④ 하이볼륨에어샘플러　　⑤ 관성력 장치

로볼륨에어샘플러(Low Volume Air Sampler)법
원리 및 적용범위 : 직경이 10μm 이하의 입자상물질을 포집하여 질량농도를 구하거나 금속 등의 성분분포에 이용된다.

10 윙클러-아지드법(winkler method)으로 DO 실험을 할 때 티오황산나트륨용액으로 적정했을 때 종말점의 색은 무슨 색이 되는가?

① 자색　　　　　② 흑색　　　　　③ 적색
④ 홍색　　　　　⑤ 무색

11 다음 기구는 무엇을 측정하는 기구인가?
   ① BOD, COD
   ② BOD, DO
   ③ BOD, SS
   ④ DO, SS
   ⑤ 유기물

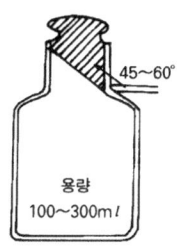 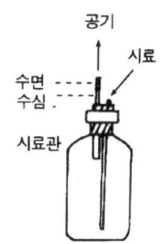

12 이산화질소(NO_2)의 검지관법에 의한 발색된 색깔은?
   ① 녹~청색
   ② 적~보라색
   ③ 회~흑색
   ④ 황~녹색

13 다음 보기는 무엇을 추정하기 위한 시험방법인가?

   검수 → o-톨루딘용액 → 비색정량

   ① 잔류염소   ② 아질산성질   ③ 증발잔류물
   ④ 질산성질소   ⑤ 단백질

14 다음 기구는 무슨 실험을 하기 위한 장치인가?
   ① 불소 증류장치
   ② 시안 증류장치
   ③ 이산화탄소 증류장치
   ④ 질소 증류장치
   ⑤ 탄소 증류장치

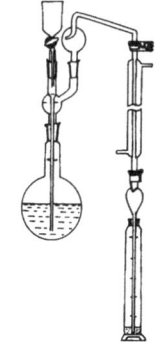

15 그림으로 측정하여 알 수 있는 것은?

① 결핵균
② 파상풍균
③ 살모넬라균
④ 포도상구균
⑤ 대장균

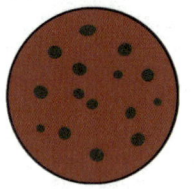 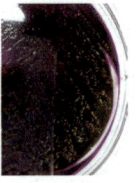

〈사진〉

 그림 15의 왼쪽 그림은 EMB한천배지(금속광택의 청동색깔의 집락)이고, 오른쪽의 사진은 Endo평판 배지이다.

16 자외선 살균효과로 옳은 것은?

① 자외선 살균등의 효과는 거리의 제곱에 비례한다.
② 자외선 살균등의 효과는 거리의 제곱에 반비례한다.
③ 자외선 살균등의 효과는 거리와 관계없다.
④ 자외선 살균등의 효과는 거리가 멀수록 효과적이다.
⑤ 자외선 살균등은 공기, 수술실, 무균실, 조리실, 제약실, 냉장고내 소독에 쓸 수 없다.

 ① 자외선 살균등의 효과는 거리의 제곱에 반비례한다.
② 자외선 살균등은 공기, 수술실, 무균실, 조리실, 제약실, 냉장고내 소독에 쓸 수 있다.

17 다음 도표에서 주파수 1,000Hz와 20~30dB에서의 소음 값은?

① 10dB   ② 10~15dB
③ 20~30dB   ④ 60dB
⑤ 100dB

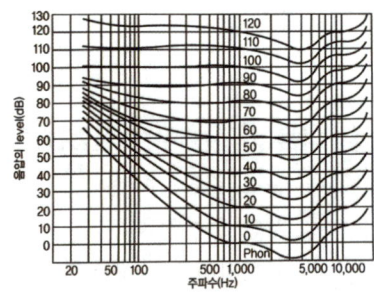

 청감곡선(등감곡선)
① 인간이 청각을 느끼는 소리(Phon)의 크기는 물리적인 음압수준(dB)과 일치하지 않는다.
 (예) 50Hz → 인간이 청각으로 느끼는 소리(Phon)는 음압수준 보다 작다 : 50Hz → 73dB → 50phon
  4,000Hz → 인간이 청각으로 느끼는 소리(Phon)는 음압수준 보다 크다 : 4,000Hz → 42dB → 50phon
② 따라서 1,000Hz 소리의 여러 음압수준을 기준으로 그 크기와 같게 들리는 각 주파수의 소리를 실험적으로 조사하여 작성한 곡선이 청감곡선이다.
③ 청감곡선들은 소리의 청감단위인 phon의 수준을 나타낸 것이다.
 즉 1,000Hz의 40dB 소리와 같은 크기로 들리는 각 주파수의 소리를 연결한 것이 40phon 곡선이다.
 (예) 40dB → 40phon, 60dB → 60phon, 70dB → 70phon

18 HACCP(식품안전관리인증기준) 시스템의 7원칙 중 1단계에 해당하는 것은?
① 중요관리점 결정　② 한계기준 설정　③ 위해요소 분석
④ 개선조치 방법 설정　⑤ 기록보존 및 문서작성 규정의 설정

 식품안전관리인증기준(HACCP ; Hazard analysis critical control point, 식품위해요소 중점관리기준) 제도는 식품의 원료에서부터 제조, 가공, 유통 및 소비에 이르기까지 모든 단계에서 인체에 위해한 요소를 공정별로 분석하여 이를 중점관리하는 예방적 위생관리 제도이다.
HACCP 시스템의 적용 7원칙
① 위해요소 분석
② 중요관리점 결정
③ 한계기준 설정(관리기준의 설정)
④ 감시(monitoring) 방식 설정 : 감시 또는 측정방법(간격, 책임자, 사용기기 명시)
⑤ 개선조치 방법 설정(개선조치 강구)
⑥ 검증절차 및 방법 설정(검증방법의 설정)
⑦ 기록보존 및 문서작성 규정의 설정
※ 식품위해요소중점관리기준 용어가 2014.12.1부터 식품안전관리인증기준으로 변경되었음

19 다음에서 계란 기실의 크기에 따른 구별 중 신선한 계란은?

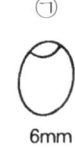 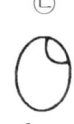 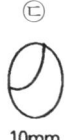 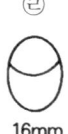
　㉠　　　　　㉡　　　　　㉢　　　　　㉣
　6mm　　　　8mm　　　　10mm　　　16mm

① 기실의 크기가 작은 것
② 기실이 한 쪽으로 치우쳐 있는 것
③ 기실이 한 쪽으로 크게 치우쳐 있는 것
④ 기실이 크게 생성되어 있는 것
⑤ 기실이 중간에 있는 것

20 상온에서 보관할 수 있는 식품으로 옳은 것은?
① 계란　　　　　② 어류　　　　　③ 육류
④ 우유　　　　　⑤ 통조림

21 그림은 살모넬라(Salmonella) TSI 배지이다. 사면부의 색은 무슨 색깔인가?
① 백색
② 흑색
③ 적색
④ 청색
⑤ 무색

22 다음 그래프는 식염농도와 세균의 증식과의 관계를 나타낸 것이다. 장염비브리오균이 잘 자랄 수 있는 식염농도는?

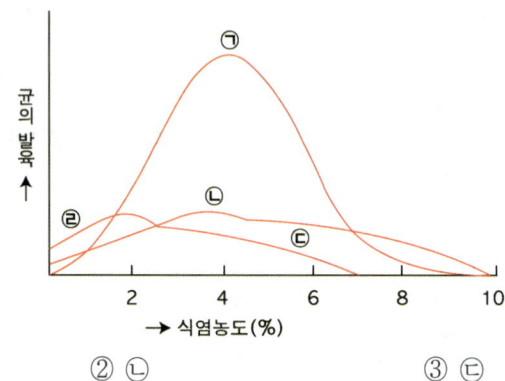

① ㉠   ② ㉡   ③ ㉢
④ ㉣   ⑤ ㉡, ㉣

23 도표에서 어육 부패시 pH 변화로 옳은 것은?

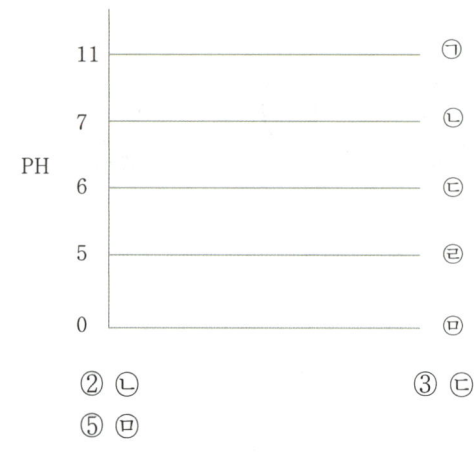

① ㉠   ② ㉡   ③ ㉢
④ ㉣   ⑤ ㉤

해설 육질화의 변화 과정
중성(pH 7.3) → 사후강직되면 산성(pH 5.5~5.6) → 부패되면 알칼리성(pH 11)

24 냉장고에 있는 육류, 계란을 먹고 배가 아프다면 어떤 질병에 걸렸을 것이라 생각하는가?
① 장티푸스   ② 파라티푸스   ③ 백일해
④ 홍역   ⑤ 식중독

25 그림에 사용되는 보존료로 알맞은 것은?

① 데이히드로초산(DHA ; dehydroacetic acid)
② salicylic acid
③ sorbic acid
④ benzoic
⑤ 둘신

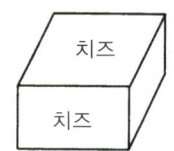

 데이히드로초산(DHA) : 치즈, 버터, 마가린에 사용한다.

26 그림은 어떤 독소를 갖고 있는가?

① Muscarin
② Solanine
③ Venerupin
④ Tetrodotoxin
⑤ Sepsin

버섯

 무스카린 : 버섯, 솔라닌·셉신 : 감자독, 베네루핀 : 모시조개·바지락조개·굴, 테트로도톡신 : 복어독

27 그림과 같이 찌그러진 통조림에서 용출될 수 있는 물질은 무엇인가?

① 내용물의 고형화
② 유해성 금속의 용출, 내용물의 변질
③ 포르말린(Formalin) 중독
④ 액성의 변화
⑤ 솔라닌 중독

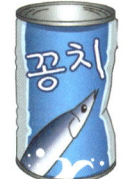

28 그림은 돼지를 중간숙주로 하는 어느 기생충의 생활사를 나타낸 것이다. 알맞은 것은?

① 간흡충
② 회충
③ 유구조충
④ 구충
⑤ 선모충

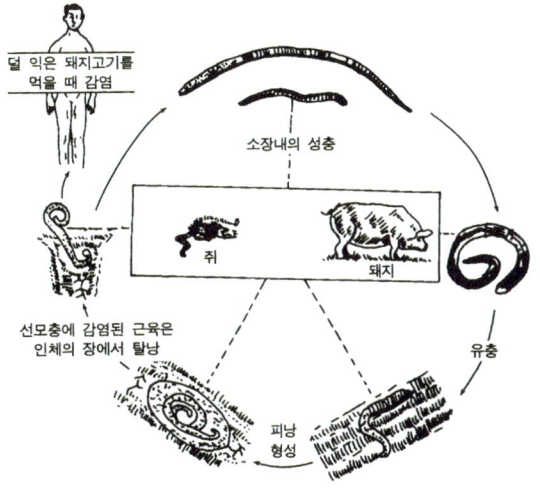

 선모충의 중간숙주 : 돼지고기, 돼지를 감염시키는 것은 쥐다.

29 그림은 어느 기생충의 감염경로를 나타낸 것인가?

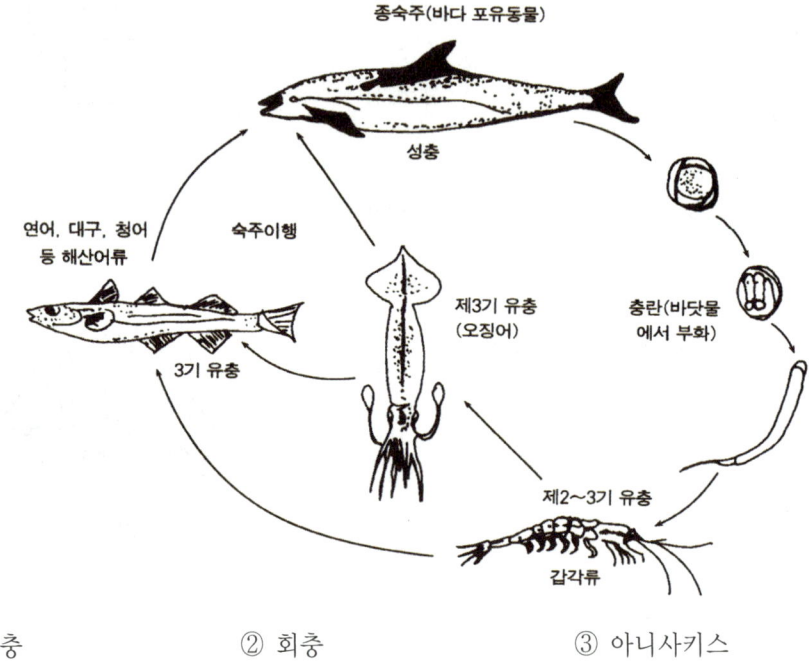

① 간흡충　　　　② 회충　　　　③ 아니사키스
④ 페디스토마　　⑤ 구충

 아니사키스 : 제1중간숙주 → 갑각류(크릴새우), 제2중간숙주 → 바다생선(고등어·갈치·오징어)

30 제2중간숙주가 고등어·청어이고, 최종숙주가 고래인 기생충은?

① 요코가와흡충　　② 간디스토마　　③ 폐디스토마
④ 광절열두조충　　⑤ 아니사키스증

 아니사키스증 : 제1중간숙주 → 갑각류(크릴새우), 제2중간숙주 → 바다생선(고등어, 청어, 대구, 오징어), 최종숙주 → 고래

31 다음 기구를 사용할 수 있는 것은?

① 고무장갑
② 주사기
③ 한천배지
④ 효소배양액
⑤ 면장갑

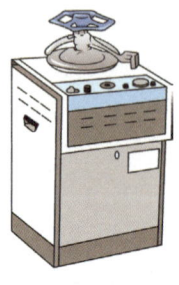

 고압증기멸균법 : Autoclave에서 121℃, 15Lb, 20분간 실시하며, 초자기구·의류·고무제품 등에 사용한다.

32 다음 기구는 건열멸균기이다. 사용 온도와 시간이 바르게 된 것은?

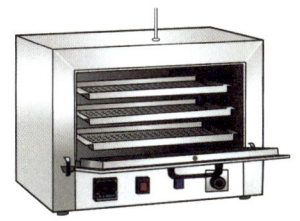

① 160~170℃, 30~60분   ② 120℃, 20~30분
③ 121℃, 15~20분   ④ 150℃, 15~20분
⑤ 100℃, 15분

 건열멸균법 : 열전도율이 좋은 유리제품, 금속성, 도자기 등, 160~170℃, 30~60분

33 다음은 North 곡선이다. 이 곡선과 관계 있는 것은?

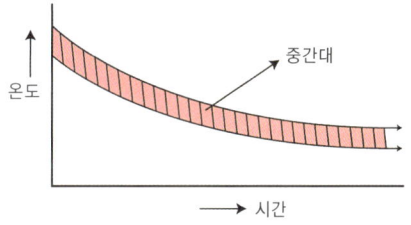

① 장티푸스균   ② 결핵균   ③ 음식
④ 유산균   ⑤ 우유

 North 곡선 : 우유의 저온 살균시 온도와 시간과의 관계를 나타낸 것이며, 결핵균 사멸과 관계를 나타낸 것이다.

34 조리장 바닥의 상태로 옳은 설명은?
① 바닥의 경사구배는 1m에 대해 보통 15~20cm 이상 되게 한다.
② 식품 공정의 시설 위생에 준하여 벽과 바닥의 교차는 둥근 구조로 한다.
③ 바닥 청소는 물 청소를 하면 안 된다.
④ 배수구에는 방취 시설을 할 필요가 없다.
⑤ 배수구에는 방서 설비를 할 필요가 없다.

 조리장 바닥의 조건
① 바닥의 **경사구배(기울기)**는 업종에 따라 차이가 있으나 1m에 대해 보통 **1.5~2cm 이상** 되게 한다.
② 식품 공정의 시설 위생에 준하여 벽과 바닥의 교차는 **둥근 구조**로 직경은 **5cm**가 되게 한다.
③ 청소는 **물청소**를 하는 것이 좋다.
④ 배수구에는 냄새 방지를 위하여 **방취 시설**을 한다.
⑤ 배수구에는 쥐가 들어오는 것을 방지하기 위하여 **방서 설비**를 한다.

35 다음 방충망의 치수로 옳은 것은?

① 10mesh
② 20mesh
③ 30mesh
④ 40mesh
⑤ 50mesh

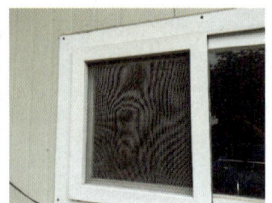

 방충망 눈금의 크기는 30mesh가 좋다.

36 그림에 있는 곤충 중에서 저작형 구기를 가진 것은?

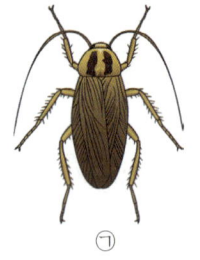 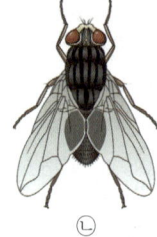 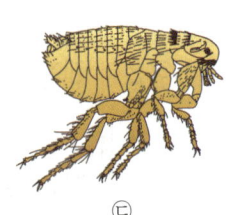 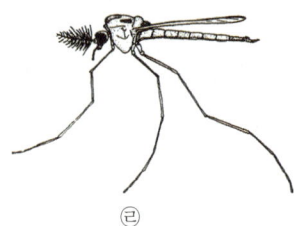
　　ⓐ　　　　　ⓑ　　　　　ⓒ　　　　　ⓓ

① ⓐ　　② ⓑ　　③ ⓒ
④ ⓓ　　⑤ ⓒ, ⓓ

 ⓐ-바퀴(저작형 구기), ⓑ-파리(스펀지형 구기), ⓒ-벼룩(흡수형 구기), ⓓ-깔따구(구기는 완전히 퇴화한 불쾌 곤충이다).

37 사진과 관련하여 개조충을 일으키는 위생해충은?

① 개털이
② 진드기
③ 개벼룩
④ 파리
⑤ 모기

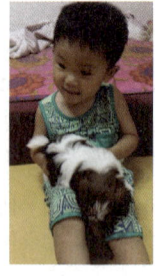

38 다음 곤충의 명칭으로 옳은 것은?

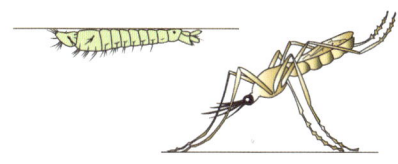

① 작은빨간집모기　② 왕모기　③ 숲모기
④ 얼룩날개모기　⑤ 집모기

 모기의 휴식
　① 말라리아모기(중국얼룩날개모기) : 성충(45~90도를 유지하면 휴식), 유충(수평으로 뜬다, 정상
　　모가 있음)
　② 일본뇌염모기(작은빨간집모기) : 성충(수평으로 휴식), 유충(수면에 각도를 갖고 매달린다)

39 다음은 어떤 곤충의 형태인가?

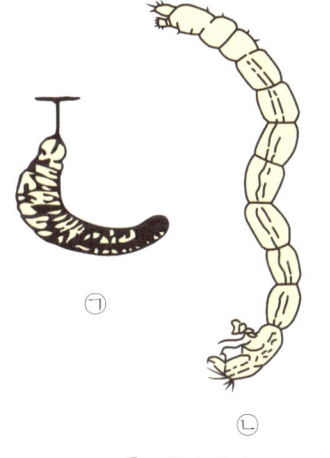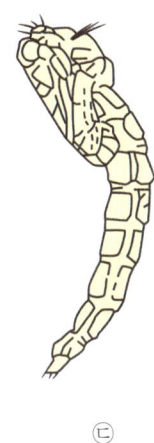

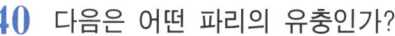

① 먹파리　② 체체파리　③ 깔따구
④ 등에모기　⑤ 파리

 깔따구의 형태 : ㉠-난괴, ㉡-유충, ㉢-번데기

40 다음은 어떤 파리의 유충인가?
① 집파리
② 쉬파리
③ 큰집파리
④ 체체파리
⑤ 딸집파리(아기집파리)

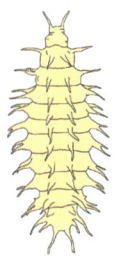

41 독먹이법으로 방제할 수 있는 해충은?

① 파리　　② 모기　　③ 벼룩
④ 이　　　⑤ 빈대

 독먹이법을 사용하는 곤충 : 개미, 바퀴, 파리, 벌 등

42 흡혈노린재가 매개하는 질병은?

① 록키산홍반열　　② 모래파리열　　③ 오로야열
④ 아메리카수면병　　⑤ 아프리카수면병

 흡혈노린재(트리아토민노린재) : 샤가스병 일명 아메리카수면병을 옮긴다.

43 그림은 어느 벼룩인가?

① 고양이벼룩
② 열대쥐벼룩
③ 개벼룩
④ 닭벼룩
⑤ 사람벼룩

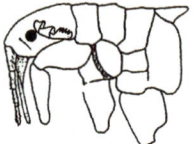

44 바퀴를 잡을 때 사용하지 <u>않는</u> 것은?

① 먹이를 제거　　② 독먹이법　　③ 트랩 설치
④ 잔류분무　　　⑤ 백색가루를 뿌린다

 바퀴의 방제
　① 환경위생관리 : 건물 내부를 청결히 청소, 은신처의 먹이를 제거
　② 트랩 설치
　③ 살충제 사용 : 독먹이법, 연무법과 훈증법, 잔류분무

45 LPG를 태워서 CO_2를 발생하면 뭘 잡기 위한 것인가?

① 이
② 벼룩
③ 빈대
④ 참 진드기
⑤ 집먼지진드기

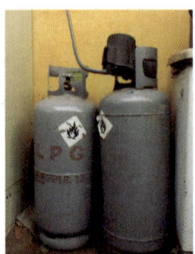

빈대의 방제 : 훈증법과 잔류분무법이 있다.

46 다음은 어떤 해충인가?

① 체체파리
② 흡혈노린재
③ 독나방
④ 등에
⑤ 모기

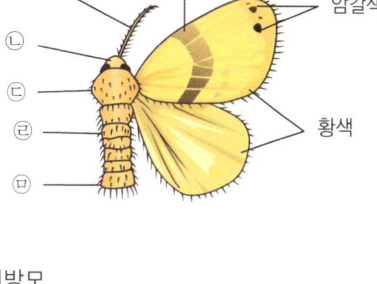

 독나방의 형태
① ㉠-촉각, ㉡-두부, ㉢-흉부, ㉣-복부, ㉤-미방모
② 앞날개는 중앙에 자갈색(紫褐色)의 넓은 띠가 하나 있다. 이 띠의 양 가장자리는 약간 담색(淡色)을 띤다.
③ 앞날개 끝 부분에 2개의 암갈색반점이 있다.
④ 암컷 미단(尾端)에는 미방모(尾房毛)가 밀생(密生)하고 있다.

47 그림에서 물렁진드기의 구하체는 어느 부분인가?

① ㉠
② ㉡
③ ㉢
④ ㉣
⑤ ㉤

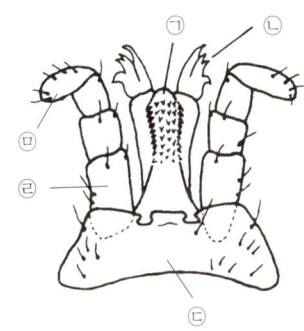

 물렁진드기의 의두(두부) : ㉠-구하체, ㉡-협각, ㉢-의두기부, ㉣-촉수(1절), ㉤-촉수(4절)

48 사진과 같은 형태적 특징을 갖고 있는 쥐는?

① 시궁쥐(Rattus norvegicu)
② 곰쥐(지붕쥐, 집쥐, Roof rat)
③ 생쥐(House mouse)
④ 등줄쥐(Apodemus agrarius)
⑤ 가주성쥐

 ① 그림은 등줄쥐(Apodemus agrarius)의 어미와 새끼들이다.
② 등줄쥐는 들쥐의 일종으로, 전국적으로 가장 많이 차지하고 있으며, 농촌지역에 많이 분포되어 있다.

49 그림은 무엇을 하기 위한 장치인가?

① 모기의 밀도 조사
② 모기의 채집
③ 파리의 밀도 조사
④ 파리의 침입 방지
⑤ 진드기 밀도 조사

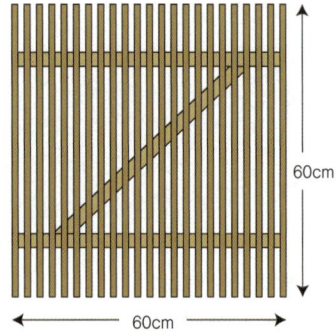

 ① 그림은 파리격자이다.
② **파리격자**(fly grill) : 시장, 주택가 기타 장소에 **파리의 밀도**를 조사할 때는 나무로 만든 **파리격자**를 놓고 일정 시간 안에 격자에 앉는 **파리의 수**를 세면 된다. 밀도가 **높**은 곳에서는 1~2분 정도 적을 때는 5~10분으로 연장하고 비교할 때는 분당 개체 수로 환산한다.

50 그림에 사용되는 제제의 종류는 무엇인가?

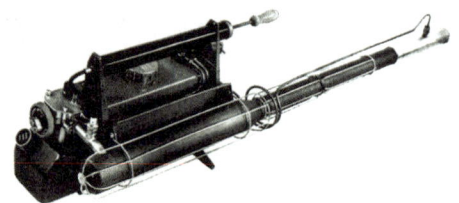

① 독먹이　　　　② 마이크로 캡슐　　　③ 용제
④ 분제　　　　　⑤ 입제

 ① 그림은 휴대용 가열연무기이다.
② **가열연무(가열연막)** : 살충제 용제(溶劑)를 석유 또는 경유로 희석한 용액이 400~600℃의 연소실을 통과한 공기에 밀려나가는 순간, 경유는 기화(氣化)되고 경유에 용해되어 있던 **살충제**도 대부분 0.1~40μ(5~15μ)으로 미립화되어 에어콤프레서의 힘으로 배출되게 하는 방법이다.
③ 제제
　㉮ **수화제** : 잔류분무에 적합하다.
　㉯ **유제** : 공간 및 잔류분무용으로 사용된다.
　㉰ **용제** : 공간살포용으로 쓰인다.
　㉱ **수용제** : 사용 방법이나 용도는 유제와 유사하다.

제6장 실전모의고사

정답

1. ① 2. ① 3. ③ 4. ② 5. ② 6. ③ 7. ③ 8. ④ 9. ② 10. ⑤ 11. ② 12. ④ 13. ① 14. ②
15. ⑤ 16. ② 17. ③ 18. ③ 19. ① 20. ⑤ 21. ③ 22. ① 23. ① 24. ⑤ 25. ① 26. ① 27. ②
28. ⑤ 29. ③ 30. ⑤ 31. ① 32. ① 33. ② 34. ② 35. ③ 36. ① 37. ③ 38. ④ 39. ③ 40. ⑤
41. ① 42. ④ 43. ② 44. ⑤ 45. ③ 46. ③ 47. ① 48. ④ 49. ③ 50. ③

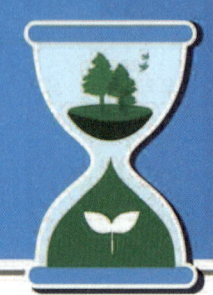

제11회 실전모의고사

1 다음 기구의 명칭은 무엇이며, 하부눈금(B)은 몇 도인가?
① 카타온도계 – 85°F
② 자기습도계 – 85°F
③ 카타온도계 – 95°F
④ 흑구온도계 – 95°F
⑤ 카타온도계 – 100°F

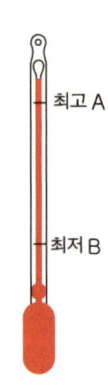

2 다음의 기구 명칭은?
① 적외선 측정기
② 카타온도계
③ 모발온도계
④ 흑구온도계
⑤ 건습계

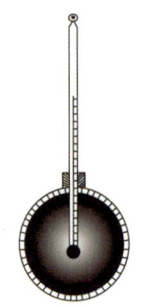

3 다음은 무슨 도표인가?
① 상의를 입었을 경우 감각온도
② 상의를 벗었을 때의 감각온도
③ 안정시 감각온도도표
④ 기후의 온열지수도표
⑤ 기류의 온열지표

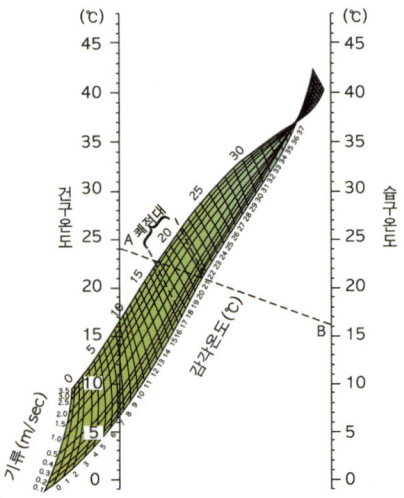

4 다음 기구의 명칭은 무엇인가?

① 온도측정기
② 진동측정기
③ 조도측정기
④ 소음측정기
⑤ 수온측정기

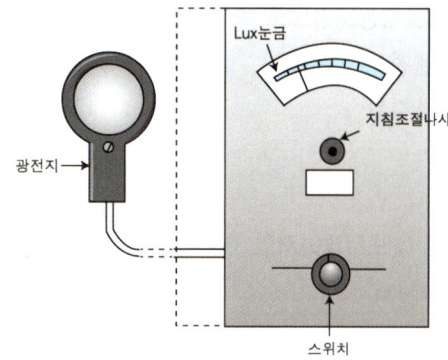

5 다음의 기구 명칭은 무엇인가?

① 휴대용 조도계
② 일광계
③ 소음계
④ 진동계
⑤ 광속계

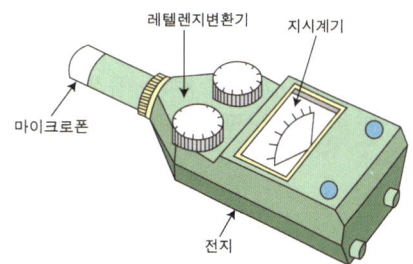

6 다음 사진의 진동계로 측정할 수 있는 것은?

① dB
② COD
③ SS
④ BOD
⑤ Vibration

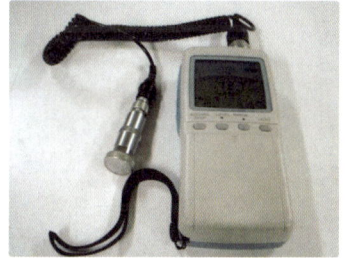

 진동(Vibration)

7 가스크로마토그래피(G.C ; Gas Chromatography)로 측정할 수 있는 것은?

① 벤젠　　　　　② 납(pb)　　　　　③ 크롬
④ 구리　　　　　⑤ 카드뮴

 ① 가스크로마토그래피(G.C ; Gas Chromatography) 측정 : 벤젠, 페놀, 이황화탄소(CS_2), 알킬수은, 유기인, 폴리클로리네이티드비페닐(PCB), 휘발성저급탄화수소류, 휘발성유기화합물(VOC), 일산화탄소(CO) 등
② 원자흡광광도법 : 납(pb), 크롬, 6가크롬, 구리, 카드뮴
③ 흡광광도법 : 납(pb), 크롬, 6가크롬, 구리, 카드뮴, 페놀류

8 원자흡광광도법으로 측정할 수 있는 것은?
① 벤젠 ② 페놀 ③ CS_2
④ 유기인 ⑤ 카드뮴

9 다음 데포지게이지의 측정단위로 옳은 것은?
① $\mu g/m^3$
② mg/m^3
③ $ton/km^2 \cdot month$
④ $ton/km^3 \cdot month$
⑤ ppm

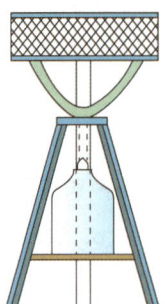

 데포지게이지로 측정하는 물질은 강하먼지이다.
① 강하먼지 : $ton/km^2 \cdot month$
② 부유먼지 : mg/m^3 또는 $\mu g/m^3$

10 그림의 부유물질을 실험하기 위한 장치에서 부유물질의 양을 구하려면 어떤 것을 항량으로 달아야 하는가?
① ㉠
② ㉡
③ ㉢
④ ㉣
⑤ ㉠, ㉣

 ㉠ 상부여과관 ㉡ 여과재 ㉢ 하부여과관 ㉣ 금속제 클램프
① 유리섬유여지(GF/C)를 105~110℃의 건조기 안에서 2시간 건조시켜 황산데시케이터에 넣고 방냉하고 항량으로 하여 무게를 단다.
② 항량이 될 때까지 건조 또는 강열한다. : 1시간 더 건조 또는 강열할 때 무게의 차가 매 g당 0.3mg 이하일 때를 말한다.

11 염소를 과다하게 주입하였을 때 잔류염소 제거로 사용되는 것은?
① 오르도톨루딘 ② 티오황산나트륨 ③ 침전
④ 응집 ⑤ 여과

 염소를 다량 주입시 탈염소제로 SO_2, NaS_2O_3(티오황산나트륨), $NaSO_3$(황산나트륨), $KMnO_4$, 활성탄 등이 쓰이고 있으나 많은 수량의 처리에는 아황산가스(SO_2, 이산화황)를 주입하여 처리한다.

12 DO 분석시 지시약으로 옳은 것은?

① 전분용액
② 티오황산나트륨액
③ 알칼리성 요오드화칼륨-아지드화나트륨 용액
④ 불화칼륨용액
⑤ 칼륨용액

> 해설: 용존산소 측정병의 용액 200㎖를 정확히 취하여 황색이 될 때까지 0.025N-티오황산나트륨액으로 적정한 다음, 전분용액 1㎖를 넣고 액의 청색이 무색이 될 때까지 적정한다.

13 $KMnO_4$(과망간산칼륨)의 종말점 색은 무슨 색인가?

① 황색   ② 녹색   ③ 엷은 홍색
④ 무색   ⑤ 흑색

> 해설: $KMnO_4$(과망간산칼륨) 측정 : 증류수에 황산을 넣고 여기에 $KMnO_4$액을 미홍색이 없어지지 않고 남아 있을 때까지 적정한다.

14 그림의 명칭으로 옳은 것은?

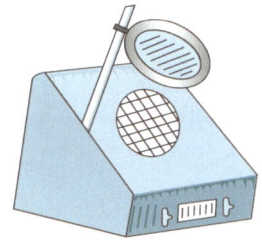 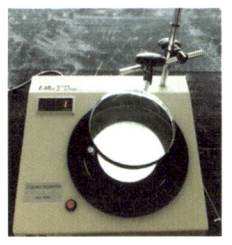

〈사진〉

① 자외선 측정기   ② 조도 측정기
③ 수온 측정기   ④ 세균 집락기(colony counter)
⑤ 진동 측정기

> 해설: colony counter(세균 집락기)에 사용하는 집락계산 : 세균 수 측정

15 사진의 용도로 옳은 것은?

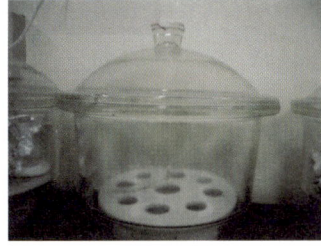

① 방냉
② 끓임
③ 냉동
④ 발효
⑤ 조절

테시케이터
① 고체 또는 액체의 건조제(실리카켈, 염화칼슘, 안히드론, 진한황산 등)를 사용하여 각종 물체를 건조시키거나 저장하는 데 사용되는 두꺼운 유리용기이다.
② 목적과 용도에 따라 크기가 다르며, 중량 분석에서의 항량을 얻는 조작과 같이 **가열 건조**나 강열된 물체를 흡습을 피하면서 **실온**까지 냉각하는 경우의 **용도**로 특히 중요하게 쓰인다. 그 밖에 건조 보존기로도 중요하게 쓰인다.
(예 ; 유리섬유여지(GF/C)를 105~110℃의 건조기 안에서 2시간 건조시켜 **황산테시케이터에 넣고 방냉하고 항량으로 하여 무게를 단다**)

16 그림에서 유리잔류염소가 생기는 지점으로 옳은 것은?

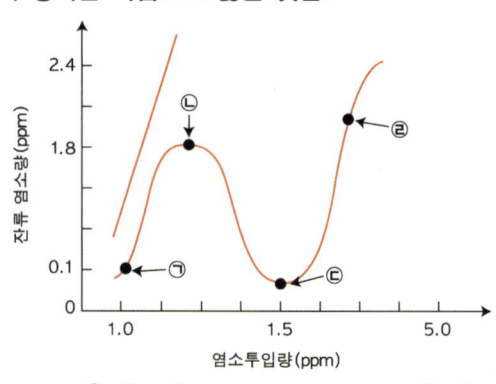

① ㉠~㉡　　　　　　　② ㉡~㉢　　　　　　　③ ㉢
④ ㉢~㉣　　　　　　　⑤ ㉠~㉣

 ① ㉠~㉡ : 결합잔류염소(클로라민)가 형성되는 지점
② ㉡~㉢ : 결합잔류염소가 파괴되는 지점(부활현상)
③ ㉢ : 불연속점(파괴점 = Break point)
④ ㉢~㉣ : 유리잔류염소가 형성되는 지점

17 사진은 무엇인가?

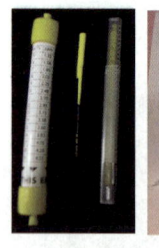 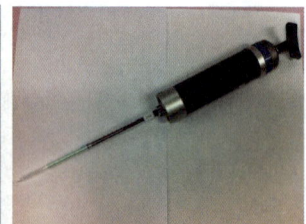

① gas detector　　　　② SS　　　　　　　　③ BOD
④ COD　　　　　　　　⑤ 자외선

 gas detector(가스검출기=가스검지기)

18 그림의 명칭으로 옳은 것은?

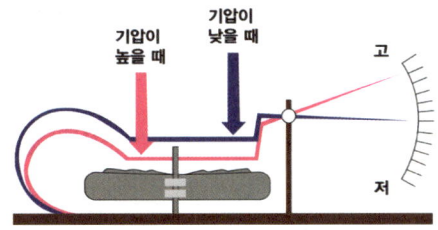

① 자기온도계　　　② 모발습도계　　　③ 최고 최저 온도계
④ 아네로이드 기압계　⑤ 흑구온도계

　그림 18 : "아네로이드 기압계의 구조"이다.

19 페트리디쉬를 멸균하는 방법으로 옳은 것은?
① 자외선 조사법　　② 건열멸균법　　③ 고온 살균
④ 저온소독　　　　⑤ 일광소독

 건열멸균법
① 열전도율이 좋은 유리제품, 금속성, 도자기 등 : 160~170℃, 30~60분
② 주로 유리기구의 멸균에 사용된다.
③ 160℃에서 30분간 가열을 계속하거나 180℃까지 상승시켜 오르면 열원을 그대로 자연스럽게 온도가 내려가는 것을 기다리는 방법이 있다.
④ 시험관은 금속갭(몰톤캡)을 씌워 금속통에 거두고 **페트리 접시**나 피페트는 종이로 감거나 또는 금속용기에 넣어서 **멸균**한다.
⑤ 이 멸균법에서는 아포도 사멸한다.

20 그림에서 "C"에 들어가는 식품의 종류는?
① 육류, 어류
② 유지가공품
③ 시금치
④ 건어물류
⑤ 우유

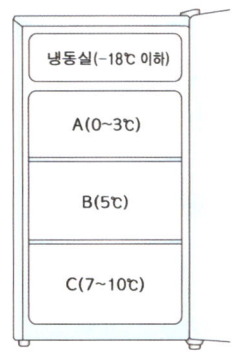

21 그림의 설명으로 옳은 것은?
① 그람음성이다.
② 그람양성이다.
③ 구균이다.
④ 양모균이다.
⑤ 아포가 있다.

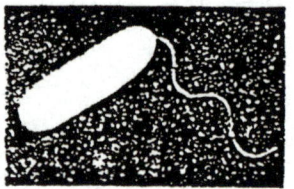

 장염비브리오균 : Gram음성, 간균, 단모균, 무포자

22 다음은 어느 기생충의 생활사를 나타낸 것인가?
① 회충
② 간흡충
③ 요충
④ 편충
⑤ 구충

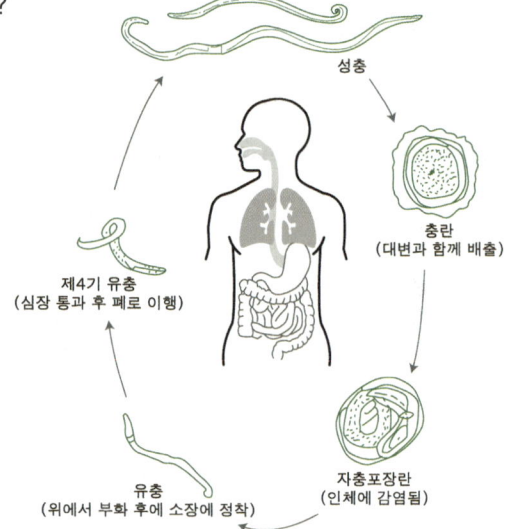

23 그림은 어느 기생충의 생활사를 나타낸 것인가?
① 간디스토마(간흡충)
② 폐디스토마(폐흡충)
③ 무구조충
④ 광절열두조충
⑤ 유구조충

 폐디스토마 : 제1 중간숙주 → 다슬기,
　　　　　제2 중간숙주 → 가재·게

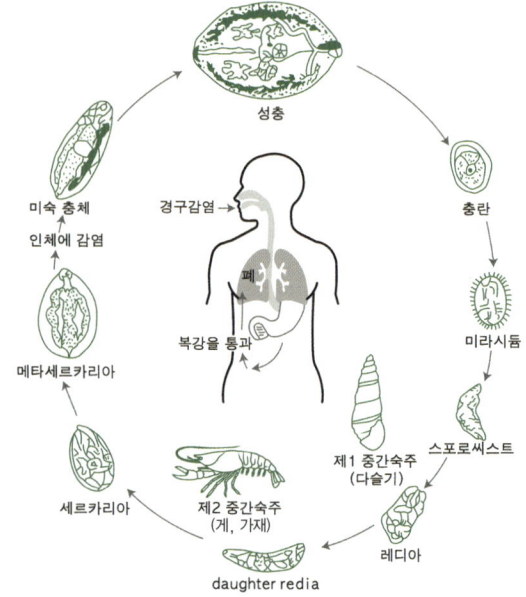

24 그림은 돼지를 중간숙주로 하는 어느 기생충의 생활사를 나타낸 것이다. 알맞은 것은 어느 것인가?

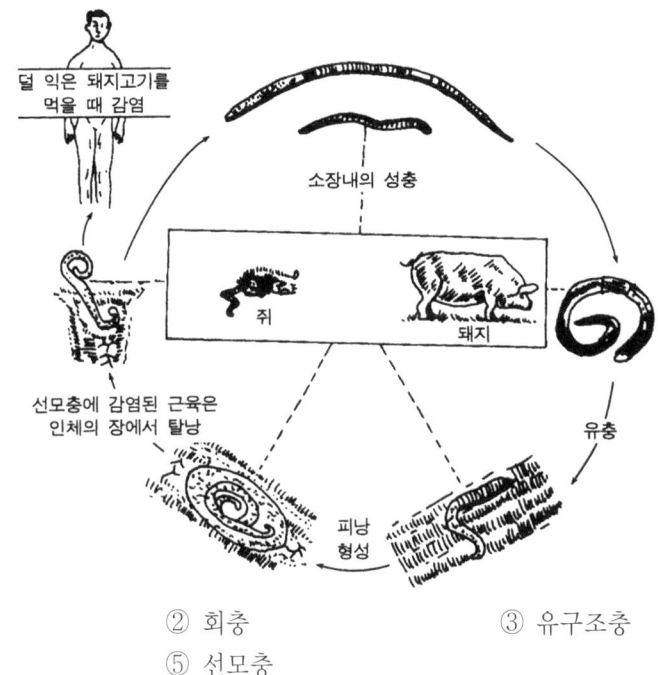

① 간흡충   ② 회충   ③ 유구조충
④ 구충   ⑤ 선모충

 선모충의 중간숙주 : 돼지고기

25 식품제조시설이 갖추어야 할 조건으로 옳은 것은?
① 건조성이여야 한다.   ② 침수성이여야 한다.
③ 내수성이여야 한다.   ④ 벽은 어두운색이 좋다.
⑤ 침습성이여야 한다.

식품제조시설 : 내수성(방수성) 자재, 밝은 색, 매끈할 것

26 식기 및 도마, 주사기 등에 널리 사용되는 소독법은?
① 고압증기 소독법   ② 석탄산 소독법   ③ 자비소독법
④ 간헐멸균법   ⑤ 화염멸균법

27 인수공통감염병으로 인형·우형 감염병인 것은?
① 파상풍   ② 장티푸스   ③ 이질
④ 파라티푸스   ⑤ 결핵

28 세균성이질균의 설명으로 옳지 않은 것은?

① 그람음성이다.　　　　　　　② 아포를 형성하지 않는다.
③ 협막을 갖고 있지 않다.　　　④ 간균, 호기성이며 운동성이 없다.
⑤ 내열성이다.

 세균성이질균 : Gram음성, 간균, 호기성이며 운동성이 없고, 아포와 협막을 갖지 않는다.

29 대장균군의 완전시험에 쓰이는 배지로 옳은 것은?

① 젖당배지　　② 표준한천사면배지　　③ 고체배지
④ LB배지　　⑤ 유당배지

30 다음 (　　)안에 들어 갈 내용으로 옳은 것은?

| 우유 1m*l*에 alcohol(알코올) 1m*l*를 가하여 응고되면 (　　) 0.21% 이상으로 판정 |

① 비중　　② 산도　　③ pH
④ 단백질　　⑤ 지방

 불량식품 감별 : 우유 1m*l*에 alcohol(알코올) 1m*l*를 가하여 응고되면 산도 0.21% 이상으로 판정한다.

 우유의 정상성분(신선한 우유)
① 비중 : 1.032~1.036(1.028~1.034)
② 적정 산도 : 락트산(lactic acid, 젖산)으로 0.15~0.16%(0.18% 이하)
③ pH : 6.5~6.6(6.6~6.8)
④ 단백질 : 3.0%
⑤ 지방 : 3.2% 등

31 음식점에서 컵 소독에 주로 사용하는 것은?

① 자외선 소독　　② 화염멸균법　　③ 고압증기멸균법
④ 건열멸균법　　⑤ 일광소독

32 다음은 Bacillus 그림이다. 특징으로 옳은 것은?

① 독소형이다.
② 구균이다.
③ 편모나 포자가 없다.
④ 바이러스균이다.
⑤ 곰팡균이다.

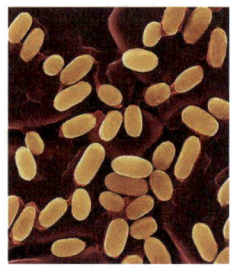

Bacillus
① 막대모양의 세균이다.
② 간균은 막대모양 또는 원통형 세균으로 그 크기와 길이는 다양하고 양끝의 모양도 일정하지 않으며, 편모나 포자를 가지고 있기도 하다.

33 사진의 킬달증류장치는 식품 중의 무엇을 측정하기 위한 것인가?

① 단당
② 탄수화물
③ 단백질
④ 지방
⑤ 무기질

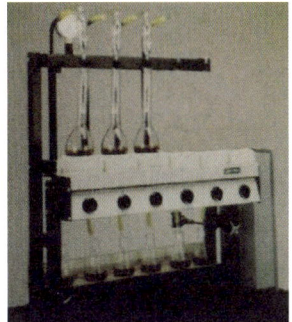

 킬달증류장치
① 킬달증류장치는 단백질 질량에 사용하는 기구이며, 총질소계수를 얻어 값을 구한다.
② 식품 중의 단백질의 질소계수를 측정하는 것이다.

34 그림은 사람에게 불쾌곤충의 대표적인 해충이며 질병을 매개하지는 않는다. 이 해충의 보건학적 의미는?

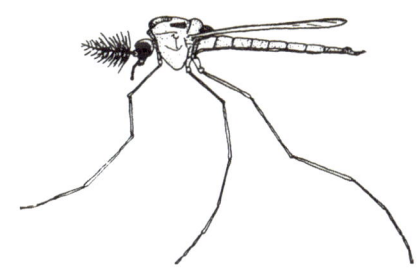

① 뉴슨스   ② 악취   ③ 위협적
④ 외상   ⑤ 독주입

 그림 34는 깔따구 성충(수컷)의 형태이다.
깔따구 성충의 특징
① 구기 : 구기가 퇴화하였다(모기는 전방으로 돌출).
② 날개를 포함한 몸에는 비늘이 전혀 없다.
③ 흉부에 날개가 1쌍, 평균곤(halter) 1쌍과 긴 다리 3쌍이 있다.
④ 깔따구와 보건 : 깔따구는 불쾌곤충(뉴슨스)의 대표적인 해충이며, 질병을 매개하지는 않으나 뉴슨스 또는 알레르기 질환의 알레르기원으로 방제 대상이 되고 있다.

35 그림은 어떤 바퀴를 나타낸 것인가?

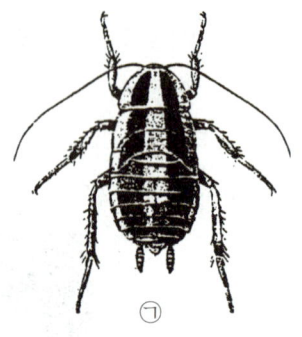 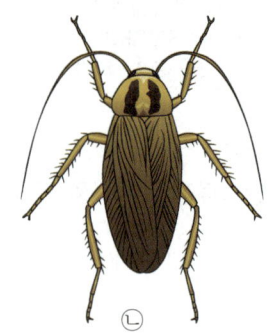

① 독일바퀴　　② 이질바퀴　　③ 먹바퀴
④ 일본바퀴　　⑤ 미국바퀴

① 독일바퀴(배면) : ㉠-약충, ㉡-성충(암컷)
② 바퀴 또는 독일바퀴(Blattella germanica) : 주가성 바퀴 중 가장 작으며 갈색의 전흉배판에 두 개의 검은 줄(종대)이 있으며, 우리나라에서도 전국적으로 분포하고 있다.

36 다음 곤충의 설명으로 옳은 것은?

① 북부지방에서 분포되어 있다.
② 최적온도 20℃ 이하이다.
③ 알레르기성 질환은 유발하지 않는다.
④ 세균, 바이러스, 각종 기생충 등의 병원체를 매개하지 않는다.
⑤ 불쾌감을 준다.

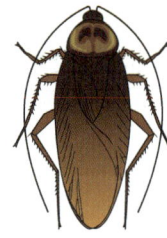

바퀴
① 바퀴와 보건
　㉮ 알레르기성 질환(기관지천식, 비염, 아토피피부염 등)의 원인물질인 알레르기원으로 중요한 역할을 한다.
　㉯ 세균, 바이러스, 각종 기생충 등 수많은 병원체를 매개한다.
　㉰ 불쾌감을 준다.
② 이질바퀴
　㉮ 분포 : 국내에서는 목포, 광주, 여수, 부산 등 남부 지방에 분포되어 있다.
　㉯ 바퀴의 전흉배판 가장자리에 현저한 황색무늬가 윤상으로 있고 가운데는 거의 흑색이다.
　㉰ 우리나라 옥내서식 종 가운데서 가장 대형인 바퀴이다.
　㉱ 생활사 및 습성 : 최적온도 29(23~33)℃, 20℃ 이하에서 활동을 정지한다.

37 다음 곤충의 가해방법으로 옳은 것은?

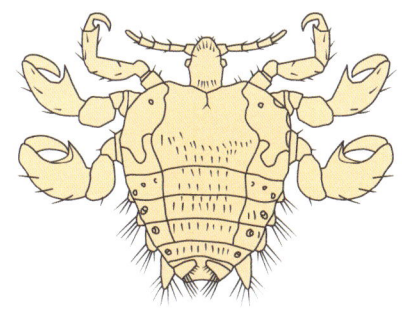

① 기계적 외상　　② 인체 기생　　③ 독성물질의 주입
④ 생물학적 외상　⑤ 기계적 전파

 사면발이 가해방법
① 기계적 외상이다(이가 흡혈할 때 물린 장소에는 암갈색의 반점이 한동안 남아 있다).
② 질병을 매개한다는 증거는 아직 발견되지 않았다.
※ 곤충의 가해방법 중 직접 피해에 속하는 기계적 외상 : 절지동물(등에, 모기, 벼룩, 진드기, 이 등)이 흡혈할 때 피부를 뚫고 들어가기 때문에 상처가 생긴다. 이런 경우를 기계적 외상이라고 할 수 있다.

38 그림은 모기성충의 촉각과 촉수이다. 학질모기 암컷은?

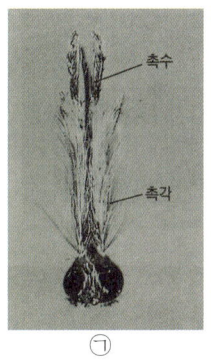 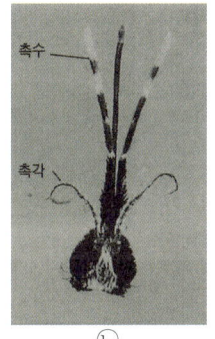 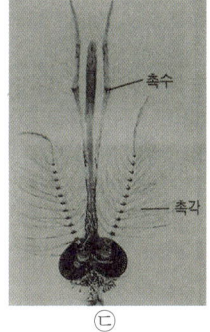 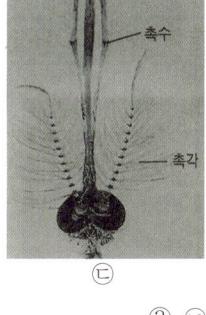

　　ⓐ　　　　　　ⓑ　　　　　　ⓒ　　　　　　ⓓ

① ⓐ　　　　　② ⓑ　　　　　③ ⓒ
④ ⓓ　　　　　⑤ ⓒ, ⓓ

39 다음 그림과 관계있는 곤충은?

① 토고숲모기
② 작은빨간집모기
③ 중국얼룩날개모기
④ 늪모기
⑤ 빨간집모기

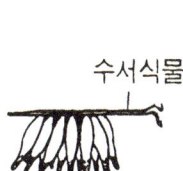

40 그림은 바닷가의 바위틈 고인 물에 산란하는 모기의 유충이다. 모기의 명칭은?
① 토고숲모기
② 작은빨간집모기
③ 중국얼룩날개모기
④ 늪모기
⑤ 빨간집모기

 토고숲모기
① 유충은 해변가의 바위에 고인 물(염분이 섞인 물)에 주로 서식한다. 해변지역이면 담수와 염분 어느 곳에서나 서식한다.
② 유충의 형태적 특징은 짧고 검은 호흡관 1쌍과 1쌍의 호흡관모를 갖고 있다.

41 그림과 관계있는 것은?
① 진흙
② 육상
③ 염분
④ 수면
⑤ 식물

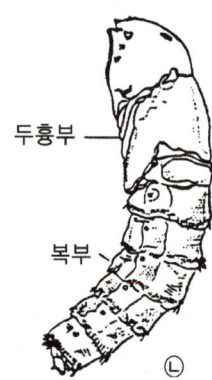

 등에
① 난괴(알덩어리) : 암컷은 진흙이나 물에 떠 있는 식물의 줄기나 잎 또는 돌에 점착성 물질을 분비하여 알을 무더기로 붙여 놓는다.
② 유충 : 유충은 원통형인데 양끝이 뾰족하다.
③ 번데기 : 등에 번데기는 하체만을 흙에 묻고 수직으로 몸을 고정시킨다.

42 그림의 곤충이 옮기는 질병은?
① 콜레라
② 아프리카 수면병
③ 장티푸스
④ 발진티푸스
⑤ 사상충

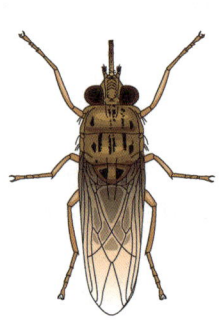

 체체파리
① 체체파리의 날개 : 한 쌍의 긴 날개는 복부의 끝을 훨씬 넘어서고 있으며 체체파리 특유의 시맥을 갖고 있다.
② 체체파리가 옮기는 질병 : 아프리카 수면병
  ※ 집파리가 전파하는 질병 : 콜레라, 아메바성이질, 장티푸스, 세균성이질, 결핵, 살모넬라 등

43 오른쪽 파리유충의 환경적인 방제방법으로 가장 효과적인 것은?

① 비닐로 덮는다.
② 독 먹이 사용
③ 끈끈이 사용
④ 살충제 사용
⑤ 분제 사용

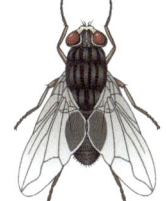
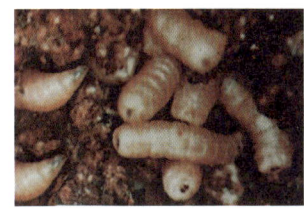

44 다음 그림은 벼룩의 두부이다. ㉠~㉣의 명칭 중 소악은 어느 것인가?

① ㉠
② ㉡
③ ㉢
④ ㉣
⑤ ㉡, ㉢

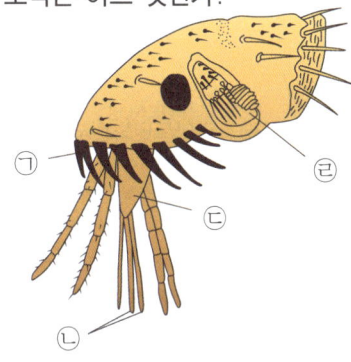

 벼룩의 두부 : ㉠-협즐치, ㉡-소악자침, ㉢-소악, ㉣-촉각

45 다음 그림은 즐치가 있는 벼룩의 두부이다. 명칭이 맞게 된 것은?

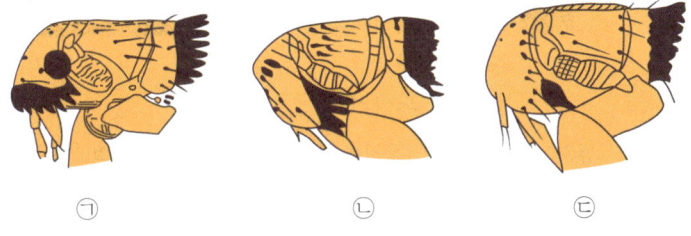

① 개벼룩 – 장님벼룩 – 유럽쥐벼룩
② 개벼룩 – 유럽쥐벼룩 – 장님벼룩
③ 장님벼룩 – 개벼룩 – 장님벼룩
④ 사람벼룩 – 장님벼룩 – 유럽쥐벼룩
⑤ 사람벼룩 – 장님벼룩 – 개벼룩

 즐치가 있는 벼룩의 두부 : ㉠-개벼룩, ㉡-장님벼룩, ㉢-유럽쥐벼룩
① 개벼룩, 고양이벼룩 : 협즐치와 전흉즐치가 잘 발달되어 있다.
② 장님쥐벼룩 : 전흉즐치와 협즐치가 모두 있다. 협즐치는 후방으로 향하여 있다.
③ 유럽쥐벼룩 : 전흉즐치는 있으나 협즐치가 없다.

46 타이어에 들끓는 "개미"의 퇴치법으로 가장 빠르고 효과적인 것은?
① 끓는 물을 붓는다. ② 끓는 물을 사용하면 안 된다.
③ 파리채를 사용한다. ④ 끈끈이를 사용한다.
⑤ 물리적 방제를 한다.

47 다음 그림의 가옥 내벽의 노린재 방제방법으로 효과적인 방법은?
① 공간살포
② 독 먹이 사용
③ 천적이용
④ 잔류분무
⑤ 가열연무

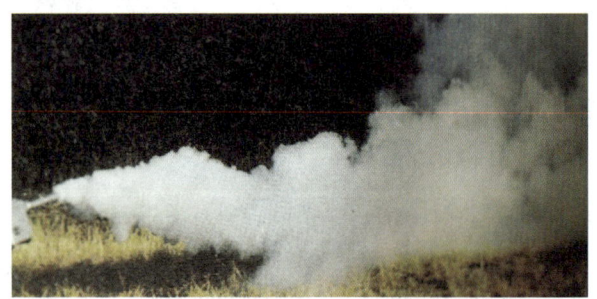

 흡혈노린재(트리아토민노린재)의 방제 : 잔효성 살충제를 가옥 내벽에 잔류분무하면 효과적으로 방제할 수 있다.

48 그림은 어떤 해충을 방제하는 광경인가?

① 깔따구 ② 벼룩 ③ 바퀴
④ 파리 ⑤ 독나방

 ① 독나방의 유충이 대발생(大發生)하였을 때는 주택 근처의 잡림(雜林)이나 잡초에 동력분무기를 사용하여 잔류분무하거나 가열연막기나 극미량연무기(ULV)로 공간살포한다.
② 그림 48은 휴대용 가열연무(thermal fogging 또는 가열연막)기로 잡림(雜林)에 살충제를 살포하는 광경이다.

49 다음 그림의 쥐에 붙어있는 위생곤충인 벼룩을 방제하는 방법으로 옳은 것은?

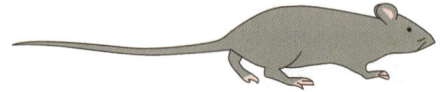

① 분제 ② 입제 ③ 용제
④ 기피제 ⑤ 제제

 벼룩의 방제 : 쥐구멍이나 통로에 잔효성 살충제 분제를 살포한다.

50 그림은 쥐의 침입을 막기 위한 L자형의 지하 방서벽이다. ㉠과 ㉡의 높이로 옳은 것은?

① ㉠ – 10cm, ㉡ – 60cm
② ㉠ – 30cm, ㉡ – 10cm
③ ㉠ – 60cm, ㉡ – 10cm
④ ㉠ – 60cm, ㉡ – 20cm
⑤ ㉠ – 60cm, ㉡ – 30cm

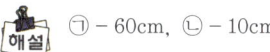 ㉠ – 60cm, ㉡ – 10cm

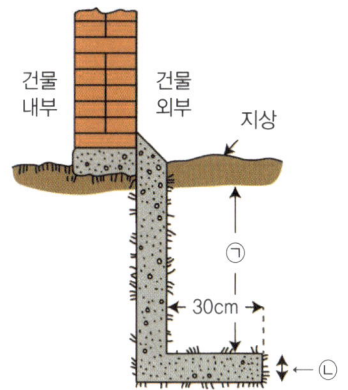

1. ③	2. ④	3. ①	4. ③	5. ③	6. ⑤	7. ①	8. ⑤	9. ③	10. ②	11. ②	12. ①	13. ③	14. ④
15. ①	16. ④	17. ①	18. ④	19. ②	20. ③	21. ①	22. ①	23. ②	24. ⑤	25. ③	26. ③	27. ⑤
28. ⑤	29. ②	30. ②	31. ①	32. ①	33. ③	34. ①	35. ①	36. ⑤	37. ①	38. ②	39. ④	40. ①
41. ①	42. ②	43. ①	44. ③	45. ①	46. ①	47. ④	48. ⑤	49. ①	50. ③			

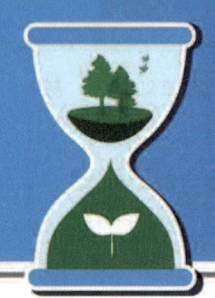

제12회 실전모의고사

※ 페이지가 늘어나면 책값이 올라 수험생들의 입장에서 부담이 될 것 같아 "출제예상문제" 또는 "실전모의고사"와 중복되는 문제의 해설은 생략하였음

1 다음 기구는 무엇을 측정하는 기구인가?
① 온도
② 기습
③ 바람
④ 복사열
⑤ 조도

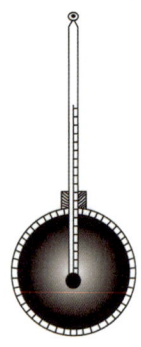

2 다음 기구로 측정할 수 있는 것은?

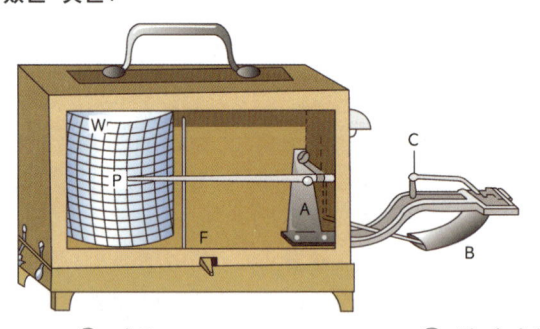

① 온도　　② 기류　　③ 불쾌지수
④ 부유물질　　⑤ 용존산소

 ① 그림은 자기온도계이다.
② 자기온도계 : 기온을 자동으로 기록지 위에 기록하는 기상관측기이다.

3 다음은 청감보정회로의 A, B, C 특성곡선인데 음의 세기보다 감각에 대한 특성을 나타낸 것은 어느 곡선인가?

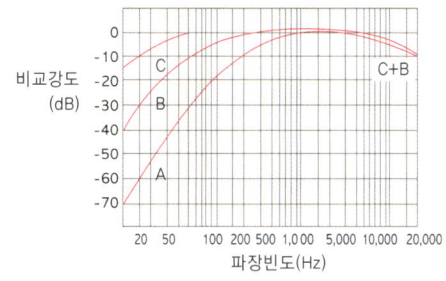

① B곡선, C곡선   ② B곡선   ③ C곡선
④ A곡선   ⑤ A~C곡선

 청감보정회로의 사용방법
① A곡선은 소리의 세기보다 감각에 대한 특성을 나타낸 것이다.
② C곡선은 녹음을 하는 경우에 사용한다.
③ B곡선은 별로 사용하지 않는다.

4 CO를 검지관법으로 측정시 색깔변화는?

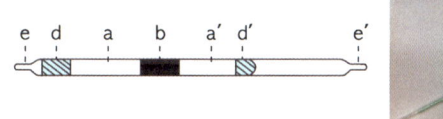

[검지관 사진]

① 청색 → 황색   ② 황색 → 청색   ③ 황색 → 검은색
④ 청색 → 무색   ⑤ 청색 → 검은색

 ① CO의 검지관법
㉮ 측정원리 : 실리카젤에 황산파라듐과 몰리브덴산 암모늄을 흡착시켜 **황색**으로 된 검지제가 CO에 의해 **몰리브덴이 청색**이 되는 것으로 CO의 양에 대응해서 변색한다.
㉯ 검지관 : 안지름 약 4mm, 길이 약 150mm의 유리관에 길이 약 30mm의 실리카젤층 a(백색), 약 15mm의 검지제층 b(황색) 및 25mm의 실리카젤층 a'(백색)를 순서대로 충전하여 충전층의 양끝을 솜으로 막아 d·d'로 고정하고 유리관의 양끝 e·e'를 녹여서 봉한 것이다.
② CO_2 검지관법의 측정원리 : 검체가스를 송입하면 검지관층(**청자색**)이 입구로부터 차차 **엷은 보라색**으로 변색되어 어느 길이의 층을 나타낸다(CO_2에 의하여 검지제는 pH의 변화를 받아 **청자색이 엷은 보라색**으로 된다).

5 CO_2(이산화탄소)를 검지관법으로 측정시 발색된 색깔은?
① 청색   ② 엷은 보라색
③ 엷은 환색   ④ 적색
⑤ 무색

6 그림은 휘발성유기화합물(VOCs)의 농도를 측정하기 위한 검사방법의 원리이다. 명칭으로 옳은 것은?

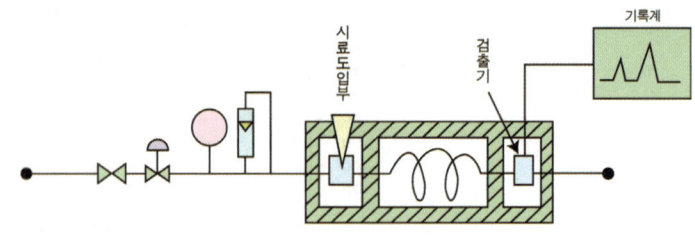

① 가스크로마토그래피법　　② 흡광광도법
③ 원자흡광광도법　　　　　④ 적외선분석법
⑤ 자외선법

7 다음 기구의 명칭은 무엇인가?

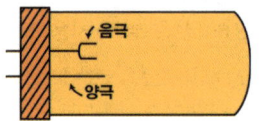

① 중공음극램프
② 흡광도램프
③ Lux 측정용램프
④ 표준램프
⑤ 조도계

8 그림으로 측정할 수 있는 것은?

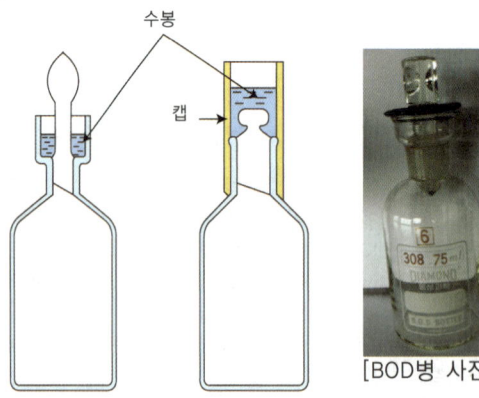

[BOD병 사진]

① 총질소　　② SS　　③ 암모니아성질소
④ COD　　　⑤ DO

9 탁도의 단위로 옳은 것은?

① 도　　　② NTU　　　③ THM
④ TUT　　⑤ mg/l

10 대장균군 추정시험에는 어떤 배지가 필요한가?

① EMB 배지　　② Lactose broth　　③ Nutrient broth
④ Nutrient agar　　⑤ MB 배지

 Lactose broth(젖당배지)

11 다음 기구로 측정 가능한 것은?

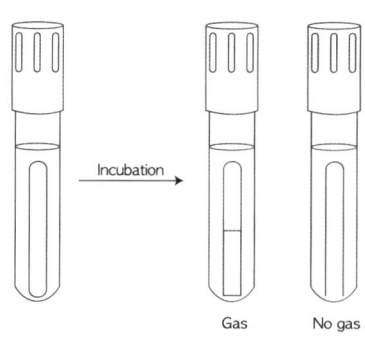
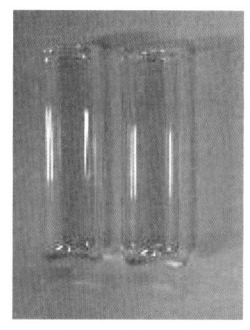

[듀람관 사진]

① 곰팡이　　② 먼지　　③ 바이러스
④ 대장균　　⑤ 가스

12 다음은 인도페놀법에 의한 암모니아성질소 정량 방법이다. (　) 안에 들어갈 시약은 무엇인가?

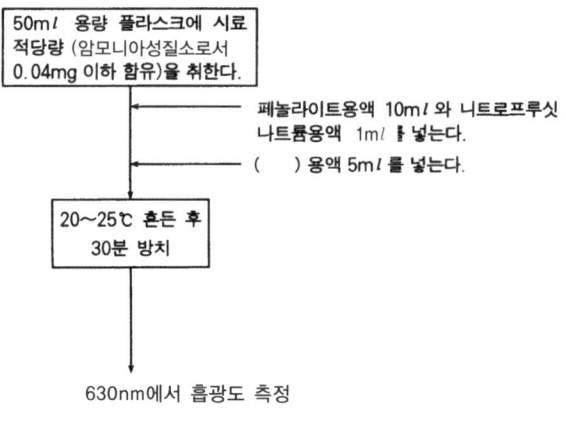

① NH_3　　② H_2SO_4　　③ NaCl
④ NaClO　　⑤ 황산

 NaClO(차아염소산나트륨)

13 염소이온 분석 시 질산은(AgNO₃) 시액으로 적정 시 종말점의 색은?

① 적황색 ② 엷은 푸른색 ③ 엷은 녹색
④ 검은색 ⑤ 청색

> ① 염소이온 분석 : 시료(100ml) → 크롬산칼륨(K_2CrO_4)용액 0.2ml → 0.01N 질산은($AgNO_3$) 시액 → 엷은등색(종말점)
> ② 등색 : 적색과 황색의 혼합색이다.

14 1일 1회씩 100℃의 증기로 30분씩 3일간 실시하므로 포자를 완전멸균 시키는 소독방법은?

① 고압증기 소독 ② 석탄산 소독 ③ 자비소독
④ 간헐멸균법 ⑤ 건열멸균

> 간헐멸균법(유통증기멸균법) : 1일 1회씩 100℃의 증기로 30분씩 3일간 실시하므로 포자를 완전멸균 시키는 방법이다.

15 다음의 보기 중에서 생물학적 식품오염 물질인 것은?

① 벤조피렌 ② 아미고다린 ③ 곰팡이
④ 둘신 ⑤ 테트로드톡신

16 그림은 편모를 기준으로 분류한 것이다. 어떤 균에 속하는가?

① 단모균
② 양모균
③ 속모균
④ 주모균
⑤ 총모균

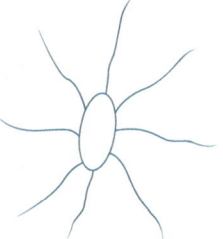

17 그림은 살모넬라(Salmonella) TSI 배지이다. 사면부의 색은 무슨 색깔인가?

① 백색
② 흑색
③ 적색
④ 청색
⑤ 무색

18 사진은 생체 내에서 단독 또는 짧은 사슬이지만, 배양균은 긴 사슬을 형성하며, 균체 중앙에 난원형의 아포를 형성하며, 그람양성균이다. 이 균의 명칭은?

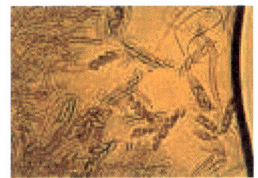 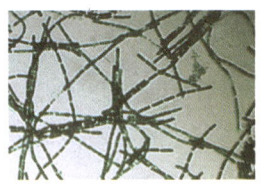

① 파상열   ② 탄저   ③ 돈단독
④ 콜레라   ⑤ 일본뇌염

 탄저균
① 병원균 중에서 가장 크며, 양쪽 끝은 대나무처럼 직각으로 절단된 형태이다.
② 생체 내에서 단독 또는 짧은 사슬이지만, 배양균은 긴 사슬을 형성한다.
③ 균체 중앙에 난원형의 아포를 형성하며, 그람양성균이다.

19 다음 그림이 갖고 있는 독소의 성분은 어느 것인가?

① Tetrodotoxin
② Solanine
③ Muscarin
④ Saxitoxin
⑤ Salmonella

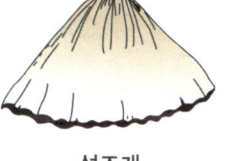
섭조개

 ① 대합조개, 섭조개, 홍합 : 삭시톡신(Saxitoxin)
② 모시조개, 바지락조개, 굴 : 베네루핀(Venerupin)

20 채소밭을 맨발로 걸어갈 때 감염되기 쉬운 기생충은 어느 것인가?

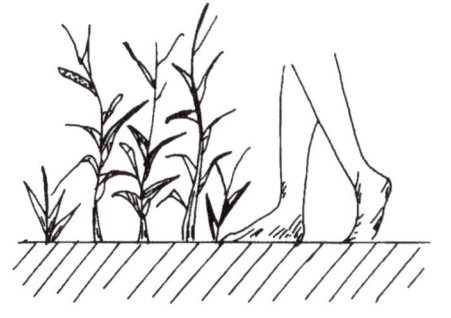

① 선모충   ② 요충   ③ 편충
④ 구충   ⑤ 회충

 구충 : 피부감염(경피감염)

21 광절열두조충의 중간숙주로 옳은 것은?

① 제1 중간숙주 → 왜우렁, 제2 중간숙주 → 민물고기(붕어, 잉어, 모래무지)
② 제1 중간숙주 → 물벼룩, 제2 중간숙주 → 민물고기(송어, 연어, 숭어)
③ 제1 중간숙주 → 다슬기, 제2 중간숙주 → 담수어(붕어, 은어 등)
④ 제1 중간숙주 → 다슬기, 제2 중간숙주 → 가재·게
⑤ 제1 중간숙주 → 갑각류(가재, 게, 새우), 제2중간숙주 → 바다생선(고등어, 갈치, 오징어)

①번-간디스토마(간흡충), ②번-광절열두조충, ③번-요코가와흡충, ④번-폐디스토마(폐흡충),
⑤번-아니사키스(고래회충)

22 고양이로 감염될 수 있는 질병은?

① 톡소플리즈마　　② 간디스토마　　③ 회충
④ 요충　　　　　　⑤ 폐디스토마

톡소플라즈마(견회충증)
① 중간숙주 : 포유동물(소, 돼지, 원숭이, 쥐, 토끼, 사람 등)과 조류(참새, 닭 등)가 있으나, 사람에게 감염은 고양이의 분변(우시스트(Oocyst)가 섞인)에 오염된 음식물이나 돼지고기 생식에 의해 감염된다.
② 종숙주 : 고양이, 여우, 쟈칼 등이다.
③ 종숙주인 고양이는 장상피세포에서 유성생식을 하여 Oocyst(포낭체)를 배출한다.

23 다음 도표는 인축공통감염병에 걸린 환자의 체온변화를 나타낸 것이다. 어느 감염병으로 추정되는가?

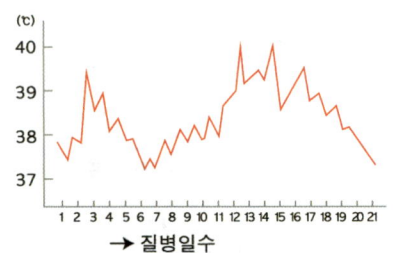

① 탄저　　　　　　② 브루셀라(파상열)　　③ 야토병
④ 파상풍　　　　　⑤ 콜레라

24 그림은 평판한천배지의 접종법을 나타낸 것이다. 접종순서가 바르게 된 것은?

① ㉠ → ㉡ → ㉢ → ㉣
② ㉠ → ㉡ → ㉣ → ㉢
③ ㉡ → ㉢ → ㉠ → ㉣
④ ㉣ → ㉢ → ㉡ → ㉠
⑤ ㉣ → ㉡ → ㉠ → ㉢

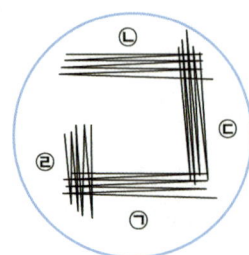

접종법 순서는 다음과 같다.

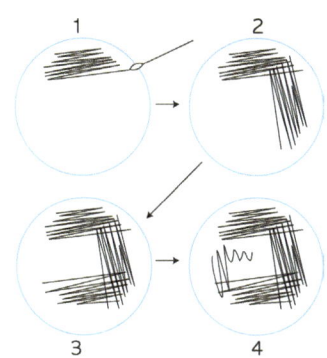

25 그림은 백금이를 나타낸 것이다. 이 백금이의 멸균방법으로 옳은 것은 어느 것인가?

① 건열멸균
② 고압멸균
③ 화염멸균
④ 자비소독
⑤ 일광소독

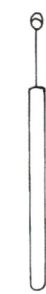

26 다음 기구를 사용하는 목적으로 가장 옳은 것은?

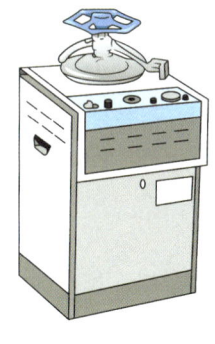 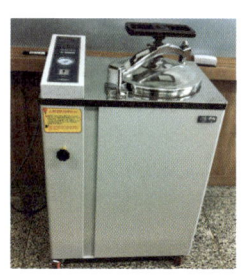

[고압증기멸균기 사진]

① 상처소독   ② 아포멸균   ③ 건강한 피부소독
④ 도마 소독   ⑤ 바이러스 소독

 고압증기멸균법 : 아포형성균의 멸균에 사용된다.

27 바닥이 2~3m이면 배수구의 기울기는 몇 cm 정도 하는 것이 좋은가?

① 1~2cm ② 3~4cm ③ 6~7cm
④ 7~10cm ⑤ 10cm 이상

 바닥의 경사구배(기울기)는 업종에 따라 차이가 있으나 1m에 대해 보통 1.5~2cm이상 되게 한다.

28 상품의 포장순서로 옳은 것은?

① 원료창고 - 가공 - 세척 - 포장
② 세척 - 가공 - 포장 - 원료창고
③ 원료창고 - 세척 - 포장 - 가공
④ 포장 - 가공 - 원료창고 - 세척
⑤ 원료창고 - 세척 - 가공 - 포장

29 다음 그림의 곤충을 제거하기 위한 가장 이상적인 방법은?

① 청소해서 서식처를 제거
② 화학물질을 이용
③ 발육억제제 이용
④ 통합적 방법 이용
⑤ 포식동물(천적) 이용

① 매개곤충의 방제방법에는 물리적 방법, 화학적 방법, 생물학적 방법 및 통합적 방법으로 나눌 수 있다.
② 일반적으로 환경관리에 의한 매개종의 방제는 이들의 발생원을 제거하거나 감소시킨다는 점에서 가장 이상적이고 항구적인 방법(해충 방제방법 중 근본적이며 영구적인 방법)이라 할 수 있다.

30 물고기가 유충을 잡아먹는 방제방법에 해당하는 것은?

① 생물학적 방제 ② 화학물질 방제 ③ 발육억제제
④ 통합적 방제 ⑤ 물리적 방제

 생물학적 방법
① 생물학적 방법 : 불임수컷의 방산, 포식동물(천적) 이용, 병원성 기생생물
② 포식동물(천적) 이용 : 모기유충을 잡아먹는 물고기·잠자리 약충(若蟲)·딱정벌레유충 등이 있고, 모기나 파리를 잡아먹는 조류·잠자리·거미 등이 있다.

31 파리의 알속에 자신의 알을 산란하므로 파리의 방제에 널리 이용되는 이 곤충의 명칭은?

① 잠자리 ② 기생벌 ③ 플라나리아
④ 모기 ⑤ 등에모기

 기생벌 : 파리 방제에 널리 이용된다.

32 그림의 유충과 성충의 특징으로 옳지 <u>않은</u> 것은?

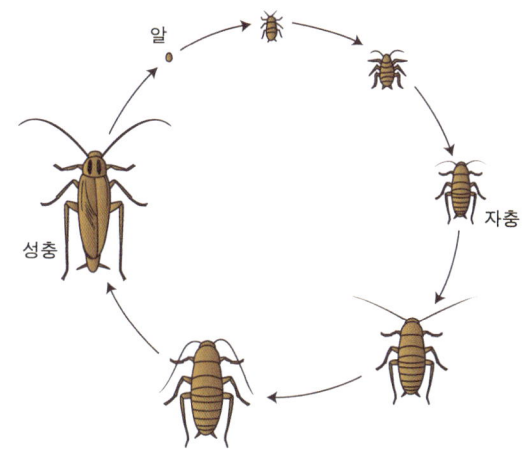

① 자충과 성충의 형태가 같다.
② 서식처와 먹이가 같다.
③ 전 생활사를 통해 인간에게 영향을 준다.
④ 방제방법이 쉽다.
⑤ 서식처와 먹이가 다르다.

33 그림은 어느 바퀴를 나타낸 것인가?

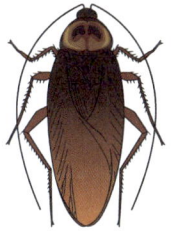

① 이질바퀴
② 독일바퀴
③ 먹바퀴
④ 일본바퀴
⑤ 집바퀴

34 그림은 어떤 모기의 알(egg)인가?

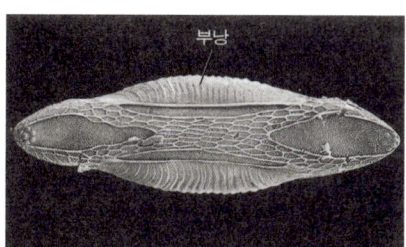

① 숲모기   ② 집모기   ③ 얼룩날개모기
④ 늪모기   ⑤ 왕모기

그림은 얼룩날개모기속 알의 전자현미경 사진이다.
학질모기아과와 보통모기아과의 알의 특징
① 학질모기아과(얼룩날개모기속, Anopheles)의 알 : 하나씩 낱개로 산란하는데 방추형이고 좌우에 공기주머니인 부낭(浮囊, float)을 갖고 있으며 수면에 뜬다.
② 보통모기아과의 알 : 각 속(屬)에 따라 다소 다르나, 대체로 포탄형이고 모두 부낭(float)이 없으므로 쉽게 구별된다.
  ㉮ 집모기속(Culex)의 알 : 서로 맞붙어서 난괴(卵塊, egg raft)를 형성하므로 물에 뜬다.
  ㉯ 숲모기속(Aedes)의 알 : 낱개로 흩어지므로 물밑으로 가라앉는다.
  ㉰ 늪모기속(Mansonia)의 알 : 한쪽에 가시모양의 돌기가 있다.

35 사진은 어떤 질병에 감염된 것이며, 매개곤충은 무엇인가?

① 일본뇌염병 – 모기
② 말라리아병 – 모기
③ 사상충병 – 모기
④ 사상충병 – 벼룩
⑤ 파리 – 승저증

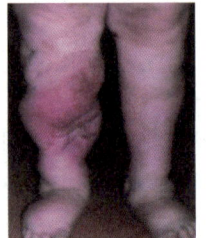

36 다음 중 사람벼룩의 두부는 어느 것인가?

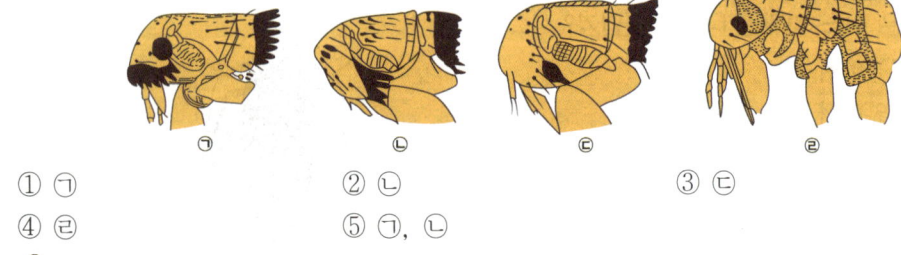

① ㉠   ② ㉡   ③ ㉢
④ ㉣   ⑤ ㉠, ㉡

 사람벼룩 : 중흉복판에 중흉측선이 없어 열대쥐벼룩과 쉽게 구별된다.

37 그림에서 베레제기관은?

① ㉠
② ㉡
③ ㉢
④ ㉣
⑤ ㉠, ㉡

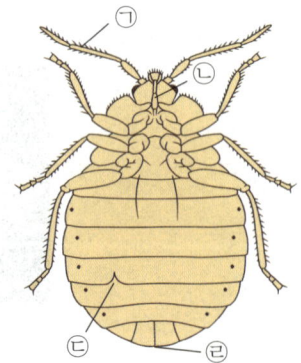

빈대의 성충 암컷(복면) : ㉠-촉각, ㉡-주둥이, ㉢-베레제기관, ㉣-항문

38 다음은 사람 목에 유충(구더기)이 있고 곪아 있는 사진이다. 이 질병의 명칭으로 옳은 것은?

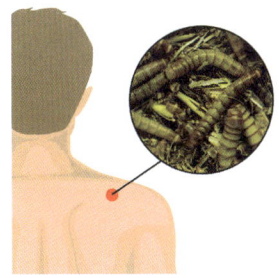

① 페스트　　　　② 일본뇌염　　　　③ 발진열
④ 승저증　　　　⑤ 발진티푸스

39 다음 곤충의 명칭으로 옳은 것은?

① 참닭털이
② 새털이
③ 닭날개이
④ 사면발이
⑤ 오리털이

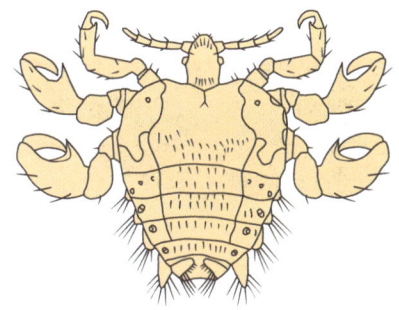

40 다음 곤충의 방제방법으로 옳지 않은 것은?

① 옷을 50℃에서 1시간 처리한다.
② -20℃에서 4시간 처리한다.
③ 끓는 물에 세탁한다.
④ 스크린을 설치한다.
⑤ 개인위생을 철저히 한다.

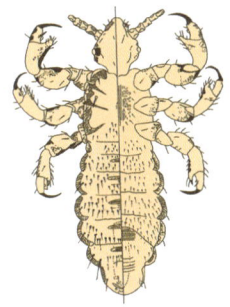

 몸이의 방제
　① 옷을 50℃에서 1시간 처리한다.
　② -20℃에서 4시간 처리한다.
　③ 끓는 물에 세탁한다.

41 그림은 진드기가 흡혈하는 모습이다. 진드기의 명칭은?

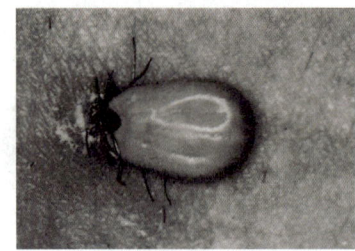

① 모낭(여드름)진드기　　　② 털진드기
③ 물렁진드기　　　　　　　④ 참진드기
⑤ 공주진드기

 참진드기의 숙주의 발견 : 동물이 지날 때 일어나는 광선강도의 변화, 체온에 의한 따뜻한 기류, 땅의 진동, 냄새 등 여러 요인에 의한다. 숙주동물에 부착하면 3~7일 계속하여 **구하체**를 피부에 꽂은 채로 흡혈한 후 땅에 떨어져서 수일간 소화되기를 기다린다.

42 사진으로 방제할 수 있는 것은?

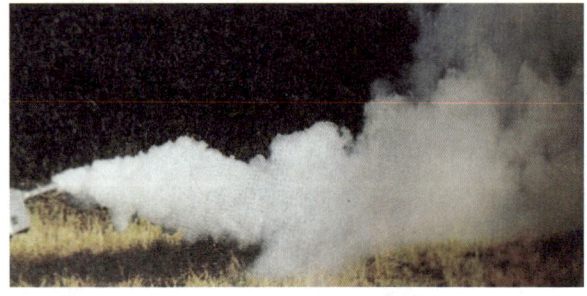 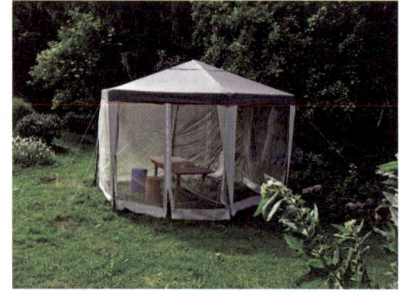

① 털이　　　② 벼룩　　　③ 바퀴
④ 모기 유충　　⑤ 모기 성충

43 개미의 특성으로 옳은 것은?

① 집주변이나 목조건물에서 자주 발견되지 않는다.
② 사람을 물어도 피부증을 유발하지 않는다.
③ 먹이의 습성은 한 가지만 섭취한다.
④ 숙주 특이성이 있다.
⑤ 먹이의 습성은 잡식성이다.

 개미의 특성
① 먹이의 습성은 **잡식성**이며 소형동물을 포식하거나 부식중인 유기물질을 섭취한다.
② 사람은 피크닉, 들이나 숲에서 작업할 때 물리면 심한 통증과 발적현상을 수반한다.

44 다음 제제(formulation) 중 흡수력이 강한 벽면(흙벽, 시멘트벽 등)에 있는 개미의 방제로 가장 적합한 것은?

① 수화제 ② 유제 ③ 용제
④ 수화제, 용제 ⑤ 유제, 용제

① 수화제(水和劑, WP, w.d.p.)
㉮ 잔류분무에 적합하다.
㉯ 흡수력이 강한 벽면(흙벽, 시멘트벽, 석회벽 등)에 적합하다.
② 유제(乳劑, emulsifiable concentrate, EC)
㉮ 공간 및 잔류분무용으로 사용된다.
㉯ 흡수력이 약한 벽면(타일벽, 니스나 페인트칠을 한 벽, 벽지 바른 벽 등)에 적합하다.
③ 용제(溶劑, solution, S) : 공간살포용으로 쓰인다.

45 사진과 관계없는 것은?

① 구멍을 S자로 1~2m 파고 그 속에 둥지가 있다.
② 회백색의 줄이 머리 위로부터 꼬리의 기부까지 있다.
③ 신증후군출혈열과 관계가 있다.
④ 월동 식량을 별도로 저장하는 습성이 없어, 겨울에도 먹이를 찾아 활동한다.
⑤ 크기, 형태 등이 모두 생쥐와 비슷하다.

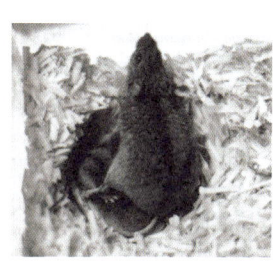

등줄쥐 : 검은 줄이 머리 위로부터 꼬리의 기부(基部)까지 있다.

46 그림으로 방제할 수 있는 것은?

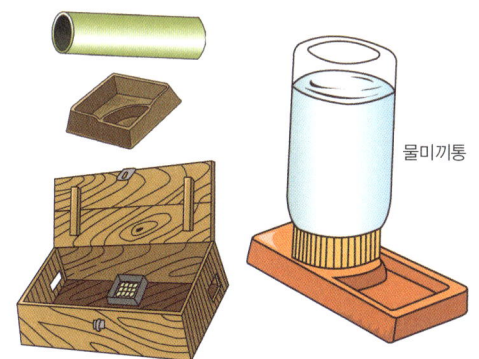

① 모기 ② 나방 ③ 벼룩
④ 진드기 ⑤ 곰쥐

그림은 "쥐" 구제방법에 쓰이는 여러 가지 독먹이통이다.

47 사진으로 유인해서 방제할 수 있는 것은?

① 깔다구
② 하루살이
③ 모기
④ 나방
⑤ 벼룩

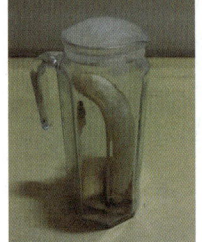

① "그림"은 여름철 벌레인 "하루살이" 퇴치법의 하나로,
바나나나 바나나껍질을 이용하여 간단하게 하루살이를 퇴치할 수 있는 방법 중의 하나이다.
② 깔다구 성충 ; 먹이를 섭취하지 않으므로 수명은 2~7일 정도로 짧다.

48 다음 그림과 같은 방법의 살포방법은?

① 가열연무법
② 가열연무법과 훈연법
③ 미스트와 극미량연무방법
④ 동력살분기와 동력분무기

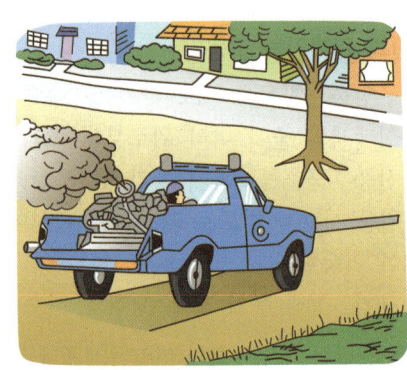

49 다음 그림의 명칭은 무엇인가?

① COD 측정기
② SS 측정기
③ 하이드로 채수기
④ DO 측정기

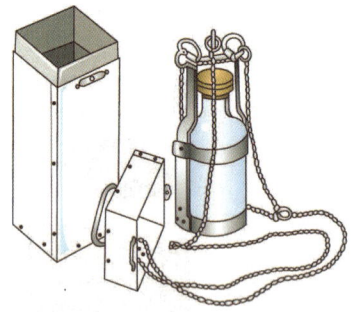

정답													
1. ④	2. ①	3. ④	4. ②	5. ②	6. ①	7. ①	8. ⑤	9. ②	10. ②	11. ④	12. ④	13. ①	14. ④
15. ③	16. ④	17. ③	18. ②	19. ④	20. ①	21. ②	22. ①	23. ②	24. ③	25. ③	26. ②	27. ②	
28. ⑤	29. ①	30. ①	31. ②	32. ⑤	33. ①	34. ③	35. ③	36. ④	37. ③	38. ⑤	39. ④	40. ④	
41. ④	42. ⑤	43. ⑤	44. ①	45. ②	46. ⑤	47. ②	48. ③	49. ③					

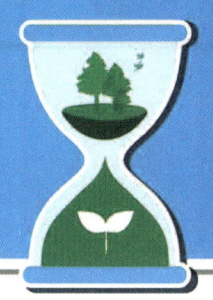

제13회 실전모의고사

① 2017년부터 위생사시험의 "출제문항 수" 및 출제범위가 변경되었음
- "크라운출판사 위생사필기문제집" "위생사 시험안내"나 "한국보건의료인국가시험원(국시원)" "홈페이지"를 참고하기 바람

※ 이 책은 저작권법의 보호를 받는 저작물이므로 어떠한 경우에도 무단 복제 및 여타의 용도로 사용할 수 없으며 위법시에는 형사상의 처벌을 받습니다.

1 다음과 같은 기구를 무엇이라 하는가?

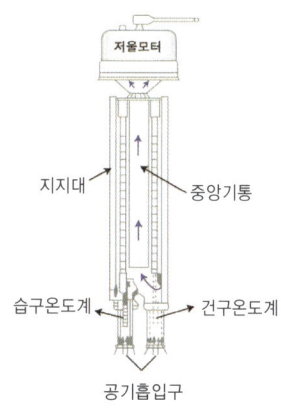

① 아스만 통풍온습도계　② 자기습도계　③ 풍차풍속계
④ August 건습도계　⑤ 흑구온도계

2 다음의 기구명칭은 무엇인가?

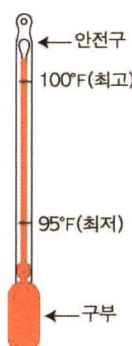

① 흑구온도계 ② 습도계 ③ 카타온도계
④ 풍속계 ⑤ 수은측정계

3 실내에서 복사열을 측정할 수 있는 기구는?
① 적외선 측정기 ② 카타온도계 ③ 모발온도계
④ 흑구온도계 ⑤ 건습계

4 다음 기구의 명칭은 무엇인가?

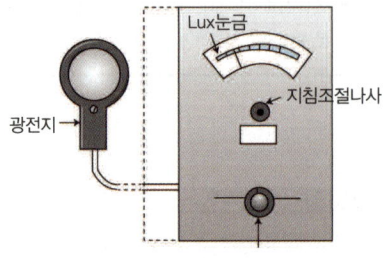

① 온도계 ② 진동계 ③ 조도계
④ 소음계 ⑤ 수온도계

5 다음 그림에서 실내의 적절한 조명을 위해 입사각은 몇 도로 하는 것이 좋은가?
① 4~5° ② 10°
③ 20° ④ 28°
⑤ 50° 이상

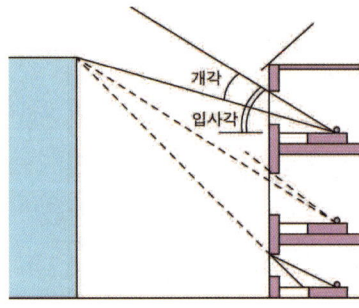

6 다음 그림으로 측정할 수 있는 것은?

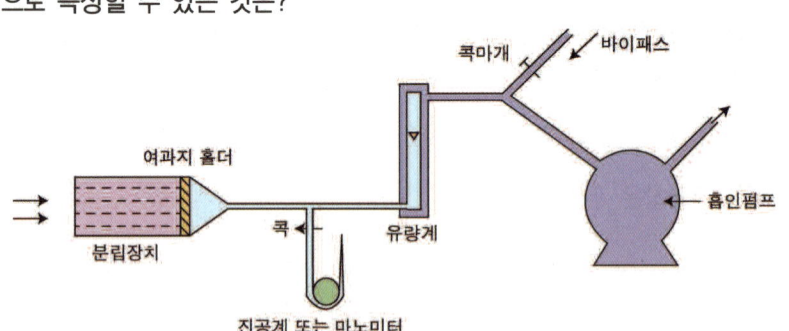

① 강하먼지 ② 미세먼지 ③ 매연
④ 가스상 물질 ⑤ 악취

7 새집증후군을 유발하는 물질은?
① CO ② CO_2 ③ SO_2
④ O_3 ⑤ 포르알데히드(폼알데하이드)

8 다음 내용은 질산화과정을 나타낸 것이다. 청색아증을 유발하는 물질은?

$$\text{유기성 질소} \rightarrow NH_3-N \rightarrow NO_2-N \rightarrow NO_3-N$$

① N_2 ② NO_3-N ③ NO_4-N
④ NO ⑤ NO_2

9 다음 그림은 무엇을 측정하는 것인가?

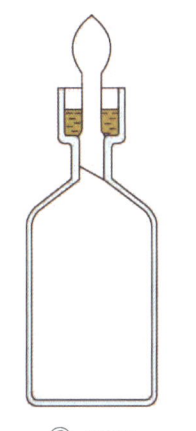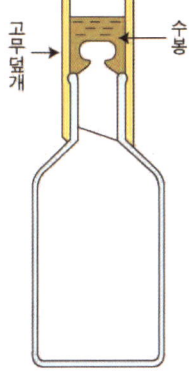

① COD ② BOD ③ SS
④ 질소 ⑤ 유기물

10 다음 그림으로 알 수 있는 것은?

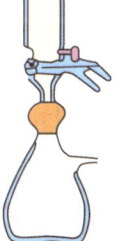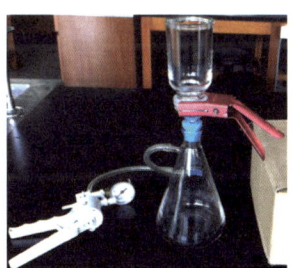

① BOD ② COD
③ DO ④ SS
⑤ CO

11 다음 내용은 식품보관 온도를 나타낸 것이다. ( ) 안에 알맞은 식품은 어느 것인가?

보관온도	식 품
7~10℃	과일류
4~5℃	우유
1~3℃	( )
0~3℃	어패류
-18℃	냉동식품

① 김 ② 곡류 ③ 채소
④ 육류 ⑤ 밀가루

12 다음 표는 고압증기멸균법을 이용할 때의 압력과 온도와의 관계를 나타낸 것이다. ( ) 안에 적당한 것은?

온 도	압 력	Lb	시 간	온 도	압 력	Lb	시 간
100	1.0			120	2.0		
102		1		121		( )	( )
110	1.4	6		126		20	15분
115	1.7	10	30분	134	3.0		

① 15Lb, 10분   ② 20Lb, 15분   ③ 15Lb, 20분
④ 20Lb, 30분   ⑤ 30Lb, 30분

13 다음의 균을 가장 잘 설명한 것은 어느 것인가?

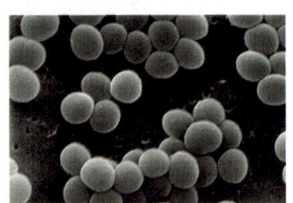

① 그람양성, 구균   ② 그람음성, 간균   ③ 그람양성, 간균
④ 그람음성, 구균   ⑤ 그람음성, 나선균

 포도상구균 : 그람양성, 구균

14 다음은 어떤 균을 나타낸 것인가?

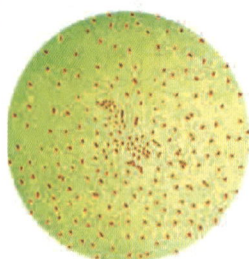 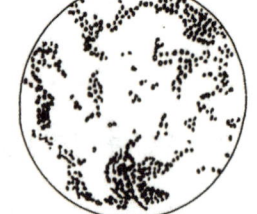

① 백일해균   ② 파상풍균   ③ 대장균
④ 이질균   ⑤ 아메바균

 백일해 : 그람음성균이다.

15 다음은 어느 기생충의 생활사를 나타낸 것인가?

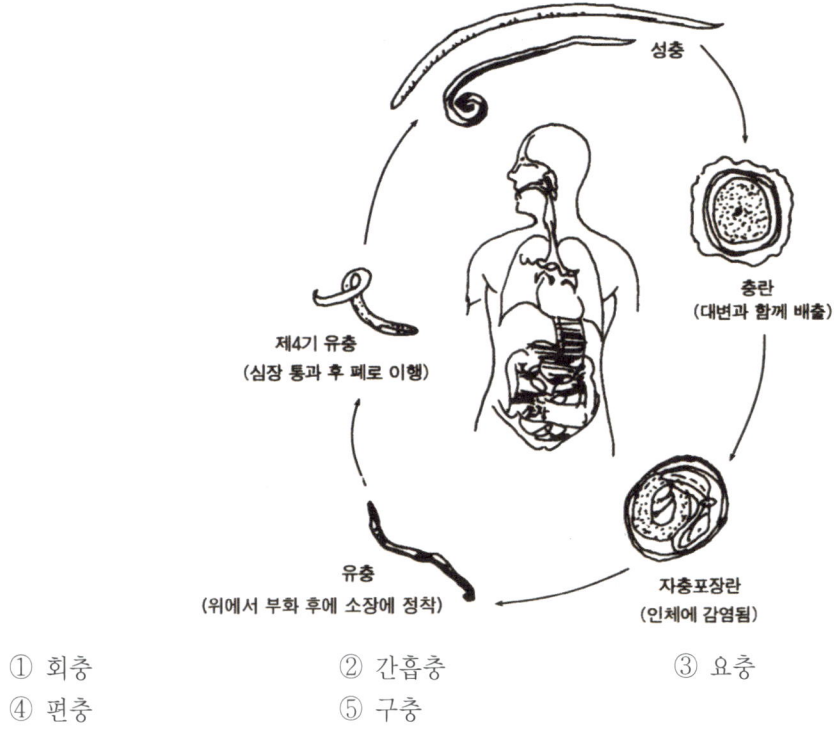

① 회충 ② 간흡충 ③ 요충
④ 편충 ⑤ 구충

16 다음은 어느 기생충의 cycle(생활사)를 나타낸 것인가?

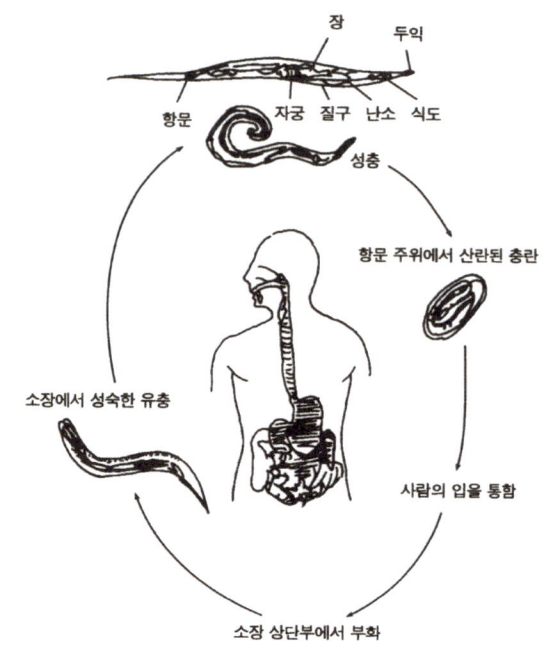

① 편충 ② 요충 ③ 간흡충
④ 회충 ⑤ 구충

17 다음은 어떤 기생충의 생활사를 나타낸 것인가?

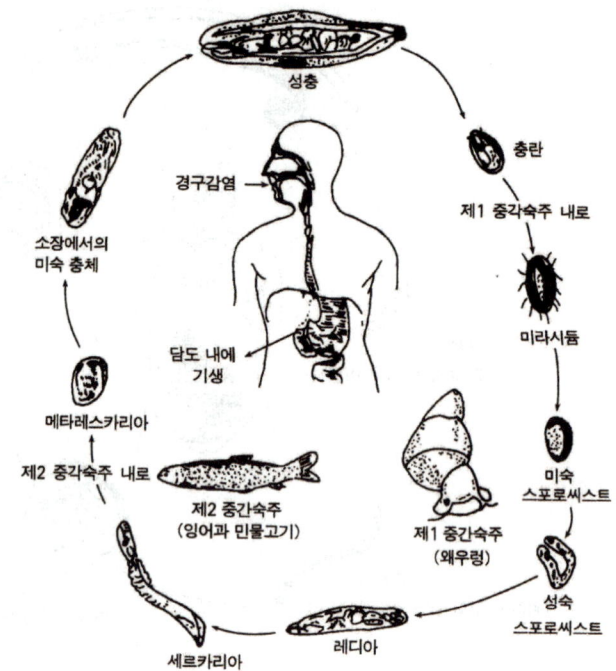

① 간흡충(간디스토마)   ② 회충   ③ 요충
④ 편충   ⑤ 구충

18 다음의 고압증기멸균기를 사용하는 것은 어느 것인가?

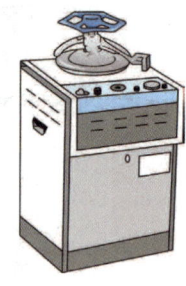

① 주사기   ② 초자기구   ③ 백금이
④ 도마   ⑤ 도자기

19 다음 중 통조림 표시기준에 해당하지 않는 것은?
① 원료명   ② 제조원(제조회사)   ③ 제조일
④ 제조방법   ⑤ 제품명

 ① 통조림 제품에는 제품명, 식품의 유형, 내용량, 원료명 및 함량, 제조원, 판매원, 유통기간(제조일) 등을 기재해야 한다.
② 제조방법은 기재하지 않아도 된다.

20 다음은 곤충외피의 구조를 나타낸 것이다. 표피층을 생성하는 층은?

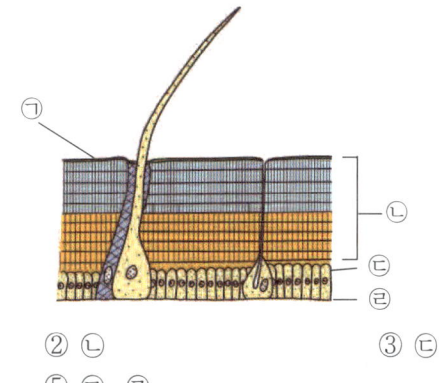

① ㉠   ② ㉡   ③ ㉢
④ ㉣   ⑤ ㉠, ㉣

21 다음 "보기"는 곤충의 어느 부분의 특징을 설명한 것인가?

- 소화관 배면에 위치하고 있는 1개의 긴관으로 되어 있으며, 이관을 배관(dorsal vessel)이라 한다.
- 9개의 심장이 있다.
- 대동맥 끝은 두부에서 열려있어 혈액이 흘러나와 여러 조직과 기관으로 스며들면서 몸 후방으로 밀려간다.

① 소화기계   ② 말피기관   ③ 순환계
④ 호흡계   ⑤ 배설계

22 다음과 같이 수면에 뜨는 모기유충은 어느 것인가?

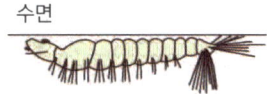

① 중국얼룩날개모기   ② 토고숲모기
③ 작은빨간집모기   ④ 빨간집모기
⑤ 왕모기

23 다음은 어떤 파리의 유충인가?

① 집파리   ② 딸집파리(아기집파리)
③ 큰집파리 ④ 체체파리
⑤ 쉬파리

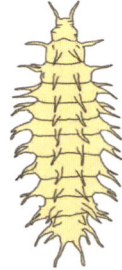

24 다음에서 ⓒ의 명칭은?

① 촉수
② 협즐치
③ 중흉측선
④ 전흉즐치
⑤ 촉각

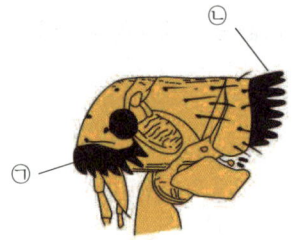

25 다음은 쌀, 보리, 밀 등 곡물을 창고에 저장할 때에 폭을 좁게 하여 간격을 두고 여러 곳에 나누어 쌓아 저장한 것이다. 쥐의 구제책 중 어느 방법에 속하는가?

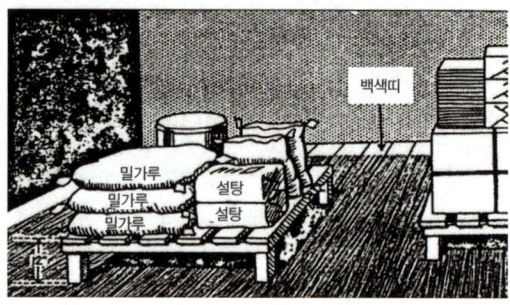

① 쥐의 은신처 제공을 예방하기 위한 환경개선 방법
② 쥐의 발자국을 알기 위한 환경개선 방법
③ 쥐약을 놓기 위한 방법
④ 천적을 이용하기 위한 방법
⑤ 쥐약을 수거하기 위한 방법

26 다음은 지상공간에 살포방향을 나타낸 것이다. 설명으로 옳은 것은?

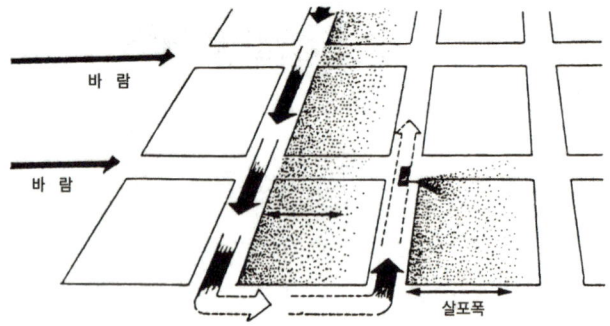

① 살포차량을 가능한 한 바람을 가로지르며 주행시켜야 한다.
② 살포차량을 가능한 한 바람 부는 상향으로 주행시켜야 한다.
③ 살포차량을 가능한 한 바람 부는 하향으로 주행시켜야 한다.
④ 살포차량을 바람 부는 방향으로 주행시켜야 한다.
⑤ 살포차량을 바람 부는 방향의 1/4 각도로 주행시켜야 한다.

27 다음의 감각온도 도표에서 건구온도가 24℃, 습구온도가 16℃, 기류가 1.5m/sec일 때의 감각온도는 몇 ℃가 되는가?

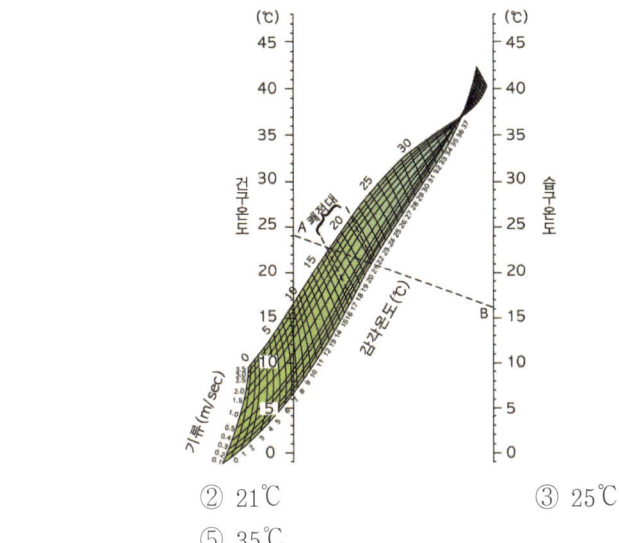

① 19℃ ② 21℃ ③ 25℃
④ 30℃ ⑤ 35℃

28 다음에서 건구온도 27℃, 습구온도 23℃일 때의 불쾌지수 값은?

① 70 ② 76 ③ 80
④ 85 ⑤ 100

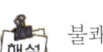 불쾌지수(DI) = (27 + 23)℃ × 0.72 + 40.6 = 76

29 다음 그림의 검지관법으로 측정할 수 있는 것은?

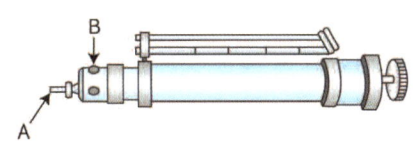 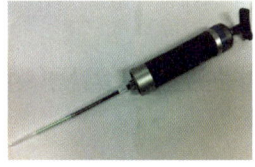

[검지관 사진]

① 황산미스트 ② 매연 ③ 황화수소
④ NH_3 ⑤ CO_2

30 "흡광광도법"으로 알 수 있는 물질은?

① 납(pb) ② 경도측정법 ③ 유기인
④ PCB ⑤ 휘발성유기화합물(VOC)

① 납(pb)의 측정 : 흡광광도법, 원자흡광광도법, 유도결합플라스마 발광광도법
② 경도측정법 : EDTA법(disodium ethylene diamine tetra acetic acid)
③ 유기인, PCB, 휘발성유기화합물(VOC) : 가스크로마토그래피(G.C)
④ 알킬수은 : 가스크로마토그래피(G.C), 원자흡광광도법

31 다음 보기의 ( )안에 들어갈 내용으로 옳은 것은?

> 시료를 ( )로 증기화하여 생긴 ( )가 이 원자 증기층을 투과하는 특유파장의 빛을 흡수하는 현상을 이용하여 시료 중의 원소농도를 정량하는 방법이다.

① 최고상태의 원자-기저상태의 원자
② 중성원자-최고상태의 원자
③ 기저상태의 원자-중성원자
④ 중성원자-기저상태의 원자
⑤ 원자-기저상태의 원자

> 해설] 원자흡광광도법의 원리 : 시료를 **중성원자**로 증기화하여 생긴 **기저상태의 원자**가 이 원자 증기층을 투과하는 **특유파장의 빛**을 흡수하는 현상을 이용하여 시료 중의 원소농도를 정량하는 방법이다.

32 다음 "보기"의 내용으로 알 수 있는 것은?

> • 호수에서는 봄·가을에 물의 온도변화로 밀도차가 발생하여 수직운동이 가속화된다.
> • 봄·가을에 주로 발생한다.

① 성층현상 ② 전도현상(순환현상) ③ 자정작용
④ 부영양화 ⑤ 대류현상

33 염소소독 시 발암물질은?

① 잔류염소 ② THM ③ TLM
④ 클로로페놀 ⑤ 오존

34 염소이온 분석시 "질산은(AgNO₃) 시액"의 농도로 옳은 것은?

① 1N ② 0.1N ③ 0.01N
④ 0.05N ⑤ 0.15N

35 개, 고양이가 숙주가 되는 기생충은?

① 폐흡충 ② 간흡충 ③ 회충
④ 유구악구충 ⑤ 주혈흡충

> 해설] 유구악구충 : 제1 중간숙주 → 물벼룩, 제2 중간숙주 → 미꾸라지·가물치·뱀장어, 최종숙주 → 개·고양이 등

36 다음의 냅킨사용 시 문제가 될 수 있는 물질은?

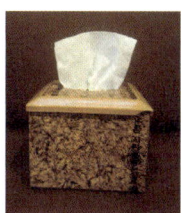

① 형광물질 ② 납 ③ 포름알데히드
④ 구리 ⑤ PCB

37 11% 식염수(NaCl)에 계란을 담궈서 신선도를 측정하는 방법으로 옳은 것은?
① 비중측정 ② 난황계수 ③ 난백계수
④ 기실측정 ⑤ 기실농도

 부침법(비중측정, 중액선별, 중매선별)
① 부침법은 11% 식염수(NaCl)에 계란을 담궈서 신선도를 측정하는 방법이다.
② 신선한 계란 : 11% 식염수에서 바로 가라앉는다.
③ 신선한 계란의 비중 : 1.0784~1.0914이다.
④ 계란의 비중은 매일 0.0017~0.0018씩 감소된다.

38 식품공정의 시설위생에 준하여 볼 때 가장 이상적으로 생각되는 벽면과 바닥의 교차 직경은 몇 cm인가?
① 5cm ② 10cm ③ 15cm
④ 20cm ⑤ 30cm

39 다음은 액체배지에 배양한 후 현미경으로 관찰했을 때의 모양을 나타낸 것이다. 이 균은 어떤 균인가?

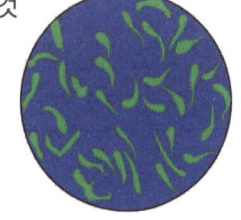

① 살모넬라균 ② 포도상구균
③ 비브리오 콜레라균 ④ 마이코박테리움균
⑤ 대장균

40 다음은 미생물 실험에 이용되는 기구이다. 이 기구의 명칭으로 옳은 것은?

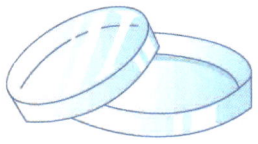 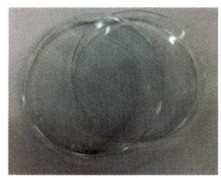
[사진]

① Petri dish ② Messcylinder ③ Flask
④ Incubator ⑤ 여과지

41 다음에 해당하는 곤충의 방제방법으로 옳은 것은?

① 카페청소를 한다.
② 속옷을 저온(8℃)에서 세탁한다.
③ 미량의 살충제를 푼 샴푸 물로 머리를 감는다.
④ 훈증소독을 한다.
⑤ 20℃에서 4시간 처리한다.

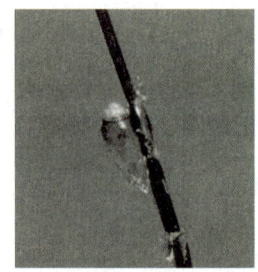

42 다음은 어떤 곤충인가?

① 빈대   ② 몸이
③ 벼룩   ④ 노린재
⑤ 파리

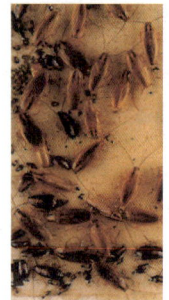

43 다음의 바퀴트랩을 이용한 방제방법과 관련이 있는 것은?

① 성페로몬
② 포식동물(천적) 이용
③ 서식처를 제거하는 것
④ 발육억제제
⑤ 불임수컷의 방산

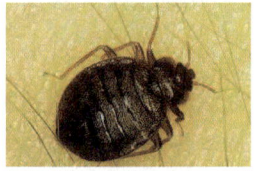

44 다음은 어떤 곤충에 의한 것인가?

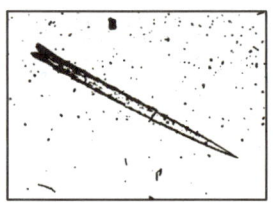

① 말벌   ② 개미   ③ 독나방
④ 파리   ⑤ 모기

45 다음과 같은 형태적 특징을 갖는 쥐는?

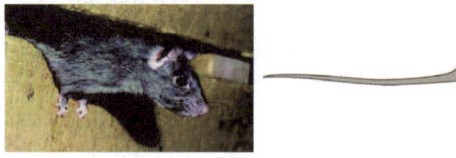

① 들쥐   ② 곰쥐   ③ 생쥐
④ 등줄쥐   ⑤ 작은쥐

46 쥐구멍에 사용할 수 있는 것은?
① 수화제　　② 유제　　③ 용제
④ 수용제　　⑤ 독먹이법

47 쥐의 천적으로 옳은 것은?
① 살쾡이　　② 왕모기　　③ 개굴이
④ 풍뎅이　　⑤ 말똥구리

> **해설** 쥐의 포식동물
> ① 포식동물 : 족제비, 살쾡이, 오소리, 고양이, 개 등
> ② 조류 : 부엉이, 올빼미, 말똥가리, 소리개 등
> ③ 파충류 : 구렁이, 살모사, 무자치, 유혈목이 등

48 모기 채집 시 사용하는 가스는?
① CO　　② CO_2　　③ SO_2
④ O_3　　⑤ NH_3

49 진드기가 흡혈할 때 사용하는 것은?
① 구하체　　② 의두　　③ 협각
④ 촉수　　⑤ 촉각

50 구하체를 갖고 있는 진드기는?
① 모낭진드기　　② 털진드기　　③ 여드름진드기
④ 참진드기　　⑤ 작은진드기

〈참고〉 변경된 내용은 "크라운출판사 홈페이지(www.crownbook.com) ⇨ 학습자료실"을 참고하기 바람

정답
1. ①　2. ③　3. ④　4. ③　5. ④　6. ②　7. ⑤　8. ②　9. ②　10. ④　11. ④　12. ③　13. ①　14. ①
15. ①　16. ②　17. ①　18. ②　19. ④　20. ③　21. ③　22. ①　23. ②　24. ④　25. ①　26. ①　27. ①
28. ②　29. ⑤　30. ①　31. ④　32. ②　33. ①　34. ③　35. ④　36. ①　37. ①　38. ①　39. ③　40. ①
41. ③　42. ①　43. ①　44. ③　45. ②　46. ⑤　47. ①　48. ②　49. ①　50. ④

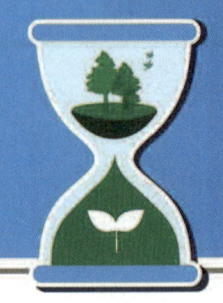

제14회 실전모의고사

※ 이 책은 **저작권법의 보호를 받는 저작물**이므로 어떠한 경우에도 **무단 복제 및 여타의 용도로 사용**할 수 없으며 위법시에는 **형사상의 처벌**을 받습니다.

1 다음 기구는 무엇을 측정하는 기구인가?
① 온도 ② 기습
③ 바람 ④ 복사열
⑤ 조도

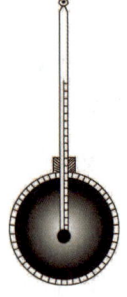

2 다음의 기온의 측정시간은?
① 1분 ② 3분
③ 5분 ④ 10분
⑤ 15분

 기온의 측정시간 : 수은온도계는 2분, 알코올온도계는 3분을 측정한다.

3 다음 그림의 기구 명칭은 무엇인가?

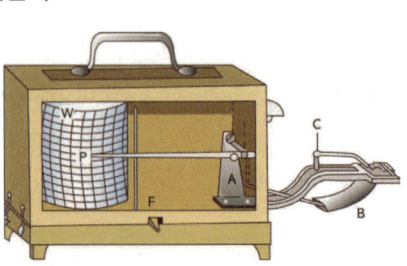

① 자기온도계 ② 아우구스트 건습계 ③ 자기습도계
④ 아스만통풍습도계 ⑤ 수은온도계

4 다음 그림은 강하분진을 측정하는 기구이다. 강하분진 측정시 이끼방지를 위하여 포집병(E)에 사용하는 물질은?

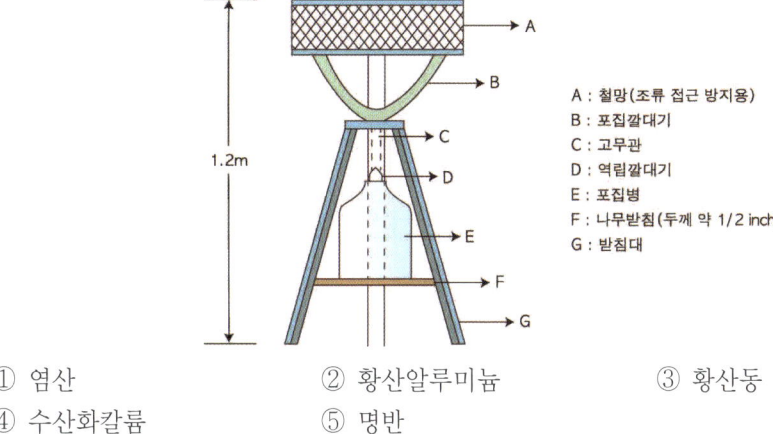

① 염산　　　　　　　② 황산알루미늄　　　　③ 황산동
④ 수산화칼륨　　　　⑤ 명반

5 다음 그림의 측정단위는 어떻게 표시하는가?

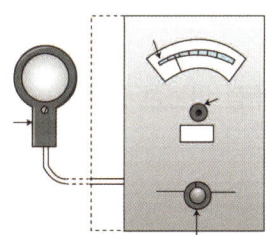

① dB　　　　　　　　② Lux　　　　　　　　③ Phone
④ Watt　　　　　　　⑤ pH

6 소음은 풍속 몇 m/sec 초과 할 때 측정을 안 하는가?
① 1.0　　　　　　　② 2.0　　　　　　　③ 3.0
④ 4.0　　　　　　　⑤ 5.0

7 다음 그림과 같은 구성도를 가진 기기는 환경오염물질을 측정하는데 쓰인다. 이 기기의 명칭은 무엇인가?

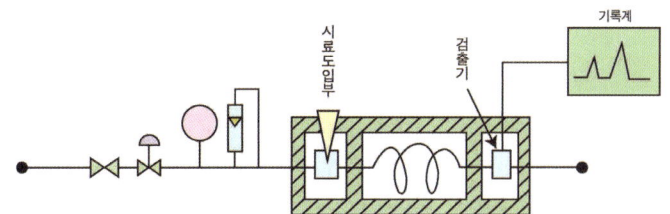

① 가스크로마토그래피법　　② 흡광광도법　　　　③ 원자흡광광도법
④ 적외선분석법　　　　　　⑤ 비분산적외선법

8 다음 그림은 무슨 계통도인가?

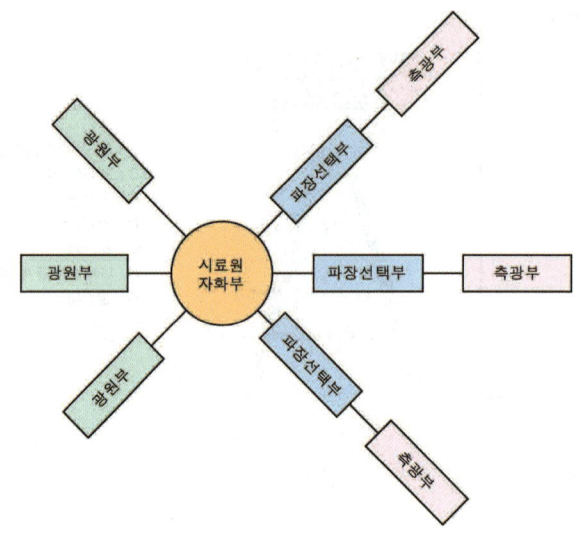

① 가스크로마토그래피법　② 흡광광도법　③ 원자흡광광도법
④ 적외선측정법　⑤ 비분산적외선

9 다음과 같은 장치구성으로 측정 가능한 물질은?

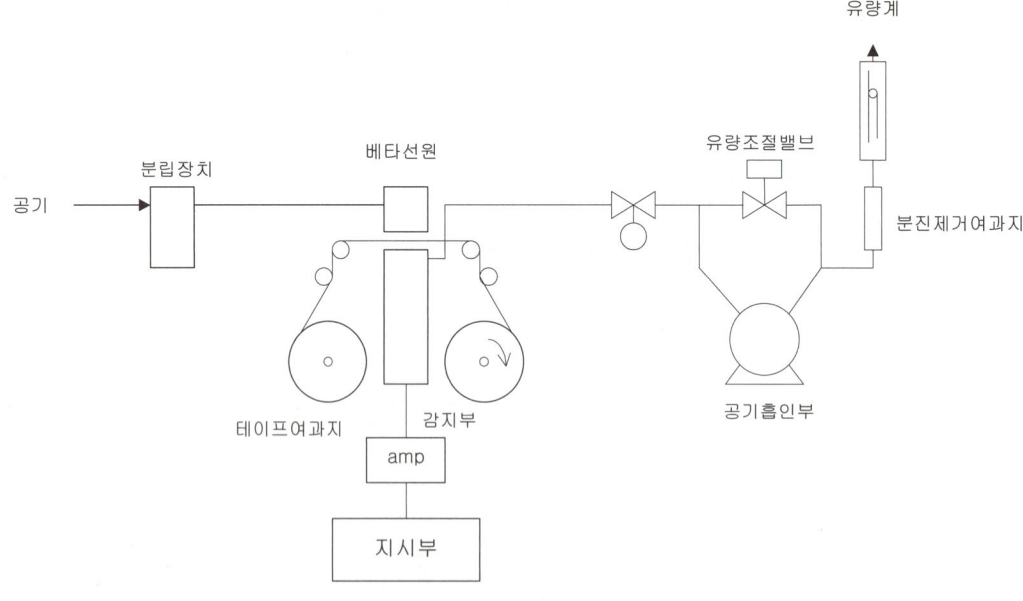

① 미세먼지　② 강하먼지　③ 부유먼지
④ 석면　⑤ 수은

 대기 중의 비산먼지 측정법
① 수동 : 하이볼륨에어샘플러법, 로우볼륨에어샘플러법
② 자동 : 광산란법, 광투과법, 베타선흡수법(베타선법, β-Ray Method)

㉮ 환경 대기 중의 미세먼지(PM-10) 자동측정법 중 베타선법의 목적 : 이 시험 방법은 환경 대기 중에 존재하는 입경이 10㎛ 이하인 입자상물질(PM-10)의 질량농도를 베타선법에 의해 측정하는 방법에 대해 규정하며, 베타선법에 의한 측정의 정확성과 통일성을 갖추는 것을 목적으로 한다.

10 알칼리 COD법 측정시 티오황산나트륨용액의 적정 색은?
① 적색　　　　② 홍색　　　　③ 엷은 홍색
④ 무색　　　　⑤ 연두색

11 염소이온 측정 시 적정 시약은?
① 질산은(AgNO₃)　　② 과망간산칼륨　　③ 황산
④ 염산(HCl)　　⑤ 수은

12 다음 그림은 무엇을 채집하는 기구인가?
① 공기　　　　② 물
③ 흙　　　　　④ 중금속
⑤ 온도

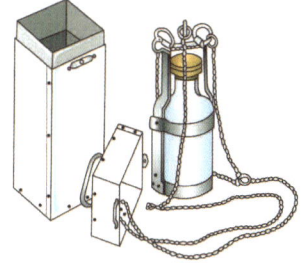

13 그림의 건열멸균기로 멸균하기에 가장 적합한 것은?
① 플라스틱 Petri dish(페트리 디쉬)　　② 삼각플라스크
③ 고체배지　　　　　　　　　　　　　④ 액체배지
⑤ 일회용 백금이

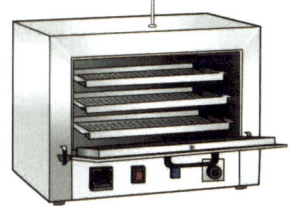

 건열멸균법 : 주로 유리기구의 멸균에 사용된다.

14 소독약의 살균기전 연결이 바르게 된 것은?
① 오존 - 환원작용　　　　　　② 과산화수소 - 환원작용
③ 역성비누 - 단백질 응고　　　④ 산화에틸렌 - DNA 변경
⑤ 생석회 - 환원작용

 소독약의 살균기전
① 산화작용 : 과산화수소(H₂O₂), 과망간산칼륨(KMnO₄), 오존(O₃), 염소(Cl₂)
② 균체의 단백질 응고 : 알코올, 석탄산, 크레졸, 포르말린, 승홍
③ 균체의 효소불활 작용 : 알코올, 석탄산, 중금속염, 역성비누
④ 핵산(DNA, RNA)에 의한 작용 : 에틸렌옥사이드(Ethylen oxide, 산화에틸렌), formalin, 자외선, 방사선
⑤ 생석회(CaO) : 1차적으로 [물+생석회 → 열반응(고온, 200℃)], 2차적 [열반응 후 소석회로 변해 강알칼리(pH 11~12) 작용이 있어 소독효과를 나타냄]

 에틸렌옥사이드(Ethylen oxide, 산화에틸렌, OEG 살균)
① 맹독성 기체인 에틸렌옥사이드를 이용하는 화학적 소독법에 속한다.
② 살균기전 : 핵산에 작용
③ 사용 : 주사기, 페트리디쉬의 소독에 사용되는 것

15 고형배지는 한천, 혈청, 난 등을 사용하여 고형화한 배지이다. 다음 "사진"의 배지는?

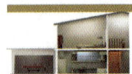

① 고층배지　　　　　② 중층배지
③ 저층배지　　　　　④ 증운배지
⑤ 평판배지

 배지의 종류
임상 검체에서 병원균을 분리하거나 연구목적으로 실험실내에서 목적하는 세균을 증식시키고자 할 때, 그 세균이 증식 가능한 배지를 만들어 적당한 환경에서 배양한다.
(1) 형상에 의한 분류
　① 액체배지 : 각 성분을 증류수에 녹인 것. broth 또는 bullion이라고도 한다.
　② 고형배지 : 한천(agar), 혈청, 난 등을 사용하여 고형화한 배지이다.
　　㉮ 평판배지 : 샤레(Petri dish)에 2~3mm 두께로 굳힌 것
　　㉯ 사면배지 : 시험관에서 사면을 만든 것(미생물 생육을 보호하기 위해서)
　　㉰ 고층배지 : 시험관을 수직으로 유지한 상태에서 배지를 굳힌 것
　③ 반고체배지 : 한천농도를 반 이하로 줄인 것으로 형태로는 고층배지의 형태이다.
(2) 조성에 의한 분류
　① 천연배지
　② 합성배지
(3) 목적에 의한 분류
　① 증균배지 : 균을 증식시키기 위한 배지이다.
　② 선택감별분리배지(선택적분리배지)
　　여러 종류의 균이 혼합되어 있는 재료에서 어떤 특정균을 분리하기 위한 배지이며, 선택감별분리배지에는 SS배지, TCBS배지 등이 있다.
　　㉮ SS배지(SS agar ; Salmonella-selenite agar)
　　　㉠ 살모넬라 및 쉬겔라균(이질균, 적리균)의 선택적분리배지이다.
　　　㉡ 그람양성균이나 대장균의 발육은 억제된다.
　　㉯ TCBS배지(thiosulfate citrate bile salts sucrose agar, TCBS agar) 콜레라나 장염비브리오균 분리에 사용하는 선택적분리배지이다.
　③ 감별배지(확인배지) : 균의 생리, 생화학적 성상을 조사하는 배지이다.
　※ 쉬겔라속(Shigella) : 세균성이질의 병원체는 Shigella dysenteria이다.

16 증균배지인 셀레나이트배지(selenite broth)로 분리할 수 있는 것은?

① 쉬겔라균　　　　　② 대장균　　　　　③ 녹농균
④ 일반세균　　　　　⑤ E. coli

 쉬겔라 – 시험관법(Shigella-Multiple Tube Method)
① 적용범위 : 이 시험방법은 먹는물수질기준 및 검사 등에 관한 규칙에 의한 먹는물의 수질기준에 규정된 먹는물, 샘물 및 염지하수의 수질검사에 적용한다.
② 쉬겔라 : 장내세균의 하나로 운동성이 없고, 아포를 만들지 않으며 세균성이질 및 식중독을 일으키는 그람음성 간균이다. 락토스를 분해하지 않으며, 당분해로 산을 형성하지만 기체는 형성하지 않는 생화학적 특성을 가진다.
③ 시약 및 표준용액
　㉮ 증균배지(3배 농후 셀레나이트 액체배지, 3 × Selenite broth)
　　: 셀레나이트배지(selenite broth)는 Salmonella와 설사원인균(쉬겔라균)의 분리에 사용되므로, "먹는물수질기준"에서 쉬겔라균 측정시 증균배지(증식배지)로 셀레나이트배지를 사용한다.
　㉯ 추정시험용 배지(자이로스 라이신 데속시콜레이트 한천 선택배지 ; XLD agar)
　㉰ 확인시험용 배지(트립틱 소이 배지, Tryptic soy agar)

(1) 셀레나이트배지(selenite broth)
① 셀레나이트배지는 살모넬라 종을 분변 등에서 분리하기 위한 "증식배지"의 일종이다.
② 다른 장내세균의 대부분은 이 배지에서 증식이 억제된다.
③ 이 배지에서 E. coli는 생육이 부분적으로 억제되고, Salmonella spp(살모넬라균)는 잘 배양된다.
㉮ 아(亞)셀레산나트륨에 의해 다른 장내세균의 발육은 억제된다.
㉯ 배지에 포함되어 있는 sodium selenite는 Salmonella spp를 선별적으로 자라게 한다.
④ 용도 : Salmonella와 설사원인균(쉬겔라균)의 분리에 사용한다.
⑤ 검체를 접종하고 12~18시간 배양한 후에 감별배지에 접종한다.
(2) Salmonella spp
① Salmonella spp는 진정세균강, 진정세균목에 속하는 균이다.
② 사람이나 동물에 티푸스성 질환을 일으키고 식중독의 원인균이 된다.
③ Sal. typhimurium, Sal. thompson, Sal. enteritidis, Sal. derby 등 2,400여종의 혈청형이 존재하는데, 이중에서 2,300여종이 식중독을 발병시킨다.
※ sodium(나트륨) selenite(셀렌산염)

17 다음 중 "식품위생"에 해당되지 않는 것은?
① 식품
② 식품첨가물
③ 기구 또는 용기
④ 포장
⑤ 표기

18 다음 그림은 미생물 증식곡선이다. 대사산물이 가장 많이 분비되는 "대수기"에 해당하는 것은?

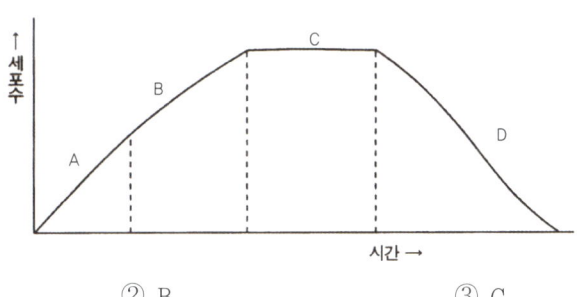

① A
② B
③ C
④ D
⑤ A~D

 미생물 증식곡선 : 유도기 → 대수기 → 정지기 → 사멸기

19 다음 "사진"에 있는 균의 질병은?

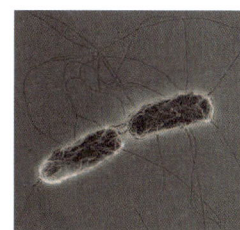 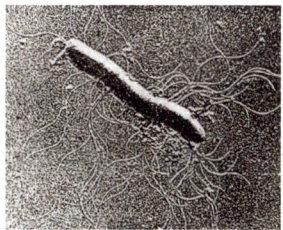

① 세균성이질
② 장염비브리오
③ 콜레라
④ 소아마비
⑤ 장티푸스

20 식중독을 일으키는 세균 중 "그림"과 같이 편모가 하나이며 3~4% 식염첨가 배지에서 잘 자라는 균은?

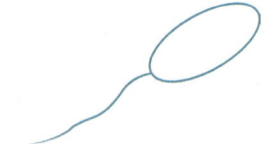

① 황색포도상구균   ② 살모넬라균   ③ 장염비브리오균
④ 병원성대장균   ⑤ 장티푸스균

① 황색포도상구균 : 무편모
② 장염비브리오균 : 단모균
③ 살모넬라균, 병원성대장균, 장티푸스균 : 주모균

21 다음 그림은 어느 기생충의 cycle(생활사)를 나타낸 것인가?

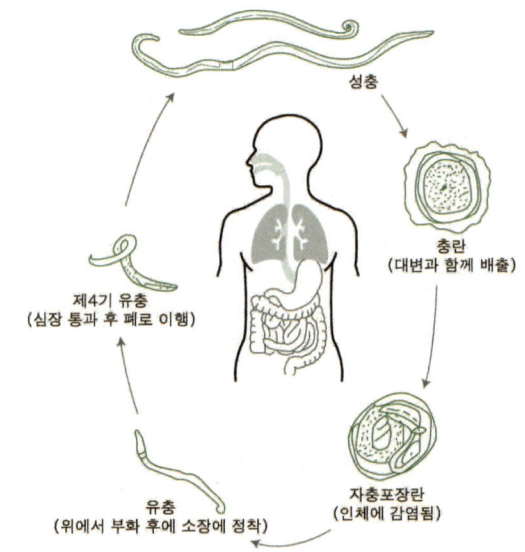

① 회충   ② 요충   ③ 십이지장충
④ 선모충   ⑤ 편충

22 다음 그림은 어느 기생충의 생활사를 나타낸 것인가?

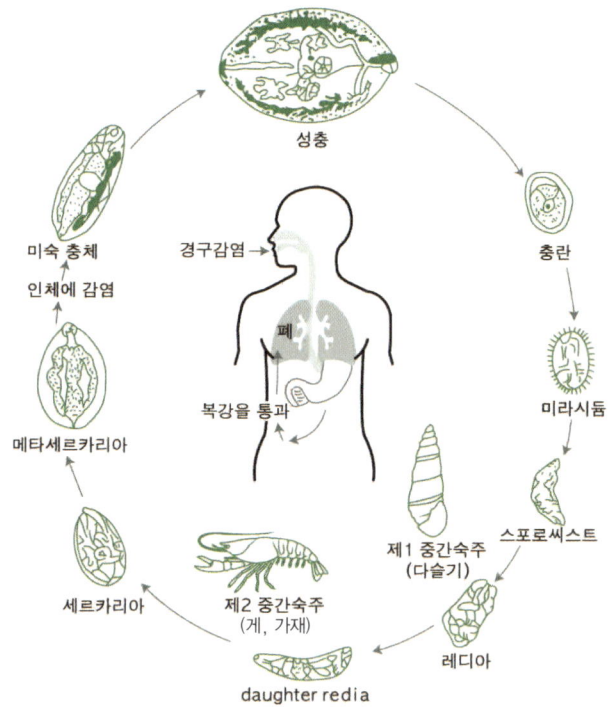

① 간디스토마(간흡충) ② 폐디스토마(폐흡충) ③ 무구조충
④ 광절열두조충 ⑤ 유구조충

23 다음 사진은 바다생선이 중간숙주이다. 사진의 명칭은?

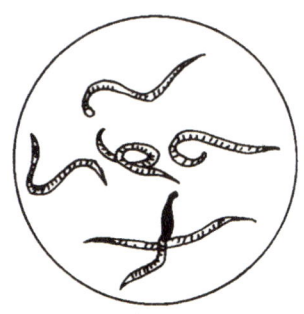

① 간흡충 ② 회충 ③ 아니사키스
④ 폐디스토마 ⑤ 구충

 아니사키스(anisakis, 고래회충) : 제1중간숙주 → 갑각류(크릴새우), 제2중간숙주 → 바다생선(고등어, 갈치, 오징어 등)

24 다음 중 "돼지 → 사람"으로 감염되는 질병은?
① 렙토스피라증 ② 폐결핵 ③ 야토병
④ 광견병 ⑤ 돈단독(돼지단독)

25 다음 North 곡선 중 빗금 친 부분을 무엇이라 하는가?
① 중간대 ② 최고대
③ 최저대 ④ 쾌적대
⑤ 우유형성대

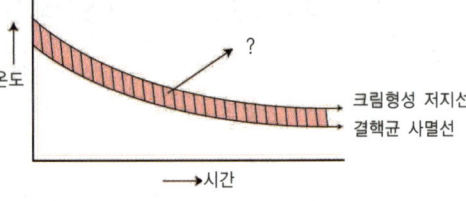

26 식품시설의 벽은 바닥에서 몇 m까지 내수성 자재로 하는 것이 좋은가?
① 1m ② 1.5m ③ 2m
④ 3.5m ⑤ 5m

27 다음 그림은 공장벽면과 바닥구조를 나타낸 것이다. 가장 이상적인 것은?

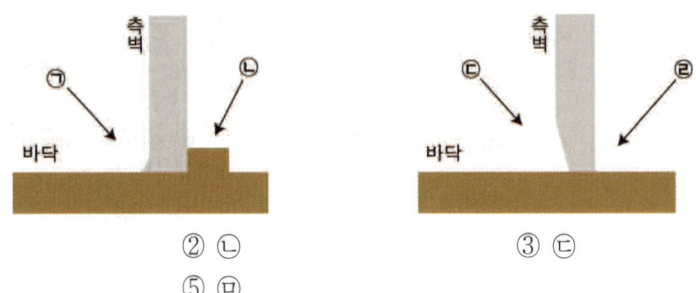

① ㉠ ② ㉡ ③ ㉢
④ ㉣ ⑤ ㉤

28 다음 중 식품공장의 천장은?
① 천장은 벽과 달리 어두운 색으로 한다.
② 비스듬히 한다.
③ 천장은 벽과 완만한 경사로 한다.
④ 천장은 벽과 직각의 경사로 한다.
⑤ 천장은 벽과 90도의 경사로 한다.

29 다음 그림에서 바퀴 알은?

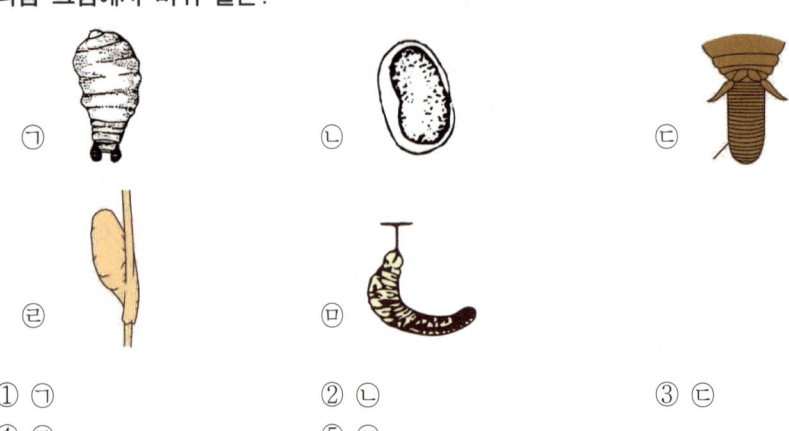

① ㉠ ② ㉡ ③ ㉢
④ ㉣ ⑤ ㉤

30 다음 그림 중 모기의 생활사 중에서 수중생활을 하는 것은?

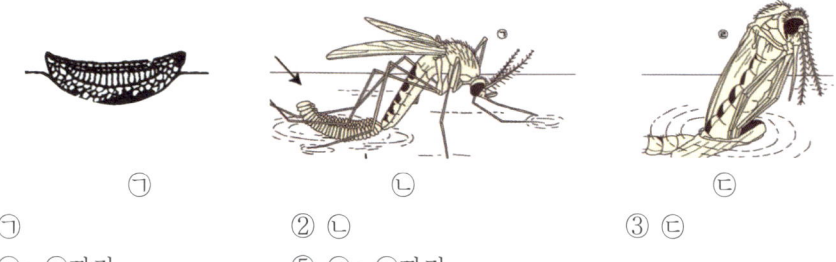

① ㉠   ② ㉡   ③ ㉢
④ ㉠~㉢까지   ⑤ ㉠~㉡까지

해설 모기의 생활사(집모기속) : ㉠-난괴, ㉡-성충(암컷)의 산란, ㉢-번데기에서 우화하는 성충

31 다음 그림은 무엇을 방제하기 위한 것인가?
① 모기
② 파리
③ 바퀴
④ 독나방
⑤ 좀이

32 사진의 해충을 방제하기 위한 방법은?

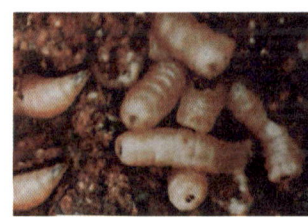

① 기피제   ② 유문등   ③ 트랩
④ 파리 끈끈이   ⑤ 베레스원추통 설치

33 다음 그림에 해당하는 곤충은?

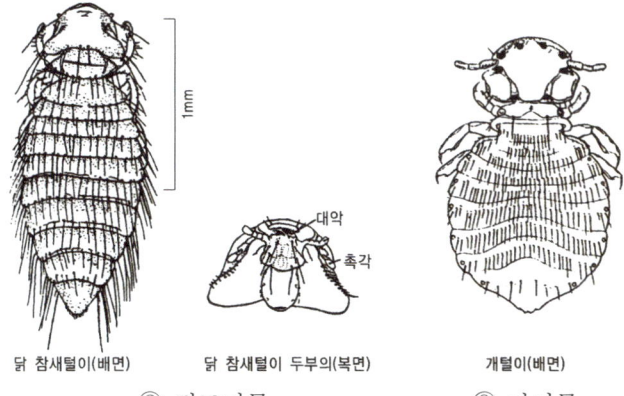

① 바퀴목   ② 진드기목   ③ 파리목
④ 새털이목   ⑤ 모기목

34 다음 그림은 어떤 벼룩 암컷의 형태인가?

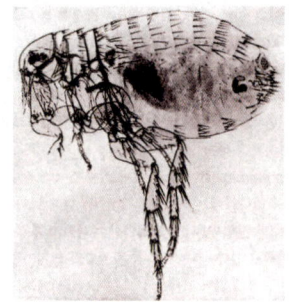

① 유럽벼룩　　　② 열대쥐벼룩　　　③ 개벼룩
④ 모래벼룩　　　⑤ 고양이벼룩

35 다음 그림은 어느 곤충의 알과 약충인가?

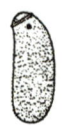 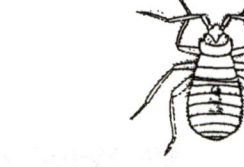

① 몸이　　　② 빈대　　　③ 벼룩
④ 진드기　　⑤ 개미

36 다음 그림은 진드기를 나타낸 것이다. 진드기의 명칭은?

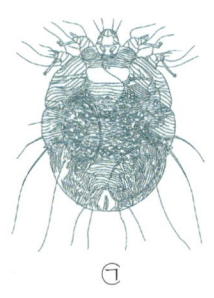 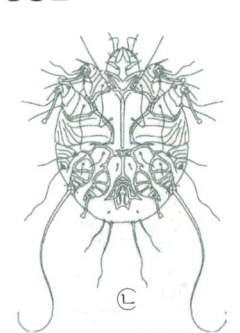
　　　　ⓐ　　　　　　　　ⓑ

① 모낭진드기　　② 옴진드기　　③ 털진드기
④ 참진드기　　　⑤ 물렁진드기

 옴진드기 성충 : ⓐ – 암컷, ⓑ – 수컷

37 독나방의 구조별 설명으로 옳은 것은?

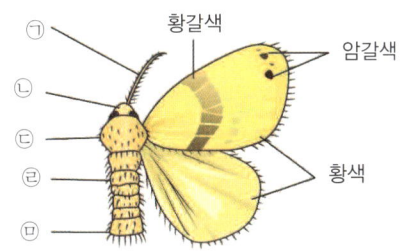

① 촉각 – 두부 – 흉부 – 미방모 – 배
② 두부(머리) – 촉각(더듬이) – 흉부(가슴) – 배 – 미방모
③ 촉각(더듬이) – 두부(머리) – 흉부(가슴) – 배 – 미방모
④ 미방모 – 촉각 – 두부 – 배 – 미방모
⑤ 미방모 – 더듬이 – 머리 – 흉부 – 배

38 다음 그림은 어떤 곤충인가?

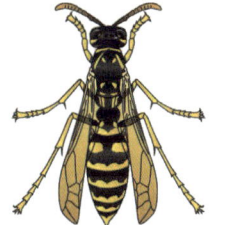 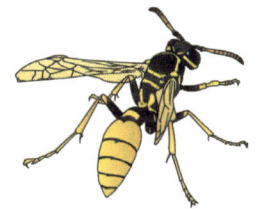

① 파리 ② 나방 ③ 등에
④ 말벌 ⑤ 꿀벌

39 쥐가 간접 또는 직접적으로 감염시키는 질병이 <u>아닌</u> 것은?
① 선모충증 ② 살모넬라증 ③ 유행성출혈열
④ 흑사병 ⑤ 말라리아

40 살충제의 설명서에 다음과 같은 표시가 있는 경우 해당 살충제가 의미하는 것은?

① 무독성 ② 경비독성 ③ 저독성
④ 중독성 ⑤ 고독성

〈참고〉 변경된 내용은 "크라운출판사 홈페이지(www.crownbook.com) ⇨ 학습자료실"을 참고하기 바람

정답
1. ④ 2. ② 3. ① 4. ③ 5. ② 6. ⑤ 7. ① 8. ③ 9. ① 10. ④ 11. ① 12. ② 13. ② 14. ④
15. ① 16. ① 17. ⑤ 18. ② 19. ⑤ 20. ② 21. ① 22. ② 23. ③ 24. ⑤ 25. ① 26. ② 27. ①
28. ③ 29. ③ 30. ① 31. ① 32. ④ 33. ④ 34. ② 35. ① 36. ② 37. ③ 38. ④ 39. ⑤ 40. ⑤

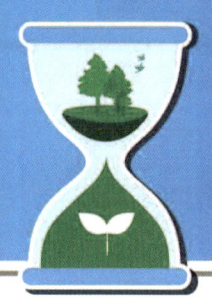

제15회 실전모의고사

※ 이 책은 **저작권법의 보호를 받는 저작물**이므로 어떠한 경우에도 **무단 복제 및 여타의 용도**로 사용할 수 없으며 위법 시에는 **형사상의 처벌**을 받습니다.

1 다음 도표에서 기류가 200ft/min이고, 건구온도는 70°F, 습구온도가 60°F일 때의 감각온도로 옳은 것은?

① 50°F
② 60°F
③ 65°F
④ 75°F
⑤ 80°F

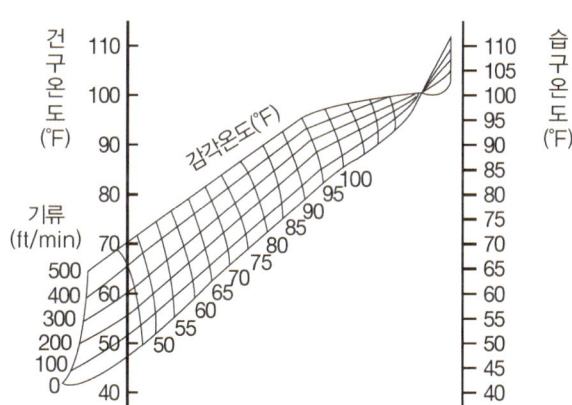

2 다음 그림에서 BOD곡선을 1단계와 2단계로 구분할 때 변곡점까지 도달하는 데 걸리는 배양 일수로 옳은 것은?

① 2~5일
② 3~6일
③ 9~12일
④ 21~24일
⑤ 25~28일

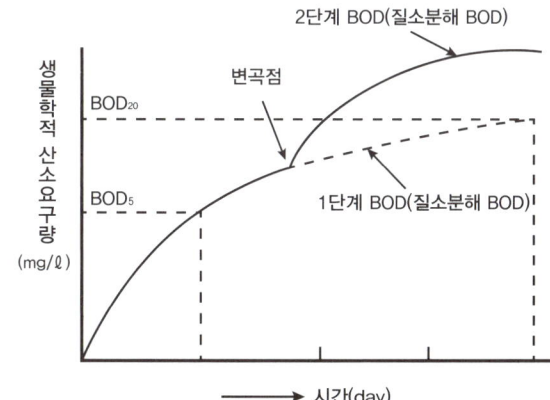

3 다음 〈보기〉는 「수질오염공정시험기준」상 총인을 자외선/가시선분광법으로 측정하는 방법이다. (   ) 안에 들어갈 내용으로 옳은 것은?

> 이 시험기준은 물속에 존재하는 총인을 측정하기 위하여 유기물화합물 형태의 인을 산화 분해하여 모든 인 화합물을 인산염(PO_4^{3-}) 형태로 변화시킨 다음 몰리브덴산암모늄과 반응하여 생성된 몰리브덴산인암모늄을 (   )(으)로 환원하여 생성된 몰리브덴산의 흡광도를 (   )nm에서 측정하여 총인의 양을 정량하는 방법이다.

① 중크롬산칼륨 – 880mm ② 아스코빈산 – 880m
③ 아스코빈산 – 880nm ④ 수산화나트륨 – 660nm
⑤ 과망간산칼륨 – 880nm

➕ 해설
총인-자외선/가시선 분광법(Total Phosphorus-UV/Visible Spectrometry) : 이 시험기준은 물속에 존재하는 총인을 측정하기 위하여 유기물화합물 형태의 인을 산화 분해하여 모든 인 화합물을 인산염(PO_4^{3-}) 형태로 변화시킨 다음 몰리브덴산암모늄과 반응하여 생성된 몰리브덴산인암모늄을 **아스코빈산**으로 환원하여 생성된 몰리브덴산의 흡광도를 **880nm**에서 측정하여 총인의 양을 정량하는 방법이다.

4 오물이나 환자의 객담을 소독할 때 사용하며, 물에 잘 녹지 않고(난용성), 석탄산계수가 2인 소독제는?

① 오존 ② 과산화수소 ③ 승홍수
④ 크레졸 ⑤ 염소

➕ 해설 크레졸 소독제의 특징
① 물에 난용성(물에 잘 녹지 않음)이므로 크레졸 비누액 3에 물 97의 비율로 크레졸 비누액으로 만들어 사용한다.
② 소독력이 강하고 석탄산계수는 2이다.
③ 손, 배설물(오물, 객담), 피부의 소독, 수술실, 병실 등 소독에 사용한다.
④ 바이러스에는 효과가 적으나 세균에는 효과적이다.
⑤ 유기물에 약화되지 않는다.

5 다음 그림은 어떤 모기의 알(egg)인가?

① 중국얼룩날개모기속
② 집모기속
③ 숲모기속
④ 늪모기속
⑤ 왕모기속

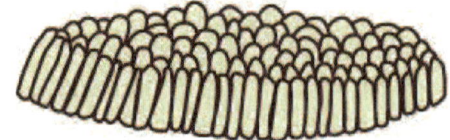

6 다음 그림은 파리 성충이다. 명칭으로 옳은 것은?

① 집파리
② 곱추파리
③ 침파리
④ 딸집파리
⑤ 큰집파리

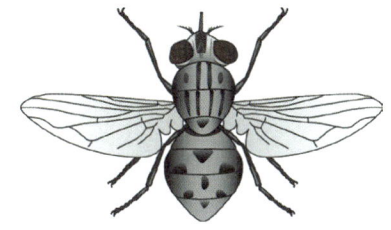

7 아래의 그림 중 파리의 밀도조사에 필요한 기구로 옳은 것은?

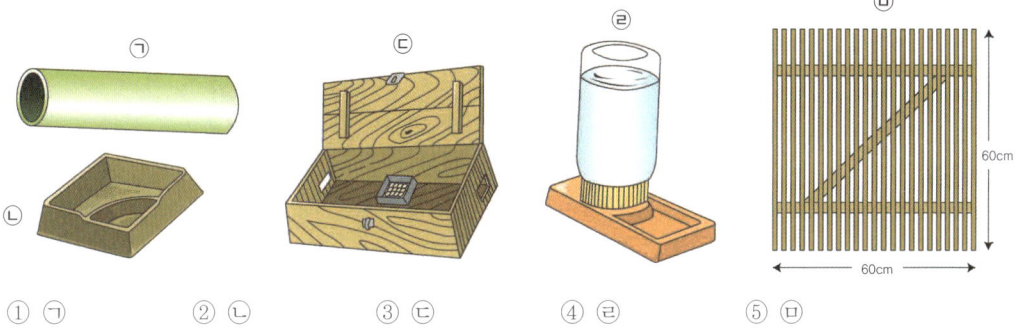

① ㉠   ② ㉡   ③ ㉢   ④ ㉣   ⑤ ㉤

8 다음 그림은 새털이목에 속하는 "닭참새털이"이다. 설명으로 옳은 것은?

① 사람, 벼룩에도 기생한다.
② 저작형 구기이며, 숙주동물을 흡혈한다.
③ 몸은 두흉부와 복부의 2부분으로 되어 있다.
④ 숙주선택성이 엄격하다.
⑤ 조류인플루엔자를 전파시킨다.

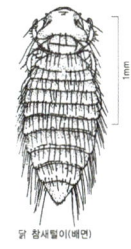

닭 참새털이(배면)

9 다음 사진의 바퀴에 대한 설명으로 옳은 것은?

① 이질바퀴의 성충이다.
② 몸길이는 35~40mm이다.
③ 수컷이다.
④ 체색은 전체적으로 광택성 적갈색이다.
⑤ 전흉배판의 표면은 울퉁불퉁(오목볼록형)하다.

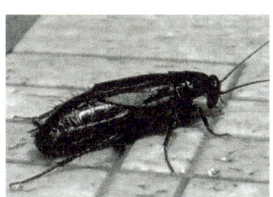

➕ **해설** 집바퀴 성충 암컷의 특징
① 날개 : 반만 덮고 있다.
② 체색 : 무광택의 흑갈색이다.
③ 체장 : 20~25mm이다.
④ 전흉배판 : 약간 오목볼록형(울퉁불퉁)이다.

10 다음 그림은 벼룩의 두부이다. 명칭이 옳은 것은?

① 유럽쥐벼룩
② 열대쥐벼룩
③ 개벼룩
④ 닭벼룩
⑤ 사람벼룩

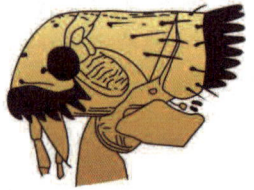

11 그림과 같은 위생곤충으로 인한 피해에 해당하는 것은?

① 독성물질 주입
② 기계적 외상
③ 기생충의 중간숙주 및 2차 감염
④ 기계적 전파
⑤ 생물학적 전파

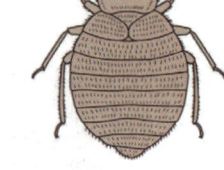

+ 해설

빈대는 사람을 흡혈하지만, 질병을 매개한다는 증거를 찾지는 못했다.

12 다음 사진의 곤충을 방제하는 방법으로 옳은 것은?

① 살균제 사용
② 직접전지와 흡충관 사용
③ 오존 트랩 사용
④ 살충제 잔류분무
⑤ CO_2 트랩 사용

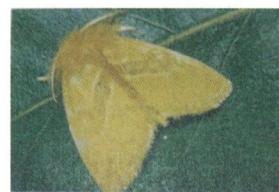

+ 해설

독나방의 유충이 대량 발생하였을 때는 주택 근처의 잡림(雜林)이나 잡초에 동력분무기를 사용하여 잔류분무하거나 가열연막기나 극미량연무기(ULV)로 공간살포 한다.

13 다음 "사진"의 곤충이 주는 피해로 옳은 것은?

① 기계적 외상
② 독성물질을 주입
③ 2차 감염
④ 기계적 전파(물리적 전파)
⑤ 알레르기성 질환

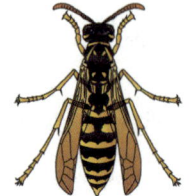

14 다음 중 "대기오염공정시험기준"에서 정하는 미세먼지의 입경 기준으로 옳은 것은?

① 5μm 이하 ② 9μm 이하 ③ 10μm 이하
④ 15μm 이하 ⑤ 20μm 이하

15 고온장애를 방지하기 위해 사용하는 습구흑구온도지수(WBGT)를 구하기 위한 요소로 옳은 것은?

① 등가지수 ② 카타한난계 ③ 적외선
④ 자외선 ⑤ 자연습구온도

➕ 해설

온열평가지수(WBGT ; Wet Bulb Globe Temperature Index)
WBGT는 2차대전 당시 열대지방에서 작전하는 미군병사들에 대한 고온장애를 방지하기 위해 고안한 것이다.
① WBGT = 0.7NWB+0.2GT+0.1DB …… 태양이 있는 실외
② WBGT = 0.7NWB+0.3GT …… 실내 또는 태양열이 없는 실외
NWB : 자연 습구온도, GT : 흑구온도(복사온도), DB : 건구온도

16 다음 그림으로 환경기준 중 일반지역의 소음측정시 가능한 한 측정점 반경 얼마 이내에 장애물이 없어야 하는가?

① 0.5m
② 1.5m
③ 3.5m
④ 5.0m
⑤ 6.5m

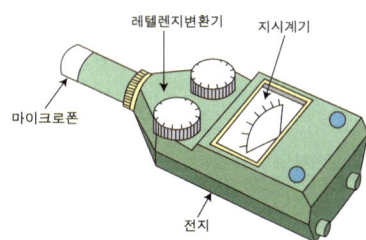

17 다음 중 진동가속도레벨의 단위로 옳은 것은?

① Hz ② dB ③ Lux
④ phon ⑤ Sv

➕ 해설

제4회 실전모의고사, 22번 해설 참고

18 다음 중 환경 대기 중의 먼지농도를 측정하는 기기로 옳은 것은?

① 자외선분광광도계 ② 흡광광도계
③ 고용량공기시료채취기 ④ 비분산적외선분광광도계
⑤ 검지관

➕ 해설

환경 대기 중의 비산먼지 측정법 : 하이볼륨에어샘플러법(High Volum Air Sampler법), 로볼륨에어샘플러(Low Volume Air Sampler)법

19 다음 중 "먹는물수질공정시험기준"에서 총대장균군을 분석시, 추정시험 단계에서 양성·음성을 판정하기 위해 사용하는 기구로 옳은 것은?

① 피펫 ② 비이커 ③ 다람시험관
④ 플라스크 ⑤ 뷰렛

해설
듀람(Durham)관은 세균 배양(대장균 정성시험 등)에 쓰인다.

20 다음 "보기"의 ( ) 안에 들어갈 내용으로 옳은 것은?

> 경도란 먹는물 중에 존재하는 칼슘과 마그네슘의 농도를 ( )의 농도(mg/l)로 나타낸 값이다.

① 스트롬 ② 탄산칼슘 ③ 칼슘
④ 마그네슘 ⑤ 염화칼슘

해설
경도라 함은 물속에 용해되어 있는 Ca^{2+}, Mg^{2+}, Mn^{2+}, Fe^{2+}, Sr^{2+} 등의 2가 양이온이 원인이 되며 이들의 양을 탄산칼슘($CaCO_3$)으로 환산하여 나타낸다.

21 다음 중 "먹는물수질공정시험기준"에서 불소를 측정하기 위해 시료를 4℃ 냉암소에 보관할 때, 최대로 보존할 수 있는 기간으로 옳은 것은?

① 5일 ② 6일 ③ 14일
④ 20일 ⑤ 28일

해설
불소 : P(P ; polyethylene, 폴리에틸렌)에 4℃ 냉암소 보관 28일
암모니아성질소, 질산성질소, 염소이온, 브롬산염, 과망간산칼륨소비량, 불소, 페놀류, 경도, 황산이온, 세제, 수소이온농도, 색도, 탁도, 증발잔류물, 농약류 및 잔류염소시험용 시료 암모니아성질소, 질산성질소, 염소이온, 브롬산염, 과망간산칼륨소비량, 경도, 황산이온, 세제, 수소이온농도, 색도, 탁도, 증발잔류물은 미리 질산 및 정제수로 씻은 유리용기 또는 폴리에틸렌병에 시료를 채취하여 신속히 시험하고, 페놀류, 농약류, 잔류염소시험용 시료는 미리 질산 및 정제수로 씻은 유리용기에 채취하여 신속히 시험한다.
암모니아성질소, 염소이온, 황산이온, 브롬산염은 최대 28일 이내에 시험하고, 질산성질소, 세제, 색도, 탁도는 최대 48시간 이내에 시험하며 수소이온농도와 잔류염소는 즉시 시험한다.
다만, 불소는 폴리에틸렌병에 채취하여 최대 28일 이내에 시험하고, 페놀은 4시간 이내에 시험하지 못할 때에는 시료 1L에 대하여 황산동·5수화물 1g과 인산을 넣어 pH를 약 4로 하고, 냉암소에 보존하여 최대 28일 이내에 시험하며 잔류염소를 함유한 때에는 이산화비소산나트륨용액을 넣어 잔류염소를 제거한다.

22 다음 중 중크롬산에 의한 화학적산소요구량(COD_{Cr})을 측정하기 위해 다이크롬산칼륨법을 사용할 경우 적정 종말점의 색깔은?

① 무색 → 엷은 홍색 ② 청록색 → 적갈색 ③ 청색 → 무색
④ 무색 → 갈색 ⑤ 무색 → 엷은 적색

➕ **해설**

화학적 산소요구량(COD : Chemical Oxygen Demand)
(1) 과망간산칼륨에 의한 화학적산소요구량(COD_{Mn})
  ① 산성 100℃에서 과망간산칼륨에 의한 COD : 0.025N-과망간산칼륨용액을 사용하여 액의 색이 엷은 홍색을 나타낼 때까지 적정한다.
  ② 알칼리성 100℃에서 과망간산칼륨에 의한 COD : 4%(W/V) 아지드화나트륨 한방울을 가하고 황산용액(2+1) 5ml를 넣어 유리된 요오드를 지시약으로 전분용액 2ml를 넣고 0.025N-티오황산나트륨용액으로 무색이 될 때까지 적정한다.
(2) 중크롬산칼륨에 의한 화학적산소요구량(COD_{Cr}) : 0.025N-황산제일철암모늄액을 사용하여 액의 색이 청록색에서 적갈색으로 변할 때까지 적정한다.

23 다음 중 폴리염화비닐(PVC)을 식품 포장재로 사용시 용출될 수 있는 내분비교란물질(환경호르몬)로 옳은 것은?

① 니트로소아민 ② 다이옥신 ③ 에탄올
④ 파라티온화합물 ⑤ DDT

➕ **해설**

내분비계 장애물질(환경호르몬) 물질 종류 : 음료수 캔의 코팅물질 등에 사용되는 비스페놀 A, 플라스틱 가소제인 프탈레이트, PCB, DDT, 다이옥신 등

24 다음 중 하수의 물리적 처리방법 중 비중이 큰 입자가 침전할 경우 침전속도에 적용되는 법칙으로 옳은 것은?

① 피크의 법칙 ② 헨리의 법칙 ③ 메슬로의 법칙
④ 테블로의 법칙 ⑤ 스토크스의 법칙

25 다음 중 용액의 입자가 물리적 또는 화학적 결합력에 의해 고체 표면에 붙는 현상으로 옳은 것은?

① 침강 ② 응집 ③ 산화
④ 부상 ⑤ 흡착

26 다음 중 열처리나 화학적 살균제를 사용할 수 없는 액체의 살균에 사용하는 비가열 살균법으로 옳은 것은?

① 자비법　　　　② 세균여과법　　　　③ 오존소독법
④ 습열멸균법　　⑤ 저온살균법

🔵 해설
세균여과법 : 열에 불안정한 약체, 혈청, 배양지에 들어 있는 세균을 여과하여 없애는 방법이다. 구멍의 지름이 0.2~0.45㎛인 여과판을 이용하여 여과한다.

27 다음의 기구는 식품에 들어 있는 곤충 또는 동물의 털과 같이 물에 젖지 않는 가벼운 이물을 검출하는 데 사용한다. 검출방법의 명칭으로 옳은 것은?

① 여과법
② 부상법
③ 중력침강법
④ 분별법
⑤ 와일드만플라스크법

🔵 해설
와일드만플라스크법(이물질시험법) : 곤충 및 동물의 털과 같이 물에 잘 젖지 않는 가벼운 이물질은 물과 혼합되지 않는 용매와 저어 섞음으로써 유기용매층에 떠오르게 하여 검출하는 방법이다.

28 다음 중 "식품공전"에 의한 우유류 기준 중 젖산으로서 산도값은?

① 0.18% 이하　　　　② 0.19~0.20%　　　　③ 0.30~0.35%
④ 0.35~0.45%　　　　⑤ 0.50% 이상

🔵 해설
우유류 규격 및 기준
① 수분 : 82%
② 유당 : 3.5~6.0%
③ 유지방 : 2.5~8.0%(3.7%, 3% 이상)
④ 유단백 : 2.5~5.0%(3.4%)
⑤ 산도 : pH 6.6~6.8(젖산으로서는 0.18% 이하)
⑥ 비중 : 1.028~1.032 등

29 다음 중 1급 감염병인 장출혈성대장균감염증을 유발하는 병원성 대장균 O-157:H7은 분류상 어디에 속하는가?

① 장관독소성 대장균　　② 신장응집성 대장균　　③ 장관출혈성 대장균
④ 장침투성 대장균　　　⑤ 장병원성 대장균

30 "그림"은 장티푸스균의 편모 및 균의 형태이다. 다음 중 옳은 것은?

① 양모성 간균
② 속모성 구균
③ 주모성 구균
④ 주모성 간균
⑤ 양모성 구균

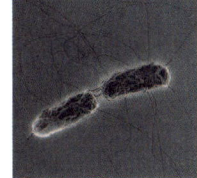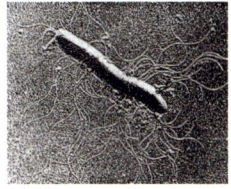

➕ 해설
장티푸스균의 외부 형태 및 특징 : Gram 양성, 간균, 주모균, 편모가 있어 활발한 운동을 한다.

31 다음의 사진은 특히 어린이에게 수면장애, 식욕감소, 불쾌감, 항문 주위에 산란하는 기생충이다. 사진의 기생충으로 옳은 것은?

① 구충
② 요충
③ 채독증충
④ 간디스토마충
⑤ 아나사키증충

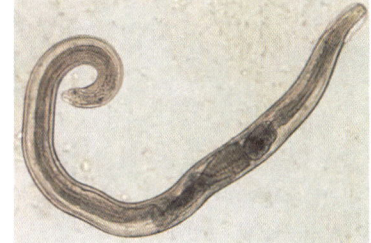

32 다음 그림의 모기는 크기가 4.5mm 정도이고 주둥이 중앙에 백색 띠가 있다. 모기의 명칭으로 옳은 것은?

① 말라리아모기
② 토고숲모기
③ 에집트숲모기
④ 작은빨간집모기
⑤ 왕모기

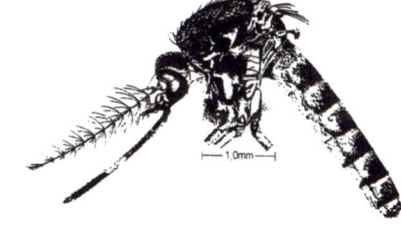

➕ 해설
작은빨간집모기 : 주둥이 중앙에 넓은 백색 띠가 있다. 이 띠로부터 기부로 내려가면서 복면에 백색 비늘이 있다.

33 다음 중 불완전변태, 잡식성, 군거성, 야간활동성인 위생곤충은?

① 파리　　　　　　② 벼룩　　　　　　③ 바퀴
④ 빈대　　　　　　⑤ 나방

34 다음의 위생곤충에 대한 설명으로 옳은 것은?

① 쥐가 서식하는 둥지에 서식한다.
② 사람의 음부털에 기생한다.
③ 사람의 머리털에 기생한다.
④ 들쥐의 항문 주위에 기생한다.
⑤ 풀잎에 산다.

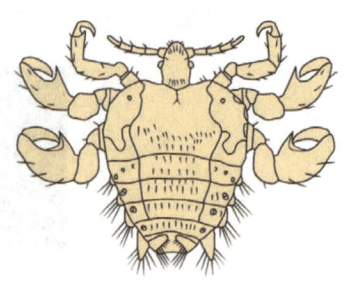

35 다음의 사진과 같은 방법으로 발견할 수 있는 위생곤충은?

① 벼룩
② 왕모기
③ 빈대
④ 바퀴
⑤ 쉬파리

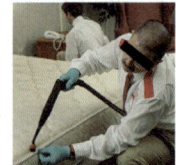 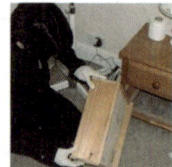

➕ **해설**

빈대의 방제
① 실내 침입 경로 : 빈대가 건물에 침입하는 경로는 주로 중고품 가구, 낡은 책, 옷, 여행 가방 등에 묻어 들어온다.
② 방제 : 훈증법과 잔류분무법을 사용할 수 있다.
　㉮ 훈증법 : 대상 장소가 주로 침실이므로 경험 있는 전문가만이 훈증법을 사용할 수 있다.
　㉯ 잔류분무법 : 실용적인 면에서 볼 때 잔류분무법이 가장 효과적이라 할 수 있다.
③ 장소 : 빈대의 은신처인 실내의 벽 틈, 가구 틈, 침대, 사진 틀 뒤 등을 중점적으로 분무한다.

36 다음 그림의 위생곤충으로 옳은 것은?

① 모래 유충
② 깔따구 유충
③ 파리 유충
④ 등에 유충
⑤ 빈대 유충

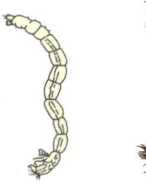 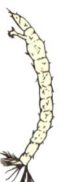 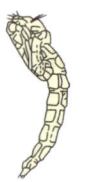

37 다음 그림의 곤충이 일으키는 피해로 옳은 것은?

① 출혈
② 고혈압
③ 피부염
④ 일본뇌염
⑤ 불쾌감

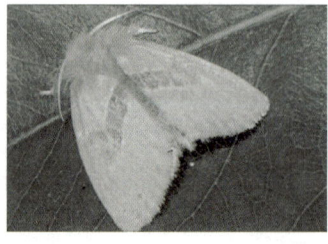

38 다음의 위생해충이 매개하는 질병으로 옳은 것은?

① 발진티푸스
② 록키산홍반열
③ 수면병
④ 쯔쯔가무시증
⑤ 진드기매개뇌염

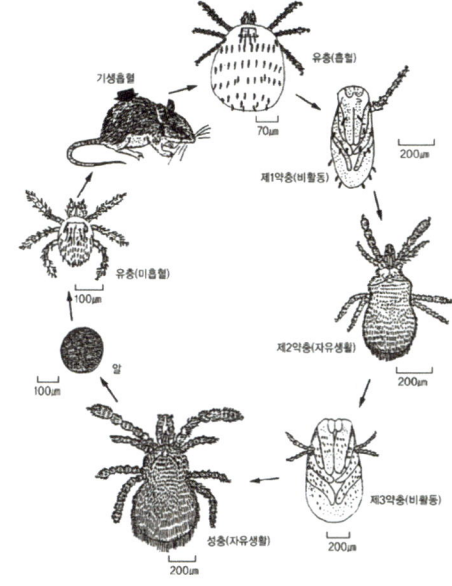

39 다음 기구는 진드기, 벼룩 등을 채집할 때 사용하는 도구이다. 기구의 명칭으로 옳은 것은?

① 채집병
② 흡충관
③ 유문등
④ 진드기트랩
⑤ 베레스원추통

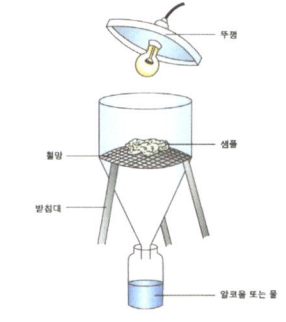

40 다음 곤충의 명칭으로 옳은 것은?

① 왕벌
② 말벌
③ 꽃벌
④ 꿀벌
⑤ 호박벌

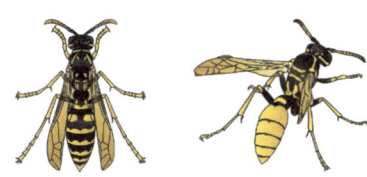

정답														
1. ③	2. ③	3. ③	4. ④	5. ②	6. ③	7. ⑤	8. ④	9. ⑤	10. ③	11. ②	12. ④	13. ②	14. ③
15. ⑤	16. ③	17. ②	18. ③	19. ③	20. ②	21. ⑤	22. ②	23. ⑤	24. ⑤	25. ⑤	26. ②	27. ⑤	
28. ①	29. ③	30. ④	31. ②	32. ④	33. ③	34. ②	35. ③	36. ⑤	37. ③	38. ④	39. ⑤	40. ②	

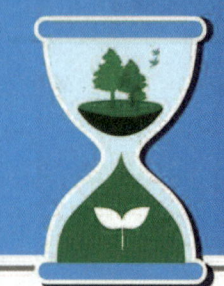

제16회 실전모의고사

※ 이 책은 **저작권법의 보호를 받는 저작물**이므로 어떠한 경우에도 **무단 복제 및 여타의 용도로 사용**할 수 없으며 위법시에는 **형사상의 처벌**을 받습니다.

1 다음 그림은 "수은기압계"이다. 이 기구로 측정할 수 있는 것은?
① 기압
② 수온
③ 조도
④ 기류
⑤ 습도

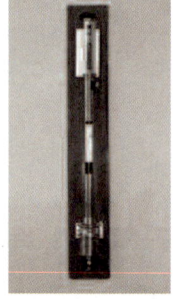

[단위 : mmHg]

2 다음 그림은 광화학반응에 의해 생성된 2차 오염물질의 농도변화를 곡선으로 나타낸 것이다. "㉣" 곡선의 물질은?
① NO_2
② HC
③ 알데히드
④ 오존
⑤ NO

 ㉠ : NO_2 ㉡ : HC
㉢ : 알데히드 ㉣ : 오존

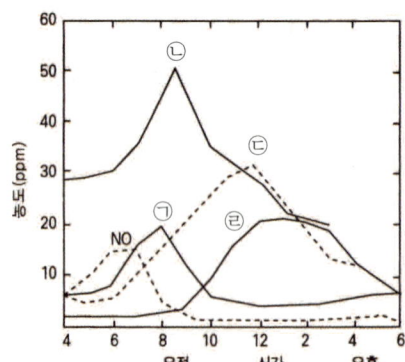

3 다음 사진으로 측정할 수 있는 것은?

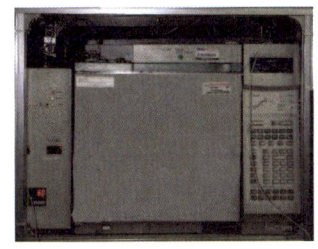 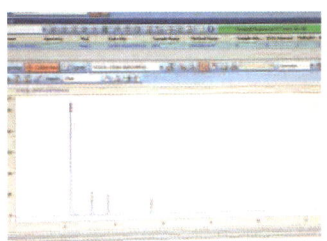

① 아연　　　　　② 벤젠　　　　　③ 구리
④ 카드뮴　　　　⑤ 납

　① 가스크로마토그래피(G.C.) 측정 : 벤젠, 페놀, 이황화탄소(CS_2), 알킬수은, 유기인, 폴리클로리네이티드비페닐(PCB), 휘발성저급탄화수소류, 휘발성유기화합물(VOC), 일산화탄소(CO) 등
　② 원자흡광광도법 측정 : 구리, 아연, 카드뮴, 납 등
　　※ 납(pb)의 측정 : 원자흡광광도법, 흡광광도법, 유도결합플라스마 발광광도법

4 다음 사진으로 측정할 수 있는 것은?

① 아연
② 벤젠
③ 페놀
④ 이황화탄소
⑤ PCB

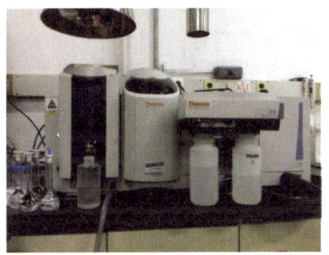

5 다음과 같은 계통도를 가진 기기의 명칭은 어느 것인가?

광원부 → 파장선택부 → 시료부 → 측광부

① 가스크로마토그래피법　　② 흡광광도법　　　③ 원자흡광광도법
④ 광도측정법　　　　　　　⑤ 비분산적외선법

　① 흡광광도법 : 광원부 → 파장선택부 → 시료부 → 측광부
　② 원자흡광광도법 : 광원부 → 시료원자화부 → 파장선택부 → 측정부

6 굴착기 건설 공사장에서 일을 하는 사람이 "레이노드병"이 걸렸다면 원인물질은 무엇인가?
① 소리　　　　　② 진동　　　　　③ 먼지
④ 중금속　　　　⑤ 암모니아

7 포름알데히드 측정법으로 옳은 것은?
① 소형챔버법　　② 흡광광도법　　③ 원자흡광광도법
④ 자외선법　　　⑤ 적외선법

폼알데하이드 시험방법 – 소형챔버법
(determination of emission of volatile organic compounds and formaldehyde from building materials by small-scale emission test chamber method)
(1) 목적
　① 이 시험기준은 건축자재에서 방출되는 **휘발성유기화합물** 및 **폼알데하이드양을** 측정하기 위한 시험방법을 규정한다.
　② 건축자재 중 일정한 온도와 상대습도, 환기횟수 조건 하에서 소형방출시험챔버를 이용하여 건축자재에서 방출되는 휘발성유기화합물과 폼알데하이드의 단위 방출량을 평가하는 방법이다.
(2) 적용범위 : 이 시험기준은 실내에 사용되는 고체 및 액체 건축자재에서 방출되는 휘발성유기화합물 및 폼알데하이드 농도 측정을 위한 주시험방법으로 사용된다.
(3) 소형방출시험챔버(small-scale emission test chamber) : 건축자재에서 방출되는 휘발성유기화합물과 폼알데하이드를 측정하기 위한 제반조건을 갖춘 용기이다.

8 "위상차현미경"으로 측정 가능한 것은?
① 석면　　② 부유물질　　③ BOD
④ COD　　⑤ 질소

 석면
① 석면, 석융, 애스베스터스(아스베스토스)는 자연계에서 존재하는 **섬유상 규산 광물의 총칭**으로서 화학구조가 수정 같은 구조를 가지는 섬유상 무기물질을 말하며, 사문석이나 각섬석이 섬유형태로 변화한 천연섬유이다.
② 섬유를 위상차현미경으로 관찰할 때 길이 5㎛ 이상이고 Aspect Ratio(길이 대 폭의 비) 3 : 1 이상인 입자상 물질로 정의하였다(섬유의 폭 : 길 = 1 : 3 이상이다).
③ 석면 섬유 한 가닥의 굵기는 대략 머리카락의 5,000분의 1정도이다.
④ 현재 쓰이고 있는 석면의 90% 이상은 백석면이다.
⑤ 청석면은 생체에 대한 독성이 다른 석면보다 매우 커서 폐석면, 폐암 및 악성중피종과 밀접한 관련이 있다.
⑥ 현재 청석면, 갈석면은 사용을 금하고 있다.

9 다음은 DO 실험과정을 나열한 것이다. ( ) 안에 들어갈 용액은?

> 시료 300m*l* → MnSO₄과 아지드용액 → 황산(H₂SO₄) → 검수 200m*l* → 티오황산나트륨(Na₂S₂O₃) → (　　)액 → 티오황산나트륨으로 청색에서 무색이 될 때까지 적정

① 황산망간　　② 황산　　③ 티오황산나트륨
④ 전분　　⑤ 과망간산칼륨

10 산성COD법으로 COD측정 시 적정 용액과 종말점의 색깔 연결이 옳은 것은?
① 과망간산칼륨-적색　　　　　　② 과망간산칼륨-무색
③ 과망간산칼륨-엷은 홍색　　　　④ 황산-무색
⑤ 황산-푸른색

11 녹청을 유발하는 물질은?
① 유기인　　② 카드뮴　　③ 불소
④ 수은　　⑤ 구리

구리(Cu)
① 배출원 : 레이온 제조공장 등
② 증상 : 빈혈, 신장염유발, 녹색굴(oyster)의 발생
※ 녹색굴은 맛이 이상하고 설사를 유발한다.

12 다음 중 부유물질(SS) 측정법은?

① 충돌법 ② 여과법 ③ 침전법
④ 흡수법 ⑤ 흡착법

 ① 여과에 의하여 분리되는 물질은 부유물질(SS)이다.
② 부유물질 크기 : 0.1~1,000㎛

13 석탄산의 희석배수가 30이고, 실제 소독약품의 희석배수가 60일 때 석탄산계수는?

① 1 ② 2 ③ 3
④ 4 ⑤ 5

14 다음 그림은 백금이를 나타낸 것이다. 백금이의 멸균방법으로 옳은 것은?

① 건열멸균
② 고압멸균
③ 화염멸균
④ 자비소독
⑤ 저온소독

15 행주, 식기 및 도마 등에 널리 사용되는 소독법은?

① 고압증기 소독법 ② 석탄산 소독법 ③ 자비소독법
④ 간헐멸균법 ⑤ 화염멸균법

 자비멸균법(자비소독법)
① 가장 간단하여 널리 사용한다.
② 행주, 식기 및 도마, 주사기 등 15~20분간 끓는 물에서 처리하는 방법이다.
③ 100℃를 넘지 않기 때문에 완전멸균을 기대하기는 어렵다.

16 우유의 살균온도와 시간 중 저온살균에 해당하는 것은?

① 65℃, 30분 ② 75℃, 15초 ③ 100℃, 15초
④ 90℃, 30초 ⑤ 121℃, 1초

 우유의 주요 살균법
① 저온 살균법 : 62~65℃, 30분간정도
② 고온 단시간 살균법(H.T.S.T) : 72~75℃, 15초간
③ 초고온 순간살균(U.H.S.T) : 130~℃, 2~3초 정도

17 식품시설에서 필요한 물품은?

① 자외선 살균장치 ② 알코올 장치 ③ 훈증기
④ 염소기 ⑤ 무균기

18 산화된 통조림에서 용출될 수 있는 물질은?
① 주석　　　　② 비소　　　　③ 유기인
④ 불소　　　　⑤ 수은

　주석 : 주스 통조림 등에서 물속의 질산이온에 의해 용출되어 **중독을 유발시키는** 물질이다.

19 다음 중 BGLB 배지에 사용되는 시약은?
① 펩톤　　　　② 효모추출물　　　　③ 락토스
④ 염화나트륨　　⑤ 무수아황산나트륨

　BGLB 배지 성분 : 소담즙, 펩톤, 락토스, 브릴리언트그린
　②·③·④·⑤번 : 막여과법 추정시험용 액체배지(m-Endo) 성분임

〈막여과법 확정시험용 배지(BGLB) 조성〉

성 분	조 성
소담즙(oxgall)	20.0 g
펩톤(peptone)	10.0 g
락토오스(lactose, $C_{12}H_{22}O_{11}$, 분자량 : 342.30)	10.0 g
브릴리언트그린(brilliant green, $C_{27}H_{34}N_2O_4S$, 분자량 : 484.00)	0.0133 g

〈막여과법 확정시험용 배지(lactose broth) 조성〉

성 분	조 성
소고기추출물(beef extract)	3.0 g
펩톤(peptone)	5.0 g
락토오스(lactose, C12H22O11, 분자량 : 342.30)	5.0 g

20 장염비브리오균의 분리에 주로 사용되는 배지는 어느 것인가?
① Zeissler agar 배지　　② SS agar 배지
③ TCBS agar 배지　　④ Nutrient agar 배지
⑤ Czapeck agar 배지

21 다음 그림의 장티푸스 TSI 배지 사면부의 색은?
① 백색
② 흑색
③ 적색
④ 청색
⑤ 무색

　① TSI 배지 ; 장내세균(살모넬라속. 쉬겔라속), 비브리오 등 많은 균종의 성상 확인용의 배지로 사용한다.
　② 살모넬라(Salmonella) TSI 배지 사면부의 색은 적색이다.
　③ 장티푸스(Typhoid fever)의 병원체(원인균) : Salmonella typhi(세균)

22 다음 그림의 명칭으로 옳은 것은?

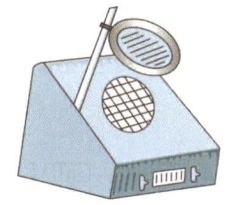 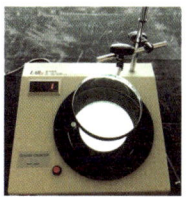

① 자외선 측정기　② 조도 측정기
③ 수온 측정기　④ 세균 집락기(colony counter)
⑤ 진동 측정기

 colony counter : 세균을 측정할 때 사용하는 기구이다.

23 다음 그림은 어느 기생충의 생활사를 나타낸 것인가?
① 간디스토마(간흡충)
② 폐디스토마(폐흡충)
③ 무구조충
④ 광절열두조충
⑤ 유구조충

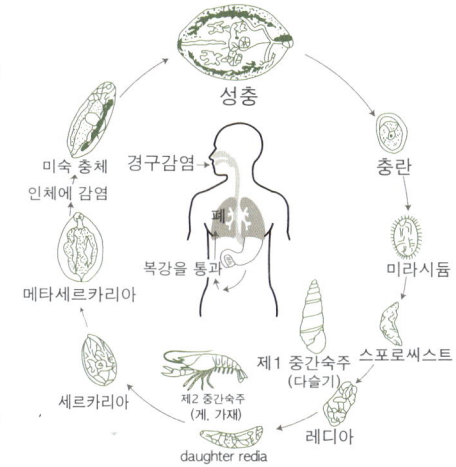

24 다음 그림은 어느 기생충의 생활사를 나타낸 것인가?
① 질트리코모나스
② 요충
③ 광절열두조충
④ 이질아메바
⑤ 폐흡충

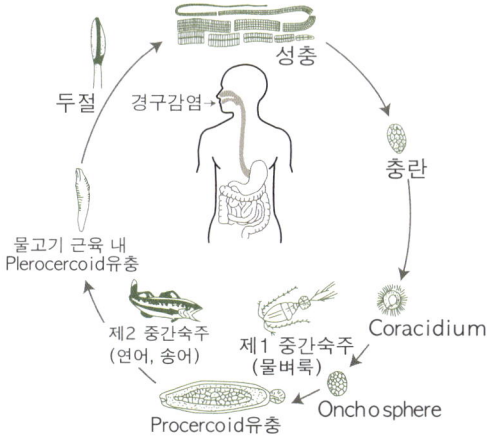

25 쇠고기를 섭취할 때 감염이 가능한 기생충은?
① 유구조충　② 무구조충　③ 선모충
④ 간흡충　⑤ 폐흡충

26 인축(인수)공통 전염병으로서 동물에게는 유산을, 사람에게는 열병을 일으키는 질환은 어느 것인가?

① 탄저 ② Q열 ③ 결핵
④ 돼지단독 ⑤ 파상열

27 다음 그림에서 중간대의 의미는?

① 크림선형성 저지선과 결핵균 사이
② 크림선형성 저지선과 장티푸스균 사이
③ 크림선형성 저지선과 디프테리아균 사이
④ 크림선형성 저지선과 연쇄상구균 사이
⑤ 크림선형성 저지선과 콜레라균 사이

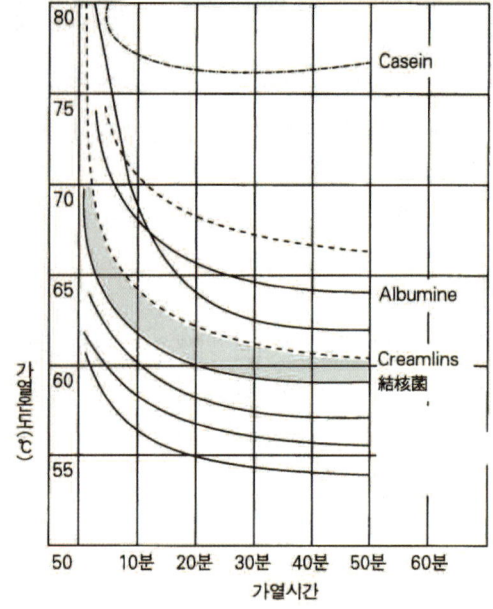

28 다음 그림은 어느 바퀴를 나타낸 것인가?

① 이질바퀴
② 독일바퀴
③ 집바퀴
④ 일본바퀴
⑤ 먹바퀴

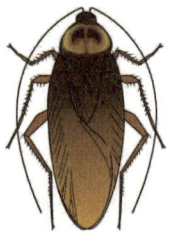

29 다음 그림 중에서 ㉠의 앉은 자세로 휴식하는 모기는?

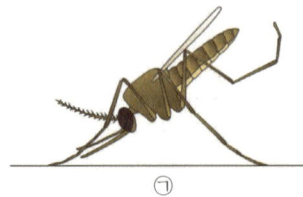 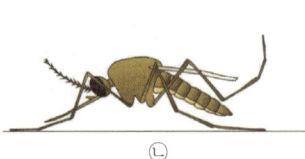
　　㉠　　　　　　　　　㉡

① 보통모기 ② 중국얼룩날개모기 ③ 숲모기
④ 늪모기 ⑤ 왕모기

30 돼지가 병원소인 질병은?

① 일본뇌염　　② 학질모기　　③ 숲모기
④ 늪모기　　　⑤ 왕모기

31 다음 그림의 미꾸라지로 방제할 수 있는 것은?

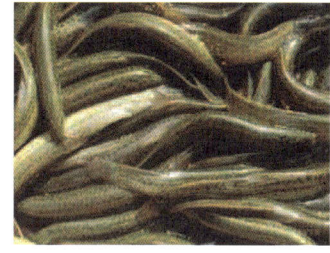

① 모기유충
② 파리유충
③ 벼룩
④ 빈대
⑤ 바퀴

 생물학적 방법 중 포식동물(천적) 이용
　① 모기유충 : 물고기(송사리, 미꾸라지 등)·잠자리 약충·딱정벌레유충 등
　② 모기, 파리의 성충 : 조류·잠자리·거미 등
　③ 깔따구유충 방제 : 잉어, 미꾸라지 등을 이용

32 다음 그림은 무슨 파리인가?

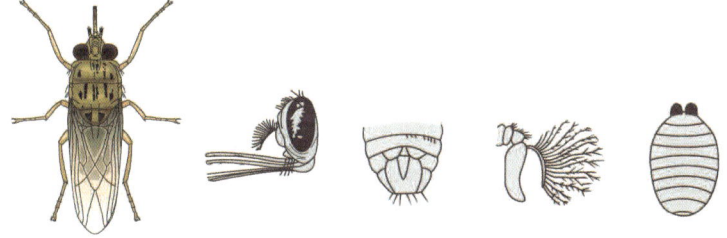

① 모래파리　　② 쉬파리　　　③ 집파리
④ 체체파리　　⑤ 아기집파리

33 다음 그림의 곤충이 옮기는 질병은?

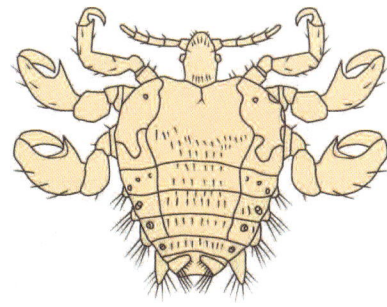

① 페스트　　　② 발진열　　　③ 말라리아
④ 이질　　　　⑤ 발진티푸스

 ① 사면발이 : 사면발이과에 속하며, 음부이(pubic louse) 또는 게이(crab louse)라고도 한다.
　② 이 매개 감염병 : 발진티푸스, 재귀열, 참호열

34 다음 그림 중 사람벼룩의 두부는 어느 것인가?

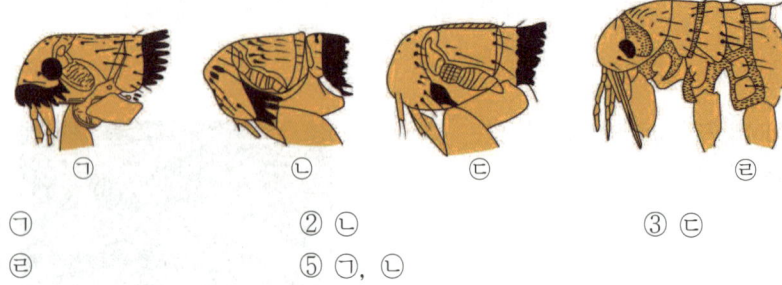

① ㉠   ② ㉡   ③ ㉢
④ ㉣   ⑤ ㉠, ㉡

 사람벼룩 : 중흉복판에 **중흉측선**이 없어 열대쥐벼룩과 쉽게 구별된다.

35 빈대와 같은 목에 속하는 것은?
① 바퀴목   ② 노린재목(반시목)   ③ 이목
④ 벌목   ⑤ 벼룩목

① 곤충강 : 바퀴목, 노린재목(반시목), 이목, 벌목, 벼룩목, 파리목(쌍시목) 등
② 노린재목(반시목)
    ㉮ 노린재목에는 매미, 노린재, 멸구 등 농림해충이 많다.
    ㉯ 흡입에 적당한 주둥이를 갖고 있다.
    ㉰ 주요과(科) : 빈대과 침노린재

36 다음 그림은 쯔쯔가무시병을 매개한다. 어떤 진드기인가?
① 털진드기 유충
② 참진드기 유충
③ 물렁진드기 유충
④ 집먼지진드기 유충
⑤ 옴진드기 유충

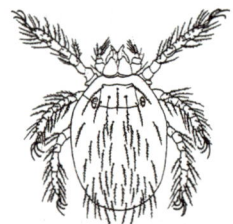

37 다음 그림 중에서 독나방 유충은?

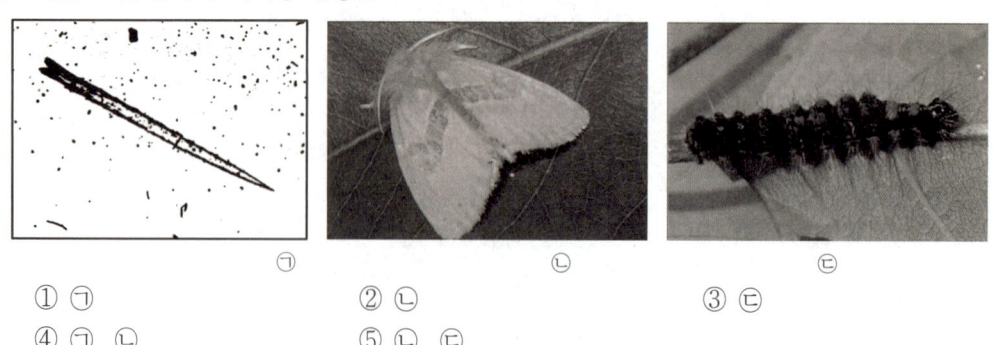

① ㉠   ② ㉡   ③ ㉢
④ ㉠, ㉡   ⑤ ㉡, ㉢

38 다음 제제 중 개미의 화학적 방제로 가장 적합한 것은?

① 수화제
② 유제
③ 용제
④ 수용제
⑤ 마이크로캡슐

 ① 수화제(水和劑, WP)
  ㉮ 잔류분무에 적합하다
  ㉯ 흡수력이 강한 벽면(흙벽, 시멘트벽, 석회벽 등)에 적합하다.
② 유제(乳劑, EC)
  ㉮ 공간 및 잔류분무용으로 사용된다.
  ㉯ 흡수력이 약한 벽면(타일벽, 니스나 페인트칠을 한 벽, 벽지 바른 벽 등)에 적합하다.
③ 용제(溶劑, solution, S) : 공간살포용으로 쓰인다.
④ 마이크로캡슐(microcapsule)
  ㉮ 장점
    ㉠ 인체에 안정성이 높다.
    ㉡ 잔류기간을 연장시킬 수 있다.
    ㉢ 살포 후 냄새가 없다.
    ㉣ 독먹이로 사용시 약제의 기피성을 감소시킨다.
  ㉯ 현재 바퀴나 개미 등 기어 다니는 해충을 방제하기 위한 잔류분무용과 독먹이용 두 가지가 제제가 사용되고 있다.

39 다음 그림은 가열연무기에 의해 살충제 살포광경이다. 잘못된 내용은?

① 노즐의 방향
② 살충제 양
③ 살충제의 종류
④ 수화제
⑤ 분무기

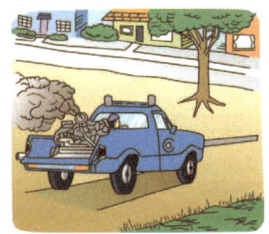

40 다음 그림은 무엇의 침입을 방지하기 위한 구조물인가?

① 독나방
② 파리
③ 진드기
④ 쥐
⑤ 모기

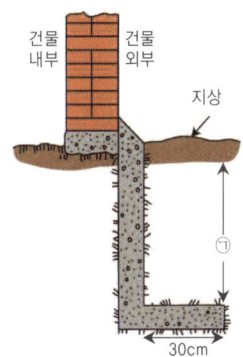

정답	1. ①	2. ④	3. ②	4. ①	5. ②	6. ②	7. ①	8. ①	9. ④	10. ③	11. ⑤	12. ②	13. ②	14. ③
	15. ③	16. ①	17. ②	18. ①	19. ①	20. ①	21. ①	22. ④	23. ②	24. ①	25. ②	26. ⑤	27. ①	
	28. ①	29. ②	30. ①	31. ①	32. ④	33. ⑤	34. ④	35. ①	36. ①	37. ③	38. ⑤	39. ①	40. ④	

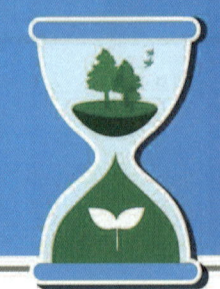

제17회 실전모의고사

※ 이 책은 **저작권법의 보호를 받는 저작물**이므로 어떠한 경우에도 **무단 복제 및 여타의 용도**로 사용할 수 없으며 위법시에는 **형사상의 처벌**을 받습니다.

1 용액 100g 중 성분용량(ml)을 백분율로 표시하는 기호로 옳은 것은?
① V/V%   ② V/W%   ③ W/W%
④ ppm%   ⑤ ppb%

➕ 해설
① 용액 100ml 중의 성분용량(ml)을 표시할 때의 백분율 : V/V%
② 용액 100g 중 성분용량(ml)을 표시할 때의 백분율 : V/W%

2 다음 중 폐암을 유발하는 석면을 측정하는 시험방법으로 옳은 것은?
① 자외선 형광법   ② 위상차현미경
③ 비분산 적외선 분석법   ④ 가스크로마토그래프법
⑤ 원자흡광광도법

3 온열인자 중 다음 기구 T′로 측정할 수 있는 것은?
① 기온
② 기습
③ 수온
④ 복사열
⑤ 기류

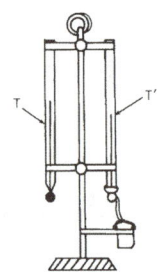

4 다음의 기기를 사용하여 공기 중에 있는 PM-10을 측정하는 방법으로 옳은 것은?
① 광투과법
② 광형광법
③ 고용량 공기포집법
④ 흡광광도법
⑤ 저용량 공기포집법

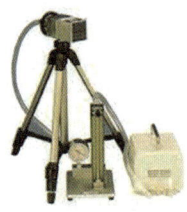

➕ 해설
로볼륨에어샘플러법 : 10μm 이하(미세먼지)의 입자상 물질을 포집하는 데 이용된다.

5 "음"이 진행하는 방향과 수직이 되는 단위면적을 단위시간에 통과하는 음의 에너지를 나타내는 것은?
① 변위   ② 진폭   ③ 파장
④ 주파수   ⑤ 음의 세기

해설
① 변위(displacement) : 위치의 변화량, 물체가 위치를 바꿈 또는 그 크기나 방향을 나타내는 양
② 진폭(amplitude) : 진동하는 물체에서, 그 정지한 위치에서 진동의 좌우 극점에 이르기까지의 변위를 진폭이라 한다. 단위는 길이 또는 각도로 나타낸다.
③ 파장(wavelength) : 1주기(cycle) 동안에 음압이 전파된 거리를 파장이라 한다. 단위는 m 또는 cm를 사용한다.
④ 주파수(frequency) : 전파나 음파 등이 1초 동안 진동하는 횟수를 말하며, 고주파와 저주파의 두 가지가 있으며, 단위는 Hz(헤르츠)를 사용한다.
⑤ 음의 세기(sound intensity)
  ㉮ 음의 세기는 음이 나아가는 방향에 대해서 직각인 단위면적을 통해 단위시간에 흐르는 소리에너지를 말한다. 단위는 W/cm^2로 또는 W/m^2로 표현한다.
  ㉯ 음의 세기는 음파의 진행 방향에 직각인 단위면적을 1초 동안 통과하는 에너지양으로 나타낸다.

6 다음 사진의 소음계는 측정자의 몸에서 최소 몇 m 이상 떨어져야 하는가?
① 0.4m   ② 0.5m
③ 0.8m   ④ 0.9m
⑤ 1.5m

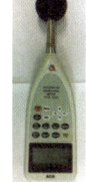

7 다음의 기기로 측정할 수 있는 항목으로 옳은 것은?
① 염소농도
② 오존
③ 색도
④ 탁도
⑤ pH(수소이온농도)

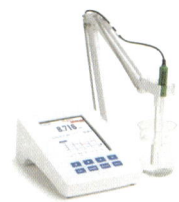

8 「대기오염공정시험기준」상 다음의 원자흡수분광광도계(AAS)로 측정할 수 있는 물질은?
① 구리
② 농약
③ 유기염소계농약
④ 색도
⑤ 계면활성제

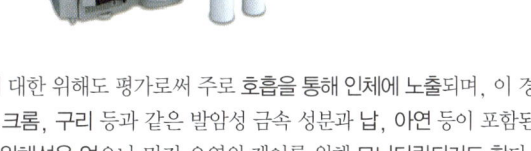

해설 환경대기 중 금속화합물
(1) 목적
대기 중의 금속 측정의 주된 목적은 유해성 금속 성분에 대한 위해도 평가로써 주로 호흡을 통해 인체에 노출되며, 이 경우, 주요 측정 대상 금속은 니켈, 비소, 수은, 카드뮴, 크롬, 구리 등과 같은 발암성 금속 성분과 납, 아연 등이 포함된다. 또한 나트륨, 칼슘, 규소 등과 같은 항목은 인체의 위해성은 없으나 먼지 오염의 제어를 위해 모니터링되기도 한다. 대기 중 부유먼지에 함유된 금속에 대한 정확한 측정 결과는 대기질 관리를 위한 정책 수립의 기본 자료로써 활용된다.
(2) 적용 가능한 시험방법
대기 중 금속분석을 위한 시료는 적절한 방법으로 전처리하여 기기 분석을 실시한다. 금속별로 사용되는 기기분석 방법은 표 1과 같으며, 원자흡수분광법을 주시험방법으로 한다. 원자흡수분광법, 유도결합플라스마 원자발광분광법, 자외선/가시선 분광법의 정량 범위 및 방법검출한계는 항목별 시험방법에 제시되어 있다.

9 다음 폐수처리 방법 중 화학적 처리 방법으로 옳은 것은?

① 침강법　　　② 부상법　　　③ 소화법
④ 활성슬러지법　　　⑤ 이온교환법

10 「먹는물공정시험기준」상 먹는물의 저온일반세균 측정에서 즉시 시험할 수 없는 경우 시료를 보관할 때의 온도와 최대 보존시간은?

① 4℃, 24시간　　　② 5℃, 24시간　　　③ 15℃, 12시간
④ 16℃, 16시간　　　⑤ 20℃, 13시간

🞢 해설

먹는물수질공정시험기준 중 저온일반세균-평판집락법
시료 채취 및 관리 : 멸균된 시료용기를 사용하여 무균적으로 시료를 채취하고 즉시 시험하여야 한다. 즉시 시험할 수 없는 경우에는 빛이 차단된 4℃ 냉장 보관 상태에서 24시간 이내에 시험하여야 한다.

11 다음 그림은 경도를 측정하는 기구이다. 경도의 단위로 옳은 것은?

① cm/m³
② mg/L
③ m/Sm³
④ mg/m²
⑤ μL/L

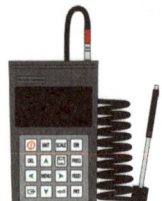

12 하수처리는 물리적·화학적·생물학적 처리로 분류한다. 다음 하수처리의 계통도 ㉠~㉤ 중 물리적 처리의 구간으로 옳은 것은?

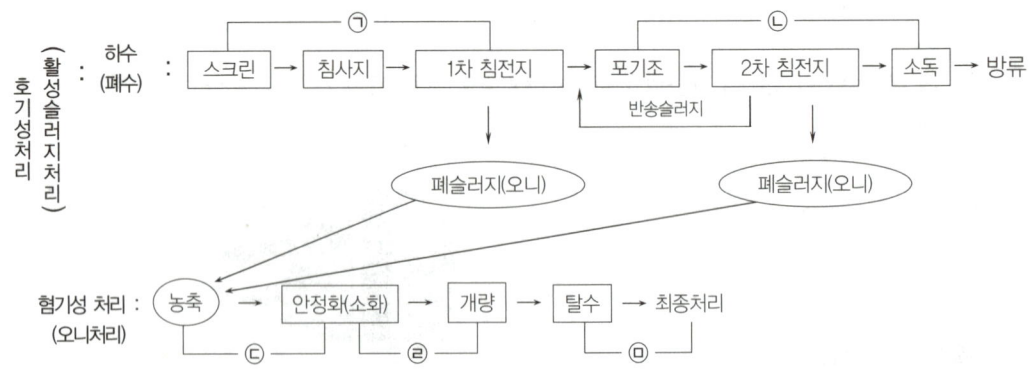

① ㉠　　　② ㉡　　　③ ㉢
④ ㉣　　　⑤ ㉤

13 「수질오염공정시험기준」상 하천수의 DO를 적정법으로 측정할 때 종말점에서 나타나는 색의 변화로 옳은 것은?

① 청색 → 황색　　② 무색 → 홍색　　③ 청색 → 무색
④ 청색 → 홍색　　⑤ 적색 → 청색

14 다음의 기구로 채취할 수 있는 것은?

① 물
② 토양
③ 폐기물
④ 우유
⑤ 공기

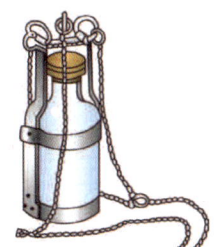

15 다음 보기의 ( ) 안에 들어갈 내용으로 옳은 것은?

> 「식품위생법」상 조리장에는 주방용 식기류를 소독하기 위한 ( ) 또는 전기살균 소독기를 설치하여야 한다.

① 적외선　　② 감마선　　③ 알파선
④ 자외선　　⑤ 가시광선

16 식품의 부패 판정 중 화학적 검사방법으로 옳은 것은?

① 관능검사　　② 세균수검사　　③ 점도 측정
④ 색도 측정　　⑤ pH 측정

17 다음 중 손 소독에 효과적인 역성비누의 성분으로 옳은 것은?

① 4급 암모늄염　　② 오존화합물　　③ 지방족화합물
④ 요드화합물　　⑤ 단백질화합물

18 다음 우유 살균의 North 도표에서 화살표 ㉠은 어떤 균을 사멸하는 것인가?

① 대장균
② 결핵균
③ 장티푸스균
④ 연쇄상구균
⑤ 디프테리아균

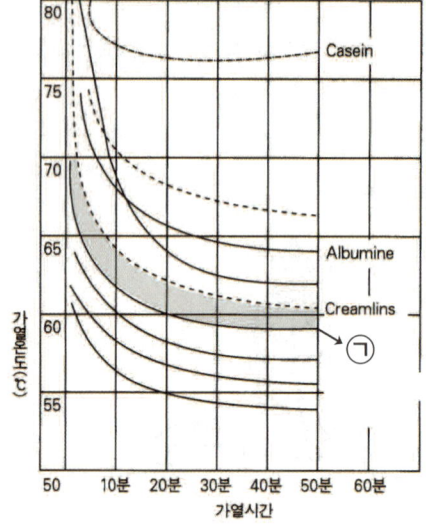

19 다음 소독방법 중 비가열 멸균법에 해당하는 것은?

① 화염멸균 ② 자비멸균 ③ 습열멸균
④ 고압증기멸균 ⑤ 방사선조사멸균

20 다음 중 피펫 등 유리기구의 멸균에 사용되는 방법으로 옳은 것은?

① 건열멸균법 ② 방사선멸균법 ③ 저온살균법
④ 고온살균법 ⑤ 초고온살균법

21 편모는 운동성을 나타낸다. 다음의 사진과 같이 주모성 편모를 가진 식중독균으로 옳은 것은?

① 콜레라균
② 장구균
③ 살모넬라균
④ 포도상구균
⑤ 장염비브리오균

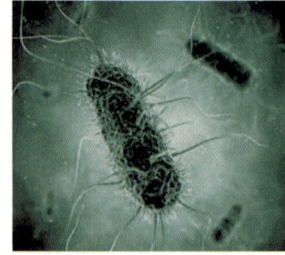

22 살모넬라균을 그람염색시 나타나는 색으로 옳은 것은?
① 황색　　　　　② 흑색　　　　　③ 적색
④ 보라색　　　　⑤ 녹색

23 세균에 의한 식중독 중 다음 사진의 식중독균이 생산하는 독소는?
① 시큐톡신(cicutoxin)
② 고시풀(gossypol)
③ 테트로도톡신(tetrodotoxin)
④ 엔테로톡신(enterotoxin)
⑤ 뉴로톡신(neurotoxin)

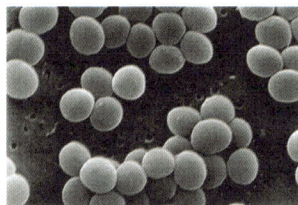

24 다음 〈보기〉에 해당하는 기생충으로 옳은 것은?

- 감염 : 사람에게 감염은 고양이의 분변(우시스트(Oocyst)가 섞인)에 오염된 음식물이나 돼지고기 생식에 의해 감염
- 감염 : 개, 고양이의 배설물에 오염된 식품을 섭취할 때 감염
- 증상 : 오한, 두통, 발열, 폐렴, 초생아는 뇌수막염, 소아는 뇌염 등
- 증상 : 임신초기에 선천적으로 감염 된 태아는 사망, 유산, 조산, 기형 등을 유발

① 톡소플라스마　　　② 페디스토마　　　③ 아메리카구충
④ 동양모양선충　　　⑤ 간디스토마

25 사진과 같이 편모가 없는 균으로 옳은 것은?
① 장염비브리오균
② 캠필로박터균
③ 세균성이질균
④ 장티푸스균
⑤ 여시니아균

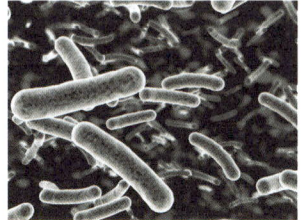

⊕ 해설
세균성이질균 : Gram음성, 간균, 호기성이며 운동성이 없고, 아포와 협막을 갖지 않는다.

26 다음 그림은 어느 기생충의 생활사를 나타낸 것인가?
① 회충
② 간흡충
③ 요충
④ 편충
⑤ 구충

➕ 해설
회충의 형태 : 암컷은 길쭉하고,
수컷은 후단이 복측으로 말려 있다.
※ 제3장 식품위생학, 식품과 감염병, 회충 그림 참고

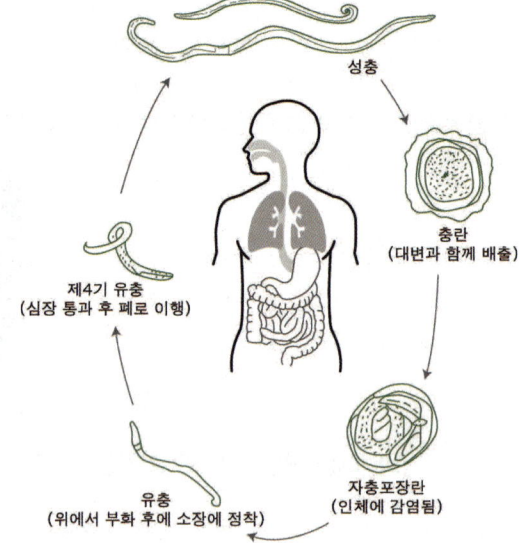

27 식품을 제조·가공하는 시설의 작업장 내벽은 바닥으로부터 몇 미터까지 밝은색의 내수성 설비로 해야 하는가?
① 1m ② 1.5m ③ 2m
④ 2.5m ⑤ 3m

28 아포를 형성하는 인수공통감염병 중 피부 상처, 호흡기 등으로 침입하는 질병으로 옳은 것은?
① 파상열 ② 탄저균 ③ 뇌염균
④ 돼지단독균 ⑤ 병원성 대장균

29 곤충의 촉각은 분류학상 중요하다. 다음 곤충의 촉각 형태로 옳은 것은?
① 곤봉상
② 편상
③ 사상
④ 새엽상
⑤ 즐치상

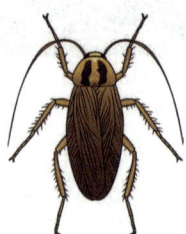

30 다음 그림의 "○로 표시한 부분"에서 군무를 하며 암컷과 교미를 하는 곤충으로 옳은 것은?

① 파리
② 벌
③ 모기
④ 나방
⑤ 등에

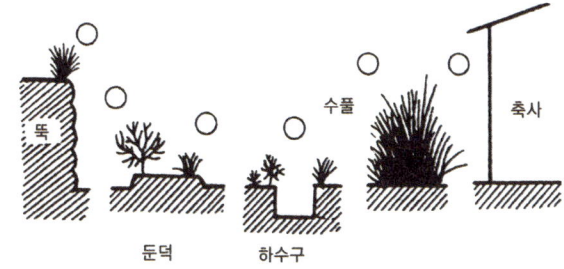

31 다음의 사진은 뎅기열을 매개한다. 모기의 명칭으로 옳은 것은?

① 숲모기
② 작은빨간집모기
③ 흰줄숲모기
④ 중국얼룩날개모기
⑤ 왕모기

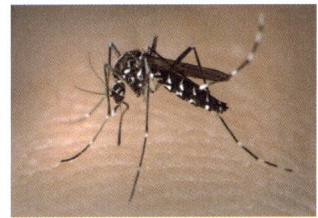

32 다음 그림의 곤충은 소화기계 전파에 중요한 매개체 역할을 한다. 욕반이 있는 위치로 옳은 것은?

① A
② B
③ C
④ D
⑤ E

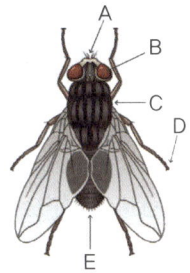

33 다음 곤충은 사람에게 2차적 세균성 감염을 유발한다. 그림의 위생곤충으로 옳은 것은?

① 진드기
② 몸이
③ 등에
④ 거미
⑤ 사면발이

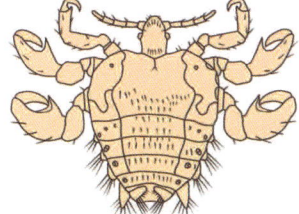

34 다음 그림은 어느 곤충의 알(egg)인가?

① 모기
② 등에
③ 파리
④ 빈대
⑤ 바퀴

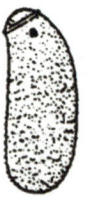

35 다음 그림의 쥐는 살서제를 이용하여 구제한다. 쥐를 숙주로 하는 위생곤충으로 옳은 것은?

① 쥐며느리
② 벼룩
③ 이
④ 바퀴
⑤ 모기

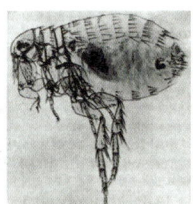

36 독나방은 독모(100㎛)를 갖고 있다. 다음의 사진 중 독나방의 성충으로 옳은 것은?

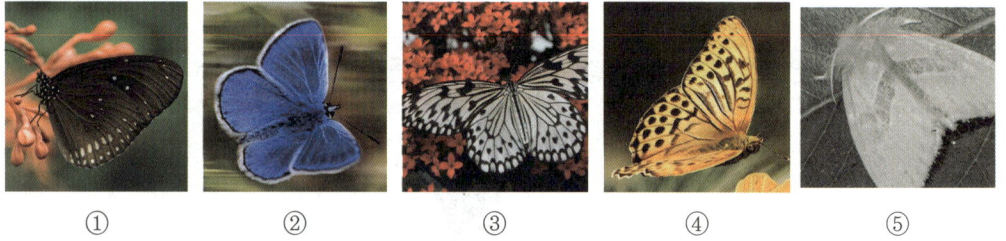

①   ②   ③   ④   ⑤

37 개미에 물리면 심한 통증과 발적현상을 수반한다. 다음 사진에 제시된 개미의 방제방법으로 옳은 것은?

① 공간살포
② 훈증법
③ 독먹이법
④ 트랩법
⑤ 도포제법

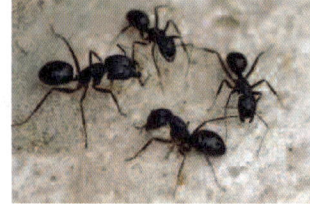

38 진드기목은 4아목으로 분류한다. 다음 그림의 진드기가 속하는 아목으로 옳은 것은?

① 당기문아목
② 무기문아목
③ 전기문아목
④ 중기문아목
⑤ 후기문아목

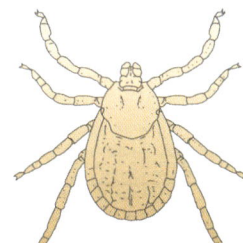

➕ 해설
참진드기는 후기문아목에 속한다.

39 다음 사진 속 동물을 생물학적 방제방법을 이용할 때 천적으로 옳은 것은?

① 고니
② 노루
③ 족제비
④ 고라니
⑤ 오리

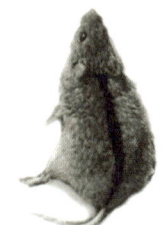

➕ 해설
들쥐(등줄쥐)의 천적 : 족제비, 개, 고양이, 말똥가리, 부엉이, 뱀 등

40 다음 사진은 실내에서 위생곤충을 방제하는 모습이다. 방제방법으로 옳은 것은?

① 잔류분무법
② 가열살균법
③ 훈연법
④ 가열연무법
⑤ 공간살포법

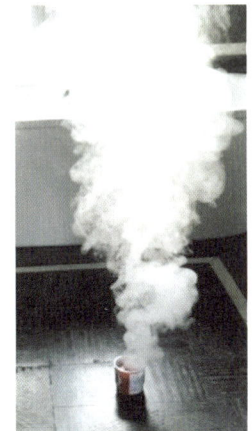

정답

1. ② 2. ② 3. ② 4. ⑤ 5. ⑤ 6. ② 7. ⑤ 8. ① 9. ⑤ 10. ① 11. ② 12. ① 13. ③ 14. ①
15. ④ 16. ⑤ 17. ① 18. ② 19. ⑤ 20. ① 21. ③ 22. ③ 23. ④ 24. ① 25. ③ 26. ① 27. ②
28. ② 29. ② 30. ③ 31. ③ 32. ④ 33. ⑤ 34. ④ 35. ② 36. ⑤ 37. ③ 38. ⑤ 39. ③ 40. ③

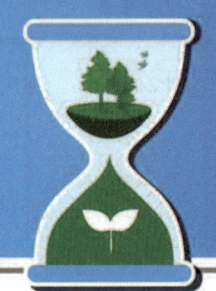

제18회 실전모의고사

※ 이 책은 **저작권법의 보호를 받는 저작물**이므로 어떠한 경우에도 **무단 복제 및 여타의 용도**로 사용할 수 없으며 위법시에는 **형사상의 처벌**을 받습니다.

1 다음 기구의 명칭은 무엇인가?
① 흑구온도계
② 습도계
③ 카타온도계
④ 풍속계
⑤ 수은측정계

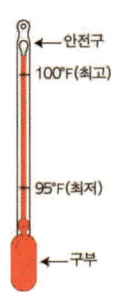

2 다음 그림은 무슨 도표인가?
① 상의를 입었을 경우 감각온도
② 상의를 벗었을 때의 감각온도
③ 안정시 감각온도도표
④ 기후의 온열지수도표
⑤ 기류의 온열지표

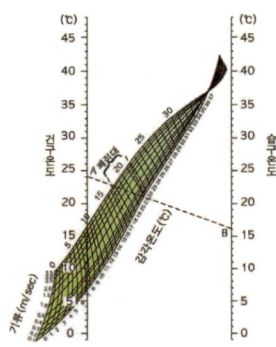

3 다음 그림은 빛의 파장영역을 나타낸 것이다. 살균력이 가장 강한 영역은?

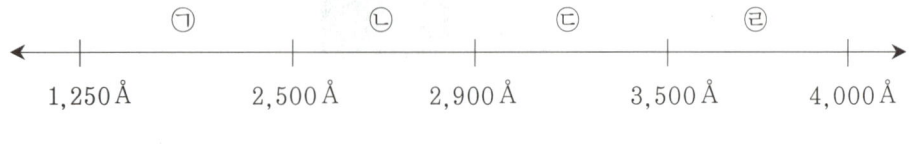

① ㉠
② ㉡
③ ㉢
④ ㉣
⑤ ㉠~㉢

4 건구온도 27℃, 습구온도 23℃일 때의 불쾌지수 값은?
① 70 ② 76 ③ 80
④ 85 ⑤ 100

5 다음 그림은 안지름 약 4mm, 길이 약 150mm의 유리관에 길이 약 30mm의 실리카겔층, 약 15mm의 검지제층 및 25mm의 실리카겔층을 충전하여 충전층의 양끝을 솜으로 막아 고정하고 유리관의 양끝을 봉한 검지관이다. 그림으로 측정할 수 있는 것은?

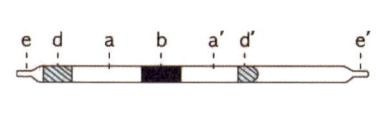
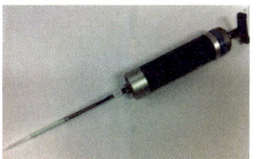

[검지관 사진]

① 황산미스트 ② 매연 ③ 황화수소
④ NH_3 ⑤ CO

6 다음 그림으로 측정할 수 있는 것은?
① 황산미스트
② 매연
③ 황화수소
④ NH_3
⑤ CO_2

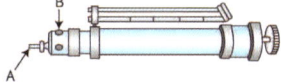

7 다음 그림의 기구 명칭은 무엇인가?
① 휴대용 조도계
② 일광계
③ 소음계
④ 진동계
⑤ 광속계

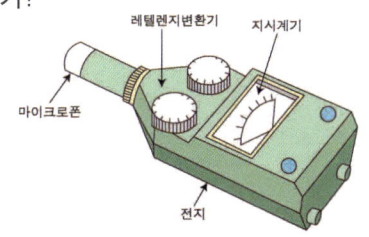
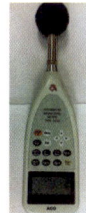

[사진]

8 다음 기구의 명칭은 무엇인가?

① pH meter
② Incubator
③ Drying oven
④ Desiccator
⑤ 조도 측정기

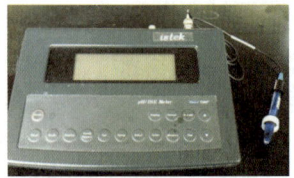

9 다음 그림은 무엇을 측정하는 것인가?

① COD
② DO
③ SS
④ 질소
⑤ 유기물

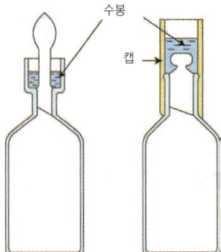

10 BOD 시험 시 몇 ℃에서 몇 일간 부란기에 두었다가 BOD 값을 구하는가?

① 20℃, 5일간
② 20℃, 7일간
③ 35℃, 5일간
④ 35℃, 10일간
⑤ 40℃, 5일간

11 다음 그림은 부유물질을 실험하기 위한 장치이다. "ⓒ"의 재질로 옳은 것은?

① 금속여과지
② 유리섬유여과지
③ 면섬유여과지
④ 상부여과지
⑤ 하부여과지

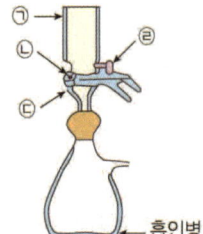

12 대장균 실험을 하기 위해 수도꼭지에서 시료를 채취할 경우, 수도꼭지를 틀어 몇 분간 물을 흘려버린 후 시료를 채취하여야 하는가?
① 2분~3분간　　② 3분~5분간　　③ 5분~13분간
④ 12분~13분간　⑤ 20분~30분간

13 우물물 소독에 쓰이는 것은?
① 승홍수　　② 알코올　　③ 역성비누
④ 포르말린　⑤ 표백분

14 먹는물 기준 중 심미적 영향물질에 관한 기준항목으로 옳은 것은?
① 납　　② 비소　　③ 크롬
④ 카드뮴　⑤ 염소이온

15 라돈의 단위로 옳은 것은?
① Bq　　② rem　　③ Sievert(Sv)
④ Gy　　⑤ Rad

16 중온균은 몇 도에서 자라는 균인가?
① 10~15℃　　② 15~35℃　　③ 25~35℃
④ 60~75℃　　⑤ 50~55℃

17 어패류의 경우 휘발성염기질소가 어육 100g당 몇 %가 되면 초기부패로 판정하는가?
① 5~10mg%　　② 15~20mg%　　③ 30~40mg%
④ 50~60mg%　　④ 90mg%

18 추정시험을 할 때 젖당배지를 담은 발효관을 (　)℃, (　)시간 배양하는가?
① 35~37℃, 24±4시간　　② 35~37℃, 24±2시간
③ 25~37℃, 48±3시간　　④ 35~37℃, 48±3시간
⑤ 40℃, 4시간

19 다음의 그림으로 일반세균을 측정할 때 사용되는 배지는?
① 보통한천배지　　　② 젖당배지　　　③ BGLB배지
④ EMB한천배지　　　⑤ 현미경표준편판

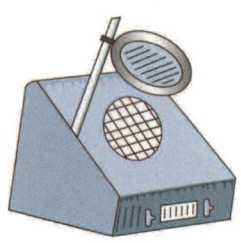 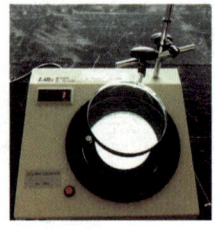
[Colony counter 사진]

 ① 검수 1mL에 함유되어 있는 균 중에서 보통한천배지에 집락을 형성할 수 있는 생균의 총수를 일반세균이라 한다.
② Colony counter(집락계산기) : 세균 수를 측정할 때 사용하는 기구이다.

20 다음은 액체배지에 배양한 후 현미경으로 관찰했을 때의 모양을 나타낸 것이다. 이 균은 어떤 균인가?
① 살모넬라균
② 포도상구균
③ 비브리오콜레라균
④ 마이코박테리움균
⑤ 대장균

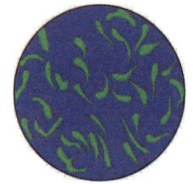

21 다음 중 통조림 등 밀봉식품의 부패로 인한 식중독은?
① 살모넬라 식중독　　② 보툴리누스 식중독　　③ 포도상구균 식중독
④ 프로테우스 식중독　　⑤ 장염비브리오 식중독

22 다음의 보기 중에서 생물학적 식품오염 물질 중 세균에 의한 것은?
① 벤조피렌　　　② 아미고다린　　　③ 곰팡이
④ 둘신　　　　　⑤ 테트로드톡신

23 다음 그림은 어느 기생충의 감염경로를 나타낸 것인가?

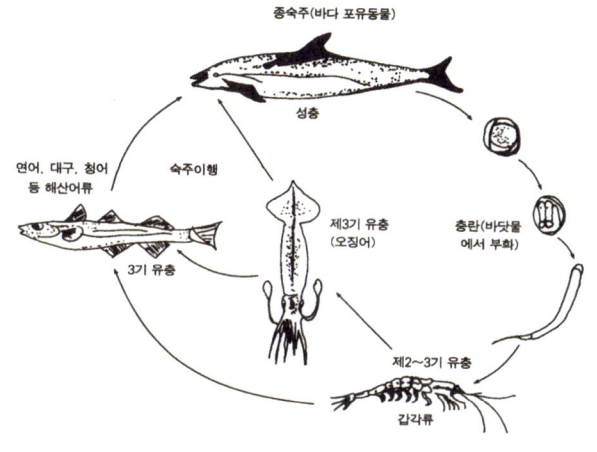

① 간흡충   ② 회충   ③ 아니사키스
④ 페디스토마   ⑤ 구충

24 다음 그림 중 포도상구균의 형태는?

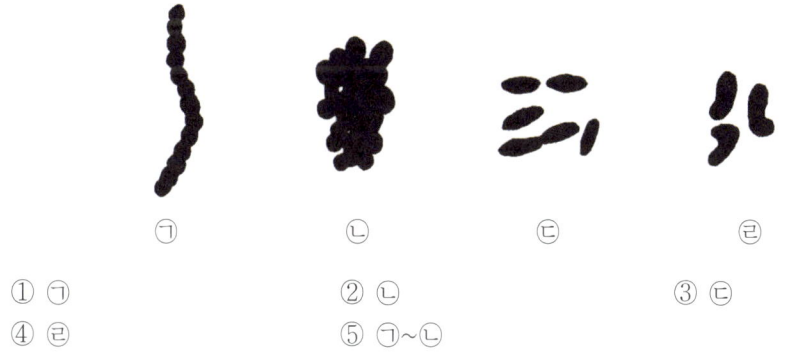

㉠   ㉡   ㉢   ㉣

① ㉠   ② ㉡   ③ ㉢
④ ㉣   ⑤ ㉠~㉡

 ㉠번 : 연쇄상구균, ㉡번 : 포도상구균, ㉢번 : 간균, ㉣번 : 콤마(comma)형 간균

25 돈단독의 특징으로 옳은 것은?
① 그람음성, 통성혐기성의 간균이며, 무아포성 균이다.
② 그람음성, 통성혐기성의 간균이며, 아포가 있는 균이다
③ 그람양성, 통성혐기성의 간균이며, 아포가 있는 균이다.
④ 그람양성, 통성혐기성의 구균이며, 아포가 없는 균이다.
⑤ 그람양성, 통성혐기성의 간균이며, 무아포성 균이다.

돈단독(돼지단독)의 특징 : 그람양성, 통성혐기성의 간균으로, 아포가 없는 균이다.

26 대장에서 발견할 수 있는 질병은?
① 아메바성이질　② 홍역　③ 곰팡이
④ 디프테리아　⑤ 수은

27 다음 기구를 사용하는 목적으로 가장 옳은 것은

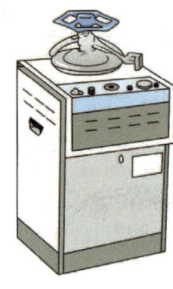 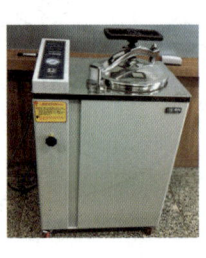

[고압증기멸균기 사진]

① 상처소독　② 아포멸균　③ 건강한 피부소독
④ 도마 소독　⑤ 바이러스 소독

28 조리 전에 손을 소독하거나 식기를 세척할 때 가장 적당한 소독제는?
① 알코올　② 역성비누　③ 승홍수
④ 석탄산　⑤ 크레졸 비누액

29 다음은 어느 바퀴의 난협(egg capsule)인가?
① 독일바퀴
② 먹바퀴
③ 미국바퀴
④ 이질바퀴
⑤ 집바퀴

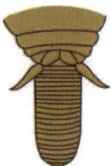

30 다음 그림의 노즐로 방제할 수 있는 곤충은?
① 나방
② 파리
③ 바퀴
④ 모기
⑤ 벼룩

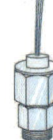

31 다음 그림 ㉠~㉣ 중에서 평균곤은?

① ㉠
② ㉡
③ ㉢
④ ㉣
⑤ ㉠~㉢

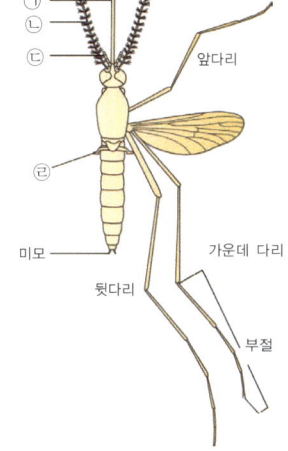

32 다음 모기의 명칭으로 옳은 것은?

① 숲모기
② 늪모기
③ 집모기
④ 얼룩날개모기
⑤ 왕모기

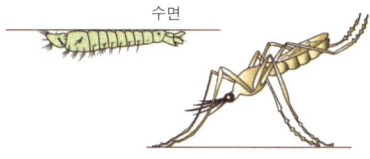

33 쓰레기더미에서 파리유충의 서식지는?

① ㉠
② ㉡
③ ㉢
④ ㉣
⑤ ㉠~㉢

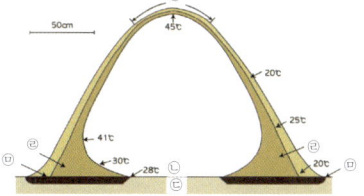

34 다음 그림은 어떤 "이"의 형태인가?

① 날개이
② 개털이
③ 닭날개이
④ 사면발이
⑤ 머릿이(몸이)

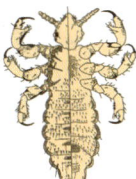

35 다음 그림에서 ㉠에 해당하는 것은?

① 협즐치
② 촉각
③ 중흉측선
④ 전흉즐치
⑤ 촉수

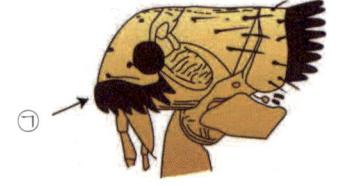

36 훈증법과 잔류분무로 실내에서 구제할 수 있는 위생해충은?

① 이 ② 벼룩 ③ 빈대
④ 파리 ⑤ 진드기

37 그림은 진드기가 흡혈하는 모습이다. 진드기의 명칭은?

① 모낭(여드름) 진드기
② 털진드기
③ 물렁진드기
④ 참진드기
⑤ 공주진드기

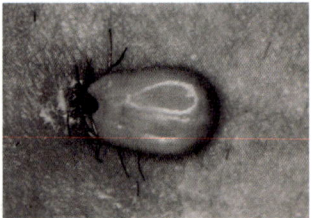

38 저녁에 실내로 독나방이 들어왔을 때 안전하게 구제하는 방법은?

① 파리채로 잡는다.
② 물수건으로 덮어서 잡는다.
③ 살충제를 뿌린다.
④ 독먹이로 잡는다.
⑤ 끈끈이로 잡는다.

39 그림의 곤충 방제방법이 아닌 것은?

① 입구를 파헤친 후 끓는 물을 붓는다.
② 잔류분무
③ 미끼 트랩
④ 독먹이법
⑤ 훈증법

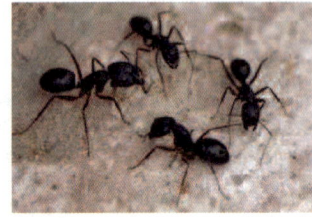

40 다음 그림은 쥐의 구제방법 중 어느 방법과 관련이 있는가?

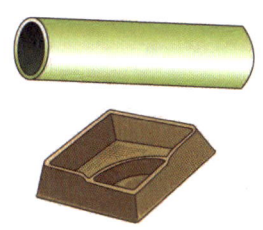 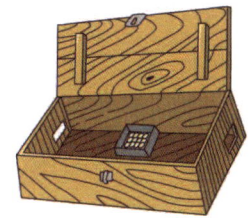 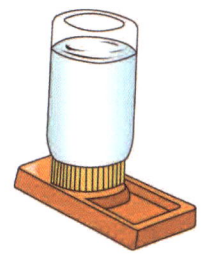

① 환경적 방법　② 물리적 방법　③ 화학적 방법
④ 생물학적 방법　⑤ 세균학 방법

〈참고〉 변경된 내용은 "크라운출판사 홈페이지(www.crownbook.com) ⇨ 학습자료실"을 참고하기 바람

정답	1. ③ 2. ① 3. ② 4. ② 5. ⑤ 6. ⑤ 7. ③ 8. ① 9. ② 10. ① 11. ② 12. ① 13. ⑤ 14. ⑤
	15. ① 16. ③ 17. ③ 18. ② 19. ① 20. ③ 21. ② 22. ⑤ 23. ③ 24. ② 25. ⑤ 26. ① 27. ②
	28. ② 29. ① 30. ③ 31. ④ 32. ④ 33. ④ 34. ⑤ 35. ① 36. ③ 37. ④ 38. ② 39. ⑤ 40. ③

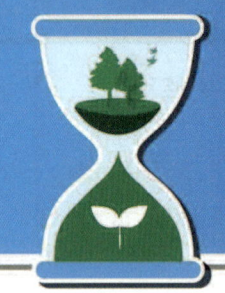

제19회 실전모의고사

※ 이 책은 **저작권법의 보호**를 받는 **저작물**이므로 어떠한 경우에도 **무단 복제** 및 여타의 용도로 사용할 수 없으며 위법시에는 **형사상의 처벌**을 받습니다.

1 건구온도 26℃, 습구온도 24℃일 때의 불쾌지수로 옳은 것은?
① 50　　　　　② 55　　　　　③ 60
④ 70　　　　　⑤ 76

➕ 해설
불쾌지수 = (26+24)℃×0.72+40.6 = 76.6

2 폐암을 유발하는 방사능 물질인 라돈의 농도 단위로 옳은 것은?
① mg/*l*　　　　② CFU/cc　　　　③ μg/m³
④ Bq/m³　　　　⑤ 개/cc

3 다음의 그림으로 측정할 수 있는 온도계는?
① 자외선 온도계
② 전기식 온도계
③ 알코올온도계
④ 자기온도계
⑤ 아스만통풍 온습도계

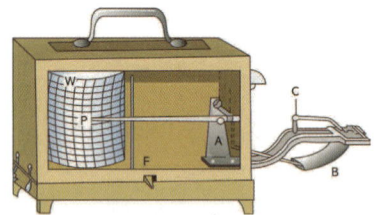

4 다음 사진의 기구로 측정할 수 있는 것으로 옳은 것은?
① 습도
② 소음
③ 휘도
④ 온도
⑤ 조도

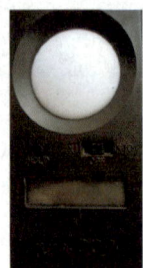

[단위 : Lux]

5 「실내공기질공정시험기준」상 실내공기 중에 있는 "총부유세균"의 측정 방법으로 옳은 것은?

① 침강법　　② 흡착법　　③ 여과법
④ 충돌법　　⑤ 관성법

🔵 해설
(1) 실내공기 중 총부유세균 측정방법 : 충돌법
(2) 충돌법
　① 목적
　　㉮ 이 시험기준은 실내공기 중 부유하고 있는 배양 가능한 세균의 총부유농도 측정방법을 규정한다.
　　㉯ 세균배양용 배지가 장착된 채취기를 이용하여 실내공기 채취 시 공기 중 미생물이 배지에 충돌하는 원리를 이용하여 실내공기 중 총부유세균을 채취하고 농도를 측정하는 방법이다.
　② 적용범위 : 이 시험기준은 실내공기 중 총부유세균의 농도측정을 위한 주시험 방법으로 사용된다.

6 암모니아가스를 자외선/가시선 분광법(인도페놀법)으로 측정할 때 "흡수셀"이 위치하는 곳은?

① 광원부　　② 파장선택부　　③ 시료부
④ 측광부　　⑤ 검출부

7 아래와 같은 구성의 장치로 옳은 것은?

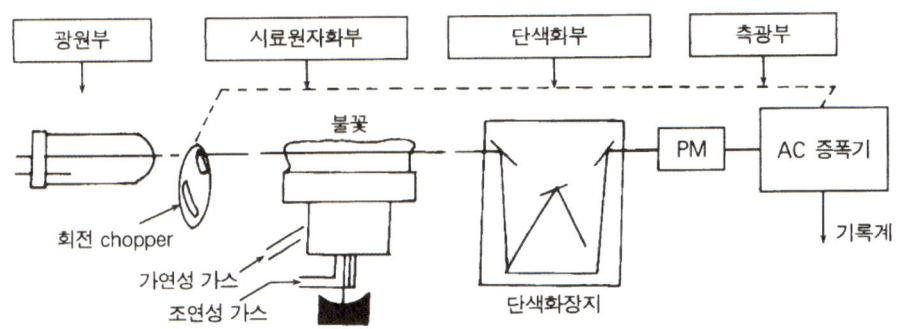

① 흡광광도법　　② 원자흡수분광광도계
③ 유도결합플라스마　　④ 가스크로마토그래프
⑤ 이온크로마토그래프

8 오염물질 중 다음 그림의 "유도결합플라스마(ICP)" 장비를 이용하여 분석할 수 있는 물질로 옳은 것은?

① 다이옥신
② 아연
③ 석면
④ 질소산화물
⑤ 파라치온

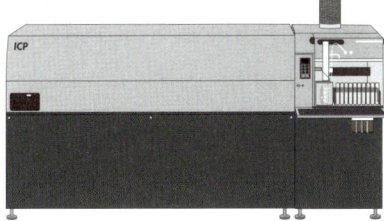

🔹 **해설** 측정방법

(1) 석면 : 현미경법(위상차현미경, 주사전자현미경, 투과전자현미경)
(2) 아연
   ① 대기환경기준 : 원자흡수분광법, 유도결합플라즈마분광법
   ② 먹는물수질공정시험기준 : 유도결합플라스마-원자방출분광법, 유도결합플라스마-질량분석법
      ㉮ 유도결합플라스마-원자방출분광법
        : 구리(동), 납, 망간, 붕소, 비소, 셀레늄, 아연, 알루미늄, 철, 카드뮴, 크롬 등의 금속류의 분석에 적용한다.
      ㉯ 유도결합플라스마-질량분석법
        : 구리(동), 납, 망간, 비소, 셀레늄, 아연, 알루미늄, 철, 카드뮴, 크롬, 붕소, 우라늄의 미량 용존 금속원소의 측정에 적용한다.
(3) 다이옥신 : 기체크로마토그래피
(4) 환경대기 중 질소산화물 : 화학발광법, 수동살츠만법, 야곱스호흐하이저법
   ※ 먹는물수질공정시험기준 상 질산성질소 : 이온크로마토그래피, 자외선/가시선 분광법
(5) 유기인계농약 : 기체크로마토그래피-질량분석법, 기체크로마토그래피
   ① 기체크로마토그래피-질량분석법
      ㉮ 목적
        이 시험기준은 먹는물, 샘물 및 염지하수 중에 유기인계농약류의 측정방법으로서, 먹는물 중에 다이아지논, 파라티온, 페니트로티온, 카바릴을 디클로로메탄으로 추출하여 농축한 후 기체크로마토그래프로 분리한 다음 질량분석기로 분석하는 방법이다.
      ㉯ 적용범위
        이 시험기준은 먹는물, 샘물 및 염지하수 중에 유기인계농약류인 다이아지논(diazinon), 파라티온(parathion), 페니트로티온(fenitrothion)의 분석에 적용한다.
   ② 기체크로마토그래피
      ㉮ 목적
        이 시험기준은 먹는물, 샘물 및 염지하수 중에 유기인계농약류의 측정방법으로서, 먹는물 중에 다이아지논, 파라티온, 페니트로티온을 디클로로메탄으로 추출하여 농축한 후 기체크로마토그래프로 분리하여 질소-인 검출기로 분석하는 방법이다.
      ㉯ 적용범위
        이 시험기준은 먹는물, 샘물 및 염지하수 중에 유기인계농약류인 다이아지논(diazinon), 파라티온(parathion), 페니트로티온(fenitrothion)의 분석에 적용한다.

9 다음 "먹는물 수질기준" 중 소독제 및 소독부산물에 해당하는 물질로 옳은 것은?
① 파라치온　　　　② 질산성질소　　　　③ 과망간산칼륨
④ 유리잔류염소　　⑤ 경도

10 하수의 SS를 측정할 때 유리섬유 여과지를 건조하는 데 필요한 온도로 옳은 것은?
① 75~80℃　　　　② 85~100℃　　　　③ 105~110℃
④ 105~130℃　　　⑤ 130~140℃

11 폐기물 시료를 분석한 결과 수분의 함량이 65%이고, 회분의 량은 0.5%로 분석되었다. 이 폐기물의 가연분의 함량은 몇 %인가?

① 34.5　　② 35　　③ 40.5
④ 54.5　　⑤ 70

12 다음 〈보기〉는 「폐기물공정시험기준」에 따라 강열감량 및 유기물함량을 측정하는 방법에 관한 것이다. ( ) 안에 들어갈 온도로 옳은 것은?

> 이 시험기준은 폐기물의 강열감량 및 유기물 함량을 측정하는 방법으로, 시료에 질산암모늄 용액(25%)을 넣고 가열하여 (　)℃의 전기로 안에서 (　) 강열하고 데시케이터에서 식힌 후 무게를 달아 증발접시의 무게 차이로부터 강열감량 및 유기물함량(%)을 구한다.

① 600±25 – 30분　　② 600±25 – 2시간　　③ 600±25 – 3시간
④ 800±15 – 3시간　　⑤ 900±125 – 1시간

⊕ 해설
강열감량 및 유기물 함량-중량법(Loss on Ignition and Total Organics-Gravimetry)
이 시험기준은 폐기물의 강열감량 및 유기물 함량을 측정하는 방법으로, 시료에 질산암모늄 용액(25%)을 넣고 가열하여 600±25℃의 전기로 안에서 3시간 강열하고 데시케이터에서 식힌 후 무게를 달아 증발접시의 무게 차이로부터 강열감량 및 유기물 함량(%)을 구한다.

13 철, 마그네슘 등의 변화로 생길 수 있으며, 부유물이나 점토가 주원인이 되는 수질지표 항목으로 옳은 것은?

① DO　　② 산도　　③ 탁도
④ BOD　　⑤ COD

14 다음 폐수처리 방법 중 부유물질에 기포를 부착하여 겉보기 비중을 감소시키는 방법으로 옳은 것은?

① 부상　　② 침강　　③ 침사
④ 여과　　⑤ 막공법

15 다음 중 식품의 제조·가공 또는 보존시 생성되는 발암성물질로 옳은 것은?

① 리신　　② 무스카린　　③ N-니트로사민
④ 고시폴　　⑤ 베네루핀

16 식품의 부패 여부를 판정할 때 K값, 휘발성유기산, trimethylamine 등을 측정하는 방법으로 옳은 것은?
① 관능검사　　　　　② 물리적 검사　　　　　③ 미생물학적 검사
④ 화학적 검사　　　　⑤ 생물학적 검사

17 다음 그림은 미생물의 증식곡선이다. 미생물의 증식이 기하급수적으로 일어나는 곳은?
① A
② B
③ C
④ D
⑤ E

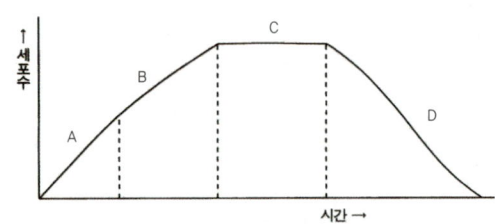

18 다음 그림은 현미경으로 세균의 형태와 배열을 관찰한 것이다. 다음 그림 중 연쇄상구균에 해당하는 것은?

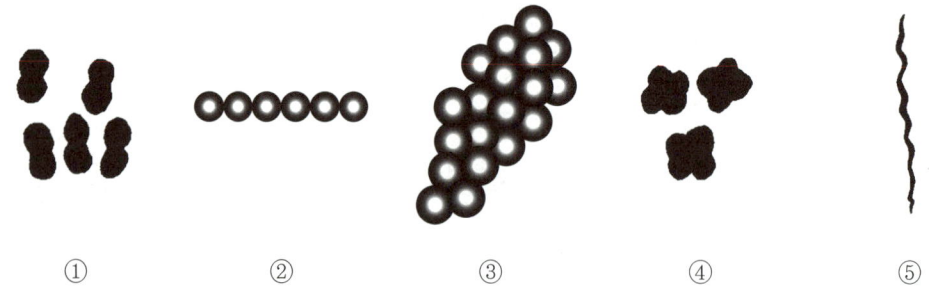

19 다음 중 단백질 식품의 신선도 또는 부패 판정에 이용되는 검사방법으로 옳은 것은?
① 카르보닐가　　　　② 산가　　　　　　　③ TBA가
④ 과산화물가　　　　⑤ 휘발성염기질소

20 다음 그림과 같은 내열성 아포(포자)를 형성하는 세균으로 옳은 것은?
① 장염비브리오균
② 파라티푸스
③ 장티푸스균
④ 포도상구균
⑤ 보툴리누스균

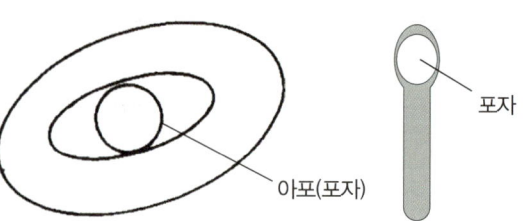

21 풀밭에서 감염 가능하고, 구충이라 불리기도 하며, 경구감염 또는 경피감염이 가능한 기생충은?

① 편충　　　　② 간흡충　　　　③ 십이지장충
④ 고래회충　　⑤ 선모충

22 경구침입이 가능하고, 위에서 부화한 유충은 심장, 폐포, 기관지를 통과하여 소장에 정착하는 채소와 관계있는 기생충으로 옳은 것은?

① 회충　　　　② 무구조충　　　③ 아니사키증충
④ 간디스토마　⑤ 폐디스토마

23 다음 그림은 인수공통감염병에 감염된 환자의 체온 변화를 나타낸 것이다. 동물에게는 유산을 일으킬 수 있으며, 사람에게는 고열의 증상을 유발하는 인수공통감염병은?

① 탄저병
② 야토병
③ 브루셀라증(파상열)
④ 콜레라
⑤ 파상풍

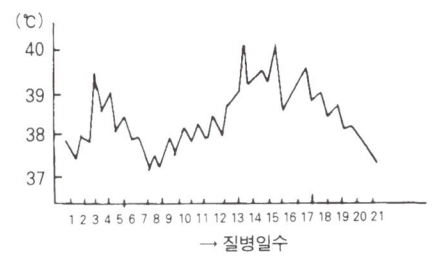

24 세균배양시 균 접종에 사용하는 도구이다. 다음 실험도구의 명칭으로 옳은 것은?

① 온도계
② 백금이
③ 스포이드
④ 뷰렛
⑤ 클로로포름관

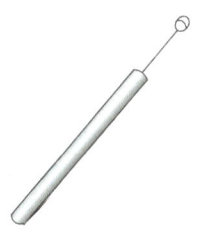

25 다음 사진은 표준한천배지를 멸균하는 데 사용한다. 사진의 명칭으로 옳은 것은?

① 간헐멸균기
② 저온멸균기
③ 건열멸균기
④ 고압증기멸균기
⑤ 화염멸균기

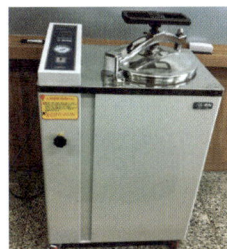

➕ **해설** 고압증기멸균 : 121℃, 15LB, 20분

26 다음의 사진과 같이 포자가 있으며, 그람양성이고 간균인 인수공통감염병으로 옳은 것은?

① 파상열
② 탄저
③ 규열
④ 페스트
⑤ 양충병

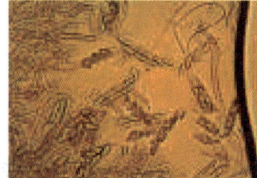 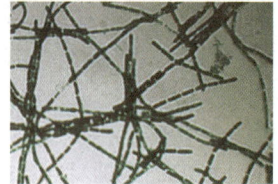

➕ **해설** 제12회 실전모의고사, 18번 참고

27 다음 중 우물물 소독에 사용할 수 있는 염소 유도체 성분의 소독제로 옳은 것은?

① 알코올   ② 에탄올   ③ 표백분
④ 과산화수소   ⑤ 생석회

28 다음 그림은 식품위생시설에 관한 것이다. 바닥과 벽이 이상적으로 처리된 것은?

① ㉠
② ㉡
③ ㉢
④ ㉣
⑤ ㉢, ㉣

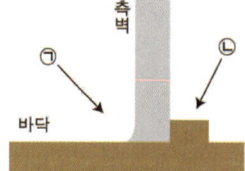 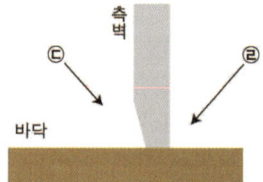

29 다음 사진의 살충제 살포방법에 관한 설명으로 옳은 것은?

① 속도는 8km/hr로 작업한다.
② 풍속은 무풍 또는 10km/hr 이상일 때 살포한다.
③ 분사구의 노즐은 30~40° 상향한다.
④ 일출 전, 일몰 후에 작업을 한다.
⑤ 살충제는 수화제를 사용한다.

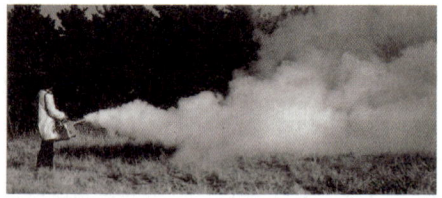

30 다음 그림의 알주머니를 가지고 있는 곤충으로 옳은 것은?

① 파리
② 벼룩
③ 바퀴
④ 모기
⑤ 등에

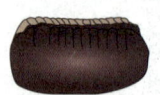 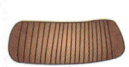
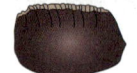

31 그림과 같은 행태를 가지고 있는 모기는?

① 작은빨간집모기
② 숲모기
③ 흰줄숲모기
④ 늪모기
⑤ 중국얼룩날개모기

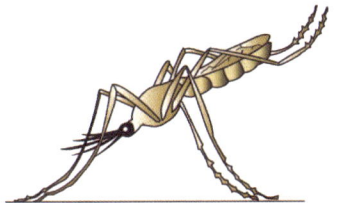

32 다음 사진과 같이 물이 흐르는 장소에서 발생하므로 관개수로를 개선하여 방제할 수 있는 위생곤충은?

① 벼룩
② 모기
③ 노린재
④ 털진드기
⑤ 파리

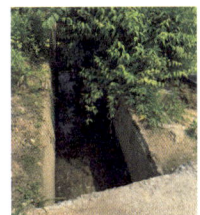

33 다음 그림의 위생곤충 방제시 화학적 방제방법으로 옳은 것은?

① 독먹이 설치
② 불임충 방사
③ 스크린 설치
④ 기생벌 방사
⑤ 끈끈이 설치

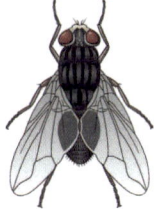

34 그림의 위생곤충이 매개하는 질병으로 옳은 것은?

① 양충병
② 일본뇌염
③ 승저증
④ 발진티푸스
⑤ 유행성출혈열

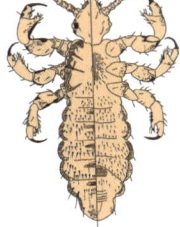

35 벼룩을 쉽게 관찰할 수 있는 방법은 즐치 유무이다. 다음 벼룩의 명칭으로 옳은 것은?

① 모래벼룩
② 사람벼룩
③ 열대쥐벼룩
④ 개벼룩
⑤ 장님쥐벼룩

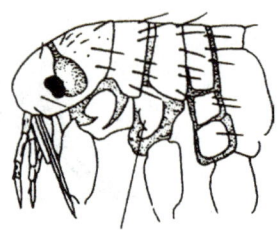
중흉복판

⊕ 해설
① 무즐치벼룩 : 사람벼룩, 모래벼룩, 좀닭벼룩, 열대쥐벼룩
② 즐치벼룩 : 개벼룩(고양이벼룩), 장님쥐벼룩, 유럽쥐벼룩

36 다음 그림의 위생곤충의 특징에 관한 내용으로 옳은 것은?

① 구기는 저작형이다.
② 부패한 유기물질을 좋아한다.
③ 암수 모두 흡혈한다.
④ 주간활동성이다.
⑤ 완전변태를 한다.

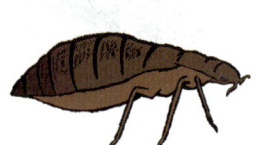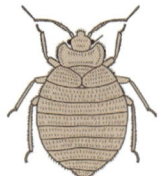

⊕ 해설 36번 곤충의 명칭은 빈대이다.

37 다음 중 "중증열성혈소판감소증후군(SFTS)"을 매개하는 진드기의 명칭으로 옳은 것은?

① 생쥐진드기
② 집먼지진드기
③ 참진드기
④ 공주진드기
⑤ 털진드기

38 사진의 위생곤충이 실내에 침입하였을 때 적절한 조치로 옳은 것은?

① 파리채를 이용하여 밖으로 쫓아낸다.
② 살균제를 뿌린다.
③ 실내등을 더욱 밝게 한다.
④ 맨손으로 잡는다.
⑤ 물에 적신 수건이나 휴지로 덮어서 잡는다.

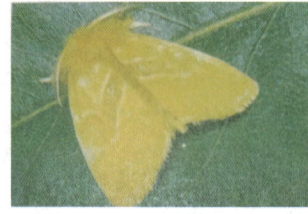

39 다음은 벌초, 등산 시 사람에게 피해를 주는 곤충이다. 그림의 곤충은?

① 땅벌
② 파리
③ 꿀벌
④ 양봉벌
⑤ 호박벌

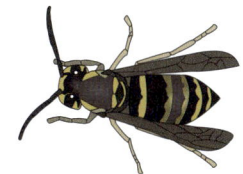

40 다음 기구의 용도로 옳은 것은?

① 쥐 방제
② 파리 방제
③ 빈대 방제
④ 모기 방제
⑤ 바퀴 방제

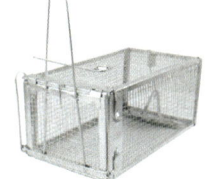 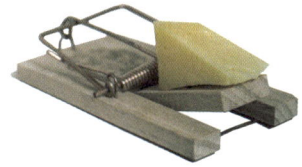

〈참고〉 변경된 내용은 "크라운출판사 홈페이지(www.crownbook.com) ⇨ 학습자료실"을 참고하기 바람

정답
1. ⑤ 2. ④ 3. ④ 4. ⑤ 5. ④ 6. ③ 7. ② 8. ② 9. ④ 10. ③ 11. ① 12. ③ 13. ③ 14. ①
15. ③ 16. ④ 17. ② 18. ② 19. ⑤ 20. ⑤ 21. ③ 22. ① 23. ③ 24. ① 25. ④ 26. ② 27. ③
28. ① 29. ④ 30. ③ 31. ⑤ 32. ② 33. ① 34. ④ 35. ② 36. ③ 37. ③ 38. ⑤ 39. ① 40. ①

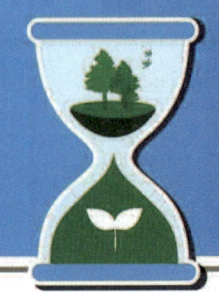

최종 실전모의고사

> ① 해설을 생략한 이유
>   "예상문제" 또는 "실전모의고사"와 중복되는 문제의 해설은 생략하였음
> ② 유의사항
>   ㉠ 1번부터 40번까지 관련된 그림 및 사진은 40번 문제의 하단에 편집되어 있음
>   ㉡ 그림 및 사진을 보고 문제를 풀기 바람
> ③ 이 책은 저작권법의 보호를 받는 저작물이므로 어떠한 경우에도 무단 복제 및 여타의 용도로 사용할 수 없으며 위법시에는 형사상의 처벌을 받습니다.

1 "그림 1"의 기구로 측정할 수 있는 것은?
① 온도　　　　② 기습　　　　③ 바람
④ 복사열　　　⑤ 조도

2 다음 그림의 도표로 구할 수 있는 것은?
① 감각온도
② 불쾌지수
③ 불감기류
④ 복사온도
⑤ 냉각력

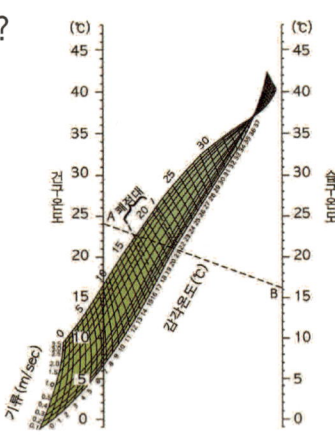

3 온습도지수가 약 70일 때의 습구온도가 19.5℃이다. 건구온도는 몇 ℃인가?
① 15　　　　② 19.5　　　　③ 21.5
④ 25.5　　　⑤ 30

➕ **해설**
① 불쾌지수란 기온과 습도로 조합 구성되어 있어 온습도지수라고 한다.
② 불쾌지수(온습도지수)＝(건구온도＋습구온도)℃ × 0.72 ＋ 40.6
　　70＝(건구온도＋19.5)℃ × 0.72 ＋ 40.6　∴ 건구온도＝21.5℃

4 자외선 중 최적의 살균파장은?

① 220nm   ② 220nm   ③ 230nm
④ 260nm   ⑤ 320nm

5 다음 그림의 명칭은?

① 자기온도계
② 모발습도계
③ 최고 최저 온도계
④ 아네로이드 기압계
⑤ 흑구온도계

➕ **해설** 그림은 "아네로이드 기압계의 구조"이다

6 다음의 그림에서 오전 8시경에 농도가 올라가는 "ⓛ"의 물질은?

① 오존
② 과산화수소
③ 염화일산화질소
④ 탄화수소
⑤ 알데히드

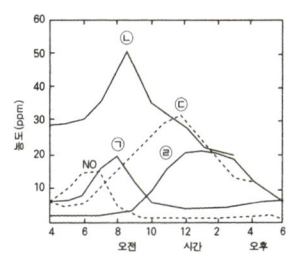

7 다음의 장치는 무엇을 측정하기 위한 기기인가?

① 온도
② 총 비산먼지
③ 강하먼지
④ 아황산가스
⑤ 오존

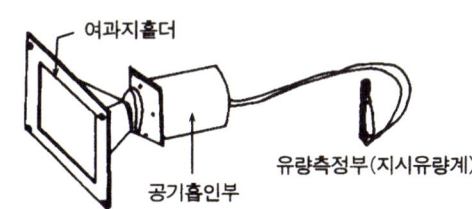

➕ **해설** 대기 중의 비산먼지 측정법
① 수동 : 하이볼륨에어샘플러법, 로우볼륨에어샘풀러법
② 자동 : 광산란법, 광투과법, 베타선흡수법(베타선법, β-Ray Method)

8 "그림 8"은 소음을 측정하기 위한 준비이다. 소음 측정시 소음계의 위치는 지면에서 몇m 위에 설치하여야 하는가?

① 0.5~1.0m   ② 1.2~1.5m   ③ 2.0~2.5m
④ 3.0~5m   ⑤ 5.0~10m

9 다음 중 석영셀을 사용하는 측정방법은?

① 자외선/가시선분광법   ② 화학발광법   ③ 중량농도법
④ 자동측정법   ⑤ 가스크로마토그래프법

해설 대기오염공정시험기준

자외선/가시선분광법(Ultraviolet-Visible Spectrometry)
(1) 원리 및 적용범위
　이 시험방법은 시료물질이나 시료물질의 용액 또는 여기에 적당한 시약을 넣어 발색시킨 용액의 흡광도를 측정하여 시료 중의 목적성분을 정량하는 방법으로 파장 200nm~1,200nm에서의 액체의 **흡광도를 측정**함으로써 대기 중이나 굴뚝 배출가스 중의 오염물질 분석에 적용한다.
(2) 개요
　자외선/가시선분광법은 일반적으로 광원으로 나오는 빛을 **단색화장치**(monochrometer) 또는 필터(filter)에 의하여 **좁은 파장 범위의 빛만을 선택**하여 액층을 통과시킨 다음 광전측광으로 흡광도를 측정하여 목적 성분의 농도를 정량하는 방법이다.
(3) 장치 : 광원부 → 파장선택부 → 시료부 → 측광부
(4) 흡수
　흡수셀의 재질로는 유리, 석영, 플라스틱 등을 사용한다. 유리제는 주로 가시 및 근적 외부 파장범위, 석영제는 자외부 파장범위, 플라스틱제는 근적외부 파장범위를 측정할때 사용한다.
(5) 흡수셀의 준비
　시료액의 흡수 파장이 약 370 nm 이상일 때는 석영 또는 경질유리 흡수셀을 사용하고 약 370 nm 이하일 때는 석영흡수셀을 사용한다.

10 상수원에서 비린내와 곰팡이 냄새가 난다면 의심되는 현상은?

① 혐기성분해   ② 성층현화 발생   ③ 순화현화 발생
④ 질산화현상   ⑤ 조류발생에 의한 부영양화

11 다음 중 화학적 처리방법은?

① 오존처리   ② 스크린   ③ 침사지
④ 부상   ⑤ 중력침전

12 하수처리에서 호기성세균과 조류의 공생관계로 처리되는 방법은?

① 활성오니법 ② 살수여상법 ③ 산화지법
④ 부패조 ⑤ 임호프조

13 일반세균수 결과 3,849로 나타났다. 균수계산이 옳게 된 것은?

① 1,747 ② 1,750 ③ 1,600
④ 1,800 ⑤ 3,800

  ⊕ 해설 균수 계산의 결과를 나타내는 데는 1mL 중의 집락수가 상위로부터 3개 이상의 유효숫자가 함유되지 않게 계산한다. 예를 들어보면 다음과 같다 (단, 99 이하는 그대로 기재한다).
  예) 142→140, 145→150, 2,849→2,800, 2,850→2,900

14 다음 그림을 실험할 때의 적정시약으로 옳은 것은?

① 니트로프루싯나트륨
② EDTA
③ 중크롬산칼륨
④ 티오황산나트륨
⑤ 과망간산칼륨

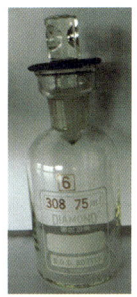
[BOD병 사진]

15 다음 그림은 어떤 실험을 하기 위한 장치인가?

① 불소증류장치 – 증류
② 암모니아성질소증류장치 – 증류
③ 페놀증류장치 – 증류
④ 질소증류장치 – 증류
⑤ 염소증류장치 – 증류

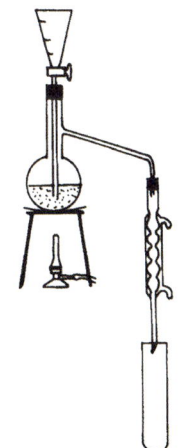

16 "그림 16" 그람음성, 단모균인 것은?

① 파상풍균 ② 대장균 ③ 살모넬라균
④ 장염비브리오균 ⑤ 장티푸스

  ⊕ 해설 장염비브리오균 : Gram음성, 간균, 단모균, 무포자

17 "그림 17"과 관계있는 질병은?
① 화농성질환   ② 장티푸스   ③ 세균성이질
④ 디프테리아   ⑤ 결핵

18 그림의 균은 아포를 형성하며, 혐기성균이다. 균의 명칭은?
① 보툴리누스균
② 장염비브리오균
③ 대장균
④ 살모넬라균
⑤ 장티푸스균

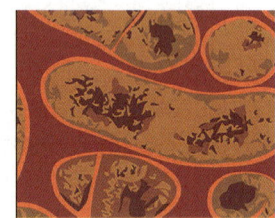

➕ 해설 보툴리누스균 : Gram양성, 간균, 주모균, 아포형성, 혐기성

19 사람에게는 주로 피부감염이 많으나, 호흡기나 소화기를 통해 감염되기도 하는 그림과 관계되는 질병은?
① 브르셀라
② 탄저병
③ 야토병
④ 돈단독균증
⑤ 콜레라

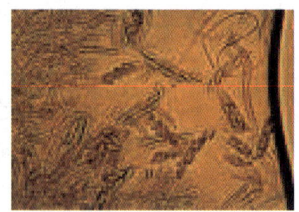

20 열경화성수지 중 포름알데히드가 용출될 수 있는 것은?
① 멜라민수지   ② 폴리에틸렌수지   ③ 폴리프로필수지
④ 열가소성수지   ⑤ 폴리스틸렌수지

21 다음 중 녹청을 유발하는 중금속은?
① 카드뮴   ② 수은   ③ 비소
④ 구리   ⑤ 납

22 광절열두조충의 중간숙주로 옳은 것은?
① 제1 중간숙주 → 왜우렁, 제2 중간숙주 → 민물고기(붕어, 잉어, 모래무지)
② 제1 중간숙주 → 물벼룩, 제2 중간숙주 → 민물고기(송어, 연어, 숭어)
③ 제1 중간숙주 → 다슬기, 제2 중간숙주 → 담수어(붕어, 은어 등)
④ 제1 중간숙주 → 다슬기, 제2 중간숙주 → 가재·게
⑤ 제1 중간숙주 → 갑각류(가재, 게, 새우), 제2중간숙주 → 바다생선(고등어, 갈치, 오징어)

해설 ①번-간디스토마(간흡충), ②번-광절열두조충, ③번-요코가와흡충, ④번-페디스토마(폐흡충), ⑤번-아니사키스(고래회충)

23 다음 중 왜우렁과 관련 있는 기생충은?
① 톡소플리즈마
② 간디스토마
③ 회충
④ 요충
⑤ 폐디스토마

24 「식품첨가물의 기준 및 규격」상 대장균 정량시험 중 최확수법에 이용되는 배지는?
① RVS 배지(Rappaport-Vassiliadis soya peptone Broth)
② HE 한천배지(Hektoen Enteric Agar)
③ XLT4 한천배지(XLT4 Agar)
④ LIA 사면배지(Lysine Iron Agar)
⑤ EC-MUG 배지

해설 대장균
(1) 정량시험
① 최확수법(유가공품·식육가공품·알가공품)
최확수법(3개 또는 5개 시험관을 이용한 MPN법)으로 대장균군수 검사에서 사용한 BGLB배지에서 가스생성 양성인 시험관으로부터 EC-MUG배지(또는 BGLB-MUG, LST-MUG)에 접종하여 44±1℃에서 24±2시간 배양한 후 자외선 조사하에 푸른 형광이 관찰되는 시험관을 대장균 양성으로 판정하고 최확수표)에 근거하여 대장균수를 산출한다.
※ EC-MUG 배지 : EC 배지 1,000 mL에 MUG(4-methylumbelliferyl-β-d-glucuronide) 50㎎을 첨가하여 시험관에 분주하여 121℃에서 15분간 멸균한다.

25 「식품첨가물공전」상 고압증기멸균법은 121℃에서 몇 분간 소독하는가?
① 3분
② 5분
③ 10분
④ 15분
⑤ 30분

26 석탄산의 희석배수가 100이고, 소독약의 희석배수가 200일 때의 석탄산계수는?
① 1 ② 2 ③ 3
④ 5 ⑤ 10

　해설　석탄산계수＝200/100＝2

27 HACCP 적용을 위한 12 절차 중 준비(예비) 단계에 속하는 것은?
① 위해요소 분석 ② 공정흐름도 작성 ③ 개선조치방법 수립
④ 중요관리점 결정 ⑤ 모니터링체계 확립

28 투베르쿨린검사(PPD test)로 알 수 있는 질병은?
① 결핵 ② 파상열 ③ 장티푸스
④ Q열 ⑤ 간염

　해설　투베르쿨린 검사(T-test＝PPD test)는 결핵균 감염유무 판단에 사용되는 검사이다.

29 다음 그림에서 이질바퀴는?

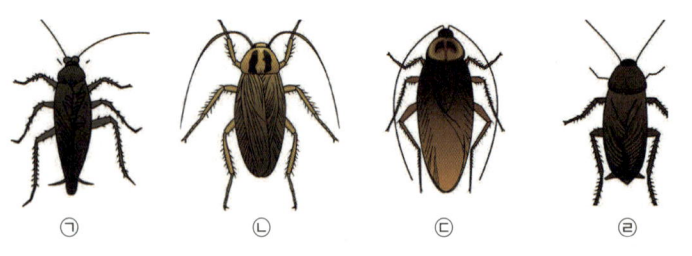

① ㉠ ② ㉡ ③ ㉢
④ ㉣ ⑤ ㉡, ㉢

30 다음 그림은 어떤 "이"의 형태인가?
① 날개이
② 개털이
③ 닭날개이
④ 사면발이
⑤ 머릿니(몸이)

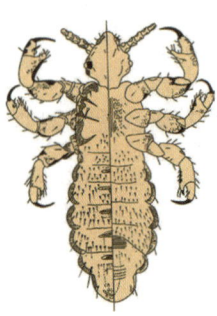

31 "그림 31"과 같이 휴식을 취하는 모기는?

① 집모기   ② 늪모기   ③ 숲모기
④ 일본뇌염모기   ⑤ 학질모기(말라리아모기)

32 "그림 32"의 미꾸라지로 방제할 수 있는 것은?

① 모기유충   ② 파리유충   ③ 벼룩
④ 빈대   ⑤ 바퀴

➕ **해설** 생물학적 방법 중 포식동물(천적) 이용
① 모기유충 : 물고기(송사리, 미꾸라지 등) · 잠자리 약충 · 딱정벌레유충 등
② 모기, 파리의 성충 : 조류, 잠자리, 거미 등

33 다음 그림은 어떤 위생곤충인가?

① 모기
② 체체파리
③ 등에모기
④ 깔따구
⑤ 왕모기

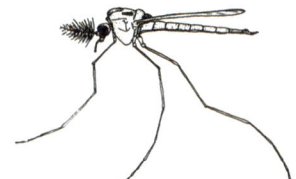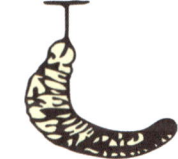

34 다음 그림은 침대, 벽지에서 기생한다. 곤충의 명칭은?

① 빈대
② 몸이
③ 벼룩
④ 노린재
⑤ 진드기

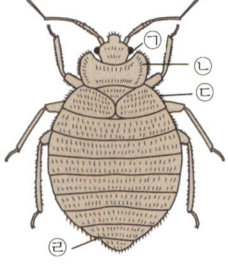

35 강아지 몸에 다음 그림의 곤충이 붙어있을 때의 방제방법은?

① 끈끈이를 설치한다.
② 불임제를 살포한다.
③ 천적을 방사한다.
④ 살서제를 살포한다.
⑤ 살충제를 뿌린다.

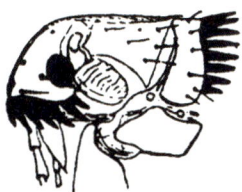

36 다음 그림에서 참진드기의 "생식공"에 해당하는 것은?

① ㉠
② ㉡
③ ㉢
④ ㉣
⑤ ㉤

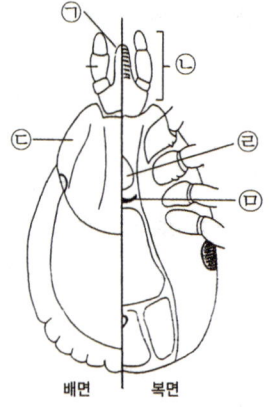

✚ 해설 ㉠ – 구하체, ㉡ – 의두, ㉢ – 순판, ㉣ – 전생식판,
㉤ – 생식공

37 독나방이 실내 벽에 앉아있을 때의 대처방법은?

① 강한 추광성이므로, 실내의 불을 끄고, 밖에 불을 켜서 독나방이 밖으로 나가도록 유인한다.
② 추광성이 없으므로 전등을 끄고 파리채로 쳐서 잡는다.
③ 실내에 침입하였을 때에는 실내의 전등을 켜고 파리채로 쳐서 잡는다.
④ 실내 벽에 앉아 있을 때에는 전등을 켜고 맨손으로 잡는다.
⑤ 독나방이 날아가도록 실내 벽에 살충제를 분사한다.

38 다음 그림은 어떤 곤충인가?

① 파리
② 나방
③ 등에
④ 말벌
⑤ 바퀴

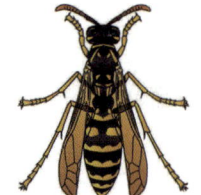
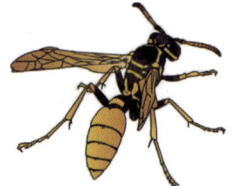

39 그림은 전깃줄이나 빨랫줄을 타고 다니는 쥐의 모습이다. 쥐의 명칭은?

① 곰쥐(지붕쥐)
② 등줄쥐
③ 시궁쥐
④ 들쥐
⑤ 다람쥐

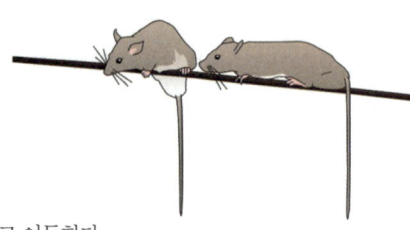

✚ 해설 곰쥐, 생쥐 : 전깃줄이나 빨랫줄을 타고 이동한다.

40 축사벽에 잔류분무를 하고자 할 때 분무기의 노즐(분사구)은 부채형을 이용한다. 노즐 50015호의 분사량은?

① 0.0015gal/min
② 0.015gal/min
③ 0.15gal/min
④ 0.5gal/min
⑤ 50gal/min

⊕ 해설 50015호 : 앞의 두 숫자는 분사각도, 나머지 숫자는 분사량을 의미한다.

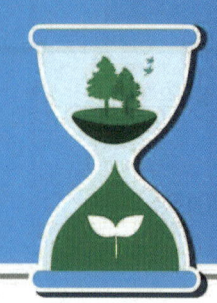

최종 실전모의고사 그림

아래의 그림은 **1번부터 40번**에 해당하는 **그림**을 수록한 것임

그림 1

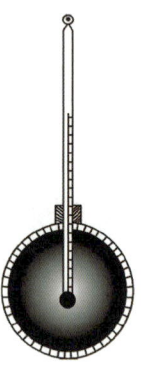

그림 8

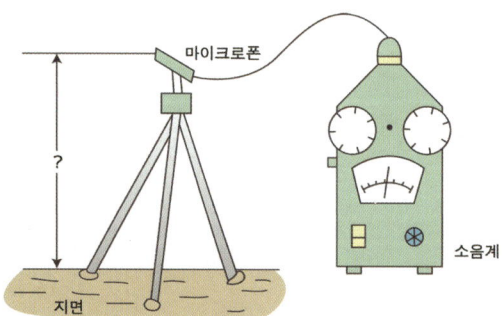

그림 16

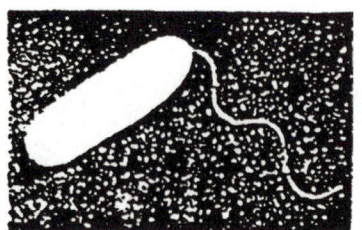

그림 17

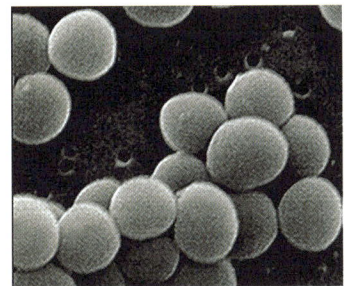

그림 31

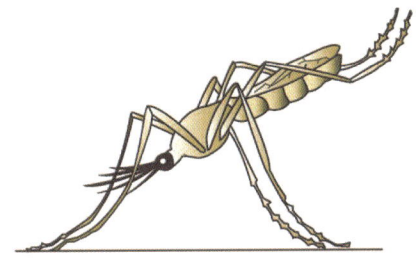

그림 32

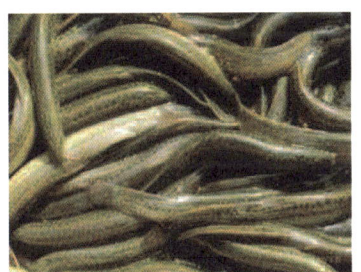

〈참고〉 변경된 내용은 "크라운출판사 홈페이지(www.crownbook.com) ⇨ 학습자료실"을 참고하기 바람

정답
1. ④ 2. ① 3. ③ 4. ④ 5. ④ 6. ④ 7. ② 8. ② 9. ① 10. ⑤ 11. ① 12. ③ 13. ⑤ 14. ④
15. ② 16. ④ 17. ① 18. ① 19. ② 20. ① 21. ④ 22. ② 23. ② 24. ⑤ 25. ④ 26. ② 27. ②
28. ① 29. ③ 30. ⑤ 31. ⑤ 32. ① 33. ④ 34. ① 35. ⑤ 36. ⑤ 37. ① 38. ④ 39. ① 40. ③

위생사 실기시험문제

발 행 일	2025년 6월 1일 개정19판 1쇄 인쇄
	2025년 6월 10일 개정19판 1쇄 발행
저　　자	하재남
발 행 처	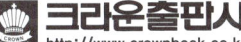
	http://www.crownbook.co.kr
발 행 인	李尙原
신고번호	제 300-2007-143호
주　　소	서울시 종로구 율곡로13길 21
공 급 처	(02) 765-4787, 1566-5937
전　　화	(02) 745-0311~3
팩　　스	(02) 743-2688, (02) 741-3231
홈페이지	www.crownbook.co.kr
I S B N	978-89-406-5005-9 / 13510

특별판매정가　36,000원

이 책은 저작권법의 보호를 받는 저작물이므로 어떠한
경우에도 무단 복제 및 여타 용도로 사용할 수 없으며
위법 시에는 민·형사상의 처벌을 받습니다

이 도서의 판권은 크라운출판사에 있으며, 수록된 내용은
무단으로 복제, 변형하여 사용할 수 없습니다.
　　　　Copyright CROWN, ⓒ 2025 Printed in Korea

이 도서의 문의를 편집부(02-6430-7007)로 연락주시면
친절하게 응답해 드립니다.